U0198370

临床肿瘤放射治疗典型病例丛书

总主编　李宝生

头颈肿瘤放射治疗典型病例

林少俊　陈晓钟　李金高　主 编

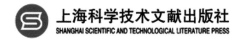

上海科学技术文献出版社
SHANGHAI SCIENTIFIC AND TECHNOLOGICAL LITERATURE PRESS

图书在版编目（CIP）数据

头颈肿瘤放射治疗典型病例/林少俊，陈晓钟，李
金高主编 . —上海：上海科学技术文献出版社，2021
　ISBN 978-7-5439-8316-8

Ⅰ. ①头… Ⅱ. ①林… ②陈… ③李… Ⅲ. ①头颈部
肿瘤—放射疗法—病案—汇编 Ⅳ. ① R739. 91

中国版本图书馆 CIP 数据核字（2021）第 064467 号

策划编辑：张　树
责任编辑：应丽春
封面设计：李　楠

头颈肿瘤放射治疗典型病例
TOUJING ZHONGLIU FANGSHE ZHILIAO DIANXING BINGLI
主编　林少俊　陈晓钟　李金高
出版发行：上海科学技术文献出版社
地　　址：上海市长乐路 746 号
邮政编码：200040
经　　销：全国新华书店
印　　刷：河北文盛印刷有限公司
开　　本：787mm×1092mm　1/16
印　　张：47. 75
版　　次：2021 年 4 月第 1 版　2021 年 4 月第 1 次印刷
书　　号：ISBN 978-7-5439-8316-8
定　　价：498. 00 元
http://www.sstlp.com

临床肿瘤放射治疗典型病例丛书

总主编
李宝生

《头颈肿瘤放射治疗典型病例》编委会

名誉主编

潘建基　福建医科大学附属肿瘤医院

主　编

林少俊　福建医科大学附属肿瘤医院
陈晓钟　浙江省肿瘤医院
李金高　江西省肿瘤医院

副主编

易俊林　中国医学科学院肿瘤医院
王孝深　复旦大学附属肿瘤医院
朱国培　上海交通大学医学院附属第九人民医院
宗井凤　福建医科大学附属肿瘤医院
韩　非　中山大学肿瘤防治中心

编　委
（按姓氏笔画排序）

王若峥　新疆医科大学附属肿瘤医院
王佩国　天津肿瘤医院
龙国贤　华中科技大学同济医学院附属同济医院

冯　梅　四川省肿瘤医院

吕　星　中山大学肿瘤防治中心

杨坤禹　华中科技大学同济医学院附属协和医院

肖绍文　北京大学肿瘤医院

范廷勇　山东省肿瘤医院

赵丽娜　西京医院

胡巧英　浙江省肿瘤医院

姜　锋　浙江省肿瘤医院

郭巧娟　福建医科大学附属肿瘤医院

黄少肇　加拿大多伦多大学玛格丽特公主医院癌症中心

龚晓昌　江西省肿瘤医院

康　敏　广西医科大学第一附属医院

韩亚骞　湖南省肿瘤医院

曾　雷　江西省肿瘤医院

温凤云　辽宁省肿瘤医院

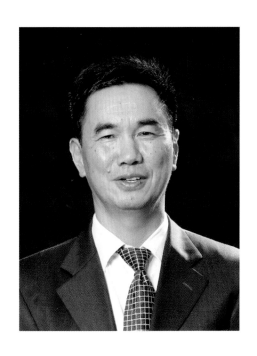

名誉主编简介

潘建基，主任医师，博士生导师。1990年9月毕业于法国南锡第一大学医学院，并获得了法国国家医学博士学位和放射肿瘤治疗学专科医师文凭。现为福建医科大学附属肿瘤医院放疗科首席专家，历任福建省肿瘤医院副院长。

享受国务院政府特殊津贴专家，获首届"国之名医·卓越建树"荣誉称号，全国优秀科技工作者，全国卫生计生系统先进工作者和福建省科技创新领军人才。兼任中华医学会放射肿瘤治疗学分会前任副主任委员、中国抗癌协会鼻咽癌专业委员会名誉主任委员、中国抗癌协会放射肿瘤治疗学专业委员会常务委员、中国医师协会肿瘤医师分会常务委员；美国NCCN头颈部肿瘤指南中国版修订专家组成员；福建省核学会理事长、福建省抗癌协会副理事长、福建省医学会常委、福建省医学会放射肿瘤治疗学分会名誉主任委员。担任《中华放射肿瘤学》杂志副主编、《癌症》杂志编委、国家"十一五"规划教材《放射肿瘤学》编委和常见恶性肿瘤诊治进展丛书之一《鼻咽癌》主编。在国内外学术刊物上发表鼻咽癌相关学术论文100余篇，撰写学术专著3本。近年来已承担和完成了多项科研课题，获得国家"十二五"重大课题、国家自然科学基金以及国家人事部、卫健委、福建省科委、福建省医学会等多项课题资助，获得福建省、省医学会等多项科技成果奖。

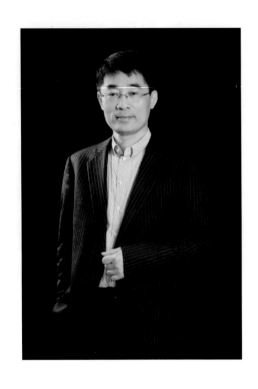

第一主编简介

林少俊，主任医师，硕士生导师，毕业于上海医科大学。现任福建医科大学附属肿瘤医院头颈放疗科主任，擅长头颈癌尤其是鼻咽癌的放射治疗。

现为福建省卫生系统学术技术带头人后备人选，2014年被评为全国优秀科技工作者。兼任中国抗癌协会鼻咽癌专业委员会副主任委员、中国抗癌协会鼻咽癌青年委员会主任委员、中国鼻咽癌临床分期委员会秘书、中国抗癌协会肿瘤营养与支持治疗专业委员会肿瘤放疗学组委员、中国医师协会放射肿瘤治疗医师分会委员、福建省抗癌协会鼻咽癌专业委员会主任委员、福建省医学会放射肿瘤学分会常务委员、福建省抗癌协会放射肿瘤学专业委员会委员。担任常见恶性肿瘤诊治进展丛书之一《鼻咽癌》副主编，参与Springer出版的《Nasopharyngeal Cancer》、国家规划教材《肿瘤放射治疗学》《鼻咽癌》和《中国抗癌协会继续教育系列教材》等教材和学术专著的编写。承担国家自然科学基金、福建省自然科学基金等多项课题。发表论文110篇，其中SCI论文30余篇。获得中国抗癌协会科技奖二等奖、获福建省科技进步奖一等奖、福建省科技进步奖二等奖、福建省自然科学优秀学术论文一等奖、福建省科学技术协会紫金科技创新奖。

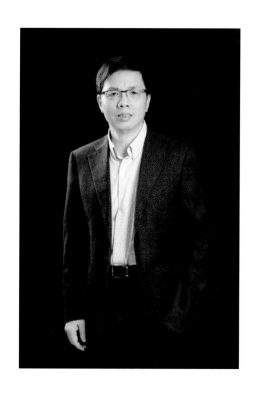

第二主编简介

陈晓钟，主任医师，浙江省肿瘤医院头颈放射治疗科主任兼病区主任。兼任中国抗癌协会鼻咽癌专业委员会副主任委员、浙江省抗癌协会鼻咽癌专业委员会主任委员、中国鼻咽癌临床分期工作委员会委员、浙江省肿瘤诊治质控中心常务副主任、浙江省放射治疗重点实验室副主任、浙江省抗癌协会理事、浙江省医学会放射治疗专业委员会常委兼秘书和浙江省抗癌协会放射治疗专业委员会常委。《中国版头颈部肿瘤临床实践指南》（NCCN）专家组成员，参与制订脑胶质瘤放疗专家共识、鼻咽癌临床分期及调强放疗专家共识、转移鼻咽癌治疗专家共识。曾在澳大利亚玛特放疗中心进修学习，是美国 MD Anderson 癌症中心、Dan – Farb 癌症中心访问学者。

作为头颈放疗学科带头人，坚持以精准放射治疗为根本的头颈部肿瘤综合治疗模式。多次举办全国继续教育学习班，推广头颈部肿瘤放射治疗的诊疗规范，主持参与国家自然基金 2 项；发表学术论文 60 余篇，其中被 *Lancet Oncology* 等 SCI 期刊收录 30 余篇；担任《鼻咽癌临床多学科诊断与鉴别诊断》一书主编，《常见恶性肿瘤诊疗管理及技术规范》一书副主编，参与编写学术著作 5 部。

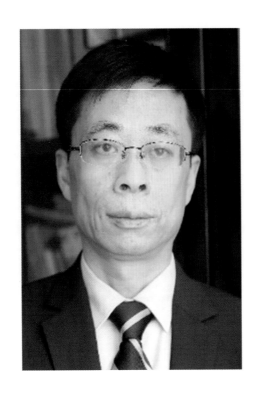

第三主编简介

李金高，主任医师，博士生导师，江西省肿瘤医院副院长、江西省肿瘤性疾病质量控制中心副主任。1991 年毕业于江西医学院，毕业后一直从事肿瘤学工作，先后在法国巴黎第十二大学、美国哈佛大学、新加坡南洋理工大学、美国纽约斯隆 – 凯瑟琳纪念肿瘤中心学习和做访问学者。江西省青年科学家（井冈之星）培养对象、江西省新世纪百千万人才工程人选、江西省卫生厅主要学科和技术带头人培养对象、江西省首届"远航工程"人选、江西省卫生厅有突出贡献的中青年专家。

主要学术兼职：中国抗癌协会理事、中国抗癌协会鼻咽癌专业委员会常委、中华医学会放射肿瘤学分会委员、中国抗癌协会放射肿瘤学专业委员会委员、江西省医学会常务理事、江西省抗癌协会副理事长、江西省抗癌协会鼻咽癌专业委员会主任委员、江西省医学会放射肿瘤学专业委员会主任委员、江西省医学会肿瘤学专业委员会常委。临床工作方向：肿瘤放射治疗；研究方向：鼻咽癌诊断和治疗。在 *Cancer*，*Genetics and Molecular Research*，*Lancet*，*Lancet Oncology*，*JAMA Oncology* 以及《中国肿瘤临床》和《中华放射肿瘤》等国际、国内著名期刊发表学术论文近 100 篇，承担国家自然科学基金、江西省科技厅、江西省卫健委等多项科研课题。

序 一

头颈部恶性肿瘤种类较多，如鼻咽癌等，该部位发生的恶性肿瘤也是我国人群较为常见的。但相比其他部位恶性肿瘤而言，头颈部肿瘤经过积极有效的、多学科规范化的治疗后，其预后相对较好。但是因头颈部解剖结构较为复杂，肿瘤常毗邻重要的功能器官与结构，手术或放疗手段有可能引起不同程度邻近器官的损伤，致功能降低、外型改变，甚至有致残疾的风险。因此，临床医师考虑的主要问题是利用当前先进的治疗技术，如微创手术、精确放疗以及多学科综合治疗等手段，在提高患者生存率的同时，尽量提高广大患者的生存质量。

近年来，我国头颈部恶性肿瘤的学科建设取得了长足进步，各学术委员会通过学术交流，制定了精准治疗指南、诊疗规范和专家共识等，促进了国内不同肿瘤中心诊疗水平的提高和质量控制。但这些诊疗规范的具体执行以及在临床工作遇到的各种问题还是存在个体性与特异性，现有的参考资料很难囊括。

本书收集了 100 余例头颈部肿瘤的典型病例，病例主要来自国内十多家极具代表性肿瘤中心。此外，由于口咽癌好发于西方国家，编委会还特别邀请了多伦多大学玛格丽特公主医院癌症中心分享了一些典型病例。每一病例撰写成的稿件均展示了个体的特点、治疗策略考虑、治疗方法、疗效转归，并对每一例病例进行了评论，论述相关专业领域的研究进展，涉及的知识面广，讨论精辟，有助于临床医生和广大科研工作者开阔视野、培养严谨的临床和科研思维。

由于头颈部肿瘤研究进展日新月异，不同中心在一些领域的前沿问题上，对临床病例进行的探索性治疗，也体现在具体的病例中。这些治疗上的差异点预期会极大地启发临床科研的思路，促进学科的持续发展。

　　本书另一个特点是，分享了大量珍贵的影像学图片、靶区勾画示意图和剂量体积直方图等，这有助于临床医师理解和合理判断肿瘤侵犯的范围和准确分期，并学习相关肿瘤放射治疗靶区的勾画和计划评估。大量的图片展示将会使读者获得丰富的阅读体验。

中国医学科学院肿瘤医院

2021 年 3 月

序 二

头颈部肿瘤占全身恶性肿瘤的 5% ，是第六大常见恶性肿瘤，位列肿瘤相关死因的第八位，严重危害着人们的健康。由于头颈部解剖关系复杂，重要器官集中，导致不同原发部位、分期和病理类型的头颈部恶性肿瘤治疗方法各异。与全身其他部位恶性肿瘤相比，头颈部肿瘤经过积极规范的多学科综合治疗后，往往可以获得较好的疗效。

放射治疗是头颈部肿瘤的重要治疗手段，在相当一部分早期头颈部肿瘤中作为主要治疗方式可获得满意的治愈率，同时又可以很好地保留相应的器官功能，提高患者的生存质量，较手术更具优势。对中晚期头颈部肿瘤患者来说，单一手术和放疗都很难取得好的疗效，通过放疗、手术与全身治疗的合理配合，可以明显降低肿瘤的局部复发率，改善生存质量；而对于局部晚期不能手术者，放疗不仅仅可以姑息减症，部分患者同样可以通过以放疗为主的综合治疗取得满意的生存结果。

近半个世纪以来，放疗技术的进步和手术方法的改良大大提升了头颈部肿瘤患者的生存时间和生活质量。尤其可喜的是，在肿瘤精准治疗时代，头颈部肿瘤治疗指南在临床研究的推动下不断修改和优化，也带来了新的医学策略的思考，在指南指导下的个体化治疗将是头颈肿瘤科医生今后努力的方向。本书汇集了国内外十多家肿瘤中心具有典型临床意义和实用价值的病例。每一个病例在详细介绍病例资料和诊治过程的基础上，着重分析了疾病的诊断思路、治疗原则、方法和经验的总结，以案例的形式帮助头颈肿瘤科医生学习和掌握相关知识点。更为可贵的是，书中涉及很多前沿问题的探索，将极大启发读者的临床科研思路，促进学科发展，因此，这是一本不可多得的案例著作。

感谢本书的编者们与我们分享了他们在临床工作中的宝贵经验，相信本书的出版将进一步推动头颈肿瘤相关诊疗学科的发展。

2021 年 3 月

前　言

　　头颈部肿瘤是一类来自唇、口腔、鼻咽、口咽、下咽、喉、鼻窦以及唾液腺等部位的肿瘤，包括原发灶不明的颈部转移癌，约占全部恶性肿瘤的3%。当前，手术、放射治疗（以下简称放疗）以及化疗仍是头颈部肿瘤的主要治疗手段。头颈部肿瘤的治疗非常复杂，肿瘤发生的特定部位、侵犯范围以及病理学类型等决定了不同的手术方案、是否接受放疗以及化疗等。

　　对于头颈部肿瘤专业的放射治疗医师，需要积极参与头颈部肿瘤的多学科多专业团队协作，以便为每一位患者提供最佳的初始治疗方案、最佳的后续治疗方案以及器官功能支持、护理、营养支持、随访等。在此基础上，我们发挥自己的专业所长，重点考虑肿瘤放射的技术、放疗范围、放疗剂量、放疗分割等。最终延长患者的生存时间，提高患者的生存质量。

　　目前已有多本珍贵的头颈部肿瘤放疗专著，可以指导放疗医师进行日常临床诊疗工作。但这些专著侧重在制定放疗规范和原则。临床中，遇到具体病例时，医师们仍会面临具体的难题。本书是第一本头颈部肿瘤放疗的典型病例专著，病例来自国内十多家主要的肿瘤治疗中心，并特邀口咽癌较高发、临床经验非常丰富的加拿大多伦多大学玛格丽特癌症中心放疗科提供了一些宝贵的病例。病例入选覆盖最常见的临床问题和容易误诊误治的病例，可以帮助临床医师理解和执行现有的诊疗规范，深入了解各单位对于本专业未来科研临床发展的思考和实践。病种包括鼻咽癌、鼻腔癌、鼻窦癌、口咽癌、扁桃体癌、口腔癌、腮腺癌、喉癌、颈部淋巴结转移癌，也收集了一些复发的、难治的病例或采用质子重离子治疗的病例等。不同的单位对于相似的病例在遵从当前治疗原则的基础上，可能有不同的治疗选择，我们不避讳有争议的临床问题，每一例病例都附病例亮点、相关知识点和参考文献，帮助读者体会、理解这些病例，为未来本专业临床问题的解决开拓思路。

参与编写本书人员都是具有丰富的临床、教学、科研经验的头颈部肿瘤放疗一线的专家，还有很多杰出的青年学者。衷心感谢他们，正是由于他们的专业智慧和辛勤付出，才能成就此书。本书的编写过程中更离不开徐国镇教授和李宝生教授的指导和帮助，并亲自为本书作序，在此表示衷心的感谢！书稿虽经过多次修改，但不足、遗漏、错误之处在所难免，恳请广大读者批评指正！另外，医学发展日新月异，本书中的典型病例也仅能代表当前的医疗水平，是临床一线医疗人员根据现有的医疗技术和资源活动的结果。希望有机会为再版而继续努力！

谨希望本书能切实帮助到那些辛勤的头颈部肿瘤放疗医师，进而为广大头颈部肿瘤患者提供更好的服务！

林少俊　陈晓钟　李金高

2021 年 3 月

目　录

病例 1 　早期鼻咽癌

一、病历摘要

黄××，47 岁，汉族，已婚，广东东莞人，个体户。2011 – 01 – 04 首次入院。

主诉：左耳鸣 1 周。

现病史：患者于 1 周前无明显诱因的情况下出现左侧耳鸣，持续性，无耳痛，无外耳道溢液、听力下降，无涕血、鼻塞，无头痛、复视、面麻、视力下降、眼睑下垂等不适。在东莞石龙医院行鼻咽活检示："鼻咽高分化鳞癌"，来我院行病理会诊及病理活检示："鼻咽中分化鳞癌"，现为进一步诊治就诊我院鼻咽科。自起病以来，患者精神食欲可，大小便正常，体重无明显减轻。

既往史：无特殊疾病史。吸烟史 35 年，平均 50 支/天。其母 2007 年因"肺癌"去世。

体格检查：卡氏评分 90 分。双颈未扪及淋巴结，鼻咽右顶后壁结节状突起，脑神经检查未见异常。心、肺、腹体检未见明显异常。

辅助检查(入院前)：2010 – 12 – 07 我院 MRI 检查示：鼻咽腔未见狭窄，鼻咽右顶后壁黏膜小结节隆起，颅底骨质未见破坏，双颈未见淋巴结肿大。

初步诊断：鼻咽右顶后壁中分化鳞状细胞癌 $T_1N_0M_0$ Ⅰ 期(2008 中国分期)。

二、辅助检查

入院后鼻咽活检病理检查结果：鼻咽中分化鳞状细胞癌(病例 1 图 1)。鼻咽 + 颈部 MRI 示(病例 1 图 2)：鼻咽腔未见明显狭窄，鼻咽右顶壁、右顶后壁、右侧壁黏膜增厚，隆起，T_1W 呈等信号，T_2W 呈稍高信号，注射造影剂后轻度强化，鼻咽后壁、左侧壁黏膜未见增厚，右咽隐窝变浅，左侧咽隐窝、双侧咽旁脂肪间隙及颈动脉鞘区未见异常，腭帆张肌、腭帆提肌、头长肌未见异常，咽后未见肿大淋巴结，双侧翼腭窝、颞下窝未见异常，口咽侧壁未见增厚，颅底未见明确骨质破坏征象，双侧海绵窦形态正常，未见增宽，双侧上颌窦、筛窦、蝶窦、乳突充气良好，骨壁完整，双眼大小形态、位置正常，信号均匀，球后未见占位病变。蝶鞍形态正常，其内未见占位性病变。双颈未见肿大淋巴结，甲状腺双叶及峡部形态正常，信号均匀，未见占位性病变；喉咽形态正常，未见占位性病变；双侧颌下腺、腮腺大小、形态正常，信号均匀，未见占位性病变。骨 ECT：颌面区放射性轻度浓聚，符合鼻咽癌表现。腹部彩超示：胆囊息肉。肝脏脾脏、胰腺未见占位病变，腹主动脉旁未见明显肿大淋巴结。

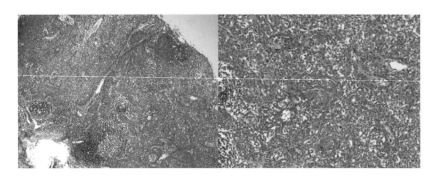

病例 1 图 1 鼻咽活检病理

注：鼻咽中分化型角化性癌细胞癌，左 40×、右 100×

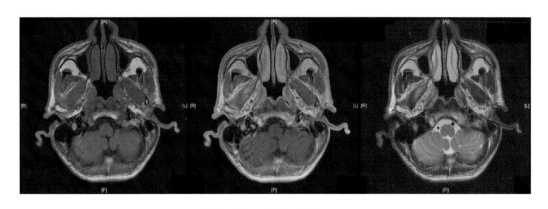

病例 1 图 2 鼻咽 + 颈部 MRI

注：鼻咽右顶壁、右顶后壁、右侧壁黏膜增厚，隆起，T_1W 呈等信号，T_2W 呈稍高信号，T_1W 增强呈稍高信号，鼻咽后壁、左侧壁黏膜未见增厚，右咽隐窝变浅，左侧咽隐窝、双侧咽旁脂肪间隙及颈动脉鞘区未见异常，腭帆张肌、腭帆提肌、头长肌未见异常，咽后未见肿大淋巴结，双侧翼腭窝、颞下窝未见异常，口咽侧壁未见增厚，颅底未见明确骨质破坏征象，双侧海绵窦形态正常，未见增宽，双侧上颌窦、筛窦、蝶窦、乳突充气良好，骨壁完整，双眼大小形态、位置正常，信号均匀，球后未见占位病变。蝶鞍形态正常，其内未见占位性病变。双颈未见肿大淋巴结，甲状腺双叶及峡部形态正常，信号均匀，未见占位性病变；喉咽形态正常，未见占位性病变；双侧颌下腺、腮腺大小、形态正常，信号均匀，未见占位性病变

三、入院诊断

鼻咽右顶后壁中分化鳞状细胞癌 $T_1N_0M_0$ I 期（2008 中国分期）。

四、诊断依据

患者原发灶鼻咽部已有病理证实，根据目前国内"鼻咽癌 2008 中国分期"，肿瘤累及右顶壁及右侧壁，但未突破咽颅底筋膜，故 T 分期为 T_1，咽后及双颈未见肿大淋巴结，N 分期为 N_0。目前各项检查未见明显转移征象，M 分期定为 M_0，故认为目前分期为 $T_1N_0M_0$ I 期（2008 中国分期）。

五、治疗策略

鼻咽癌病理分型分 3 种类型：①角化性癌（WHO Ⅰ型）；②分化型非角化性癌（WHO Ⅱ型）；③未分化型非角化性癌（WHO Ⅲ型）。WHO Ⅱ型、Ⅲ型鼻咽癌分化程度低，放疗敏感性好。局限期的 WHO Ⅰ型鼻咽癌可以考虑手术治疗为主的综合治疗。患者为局部早期，两次活检均诊断为鼻咽中分化鳞状细胞癌，局部肿瘤侵犯鼻咽顶后壁及右侧壁，未侵犯腭帆张肌、腭帆提肌及头长肌等，病变较局限，其病理类型及病变范围，首选鼻咽镜下肿物切除术。并且手术治疗可以避免放射治疗不良反应，如放射性口腔炎、放射性皮炎、骨髓抑制、放射性脑病、鼻咽大出血、免疫抑制等。以上治疗考虑、治疗不良反应及预后等情况，均告知患者及家属，并取得患者及家属同意和理解。

六、治疗方案

排除手术禁忌后，2011 - 01 - 05 在气管插管全麻下行"经鼻内镜鼻咽肿瘤切除术"。全身麻醉后，用 1% 肾上腺素收缩鼻甲 10 分钟，在肿瘤下缘取组织冰冻病理，回报：慢性黏膜炎。然后在距离肿瘤周围 5mm 处电刀切开黏膜至枕骨斜坡骨质或者头长肌。从鼻咽上缘开始剥离肿瘤，整块切除鼻咽顶后壁黏膜及肿瘤。最后通过双腔气囊压迫鼻咽进行止血。术后 1 周鼻咽镜，创面为切除范围（病例 1 图 3）。

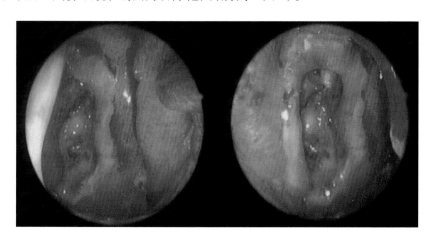

病例 1 图 3 术后 1 周鼻咽镜，创面为切除范围

七、病情演变

手术后病理提示：鼻咽未分化型非角化性癌（病例 1 图 4）。手术前的病理（鼻咽中分化鳞状细胞癌）与术后病理（鼻咽未分化型非角化性癌）不符。按照术后病理分型，本应首选放射治疗。因为已行根治性手术切除，术后可考虑加做辅助性放疗，拟将手术后 MRI 显示的切缘外扩 5mm 定义为 CTV1，照射 DT 6000cGy/30Fx，CTV2 - PTV（95% V）DT 5400cGy/30Fx，颈部淋巴引流区双侧 Ⅱ、Ⅲ 预防照射 CTV2 - PTV2 DT 5400cGy/30Fx。因担心放疗不良反应等原因，患者及其家属不接受术后放疗。但治疗后的鼻咽镜、血清学、鼻咽颈部 MRI（病例 1 图 5）、胸片、腹部超声复查均按期完成。

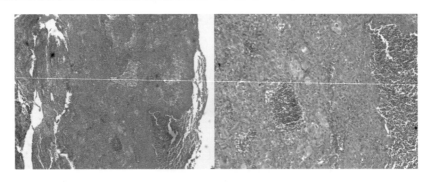

病例 1 图 4　术后病理

注：鼻咽未分化型非角化性癌，左 40×、右 100×

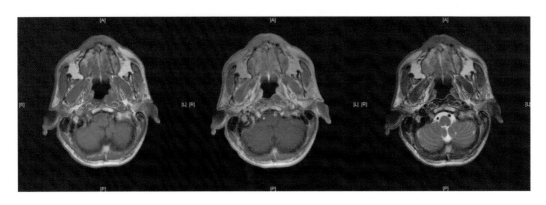

病例 1 图 5　手术后第 4 年鼻咽磁共振未见复发

八、病例亮点

本病例是一个 Ⅰ 期局部早期鼻咽癌患者，肿瘤局限于鼻咽右侧壁及右侧顶后壁。治疗前两次活检均诊断鼻咽中分化鳞状细胞癌。根据其病理分型及分期，采用鼻咽镜下手术切除的治疗方法。但手术后病理显示：鼻咽未分化型非角化性癌，与原病理不符。鼻咽未分化型非角化性癌 Ⅰ 期首选放射治疗，现推荐使用调强放疗技术，最大程度减少肿瘤周围正常组织的放射损伤，同时提高肿瘤靶区照射剂量，提高肿瘤的局控率。该患者经评估讨论后决定加做术后辅助放疗。但患者及家属拒绝，故未行术后辅助放疗，仅行常规鼻咽镜、血清学、鼻咽颈部 MRI、胸片、腹部超声复查。患者随访 5 年，未发生复发或转移。

九、相关知识点

1. 初治未转移鼻咽癌的治疗　由于鼻咽未分化型非角化性癌对放射治疗敏感，放射治疗对非转移性鼻咽未分化型非角化性癌的局部控制十分乐观，因此放疗已成为初治未转移鼻咽癌患者的首选治疗。此外，全身化疗也用于增加肿瘤对放射治疗的敏感性，可降低局部晚期患者的肿瘤负荷。一般来说，鼻咽手术仅用于鼻咽癌放疗后无骨质侵犯、大血管包绕的局部残留的治疗。但对于在鼻咽部特殊组织病理学类型的患者，如腺癌、类癌和黏液表皮样癌，手术也同样适用。本病例中该患者活检病理诊断为中度分化鳞状细胞癌，对放疗具有中度敏感性。考虑到该患者分期较早和放疗的不可避免毒副反应，所以进行内镜下鼻咽肿物切除术。意外的是，术后病理诊断为未分化型非角化性癌，因此在这种情况下手术治疗是一种罕见策略。

2. 鼻咽癌肿瘤内异质性 在肿瘤进展期间增加的恶性肿瘤（包括鼻咽癌）的肿瘤内异质性与预后不良相关。肿瘤的异质性是治疗抵抗、复发和远处转移的主要原因。然而，仅有少量文献报道了鼻咽癌的多组织病理学混合肿瘤。据报道，7.6%（90/1175）或11.1%（3/27）患者的鼻咽癌标本中病理诊断为Ⅱ型和Ⅲ型的混合肿瘤。在临床上，鼻咽癌标本通常通过咬取活检获得，故鼻咽癌大体标本稀缺。

3. 鼻咽癌放疗的不良反应 虽然调强放疗（IMRT）增加了鼻咽癌的局部控制率并在一定程度上减少了不良反应，但一些常见的不良反应，包括急性毒性（如皮炎和黏膜炎）及晚期毒性（如颈部皮下纤维化、听觉损伤、皮肤营养不良、口干、颞叶损伤、脑神经损伤、白内障和脑干损伤等），都会极大地降低患者的生活质量，甚至危及生命。局部晚期疾病患者则更为明显。

参 考 文 献

[1] Lee AW, et al. Preliminary results of trial NPC－0501 evaluating the therapeutic gain by changing from concurrent－adjuvant to induction－concurrent chemoradiotherapy, changing from fluorouracil to capecitabine, and changing from conventional to accelerated radiotherapy fractionation in patients with locoregionally advanced nasopharyngeal carcinoma. Cancer, 2015, 121(8): 1328－1338

[2] Lee AW, et al. Randomized trial of radiotherapy plus concurrent－adjuvant chemotherapy vs radiotherapy alone for regionally advanced nasopharyngeal carcinoma. J Natl Cancer Inst, 2010, 102(15): 1188－1198

[3] Lee AW, et al. Management of Nasopharyngeal Carcinoma: Current Practice and Future Perspective. J Clin Oncol, 2015, 33(29): 3356－3364

[4] Zhang L, et al. Salvage surgery for neck residue or recurrence of nasopharyngeal carcinoma: a 10－year experience. Ann Surg Oncol, 2011, 18(1): 233－238

[5] Lai YS, Chen MK. Exclusively endoscopic resection of nasopharyngeal adenocarcinoma. Clin Exp Otorhinolaryngol, 2013, 6(4): 263－265

[6] Bergeron M, Nadeau S. Surgery and radiotherapy for typical carcinoid of the nasopharynx: a case report. B－ENT, 2014, 10(4): 303－307

[7] Tomiyama Y, et al. Resection of nasopharyngeal mucoepidermoid carcinoma using the maxillary swing approach. Nihon Jibiinkoka Gakkai Kaiho, 2013, 116(9): 1033－1040

[8] Chan SC, et al. Tumor heterogeneity measured on ^{18}F fluorodeoxyglucose positron emission tomography/computed tomography combined with plasma Epstein－Barr Virus load predicts prognosis in patients with primary nasopharyngeal carcinoma. Laryngoscope, 2017, 127(1): E22－E28

[9] Ahn IE, et al. Clonal evolution leading to ibrutinib resistance in chronic lymphocytic leukemia. Blood,

2017，129（11）：1469 – 1479

[10] Song JL, et al. Progress in the clinical detection of heterogeneity in breast cancer. Cancer Med, 2016, 5 （12）：3475 – 3488

[11] Ooft ML, et al. A nation – wide epidemiological study on the risk of developing second malignancies in patients with different histological subtypes of nasopharyngeal carcinoma. Oral Oncol, 2016，56：40 – 46

[12] Zheng Y, et al. Analysis of late toxicity in nasopharyngeal carcinoma patients treated with intensity modulated radiation therapy. Radiat Oncol, 2015，10：17

（吕　星）

病例 2　局部晚期鼻咽癌

一、病历摘要

蔡××，女，41 岁，已婚，教育工作者，2016 - 01 - 28 首次入院。

主诉：右颈肿块半年，确诊转移性鳞癌 1 个月。

现病史：患者 2015 年 6 月发现右侧上颈部肿块，大约 2.0cm，稍有压痛，无发热、耳鸣、复视、面麻、头痛，无鼻涕带血，无鼻腔堵塞感，无声音嘶哑，无乏力、盗汗，无咳嗽咳痰。遂就诊于××中医院，认为是淋巴结发炎，给予中药口服外加敷贴治疗，断断续续治疗半年，右颈部肿块无缩小，反而越来越大，数目也越来越多，逐渐从上颈部发展到下颈部，而且伴随右颈部皮肤红肿现象，但无皮肤破溃，无耳鸣、涕血、鼻堵塞、面麻、头痛症状。于是患者更换到大型综合性医院就诊，外科医生给予右侧下颈部淋巴结切取活检，活检病理为转移性低分化鳞癌，进一步检查发现鼻咽顶壁结节样肿瘤，活检证实鼻咽非角化性癌（未分化型）。患者为寻求进一步治疗来我院，门诊拟"鼻咽癌右颈部淋巴结转移"收住入院。

既往史：无特殊疾病史，无烟酒嗜好。母亲曾患甲状腺癌，姨妈曾患鼻咽癌，均在世。

体格检查：卡氏评分 90 分，右颈部皮肤明显红肿，局部可见手术瘢痕，局部破溃流脓；双侧颈部均触及肿大淋巴结，左侧位于上颈部，最大径为 2.0cm，右侧颈部淋巴结多个融合，从上颈一直蔓延到锁骨上，最大径约 12cm，质地硬，边界不清，几乎固定。其余浅表淋巴结未触及。间接鼻咽镜显示鼻咽顶后壁菜花样肿瘤，后鼻孔（ - ），脑神经（ - ），张口不受限。

辅助检查（入院前）：鼻咽非角化性癌（未分化型）。

初步诊断：鼻咽非角化性未分化型癌伴颈部淋巴结转移（分期待定）。

二、辅助检查

入院后查鼻咽 MRI（平扫 + 增强）、颈部增强 CT，显示鼻咽顶后壁黏膜明显增厚，侵犯头长肌，颅底骨质未见破坏迹象；双侧咽后均可见直径 1cm 大小淋巴结，中心囊性改变；双侧颈部均可见肿大淋巴结，左侧位于 Ⅱb 区，右侧位于 Ⅱa、Ⅱb、Ⅲ、Ⅳ、Ⅴa、Ⅴb 区，都伴有明显包膜外侵犯；右侧胸锁乳突肌以及右颈部皮肤肿瘤浸润。肿瘤范围见病例 2 图 1，全身 PET - CT 显示鼻咽部肿块，最大 SUV 值为 8.2，双侧颈部多发淋巴结肿大，最大 SUV 值为 17.8；胸腔、腹腔、盆腔、全身骨骼未见转移迹象。血液生化全套、心电图等均无异常。

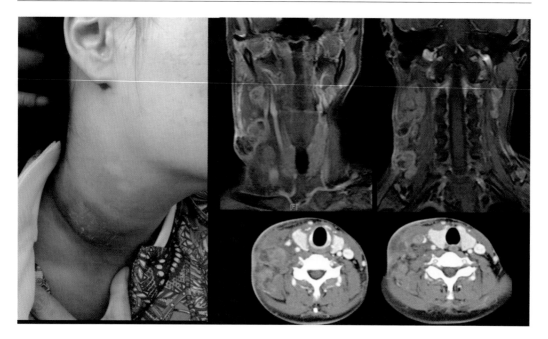

病例2图1　患者入院时的右颈部情况以及影像学表现

三、入院诊断

鼻咽癌双颈部淋巴结转移，$T_2N_3M_0$ IV a 期（2008 中国分期）。

四、诊断依据

患者原发灶鼻咽部已有病理证实，根据目前国内"鼻咽癌 2008 中国分期"，肿瘤累及头长肌，T 分期定为 T_2；双颈部肿大淋巴结，符合淋巴结转移标准，伴有包膜外侵犯，而且右颈部肿大淋巴结已经蔓延至Ⅳ区和 Vb 区，N 分期定为 N_3；目前各项检查未见明显转移征象，M 分期定为 M_0，故认为目前分期为 $T_2N_3M_0$ IV a 期。

五、治疗策略

鼻咽癌受解剖结构限制，手术无法达到根治目的，鼻咽癌放疗敏感性好，因此选择放疗为主的治疗手段，患者为局部晚期，根据现行 NCCN 指南，应采用放化综合治疗，以提高局控率、减少肿瘤转移的可能。患者右颈部皮肤已经破溃流脓，为了快速使肿瘤退缩，加速皮肤愈合，减少后继感染的风险，因此确定"新辅助化疗 + 同步放、化疗"的治疗方案。由于常规放疗不可避免地造成肿瘤周围正常组织的损伤，导致严重口干、张口受限等并发症，影响患者治疗后的生存质量。为了减少肿瘤周围正常组织的放射损伤，同时提高肿瘤靶区照射剂量，提高肿瘤的局控率，计划采用调强放疗技术。放疗过程可能出现下列不良反应：①局部疼痛；②骨髓抑制；③发热；④脱发；⑤放射性脑病；⑥鼻咽大出血；⑦放射性口腔炎；⑧放射性皮炎；⑨免疫抑制；⑩放射性二原癌等。化疗过程可能出现的反应：①骨髓抑制；②肝肾功能损伤；③胃肠道反应；④过敏反应等。预后方面：根据目前文献报道，Ⅳ期鼻咽癌完成根治性治疗后，5 年生存率约 50%。以上治疗考虑、治疗不良反应及预后等情况，均告知患者及家属，并取得患方同意和理解。

六、治疗方案

1. 新辅助化疗 3 周期 多西紫杉醇 70mg/m²，第 1 天，顺铂 80mg/m²，分 2 天静脉滴注，每 3 周重复。化疗曾引起 Ⅰ 度肝功能损害、Ⅱ 度骨髓抑制，护肝、升白等对症治疗后各项指标恢复正常。化疗 1 周期后，颈部淋巴结明显缩小，皮肤红肿范围明显缩小，局部破溃的皮肤愈合；化疗 3 周期后，患者的淋巴结退缩 80%，右颈部皮肤基本恢复正常（病例 2 图 2），复查 MRI 显示肿瘤明显缩小（病例 2 图 3）。

2. 同步放、化疗 调强放疗：GTV 为化疗后 MRI 显示残留的肿瘤范围，鼻咽原发肿瘤 CTV 定义整个鼻咽腔、双侧翼腭窝、翼板、双侧咽旁、斜坡、岩骨尖、蝶骨大翼（外界到卵圆孔）、圆孔、海绵窦下 1/2、蝶窦、后组筛窦。颈部 CTV1 包含双侧 Ⅱa、Ⅱb、Ⅲ、Ⅴa、Ⅶa、Ⅶb、右 Ⅰb；CTV2 包含双侧 Ⅳa、Ⅳb、Ⅴb、Ⅴc（病例 2 图 4）；PTV-g（95%V）DT6600cGy/30Fx，PTV-c1（95%V）DT6000cGy/30Fx，PTV-c2（95%V）DT5400cGy/30Fx，PTV-ln（95%V）DT6600cGy/30Fx。TPS 结果剂量分布图和 DVH 图如下图（病例 2 图 5，病例 2 图 6）。同步化疗：顺铂单药（40mg/m²，第 1 至第 2 天，每 3 周 1 次 ×2 周期）。放疗结束时，MRI 提示淋巴结基本退缩，接近 CR。放疗过程中有 Ⅱ 度骨髓抑制、Ⅲ 度黏膜炎、Ⅱ 度皮肤反应，对症治疗后好转。放疗结束 3 个月疗效评价：CR（病例 2 图 7）。

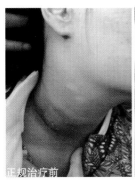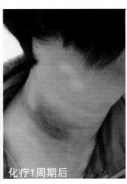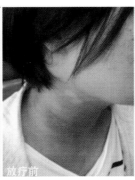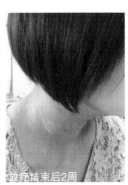

病例 2 图 2 治疗过程中右颈部皮肤的动态改变

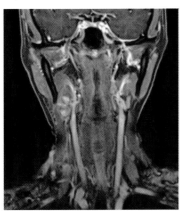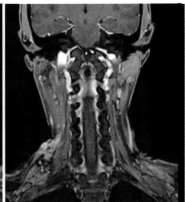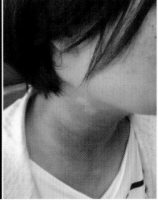

病例 2 图 3 新辅助化疗 3 周期后 MRI 表现以及患者颈部外观

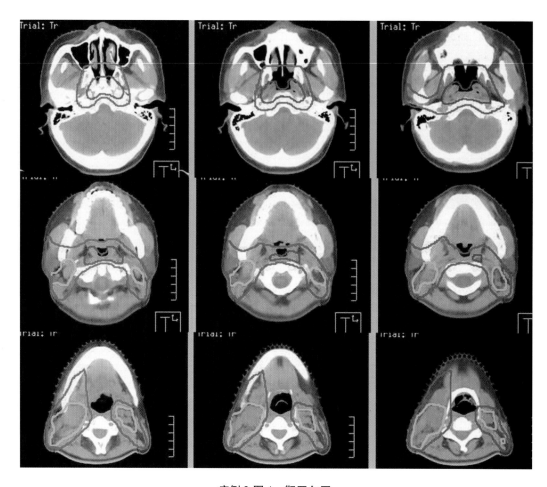

病例 2 图 4　靶区勾画

注：红色代表鼻咽原发肿瘤 GTV，绿色代表肿大淋巴结，粉红色代表 CTV

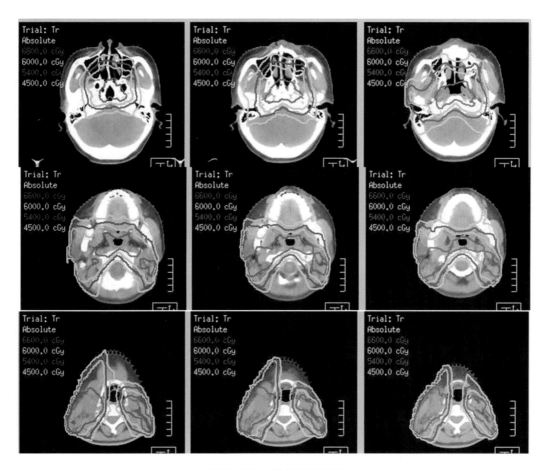

病例 2 图 5 等剂量分布图

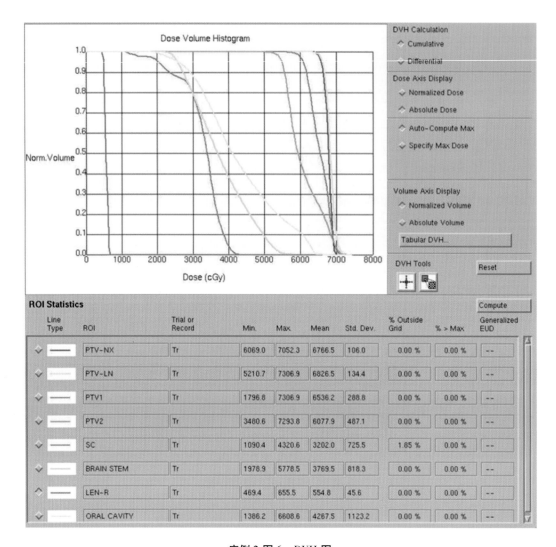

病例2 图6　DVH 图

注：Dose Volume Histogram：剂量体积直方图；Norm Volume：正常组织体积；ROI Statistics：感兴趣区统计量

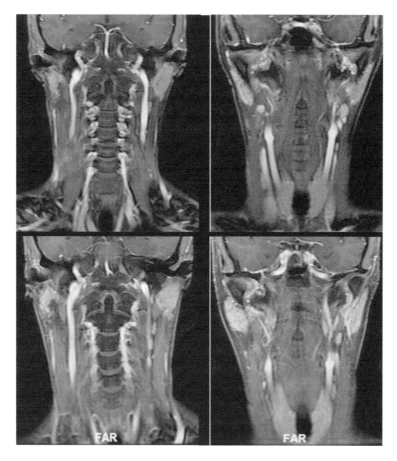

病例 2 图 7　放疗结束时以及放疗结束 3 个月的 MRI 情况

注: 第一排为放疗结束时的 MRI, 第二排为放疗后 3 个月的 MRI

七、辅助治疗

无。

八、病情演变

患者 2017 年 1 月完成第二次随访复查,距离放疗结束 6 个月,无肿瘤复发、转移迹象。

九、主要治疗经验

本病例是一个颈部淋巴结转移很广泛而且皮肤浸润破溃流脓的Ⅳa 期鼻咽癌患者,确诊之前经历了不规范的治疗,治疗过程中淋巴结越来越多,越来越大,而且侵犯皮肤,导致皮肤红肿、破溃流脓。诱导化疗 3 周期后,肿大淋巴结明显消退,颈部皮肤修复。同期放、化疗结束后肿瘤完全退缩,右颈部皮肤完全康复。

十、专家点评

1. 鼻咽癌的临床表现缺乏特异性,早期诊断有困难。尤其是以无痛性颈部肿块为首发症状的，因为不影响患者的日常生活和工作，患者往往不会及时就医，导致肿瘤逐渐进展。即使患者就医，也往往不会首选肿瘤专科医院。由于目前医院科室的划分越来越细，大多数非肿瘤专科医院的医生对鼻咽癌的诊断和治疗缺乏系统认识。该患者以颈部肿块为首发症状，就诊于中医院，接受了口服中药以及敷贴治疗，肿块无缩小，反而越来越大、越来越多；更换到大型综合性医院就诊，外科医生给予右侧下颈部淋巴结切取活检，活检病理为转移性低分化鳞癌，进一步检查发现鼻咽顶壁结节样肿瘤，活检证实鼻咽非角化性癌（未分化型）。该病例说明鼻咽癌的科普宣教一定要加大力度，不仅要针对普通人群，也要针对医疗队伍。

2. 鼻咽癌不仅对放疗敏感，对化疗也很敏感，对于因肿瘤侵犯皮肤导致的皮肤溃烂，可以积极化疗，肿瘤细胞杀灭后有助于伤口的愈合。

参 考 文 献

[1] Langendijk JA, Leemans CR, Buter J, et al. The Additional Value of Chemotherapy to Radiotherapy in Locally Advanced Nasopharyngeal Carcinoma: A Meta - Analysis of the Published Literature. J Clin Oncol, 2004, 22(22): 4604 - 4612

[2] Lin JC, Jan JS, Hsu CY, et al. Phase Ⅲ Study of Concurrent Chemoradiotherapy Versus Radiotherapy Alone for Advanced Nasopharyngeal Carcinoma: Positive Effect on Overall and Progression - Free Survival. J Clin Oncol, 2003, 21(4): 631 - 637

[3] Chan AT, Leung SF, Ngan RK, et al. Overall survival after concurrent cisplatin - radiotherapy compared with radiotherapy alone in locoregionally advanced nasopharyngeal carcinoma. J Natl Cancer Inst, 2005, 97 (7): 536 - 539

[4] Zhang L, Zhao C, Ghimire B, et al. The role of concurrent chemoradiotherapy in the treatment of locoregionally advanced nasopharyngeal carcinoma among endemic population: a meta - analysis of the phase Ⅲ randomized trials. BMC Cancer, 2010, 10: 558

[5] OuYang PY, Xie C, Mao YP, et al. Significant efficacies of neoadjuvant chemotherapy and adjuvant chemotherapy for nasopharyngeal carcinoma by meta - analysis by published literature - based randomized, controlled trails. Ann Oncol, 2013, 24: 2136 - 2146

[6] Wu SY, Wu YH, Yang MW, et al. Comparison of concurrent chemoradiotherapy versus neoadjuvant chemotherapy followed by radiation in patients with advanced nasopharyngeal carcinoma in endemic area: experience of 128 consecutive cases with 5 year follow - up. BMC Caner, 2014, 14: 787 - 796

[7] Kong L, Hu C, Niu X, et al. Neoadjuvant chemotherapy followed by concurrent chemoradiation for locoregionally advanced nasopharyngeal carcinoma: interim results from 2 prospective phase 2 clinical trials. Cancer, 2013, 119(23): 4111 - 4118

[8] Zhong YH, Dai J, Wang XY, et al. Phase Ⅱ trial of neoadjuvant docetaxel and cisplatin followed by intensity - modulated radiotherapy with concurrent cisplatin in locally advanced nasopharyngeal carcinoma. Cancer Chemother Pharmacol, 2013, 7(16): 1577 - 1583

［9］ Song YQ,Wang WW,Tao GZ,et al. Survival benefit of induction chemotherapy in treatment for locally advanced nasopharyngeal carcinoma – A time – to – event meta – analysis. Oral Oncol,2015,51(8):764 – 769

［10］ Chen YP, Guo R, Liu N, et al. Efficacy of the Additional Neoadjuvant Chemotherapy to Concurrent Chemoradiotherapy for Patients with Locoregionally Advanced Nasopharyngeal Carcinoma：A Bayesian Network Meta – analysis of Randomized Controlled Trials. J Cancer, 2015, 6(9)：883 – 892

［11］ Lee AW, Tung SY, Chan AT, et al. Preliminary results of a randomized study(NPC – 9902 Trial) on therapeutic gain by concurrent chemotherapy and/or accelerated fractionation for locally advanced nasopharyngeal carcinoma. Int J Radiat Oncol Biol Phys, 2006, 66(1)：142 – 151

［12］ Chen L, Hu CS, Chen XZ, et al. Concurrent chemoradiotherapy plus adjuvant chemotherapy versus concurrent chemoradiotherapy alone in patients with locoregionally advanced nasopharyngeal carcinoma：a phase 3 multicentre randomised controlled trial. Lancet Oncol, 2012, 13(2)：163 – 171

［13］ Chen YP,Wang ZX,Chen L,et al. A Bayesian network meta – analysis comparing concurrent chemoradiotherapy followed by adjuvant chemotherapy, concurrent chemoradiotherapy alone and radiotherapy alone in patients with locoregionally advanced nasopharyngeal carcinoma. Ann Oncol,2015,26(1):205 – 211

［14］ Lee AW, Ngan RK, Tung SY, et al. Preliminary results of trial NPC – 0501 evaluating the therapeutic gain by changing from concurrent – adjuvant to induction – concurrent chemoradiotherapy, changing from fluorouracil to capecitabine, and changing from conventional to accelerated radiotherapy fractionation in patients with locoregionally advanced nasopharyngealcarcinoma. Cancer, 2015, Epub 2014 Dec 19

［15］ Zhang L, Shan GP, Li P, et al. The role of concurrent chemotherapy to intensity – modulated radiotherapy(IMRT)after neoadjuvant docetaxel and cisplatin treatment in locoregionally advanced nasopharyngeal carcinoma. Med Oncol, 2015, 32(3)：41

（王孝深）

病例 3　局部晚期鼻咽癌放化综合治疗(1)

一、病历摘要

李××，女，35 岁，已婚。2015 - 07 - 15 首次来院。

主诉： 发现左颈肿块 3 个月余。

现病史： 患者 2016 - 07 - 01 自觉左颈肿块，至当地医院就诊，B 超检查示左颈肿块，予药物抗感染治疗 3 天后无明显好转。患者遂至上海市某医院就诊，行鼻咽镜检查示鼻咽部新生物，活检示(鼻咽)非角化性癌，未分化型。07 - 15 患者于我院门诊就诊，鼻咽及颈部 MRI 示"鼻咽恶性肿瘤，请结合临床及鼻咽镜。两颈部多发肿大淋巴结，两侧咽后稍肿大淋巴结。两腮腺小淋巴结可能，随访。"我院病理会诊后诊断为鼻咽癌。于 2016 - 07 - 25 行第一程诱导化疗，具体方案：顺铂 40mg 第 1 至第 3 天 + 多西他赛 120mg 第 2 天，化疗后出现Ⅲ度白细胞减低，于 2016 - 08 - 16 起减量行第二程诱导化疗，具体：顺铂 35mg 第 1 至第 3 天 + 多西他赛 100mg 第 2 天。目前患者已于门诊行放疗定位，2016 - 09 - 12 起行放疗，目前已放疗 20 次。为进一步完成放疗疗程入院。

既往史： 无特殊疾病史，无烟酒嗜好，无肿瘤家族史。

体格检查： 卡氏评分 90 分。双上颈多发肿大淋巴结，最大直径约 4cm。间接鼻咽镜检查示双侧咽隐窝及鼻咽顶后壁新生物，脑神经检查未见明显异常。

辅助检查(入院前)： 电子鼻咽镜下鼻咽部新生物活检病理：(鼻咽)非角化性癌，未分化型。

初步诊断： 鼻咽非角化性癌，未分化型，$T_3N_2M_0$ Ⅲ期(AJCC/UICC 分期第 7 版)。

二、辅助检查

入院前，门诊已完善胸部 CT、腹部 B 超、骨扫描未见明显异常。鼻咽 MRI(病例 3图 1)：鼻咽不规则增厚伴异常强化，咽隐窝闭塞。两侧咽旁间隙清晰，右侧翼突根部受侵，海绵窦未见增宽。两侧咽后稍肿大淋巴结，两颈部数枚囊变肿大淋巴结，两侧腮腺数枚强化小结节。颈部 MRI(病例 3 图 1)：双颈部多发肿大淋巴结，最大者短径约19mm，边界不清，明显强化，部分较大者环形强化，并见壁结节样强化，两侧甲状腺形态信号未见明显异常，口咽喉咽形态如常，颈部血管走行如常。

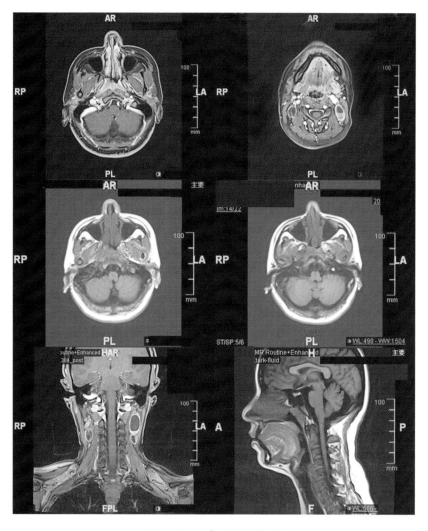

病例 3 图 1　鼻咽及颈部 MRI

注：鼻咽不规则增厚伴异常强化，咽隐窝闭塞，右侧翼突根部受侵。两侧咽后稍肿大淋巴结，两颈部数枚囊变肿大淋巴结

三、入院诊断

鼻咽非角化性癌，未分化型，$T_3N_2M_0$ Ⅲ期(AJCC/UICC 分期第 7 版)。

四、诊断依据

患者鼻咽原发病灶已有活检病理证实，根据鼻咽癌 AJCC/UICC 分期第 7 版，鼻咽原发肿瘤已侵犯右侧翼突根部，故 T 分期定位 T_3；双上颈多发淋巴结肿大，故 N 分期定位 N_2；目前各项检查无明显转移征象，M 分期定位 M_0，故认为目前分期 $T_3N_2M_0$ Ⅲ期。

五、治疗策略

鼻咽癌受解剖部位限制，手术无法根治，而其放疗敏感性较好，故选择放疗为其主要治疗手段。该患者属于局部区域晚期，根据 NCCN 指南，应采用放、化疗综合治疗，以提高局部控制率、降低远处转移风险。因此，确定该患者治疗方案为"诱导化疗＋同步放、化疗"。为减少肿瘤周围正常组织损伤，同时提高肿瘤靶区照射剂量，提高肿瘤的局控率，计划采用调强放疗技术。放疗期间可能出现的不良反应：①局部疼痛；②骨髓抑制；③发热；④脱发；⑤放射性脑病；⑥原发肿瘤病灶出血；⑦放射性口腔炎；⑧放射性皮炎；⑨免疫抑制；⑩放射性二原癌等。以上治疗策略的选择及放疗不良反应等情况均告知患者及家属，并取得患方同意。

六、治疗方案

1. 诱导化疗2周期（2016－07－25、2016－08－16），第1周期具体用药：顺铂40mg第1至第3天＋多西他赛120mg第2天；第2周期具体用药：顺铂35mg第1至第3天＋多西他赛100mg第2天。化疗期间曾引起Ⅲ度白细胞降低，予升白细胞治疗后好转。

2. 2016－09－12至2016－10－28予行"鼻咽病灶＋颈部"IMRT照射（病例3图2，病例3图3），计划放疗鼻咽原发灶PTV－G（95% V）：DT 7040cGy/32Fx，PTV－LN（95% V）：阳性淋巴结6600cGy/32Fx；高危区及上颈部淋巴结引流区CTV1－PTV（95% V）：6000cGy/32Fx；下颈淋巴引流区CTV2－PTV（95% V）：5400cGy/32Fx。于2016－09－18、2016－10－17给予"顺铂40mg第1至第3天"同步化疗2次，过程顺利。放疗结束前复查鼻咽MRI如图病例3图4。

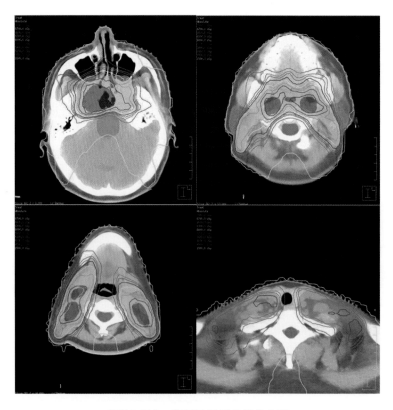

病例3图2 靶区及剂量曲线分布图

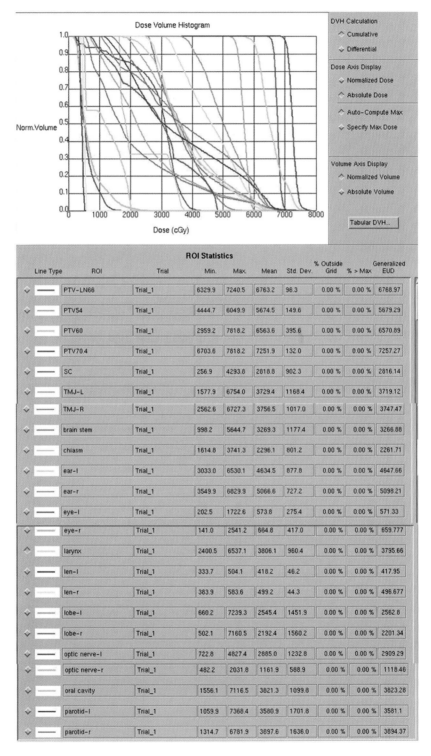

病例 3 图 3　DVH 图

注:Dose Volume Histogram:剂量体积直方图;Norm Volume:正常组织体积;ROI Statistics:感兴趣区分析

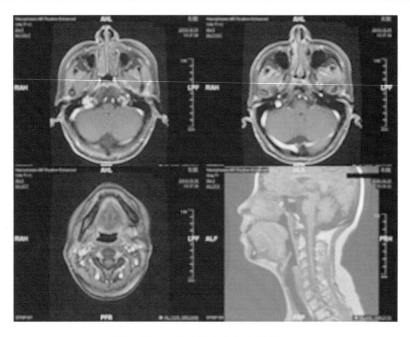

病例 3 图 4　放疗结束前复查鼻咽 MRI

注：鼻咽癌治疗后，鼻咽部病灶较前退缩，鼻咽黏膜稍厚，咽隐窝浅钝。颅底骨质无明显破坏，海绵窦无增宽。两颈部肿大淋巴结较前缩小，两侧咽后淋巴结较前缩小。疗效评价为 PR

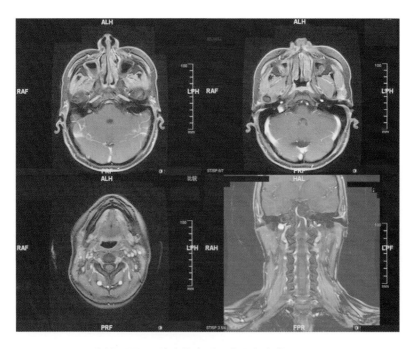

病例 3 图 5　放疗结束后 3 个月复查鼻咽 MRI

注：鼻咽癌治疗后，鼻咽部黏膜较前略增厚伴强化，咽隐窝浅钝；颅底骨质无明显破坏；海绵窦无增宽；两颈部多发小淋巴结较前相仿；涎腺无殊；鼻窦炎症。疗效评价为 CR

七、病情演变

放疗结束后 3 个月(2017 - 01 - 22)复查鼻咽 MRI(病例 3 图 5),提示鼻咽黏膜较前略增厚伴强化,双颈小淋巴结同前。结合临床间接鼻咽镜检查,患者鼻咽腔内黏膜光滑,有少许分泌物,故目前暂不支持鼻咽癌复发诊断,嘱患者继续每 3 个月复查鼻咽 MRI。

八、主要治疗经验

本病例是一名局部晚期鼻咽癌患者,根据 NCCN 指南给予"诱导化疗 + 同步放、化疗"的治疗方案。放疗技术采用调强放射治疗技术,治疗后鼻咽及颈部肿瘤控制理想,放疗期间毒副反应患者可耐受。

九、专家点评

1. 随着放疗技术的发展以及放、化疗综合治疗的应用,鼻咽癌疗效大幅提高,5 年生存率达 80% 以上。然而在局部晚期患者中,虽然放疗技术的进步显著改善局部控制,远处转移的控制仍不理想,并已是影响患者生存的主要问题。

2. 对于局部晚期鼻咽癌而言,放、化疗结合的综合治疗是基本治疗原则。MAC - NPC 协作组荟萃分析 4806 例鼻咽癌患者发现:化疗显著提高局部区域控制、无进展生存、肿瘤特异生存并降低远处转移,并可转化为生存获益,加用化疗后死亡风险比为 0.79,5 年 OS 绝对值增加 6.3%。

3. 同期放、化疗因能提高鼻咽癌患者生存已成为局部晚期鼻咽癌的标准治疗模式。临床研究及荟萃分析均证实,同期放、化疗较单纯放疗带来显著生存获益,尤其对局部晚期患者。

参 考 文 献

[1] Blanchard P, Lee A, Marquet S, et al. Chemotherapy and radiotherapy in nasopharyngeal carcinoma: An update of the MAC - NPC meta - analysis. Lancet Oncol, 2015, 16(6): 645 - 655

[2] Lin JC, Jan JS, Hsu CY, et al. Phase Ⅲ Study of Concurrent Chemoradiotherapy Versus Radiotherapy Alone for Advanced Nasopharyngeal Carcinoma: Positive Effect on Overall and Progression - Free Survival. J Clin Oncol, 2003, 21(4): 631 - 637

[3] Chan AT, Leung SF, Ngan RK, et al. Overall survival after concurrent cisplatin - radiotherapy compared with radiotherapy alone in locoregionally advanced nasopharyngeal carcinoma. J Natl Cancer Inst, 2005, 97(7): 536 - 539

[4] Zhang L, Zhao C, Ghimire B, et al. The role of concurrent chemoradiotherapy in the treatment of locoregionally advanced nasopharyngeal carcinoma among endemic population: a meta - analysis of the phase Ⅲ randomized trials. BMC Cancer, 2010, 10: 558

(史　琪　胡超苏)

病例4 局部晚期鼻咽癌放化综合治疗(2)

一、病历摘要

陆××,女,22岁,未婚。2015-05-07首次来院。

主诉:发现右上颈部肿块伴回吸性血涕5个月余。

现病史:患者5个多月前无诱因发现右上颈肿块,鸽蛋大小,伴有回吸性血涕,偶有头痛,于2016年3月底到上海××医院行右颈肿块穿刺提示恶性肿瘤,至上海五官科医院行鼻咽镜示鼻咽部占位,活检并送至我院病理会诊示非角化性癌,未分化型。间接鼻咽镜示鼻咽右顶侧壁新生物。我院鼻咽MRI(2016-05-07):鼻咽恶性肿瘤伴两侧咽后及右颈部淋巴结肿大。患者于2016-05-11行多西他赛120mg第1天+DDP 40mg第1至第3天,化疗后出现Ⅲ度白细胞减少,予2016-06-01行第二次化疗,减量,多西他赛100mg第1天+DDP 35mg第1至第3天,化疗后颈部肿大淋巴结明显缩小,于2016-06-23行"鼻咽部+颈部"IMRT照射,计划采取鼻咽病灶DT 7040cGy/32Fx,颈部肿大淋巴结6600cGy/32Fx,高危区及上颈6000cGy/32Fx,下颈部5400cGy/32Fx。现为行进一步治疗入院。

既往史:无特殊疾病史,无烟酒嗜好,无肿瘤家族史。

体格检查:卡氏评分90分。双上颈多发肿大淋巴结,其中右上颈淋巴结较大,最大直径约3cm。间接鼻咽镜检查示鼻咽顶及右侧咽隐窝新生物。脑神经检查未见明显异常。

辅助检查(入院前):电子鼻咽镜下鼻咽部新生物活检病理:(鼻咽)非角化性癌,未分化型。

初步诊断:鼻咽非角化性癌,未分化型,$T_3N_2M_0$Ⅲ期(UICC/AJCC分期第7版)。

二、辅助检查

入院前,门诊已完善胸部CT、腹部B超、骨扫描未见明显异常。鼻咽及颈部MRI(病例4图1):鼻咽右侧壁及顶后壁增厚可见不均匀强化征象,右侧咽隐窝变浅消失,病灶向前累及右侧翼腭窝,达后鼻孔。两侧翼内外肌、头长肌脂肪线及咽旁间隙清晰。颅底骨质无明显异常强化,两侧海绵窦未见增宽。两侧咽后可见肿大淋巴结影,双上颈部见明显肿大淋巴结影,口咽未见异常。涎腺及鼻窦未见异常。

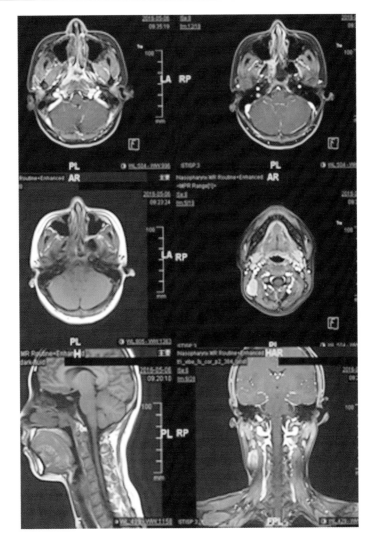

病例4 图1 鼻咽及颈部 MRI

注：鼻咽右侧壁及顶后壁增厚可见不均匀强化征象，右侧咽隐窝变浅消失，病灶向前累及右侧翼腭窝，达后鼻孔。双上颈部见明显肿大淋巴结影

三、入院诊断

鼻咽非角化性癌，未分化型，$T_3N_2M_0$ Ⅲ期（UICC/AJCC 分期第 7 版）。

四、诊断依据

患者鼻咽原发病灶已有活检病理证实，根据鼻咽癌 UICC/AJCCC 分期第 7 版，鼻咽原发肿瘤已侵犯右侧翼腭窝，故 T 分期定位 T_3；双上颈多发淋巴结肿大，故 N 分期定位 N_2；目前各项检查无明显转移征象，M 分期定位 M_0，故认为目前分期 $T_3N_2M_0$ Ⅲ期。

五、治疗策略

鼻咽癌受解剖部位限制，手术无法根治，而其放疗敏感性较好，故选择放疗为其主要治疗手段；该患者属于局部区域晚期，根据 NCCN 指南，应采用放、化疗综合治疗，以提高局部控制率、降低远处转移风险。因此，确定该患者治疗方案为"诱导化疗＋同步放、化疗"。为减少肿瘤周围正常组织损伤、同时提高肿瘤靶区照射剂量，提高肿瘤的局控率，计划采用调强放疗技术。放疗期间可能出现的不良反应：①局部疼痛；②骨髓抑制；③发热；④脱发；⑤放射性脑病；⑥原发肿瘤病灶出血；⑦放射性口腔炎；⑧放射性皮炎；⑨免疫抑制；⑩放射性二原癌等。以上治疗策略的选择及放疗不良反应等情况均告知患者及家属，并取得患方同意。

六、治疗方案

1. 诱导化疗 2 周期(2016 - 05 - 11、2016 - 06 - 01)，第 1 周期具体用药：顺铂 40mg 第 1 至第 3 天＋多西他赛 120mg 第 2 天；第 2 周期具体用药：顺铂 35mg 第 1 至第 3 天＋多西他赛 100mg 第 2 天。化疗期间曾引起Ⅲ度白细胞降低，予升白细胞治疗后好转。

2. 2016 - 09 - 12 至 2016 - 10 - 28 予行"鼻咽病灶＋颈部" IMRT 照射(病例 4 图 2、病例 4 图 3)，计划放疗鼻咽原发灶 PTV - G(95% V)：DT 7040cGy/32Fx，PTV - LN(95% V)：阳性淋巴结 6600cGy/32Fx；高危区及上颈部淋巴结引流区 CTV1 - PTV(95% V)：6000cGy/32Fx；下颈淋巴引流区 CTV2 - PTV(95% V)：5400cGy/32Fx。于 2016 - 07 - 05、2016 - 08 - 02 予"顺铂 40mg 第 1 至第 3 天"同步化疗 2 次增敏，2016 - 07 - 01、2016 - 07 - 08、2016 - 07 - 15、2016 - 07 - 22、2016 - 07 - 29、2016 - 08 - 05 予以尼妥珠单抗 200mg 同步靶向治疗，过程顺利。放疗结束前复查鼻咽 MRI 结果如图病例 4 图 4。

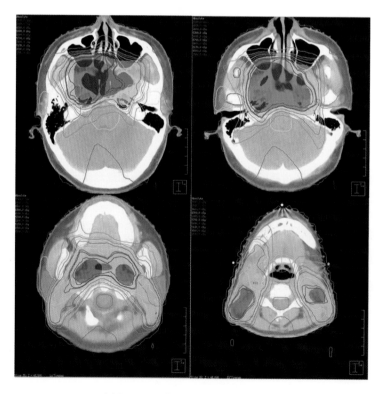

病例 4 图 2 　靶区及剂量曲线分布图

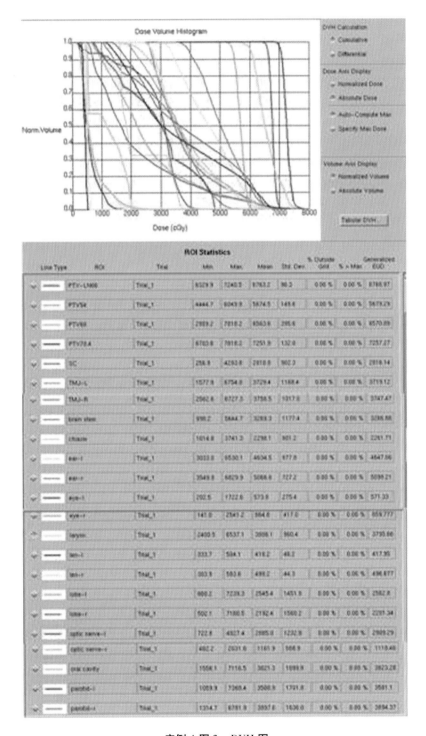

病例 4 图 3 DVH 图

注：Dose Volume Histogram：剂量体积直方图；Norm Volume：正常组织体积；ROI Statistics:感兴趣区分析

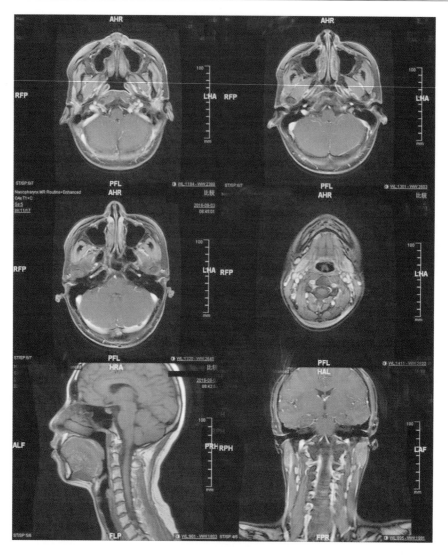

病例 4 图 4　放疗结束前复查鼻咽 MRI

注：鼻咽部肿块较前明显退缩，增强后黏膜强化，双侧咽隐窝显现，咽旁间隙对称，颅底骨质无明显破坏，双侧海绵窦无增宽。双侧咽后及右颈肿大淋巴结，较前缩小。疗效评价为 PR

七、病情演变

患者目前每 3 个月复查鼻咽 MRI（病例 4 图 5），至今未发现鼻咽有明显复发征象。2016 - 10 - 13 曾复查胸部 CT：右肺中叶数枚结节较前相仿，故目前亦无明显远处转移征象。

八、主要治疗经验

本病例是一名局部晚期鼻咽癌患者，根据 NCCN 指南给予"诱导化疗 + 同步放、化疗"的治疗方案。放疗技术采用调强放射治疗技术，治疗后鼻咽及颈部肿瘤控制理想，放疗期间毒副反应患者可耐受。

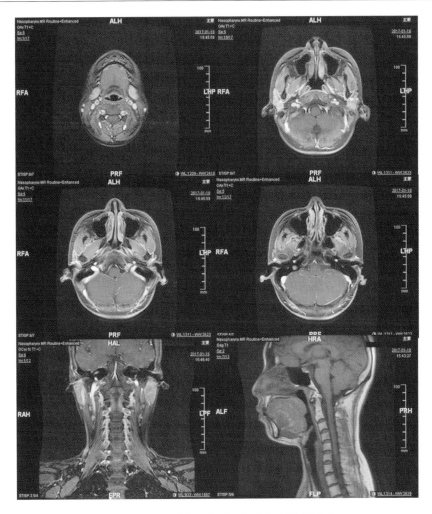

病例 4 图 5   放疗结束后 3 个月复查鼻咽 MRI

注：鼻咽癌治疗后，鼻咽部目前未见明显肿块，增强后黏膜线样强化，双侧咽隐窝显现，咽旁间隙对称，颅底骨质无明显破坏，双侧海绵窦无增宽，双侧咽后及颈部淋巴结未见肿大。疗效评价为 CR

九、专家点评

1. 对局部晚期鼻咽癌而言，放疗与化疗结合的综合治疗是基本治疗原则。两者结合模式多种多样，临床医师和研究者正不断寻找能带来最大限度生存获益且患者可耐受的综合治疗模式。

2. 对于局部晚期鼻咽癌化疗策略的制订，诱导化疗与同期放、化疗叠加能否带来更多获益也备受关注。由中山大学团队发起多中心临床研究证实，对于局部晚期鼻咽癌患者，多西他赛、顺铂联合氟尿嘧啶(TPF)方案的诱导化疗联合同期顺铂放、化疗，相比同期放、化疗，显著地降低治疗失败率(3 年无失败生存率 80% vs 72%，$P = 0.034$)，且改善了总生存率(3 年总生存率 92% vs 86%，$P = 0.029$)。这是第一项在局部晚期鼻咽癌中证实诱导化疗联合同期放、化疗优于同期放、化疗的前瞻性Ⅲ期研究，有望改写目前的诊疗规范。由于多西他赛较强的血液学毒性,TPF 诱导化疗组 3~4 级中性粒细胞减少和白细胞减少的发生率分别为 42%、41%,显著高于同期放、化疗组,临床应用中需谨慎处理。

3. 临床实践中,多西他赛 + DDP(TP)方案诱导化疗联合 DDP 同期放、化疗也应用较为广泛。诱导化疗方案中不使用氟尿嘧啶可降低严重消化道反应和口腔黏膜炎的发生率,增加患者对后续同期放、化疗的耐受性。目前 TP 方案诱导化疗联合 DDP 同期放、化疗的研究数据多来自 II 期临床研究,研究报道 TP 方案诱导化疗后总体缓解率可达 85%,3 年无进展生存率为 72%~88%,3 年总生存率与 TPF 方案诱导化疗联合顺铂同期放、化疗近似。

4. 中国版 NCCN 指南中推荐 $T_1N_{1\sim3}M_0$、$T_{2\sim4}$ 任何 NM_0 的患者除同期放、化疗外,还可接受同期尼妥珠单抗靶向治疗。有研究报道 III~IVb 期鼻咽癌患者两疗程顺铂为基础的诱导化疗后,接受尼妥珠单抗每周方案同期 IMRT 放疗,取得了理想的 3 年总生存率(87.5%),且患者对治疗耐受性可,接受尼妥珠单抗的中位周期数为 6 周期,III 度以上黏膜反应发生率为 36.8%。另有一项针对 $T_{3\sim4}$ 期且淋巴结阳性的鼻咽癌患者的 II 期临床研究,患者接受 1 周期诱导化疗后,予行同期放、化疗的同时给予每周尼妥珠单抗治疗。结果显示 95% 以上患者接受了 6 周期及以上靶向治疗,2 年总生存率和无进展生存率分别为 95% 和 83.5%,III 度以上毒性反应发生率为 60.9%,以口腔黏膜反应和粒细胞减少为主。因此,就目前临床研究结果来看,靶向治疗的加入可为局部晚期鼻咽癌取得理想的疗效且毒性反应可耐受。

参 考 文 献

[1] Sun Y, Li WF, Chen NY, et al. Induction chemotherapy plus concurrent chemoradiotherapy versus concurrent chemoradiotherapy alone in locoregionally advanced nasopharyngeal carcinoma: a phase 3, multicentre, randomised controlled trial. Lancet Oncol, 2016, 17(11): 1509 - 1520

[2] Zhong YH, Dai J, Wang XY, et al. Phase II trial of neoadjuvant docetaxel and cisplatin followed by intensity - modulated radiotherapy with concurrent cisplatin in locally advanced nasopharyngeal carcinoma. Cancer Chemother Pharmacol, 2013, 71(6): 1577 - 1583

[3] Hui EP, Ma BB, Leung SF, et al. Randomized phase II trial of concurrent cisplatin - radiotherapy with or without neoadjuvantdocetaxel and cisplatin in advanced nasopharyngeal carcinoma. J Clin Oncol, 2009, 27(2): 242 - 249

[4] Zhai RP, Ying HM, Kong FF, et al. Experience with combination of nimotuzumab and intensity - modulated radiotherapy in patients with locoregionally advanced nasopharyngeal carcinoma. Onco Targets Ther, 2015, 8: 3083 - 3090

[5] Huang JF, Zhang FZ, Zou QZ, et al. Induction chemotherapy followed by concurrent chemoradiation and nimotuzumab for locally advanced nasopharyngeal carcinoma: preliminary results from a phase II clinical trial. Oncotarget, 2017, 8(2): 2457 - 2465

(史 琪 沈春英)

病例 5　局部晚期鼻咽癌放化综合治疗(3)

一、病历摘要

于××,男,37 岁,已婚。2016 – 06 – 20 首次来院。

主诉:发现右颈肿块 3 个月余。

现病史:患者 2016 – 05 自觉右颈部肿块,无痛,无鼻塞,无回缩性涕血,无耳闷,无复视、面麻等。2016 – 05 – 28 外院颈部 MRI:双侧颈部多发肿大淋巴结。2016 – 06 – 03 在某医院行右颈侧切开术 + 鼻内镜下鼻咽部活检,术后病理:(鼻咽)非角化性癌,分化型;(右颈部)淋巴结见癌转移(1/1)。2016 – 06 – 14 外院 PET – CT 提示:考虑鼻咽恶性肿瘤伴双侧咽旁间隙、双侧颈部及左侧锁骨区淋巴结转移。为行进一步诊治来我院就诊,门诊病理会诊:(鼻咽,活检)非角化性癌,分化型。给予完善相关检查,排除放、化疗禁忌,于 2016 – 06 – 23 行第一疗程 TP 方案(多西他赛 140mg 第 1 天 + DDP 45mg 每天 1 次,第 1 至第 3 天),化疗后出现 II 度白细胞下降、III 度粒细胞减少,2016 – 07 – 14 行第二个疗程 TP 方案(多西他赛 120mg 第 1 天 + DDP 40mg 每天 1 次,第 1 至第 3 天),第二个疗程化疗反应可。2016 – 08 – 04 开始放疗,2016 – 08 – 08 行 DDP(45mg 每天 1 次,第 1 至第 3 天)同期化疗一程,2016 – 08 – 10、2016 – 08 – 17、2016 – 08 – 24、2016 – 08 – 29 行同期靶向尼妥珠单抗(泰欣生)(200mg)4 次。现放疗 19 次,为行进一步治疗入院。

既往史:无特殊疾病史,无烟酒嗜好,无肿瘤家族史。

体格检查:卡氏评分 90 分。左颈多发肿大淋巴结,延续至下颈,最大直径约 1.5cm。间接鼻咽镜检查示双侧咽隐窝及鼻咽顶后壁新生物,脑神经检查未见明显异常。

辅助检查(院前):电子鼻咽镜下鼻咽部新生物活检病理:(鼻咽)非角化性癌,分化型。

初步诊断:鼻咽非角化性癌,分化型,$T_1N_3M_0$ IV A 期(AJCC/UICC 分期第 7 版)。

二、辅助检查

入院前,门诊已完善胸部 CT、腹部 B 超、骨扫描未见明显异常。鼻咽及颈部 MRI(病例 5 图 1):鼻咽顶后壁增厚伴强化,咽隐窝变浅,咽旁间隙无狭窄,双侧海绵窦未见明显异常,双侧咽后及颈部见肿大淋巴结,涎腺未见明显异常。

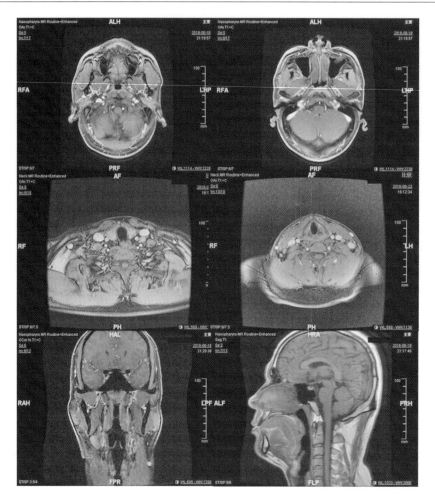

病例 5 图 1　鼻咽及颈部 MRI

注：鼻咽顶后壁增厚伴强化，咽隐窝变浅，咽旁间隙无狭窄，双侧海绵窦未见明显异常。双侧咽后及颈部见肿大淋巴结

三、入院诊断

鼻咽非角化性癌，分化型，$T_1N_3M_0$ ⅣA 期（UICC/AJCC 分期第 7 版）。

四、诊断依据

患者鼻咽原发病灶已有活检病理证实，根据鼻咽癌 UICC/AJCC 分期第 7 版，鼻咽原发肿瘤局限于鼻咽腔，故 T 分期定位 T_1；左颈多发淋巴结肿大，延续至下颈，故 N 分期定位 N_3；目前各项检查无明显转移征象，M 分期定位 M_0，故认为目前分期 $T_1N_3M_0$ Ⅳ A 期。

五、治疗策略

鼻咽癌受解剖部位限制，手术无法根治，而其放疗敏感性较好，故选择放疗为其主要治疗手段；该患者属于局部区域晚期，根据 NCCN 指南，应采用放、化疗综合治疗，以提高局部控制率、降低远处转移风险。因此,确定该患者治疗方案为"诱导化疗 + 同步放、化疗"。为减少肿瘤周围正常组织损伤、同时提高肿瘤靶区照射剂量,提高肿瘤的局控率,计划采用调强放疗技术。放疗期间可能出现的不良反应:①局部疼痛;②骨髓抑制;③发热;④脱发;⑤放射性脑病;⑥原发肿瘤病灶出血;⑦放射性口腔炎;⑧放射性皮炎;⑨免疫抑制;⑩放射性二原癌等。以上治疗策略的选择及放疗不良反应等情况均告知患者及家属,并取得患方同意。

六、治疗方案

1. 诱导化疗 2 周期(2016 – 06 – 23、2016 – 07 – 14),第 1 周期具体用药:顺铂 45mg 第 1 至第 3 天 + 多西他赛 140mg 第 2 天;第 2 周期具体用药:顺铂 30mg 第 1 至第 3 天 + 多西他赛 120mg 第 2 天。化疗期间曾引起Ⅲ度粒细胞减少,予升白细胞治疗后好转。

2. 2016 – 08 – 04 至 2016 – 09 – 19 予行"鼻咽病灶 + 颈部"IMRT 照射(病例 5 图 2、病例 5 图 3),计划放疗鼻咽原发灶 PTV – G(95% V):DT 6600cGy/30Fx,PTV – LN(95% V):阳性淋巴结 6600cGy/30Fx;高危区及全颈淋巴引流区 CTV1 – PTV(95% V):6000cGy/30Fx。予"顺铂 40mg 第 1 至第 3 天"同步化疗 2 次,过程顺利。放疗结束前复查鼻咽 MRI 结果如图病例 5 图 4。

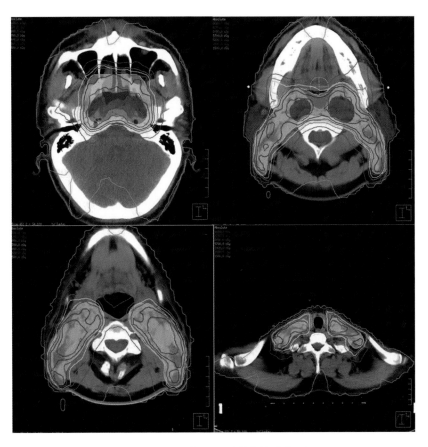

病例 5 图 2　靶区及剂量曲线分布图

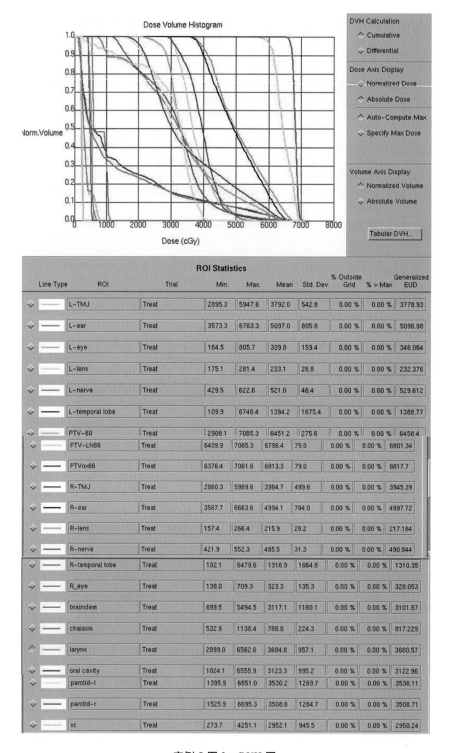

病例5 图3　DVH 图

注：Dose Volume Histogram：剂量体积直方图；Norm Volume：正常组织体积；ROI Statistics：感兴趣区分析

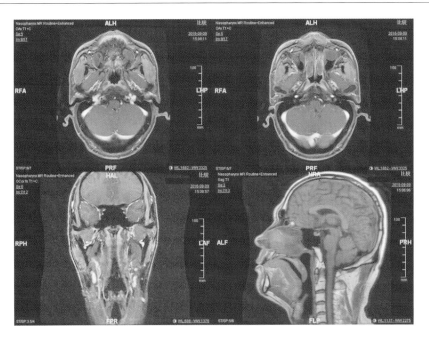

病例 5 图 4 放疗结束前复查鼻咽 MRI

注:鼻咽癌复查,对照前片 2016 - 06 - 18:鼻咽壁病变较前显著退缩,鼻咽部基本光整对称,增强后黏膜线样强化;咽隐窝略浅,咽旁间隙对称。颅底骨质无明显破坏,海绵窦无增宽。所见双侧咽后及颈部淋巴结肿大伴强化,较前退缩。疗效评价为 PR

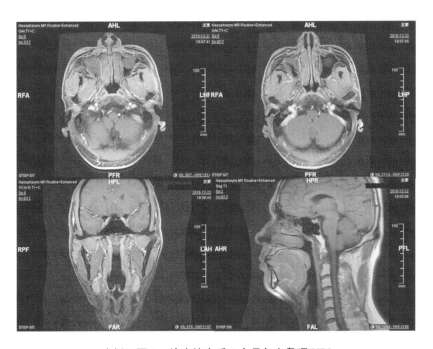

病例 5 图 5 放疗结束后 3 个月复查鼻咽 MRI

注:鼻咽壁病变目前已不明显,黏膜线样强化;鼻咽部基本光整对称,增强后黏膜线样强化;咽隐

窝略浅,咽旁间隙对称。颅底骨质无明显破坏,海绵窦无增宽。双侧咽后及颈部目前未见肿大淋巴结,鼻窦炎症。疗效评价为 CR

七、病情演变

放疗结束后 3 个月复查鼻咽 MRI(病例 5 图 5),鼻咽壁病变目前已不明显,双侧咽后及颈部目前未见肿大淋巴结,嘱患者继续每 3 个月复查鼻咽 MRI。

八、主要治疗经验

本病例是一名局部区域晚期鼻咽癌患者,根据 NCCN 指南给予"诱导化疗 + 同步放、化疗"的治疗方案。放疗技术采用调强放射治疗技术,治疗后鼻咽及颈部肿瘤控制理想,放疗期间有毒副反应,患者可耐受。

九、专家点评

1. 这仍是一例局部晚期的鼻咽癌患者,但该患者原发病灶较小,局限于鼻咽腔内,颈部淋巴结转移分期较晚,累及下颈部。属于临床相对较为少见的"小病灶、大转移"。这往往预示着肿瘤较差的生物学行为,且多因素分析证实,N 分期是鼻咽癌发生远处转移风险的独立预测因素。因此从该患者的远期预后方面来看,其治疗失败风险主要是远处转移;这与某些原发病灶大(T 分期较晚)而 N 分期较早,即"大病灶、小转移"的患者不同,后者的治疗失败风险以局部复发为主。根据目前临床研究结果,对降低远处转移风险、提高总生存率有意义的仍是诱导化疗和同期放、化疗。

2. 辅助化疗对提高生存、降低远处转移的价值始终未得到肯定。近来一项多中心 III 期临床研究更新了同期放、化疗联合辅助化疗对比同期放、化疗治疗局部晚期鼻咽癌的 5 年长期随访结果,同期放、化疗联合辅助化疗组 5 年无失败生存率仍未能显著超越同期放、化疗组(5 年 FFS 75.0% vs 71.0%,$P = 0.45$);两组 III ~ IV 度远期毒副反应的发生率无明显差异(27% vs 21%,$P = 0.14$)。

参 考 文 献

[1] Wong FC, Ng AW, Lee VH, et al. Whole – field simultaneous integrated – boost intensity – modulated radiotherapy for patients with nasopharyngeal carcinoma. Int J Radiat Oncol Biol Phys, 2010, 76(1): 138 – 145

[2] Chen L, Hu CS, Chen XZ, et al. Adjuvant chemotherapy in patients with locoregionally advanced nasopharyngeal carcinoma: Long – term results of a phase 3 multicentre randomised controlled trial. Eur J Cancer, 2017, 75: 150 – 158

(史 琪 沈春英)

病例6 局部晚期鼻咽癌配合
胃造瘘营养支持

一、病历摘要

方××，男，40岁，汉族。2012-04-06首次入院。

主诉：发现右上颈肿物1个月。

现病史：患者于1个月前无意中发现右上颈肿物，约鸽蛋大小，无鼻出血、鼻塞、吸入性血痰，无头痛、头晕，遂就诊外院，查鼻咽CT发现鼻咽占位。鼻咽活检病理示：（右鼻咽隐窝）非角化性未分化型癌。今为进一步诊治就诊我院，门诊拟"鼻咽癌"收住入院。

既往史：无特殊疾病史。无烟酒嗜好，无肿瘤家族史。

体格检查：卡氏评分90分。神志清楚，检查合作，右上颈可触及1枚肿大淋巴结，大小约3cm×3cm，质硬，边界尚清，无压痛，活动受限，余浅表淋巴结未触及肿大，鼻咽右顶后壁见结节状隆起，脑神经检查未见明显异常。心、肺、腹体检未见明显异常。

辅助检查（入院前）：外院鼻咽CT发现鼻咽占位。鼻咽活检病理示：（右鼻咽隐窝）非角化性未分化型癌。

初步诊断：鼻咽非角化性未分化型癌伴颈淋巴结转移（分期待定）。

二、辅助检查

入院后完善相关检查，三大常规、生化及凝血功能大致正常。鼻咽+颈部MRI示（病例6图1）：考虑鼻咽癌累及右翼内肌、右下颌神经、颅底、右侧海绵窦并颈部及咽后淋巴结肿大。腹部彩超示：右肝前叶囊性占位（倾向囊肿）。骨ECT：全身骨显像未见明显异常。PET-CT示：①鼻咽右侧顶后壁高代谢灶，符合鼻咽癌；②右侧咽后及右侧颈部淋巴结肿大，高代谢，考虑肿瘤转移；③肝脏右叶低密度灶，低代谢，考虑良性病变；④双肺小结节，低代谢，由于结节太小，性质无法评价，建议密切随访。

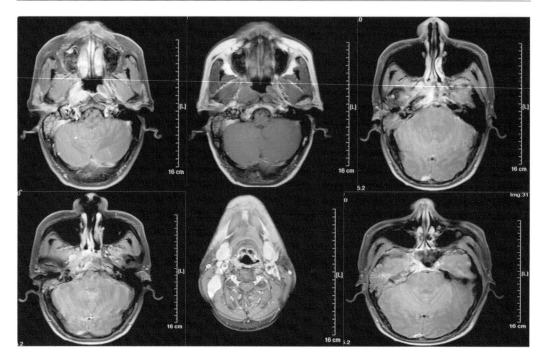

病例 6 图 1　鼻咽 + 颈部 MRI

注：鼻咽部肿块向前未超过双侧上颌窦后缘连线，累及翼突内板，增强后明显强化，向后累及右侧咽后间隙、椎前软组织、椎前间隙、右侧头长肌、颈长肌，向外侧突破右侧咽底筋膜累及咽旁间隙、咽鼓管软骨部、累及右侧翼内肌，向下未累及口咽，向上侵犯颅底累及右侧卵圆孔，经右侧破裂孔累及右侧海绵窦。右侧Ⅱb 组见肿大淋巴结伴有包膜受累，横断面约 2.8cm×1.7cm

三、入院诊断

鼻咽非角化性未分化型癌伴右颈部及咽后淋巴结转移 $T_4N_2M_0$Ⅳa 期（2008 中国分期）。

四、诊断依据

患者原发灶鼻咽部已有病理证实，根据"鼻咽癌 2008 中国分期"，肿瘤累及右翼内肌、右下颌神经、颅底、右侧海绵窦，T 分期定为 T_4；右颈淋巴结肿大，并伴包膜受累，可分期为 N_2；目前各项检查未见明显转移征象，M 分期定为 M_0，故认为目前分期为 $T_4N_2M_0$Ⅳa 期。

五、治疗策略

鼻咽癌受解剖结构限制，手术无法达到根治目的，鼻咽癌放疗敏感性好，因此选择放疗为主的治疗手段，患者为局部晚期，直接放疗很难得到根治，因此确定"诱导化疗 + 同步放、化疗"的综合治疗方案。由于常规放疗不可避免地造成肿瘤周围正常组织的损伤，导致严重口干、张口受限等并发症，影响患者治疗后的生存质量。为了减少肿瘤周围正常组织的放射损伤，同时提高肿瘤靶区照射剂量，提高肿瘤的局控率，计划采用调强放疗技术。为改善放疗中及放疗后患者营养状况，拟放疗期间行胃造瘘营养支持。根据目前文献报道，Ⅳa 期鼻咽癌完成根治性治疗后，5 年生存率 50% ~60%。以上治疗考虑、治疗不良反应及预后等情况，均告知患者及家属，并取得患方同意和理解。

六、治疗方案

1. 诱导化疗 2 周期（2012 – 04 – 11 至 2012 – 05 – 10）　吉西他滨 1.7g（1.0mg/m²）第 1 天、第 8 天，奈达铂 135mg（80mg/m²）第 2 天。诱导化疗曾引起I度骨髓抑制，经对症处理后好转。诱导化疗结束查体：右上颈部扪及 1 枚肿大淋巴结，质较前变软，大小约 1cm×1cm，鼻咽右顶后壁见结节状隆起。疗效评估：SD。

2. 同步放、化疗（2012 – 05 – 28 至 2012 – 07 – 12）　同步化疗：奈达铂 135mg（80mg/m²）第 2 天。调强放疗：设鼻咽肿瘤原发灶（包括影像学所提示鼻咽部肿瘤及所累及的周围组织）为 GTV – T，予以 GTV – T – PTV（95% V）DT 7095cGy/33Fx/6.3w；设 GTV – T 外扩 5～10mm（包括整个鼻咽黏膜及黏膜下 5mm）为 CTV1，予以 CTV1 – PTV（95% V）DT 6600cGy/33Fx/6.3w；设鼻咽原发灶亚临床病灶区为 CTV2，予以 CTV2 – PTV（95% V）DT 5445cGy/33Fx/6.3w；设颈转移淋巴结为 GTV – N，予以 GTV – N – PTV（95% V）DT 7095cGy/33Fx/6.3w；设双颈转移淋巴结引流区为 CTV – N，计划予以 CTV – N – PTV DT 5445cGy/33Fx/6.3w（病例 6 图 2 至病例 6 图 4）。放、化疗期间出现Ⅱ度骨髓抑制及Ⅲ度放射性黏膜炎，予对症处理后症状好转。放疗结束 3 个月复查 MRI 疗效评价：CR（病例 6 图 5）。

3. 营养支持　行经皮内镜胃造瘘（2012 – 05 – 24 至 2012 – 09 – 14）改善患者放疗期间营养状态，术后予胃造瘘饮食，但嘱患者经口饮水或需要时口服药物。患者放疗前体重 65kg，血红蛋白 107g/L，白蛋白 38.2g/L，放疗后体重 62kg，血红蛋白 117g/L，白蛋白 35.7g/L，放疗前后体重减少 3kg，血红蛋白增加 10g/L，白蛋白减少 2.5g/L。

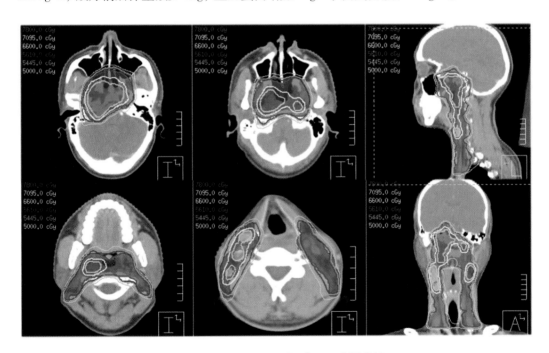

病例 6 图 2　调强放疗计划靶区及剂量曲线

注：黄色区域：GTV – RL – P，蓝色区域：CTV1 – P，紫色区域：CTV2 – P 和 CTV – N – P

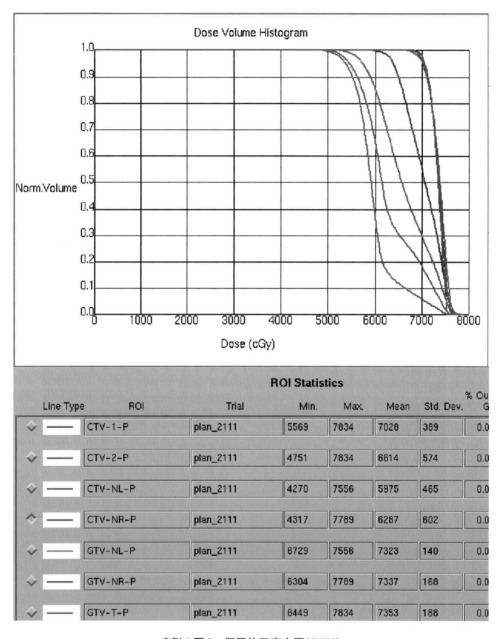

病例6 图3 靶区体积直方图(DVH)

注:Dose Volume Histogram:剂量体积直方图; Norm Volume:正常组织体积;ROI Statistics:感兴趣区分析

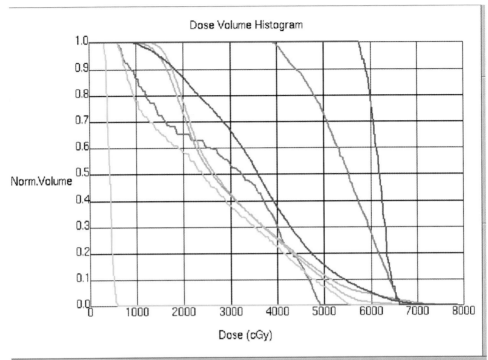

病例 6 图 4   正常组织剂量体积直方图(DVH)

注：Dose Volume Histogram：剂量体积直方图；Dose Volume Histogram：剂量体积直方图；Norm Volume：正常组织体积；ROI Statistics：感兴趣区分析

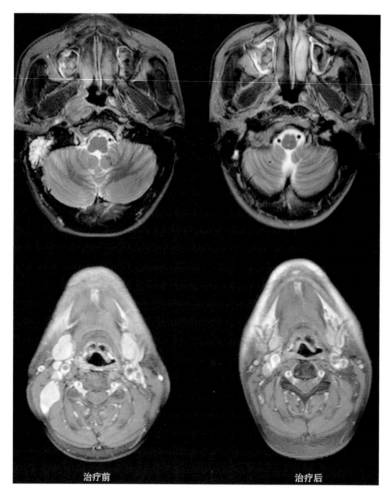

治疗前　　　　　　　　　治疗后

病例 6 图 5　放疗结束 3 个月复查 MRI

注：鼻咽局部及颈部淋巴结均完全消退

七、病情演变

放疗结束后 2 个月，无口腔疼痛等不适，可正常经口饮食，返院拔除胃造瘘管，造瘘口恢复良好。放疗结束 3 个月开始正常体力劳动工作和生活至今。定期复查至 2017 - 03，未发现复发或转移征象，主要的治疗后期不良反应为 I 度皮肤放射反应及 I 度口干。

八、病例亮点

本病例是一个典型的 T_4 广泛侵犯的局部晚期患者，经过标准的放化综合治疗配合积极的营养治疗，采用预防性胃造瘘术，保证放、化疗期间患者得到充足的营养补充，降低了放射性口腔炎等急性放射反应，顺利实施放、化疗，疗效理想，患者获得了长期生存。而且患者放、化疗后迅速恢复到正常状态，放疗结束后 3 个月即开始正常工作和生活，无口干、吞咽困难等远期放疗并发症，至今生活质量良好。对于局部晚期鼻咽癌，预防性胃造瘘实施营养干预，有助于保证患者营养状态和放、化疗的顺利实施，降低急性和远期放疗并发症，提高生活质量，也可能提高疗效。该辅助治疗手段对于耐受性差的同步放、化疗起保驾护航作用，是个积极有益的方法，值得尝试。

九、讨论

营养不良是恶性肿瘤患者面临的普遍问题，对接受头颈部放疗的患者来说，营养不良的状况更为严重，发生率高达74.2%。放射性治疗杀死肿瘤细胞的实质是放射线对肿瘤细胞的DNA的损伤，在杀伤肿瘤细胞的同时，更新速度较快的口腔上皮黏膜细胞等也受到了损伤。放射线所致的急性口腔黏膜炎、口干、味觉改变、咀嚼、吞咽困难是导致患者营养不良的主要原因，主要表现为负氮平衡、体重下降及白蛋白下降等。Langius等对533名接受放疗的头颈部鳞癌患者的研究发现，治疗期间失去10%体重的患者的生活质量评分较低，对器官和个体社会功能有负面影响（$P < 0.001$）。最重要的是，营养不良是影响不良预后的独立因素。

干预营养不良的研究尤其是前瞻性研究仍较少。放疗期间接受营养指导和营养支持治疗已被证明可以改善营养状况，由于医疗资源的匮乏，国内肿瘤患者的营养支持专业工作还处于比较初级阶段。

胃造瘘置管的方法相比鼻饲管临床操作性强，能够明显提高患者的营养状况，减轻治疗并发症，减少了住院天数以及住院费用。但也有研究者发现在头颈部鳞癌患者中，胃造瘘置管后患者容易发生吞咽困难。

本院采用的方法是，选择性对Ⅲ～Ⅳ期的鼻咽癌患者在放疗开始前1周内行经皮内镜胃造瘘术，放疗开始后进行胃造瘘饮食，根据个体化的千焦计算，一般每天肠内分6次注射进食，累计给予液体总量1500～2000ml。鼓励患者经口饮水，避免失用性咀嚼器官萎缩。在我院最早进行胃造瘘置管的133例鼻咽癌患者，放疗中营养状态得到较好的改善，提高了患者对同步化疗的依赖性。8.27%的患者曾出现过轻－中度置管并发症，如感染、疼痛等，经对症治疗后好转。全部患者在放疗结束后1～3个月经口进食顺利，拔除了胃造瘘管，无一例产生胃管依赖。文献报道，头颈部鳞癌患者中1/5的患者在胃造瘘后需要长期置管，可能与肿瘤生长的部位、是否接受手术等多种因素有关，也提示在临床应用胃造瘘营养支持方法时应进行个体化考虑。

参 考 文 献

［1］ Kang WX, Li W, Huang SG, et al. Effects of nutritional intervention in head and neck cancer patients undergoing radiotherapy: A prospective randomized clinical trial. Molecular and clinical oncology, 2016, 5（3）: 279－282

［2］ Langius JA, van Dijk AM, Doornaert P, et al. More than 10% weight loss in head and neck cancer patients during radiotherapy is independently associated with deterioration in quality of life. Nutrition and cancer, 2013, 65(1): 76－83

［3］ Rabinovitch R, Grant B, Berkey BA, et al. Impact of nutrition support on treatment outcome in patients with locally advanced head and neck squamous cell cancer treated with definitive radiotherapy: a secondary analysis of RTOG trial 90 −03. Head & neck, 2006, 28(4): 287 −296

[4] Zeng Q, Shen LJ, Guo X, et al. Critical weight loss predicts poor prognosis in nasopharyngeal carcinoma. BMC cancer, 2016, 16: 169

[5] Garg S, Yoo J, Winquist E. Nutritional support for head and neck cancer patients receiving radiotherapy: a systematic review. Supportive care in cancer: official journal of the Multinational Association of Supportive care in Cancer, 2010, 18(6): 667 −677

[6] Bishop S, Reed WM. The provision of enteral nutritional support during definitive chemoradiotherapy in head and neck cancer patients. Journal of medical radiation sciences, 2015, 62(4): 267 −276

[7] Baschnagel AM, Yadav S, Marina O, et al. Toxicities and costs of placing prophylactic and reactive percutaneous gastrostomy tubes in patients with locally advanced head and neck cancers treated with chemoradiotherapy. Head & neck, 2014, 36(8): 1155 −1161

[8] Mekhail TM, Adelstein DJ, Rybicki LA, et al. Enteral nutrition during the treatment of head and neck carcinoma: is a percutaneous endoscopic gastrostomy tube preferable to a nasogastric tube? Cancer, 2001, 91 (9): 1785 −1790

[9] Xu Y,Guo Q,Lin J,et al. Benefit of percutaneous endoscopic gastrostomy in patients undergoing definitive chemoradiotherapy for locally advanced nasopharyngeal carcinoma. OncoTargets and therapy,2016,9:6835 −6841

[10] Moleiro J, Faias S, Fidalgo C, et al. Usefulness of Prophylactic Percutaneous Gastrostomy Placement in Patients with Head and Neck Cancer Treated with Chemoradiotherapy. Dysphagia, 2016, 31(1): 84 −89

（宗井凤　林少俊）

病例 7　局部晚期鼻咽癌（1）

一、病历摘要

骆××，48 岁，汉族，已婚，浙江金华人。2011－01－25 首次入院。

主诉：右耳闷、听力下降 1 个月，头痛、回缩性涕血 2 周。

现病史：患者 1 个月前无明显诱因出现右耳闷伴听力下降，无耳内流液，无发热，无明显鼻塞、鼻出血，无明显复视及眼球活动障碍，无进食困难，无声嘶、面麻。2 周前上述症状加重，出现右枕部持续胀痛，口服芬必得（布洛芬缓释胶囊）止痛有效，近 1 周来自觉疼痛进一步加重，影响睡眠，止痛效果欠佳。同时出现回缩性涕血，为涕中带鲜红色血丝。2011－01－21 当地医院鼻咽镜检查：鼻咽右咽隐窝隆起样新生物。活检病理：（鼻咽）非角化癌（分化型）。鼻咽 CT：鼻咽部右侧壁及顶后壁软组织肿块，右侧咽隐窝及咽鼓管开口闭塞，右侧咽旁间隙欠清；右侧翼突根部骨质异常；扫描范围未见明显肿大淋巴结影。诊断：鼻咽癌累及右侧颅底骨质破坏首先考虑，未行治疗。今患者为进一步诊疗就诊我院，门诊以"鼻咽癌"收住入院。

既往史：乙肝病史 20 余年，曾口服博路定（恩替卡韦）1 片/次，每天 1 次治疗。高血压病史 5～6 年，治疗情况不详。否认其他特殊疾病史，无烟酒嗜好，无肿瘤家族史。

体格检查：卡氏评分 90 分。鼻咽右咽隐窝隆起样新生物。颈部淋巴结触诊不明显。脑神经症状阴性。心、肺、腹体检未见明显异常。

辅助检查（院前）：2011－01－21 外院活检病理：（鼻咽）非角化癌（分化型）。外院鼻咽 CT 鼻咽癌累及右侧颅底骨质破坏。

初步诊断：鼻咽非角化性癌。

二、辅助检查

入院后鼻咽活检病理检查结果：鼻咽非角化性分化型癌。

鼻咽＋颈部 MRI 示（病例 7 图 1）：①鼻咽顶壁占位，鼻咽癌首先考虑伴右侧咽旁、右侧头长肌、颅底骨质、右侧海绵窦受侵，右侧脑膜侵犯；②右侧颈鞘多发淋巴结增大；③两侧上颌窦、右侧乳突炎症。胸腹部 CT：胸部、上腹部未见明显实质性结节。ECT：全身骨显像未见明显异常。

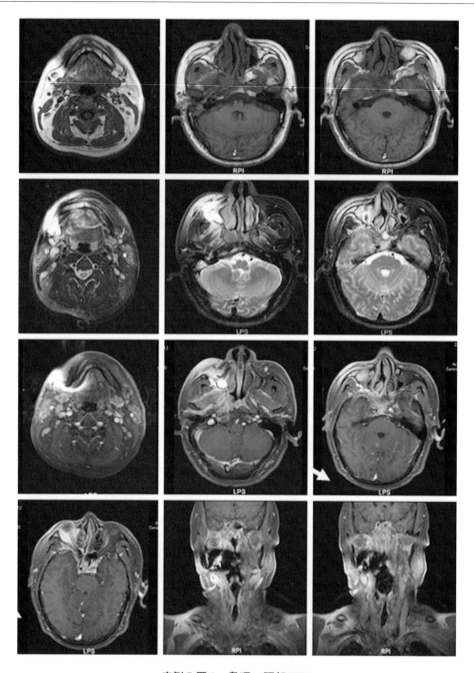

病例 7 图 1　鼻咽 + 颈部 MRI

三、入院诊断

鼻咽非角化性分化型癌伴颈部淋巴结转移 $T_4N_1M_0$ ⅣA 期（AJCC/UICC 分期第 7 版）。

四、诊断依据

患者原发灶鼻咽部已有病理证实，结合患者症状和 MRI 影像学表现，考虑患者原发病灶侵犯鼻咽右顶侧为主，累及右侧咽旁头长肌、翼突根、翼内外板、翼腭窝、眶下裂、翼内肌、右侧斜坡、岩尖、破裂孔、蝶窦、右侧海绵窦、右侧脑膜等结构，符合 T_4；右侧 Ⅱa 区淋巴结肿大，左侧咽后淋巴结肿大，符合 N_1；未发现明确转移证据，符合 M_0，明确诊断为鼻咽癌，根据 AJCC/UICC 第 7 版分期为 $T_4N_1M_0$ ⅣA 期，根据 2008 中国分期为 $T_4N_1M_0$ Ⅳa 期。

五、治疗策略

受解剖结构限制，且鼻咽癌放疗敏感性好，因此选择放疗为主的治疗手段，患者为局部晚期，局部肿瘤侵犯脑实质和脑膜，直接放疗时间紧，放疗计划难度高，肿瘤很难得到根治。经科室讨论，确定"诱导化疗 + 同步放、化疗"的治疗方案。考虑予以诱导化疗 TPF 方案 3 周期后再行同步放、化疗。由于常规放疗不可避免地造成肿瘤周围正常组织的损伤，导致严重口干、张口受限等并发症，影响患者治疗后的生存质量。为了减少肿瘤周围正常组织的放射损伤，同时提高肿瘤靶区照射剂量，提高肿瘤的局控率，我们计划对该患者采用调强放疗技术。放疗过程可能出现下列不良反应：①发热；②骨髓抑制；③局部疼痛；④脱发；⑤放射性脑病；⑥鼻咽大出血；⑦放射性口腔炎；⑧放射性皮炎；⑨免疫抑制；⑩放射性脑神经损失；⑪听力下降；⑫视力下降等。化疗过程可能出现的反应：①骨髓抑制；②肝肾功能损伤；③胃肠道反应；④过敏反应等。预后方面：根据目前文献报道，Ⅳa 期鼻咽癌完成根治性治疗后，5 年生存率为 50% ~ 60%。以上治疗考虑、治疗不良反应及预后等情况，均告知患者及家属，并取得患方同意和理解。

六、治疗方案

1. 诱导化疗 2011 - 02 - 08 起行 TPF 方案诱导化疗，按泰素帝(多西他赛)75mg/m^2，DDP 75mg/m^2，氟尿嘧啶 2400mg/m^2 计算，给予"多西他赛 137mg 第 1 天、DDP 45mg 第 1 至第 3 天、氟尿嘧啶 4387mg 连续静脉输注 96 小时"。

2011 - 02 - 28 给予 TPF 方案诱导化疗第二个周期："多西他赛 137mg 第 1 天、DDP 45mg 第 1 至第 3 天、氟尿嘧啶 4387mg 连续静脉输注 96 小时"。化疗后出现 Ⅳ 度骨髓抑制。

2011 - 03 - 23 按多西他赛 60mg/m^2，DDP 75mg/m^2，氟尿嘧啶 2400mg/m^2 计算，给予 TPF 方案减量诱导化疗 1 次："多西他赛 110mg 第 1 天，DDP 45mg 第 1 至第 3 天、氟尿嘧啶 4387mg 连续静脉输注 96 小时"。

2. 同步放、化疗 将诱导化疗后 MRI 显示的鼻咽及侵犯邻近结构病灶定义为 GTVnx，颈转移淋巴结为 GTVnd，CTV1 为鼻咽及颈部高危区，CTV2 为颈部低危区。具体的范围如下：PGTVnx 为 GTVnx 外放 3mm，PGTVnd 为 GTVnd 外放 3mm，包括可疑淋巴结；原发肿瘤区 CTV1 包含整个鼻咽腔、双侧翼腭窝、翼板、双侧咽旁、斜坡、岩骨尖、蝶骨大翼(外界到卵圆孔)、圆孔、海绵窦、蝶窦、后组筛窦；淋巴引流区 CTV1 包含双侧咽后、双侧茎突后间隙、Ⅱa、Ⅱb 区；淋巴引流区 CTV2 包含双侧Ⅲ和Ⅴa 区。放射治疗靶区如图病例 7 图 2；调强放疗计划及剂量分布如图病例 7 图 3；剂量体积直方图(DVH)如图病例 7 图 4。

2011 - 04 - 14 至 2011 - 05 - 27 鼻咽癌根治性调强放疗：PGTVnx 230cGy × 30Fx = 6900cGy、GTVnd 220cGy × 30Fx = 6600cGy、PGTVnd 210cGy × 30Fx = 6300cGy、PTV1

200cGy×30Fx=6000cGy、PTV2 180cGy×30Fx=5400cGy。口腔功能锻炼，洗鼻。阿米福汀辅助保护治疗。

2011-04-18、2011-05-11予单药化疗2次：顺铂49mg第1至第3天。每周尼妥珠单抗200mg，共计8次，治疗过程顺利。放疗期间出现Ⅱ度放射性口腔炎，颈部色素沉着、无破溃，Ⅱ度口干，积极给予对症处理后症状好转。放疗结束1个月查鼻咽镜示：内见较多分泌物，清除后黏膜尚光整，未见明显新生物。鼻咽部MRI：①鼻咽癌治疗中复查，目前鼻咽部肿块不明显；②双侧鼻窦及右侧乳突炎症。疗效评价：CR（病例7图5）。

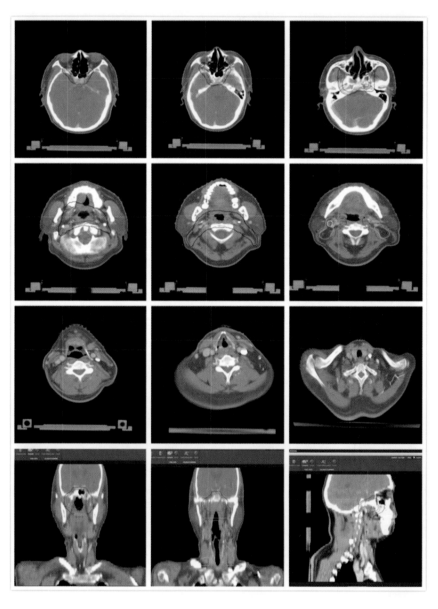

病例7图2　调强放疗靶区

注：GTVnx：红色，GTVnd：黄色，PGTVnd：绿色，CTV1：蓝色，CTV2：粉红色

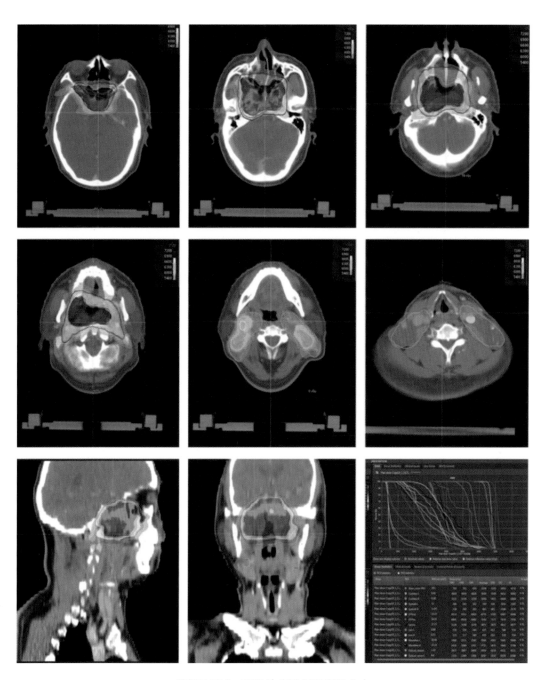

病例 7 图 3 调强放疗计划及剂量分布

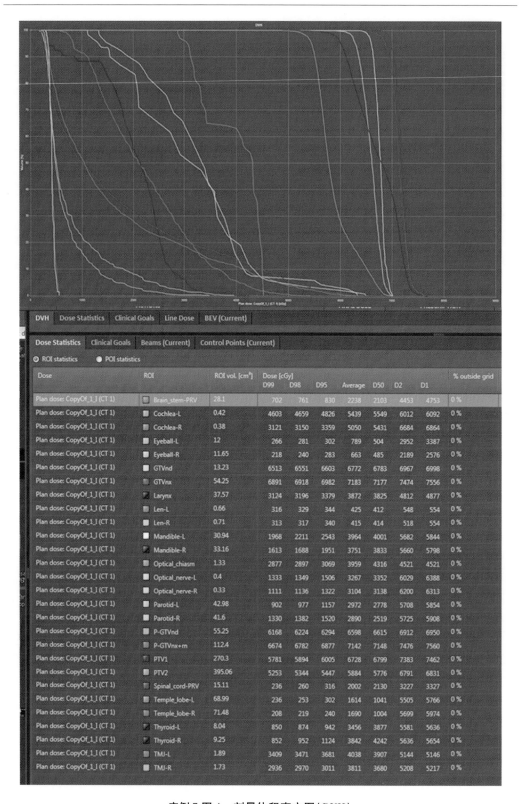

Dose	ROI	ROI vol. [cm³]	Dose [cGy]							% outside grid
			D99	D98	D95	Average	D50	D2	D1	
Plan dose: CopyOf_1_1 (CT 1)	Brain_stem-PRV	28.1	702	761	830	2238	2103	4453	4753	0%
Plan dose: CopyOf_1_1 (CT 1)	Cochlea-L	0.42	4603	4659	4826	5439	5549	6012	6092	0%
Plan dose: CopyOf_1_1 (CT 1)	Cochlea-R	0.38	3121	3150	3359	5050	5431	6684	6864	0%
Plan dose: CopyOf_1_1 (CT 1)	Eyeball-L	12	266	281	302	789	504	2952	3387	0%
Plan dose: CopyOf_1_1 (CT 1)	Eyeball-R	11.65	218	240	283	663	485	2189	2576	0%
Plan dose: CopyOf_1_1 (CT 1)	GTVnd	13.23	6513	6551	6603	6772	6783	6967	6998	0%
Plan dose: CopyOf_1_1 (CT 1)	GTVnx	54.25	6891	6918	6982	7183	7177	7474	7556	0%
Plan dose: CopyOf_1_1 (CT 1)	Larynx	37.57	3124	3196	3379	3872	3825	4812	4877	0%
Plan dose: CopyOf_1_1 (CT 1)	Len-L	0.66	316	329	344	425	412	548	554	0%
Plan dose: CopyOf_1_1 (CT 1)	Len-R	0.71	313	317	340	415	414	518	554	0%
Plan dose: CopyOf_1_1 (CT 1)	Mandible-L	30.94	1968	2211	2543	3964	4001	5682	5844	0%
Plan dose: CopyOf_1_1 (CT 1)	Mandible-R	33.16	1613	1688	1951	3751	3833	5660	5798	0%
Plan dose: CopyOf_1_1 (CT 1)	Optical_chiasm	1.33	2877	2897	3069	3959	4316	4521	4521	0%
Plan dose: CopyOf_1_1 (CT 1)	Optical_nerve-L	0.4	1333	1349	1506	3267	3352	6029	6388	0%
Plan dose: CopyOf_1_1 (CT 1)	Optical_nerve-R	0.33	1111	1136	1322	3104	3138	6200	6313	0%
Plan dose: CopyOf_1_1 (CT 1)	Parotid-L	42.98	902	977	1157	2972	2778	5708	5854	0%
Plan dose: CopyOf_1_1 (CT 1)	Parotid-R	41.6	1330	1382	1520	2890	2519	5725	5908	0%
Plan dose: CopyOf_1_1 (CT 1)	P-GTVnd	55.25	6168	6224	6294	6598	6615	6912	6950	0%
Plan dose: CopyOf_1_1 (CT 1)	P-GTVnx+rn	112.4	6674	6782	6877	7142	7148	7476	7560	0%
Plan dose: CopyOf_1_1 (CT 1)	PTV1	270.3	5781	5894	6005	6728	6799	7383	7462	0%
Plan dose: CopyOf_1_1 (CT 1)	PTV2	395.06	5253	5344	5447	5884	5776	6791	6831	0%
Plan dose: CopyOf_1_1 (CT 1)	Spinal_cord-PRV	15.11	236	260	316	2002	2130	3227	3327	0%
Plan dose: CopyOf_1_1 (CT 1)	Temple_lobe-L	68.99	236	253	302	1614	1041	5505	5766	0%
Plan dose: CopyOf_1_1 (CT 1)	Temple_lobe-R	71.48	208	219	240	1690	1004	5699	5974	0%
Plan dose: CopyOf_1_1 (CT 1)	Thyroid-L	8.04	850	874	942	3456	3877	5581	5636	0%
Plan dose: CopyOf_1_1 (CT 1)	Thyroid-R	9.25	852	952	1124	3842	4242	5636	5654	0%
Plan dose: CopyOf_1_1 (CT 1)	TMJ-L	1.89	3409	3471	3681	4038	3907	5144	5146	0%
Plan dose: CopyOf_1_1 (CT 1)	TMJ-R	1.73	2936	2970	3011	3811	3680	5208	5217	0%

病例 7 图 4　剂量体积直方图(DVH)

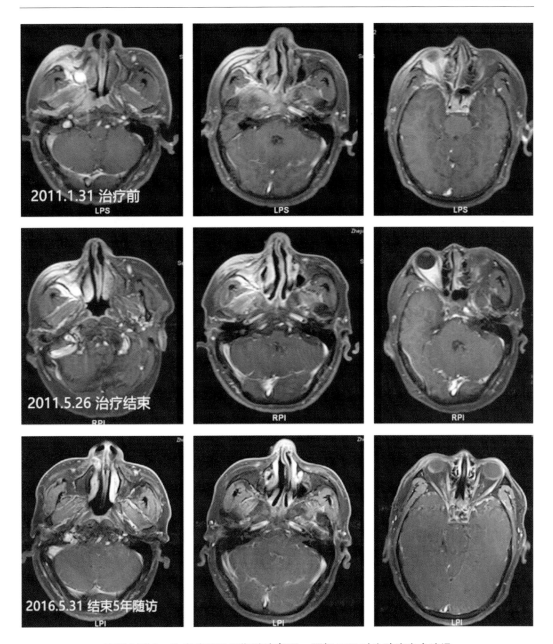

病例 7 图 5　治疗前后及近期随访鼻咽 + 颈部 MRI 对比肿瘤完全消退

七、病情演变

放疗结束后每 3 个月复查一次,检查项目包括鼻咽 + 颈部 MRI、鼻咽镜、胸部 CT、腹部 B 超,随访至 2016 - 05(病例 7 图 5),距治疗结束已经超过 5 年时间,患者无任何肿瘤复发或转移迹象,一般情况均良好,口干不明显,无视力模糊,记忆力良好。

八、病例亮点

本病例是一个头痛症状明显的鼻咽癌患者。关于头痛的病因较复杂,涉及的疾病多，在头痛的诊断和鉴别诊断中，详细询问病史非常重要。该患者头痛，合并回缩性涕血、耳闷、听力下降，属于典型鼻咽癌的临床症状，诊断不难，结合 MRI，考虑肿瘤侵犯海绵窦、右侧脑膜是头痛的主要原因。根据 NCCN 指南，局部晚期 NPC 的治疗方案包括同步放、化疗伴或不伴有辅助化疗；诱导化疗＋同步放、化疗。本例患者采用诱导化疗加同步放、化疗，期间联合尼妥珠单抗的治疗方案，放疗方式采用调强放疗。患者取得了较好的生存和良好的生活质量，是较为成功的案例。

九、相关知识点

1. 头痛　是神经内科最常见的症状，也是鼻咽癌的主要表现之一，在文献报道中，占 45% ~ 70%。因病因复杂，涉及的疾病多，在头痛的诊断和鉴别诊断中，详细询问病史非常重要。头痛的诊断应遵循以下原则：①详细询问患者的头痛家族史、平素的心境和睡眠情况；②头痛发病的急缓，发作的时间、性质、部位、缓解及加重的因素；③先兆症状及伴发症状等；④详细进行体格检查，并根据个体情况选择合适的辅助检查，如颅脑 CT 或 MRI 检查、腰椎穿刺脑脊液检查等。肿瘤性头痛以中枢性肿瘤最常见，但也需要考虑其他原因，如血管性、鼻腔鼻窦，甚至鼻咽肿瘤。该患者头痛，合并回缩性涕血、耳闷、听力下降，属于鼻咽癌的典型临床症状，诊断不难。但该患者头痛症状相对比较剧烈，往往是肿瘤侵犯范围广、侵犯颅底引起的，结合 MRI，考虑侵犯海绵窦、右侧脑膜是头痛的主要原因。

2. 鼻咽癌导致头痛的解剖与病理基础

（1）早期鼻咽旁浸润或合并感染，导致血管反射性头痛，往往多为患侧额顶部隐痛或胀痛，程度相对轻。

（2）肿瘤侵犯颅底骨，主要有 3 个途径侵犯：①向前扩展侵及翼内板、翼突根，进而累及上颌窦、筛窦和眶尖等结构；②鼻咽顶壁直接向上侵犯蝶窦、蝶骨大翼、海绵窦，甚至蝶鞍、颞叶；③向咽旁茎突后区侵犯，突破斜坡和枕骨大孔，向前及向上侵犯，引起胀痛，向后侵犯多位于枕部，可伴有后组脑神经症状。该患者是顶壁直接向上侵犯蝶窦、蝶骨大翼、海绵窦，然后沿着脑膜生长，包绕中颅窝窝底。因范围广，头痛剧烈，放疗计划困难。

3. 该患者局部肿瘤分期为 T_4，侵犯右侧海绵窦、右侧脑膜，根据多因素分析显示 T 分期是影响局部控制的重要因素，随着原发肿瘤 T 分期 T_1 上升至 T_4，患者局部控制率下降明显。Cheng 等用同期放、化疗治疗了 149 例鼻咽癌患者，多因素分析发现 T 分期晚（T_4）是局部区域控制的一个独立不良预后因素。

4. 调强放疗由于具有给予肿瘤高剂量以及保护危及器官的优势，已经取代常规放疗，提高疗效，尤其是局部控制率明显增加，使得远处转移成为了失败的主要模式。CAO 分析了 335 例经 IMRT 治疗的 T_4 期鼻咽癌，5 年局部无失败生存率（LFFS）、区域无失败生存率（RFFS）、无远处转移生存率（DFFS）和 OS 分别为 84.1%、92.2%、74.1%、63.0%，转移是最常见的治疗失败原因。Chen L 报道了 T_{4a} 期鼻咽癌，5 年 OS 82.5%，无远处转移生存率 87%；T_{4b} 期鼻咽癌，5 年 OS 62.6%，无远处转移生存率 66.8%，T_{4a} 与 T_{4b} 预后差异明显。

5. 根据 NCCN 指南，局部晚期 NPC 的治疗方案包括同步放、化疗伴或不伴有辅助化疗、诱导化疗 + 同步放、化疗。诱导化疗能杀灭更多的局部病灶和可能的远处微转移,并通过降低肿瘤负荷减轻放疗毒性反应。Lee AW 等分析了接受诱导化疗联合 IMRT + DDP 同期化疗的 20 例 LA – NPC 的临床结果,发现诱导化疗可缩小肿瘤体积(GTV),放疗计划中 GTV 不能达到 7000cGy 的体积从 10.2% 降低到 3.8%;局部肿瘤的控制概率(TCP)得到了明显提高。OuYang PY 等的 Meta 分析纳入 6 项随机对照临床试验,诱导化疗可使化疗死亡风险降低 18%,远处转移风险降低 31%,3 年总生存率(OS)提高 5.13%,但对局部区域治疗失败时间(LRFS)无明显影响。Qiu WZ 进行了比较诱导化疗加调强放疗和同期放、化疗加辅助化疗治疗 LA – NPC 的回顾性研究,诱导组和同期组的 5 年 OS 率、无瘤生存率、无转移生存率、无鼻咽复发生存率和无颈部复发生存率差异均无统计学意义。综上,诱导化疗加调强放疗治疗 LA – NPC 的疗效可达到同期放、化疗加辅助化疗的水平,远处转移是治疗失败的主要原因。因此,目前同期放、化疗是治疗局部晚期鼻咽癌的基础模式,国内最常用的治疗方案是诱导化疗 + 同步放、化疗。新的化疗方案及放、化疗模式正在探索中。

6. 鼻咽癌组织中 EGFR、VEGF 和 C – Kit 等表达增高,为靶向治疗提供了理论依据。EGFR 是一种具有酪氨酸激酶活性的生长因子受体,在正常细胞中表达率较低,而在鼻咽癌中,EGFR 阳性表达率为 89%,其中强表达者占 72%。在过去的 10 年中,EGFR 作为抗癌靶点已得到广泛研究:EGFR 参与细胞的增生、分化和凋亡的调控,EGFR 抑制药可以显著抑制鼻咽癌生长。泰欣生是一种人源化抗 EGFR 单克隆抗体,可特异性阻断 EGFR 及其介导的信号传导通路。Huang XD 报道的中国的 Ⅱ 期临床研究,提示泰欣生联合放疗可显著提高晚期鼻咽鳞癌患者的疗效,药物不良反应轻微,对治疗晚期鼻咽癌有很高的临床应用价值。Li HM 回顾性配对分析 302 例鼻咽癌患者,其中 52 例患者接受了泰欣生治疗,也提示有良好的临床效果,不良反应轻微。Wang F 等对尼妥珠单抗联合新辅助化疗治疗局部晚期鼻咽癌的疗效和安全性进行了回顾性分析,结果表明 5 年 LRFS 为 95.6%,RRFS 为 94.4%,DMFS 为 91.7%,PFS 为 84%,OS 为 88.7%。以上结果启示我们如何在当今精确放疗及同步放、化疗时代进一步提高晚期鼻咽癌的总生存率,值得做更进一步的研究,并且有必要进行 Ⅲ 期临床试验比较诱导化疗后泰欣生联合放疗与放、化疗之间的差异,寻找最佳综合治疗方案。

参 考 文 献

[1] Elias WJ, Burchiel KJ. Trigeminal neuralgia and other neuropathic pain syndromes of the head and face. Current Pain and Headache Reports, 2002, 6(2): 115 – 124

[2] Su CY, Lui CC. Perineural invasion of the trigeminal nerve in patients with nasopharyngeal carcinoma. Imaging and clinical correlations. Cancer, 1996, 78(10): 2063 – 2069

[3] Cheng SH, Yen KL, Jian JJ, et al. Examining prognostic factors and patterns of failure in nasopharyngeal carcinoma following concomitant radiotherapy and chemotherapy: impact on future clinical trials. Int J Ra-

diat Oncol Biol Phys, 2001, 50(3): 717 – 726

[4] Cao CN, Luo JW, Gao L, et al. Update report of T$_4$ classification nasopharyngeal carcinoma after intensity – modulated radiotherapy: an analysis of survival and treatment toxicities. Oral Oncol, 2015, 51(2): 190 – 194

[5] Chen L, Liu LZ, Chen M. Prognostic value of subclassification using MRI in the T$_4$ classification nasopharyngeal carcinoma intensity – modulated radiotherapy treatment. Int J Radiat Oncol Biol Phys, 2012, 84(1): 196 – 202

[6] Lee AW, Lau KY, Hung WM, et al. Potential improvement of tumor control probability by induction chemotherapy for advanced nasopharyngeal carcinoma. Radiother Oncol, 2008, 87(2): 204 – 210

[7] OuYang PY, Xie C, Mao YP, et al. Significant efficacies of neoadjuvant and adjuvant chemotherapy for nasopharyngeal carcinoma by meta – analysis of published literature – based randomized, controlled trials. Ann Oncol, 2013, 24(8): 2136 – 2146

[8] Qiu WZ, Huang PY, Shi JL, et al. Neoadjuvant chemotherapy plus intensity – modulated radiotherapy versus concurrentchemoradiotherapy plus adjuvant chemotherapy for the treatment of locoregionally advancednasopharyngeal carcinoma: a retrospective controlled study. Chin J Cancer, 2016, 35: 2

[9] Chua DT, Nicholls JM, Sham JS, et al. Prognostic value of epidermal growth factor receptor expression in patients with advancedstage nasopharyngeal carcinoma treated with induction chemotherapy and radiotherapy. Int J Radiat Oncol Biol Phys, 2004, 59(1): 11 – 20

[10] Huang XD, Yi JL, Gao L, et al. Multi – center phase II clinical trial of humanized anti – epidermal factor receptor monoclonal antibody h – R3 combined with radiotherapy for locoregionally advanced nasopharyngeal carcinoma. Zhonghua Zhong Liu ZaZhi, 2007, 29: 197 – 201

[11] Li HM, Li P, Qian YJ, et al. A retrospective paired study: efficacy and toxicity of nimotuzumab versus cisplatin concurrentwith radiotherapy in nasopharyngeal carcinoma. BMC Cancer, 2016, 16(1): 946

[12] Wang F, Jiang C, Ye Z, et al. Efficacy and safety of nimotuzumab with neoadjuvant chemotherapy followed by concurrent chemoradiotherapy for locoregionally advanced nasopharyngeal carcinoma. Oncotarget, 2017, 8(43): 75544 – 75556

（金祁峰　陈晓钟）

病例 8　局部晚期鼻咽癌(2)

一、病历摘要

刘××,69 岁,汉族,已婚,四川省成都人,农民。2015 - 07 - 02 首次入院。

主诉:鼻塞 6 个月,发现双颈部包块 3 个月,左眼复视伴视力下降 2 个月。

现病史:6 个月前,患者无明显诱因出现鼻塞,无发热、流涕等不适,患者自服感冒药,症状稍缓解,未行进一步检查及治疗。3 个月前,患者发现双颈部约 2cm 大小包块,以右侧明显,包块活动,质地硬,无明显压痛,于当地医院中药治疗(具体治疗不详)后稍缩小。2 个月前,患者出现左眼复视、眼睑下垂、左侧视力下降,伴左侧额部至耳郭部皮肤疼痛不适,未予以治疗。2 天前,患者于当地医院鼻咽部 CT 检查(2015 - 06 - 30)示:多系鼻咽癌,侵犯颅底、蝶窦、海绵窦,伴双颈淋巴结转移,继发双耳中耳乳突炎。鼻咽镜示:鼻咽顶后壁包块。病理活检示(2015 - 07 - 01):(鼻咽部)恶性肿瘤,倾向低分化鳞状细胞癌。患者为进一步诊疗就诊我院,门诊以"鼻咽癌"收住入院。自患病以来精神、饮食、睡眠可,大小便正常,体重无明显下降。

既往史:无特殊疾病史,无烟酒嗜好,无肿瘤家族史。

体格检查:卡氏评分 80 分。双颈部 Ⅱ ~ Ⅳ 区多发、融合、质硬肿大淋巴结,最大约 3cm×4cm×3cm,边界欠清楚,活动度差,压痛不明显。左眼睑下垂,左侧眼球外展受限,伴复视,左眼视力粗测较对侧下降,余脑神经检查未见异常。心、肺、腹体检未见明显异常。

辅助检查(入院前):外院 CT 检查示:多系鼻咽癌,侵犯颅底、蝶窦、海绵窦,伴双颈部淋巴结转移,继发双耳中耳乳突炎。外院病理:(鼻咽部)恶性肿瘤,倾向低分化鳞状细胞癌。

初步诊断:鼻咽低分化鳞状细胞癌(分期 $T_4N_3M_x$,AJCC/UICC 2002 分期)。

二、辅助检查

入院后鼻咽活检会诊:鼻咽非角化性癌。鼻咽 + 颈部 MRI 示(病例 8 图 1):肿瘤向上累及颅底骨质,左侧破裂孔、蝶窦、左侧海绵窦,向侧方侵犯左侧翼外肌。向后侵犯斜坡骨质及头长肌,增强后呈强化明显。双侧咽后多个肿大淋巴结,增强后呈明显强化。双侧颈部 Ⅱ ~ Ⅳ 区肿大淋巴结,增大、融合、边界不清,部分淋巴结包膜外侵犯,增强后呈明显强化,部分淋巴结中心液化坏死。

肺部 CT:双肺部纹理增多、紊乱,未见确切占位。

全身骨 ECT:颅底骨异常浓聚,余全身骨未见放射性异常浓聚。

腹部彩超示：肝胆胰脾双肾未见确切占位病变。

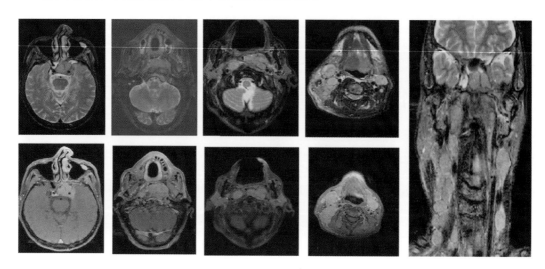

病例 8 图 1　鼻咽 + 颈部 MRI

注：肿瘤向上累及颅底骨质，左侧岩尖破裂孔、蝶窦、左侧海绵窦，向侧方侵犯左侧翼外肌。向后侵犯斜坡骨质及头长肌，增强后呈强化明显。双侧咽后多个肿大淋巴结，增强后呈明显强化。双侧颈部 Ⅱ～Ⅳ 区肿大淋巴结，增大、融合、边界不清，较大病灶约 2.4cm × 2.8cm，部分淋巴结包膜外侵犯，增强后呈明显强化，部分淋巴结中心液化坏死。左侧鞍旁滑车神经、展神经、动眼神经及三叉神经半月节区受侵

三、入院诊断

鼻咽非角化性癌 $T_4N_3M_0$ ⅣB 期（AJCC/UICC 2002 分期）。

四、诊断依据

患者原发灶鼻咽部已有院外病理及我院病理会诊明确，根据 AJCC/UICC 2002 分期，肿瘤向上累及颅底骨质、左侧破裂孔、蝶窦、左侧海绵窦，向侧方侵犯左侧翼外肌，向后侵犯斜坡骨质及头长肌，增强后呈强化明显，其 T 分期应为 T_4；双侧咽后多个肿大淋巴结，增强后呈明显强化。双侧颈部 Ⅱ～Ⅳ 区淋巴结增大、融合、边界不清，部分淋巴结包膜外侵犯，增强后呈明显强化，部分淋巴结中心液化坏死，N 分期为 N_3；根据彩超、胸部 CT、骨扫描排除远处器官转移，故 M 分期为 M_0。综上，其临床分期为 $T_4N_3M_0$ ⅣB 期。

五、治疗策略

该患者肿瘤局部及淋巴结分期较晚，要获得肿瘤的完全缓解，单纯依靠根治性的同步放、化疗很难达到预想的效果。理想的治疗策略应为：新辅助化疗 + 同步放、化疗，如有条件可加用分子靶向治疗。但考虑患者 69 岁高龄，一般状况差，治疗周期的延长可能导致患者不能完成整个治疗，故经科室查房讨论及与患者及家属沟通后，选择了"根治性同步放、化疗 + 分子靶向治疗"的策略。因患者肿瘤局部分期较晚，常规放疗很难避免放射性脑坏死、颞叶损伤等风险，故治疗方法以调强放射治疗为优。为了达到肿瘤根治剂量的同时降低正常组织的放射损伤，故采用了"多程放疗计划的自适应放疗技术"。治

疗前充分告知患者及家属放、化疗可能出现的不良反应及疾病的预后及转归,并取得患方同意和理解。

六、治疗方案

1. 同步化疗及靶向治疗(2015 – 07 – 03 至 2015 – 09 – 20)　化疗三个周期(病例 8 图 2 至病例 8 图 5),方案为:紫杉醇 135mg/m^2 第 1 天 + 顺铂 80mg/m^2(第 1 ~ 2 周期);顺铂 80mg/m^2 第 1 天(第 3 周期);同步使用西妥昔单抗分子靶向治疗,共 2 次(400mg/m^2 首次,250mg/m^2 第 2 周),后因口腔黏膜反应Ⅲ度,患者拒绝继续分子靶向治疗。放、化疗结束后 3 个月,给予卡培他滨小剂量维持治疗(卡培他滨 750 ~ 1000mg/m^2),并予增强免疫治疗及中医药调理 6 个月。

2. 放疗剂量及计划　全程 IMRT 放疗,共修改 4 次放疗计划。GTVnx D95 7500cGy、GTVln – L D95 7100cGy、GTVln – R D95 7300cGy、CTV1 D95 6800cGy、CTV2 D95 6200cGy、CTVln D95 4880cGy。

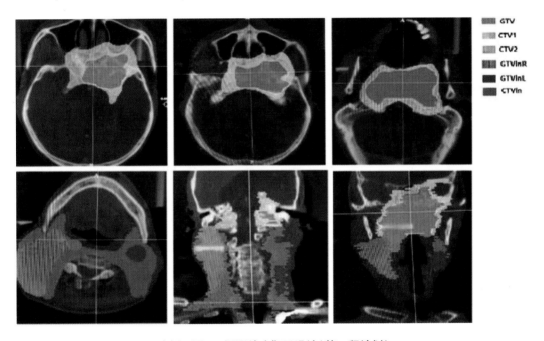

病例 8 图 2　调强放疗靶区设计(第一程计划)

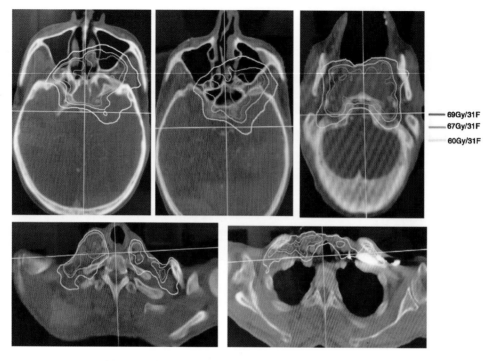

病例 8 图 3　等剂量曲线图 (第一程计划)

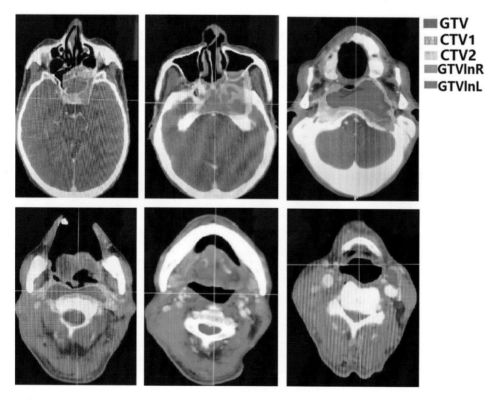

病例 8 图 4　调强放疗靶区图 (第三程计划)

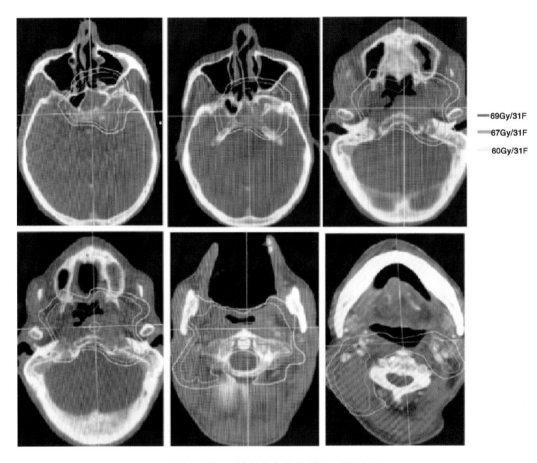

病例 8 图 5　等剂量曲线图(第三程计划)

3. 放、化疗期间出现Ⅳ度骨髓抑制,低血压休克,中重度营养不良,口腔黏膜Ⅲ度损伤,故更改第三周期化疗方案,并停止使用西妥昔单抗分子靶向治疗。放疗期间出现Ⅲ度放射性口腔黏膜炎、Ⅱ度口干,颈部皮肤湿性脱皮,予积极对症处理后症状好转。放疗结束 1 个月疗效评价:CR(病例 8 图 6)。

2 年随访:放疗结束后每 2 年复查,放、化疗结束复查 MR 疗效评价 CR(病例 8 图 7)。以后定期复查至 2017 - 03,未发现复发或转移征象,未发生颞叶损伤。

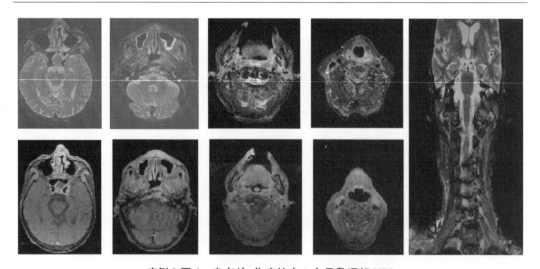

病例 8 图 6　患者放、化疗结束 1 个月鼻咽部 MRI

注：鼻咽及颈部淋巴结病灶明显缩小，左侧海绵窦稍厚，左侧鼻咽部稍厚，增强后强化不明显

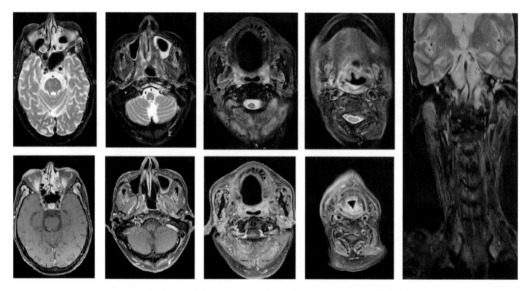

病例 8 图 7　患者放、化疗后 2 年鼻咽部 MRI 平扫 + 增强扫描

注：鼻咽及颈部淋巴结未见复发

七、病例亮点

　　本病例是一个ⅣB 期鼻咽癌患者，因肿瘤局部巨大，左侧海绵窦及部分脑神经受侵，双颈部淋巴结多发转移，故放疗采用自适应放疗技术，分四阶段设计放疗计划，放疗结束后局部控制良好。此外，本例患者在同步化疗的基础上加用分子靶向治疗，后续卡培他滨维持治疗，配合免疫治疗及中医药调理，使得患者在 2 年的随访中，局部控制良好，治疗不良反应轻，未出现远处转移。远期疗效需进一步随访观察。

八、相关知识点

　　1. $T_4N_3M_0$（ⅣB）鼻咽癌放、化疗后主要的失败模式是远处转移及局部复发。本病例为

T_4N_3,局部肿瘤较大,淋巴结分期较晚,治疗的转归包括局部复发及远处转移。本患者采用了同步放、化疗+分子靶向治疗,2年随访局控良好,未见肿瘤局部及区域复发及远处转移,是同步放、化疗基础上加用分子靶向治疗的成功案例。西妥昔单抗是一种单克隆抗体,已经被 FDA 批准为可与放疗联合治疗头颈部肿瘤初治患者和铂类抵抗患者的药物。具有重要临床意义的试验是 Bonner 等进行的一个多中心、随机试验,该试验纳入了 424 例进展期头颈部鳞状细胞癌,临床试验结果表明,对于局部晚期头颈部肿瘤,西妥昔单抗联合放疗可提高 5 年生存获益达 10%,同时降低死亡风险率 27%,这是头颈部肿瘤治疗的一个重要方法。

2. 调强放疗的分段计划设计　本病例因肿瘤侵犯海绵窦及颅底脑膜,通过分段计划设计后,减少了脑干和颞叶的照射。该患者随访 2 年,未发生放射性颞叶及脑干损伤。鼻咽癌以其肿瘤侵犯颅底的特点以及颞叶的解剖位置导致在根治性放射治疗中颞叶会不可避免的接受一定剂量的射线照射。放射性颞叶坏死(radioaction - induced temporal lobe necrosis, RLTLN)是鼻咽癌根治性放疗的常见晚期并发症之一,严重影响患者的认知功能及生活质量,甚至危及患者的生命。RITLN 发生率波动在 0 ~ 40.3%,我国大陆地区系统评价 RITLN 的发生率为 1.9%(95% 可信区间 0.4% ~ 2.6%)。多项研究一致认为颞叶坏死与放疗的剂量密切相关。常规分割(200cGy/次)总剂量达 6400cGy 时 10 年 RITLN 发生率为 5%;Bakst 的研究结果显示,GTV 给予 234cGy 的单次分割剂量,总剂量达 7020cGy 时 RITLN 的发生率高达 12%。我们的研究证实,放射性颞叶损伤的发生与颞叶的照射剂量和对应体积关系密切,RITLN 主要因颞叶接受较高的放疗剂量;颞叶的 D2cc 的等效生物剂量 <6031cGy 可作为颞叶 TD5/5 的限制剂量。Ⅲ、Ⅳ期鼻咽癌可通过自适应放疗(ART)降低颞叶剂量,减少放射性颞叶损伤的发生。

(冯　梅　黄叶才)

参 考 文 献

[1] Bonner JA, Harari PM, Giralt J, et al. Radiotherapy plus cetuximab for squamous cell carcinoma of the head and neck. N Engl J Med, 2016, 354(6): 567 - 578

[2] Cheung MC, Chan AS, Law SC, et al. Impact of radionecrosis on cognitive dysfunction in patients after radiotherapy for nasopharyngeal carcinoma. Cancer, 2003, 97(8): 2019 - 2026

[3] 田野, 郭志荣, 祝梅芳. 中国大陆地区鼻咽癌放疗后放射性脑病的系统评价. 中华肿瘤杂志, 2002, 24(5): 471 - 473

[4] Sheng - Fa Su, Shao - Ming Huang, Fei Han, et al. Analysis of dosimetric factors associated with temporal lobe necrosis(TLN)in patients with nasopharyngeal carcinoma(NPC)after intensity modulated radiotherapy, Radiat Oncol, 2013, 8: 17

[5] Bakst RL, Lee N, Pfister DG, et al. Hypofractionated dose - painting intensity modulated radiation therapy with chemotherapy for nasopharyngeal carcinoma: a prospective trial. Int J Radiat Oncol Biol Phys, 2011, 80(1): 148 - 153

[6] 黄叶才, 范习刚, 徐鹏, 等. Ⅲ、Ⅳ期鼻咽癌自适应放疗放射性颞叶坏死的临床研究. 四川医学, 2015, 36(6), 757 - 761

病例 9　局部晚期鼻咽癌(3)

一、病历摘要

汪××,45 岁,汉族,已婚,福建省泉州市人,工人。2014－12－01 首次入院。

主诉: 鼻塞 5 个月余,头痛、听力下降 3 个月余,张口困难 1 个月。

现病史: 患者于 5 个月前无明显诱因出现鼻塞,无回吸性血涕,无头痛、复视、面麻等不适,未予以重视。3 个月前出现左颞部持续性钝痛,伴左耳听力下降,无耳鸣、外耳道流液,无畏冷、发热、盗汗,患者就诊于当地医院耳鼻喉科,CT 检查示:左侧鼻咽部肿块,考虑鼻咽癌可能性大;双侧筛窦及左上颌窦炎,未治疗。1 个月前患者头痛加重,伴张口困难,再次就诊于外院,喉镜提示:左侧鼻咽部见一新生物堵塞,前界至左侧鼻腔后份,向右跨越鼻咽部中线,右侧咽鼓管咽口、圆枕、咽隐窝尚可。鼻咽部活检示:(鼻咽部)低分化癌。今患者为进一步诊疗就诊我院,门诊以"鼻咽癌"收住入院。患者自发病以来精神、食欲尚可,大小便正常,体重无明显变化。

既往史: 无特殊疾病史,无烟酒嗜好,无肿瘤家族史。

体格检查: 卡氏评分 90 分。浅表淋巴结未扪及肿大;双侧瞳孔等大形圆,对光放射灵敏,眼球运动正常,伸舌居中。左侧面部麻木,左耳听力下降;心、肺、腹体检未见明显异常。

辅助检查(入院前): 外院喉镜:左侧鼻咽部见一新生物堵塞,前界至左侧鼻腔后份,向右跨越鼻咽部中线,右侧咽鼓管咽口、圆枕、咽隐窝尚可;鼻咽部活检示:(鼻咽部)低分化癌;CT 检查示:左侧鼻咽部肿块,考虑鼻咽癌可能大;双侧筛窦及左上颌窦炎。

初步诊断: 鼻咽低分化癌(分期待定)。

二、入院检查

鼻咽＋颈部 MRI:①鼻咽部顶后壁及左侧壁、左侧咽旁软组织增厚占位,符合鼻咽癌改变;②双侧咽后壁小淋巴结,双侧颈部及颌下多发稍大淋巴结,部分考虑转移可能;③双侧鼻窦炎,左侧乳突炎(病例 9 图 1)。

骨扫描:鼻咽部放射性稍显浓聚。

腹部彩超示:胆囊息肉样病变,余检查部位未见明显异常。

胸片:心肺未见明显异常。

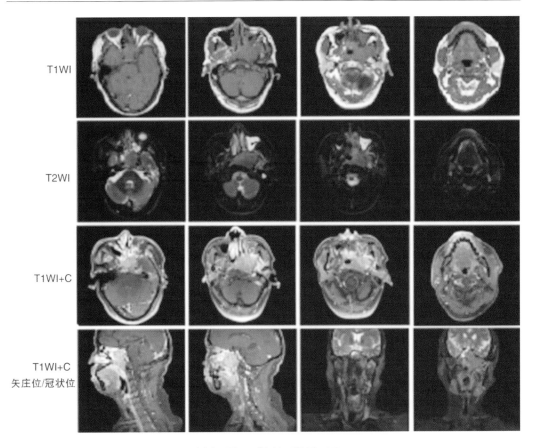

病例 9 图 1　鼻咽 + 颈部 MRI

注：鼻咽部顶后壁及左侧壁、左侧咽旁软组织内不规则浸润性增厚占位，为稍长 T_1 稍长 T_2 信号，增强后轻度不均匀强化，边缘结构欠清，左侧头长肌、腭帆提肌张肌、翼内肌、咽颅底筋膜、左侧蝶窦及筛窦受侵，颅底蝶骨、斜坡、左侧岩尖骨质受侵，两侧海绵窦未见明确增厚及异常强化，两侧咽后壁小淋巴结，两侧颌下及颈部脂肪间隙见数个增大淋巴结，大者约 1.1cm × 0.6cm，部分包膜稍毛糙。双侧腮腺及颌下腺未见异常。两侧上颌窦、筛窦、蝶窦及左侧乳突气房内见长 T_2 信号影

三、入院诊断

鼻咽低分化癌 $T_3N_2M_0$ ⅣA 期（AJCC/UICC 第 7 版）。

四、诊断依据

患者原发灶鼻咽部已有病理证实，根据目前第 7 版 AJCC/UICC 癌症分期手册，肿瘤累及左侧蝶窦、筛窦及颅底蝶骨、斜坡、左侧岩尖骨质，T 分期定为 T_3；双颈部肿大淋巴结，短径 >1cm，符合颈部淋巴结转移标准，N 分期定为 N_2；目前各项检查未见明显转移征象，M 分期定为 M_0，故认为目前分期为 $T_3N_2M_0$ ⅣA 期。

五、治疗策略

根据 NCCN 临床实践指南：头颈部肿瘤（2016 年）鼻咽癌分期为 T_1、$N_{1～3}$、$T_{2～4}$、任何 N 患者，可给予同步放、化疗序贯辅助化疗/不序贯辅助化疗（2B 类）或诱导化疗 + 同

步放、化疗(3类)。该患者为局部晚期,原发肿瘤巨大,肿瘤侵犯范围广,紧邻脑干、颞叶、左侧视神经,先行同步放、化疗很难控制正常器官限量,且 Ouyang 等的 Meta 分析结果提示,诱导化疗可使鼻咽癌死亡风险降低 18%、远处转移风险降低 31%、3 年 OS 提高 5.13%,因此确定治疗方案为"诱导化疗 + 同步放、化疗"。为了提高靶体积照射剂量,减少周围敏感器官受照体积和剂量,并且能在治疗过程中施行实时监控,进而根据器官位置变化及时调整,故选择图像引导下适形调强放疗(IGRT)。

六、治疗方案

1. 诱导化疗2周期 吉西他滨 1000mg/m² 静脉滴注第 1 天、第 8 天 + 顺铂 80mg/m² 静脉滴注第 1 天、第 21 天方案,化疗 3 周期。诱导化疗期间出现 I 度消化道反应、I 度骨髓抑制,对症治疗后好转。诱导化疗结束复查 MRI 显示:①鼻咽部顶后壁及左侧壁、左侧咽旁软组织增厚占位,侵及左侧头长肌、腭帆提肌张肌、翼内肌、咽颅底筋膜、左侧蝶窦及筛窦,颅底蝶骨、斜坡、左侧岩尖骨质受侵,范围较前减小;②双侧咽后壁小淋巴结,双侧颈部及颌下多发稍大淋巴结,大者约为 1.2cm×0.7cm,部分稍减小;③两侧鼻窦炎,较前加重,左侧乳突炎,较前基本相似。

2. 同步放、化疗 同步化疗:吉西他滨 1000mg/m² 静脉滴注 + 顺铂 80mg/m² 静脉滴注,第 1 天、第 21 天方案,化疗 3 周期。调强放疗患者诱导化疗后肿瘤缩小,以化疗后的病灶影像勾画 GTVnx,照射剂量 DT 7400cGy/34Fx;双颈转移淋巴结为 GTVln - R 及 GTVln - L,照射剂量 DT 7000cGy/34Fx;CTV1 为治疗前 MRI 显示的肿瘤外扩后形成(向前、上、下、双侧各外扩 5 ~ 10mm + 向后外扩 2 ~ 3mm),包括整个鼻咽腔黏膜及黏膜下 5mm,照射剂量 DT 6800cGy/34Fx;CTV2 为 CTV1 外扩后形成(向前、上、下、双侧各外扩 5 ~ 10mm + 向后外扩 2 ~ 3mm),根据肿瘤侵犯情况,包括左侧上颌窦后部、翼腭窝、后组筛窦、咽旁间隙、颅底、部分颈椎和斜坡,照射剂量 DT 5800cGy/32Fx;部分淋巴引流区双侧 II、III、IV、V 预防照射 CTVln,照射剂量 DT 5000cGy/28Fx。当放疗计划执行至 15 次、28 次、32 次时修改计划。放疗期间出现 I 度放射性口腔炎、I 度口干,积极给予对症处理后症状好转。放疗结束 1 个月疗效评价:CR(病例 9 图 2)。

七、病例亮点

本病例是一个局部晚期鼻咽癌患者,因肿瘤巨大、颅底广泛受侵等导致脑干、左侧视神经等高危器官剂量超过限制剂量。采用自适应放疗技术(ART),在调强放射治疗 15 次、28 次和 33 次时重新扫描 CT。根据新 CT 重新勾画靶区,根据图像数据、累积剂量等反馈信息了解患者各种情况的变化,及时调整 GTV 和 CTV 的勾画,修改治疗计划,使放射治疗更加精确化、个体化。ART 使患者正常器官(脑干、脊髓、视器、颞叶和腮腺)的照射剂量降低,放疗结束后局部控制良好,随访 2 年未发生视力损伤。

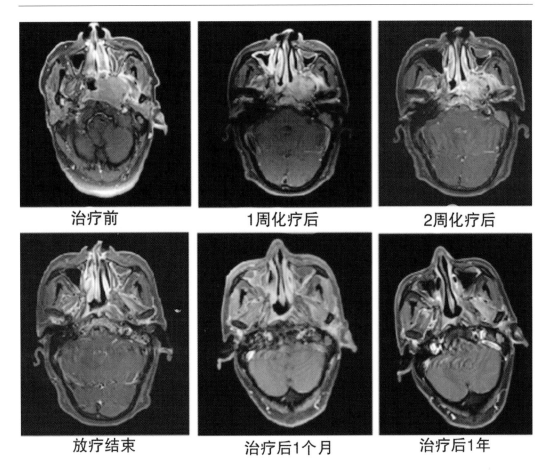

| 治疗前 | 1周化疗后 | 2周化疗后 |
| 放疗结束 | 治疗后1个月 | 治疗后1年 |

病例9图2　治疗前后鼻咽部 MRI 对比肿瘤完全消退

八、相关知识点

1. 临床研究表明，鼻咽癌的局控率与靶体积的照射剂量成正相关，但鼻咽部相邻器官的耐受剂量成为限制提高肿瘤剂量的主要因素。随着物理技术的快速发展，IMRT 在鼻咽癌中的运用取得了较好的临床结果。美国率先报道使用 IMRT 治疗鼻咽癌，4 年总生存率、局部区域无复发率和无远处转移生存率分别为 88%、97% 和 66%。本病例采用 IGRT 放疗技术，同时运用 ART，多次修改计划，在治疗过程中根据肿瘤和正常器官的相对位置变化及时调整靶区和剂量，在提高靶区剂量的同时，最大限度保护正常器官。

2. 诱导化疗可以缩小肿瘤，为局部晚期鼻咽癌的放疗提供根治的机会，同时快速缓解鼻咽癌患者头痛、鼻塞等症状。依据 NCCN 指南，局部晚期鼻咽癌患者行诱导化疗后再接受放、化疗作为 3 类推荐。ESMO 指南推荐根据患者的一般情况、KPS 评分以及对治疗的耐受程度综合评价患者能否接受诱导化疗，推荐诱导化疗 2 周期，诱导化疗方案：多西他赛/顺铂/氟尿嘧啶、顺铂/氟尿嘧啶、顺铂/表柔比星/紫杉醇。吉西他滨联合顺铂的 GP 方案也表现出良好的疗效。2012 年 He 等报道 GP 方案诱导化疗联合同步调强放疗的 54 例局部晚期鼻咽癌，3 年无局部区域复发生存率、无远处转移生存率、总生存率分别是94.9%、86.2%、87.7%。Lim 等报道的一项 GP 方案诱导化疗联合同步调强放疗的 Ⅱ期临床研究,3 年无局部区域复发生存率、总生存率分别是92.9%(95% CI:75.5% ~ 98.2%)、89.3%(95% CI:71.6% ~ 96.5%)。本病例选择 GP 作为诱导化疗方案,在 2 周期化疗后肿瘤消退明显。

3. 局部晚期鼻咽癌由于脑干、脊髓等一类危及器官剂量的限制,单程计划的靶区剂量覆盖率远远小于鼻咽癌放疗根治剂量,导致放疗后局部复发率增高。由于摆位误差、肿瘤缩退、体重下降等因素,头颈部肿瘤患者放疗过程中靶区和正常器官实际接受的累积剂量与初始的治疗计划不一致。因此,Yan 等于1997 年正式提出了自适应放疗(adaptive radiation therapy,ART)的概念。它根据图像数据、累积剂量等反馈信息掌握患者各种情况的变化,及时调整 GTV 和 CTV 的关系及处方剂量,修改治疗计划以达到更好的治疗结果。本病例采用 ART,动态监测肿瘤的变化,实时离线调整放疗计划,最大限度提高肿瘤放疗剂量和降低正常器官受量。

(冯 梅 李 璐)

参 考 文 献

[1] Teo PM, Leung SF, Tung SY, et al. Dose – response relationship of nasopharyngeal carcinoma above conventional tumoricidal level:A study by the HongKong Nasopharyngeal Carcinoma. Study Group(HKNPC-SG). Radiother Oncol, 2006, 79:27 – 33

[2] Ezzell GA, Galvin JM, Low D, et al. Guidance document on delivery, treatment planning, and clinical implementation of IMRT:report of the IMRT subcommittee of the AAPM radiation therapy committee. Med Phys, 2003, 30(8):2089 – 2115

[3] He X, Ou D, Ying H, et al. Experience with combination of cisplatin plus gemcitabine chemotherapy and intensity – modulated radiotherapy for locoregionally advanced nasopharyngeal carcinoma. Eur Arch Otorhinolaryngol, 2012, 269(3):1027 – 1033

[4] Yau TK, Lee AW, Wong DH, et al. Induction chemotherapy with cisplatin and gemcitabine followed by accelerated radiotherapy and concurrent cisplatin in patients with stage Ⅳ(A ~ B)nasopharyngeal carcinoma. Head & Neck, 2006, 28(10):880 – 887

[5] Lim AM, Corry J, Collins M, et al. A phase Ⅱ study of induction carboplatin and gemcitabine followed by chemoradiotherapy for the treatment of locally advanced nasopharyngeal carcinoma. Oral Oncol, 2013, 49(5):468 – 474

[6] Jamshed A, Hussain R, Iqbal H. Gemcitabine and Cisplatin followed by chemo – radiation for advanced nasopharyngeal carcinoma. Asian Pac J Cancer Prev, 2014, 15(2):899 – 904

[7] Yan D, Lockman D, Brabbins D, et al. An off – line strategy for constructing a patient – specific planning target volume in adaptive treatment process for prostate cancer. Int J Radiat Oncol Biol Phys, 2000, 48(1):289 – 302

病例 10　颈部巨大肿物的局部晚期鼻咽癌

一、病历摘要

王××，31 岁，汉族，未婚，湖南省衡东县人，无业，2016 - 09 - 27 首次经门诊入院。

主诉： 发现颈部肿块 1 年余，进行性增大伴疼痛 3 个月。

现病史： 患者自诉 1 年前无明显诱因下发现右颈肿块，未予以治疗。3 个月前颈部肿块进行性增大并伴疼痛，前后在当地予以抗感染治疗（所用药物不详）及口服氨酚羟考酮止痛治疗，疼痛能部分减轻。患者于 2016 - 09 - 05 转诊衡阳市某附属医院 CT 检查：双侧颈部多发占位，右侧为主，右侧锁骨上下区多发结节灶，考虑为恶性肿瘤性病变，右侧颈静脉受累可能性大。2016 - 09 - 19 行颈部淋巴结病理检查（颈部肿块活检）恶性肿瘤，不排除淋巴瘤，建议免疫组化检查进一步确诊。补充免疫组化：符合转移性分化差的癌，考虑鼻咽来源可能性大。行鼻咽纤维镜检及病理检查（鼻咽）考虑分化差的癌，建议免疫组化检查进一步确诊。患者为求进一步治疗，2016 - 09 - 27 转入我院。

既往史： 一般健康状况良好，否认"高血压、冠心病、糖尿病"等慢性疾病史，否认有"肝炎、结核"等传染病病史，预防接种史不详。10 年前曾因颅脑外伤手术住院治疗，目前稳定，否认有食物、药物过敏史。生于原籍，2~3 年前开始经营夜宵餐饮，无工业毒物、粉尘、放射性物质接触史，无地方病疫区住居史，无冶游史。吸烟 20 支/天 × 9 年。否认酗酒史。25 岁结婚，婚后育有 1 女，配偶及子女均体健。母亲健在，父亲因罹患肺癌前年去世，否认传染病史、冠心病、高血压病史及糖尿病史。否认两系三代家族性遗传病史。

体格检查： T：36.5℃，P：97 次/分，R：20 次，BP：132/81mmHg，H：170cm，W：64kg，BS：1.74m^2，NRS：6 分，ECOG - WHO：1 分。专科体查：一般情况欠佳，患者痛苦面容，右颈和右侧锁骨上可扪及 >10cm 融合成团块状肿大淋巴结，表面皮肤暗红色，表面触痛明显，边界欠清，与周围软组织粘连固定。鼻咽部顶后壁、双侧壁可见新生物。脑神经检查阴性。

辅助检查（入院前）：

血常规：白细胞（WBC）24.70 × 10^9/L，中性粒细胞绝对值（NEU）16.30 × 10^9/L，血小板（PLT）417 × 10^9/L。肝功能酶学等丙氨酸氨基转移酶（ALT）43.70U/L，乳酸脱氢酶（LDH）448.5U/L，肾功能常规检查尿酸（UA）468.9μmol/L；EB 病毒核酸定量检测：1.61 × 10^{5}copies/ml，碱性磷酸酶（ALP）正常。

衡阳市某附属医院 CT 检查(2016 - 09 - 05):双侧颈部多发占位,右侧为主,右侧锁骨上下区多发结节灶,考虑为恶性肿瘤性病变,右侧颈静脉受累可能性大。

本院(颈部肿块活检)病理检查(2016 - 09 - 19):恶性肿瘤,不排除淋巴瘤,建议免疫组化检查进一步确诊。补充免疫组化:符合转移性分化差的癌,考虑鼻咽来源可能性大。

本院(鼻咽)病理(2016 - 09 - 22):考虑分化差的癌,建议免疫组化检查进一步确诊。免疫组化:鼻咽非角化性分化型癌。

初步诊断:鼻咽非角化性分化型癌伴双颈淋巴结转移(分期待定)。

二、辅助检查

鼻咽 + 颈部 MRI 示(病例 10 图 1):①鼻咽病变,考虑鼻咽癌,并双侧咽后区、双颈部及右侧锁骨上区多发淋巴结肿大,右颈部软组织受侵可疑,请结合临床;②鼻窦炎、双侧乳突炎。

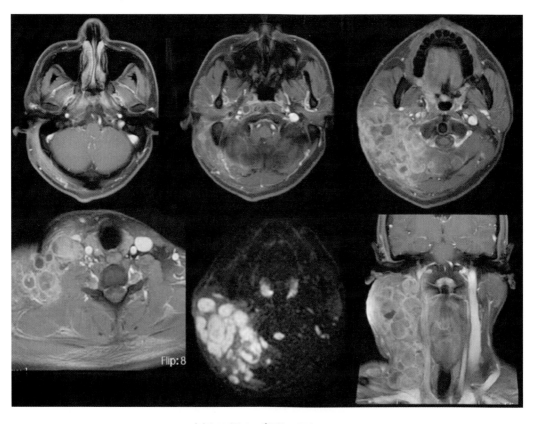

病例 10 图 1　鼻咽 + 颈部 MRI

注:鼻咽双侧壁及顶后壁稍增厚,局部见软组织肿块影,呈不均匀等稍长 T_1、稍长 T_2 异常信号,DWI 呈高信号,增强后呈线性强化,双侧咽隐窝变浅,咽旁间隙狭窄,颅底骨质信号未见异常。所示双侧咽后区、双颈部及右侧锁骨上区见多发肿大淋巴结,以右颈部为明显,融合成大小约为 101mm × 68mm 的巨大肿块灶,DWI 呈高信号,增强后强化明显,病灶与邻近肌肉分界不清,增强后呈斑片状强化。双侧上颌窦见长 T_2 信号,双侧乳突小房清晰

三、入院诊断

鼻咽癌非角化性分化型癌 $T_1N_3M_0IVa$ 期(2008 中国分期)。

四、诊断依据

患者原发灶鼻咽部已有病理证实,根据目前国内"鼻咽癌 2008 中国分期",鼻咽部肿瘤未超过咽颅底筋膜,T 分期定为 T_1;双颈部肿大淋巴结(右颈咽后、I b、II、III、IV、V a、V b 均见肿大淋巴结且融合成团,内部多处坏死。左颈 II 区、III区),符合淋巴结转移标准,右颈淋巴结伴有包膜外侵犯并侵犯周围肌肉组织及皮肤组织,N 分期定为 N_3;目前各项检查未见明显转移征象,M 分期定为 M_0,故认为目前分期为 $T_1N_3M_0IVa$ 期。

五、治疗策略

患者系鼻咽癌 $T_1N_3M_0$,很明显属于下行性鼻咽癌类型,原发灶小,颈部转移灶大,属于远处转移高危型。总的治疗方案拟先行 3~4 周期诱导化疗再行同步放、化疗并根据患者耐受情况考虑行辅助化疗。但目前患者有菌血症症状,肝功能轻度异常,疼痛明显 NRS 评分 6分,所以首先行抗感染、护肝、降酶治疗,待菌血症控制住后再行放、化疗联合治疗。该患者诱导化疗时一定需要警惕 TLS(肿瘤溶解综合征)的发生。TLS 发生在实体瘤的情况较少见,但如果肿瘤 >10cm、全身广泛病变、LDH >2 倍正常上限或者 WBC $>25 \times 10^9$/L 等需要警惕 TLS 的发生,还有在应用顺铂、阿糖胞苷、依托泊苷、甲氨蝶呤等强化疗药时需警惕。

六、治疗方案

1. 抗感染、止痛、护肝、降酶治疗 患者入院后完善相关检查后行头孢哌酮他唑巴坦 + 左氧氟沙星抗感染治疗,并请我院头颈外科会诊,我院头颈外科行颈部肿块穿刺抽取血性液体 3ml 予以行细菌培养 + 药敏检测,予以氨酚羟考酮止痛治疗,后培养出铜绿假单胞菌,根据药敏结果更改抗生素为哌拉西林舒巴坦 + 左氧氟沙星抗感染治疗,止痛药物升级为吗啡缓释片口服但仍然控制不佳,患者出现焦虑、烦躁不安的情绪。请我院内科会诊,建议抗感染同时予以化疗。

2. 诱导化疗 2016 - 10 - 10 开始行第一周期化疗,采用 TPS1 方案,多西他赛 $60mg/m^2$,第 1 天,顺铂 $60mg/m^2$ 分 3 天输注,S1(替吉奥)$60mg/m^2$ 第 1 至第 14 天,每天分 2 次口服,患者肿瘤体积巨大,增生快,入院合并感染、肝功能异常,尿酸偏高,有 TLS 发生的可能,所以我们第一周期的 S1 根据患者肿瘤消退的速度和具体情况从化疗后第 4 天(多西他赛和顺铂均输注完毕后)开始口服,患者症状缓解明显,3 周期后复查 MRI,病变较前明显缩小,我们一共完成 4 周期诱导化疗。

患者第 1 周期化疗联合抗生素治疗后血常规和疼痛评分见下表(病例 10 表 1)。

3. 同步放、化疗 同步化疗采用 DDP 第 1 天($80mg/m^2$)×(2~3)周期(但只行一周期同步化疗后患者因经济原因拒绝继续同步化疗)。调强放疗(病例 10 图 2、病例 10 图3):考虑患者颈部皮肤受侵,我们使用 4 层热塑面罩材料压合在头颈肩面罩内适形覆盖颈部受侵皮肤。而且患者 4 周期诱导化疗后颈部肿物较前明显缩小,我们予以化疗前后 2 次 CT 模拟定位,在 Monaco 上融合 CT 和 MRI 图像,勾画靶区(勾画参照我科鼻咽癌勾画标准给量标准)(病例 10 图 4)。

病例 10 表 1　患者第 1 周期化疗联合抗生素治疗后血常规和疼痛评分

	10 – 08	10 – 11	10 – 13	10 – 17	10 – 21	10 – 26	10 – 31
白细胞($\times 10^9$/L)	23.90	38.30	33.40	27.77	24.33	10.26	7.76
中性粒绝对值($\times 10^9$/L)	16.60	35.00	27.50	22.59	17.72	5.65	4.16
中性粒百分比(%)	69.40	91.30	82.30	81.30	72.80	55.10	53.70
血红蛋白(g/L)	117	122	118	137	132	131	132
血小板($\times 10^9$/L)	428	480	444	409	404	398	357
疼痛评分(NRS)	6	5	5	3	2	0	0

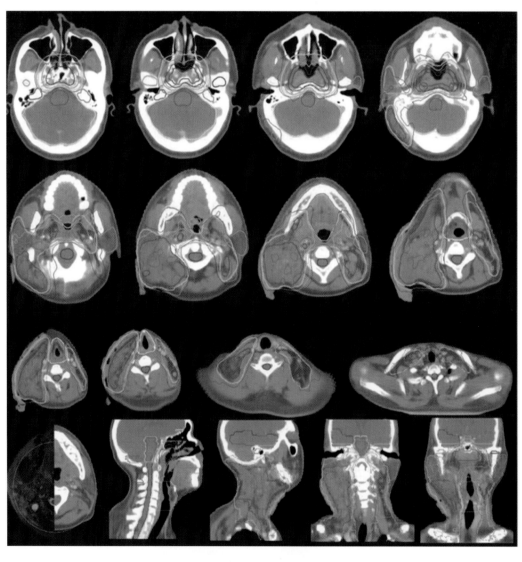

病例 10 图 2　调强放疗计划剂量靶区及剂量分布曲线

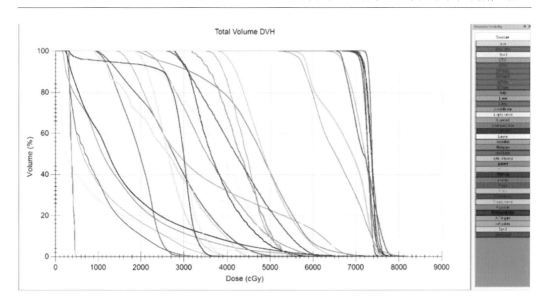

病例 10 图 3　剂量体积直方图(DVH)

注:Volume:体积

● 鼻咽癌靶区设定及给量

	T1-2
GTVnx(boost 加量)	2.25*32f=72
PGTVnx	2.2*32f=70.4
PGTVrpn	2.3*32f=73.6
PGTVnd	2.2*32f=70.4
PCTV1	2.0*32f=64
PCTV2	1.8*32f=57.6
PCTV3	1.8*28f-50.4

病例 10 图 4　鼻咽癌靶区设定及给量

靶区勾画:

GTVnx:影像学及临床检查所见的原发肿瘤部位及其侵犯范围。

PGTVnx:GTVnx 外扩 5mm。

CTV1:包括 GTVnx + GTVrpn 外扩 10mm(外放范围根据临床和解剖结构特殊可适当调整) + 相应鼻咽腔黏膜及黏膜下 5mm。

CTV2:涵盖 CTV1,同时根据肿瘤侵犯位置和范围适当考虑包括鼻腔后部,上颌窦后部,翼腭窝,部分后组筛窦,咽旁间隙,颅底,部分颈椎和斜坡及颈部 Ⅱ 、Ⅲ 、Ⅴa 区[主要根据鼻咽解剖及肿瘤的生物学行为确定相应的 CTV2,具体解剖界限与范围参照如下:前界:鼻腔后部及上颌窦后壁前 5mm;后界:前 1/3 椎体和斜坡;上界:部分后组筛窦,颅底区(蝶窦底壁、破裂孔和卵圆孔);下界:环状软骨下缘;侧界:包括翼突区、咽旁间隙,颅底层面包括卵圆孔外侧缘]。CTV2 自舌骨大脚水平分开勾画。

CTV3：颈部预防照射区。自环状软骨下缘开始包括Ⅳ、Ⅴb区。

放疗结束 1 个月疗效评价：PR(病例 10 图 5)。

4. 辅助化疗 患者远转高危，患者出院 3 个月后行 S1 60mg/m² 第 1 至第 14 天，分 2 次口服，每 3 周 1 次，拟维持化疗 1 年。

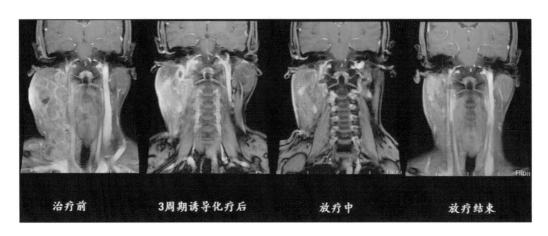

病例 10 图 5 治疗前后鼻咽 + 颈部 MRI 对比肿瘤消退明显

七、病例亮点

本病例是一个Ⅳ期局部晚期鼻咽癌患者，属于典型的下行性鼻咽癌，分期 T 小 N 大，颈部淋巴结从Ⅰb～Ⅴb 均有且融合成团，内部形成囊腔伴有坏死和感染，而且伴有颈部皮肤的受侵。患者进院时有白细胞增高、肝功能异常和尿酸增高，症状主要是颈部肿物的胀痛，NRS 评分达 6 分并伴有焦虑、烦躁不安，吗啡 80mg/d 止痛效果欠佳。我们穿刺了颈部肿物行细菌培养和药敏并根据药敏选择抗生素并同时予以多西他赛 + 顺铂 + 替吉奥的三药联合化疗，化疗注意了 TLS(肿瘤溶解综合征) 发生的可能，化疗后患者菌血症和疼痛控制非常明显，第 1 周白细胞就降至正常，疼痛评分降至 0，患者生活质量改善明显。4 周期诱导化疗后颈部肿物缩小明显，予以同步放、化疗，对于颈部皮肤受侵我们使用热塑面罩材料多层加压适形覆盖的方法，使受侵皮肤获得很好的剂量分布。患者 N 分期晚，颈部肿物巨大 >10cm，EB 病毒拷贝数高，均属于远转高危。我们在患者出院后给患者行全身复查，排除转移后拟行 S1 单药 60mg/m² 分 2 次口服，第 1 至第 14 天，每 3 周 1 次。维持化疗 1 年，希望能延长患者的 DMFS(无远转生存) 和 OS(总生存)。

八、相关知识点

1. 治疗前鼻咽癌原发肿瘤的体积和 N 分期是影响局控和生存的主要因素。基于 IM-RT 调强放疗技术下，远处转移是鼻咽癌治疗主要的失败原因。N_2、N_3 发生远转显著高于 N_0 和 N_1 的患者。Ming – Yao Wu 等研究中 T_1～T_2 鼻咽癌中 N_0、N_1、N_2、N_3 的 5 年 DMF(无远转生存率) 分别为 95.7%、100%、89.5% 和 65.4%。该患者属 N_3，颈部巨块肿物，属于远处转移高危。

2. 新辅助化疗在理论上有减少肿瘤远处转移的潜在优势，同时新辅助化疗可以在放疗前减少肿瘤的体积，缩小肿瘤放疗的靶区，可以提高放疗的疗效，减少毒副反应。2007 年发表在新英格兰杂志的 2 个证据表明在头颈癌 TPF 新辅助化疗方案在 PFS、OS 上都优于传统的 PF 方案。2016 年马骏等对局部晚期鼻咽癌采用 TPF 新辅助化疗的研究更加证实了 TPF 方案的优势，可以降低远处转移率，提高总生存率。Peng H 等的研究发现，鼻咽癌 TPF 诱导化疗后 3 年的生存与诱导化疗的疗效相关，也就是说患者通过诱导化疗达到 CR 或者 PR 会比 SD 的 3 年 FFS(failure free survica)、OS(all survival)更好。所以 TPF 方案成为局部晚期鼻咽癌的主流新辅助化疗方案。我们中心开展了使用 S1(替吉奥)口服剂替代氟尿嘧啶即 TPS1 方案对局部晚期鼻咽癌实施新辅助化疗并予以研究。并根据 Tahara M 等 TPS 诱导化疗剂量爬坡研究制定出目前的给药方案。该患者使用 TPS1 诱导化疗方案共 4 周期取得很好的疗效和低毒性。

3. 放疗联合化疗的综合治疗手段能给 $T_{3\sim4}N(+)$ 的局部晚期鼻咽癌带来获益，但局部晚期鼻咽癌远处转移的问题值得我们重视。Twu CW 等研究表明，对于 EBV DNA 拷贝数实施动态监测，完成放疗后 1 周内检测 EBV DNA 拷贝数高的鼻咽癌一共 85 例，33 例予以优福定(tegafur – uracil)维持化疗 1 年，52 例未行辅助化疗，结果未行辅助化疗的疾病进展明显高于行辅助化疗的患者，总的 5 年 OS(总生存率)71.6%(辅助化疗组) > 28.7%(未行辅助化疗组)($P < 0.0001$)。这个病例我们予以单药 S1 维持化疗 1 年，希望能够提高患者的生存，我们也会积极随访。

参 考 文 献

[1] Feng M, Wang W, Fan Z, et al. Tumor volume is an independent prognostic indicator of local control in nasopharyngeal carcinoma patients treated with intensity – modulated radiotherapy. Radiation Oncology, 2013, 87(1): S449 – S450

[2] Chen C, Lin X, Xu Y, et al. Unidimensional measurement may be superior to assess primary tumor response after neoadjuvant chemotherapy for nasopharyngeal carcinoma. Oncotarget, 2017

[3] Wu MY, He XY, Hu CS. Tumor Regression and Patterns of Distant Metastasis of $T_1 \sim T_2$ Nasopharyngeal Carcinoma with Intensity – Modulated Radiotherapy. PLoS One, 2016, 11(4): e0154501

[4] Lee NY, Le QT. New developments in radiation therapy for head and neck cancer: intensity modulated radiation therapy and hypoxia targeting. Seminars in Oncology, 2008, 35(3): 236

[5] Posner MR, Hershock DM, Blajman CR, et al. Cisplatin and fluorouracil alone or with docetaxel in head and neck cancer. N Engl J Med, 2007, 357(17): 1705 – 1715

[6] Vermorken JB, Remenar E, Van HC, et al. Cisplatin, fluorouracil, and docetaxel in unresectable head and neck cancer. New England Journal of Medicine, 2007, 357(17): 1695 – 1704

[7] Sun Y, Li WF, Chen NY, et al. Induction chemotherapy plus concurrent chemoradiotherapy versus concurrent chemoradiotherapy alone in locoregionally advanced nasopharyngeal carcinoma: a phase 3, multi-centre, randomised controlled trial. Lancet Oncology, 2016, 17(11): 1509

［8］Peng H, Chen L, Li WF, et al. Tumor response to neoadjuvant chemotherapy predicts long – term survival outcomes in patients with locoregionally advanced nasopharyngeal carcinoma: A secondary analysis of a randomized phase 3 clinical trial. Cancer, 2016

［9］Tahara M, Araki K, Okano S, et al. Phase Ⅰ trial of combination chemotherapy with docetaxel, cisplatin and S1(TPS) in patients with locally advanced or recurrent/metastatic head and neck cancer. Annals of Oncology, 2011, 22(1): 175

［10］Blanchard P, Lee A, Marguet S, et al. Chemotherapy and radiotherapy in nasopharyngeal carcinoma: an update of the MAC – NPC meta – analysis. Lancet Oncology, 2015, 16(6): 645

［11］Twu CW, Wang WY, Chen CC, et al. Metronomic Adjuvant Chemotherapy Improves Treatment Outcome in Nasopharyngeal Carcinoma Patients With Postradiation Persistently Detectable Plasma Epstein – Barr Virus Deoxyribonucleic Acid. International Journal of Radiation Oncology Biology Physics, 2014, 89(1): 21

（何　倩　韩亚骞　席许平）

病例 11　N₃ 鼻咽癌治疗失败

一、病历摘要

房××，男，59 岁，河南信阳人。2014 – 08 – 02 首次入院。

主诉：头痛 2 个月。

现病史：患者于 2 个月前无明显诱因出现头痛，伴回吸性血涕，左侧耳鸣，无视物重影、视力下降、面麻、鼻塞等不适，未予特殊治疗，现就诊于我院，门诊行 MRI 示鼻咽新生物，考虑鼻咽癌可能，遂以"鼻咽癌"收入院。

既往史：无特殊疾病史，无烟酒嗜好，无肿瘤家族史。

体格检查：卡氏评分 90 分。双颈 Ⅱ、Ⅲ、Ⅳ 区及锁骨上区可及多枚肿大淋巴结，最大约 2.5cm×3.0cm，质硬，活动度差，表面光滑，无明显压痛，鼻咽黏膜溃疡改变，左侧咽隐窝少许隆起。脑神经检查未见异常，心、肺、腹体检未见明显异常。

辅助检查(入院前)：MRI：鼻咽部占位，双颈多发肿大淋巴结。鼻咽病理：(鼻咽)非角化性癌，未分化型。

初步诊断：鼻咽未分化型非角化性癌伴颈淋巴结转移(分期待定)。

二、辅助检查

鼻咽 MRI：鼻咽癌累及左侧鼻咽、颅底、蝶窦及海绵窦，双侧颈部淋巴结肿大，左侧为甚，左侧锁骨上可见肿大淋巴结(病例 11 图 1)。肺部 CT：双肺纹理正常。腹部彩超：肝、胆、脾、腹膜后及肾上腺未见异常。全身骨 ECT：鼻咽部可见异常信号浓聚，考虑局部骨质受侵。

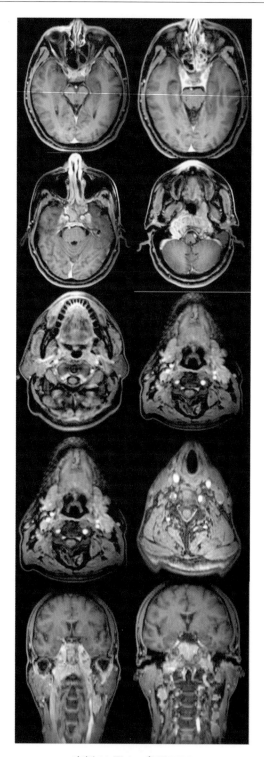

病例 11 图 1　鼻咽 MRI

注：鼻咽癌累及左侧鼻咽、颅底、蝶窦及海绵窦，双侧颈部淋巴结肿大，左侧为甚，左侧锁骨上可见肿大淋巴结

三、入院诊断

鼻咽未分化型非角化性癌 $T_4N_3M_0$ Ⅳa 期（2008 中国分期）。

四、诊断依据

患者原发灶鼻咽部已有病理证实，根据目前国内"鼻咽癌 2008 中国分期"，肿瘤累及斜坡骨质、蝶窦及左侧海绵窦，T 分期定为 T_4；双颈部肿大淋巴结（右侧 Ⅱ、Ⅲ 区，左侧 Ⅱ、Ⅲ、Ⅳ区），符合淋巴结转移标准，N 分期定为 N_3；目前各项检查未见明显转移征象，M 分期定为 M_0，故认为目前分期为 $T_4N_3M_0$ Ⅳa 期。

五、治疗策略

患者为局部晚期鼻咽癌，肿瘤侵犯范围广，且颈部淋巴结多发转移，单纯放疗很难得到根治，并且 N_3 患者发生远处转移风险较高，因此确定予以"诱导化疗 + 同步放、化疗"的治疗方案。放疗过程中可能出现下列不良反应：①局部疼痛；②骨髓抑制；③发热；④脱发；⑤放射性脑病；⑥鼻咽大出血；⑦放射性口腔炎；⑧放射性皮炎；⑨免疫抑制等。化疗过程可能出现的反应：①骨髓抑制；②肝肾功能损伤；③胃肠道反应；④过敏反应等。预后方面：根据目前文献报道，Ⅳa 期鼻咽癌完成根治性治疗后，5 年生存率 50% ~ 60%。以上治疗考虑、治疗不良反应及预后等情况，均告知患者及家属，并取得患方同意和理解。

六、治疗方案

1. 诱导化疗 3 周期（2014 - 08 - 14 至 2014 - 09 - 25）　吉西他滨 $1.0g/m^2$，第 1 天、第 8 天，顺铂 $80mg/m^2$，第 1 天。诱导化疗反应为 Ⅱ 度胃肠道反应，Ⅱ 度血小板减少，对症治疗后好转。诱导化疗结束后复查鼻咽镜发现鼻咽腔内肿瘤完全消退，复查 MR 显示鼻咽原发灶和颈部转移淋巴结明显退缩，疗效评价达 PR。

2. 同步放、化疗（2014 - 10 - 20 至 2014 - 12 - 02）　同步化疗：顺铂 $100mg/m^2$，第 1 天、第 22 天、第 43 天。调强放疗（病例 11 图 2、病例 11 图 3）：pGTVnx 7000cGy/32Fx，pGTVnd 6800cGy/32Fx，pCTV1 6200cGy/32Fx，pCTV2 5600cGy/32Fx，pCTV3 5000cGy/25Fx，同步放、化疗期间出现 Ⅲ 度胃肠道反应，Ⅱ 度骨髓抑制，Ⅱ 度口腔黏膜反应，放疗结束 3 个月复查评价疗效为 CR（病例 11 图 4）。

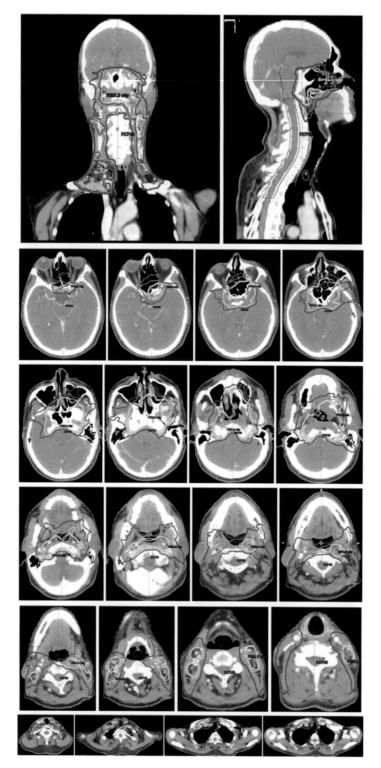

病例 11 图 2　调强放疗

注：墨绿色为 pGTVnx，深红色为 pGTVnd，棕色为 pCTV1，浅红色为 pCTV2，绿色为 pCTV3

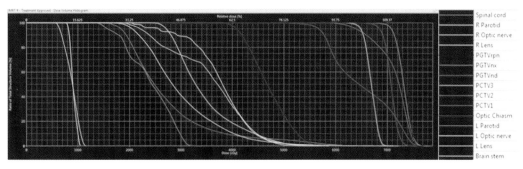

病例 11 图 3　剂量体积直方图(DVH)

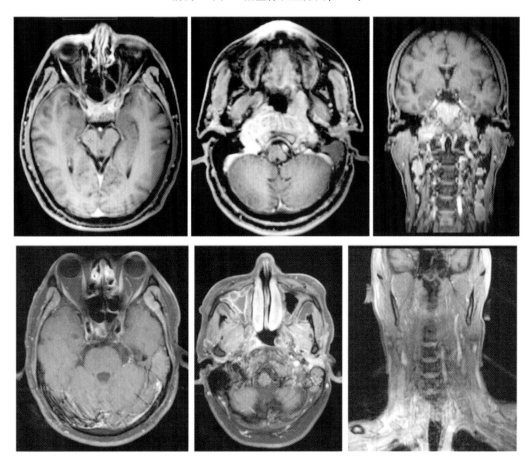

病例 11 图 4　放疗前后疗效对比,肿瘤完全消退

七、病情演变

患者治疗结束后每 3 个月复查,2016 - 05 - 17 复查 MRI 发现左侧咽后及左颈Ⅱ区淋巴结肿大,考虑复发,左颈穿刺细胞学:淋巴结转移癌。于 2016 - 05 - 27 及 2016 - 06 - 17 予以 DP(多西他赛 75mg/m^2,第 1 天;顺铂 25mg/m^2,第 1 至第 3 天),化疗 2 周期,化疗反应为Ⅱ度胃肠道反应,并于 2016 - 07 - 08 予以 S1(75mg/d)口服化疗,化疗耐受可;并于 2017 - 02 - 20 予以左咽后淋巴结及左颈部淋巴结再程调强放疗 6600cGy/33Fx,放

疗同时予以替加氟（200mg/d）口服同步化疗，放、化疗耐受可，未见明显毒副反应（病例
11 图 5、病例 11 图 6）。

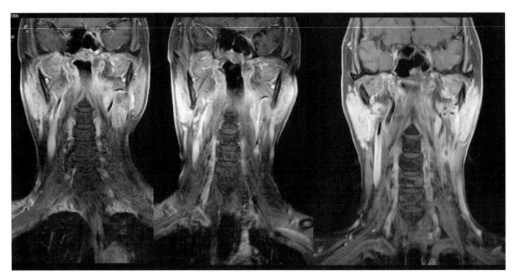

病例 11 图 5　淋巴结复发时，2 周期化疗后及放疗结束时病情演变

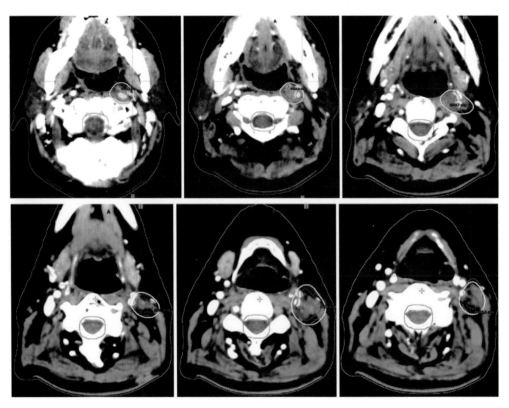

病例 11 图 6　复发淋巴结靶区及 IMRT 剂量分布图

注：深红色为 GTV，浅红色为 PGTV，黄色为 66Gy 等剂量线

八、病例亮点

本病例是Ⅳ期局部晚期鼻咽癌患者，肿瘤侵犯范围广，颈部淋巴结多发转移，患者诱导化疗疗效较好，肿瘤退缩明显，予以根治性放疗，并配合同步化疗提高疗效，治疗结束后3个月复查疗效评价达到CR。但患者治疗结束后1年半，复查MRI发现左侧咽后及左颈部Ⅱ区淋巴结复发，复习初程治疗计划，该复发区域初程放疗剂量达到7000cGy，属于野内复发。且复查EBV-DNA定量升高，与患者病情转归相符。故予以挽救化疗，并行再程放疗，目前近期疗效稳定。

九、相关知识点

1. N₃ 期鼻咽癌预后　其预后较差，文献报道5年生存率50%左右。有临床研究报道，诱导化疗可降低远处转移风险，提高总生存率，但也有临床研究得出不同结果，其原因可能与诱导化疗方案的选择有关。有临床研究报道，吉西他滨＋顺铂是对鼻咽癌疗效较好的化疗方案。该患者选择吉西他滨＋顺铂作为诱导化疗方案，并取得了较好的诱导化疗结果。同时，该患者诱导化疗后还进行了同步放、化疗，同步化疗药物采用顺铂，累及剂量达到200mg，取得了较好的近期疗效。

2. 区域淋巴结复发　鼻咽癌治疗失败原因在二维放疗时代主要是局部复发，而调强放疗时代主要是远处转移。野内复发是调强放疗局部/区域复发的主要模式，其中颈部Ⅱ区及咽后淋巴结区域是最常见复发区域，其主要原因考虑与肿瘤的异质性及淋巴结坏死导致乏氧放疗抗拒有关。本例患者为区域淋巴结野内复发，复习治疗前MRI，发现复发区域淋巴结存在液化坏死区，可能是复发的主要原因。

3. 对于局部/区域复发的鼻咽癌患者，再程治疗方式有手术、放疗、化疗及靶向治疗等。一般区域淋巴结复发患者首选手术治疗，但是由于该患者复发部位为咽后淋巴结及Ⅱ区淋巴结，与颈部血管关系密切，经头颈外科MDT讨论及与其家属沟通后，考虑手术风险高，故未行手术，而选择先化疗后再程放疗的方式。最后，患者经再程放、化疗后，取得了不错的近期疗效。

参 考 文 献

[1] Kang M，Long J，Li G，et al. A new staging system for nasopharyngeal carcinoma based on intensity - modulated radiation therapy：results of a prospective multicentric clinical study. Oncotarget，2016，7 （12）：15252 - 15261

[2] Wu LR，Liu YT，Jiang N，et al. Ten - year survival outcomes for patients with nasopharyngeal carcinoma receiving intensity - modulated radiotherapy：An analysis of 614 patients from a single center. Oral Oncol，2017，69：26 - 32

[3] Sun Y，Li WF，Chen NY，et al. Induction chemotherapy plus concurrent chemoradiotherapy versus concurrent chemoradiotherapy alone in locoregionally advanced nasopharyngeal carcinoma：a phase 3, multi-

centre, randomised controlled trial. The Lancet Oncology, 2016, 17(11): 1509 – 1520

[4] Tan T, Lim WT, Fong KW, et al. Concurrent chemo – radiation with or without induction gemcitabine, Carboplatin, and Paclitaxel: a randomized, phase 2/3 trial in locally advanced nasopharyngeal carcinoma. Int J Radiat Oncol Biol Phys, 2015, 91(5): 952 – 960

[5] Yau TK, Lee AW, Wong DH, et al. Induction chemotherapy with cisplatin and gemcitabine followed by accelerated radiotherapy and concurrent cisplatin in patients with stage Ⅳ(a ~ b)nasopharyngeal carcinoma. Head & Neck, 2006, 28(10): 880 – 887

[6] He X, Ou D, Ying H, et al. Experience with combination of cisplatin plus gemcitabine chemotherapy and intensity – modulated radiotherapy for locoregionally advanced nasopharyngeal carcinoma. Eur Arch Otorhinolaryngol, 2012, 269(3): 1027 – 1033

[7] Fangzheng W, Quanquan S, Chuner J, et al. Gemcitabine/cisplatin induction chemotherapy before concurrent chemotherapy and intensity – modulated radiotherapy improves outcomes for locoregionally advanced nasopharyngeal carcinoma. Oncotarget, 2017

[8] Lee AW, Tung SY, Ngan RK, et al. Factors contributing to the efficacy of concurrent – adjuvant chemotherapy for locoregionally advanced nasopharyngeal carcinoma: Combined analyses of npc – 9901 and npc – 9902 trials. Eur J Cancer, 2011, 47(5): 656 – 666

[9] Loong HH, Ma BB, Leung SF, et al. Prognostic significance of the total dose of cisplatin administered during concurrent chemoradiotherapy in patients with locoregionally advanced nasopharyngeal carcinoma. Radiother Oncol, 2012, 104(3): 300 – 304

[10] Peng H, Chen L, Zhang Y, et al. Prognostic value of the cumulative cisplatin dose during concurrent chemoradiotherapy in locoregionally advanced nasopharyngeal carcinoma: A secondary analysis of a prospective phase Ⅲ clinical trial. Oncologist, 2016

[11] Lee AW, Sze WM, Au JS, et al. Treatment results for nasopharyngeal carcinoma in the modern era: the Hong Kong experience. Int J Radiat Oncol Biol Phys, 2005, 61(4): 1107 – 1116

[12] Ng WT, Lee MC, Hung WM, et al. Clinical outcomes and patterns of failure after intensity – modulated radiotherapy for nasopharyngeal carcinoma. Int J Radiat Oncol Biol Phys, 2011, 79(2): 420 – 428

[13] Xue F, Hu C, He X. Long – term Patterns of Regional Failure for Nasopharyngeal Carcinoma following Intensity – Modulated Radiation Therapy. J Cancer, 2017, 8(6): 993 – 999

[14] Wolden SL, Chen WC, Pfister DG, et al. Intensity – modulated radiation therapy(IMRT) for nasopharynx cancer: update of the Memorial Sloan – Kettering experience. Int J Radiat Oncol Biol Phys, 2006, 64: 57 – 62

[15] Kong F, Ying H, Du C, et al. Patterns of local – regional failure after primary intensity modulated radiotherapy for nasopharyngeal carcinoma. Radiat Oncol, 2014, 9: 60

[16] Wang M, Xu Y, Chen X, et al. Prognostic significance of residual or recurrent lymph nodes in the neck for patients with nasopharyngeal carcinoma after radiotherapy. J Cancer Res Ther, 2016, 12(2): 909 – 914

（黄　晶　杨坤禹）

病例 12   局部晚期鼻咽癌治疗成功

一、病历摘要

张××，女，28 岁，湖北黄冈人，2013 – 04 – 09 首次入院。

主诉： 发现颈部包块 6 个月，右侧听力减退 4 个月。

现病史： 患者于 2012 – 10 无明显诱因出现双侧颈部包块，在当地行颈部 B 超提示双颈淋巴结肿大，进一步行鼻咽镜未见明显异常（患者自述），未予以重视。于 2013 – 01 逐渐出现间断性右侧耳鸣、听力下降，近 1 个月出现右侧头部疼痛及右上颌牙龈疼痛伴上唇麻木。2013 – 04 – 01 东莞东华医院鼻咽部 CT 提示右侧咽隐窝消失，咽鼓管圆枕饱满，咽鼓管咽口变窄。行鼻咽部组织活检示：（右侧鼻咽顶后壁）非角化性未分化型癌，现为进一步诊治，今来我院就诊，门诊以"鼻咽癌"收入院。

既往史： 无特殊疾病史，无烟酒嗜好，无肿瘤家族史。2008 年剖宫产手术。

体格检查： 卡氏评分 90 分。双颈 Ⅱ、Ⅲ 区可及多枚肿大淋巴结，最大约 3.5 cm × 3.0 cm，质硬，活动度差，表面光滑，无明显压痛，鼻咽顶后壁可见新生物，表面不平，有假膜覆盖。脑神经检查未见异常，心、肺、腹体检未见明显异常。

辅助检查（入院前）： 外院 CT：右侧咽隐窝消失，咽鼓管圆枕饱满，咽鼓管咽口变窄。鼻咽病理：（鼻咽）非角化型癌，未分化型。

初步诊断： 鼻咽未分化型非角化性癌（分期待定）。

二、辅助检查

鼻咽 MRI：鼻咽癌累及右侧腭帆提肌、双侧头长肌、斜坡、蝶骨体、岩尖、右侧翼腭窝及海绵窦；双侧咽后及颈部淋巴结肿大，内部坏死（病例 12 图 1）。肺部 CT：双肺纹理正常。腹部彩超：肝、胆、脾、腹膜后及肾上腺未见异常。全身骨 ECT：鼻咽部可见异常信号浓聚，考虑局部骨质受侵。

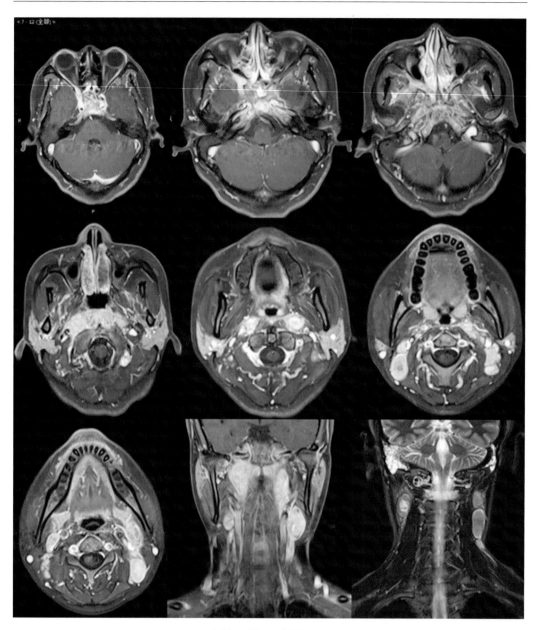

病例 12 图 1　鼻咽 MRI

注：鼻咽癌累及右侧腭帆提肌、双侧头长肌、斜坡、蝶骨体、岩尖、右侧翼腭窝及海绵窦；双侧咽后及颈部淋巴结肿大，内部坏死

三、入院诊断

鼻咽未分化型非角化性癌 $T_4N_2M_0$ Ⅳa 期（2008 中国分期）。

四、诊断依据

患者原发灶鼻咽部已有病理证实，根据目前国内"鼻咽癌 2008 中国分期"，肿瘤累及颅底斜坡、岩尖、右侧翼腭窝及海绵窦，T 分期定为 T_4；双侧咽后淋巴结肿大，双颈部肿大淋巴结(左侧 Ⅱ、Ⅲ区，右侧 Ⅱ、Ⅲ区)，符合淋巴结转移标准，N 分期定为 N_2；目前各项检查未见明显转移征象，M 分期定为 M_0，故认为目前分期为 $T_4N_2M_0$ Ⅳa 期。

五、治疗策略

患者为局部晚期，局部肿瘤侵犯范围广，且颈部淋巴结多发转移，伴有坏死，仅行单纯同步放、化疗很难根治；患者年轻，对治疗耐受性好。因此，确定"诱导化疗＋同步放、化疗＋辅助化疗"的治疗方案。放疗可能出现下列不良反应：①局部疼痛；②骨髓抑制；③发热；④脱发；⑤放射性脑病；⑥鼻咽大出血；⑦放射性口腔炎；⑧放射性皮炎；⑨免疫抑制；⑩放射性二原癌等。化疗过程可能出现的反应：①骨髓抑制；②肝肾功能损伤；③胃肠道反应；④过敏反应等。预后方面：根据目前文献报道，Ⅳa 期鼻咽癌完成根治性治疗后，5 年生存率 50% ~ 60%。以上治疗考虑、治疗不良反应及预后等情况，均告知患者及家属，并取得患方同意和理解。

六、治疗方案

1. 诱导化疗 2 周期(2013 - 04 - 13 至 2013 - 05 - 04)　多西他赛 $75mg/m^2$，第 1 天，顺铂 $75mg/m^2$，分 2 天。期间出现 Ⅱ 度胃肠道反应，对症治疗后好转。诱导化疗结束后复查鼻咽镜发现鼻咽腔内肿瘤缩小，复查 CT 显示鼻咽原发灶和颈部转移淋巴结有所退缩，疗效评价达 PR。

2. 同步放、化疗(2013 - 05 - 31 至 2013 - 07 - 19)　同步化疗：顺铂 $80mg/m^2$，第 1 天、第 22 天。调强放疗(病例 12 图 2、病例 12 图 3)：GTVnx 7300cGy/33Fx，GTVrpn 7300cGy/33Fx，GTVnd 6600cGy/33Fx，CTV1 6600cGy/33Fx，CTV2 6000cGy/33Fx，CTV3 5000cGy/25Fx，放疗结束后右颈残存淋巴结予加量 GTVboost = 400cGy/2Fx。同步放、化疗期间出现 Ⅱ 度胃肠道反应、Ⅱ 度口腔黏膜反应、Ⅱ 度皮肤反应。

3. 辅助化疗 2 周期(2013 - 08 - 21 至 2013 - 09 - 11)　多西他赛 $75mg/m^2$，第 1 天，顺铂 $75mg/m^2$，分 2 天。期间出现 Ⅱ 度胃肠道反应、Ⅱ 度骨髓抑制，对症治疗后好转。放疗结束 3 个月复查，鼻咽部肿块消失，右颈部 Ⅱ 区淋巴结较治疗结束时进一步缩小，但仍有残留(病例 12 图 4)。

七、病情演变

患者行右颈部淋巴结穿刺：可见少量转移癌细胞，考虑患者鼻咽部及颈部病灶消退良好，故仍建议随访观察。患者于第二次随访时，复查 MRI 提示右颈部淋巴结消失(病例 12 图 5)。目前一直定期随访，病情稳定。

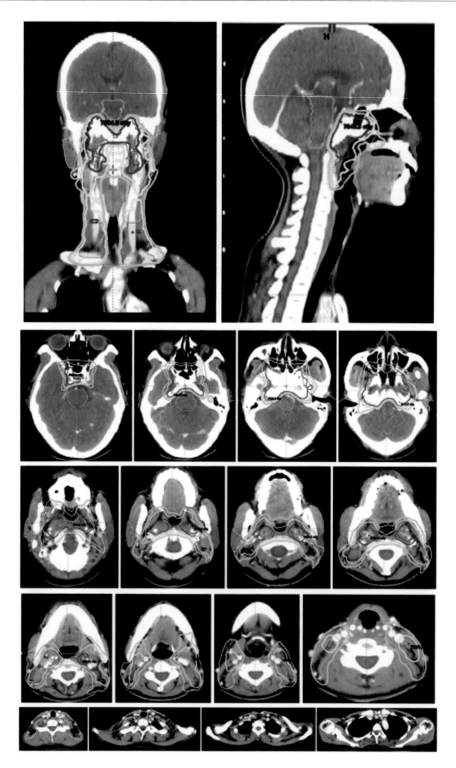

病例 12 图 2　调强放疗

注：深红色为 GTVnx 和 GTVrpn，绿色为 GTVnd，粉红色为 CTV1，蓝色为 CTV2，浅红色为 CTV3

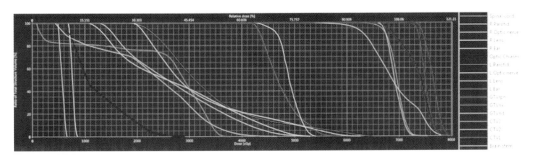

病例 12 图 3　剂量体积直方图(DVH)

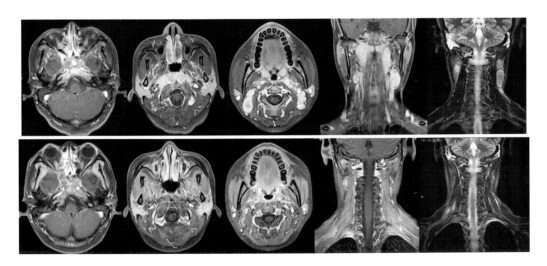

病例 12 图 4　治疗前后疗效对比,右颈Ⅱ区仍有淋巴结残留

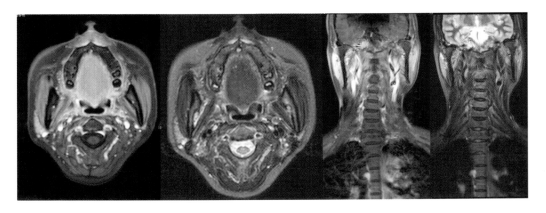

病例 12 图 5　治疗结束后半年复查淋巴结消失

八、病例亮点

本病例是Ⅳ期局部晚期鼻咽癌患者,肿瘤侵犯范围广,颈部淋巴结多发转移,并伴坏死。给予放、化疗综合治疗,治疗结束后 3 个月复查鼻咽及颈部大部分病灶疗效完全消失,但右颈部仍有淋巴结残留。虽然穿刺见少量癌细胞,考虑其放疗累及剂量已达

7000cGy，且病灶持续缩小，建议随访观察。在治疗结束6个月时，复查颈部病灶消失。放疗后定期复查，随访4年，目前处于无病生存状态。

九、相关知识点

鼻咽癌治疗以放疗为主，近期疗效评估时间推荐为放疗结束后3个月。此时，若仍有肿瘤残存将考虑治疗未控，推荐给予挽救治疗。对于放疗颈部淋巴结残存，多推荐手术切除，但颈部淋巴结清扫手术可能会造成颈肩综合征及颜面部水肿，因此，需要对患者残存淋巴结进行评估。大多数学者的观点：①孤立性淋巴结，活动度好，直径<3cm，可行局部切除；②局限于1个区，活动度好，直径<3cm，可行区域性清扫；③超过1个区，活动度较好，直径<3cm且颈部纤维化较轻可行改良性清扫；④不满足以上条件者建议经典根治性清扫。本例患者右颈残存淋巴结虽然符合局部切除条件，但由于考虑其鼻咽及颈部其他病灶均消失，且病灶仍在持续缩小，故推荐继续观察。最终该患者淋巴结在放疗结束后半年达到完全消失，疗效为CR，体现了肿瘤患者治疗的个体化特点。

参 考 文 献

［1］Wang M, Xu Y, Chen X, et al. Prognostic significance of residual or recurrent lymph nodes in the neck for patients with nasopharyngeal carcinoma after radiotherapy. J Cancer Res Ther, 2016, 12(2): 909 – 914

［2］Zhang L, Zhu YX, Wang Y, et al. Salvage surgery for neck residue or recurrence of nasopharyngeal carcinoma: a 10 – year experience. Ann Surg Oncol, 2011, 18(1): 233 – 238

［3］Wang SY, Lou JL, Chen J, et al. Salvage surgery for neck residue or recurrence of nasopharyngeal carcinoma after primary radiotherapy: options of surgical methods and regions. World J Surg Oncol, 2016, 14: 89

［4］Lou J, Wang S, Guo L, et al. Salvage surgery for neck recurrence or residue of nasopharyngeal carcinoma after primary radiotherapy. Zhonghua Er Bi Yan Hou Tou Jing Wai Ke Za Zhi, 2014, 49(4): 300 – 304

（黄　晶　杨坤禹）

病例 13 T_4 鼻咽癌治疗成功

一、病历摘要

秦××，男，49 岁，湖北武汉人，2012 – 05 – 14 首次入院。

主诉：复视伴面麻 3 个月余。

现病史：患者于 2012 – 02 无明显诱因出现复视，伴右侧面麻，无头痛、血涕、鼻塞、耳鸣、视力减退等不适，多次在外院眼科就诊，未能明确病因，后转诊我院行鼻咽 CT 示：鼻咽占位，行鼻咽镜活检示：（鼻咽）非角化性分化型癌，门诊以"鼻咽癌"收入院。

既往史：无特殊疾病史，无烟酒嗜好，无肿瘤家族史。

体格检查：卡氏评分 90 分。浅表淋巴结未及肿大，右眼球向外突出约 5mm，右眼球外展轻度受限，余脑神经检查未见明显异常。鼻咽顶后壁可见新生物，心、肺、腹体检未见明显异常。

辅助检查（入院前）：外院 CT：鼻咽部占位，肿瘤侵犯眼眶下壁。鼻咽病理：（鼻咽）非角化型癌，分化型。

初步诊断：鼻咽分化型非角化性癌（分期待定）。

二、辅助检查

鼻咽 MRI：鼻咽癌累及双侧头长肌、斜坡，右侧咽旁间隙、翼腭窝眼眶下壁、蝶窦、中颅窝底、海绵窦。咽后及颈部未见肿大淋巴结（病例 13 图 1）。肺部 CT：双肺纹理正常。腹部彩超：肝胆脾、腹膜后及肾上腺未见异常。全身骨 ECT：鼻咽部可见异常信号浓聚，考虑局部骨质受侵。

三、入院诊断

鼻咽分化型非角化性癌 $T_4N_0M_0$ IVa 期（2008 中国分期）。

四、诊断依据

患者鼻咽部原发灶已有病理证实，根据目前国内"鼻咽癌 2008 中国分期"，肿瘤累及颅底斜坡、右侧翼腭窝、眼眶、蝶窦、海绵窦，T 分期定为 T_4，咽后及双颈部未见肿大淋巴结，N 分期定为 N_0，目前各项检查未见明显转移征象，M 分期定为 M_0，故认为目前分期为 $T_4N_0M_0$ IVa 期。

五、治疗策略

患者病变为局部晚期，局部肿瘤侵犯范围广，毗邻重要结构及器官（视神经），为减少放射损伤,确定"诱导化疗 + 同步放、化疗 + 辅助化疗"的治疗方案。放疗可能出现下列不良反应:①局部疼痛;②骨髓抑制;③发热;④脱发;⑤放射性脑病;⑥鼻咽大出血;⑦放射性口腔炎;⑧放射性皮炎;⑨免疫抑制;⑩放射性二原癌等。化疗过程可能出现的反应:①骨髓抑制;②肝肾功能损伤;③胃肠道反应;④过敏反应等。预后方面:根据目前文献报道,Ⅳa 期鼻咽癌完成根治性治疗后,5 年生存率 50% ~ 60% 。已将以上治疗考虑、治疗不良反应及预后等情况告知患者及家属,并取得患方同意和理解,签署相关知情同意书。

六、治疗方案

1. 诱导化疗 2 周期(2012 - 05 - 24 至 2012 - 06 - 14) 多西他赛 75mg/m^2,第 1 天,顺铂 75mg/m^2,分 2 天。诱导化疗后出现Ⅱ度胃肠道反应,予对症治疗后好转。诱导化疗结束后复查鼻咽镜发现鼻咽腔内肿瘤缩小,复查 CT 显示鼻咽原发灶明显退缩,疗效评价:PR。

2. 同步放、化疗(2012 - 07 - 10 至 2012 - 08 - 24) 同步化疗:顺铂 80mg/m^2,第 1 天、第 22 天。调强放疗(病例 13 图 2、病例 13 图 3):GTVnx 7000cGy/33Fx,GTVnd 6600cGy/33Fx,CTV1 6600cGy/33Fx,CTV2 5800cGy/33Fx,CTV3 5000cGy/25Fx,同步放、化疗期间出现Ⅱ度胃肠道反应,Ⅰ度白细胞减少,Ⅰ度口腔黏膜反应,Ⅰ度皮肤反应。

3. 辅助化疗 2 周期(2012 - 09 - 22 至 2012 - 10 - 13) 多西他赛 75mg/m^2,第 1 天,顺铂 75mg/m^2,分 2 天。辅助化疗过程出现Ⅱ度胃肠道反应,Ⅱ度骨髓抑制,对症治疗后好转。放疗结束 3 个月复查评价疗效为 CR。

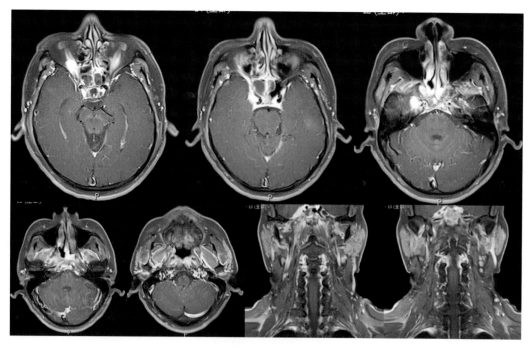

病例 13 图 1　鼻咽 MRI

注:鼻咽癌累及双侧头长肌、斜坡,右侧咽旁间隙、翼腭窝眼眶下壁、蝶窦、中颅窝底、海绵窦。咽后及颈部未见肿大淋巴结

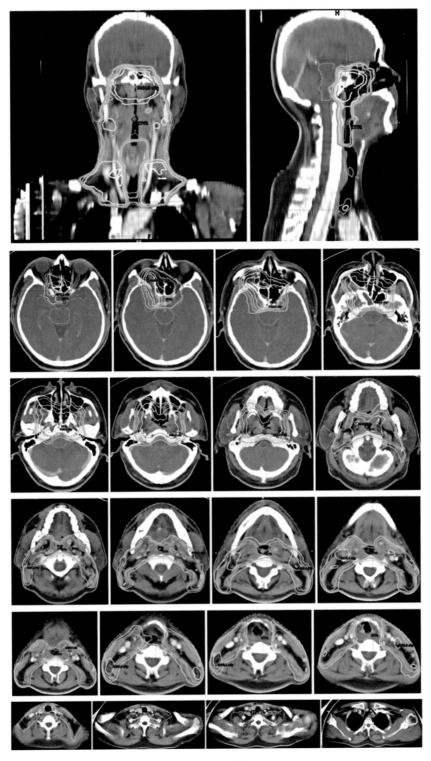

病例 13 图 2　调强放疗

注: 深红色为 GTVnx, 绿色为 GTVnd, 粉红色为 CTV1, 蓝色为 CTV2, 浅红色为 CTV3

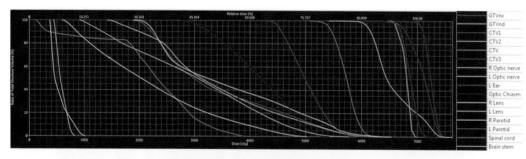

病例13 图3　剂量体积直方图(DVH)

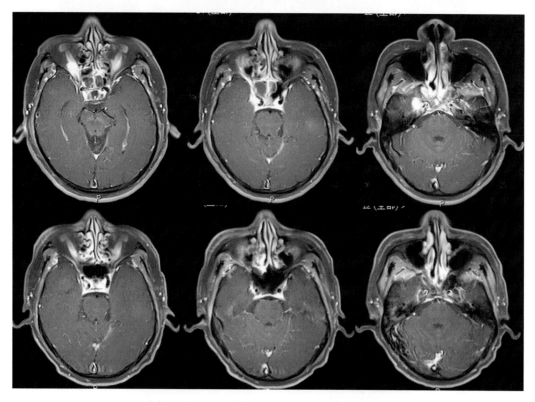

病例13 图4　治疗前后疗效对比，病灶完全消失

七、病情演变

患者治疗结束后前3年每3个月复查，第4年、第5年每半年复查，病情控制好，未见疾病复发及转移。

八、病例亮点

本病例是Ⅳ期局部晚期鼻咽癌患者，肿瘤侵犯范围广，靠近视神经，但无颈部淋巴结转移。为缩小原发病灶，先予以2周期诱导化疗，为后续放疗计划预留保护危及器官的空间，患者化疗疗效较好，肿瘤缩小。随后调强放疗后，患者病灶退缩明显，之后补充2周期辅助化疗。患者随访5年，目前无瘤生存。

九、相关知识点

1. T₄ 期鼻咽癌的预后　T₄ 期患者预后相对较差，文献报道 5 年生存率约 60%。最新的多中心Ⅲ期临床研究报道，诱导化疗可以降低远处转移率，提高总生存率，虽然对于局部控制率提高的作用还有争议，但诱导化疗后肿瘤体积缩小，放射治疗照射的高剂量靶体积相应减少，可以降低危及器官的受照射的剂量和体积，并减少了放疗后危及器官晚期放疗损伤的发生。本病例为 T₄N₀ 患者，病灶累及眶尖，毗邻视神经，经过诱导化疗联合同步放、化疗，患者获得治愈。根据文献报道，对诱导化疗敏感者预后更好，本病例就是一个成功的案例。

2. 鼻咽癌诱导化疗后的靶区勾画　诱导化疗后鼻咽局部的 GTV 勾画基于化疗后肿瘤在定位 CT 及增强 MRI 上的影像，并结合化疗前 MRI 表现。肿瘤呈浸润性生长时，GTV 包括化疗前肿瘤侵犯的部分，肿瘤呈外压性生长时，GTV 仅包括化疗后的肿瘤。颈部淋巴结 GTV 的勾画根据化疗后残留淋巴结的大小。头颈部肿瘤的经验也发现，通过这样的方法，诱导化疗可以更好地保护肿瘤周围正常组织，而不影响生存率。

参 考 文 献

［1］Xie R, Xia B, Zhang X, et al. T₄/N₂ classification nasopharyngeal carcinoma benefit from concurrent chemotherapy in the era of intensity – modulated radiotherapy. Oncotarget, 2016, 7(49)：81918 – 81925

［2］Chen JL, Huang YS, Kuo SH, et al. Intensity – modulated radiation therapy achieves better local control compared to three – dimensional conformal radiation therapy for T₄ – stage nasopharyngeal carcinoma. Oncotarget, 2016

［3］Sun Y, Li WF, Chen NY, et al. Induction chemotherapy plus concurrent chemoradiotherapy versus concurrent chemoradiotherapy alone in locoregionally advanced nasopharyngeal carcinoma：a phase 3, multicentre, randomised controlled trial. The Lancet Oncology, 2016, 17(11)：1509 – 1520

［4］Peng H, Chen L, Li WF, et al. Tumor response to neoadjuvant chemotherapy predicts long – term survival outcomes in patients with locoregionally advanced nasopharyngeal carcinoma：A secondary analysis of a randomized phase 3 clinical trial. Cancer, 2016

［5］Niu X, Chang X, Gao Y, et al. Using neoadjuvant chemotherapy and replanning intensity – modulated radiotherapy for nasopharyngeal carcinoma with intracranial invasion to protect critical normal tissue. Radiation oncology, 2013, 8：226

［6］Chapman CH, Parvathaneni U, Yom SS. Revisiting induction chemotherapy before radiotherapy for head and neck cancer, part Ⅱ：nasopharyngeal carcinoma. Future oncology, 2017, 13(7)：581 – 584

（黄　晶　杨坤禹）

病例 14 　鼻咽癌骨转移

一、病历摘要

叶××，女，42岁，汉族，已婚，北京人，个体户。2015 – 04 – 01 首次入院。

主诉：听力进行性下降伴耳鸣1个月余。

现病史：患者于2015 – 01 无诱因出现听力下降，并伴耳鸣，未引起重视，后症状逐渐加重，持续近2个月后，就诊于当地医院，行鼻咽镜检查提示鼻咽部占位，活检提示鳞癌，未行治疗。于2015 – 04 就诊于我院，病理会诊示鼻咽低分化鳞癌，非角化型。为进一步诊疗，门诊以"鼻咽癌"收入院。患者自发病以来，一般情况可，精神饮食可，夜间睡眠可，二便正常，体重无明显改变。

既往史：否认肝炎史、疟疾史、结核史，否认高血压史、冠心病史，否认糖尿病史、脑血管病史、精神病史，否认手术史、外伤史、输血史，否认过敏史，预防接种史不详。否认冶游史。无性病史。否认嗜酒史、吸烟史。否认家族性遗传病史及肿瘤病史。

体格检查：ECOG 0 分。右颈上部可触及一约4cm×5cm的肿大淋巴结，质硬，固定，压痛(–)。余处浅表淋巴结未及肿大。巩膜无黄染，双侧瞳孔等大等圆。双侧扁桃体无肿大，咽未见明显异常。声音正常。颈部无抵抗，颈动脉搏动正常，颈静脉正常，气管正中，甲状腺未及肿大。脑神经查体未见异常，心肺腹查体未见明显异常。

二、辅助检查（入院前）

鼻咽 + 颈部 MRI（病例14 图1）：鼻咽双侧壁、顶壁及后壁弥漫增厚，较厚处约15mm，长径约32mm（SE10 IM11），边缘模糊，双侧咽隐窝消失，双侧咽鼓管咽口未见显示，病灶与双侧头长肌、颈长肌及腭帆提肌分界不清，增强扫描明显均匀强化。双侧咽旁间隙、颈动脉鞘旁、颈后间隙见多发肿大淋巴结，以右侧为著，较大约28mm×14mm（SE9 IM4）。右侧上颌窦腔内见一类圆形稍短 T_1 长 T_2 信号结节，边缘光滑，未见强化，约14mm×12mm（SE11 IM14）。左侧上颌窦、筛窦、额窦、蝶窦黏膜未见增厚。右侧乳头长 T_1 长 T_2 信号。双侧腮腺及颌下腺未见异常。扫描所及骨质未见破坏征象。

初步诊断：鼻咽低分化鳞癌 $T_3N_2M_x$。

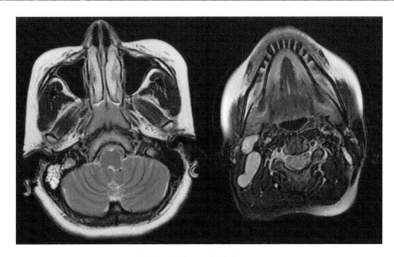

病例 14 图 1 放疗前 MRI

注：鼻咽后壁软组织明显增厚，后鼻孔堵塞。双侧颈动脉鞘、右侧咽旁间隙见多发淋巴结，较大者约 28mm×14mm

入院后进一步检查：

1. 颈部 CT 检查示 鼻咽右侧占位，符合鼻咽癌。颈部多发肿大淋巴结。

2. 胸部 CT 未见明确异常。

3. 全身骨 ECT 未见明确转移征象。

4. 腹部超声 未见占位征象及异常。

三、入院诊断

鼻咽低分化鳞癌 $T_3N_2M_0$ Ⅲ 期（UICC/AJCC 第 7 版分期）。双侧咽旁间隙、颈动脉鞘旁、颈后间隙淋巴结转移。

四、治疗策略

鼻咽癌受解剖结构限制，手术无法达到根治目的。由于鼻咽癌放疗敏感性好，因此选择放疗为主的治疗手段。患者为局部晚期，局部肿瘤侵犯颅底，且转移淋巴结分期较晚，做单纯放疗很难根治，因此确定"同步放、化疗"的治疗方案。由于常规放疗不可避免地造成肿瘤周围正常组织的损伤，导致严重口干、张口受限等并发症，影响患者治疗后的生存质量。为了减少肿瘤周围正常组织的放射损伤，同时提高肿瘤靶区照射剂量，提高肿瘤的局控率，计划采用调强放疗技术。放疗可能出现下列不良反应：①局部疼痛；②骨髓抑制；③发热；④脱发；⑤放射性脑病；⑥鼻咽大出血；⑦放射性口腔炎；⑧放射性皮炎；⑨免疫抑制；⑩放射性二原癌。化疗过程可能出现的反应：①骨髓抑制；②肝肾功能损伤；③胃肠道反应；④过敏反应等。将以上治疗考虑、治疗不良反应等情况告知患者及家属，并取得患方同意和理解，签署相关知情同意书。

五、治疗方案

同步放、化疗：该患者接受了同步放、化疗（2015 - 06 - 01 至 2015 - 07 - 20），原发病灶及转移淋巴定义为 GTV，95% PGTV 剂量 DT 7000cGy/33Fx，高危淋巴结引流区

（双侧Ⅱ、Ⅲ、Ⅳ、Ⅴ区＋双侧咽后淋巴结引流区）95% PTV 剂量 DT 6000cGy/33Fx（靶区及 DVH 见病例 14 图 2、病例 14 图 3）。放疗过程中出现黏膜反应Ⅱ度，乏力Ⅰ度，胃肠道反应Ⅰ度，骨髓抑制 0 度，给予对症支持治疗好转。期间于 2015 - 06 - 01、2015 - 06 - 29、2015 - 07 - 20 行 3 个周期顺铂方案同步化疗，具体：顺铂 100mg/m²，184mg，第 1 天，每 21 天 1 次。2015 - 08 - 31 复查疗效评价 CR（病例 14 图 4）。

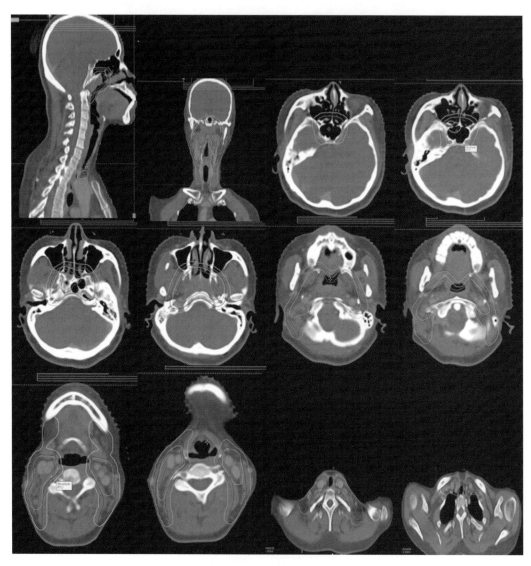

病例 14 图 2　调强放疗靶区

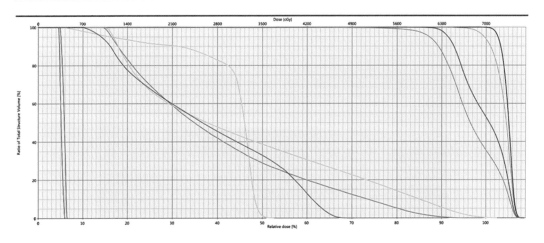

病例 14 图 3　剂量体积直方图（DVH）

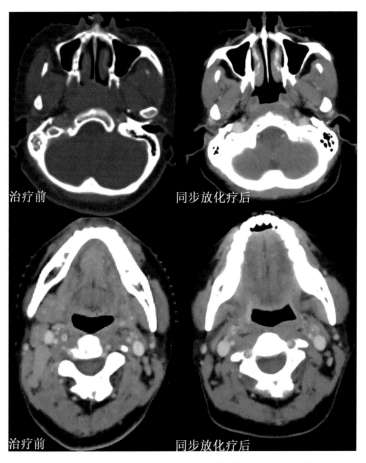

病例 14 图 4　治疗前后鼻咽 + 颈部影像学对比（疗效评价 CR）

六、病情演变

放疗结束后 4 个月复查颈部 CT、MRI 及骨扫描，发现胸$_1$椎体（T$_1$）异常信号，倾向转移。于 2016 – 01 – 04 开始行第 1 周期 TPF 方案姑息化疗，化疗后出现骨髓抑制Ⅱ度，恶心呕吐Ⅱ度，腹泻Ⅳ度，后改为 TP 方案化疗 5 周期。2016 – 02 – 14 开始行胸椎骨转移灶放疗，具体 CTV DT 2000cGy/5Fx，放疗结束后疗效评价 SD。其后全面复查未发现远处转移征象。随后定期复查，2017 – 05 复查，患者病情稳定。

七、病例亮点

本病例为Ⅲ期鼻咽癌患者，行根治性放疗辅以同步化疗。放疗采用自适应放疗技术，分段设计放疗计划，第一阶段计划 GTV 定义为影像学所观察到的原发肿瘤病灶，照射 20 次后再次扫描，GTV 定义为放疗后退缩的肿瘤靶区，给予根治剂量照射，并配合同步放、化疗提高局部控制率。放疗结束后局部控制良好，评效 CR。但放疗后 4 个月出现第 1 颈椎骨转移，给予骨转移灶根治性照射及全身化疗后，控制良好。随访 1 年余，骨转移灶未进一步进展，且无新发骨转移灶，评效 SD。

八、相关知识点

1. 调强放疗的分段计划设计　即在放疗过程中，由于患者组织解剖及肿瘤变化的调整，进行再次的 CT 定位扫描和调强放疗计划重新设计。分段计划设计广义上属于自适应放射治疗，主要目的是提高肿瘤放疗的精准性，在实现对肿瘤靶区高剂量照射的同时，最大限度地减少周围组织受到高剂量照射的可能性，进而降低并发症发生概率。

2. 鼻咽癌转移　鼻咽癌常见的转移部位依次是骨（70% ~ 80%）、肝（30%）和肺转移（18%），常见骨转移部位有脊柱、骨性胸廓、骨盆、四肢长骨及颅骨等。鼻咽癌通常沿着黏膜蔓延，直接侵犯鼻咽周围组织结构，还能沿着颅底骨的孔道浸润。鼻咽癌容易出现咽后淋巴结和颈部淋巴结转移，最常见的颈部淋巴结转移位置为Ⅱ、Ⅲ区，Ⅰ区少见淋巴结转移，跳跃性转移少见。

参 考 文 献

[1] Lin S, Pan J, Han L, et al. Nasopharyngeal carcinoma treated with reduced – volume intensity – modulated radiation therapy：Report the 3 – year outcome of a prospective series. Radiat Oncol Biol Phys, 2009, 75：1071 – 1078

[2] Ng WT, Lee MC, Hung WM, et al. Clinical outcomes and patterns of failure after intensity – modulated radiotherapy for nasopharyngeal carcinoma. Int J Radiat Oncol Biol Phys, 2011, 79(2)：420 – 428

[3] 闻淑娟，古力克孜·吾守尔，刘炜，等. 唑来膦酸联合化疗治疗鼻咽癌骨转患者的临床疗效及其预后因素研究. 新疆医科大学学报, 2013, 36(9)：1318 – 1321

[4] 陈炬辉，宗井凤，吴君心，等. 根治性放疗后远处转移鼻咽癌患者的预后分析. 中华肿瘤杂志, 2015, 37(3)：216 – 221

[5] 杨宝庆，杨玲玲，梁家义，等. 鼻咽癌放、化疗后骨转移的治疗及预后分析. 现代肿瘤医学, 2016, 24(17)：2709 – 2711

（陈昌舜　郑宝敏）

病例 15　首诊寡转移病灶鼻咽癌

一、病历摘要

林××,48 岁,汉族,已婚,福建人,文职人员,2010 – 10 – 27 首次入院。

主诉:回吸性血痰 1 个月余,肺部肿物切除术后 1 周。

现病史:缘于 1 个月余前无明显诱因出现回吸性血痰,无鼻塞、鼻出血,无头晕、头痛、颜面部麻木,无耳鸣、听力下降,无张口困难、饮水呛咳。半个月前就诊于福建××三甲医院,行鼻咽病理示:(左侧咽隐窝)鼻咽非角化性癌(未分化型)。查 MRI 示:考虑鼻咽癌累及左侧咽旁间隙并双颈及咽后淋巴结肿大。肺部 CT 示(病例 15 图 1):左下肺结节转移不能排除,建议积极治疗 2 周后复查,必要时进行肿块穿刺。1 周前患者于该院行胸腔镜下肺部肿物切除术,术后病理示:送检左下肺叶切除标本中见到转移性鼻咽非角化性癌,间质纤维组织反应性增生,伴有多量淋巴细胞及浆细胞浸润。未侵及肺被膜,手术标本切端未见癌浸润,找到淋巴细胞 2 个均未见癌转移。诊断为:鼻咽癌肺转移。今为进一步治疗就诊我院,门诊以"鼻咽癌肺转移"收住入院。自发病来,精神和睡眠尚可,饮食正常,体重无明显减轻。

既往史:无特殊疾病史,无烟酒嗜好,无肿瘤家族史。

体格检查:卡氏评分 90 分。神志清楚,营养中等,自主体位,检查合作,全身各浅表淋巴结未触及肿大,鼻咽顶后壁见结节状隆起,脑神经检查未见明显异常。左胸部呈胸腔镜术后改变,可见一约为长 3cm 的手术瘢痕,伤口愈合良好,无出血、渗出。

辅助检查(入院前):MRI 检查:考虑鼻咽癌累及左侧咽旁间隙并双颈及咽后淋巴结肿大(病例 15 图 2)。外院病理:鼻咽非角化性癌(未分化型)。

初步诊断:

1. 鼻咽非角化性未分化型癌左肺转移。
2. 左肺转移灶切除术后。

二、辅助检查

入院后查肺部 CT:鼻咽癌肺转移术后,左下肺实变合并胸腔积液,考虑术后改变可能,建议随访;血常规、肝肾功能、血电解质基本正常,凝血时间正常;心电图:窦性心律不齐;全身骨 ECT:全身骨显像未见明显异常;腹部 B 超:①倾向慢性胃炎;②肝未见明显占位;鼻咽纤维镜:鼻咽顶后壁、左隐窝见肿物隆起;EB 病毒 DNA $< 5.0 \times 10^2$ copies/ml。

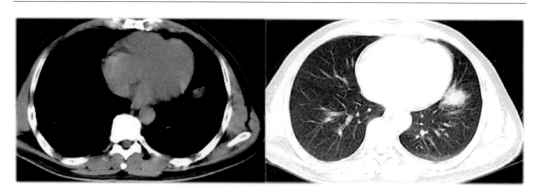

病例 15 图 1　肺部 CT(肺部手术前)：左肺下叶内前基底段见大结节影，边缘不清

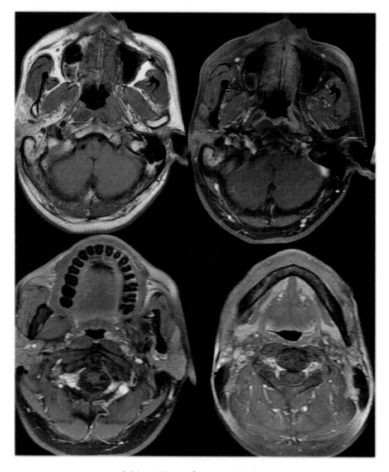

病例 15 图 2　鼻咽 + 颈部 MRI

注：鼻咽顶后壁不规则增厚形成肿块，以左侧为著，呈 $T_1WI-FSE$ 等信号 PDWIfs 高信号，注入 GD-DTPA 增强后强化明显，边缘不规则毛糙，边界欠清，向左向后突破左侧咽颅底筋膜累及左侧咽旁间隙、左咽后间隙，未侵犯左侧翼内外肌及咀嚼肌间隙，向前未超过双侧上颌窦后缘连线，未累及鼻腔，向下未累及口咽、喉咽，向上未突破蝶窦底壁，未侵犯颅底骨质，颅底骨质信号尚均匀超过后鼻孔。左咽后见肿大淋巴结，双颈部未见明显肿大淋巴结

三、入院诊断

1. 鼻咽非角化性未分化型癌累及左侧咽旁间隙伴左咽后淋巴结转移及左肺转移 $T_2N_1M_1$ Ⅳb 期(2008 中国分期)。

2. 左肺转移灶切除术后。

四、诊断依据

患者鼻咽部原发灶已有病理证实,根据目前国内"鼻咽癌 2008 分期",肿瘤累及左侧咽旁间隙,T 分期定为 T_2;左咽后淋巴结转移,N 分期定为 N_1;左肺转移有病理确诊,M 分期定为 M_1,故认为目前分期为 $T_2N_1M_1$ Ⅳb 期。

五、治疗策略

患者是一个远处转移的鼻咽癌首诊患者,根据 NCCN 指南,确定"全身化疗"为主的治疗方案。由于转移灶已被完整切除,对于该病例,计划采用全身化疗联合头颈部放疗的综合治疗方案。考虑到患者转移灶在肺部,且为单一转移灶,预测患者虽为晚期鼻咽癌,但预后较好,局部放疗计划给予根治剂量。患者肺部 CT 提示左下肺实变及胸腔积液与患者术后改变有关,须密切随访观察。为了减少肿瘤周围正常组织的放射损伤,同时提高肿瘤靶区照射剂量,提高肿瘤的局控率,计划采用调强放疗技术。将以上治疗考虑、治疗不良反应及预后等情况告知患者及家属,并取得患方同意和理解,签署相关知情同意书。

六、治疗方案

1. 诱导化疗 3 周期(2010 - 10 - 28 至 2010 - 12 - 19)　吉西他滨 $1.0g/m^2$,第 1 天、第 8 天,顺铂 $80mg/m^2$ 第 2 天。化疗引起Ⅰ度消化道反应、Ⅱ度骨髓抑制,对症治疗后好转。

2. 同步放、化疗(2011 - 01 - 04 至 2011 - 02 - 17)　为增强患者体质,改善放疗中及放疗后饮食,患者于 2010 - 12 - 28 在内镜室行经皮内镜胃造瘘术。2011 - 01 - 04 至 2011 - 02 - 17 同步化疗 1 周期:吉西他滨 $1.0g/m^2$,第 1 天、第 8 天,顺铂 $80mg/m^2$ 第 2 天。2011 - 01 - 04 至 2011 - 02 - 17 完成鼻咽 + 颈部调强放疗。调强放疗计划:设鼻咽肿瘤原发灶(包括影像学所提示鼻咽部肿瘤及所累及的周围组织)为 GTV - T,予以 GTV - T - PTV(95% V)DT6975cGy/31Fx/6w;设 GTV - T 外扩 5 ~ 10mm(包括整个鼻咽黏膜及黏膜下 5mm)为 CTV1,予以 CTV1 - PTV(95% V)DT6045cGy/31Fx/6w;设鼻咽原发灶亚临床病灶区(包括鼻咽原发灶、整个鼻咽腔、鼻腔后 1/3、上颌窦后部、海绵窦、翼腭窝、部分后组筛窦、双侧颈动脉鞘区、咽旁间隙、颅底、部分颈椎和斜坡)为 CTV2,予以 CTV2 - PTV(95% V)DT5580cGy/31Fx;设双颈转移淋巴结为 GTV - N,予以 GTV - N - PTV(95% V)DT6820cGy/31Fx;设双颈转移淋巴结引流区(包括Ⅱ组、Ⅲ组、部分Ⅴ组淋巴结)为 CTV - N,计划予以 CTV - N - PTVDT5580cGy/31Fx,放疗间出现Ⅲ度放射性口腔炎、Ⅰ度口干,积极予以对症处理后症状好转。放疗结束 1 个月疗效评价:CR(病例 15 图 3)。

3. 辅助化疗(2011 - 03 - 28 至 2011 - 03 - 30)　计划拟继续予以"吉西他滨 $1.0g/m^2$,第 1 天、第 8 天,顺铂 $80mg/m^2$ 第 2 天"辅助化疗 2 周期,但 2011 - 03 - 28 至 2011 - 03 - 30 给予第一周期辅助化疗时,因患者反复出现骨髓抑制,无法耐受化疗,第 8 天吉西他滨化疗未给药,第二次辅助化疗取消。

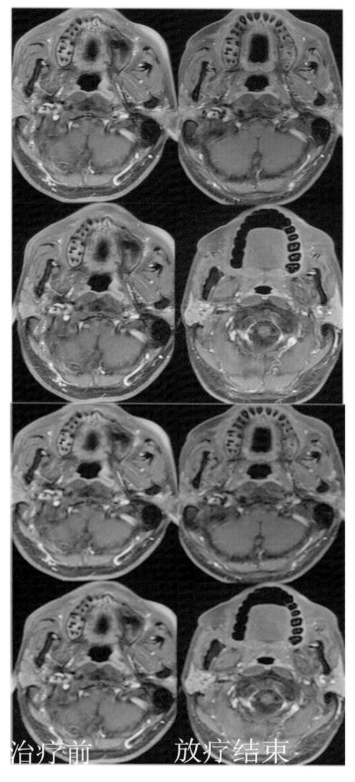

病例 15 图 3　治疗前后鼻咽＋颈部 MRI 对比肿瘤完全消退

七、病情演变

辅助化疗结束后，根据 NCCN 指南随访要求，定期随访至 2017 - 03，未发现复发或转移征象。主要的放疗晚期反应为Ⅰ级口干、Ⅰ级颈部皮肤反应。

八、病例亮点

本病例是一个ⅣB 期转移鼻咽癌患者，在治疗前评估，局部原发病灶和区域转移淋巴结均较小，属于局部早期，但是出现单个转移灶。鉴于患者一般情况良好，转移灶已行完整切除，预期预后较好。故而采用积极的根治性治疗方案，拟予全身化疗 6 周期 + 根治量头颈部调强放疗的治疗计划。治疗过程由于化疗反应大，患者耐受性差，未完成计划的 6 周期化疗，最后仅接受了 4.5 周期的联合方案化疗 + 根治量头颈部放疗。然而该患者获得了长期无瘤生存，是一个典型的预后较好的寡转移鼻咽癌，经过积极治疗获得治愈的病例。

九、讨论

初诊时就发生远处转移的鼻咽癌患者，约占 5%。鼻咽癌远处转移最常见的部位包括肺、骨、肝等。经过积极治疗，2 年生存率约 50%，5 年生存率不足 20%。影响预后的主要因素包括转移部位、转移器官、转移灶个数、接受治疗的强度、对化疗药物的反应等。肺转移者预后好于骨转移、肝转移及多脏器转移者，单个病灶转移的患者预后好于多病灶转移者。其他因素如血清 LDH、血浆 EBV - DNA 等，也具有潜在的预后意义。根据几项回顾性研究的结果，对于初诊远处转移的鼻咽癌，如果一般情况许可，全身化疗后转移灶控制较好(CR、PR 甚至少数情况 SD)，对原发灶包括鼻咽及颈部的高剂量放疗，可以提高生存。虽然最佳的处方剂量仍不明确，有文献报道剂量在 ≥5000cGy 或 ≥ 6500cGy 具有预后意义。

对于转移灶的局部治疗目前仍有争议。有研究认为，转移灶的积极治疗不能提高生存，甚至对预后较好的寡转移患者也无益。也有研究认为，在接受全量化疗的基础上，对于转移灶的积极治疗可以提高疗效，转移患者中获得长期生存的患者，经常是全量化疗后，寡转移灶接受根治性治疗的患者。

本例患者属于少见病例，是一个局部早期患者出现单个肺病灶转移的鼻咽癌，且转移灶接受了根治性手术切除，因此治疗方案采取积极的全身化疗 + 原发灶局部高剂量放疗。最终由于化疗耐受性原因，未能完成足量 6 周期全身化疗，但化疗结束时疗效评价 CR。说明对于患者原发鼻咽及颈部的肿瘤负荷较小且寡转移的患者，预后较好，积极的根治性治疗可以获得长期的生存。

参 考 文 献

[1] Lin S, Tham IW, Pan J, et al. Combined high – dose radiation therapy and systemic chemotherapy improves survival in patients with newly diagnosed metastatic nasopharyngeal cancer. American journal of clinical oncology, 2012, 35(5): 474 – 479

[2] Chen X, Lei H, Liang Z, et al. Intensity – modulated radiotherapy controls nasopharyngeal carcinoma distant metastasis and improves survival of patients. SpringerPlus, 2016, 5(1): 1459

[3] Zeng L, Tian YM, Huang Y, et al. Retrospective analysis of 234 nasopharyngeal carcinoma patients with distant metastasis at initial diagnosis: therapeutic approaches and prognostic factors. Plos one, 2014, 9 (9): e108070

[4] Heng W, Zong J, Huang C, et al. Multimodality treatment may improve the survival rate of patients with metastatic nasopharyngeal carcinoma with good performance status. Plos one, 2016, 11(1): e0146771

[5] Shen L, Li W, Wang S, et al. Image – based multilevel subdivision of M_1 category in TNM staging system for metastatic nasopharyngeal carcinoma. Radiology, 2016, 280(3): 805 – 814

[6] Hu J, Kong L, Gao J, et al. Use of Radiation Therapy in Metastatic Nasopharyngeal Cancer Improves Survival: A SEER Analysis. Scientific reports, 2017, 7(1): 721

[7] Rusthoven CG, Lanning RM, Jones BL, et al. Metastatic nasopharyngeal carcinoma: Patterns of care and survival for patients receiving chemotherapy with and without local radiotherapy. Radiotherapy and oncology: journal of the European Society for Therapeutic Radiology and Oncology, 2017

[8] Zou X, You R, Liu H, et al. Establishment and validation of M_1 stage subdivisions for de novo metastatic nasopharyngeal carcinoma to better predict prognosis and guide treatment. European journal of cancer, 2017, 77: 117 – 126

[9] Gomez DR, Blumenschein GR, Lee JJ, et al. Local consolidative therapy versus maintenance therapy or observation for patients with oligometastatic non – small – cell lung cancer without progression after first – line systemic therapy: a multicentre, randomised, controlled, phase 2 study. The Lancet Oncology, 2016, 17(12): 1672 – 1682

（宗井凤　林少俊）

病例 16　鼻咽癌可疑肺转移

一、病历摘要

李××,男,42 岁,汉族,已婚,2016 - 05 - 04 首次入院。

主诉:涕血 5 个月,头痛 1 个月。

现病史:患者于 2015 年底开始出现回吸性涕血,无鼻塞、头痛、耳鸣、复视、面麻等症状,未予重视;2016 - 04 出现头痛,以左侧为主;2016 - 04 - 25 在 ×× 医院行电子鼻咽镜检查并行肿块活检,病理检查结果示:未分化型非角化性癌。现患者为求进一步诊治来我科,门诊以"鼻咽癌"收入。

既往史:无特殊疾病史,无烟酒嗜好,无肿瘤家族史。

体格检查:颈软,颈部及全身未触及肿大淋巴结;间接鼻咽镜示:鼻咽顶后、左侧壁见新生物。脑神经征阴性,心、肺、腹部未及明显异常。

辅助检查(入院前):外院病理活检示:未分化型非角化性癌。

初步诊断:鼻咽非角化性癌(分期待定)。

二、辅助检查

入院后再次行鼻咽活检病理检查示鼻咽非角化性癌。鼻咽及颈部 MRI 示:①鼻咽顶部及双侧壁见稍长 T_1、稍长 T_2 肿块影,颅底骨质未见异常信号,考虑鼻咽癌并双侧咽后及双颈部 II 区多发淋巴结转移可能,上述异常信号增强后呈不均匀强化;②左侧下颌骨骨髓腔异常信号,考虑炎性病变可能,建议结合临床。胸部 CT 示:①右肺结节,建议进一步检查;②肝内胆管结石。外院行全身 PET - CT 示:鼻咽部顶壁偏左侧占位,考虑鼻咽癌;右上肺结节考虑转移可能大(平均 SUV = 3.8,最大 SUV = 5.4)(病例 16 图 1、病例 16 图 2),腹部彩超示:肝右叶胆管结石;全身骨扫描示:基本正常骨显像;血浆 EBV - DNA6. 728 × 10^2 copies/ml;心电图正常。

三、入院诊断

鼻咽非角化性癌 $T_2N_2M_x$ (2008 中国分期)。

四、诊断依据

患者鼻咽原发灶已有病理证实,根据国内鼻咽癌 2008 中国分期,鼻咽肿瘤侵及咽旁,T 分期定为 T_2;双颈部肿大淋巴结符合淋巴结转移标准,N 分期定为 N_2;PET - CT 示右上肺结节考虑转移可能大,单发病灶且无病理证实,故 M 分期定为 M_x,故目前分期为 $T_2N_2M_x$。

五、治疗策略

患者 PET - CT 示右上肺结节考虑转移可能大。因肺部结节为单发且无病理证实，良性病灶不能排除，故 M 分期定为 M_x。与患者沟通行肺部肿块穿刺活检或细胞学检查，考虑到存在一定风险，患者拒绝，因此考虑先化疗 2 周期再评价鼻咽、颈部及肺部肿块退缩情况。如肺部肿块退缩良好，则转移可能性大，可继续化疗 2~4 周期后行鼻咽、颈部及肺部转移灶放疗；如果鼻咽及颈部肿块退缩良好而肺部肿块退缩差，则转移的可能性小，行原发灶及颈部放疗配合同期化疗，完成放疗后肺部行手术切除。计划采用调强放疗技术。放疗过程可能出现下列不良反应：①局部疼痛；②骨髓抑制；③发热；④脱发；⑤放射性脑病；⑥鼻咽大出血；⑦放射性口腔炎；⑧放射性皮炎；⑨免疫抑制；⑩放射性二原癌等。化疗过程可能出现的反应：①骨髓抑制；②肝肾功能损伤；③胃肠道反应；④过敏反应等。预后方面：如果肺部病灶为良性病变，患者为Ⅲ期，5 年生存率 70% ~ 80% 。如果肺部病灶为转移瘤，5 年生存率 29% 。以上治疗考虑、治疗副作用及预后等情况，均告知患者及家属，并取得患方同意和理解。

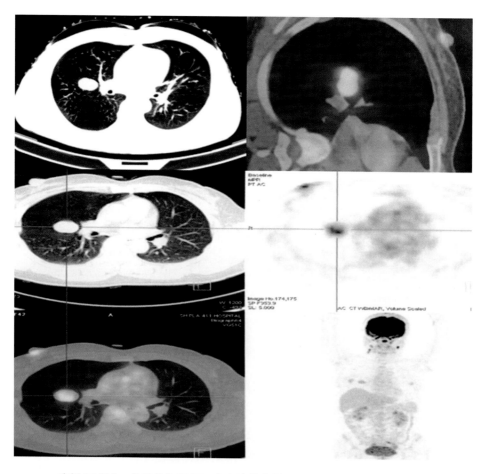

病例 16 图 1　放疗前胸部 CT，右上肺结节影；PET - CT 示 FDG 摄取增高

简要病史：

发现鼻咽癌，肺部结节，了解情况。

影像所见：

禁食状态下，静脉注射^{18}F-FDG，静息后行全身PET-CT断层成像，解剖与功能图像质量清晰，全身断层影像显示：

各脑叶形态正常，脑实质内未见异常密度影，FDG代谢未见异常。双侧腭扁桃体、口咽及喉咽形态、结构未见异常。甲状腺形态大小正常，密度均匀，FDG摄取未见异常。鼻咽部顶壁偏左侧增厚隆起，呈不规则软组织肿块，大小约2.8×1.6cm，FDG摄取增高，平均SUV=13.4，最大SUV=16.7；双侧咽旁间隙及双侧颈深间隙见多发肿大淋巴结，最大直径约1.2cm，FDG摄取增高，平均SUV=10.5，最大SUV=13.2。

右上肺后段见一类圆形结节，大小约2.0×2.9cm，FDG摄取增高，平均SUV=3.8，最大SUV=5.4，余肺野内未见异常密度影，FDG代谢未见异常。两侧胸腔无积液。肺门及纵隔未见明显肿大淋巴结影。心肌FDG呈正常生理摄取。双侧乳腺内未见明确结节影，FDG呈生理性摄取。

诊断意见：

1. 鼻咽部顶壁偏左侧占位，FDG摄取增高，考虑鼻咽癌；双侧咽旁间隙及双侧颈深间隙多发淋巴结转移。

2. 右上肺结节，FDG摄取增高，结合病史考虑转移可能大。

病例16 图2　放疗前胸部CT，右上肺结节影；PET-CT示FDG摄取增高

六、治疗方案

1. 诱导化疗2周期（2016-05-12至2016-06-09）　多西他赛120mg第1天+DDP 45mg第1至第3天。诱导化疗曾引起Ⅲ度骨髓抑制，对症治疗后好转。两程化疗后复查电子鼻咽镜示：鼻咽左顶后壁见残留肿瘤，原肿瘤明显缩小。鼻咽MRI示：病变较2016-05-06缓解。胸部CT提示右肺结节无明显变化。血浆EBV-DNA阴性。

2. 同期放、化疗

同期化疗：单药奈达铂120mg第1天，化疗一程，因胃肠道反应重第二程化疗未执行。

调强放疗：鼻咽原发灶定义为GTVnx，双颈阳性淋巴结为GTVnd，高危区为CTV1，低危区为CTV2，予以PTVnx处方剂量为DT 7000cGy/32Fx，PTVnd处方剂量DT 6600cGy/32Fx，高危区PTV1处方剂量为DT 6000cGy/32Fx，低危区PTV2处方剂量为DT 5500cGy/32Fx。放疗期间出现Ⅱ度口干，Ⅱ度口咽黏膜炎。放疗结束复查鼻咽及颈部MRI疗效评价为CR。

七、病情演变

患者于2016-10-18行右上肺楔形切除术，术中探查病灶位于右上肺，大小约3cm×2cm×2cm。未侵及脏层胸膜。术后病理：右上肺：考虑硬化性血管瘤（病例16 图3）。

送检科室：胸外科　　　　住院号：ZY040000232155　床号：086　　　　送检日期：2016-10-18

送检标本：右上肺　　　　　　　　　　　　临床诊断：鼻咽癌放疗后、右上肺肿块待查

肉眼所见：

肺组织一块，大小为5cm×3cm×2cm,切面见一直径2.7cm灰白质中肿块，界较清。

光镜所见：

送检组织中见肺上皮排列呈片状，细胞呈乳头状，内含红细胞。

镜下所见：

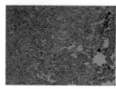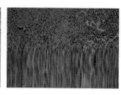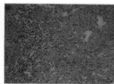

病理诊断：

右上肺：考虑硬化性血管瘤。

病例16 图3　肺部病灶术后病理为硬化性血管瘤

八、病例亮点

本病例是一个初治肺转移待排的鼻咽癌患者，PET-CT提示肺部结节为转移瘤。两程诱导化疗后鼻咽及颈部病灶明显消退，血浆EBV-DNA转阴而肺部肿块无明显变化，考虑肺部转移可能性较小，根治性的同期放、化疗后，行右上肺楔形切除术，术后病理为硬化性血管瘤。

九、相关知识点

初诊鼻咽癌患者6%~15%出现远处转移，其中肺是最常见的转移部位之一。鼻咽癌治疗之前需进行详细的肺部检查以排除肿瘤转移的可能性。目前肺部检查主要的方法是影像学如胸部正侧位片或胸部CT，其中胸部CT由于具有比胸片更高的敏感性而成为治疗前胸部筛查的主要影像学方法。在胸部CT发现的肺部肿块中，多数可以通过肿块大小、部位、密度、形状、边缘性质、是否钙化以及肿块的数目等得到比较肯定的诊断，但亦有部分患者单纯依靠CT难以对肺部肿块做出明确的诊断，其中鼻咽癌伴肺部单发结节是临床诊断的难点之一。PET-CT根据肿瘤和正常组织对糖代谢的差异进行显像，具有较高的敏感性和特异性，是鼻咽癌治疗前分期的重要影像学手段。在Chang等对95例鼻咽癌的研究中，^{18}F-FDG PET-CT确诊了所有14例远处转移，其敏感性、特异性和准确率分别达到100%、90%和91.6%，该研究组进一步对140例常规检查为M_0的鼻咽癌患者进行了研究，发现PET-CT对远处转移的敏感性和特异性分别为100%和

86.9%，说明 PET - CT 在鼻咽癌分期中的重要性。但 PET - CT 价格昂贵难以全面普及，同时 10% 左右的假阳性率亦是需要注意的问题。血浆 EBV - DNA 在流行区鼻咽癌患者中升高，其拷贝数与肿瘤负荷相关，在转移性鼻咽癌中敏感性达到 96%，是鼻咽远处转移的可靠参考指标。考虑到成本 - 效益关系，目前鼻咽癌治疗前对远处转移的筛查可遵循以下流程：对 $N_{0 \sim 1}$，血浆 EBV - DNA 拷贝数较低(具体应根据各单位自己的监测结果和经验)，采用常规检查；$N_{0 \sim 1}$，血浆 EBV - DNA 拷贝数较高或 $N_{2 \sim 3}$ 患者，除常规检查外，加做 PET - CT 可能有较大的成本 - 效益。

总之，对于肺部肿块的诊断，应根据患者病史、体征、CT、PET - CT 以及血浆 EBV - DNA 拷贝数等因素综合判断。另外，考虑到临床各检查的局限性，应尽可能在治疗前对单发肿块进行穿刺细胞学或病理检查，以进一步提高诊断的准确性。对拒绝进行肺部穿刺检查的患者，在与患者充分沟通的基础上可先进行同期放、化疗并密切随访肺部肿块；或者先行新辅助化疗，如果化疗后评价原发肿瘤和肺部肿块反应不一致，或者在随访中肿块增大，应在局部区域治疗结束后进行手术切除，这样既可以明确诊断，又能达到治疗的效果。

参 考 文 献

［1］Chang JT, Chan SC, Yen TC, et al. Staging Nasopharyngeal carcinoma staging by [18]Fluorodeoxyglucose positron emission tomography. Int J Radiat Oncol Biol Phys, 2005, 62(2): 501 - 507

［2］Yen TC, Chang JT, Ng SH, et al. The value of [18]F - FDG PET in the detection of stage M_0 carcinoma of the nasopharynx. J Nucl Med, 2005, 46(3): 405 - 410

［3］Purohit B, Ailianou A, Dulguerov N, et al. FDG - PET - CT pitfalls in oncological head and neck imagingInsights Imaging, 2014, 5(5): 585 - 602

［4］Leung S, Lo YMD, Chan ATC, et al. Disparity of sensitivities in detection of radiation - na? ve and postirradiation recurrent nasopharyngeal carcinoma of the undifferentiated type by quantitative analysis of circulating Epstein - Barr virus DNA. Clinical Cancer Research, 2003, 9: 3431 - 3434

［5］Tang LQ, Chen QY, Fan W, et al. Prospective study of tailoring whole - body dual - modality [^{18}F] fluorodeoxyglucose positron emission tomography/computed tomography with plasma Epstein - Barr virus DNA for detecting distant metastasis in endemic nasopharyngeal carcinoma at initial staging. J Clin Oncol, 2013, 10, 31(23): 2861 - 2869

（龚晓昌　曾　雷　李金高）

病例 17　初诊转移鼻咽癌维持治疗

一、病历摘要

顾××，男，50 岁，汉族，已婚，浙江省湖州市人，干部，2013 - 03 - 29 首次入院。

主诉：干咳 4 个月，涕中带血 3 个月。

现病史：患者在 2012 - 12 初出现干咳，无发热、气急、胸痛，当地医院内科检查，行胸部 CT 检查无明显异常，考虑"支气管炎"，予止咳治疗后好转。2013 - 01 初无明显诱因出现左侧涕中带血，量不多，伴回吸涕带血，无鼻出血、头痛，无面麻，无耳鸣、无听力下降，未就诊。后涕中带血、回吸涕带血间断出现，仍无头痛、面麻，无耳鸣、听力下降，无呛咳、声嘶，于 2013 - 03 - 19 就诊于当地医院，行纤维鼻咽镜检查发现左侧鼻咽新生物隆起，行活检考虑鼻咽癌。行鼻咽 MR 检查示左侧鼻咽部软组织，颈部淋巴结无明显肿大，考虑鼻咽癌可能。今就诊我院，门诊以"鼻咽癌"收住入院。患病来一般情况可，精神、睡眠可，二便如常，胃纳可，体重无明显变化。

既往史：患者过去体质良好。疾病史：发现高血压 4 ~ 5 年，BP_{max} 150/110mmHg，现服用安博维（厄贝沙坦片）150mg，每天 1 次，血压控制可。否认糖尿病、心脏病、肝病史、肾病史。无肝炎、肺结核病史。预防接种史不详。10 余年前发现磺胺类药物过敏，无食物过敏史。无手术史，无外伤史，无输血史，无中毒史，无长期用药史，无成瘾药物。无与本病相关病史。患者家族中无遗传病史。

体格检查：一般情况可，生命体征平稳。H：173cm，W：76kg，T：37℃，R：18 次/分，P：93 次/分，BP：135/85mmHg。心脏听诊未闻及病理性杂音，双肺未闻及干湿性啰音。腹平软，无压痛，未触及异常包块，移动性浊音阴性。鼻咽左侧新生物，颈部淋巴结未及明显肿大。脑神经征阴性。口腔内无龋齿、残根。

辅助检查（入院前）：2013 - 03 - 19 外院纤维鼻咽镜：鼻咽左侧隆起新生物。鼻咽 MR：左侧鼻咽部软组织，颈部淋巴结无明显肿大。2013 - 03 - 29 外院：（鼻咽）考虑非角化性癌。

初步诊断：

1. 鼻咽非角化性癌（分期待定）。
2. 高血压病。

二、辅助检查

入院后鼻咽部 + 颈部 MR 检查：鼻咽顶壁见不规则增厚，T_1WI 上呈等信号，T_2WI 上呈稍高信号，增强后病灶呈中度强化。两侧头长肌信号尚可，颅底骨质信号未见明显异常，两侧海绵窦无殊。右侧咽旁及双颈见多发肿大淋巴结，最大者长径约 1.9cm，呈明显均质强化，边界尚清（病例 17 图 1）。胸腹部联合 CT：①双肺未见明显占位；②T_{12} 椎体成骨性改变，转移不除外；③右肝后下段高密度影，考虑钙化或肝内胆管结石；④右侧第 7 肋骨陈旧性骨折。ECT 骨扫描：①第 1、第 2、第 8、第 12 胸椎、第 4 腰椎、左骶髂关节代谢活跃，骨转移首先考虑，建议结合 MR 检查；②右侧第 7 侧肋及第 10 后肋代谢活跃，建议结合 CT 检查（病例 17 图 2）。胸腰椎 MR 示：胸$_{12}$、胸$_{11}$、胸$_8$、胸$_1$ 及腰$_{4\sim5}$ 椎体见成骨性骨质破坏影，以胸$_{12}$ 椎体较为明显，T_1WI 及 T_2WI 上呈低信号，边界欠清，周围软组织肿块影不明显，椎管内未见明显异常，考虑胸腰椎体多发转移瘤（病例 17 图 3）。

三、入院诊断

鼻咽非角化性癌 $T_2N_2M_1$（骨）Ⅳc 期（AJCC/UICC 第 7 版）。

四、诊断依据

患者鼻咽部原发灶已有病理证实，根据 AJCC/UICC 第 7 版分期系统：鼻咽肿瘤累及左侧咽旁间隙，T 分期为 T_2；双侧 2a 区、左侧 2b、3、5a 区多发淋巴结肿大，N 分期为 N_2；骨 ECT 扫描及胸腰椎 MR 示多发胸腰椎转移，M 分期定为 M_1，故目前分期为 $T_2N_2M_1$（骨）Ⅳc 期（AJCC/UICC 第 7 版）。

五、治疗方案

1. 诱导化疗　2013 – 04 – 11 起行 TPF 化疗：多西他赛（$60mg/m^2$）114mg，第 1 天，DDP（$75mg/m^2$）142mg，第 1 天，氟尿嘧啶（$2500mg/m^2$）4745mg 维持 120 小时。化疗后患者出现Ⅳ度骨髓抑制，2013 – 05 – 02、2013 – 05 – 23 和 2013 – 06 – 14 行第 2、第 3、第 4 周期 TPF 化疗：多西他赛（$60mg/m^2$）114mg，第 1 天，DDP（$60mg/m^2$）114mg，第 1 天，氟尿嘧啶（$2500mg/m^2$）4745mg 维持 120 小时，过程顺利。

2. 同步放、化疗　2010 – 07 – 27 起行 IMRT 治疗：95% 鼻咽原发肿瘤区 PGTVnx DT 6630cGy/30Fx，转移淋巴结 PGTVnd DT 6600cGy/30Fx，高危淋巴结区 CTVnd DT 6300cGy/30Fx，原发肿瘤高危区及阳性淋巴结区 PTV1 DT 6000cGy/30Fx，其他淋巴结区 PTV2 DT 5400cGy/30Fx（病例 17 图 4）。2013 – 07 – 12 和 2013 – 08 – 16 行同步化疗 2 周期：DDP（$80mg/m^2$）148mg，第 1 天。

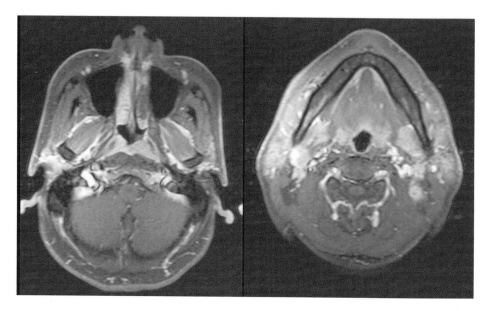

病例 17 图 1　入院后鼻咽部 + 颈部 MR 检查

注：鼻咽顶壁新生物，累及咽旁间隙，颅底骨质无明显侵犯。双侧 2a 区、左侧 2b、3、5a 区多发淋巴结肿大

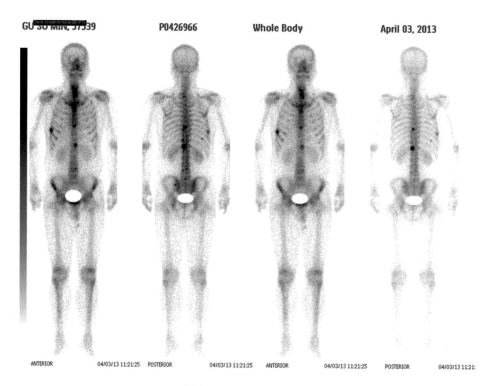

病例 17 图 2　骨 ECT 扫描

注：第 1、第 2、第 8、第 12 胸椎，第 4 腰椎，左骶髂关节代谢活跃，骨转移首先考虑

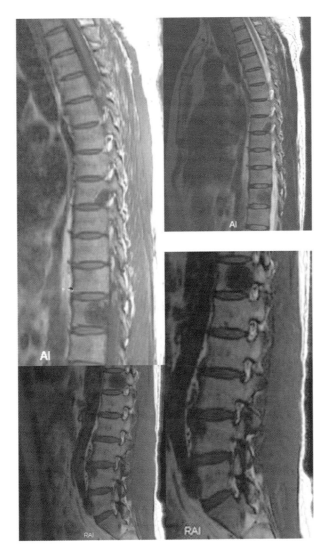

病例 17 图 3 胸腰椎 MR

注：胸$_{12}$、胸$_{11}$、胸$_8$、胸$_1$ 及腰$_{4\sim5}$椎体见成骨性骨质破坏影，以胸$_{12}$椎体较为明显，T_1WI 及 T_2WI 上呈低信号，边界欠清，周围软组织肿块影不明显，考虑胸椎和腰椎多发转移瘤

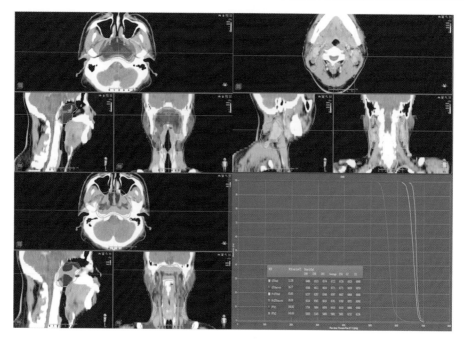

病例 17 图 4　IMRT

注：患者各肿瘤靶区勾画、DVH 图及等剂量线。肿瘤靶区：鼻咽原发灶（紫色块 PGTVnx）、颈部转移淋巴结（绿色块 GTVnd，黄色块 PGTVnd）、PTV1（蓝色块）、PTV2（粉红块）。等剂量线：紫色线（6600cGy）、淡红色线（6300cGy）、绿色线（6000cGy）、粉色线（5400cGy）

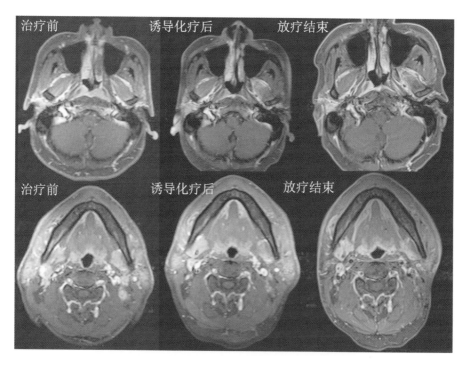

病例 17 图 5　治疗前后鼻咽病灶及颈部淋巴结退缩情况

　　患者诱导化疗后，鼻咽及颈部淋巴结疗效评价为 CR，放、化疗结束时肿瘤疗效评价为 CR(病例 17 图 5)。

六、病情演变及随访

　　患者放、化疗结束后定期行唑来膦酸 5mg，静脉滴注，每月 1 次。2014 - 03 - 10 当地医院复查 PET - CT 示左侧髂骨局部 FDG 代谢活跃，骨转移可能；鼻咽、颈部无明显 FDG 代谢增高灶。本院 ECT 示(病例 17 图 6)：①第 1、第 2、第 8、第 12 胸椎，右第 7 侧肋及第 10 后肋较前片(2013 - 04 - 03)代谢减低，建议定期随访；②第 4 腰椎、左骶髂关节、骶骨代谢较前片活跃，建议进一步结合骨盆 MRI。MR 检查(病例 17 图 7)示左侧髂骨近骶髂关节区见稍长 T_1、稍长 T_2 信号的骨破坏区，边缘尚清，转移瘤首先考虑。左侧骶骨大翼见不规则片状异常信号，T_1WI 呈稍高信号，请复查。诊断骨转移瘤进展，于 2014 - 05 - 09 和 2014 - 06 - 04 行 GP 化疗：盐酸吉西他滨(健择)1.6g，第 1 天、第 5 天，卡铂(AUC 4)520mg，第 1 天，并予止吐、护肝等支持治疗，过程顺利。同步行靶向治疗：重组人血管内皮抑制素(恩度)15mg，第 1 至第 14 天，过程顺利。化疗后 2 周行 PET - CT 检查示左侧髂骨、T_{12} 椎体、L_3 棘突代谢活跃，与前片比较，考虑进展。患者无髂骨区、胸背部疼痛，于 2014 - 06 - 27 至 2014 - 09 - 10 给予 TP 方案二线化疗 4 周期：奈达铂 140mg，第 1 天，紫杉醇针(白蛋白结合型)200mg，第 1 天、第 8 天，同步西妥昔单抗(爱必妥)靶向治疗：700mg，第 1 周，后 400mg 每周 1 次共 12 次。化疗后行骨转移灶放疗：IGRT 胸椎 $T_{11}/T_{12}/L_3$ + 骨盆转移灶 95% PTV DT 5400cGy/27Fx。2014 - 11 - 12 起口服替吉奥胶囊 60mg，每天 2 次，维持化疗至今。2017 - 04 - 06 当地 PET - CT 检查：骨多发转移瘤，FDG 代谢未见增高。

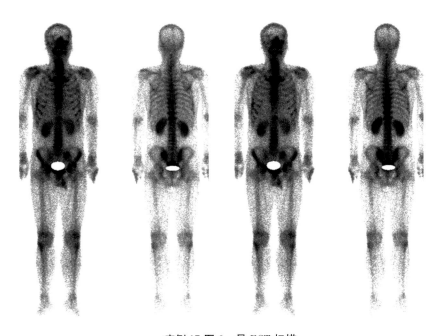

病例 17 图 6　骨 ECT 扫描

注：第 4 腰椎、左骶髂关节、骶骨代谢较前片活跃

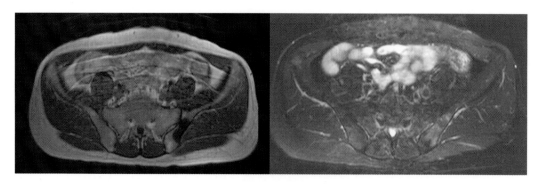

病例 17 图 7　盆腔 MR 检查

注：左侧髂骨近骶髂关节区骨破坏区，边缘尚清，左侧骶骨大翼见不规则片状异常信号

七、治疗策略及讨论

初治多发转移的鼻咽癌患者（Ⅳc 期）预后较差，中位无进展生存时间为 6～10 个月，中位总生存时间为 11～28 个月，其姑息性化疗首选方案为含铂的双药方案。但Ⅳc 期是异质性很强的一组，不同转移数目和转移部位的病灶对治疗方法的反应个体差异大，预后差别也较大，但仍有部分患者能获得长期生存。初诊转移的患者不仅需要接受全身治疗，还涉及原发灶和转移灶处理的问题，目前仍然缺少公认的标准治疗模式。

本例患者在接受 4 个疗程的 TPF 诱导化疗后，鼻咽及颈部转移淋巴结疗效达 CR，故给予鼻咽及颈部病灶根治性放疗。治疗后单用唑来膦酸抗骨转移治疗，6 个月左右出现骨转移灶进展，而鼻咽及颈部淋巴结控制良好，说明单纯 4～6 个疗程的全身化疗无法长期有效控制病灶。在予二线诱导化疗后，我们加用了局部较高剂量的放疗（5400cGy，为保证脊髓剂量不超过 45G 的最高量），以提高局部控制。

而对于其他亚临床病灶，我们采用维持化疗的策略。鼻咽癌较早维持化疗研究常使用氟尿嘧啶静脉滴注方式。首先采用 MAP 方案（丝裂霉素 8mg/m² + 阿霉素 40mg/m² + 顺铂 60mg/m²，第 1 天/3 周 × 4 周期）诱导缓解后，使用 FL 方案（每周，氟尿嘧啶 450mg/m² + 亚叶酸 30mg/m²）维持治疗。中位维持治疗时间为 38（8～91）周，维持治疗期间未观察到Ⅲ～Ⅳ度毒性。中位无进展生存及中位总生存分别为（11.6 ± 0.4）个月和（18.1 ± 3.6）个月。在另外一项Ⅱ期研究中，采用 3 药联合化疗（吉西他滨 1000mg/m²，第 1 天、第 8 天 + 紫杉醇 70mg/m² + 卡铂 AUC 2.5 单位）诱导缓解后，接受 FL 方案（每周，氟尿嘧啶 450mg/m² + 亚叶酸 30mg/m²）维持治疗。中位维持治疗时间 20（8～48）周，中位无进展生存及中位总生存分别为 8 个月和 22 个月。单静脉用药维持治疗，患者的便利性不佳，大大增加医护的工作量，临床应用受到限制。替吉奥（S-1）是一种口服的氟尿嘧啶衍生物，通过吉美嘧啶和奥替拉西的调节作用，增加氟尿嘧啶的血药浓度和作用时间，增加抗肿瘤疗效的同时可降低氟尿嘧啶的不良反应。Peng 等报道了 39 例采用 S-1（体表面积 < 1.25m²，40mg 每天 2 次；体表面积 1.25～1.5m²，50mg 每天 2 次；体表面积 > 1.5m²，60mg 每天 2 次；第 1 至第 14 天/21 天）治疗，含铂方案化疗后失败的复发转移性鼻咽癌，中位化疗周期数为 4（1～10）周期，客观有效率为 33.3%，完全缓解率为

2.6%。中位无进展生存时间和总生存时间分别为 5.6 个月和 13.9 个月。疗效与静脉氟尿嘧啶接近,但便利性大大提高。该患者 S1 维持化疗已 31 个月,出现 2 度高胆红素血症,给予护肝、退黄治疗后恢复正常,无Ⅳ度以上血液学及非血液学毒性反应。患者二线化疗后 33 个月无肿瘤进展,说明采用诱导化疗缓解后,对局部病灶巩固放疗 + 口服维持化疗控制亚临床病灶的策略值得进一步研究。

参 考 文 献

[1] Chua ML,Wee JT,Hui EP,et al. Nasopharyngeal carcinoma. Lancet,2016,5,387(0022):1012 – 1024

[2] Chan OS, Ngan RK. Individualized treatment in stage Ⅳc nasopharyngeal carcinoma. Oral Oncol, 2014, 50(9): 791 – 797

[3] Wang HM, Lin TL, Kuo YC, et al. Correlation between overall survival and differential plasma and tissue tumor marker expression in nasopharyngeal carcinoma patients with different sites of organ metastasis. Oncotarget, 2016, 7(33): 53217 – 53229

[4] Hong RL, Sheen TS, Ko JY, et al. Induction with mitomycin C, doxorubicin, cisplatin and maintenance with weekly 5 – fluorouracil, leucovorin for treatment of metastatic nasopharyngeal carcinoma: a phase Ⅱ study. Br J Cancer, 1999, 80(12): 1962 – 1967

[5] Leong SS, Wee J, Rajan S, et al. Triplet combination of gemcitabine, paclitaxel, and carboplatin followed by maintenance 5 – fluorouracil and folinic acid in patients with metastatic nasopharyngeal carcinoma. Cancer, 2008, 113(6): 1332 – 1337

[6] Watanabe T. Evidence produced in Japan: tegafur – based preparations for postoperative chemotherapy in breast cancer. Breast Cancer, 2013, 20(4): 302 – 309

[7] Peng PJ, Cheng H, Ou XQ, et al. Safety and efficacy of S – 1 chemotherapy in recurrent and metastatic nasopharyngeal carcinoma patients after failure of platinum – based chemotherapy: multi – institutional retrospective analysis. Drug Des Devel Ther, 2014, 8: 1083 – 1087

（姜　锋　陈晓钟）

病例 18　晚期鼻咽癌肺转移

一、病历摘要

黄××，24岁，汉族，已婚，浙江省温州市人，农民，2009－03－02首次入院。

主诉：发现左颈肿块伴左侧耳闷1个月。

现病史：患者1个月前无明显诱因的情况下出现咽痛伴左中颈痛性肿块，2～3cm大小，无发热，伴左侧耳闷，听力可，无头痛、面麻，无鼻塞、鼻出血。当地医院给予抗感染治疗后，咽痛消失，颈部疼痛明显缓解，但肿块无明显退缩，遂就诊于当地医院检查，行淋巴结细胞学检查：考虑淋巴结反应性增生。建议行淋巴结活检术，患者未同意。就诊于上级人民医院，发现鼻咽新生物，行活检，2009－02－24当地人民医院病理回报：（鼻咽）非角化性癌（未分化型）。为行进一步诊治，就诊我院门诊，以"鼻咽癌"收住院。

既往史：否认其他特殊疾病史。无烟酒嗜好。无肿瘤家族史。

体格检查：卡氏评分90分。鼻咽顶壁见隆起样新生物，累及左侧壁、左后鼻孔。口咽：（－），左上颈淋巴结肿大，大小约5cm×5cm，右颈、锁骨上等浅表淋巴结未触及明显肿大，脑神经检查未见异常，心、肺、腹体检未见明显异常。

辅助检查（入院前）：2009－02－24当地人民医院：（鼻咽）非角化性癌（未分化型）。

初步诊断：鼻咽非角化性癌伴颈部淋巴结转移（待分期）。

二、辅助检查

入院后本院鼻咽活检病理：（鼻咽顶壁）非角化性癌（未分化型）。鼻咽＋颈部MRI示（病例18图1）鼻咽癌，左侧咽后淋巴结肿大，侵犯颅底，头长肌，左颈淋巴结转移考虑。超声提示：左上颈多发淋巴结肿大（转移性考虑），右颈及双锁骨上未见明显异常光团。胸腹部CT：胸部、上腹部未见明显实质性结节。ECT：全身骨显像未见明显异常。

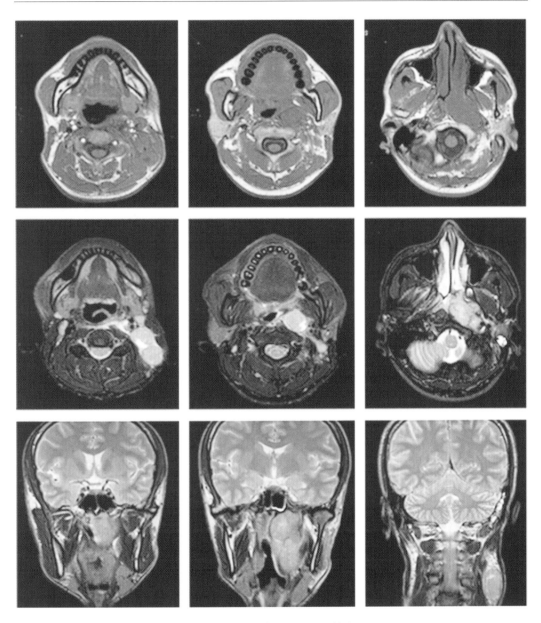

病例 18 图 1　鼻咽癌磁共振检查

注：左侧咽后淋巴结肿大，侵犯颅底，左侧头长肌，伴有左颈淋巴结转移

三、入院诊断

鼻咽非角化性分化型癌伴颈部淋巴结转移 $T_3N_1M_0$ Ⅲ 期（UICC/AJCC 2002 分期）。

四、诊断依据

患者鼻咽部原发灶已有病理证实，结合患者症状和 MRI 影像学表现，鼻咽癌伴左侧颈内区及左颈淋巴结转移考虑，肿块累及左鼻腔，左翼腭窝，筛窦后组，左翼内板，翼突根部，左咽旁，翼内肌，头长肌，斜坡咽腔侧皮质，髓质，左岩骨，左破裂孔。左咽后外侧组淋巴结肿大，大小 30mm×21mm，包膜受侵，左颈部Ⅱ区多个淋巴结肿大，大小 23mm×24mm，包膜受侵。

五、治疗策略

鼻咽癌受解剖结构限制，对于局部晚期鼻咽癌，因远处转移风险高，目前首先确定"诱导化疗＋同步放、化疗"的治疗方案，采用调强放疗技术。为了减少肿瘤周围正常组织的放射损伤，同时提高肿瘤靶区照射剂量，提高肿瘤的局控率，给予调强放疗（IMRT）技术。放疗过程可能出现下列不良反应：①局部疼痛；②放射性中耳炎；③口干；④脱发；⑤放射性脑病；⑥鼻咽大出血；⑦放射性口腔黏膜炎；⑧放射性皮炎；⑨免疫抑制；⑩呕吐等。化疗过程可能出现的反应：①骨髓抑制；②肝肾功能损伤；③胃肠道反应；④过敏反应等。以上治疗考虑、治疗不良反应及预后等情况，均告知患者及家属，并取得患方同意和理解。

六、治疗方案

1. 诱导化疗　2009 − 03 − 11 行诱导化疗一次：奈达铂 40mg 第 1 至第 3 天，氟尿嘧啶 0.75g 第 1 至第 3 天，并予止吐护肝等支持治疗，过程顺利。2009 − 04 − 02 行第二次诱导化疗：奈达铂 50mg 第 1 至第 3 天，氟尿嘧啶 1.0g 第 1 至第 3 天，过程顺利。化疗后复查 MRI：鼻咽及颈部淋巴结略缩小，左侧咽后淋巴结，左侧颈部淋巴结仍肿大明显。

2. 根治性放疗　诱导化疗后 MRI 显示的鼻咽及侵犯邻近结构病灶定义为 GTVnx，颈转移淋巴结为 GTVnd，CTV1 为鼻咽及颈部高危区，CTV2 为颈部低危区。具体的范围如下：原发肿瘤区 CTV1 包含整个鼻咽腔、双侧翼腭窝、翼板、双侧咽旁、斜坡、岩骨尖、蝶骨大翼（外界到卵圆孔）、圆孔、海绵窦、蝶窦、后组筛窦；淋巴引流区 CTV1 包含咽后、左侧茎突后间隙、左侧Ⅱa、Ⅱb 区、Ⅲ和Ⅴa 区，淋巴引流区 CTV2 包含右侧Ⅱa、Ⅱb 区、Ⅲ和Ⅴa 区。PGTVnx 为 GTVnx 外放 3mm，PGTVnd 为 GTVnd 外放 3mm，包括可疑淋巴结，PTV1 为 CTV1 外放 3mm，PTV2 为 CTV2 外放 3mm。放射治疗靶区，计划及剂量分布如图病例 18 图 2。

诱导化疗后予行鼻咽颈部调强放疗（IMRT）GTVnx DT 7200cGy/30Fx，PGTVnx DT 6750cGy/30Fx，GTVnd DT 6900cGy/30Fx，PTV1 DT 6000cGy/30Fx，PTV2 DT 5400cGy/30Fx。放疗期间同步希美纳（注射用甘氨双唑钠）增敏。并于 2009 − 04 − 22 行同步化疗一次：奈达铂 50mg 第 1 至第 3 天；2009 − 05 − 25 行第二次同步化疗，因血小板偏低，奈达铂减量为 40mg 第 1 至第 3 天，过程顺利。

放疗过程顺利，口腔黏膜Ⅱ度反应，白细胞Ⅱ度骨髓抑制，血小板Ⅱ度骨髓抑制。放疗结束复查鼻咽镜：鼻腔：黏膜尚光整，未见明显新生物。鼻咽：呈放疗后改变，内见分泌物，清除后左顶壁黏膜表面尚光整。放疗结束复查鼻咽部 MR 如图病例 18 图 3：鼻咽左侧壁小片状增厚，增强后鼻咽部未见明显强化。颅底左侧翼突根部及斜坡左半部骨质信号异常，双侧海绵窦形态、信号无殊。双颈未见明显肿大淋巴结影。

3. 巩固化疗　患者放疗结束，鼻咽黏膜粗糙，颅底左侧翼突根部及斜坡左半部骨质信号异常，EBV − DNA 虽属于正常范围，但仍有 50 拷贝/ml。于 2009 − 07 − 02 起行巩固化疗 2 周期：奈达铂 50mg 第 1 至第 3 天，氟尿嘧啶 1.0g 第 1 至第 3 天。

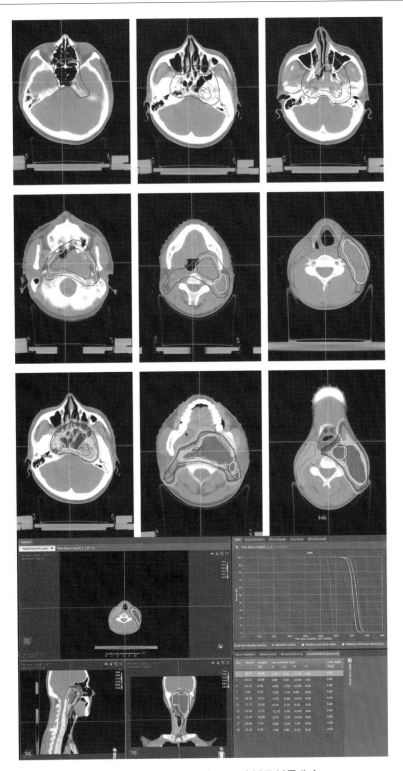

病例 18 图 2 放射治疗靶区，计划及剂量分布

注:GTVnx:红色,PGTVnx:绿色,GTVnd:黄色,CTV1:蓝色,CTV2:粉红色,填充色为剂量

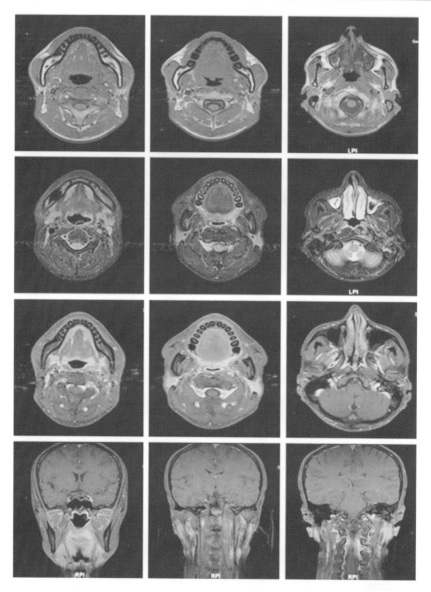

病例 18 图 3　治疗结束复查 MRI

注：鼻咽左侧壁小片状增厚、增强后鼻咽部未见明显强化。颅底左侧翼突根部及斜坡左半部骨质信号异常，双侧海绵窦形态、信号无殊。双颈未见明显肿大淋巴结影

七、病情演变

2012 - 03 - 21 复查胸部 CT：右下肺见一约 3.3cm × 2.9cm 软组织肿块影，边缘分叶，界尚清，增强后较明显不均性强化；余肺纹理清晰；纵隔内隆突下见最大径面约 3.7cm × 2.5cm 肿大淋巴结影，密度不均，不均性强化，压迫相邻右中间段支气管，与相邻食管分界不清；两侧胸腔未见明显积液。诊断：右下肺软组织肿块伴纵隔肿大淋巴结，恶性首先考虑。肺部肿块行穿刺细胞学示："右肺肿块针吸"。病理提示：低分化癌，考虑鼻咽癌转

移。入院后完善检查,复查鼻咽镜:鼻咽呈放疗后改变,内见分泌物,清除后未见明显新生物。复查鼻咽 MRI:①鼻咽癌放疗后复查,鼻咽部无明显复发灶;②双侧鼻窦炎症。

诊断鼻咽癌肺转移明确,无鼻咽、颈部淋巴结复发,无肝等转移,分期 $rT_0N_0M_1$,无明显化疗禁忌证,2012 - 04 - 04、2012 - 04 - 27;2012 - 05 - 24;2012 - 06 - 19 起行化疗 4 周期:吉西他滨 1.6g 第 1 天、第 8 天,DDP 50mg 第 1 至第 3 天。化疗结束,因复查肺部病灶 CR,未行局部放疗和手术。病例 18 图 4 显示鼻咽癌放、化疗后肺转移,肺部病灶化疗前、化疗后及随访时的变化。

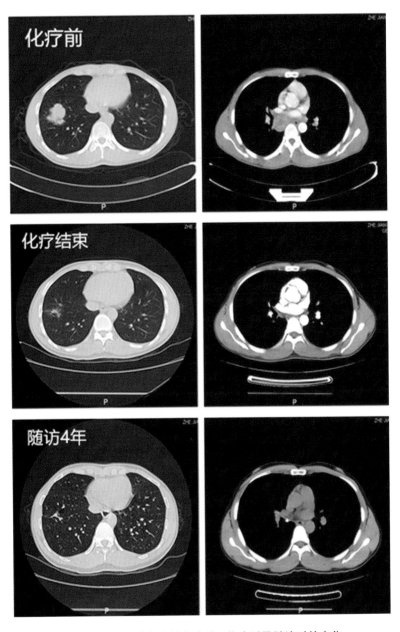

病例 18 图 4　肺部病灶化疗前、化疗后及随访时的变化

八、病例亮点

患者诊断明确，病理提示：鼻咽非角化性分化型癌，结合 MRI，诊断明确，考虑鼻咽癌伴颈部淋巴结转移 $T_3N_1M_0$ 期。患者放、化疗结束后，黏膜粗糙，颅底信号异常，EBV－DNA 偏高，考虑复发和远处转移风险大，予行巩固化疗。在治疗结束 2 年后复查发现肺部及纵隔区淋巴结转移，对于鼻咽癌肺转移的治疗，治疗模式多样，该患者单纯给予 GP 方案化疗后，长期生存。

九、相关知识点

1. 鼻咽癌咽后淋巴结　鼻咽癌淋巴结转移的第一站就是咽后淋巴结，其在初诊患者中较常见。由于解剖结构位置，咽后淋巴结在临床触诊中不可能被扪及，需要通过影像学检查如 CT、MRI、PET－CT、PET－MRI 等来显示。CT 检出率报道为 30% ~50%，而 MRI 更加敏感，达 70% ~80%。Ma 等研究显示，N_0 分期的患者中存在咽后淋巴结转移者发生远处转移的概率明显高于无咽后淋巴结转移者。

2. 鼻咽癌的巩固化疗　多个随机临床试验显示，诱导化疗虽可提高患者无病生存率，但未能显著提高总生存率。对于鼻咽癌的辅助治疗，同期放、化疗后是否再进行辅助治疗目前尚无定论。INT－0099 研究中报道了鼻咽癌同步放、化疗＋辅助化疗与单纯放疗的结果，同步放、化疗组为 DDP100mg/m^2，3 周期，放疗结束后改用 DDP80mg/m^2，氟尿嘧啶 1000mg/（m^2·d）第 1 至第 4 天，共 3 周期。结果同步放、化疗＋辅助化疗与单一放疗 3 年无进展生存期分别为 69% 及 24%（$P<0.001$）；3 年总生存率分别为 78%、47%（$P<0.005$）。Baujat 等对多个Ⅲ期临床随机对照研究进行了荟萃分析，奠定了在常规放疗时代以 DDP 同期放、化疗±辅助化疗作为局部晚期标准治疗方案的地位。Chenl 结了中国多中心Ⅲ期随机研究发现，局部晚期鼻咽癌同步放、化疗后加 PF 方案辅助化疗较同步放、化疗未能改善 PFS，对于所有患者加用辅助化疗提出了质疑。在调强放疗年代，对于辅助化疗的质疑声音越来越多。

3. 转移性鼻咽癌的治疗　鼻咽癌对化疗敏感，姑息性的全身化疗是Ⅳc 期鼻咽癌的主要治疗方法。由于缺少大型的Ⅲ期随机临床试验结果的支持，转移性鼻咽癌的治疗指南并无Ⅰ类证据支持，多项临床试验研究结果显示，一线含铂类药物化疗有效率可达 50% ~80%。PF 方案是最常用的化疗方案，转移患者的姑息治疗主要是 4 ~6 周期的全身化疗。张力教授进行了一项Ⅲ期临床试验，对 GP 和 FP 治疗方案作为复发性或转移性鼻咽癌一线疗法的疗效和安全性进行评估，FP 组患者中位无进展生存期为 4 个月，GP 组中位无进展生存期为 6 个月。本患者给予了 GP 方案取得了良好的临床效果。

鼻咽癌肺转移是转移性鼻咽癌中常见类型之一，治疗模式以化疗为主，对于单发病灶可采用手术根治，必要时行化疗；也可以采用放疗化疗结合的治疗模式。Hui 等对 476 例转移鼻咽癌患者进行了回顾性分析，结果提示：肺转移是所有器官转移中预后最好的亚组之一，单独肺转移者中位生存时间为 3.9 年。Cao X 回顾性分析 246 例单纯鼻咽癌肺转移的患者，3 年、5 年、10 年的生存率分别为 67.8%、45.4% 和 18.5%，在研究中提出年龄和治疗模式是独立的预后因素，同时建议采用综合治疗模式。该患者采用化疗 4 周期后肺部病灶基本稳定，缓解期较长，在化疗后加用放疗或许会更加获益。

参 考 文 献

［1］ Ng WT, Chan SH, Lee AWM, et al. Retropharyngeal lymph node metastasis in nasopharyngeal carcinoma：still A significnt factor in era of modern radiotherapy？ Int J Radiat Oncol Biol Phys, 2008, 72(4)：1082 –1089

［2］ Ma J, Liu J, Tang L, et al. Retropharyngeal lymph node metastasis in nasopharyngeal carcinoma：prognostic value and staging categories. Clin cancer Res, 2007, 13(5)：1445 – 1452

［3］ Al – Sarraf M, LeBlanc M, Giri PG, et al. Chemoradiotherapy versus radiotherapy in patients with advanced nasopharyngeal cancer：phase Ⅲ randomized Intergroup study 0099. J Clin Oncol, 1998, 16(4)：1310 – 1317

［4］ Baujat B, Audry H, Bourhis J, et al. Chemotherapy in locally advanced nasopharyngeal carcinoma：an individual patient data meta – analysis of eight randomized trials and 1753 patients. Int J Radiat Oncol Biol Phys, 2006, 64(1)：47 – 56

［5］ Chen L, Hu CS, Chen XZ, et al. Concurrent chemoradiotherapy plus adjuvant chemotherapy versus concurrent chemoradiotherapy alone in patients with locoregionally advanced nasopharyngeal carcinoma：a phase 3 multicentre randomised controlled trial. Lancet Oncol, 2012, 13(2)：163 – 171

［6］ Wen – Fei Li, Ying – Qin Li, Lei Chen, et al. Propensity – matched analysis of three different chemotherapy sequences in patients with locoregionally advanced nasopharyngeal carcinoma treated using intensity – modulated radiotherapy. BMC Cancer, 2015, 15：810

［7］ Xu T, Hu C, Zhu G, et al. Preliminary results of a phase Ⅲ randomized study comparing chemotherapy neoadjuvantly or concurrently with radiotherapy for locoregionally advanced nasopharyngeal carcinoma. Med Oncol, 2012, 29(1)：272 – 278

［8］ Yeh SA. Treatment Outcomes of Patients with AJCC stage ⅣC nasopharyngeal carcinoma：Benefits of Primary Radiotherapy. Jpn J Clin Oncol, 2006, 36(3)：132 – 136

［9］ Zhang L, Huang Y, Hong S, et al. Gemcitabine plus cisplatin versus fluorouracil plus cisplatin in recurrent or metastatic nasopharyngeal carcinoma：a multicentre, randomised, open – label, phase 3 trial. LANCET, 2016, 388(10054)：1883 – 1892

［10］ Hui EP, Leung SF, Au JS, et al. Lung metastasis alone in nasopharyngeal carcinoma：a relatively favorable prognostic group. A study by the Hong Kong Nasopharyngeal Carcinoma Study Group. Cancer, 2004, 101(2)：300 – 306

［11］ Cao X, He LR, Xie FY, et al. Factors determining the survival of nasopharyngeal carcinoma with lung metastasis alone：does combined modality treatment benefit？ BMC Cancer, 2011, 11：370

（金祁峰　陈晓钟）

病例 19 鼻咽癌肺转移

一、病历摘要

王××，女，33岁，汉族，已婚，浙江省临海人，农民，2007-06-14首次入院。

主诉：发现颈部肿块1个月余。

现病史：患者1个月余前无意中扪及右上颈一枚肿块，局部无红、肿、疼痛，无发热、盗汗，无头痛、面麻、复视，无鼻塞、涕血，略有右耳闷，遂至临海第一人民医院就诊，当时考虑淋巴结炎，静脉滴注抗生素治疗，肿块较前无明显缩小，遂至台州医院，门诊行颈部肿块穿刺示（右颈）淋巴结转移性癌，门诊行鼻咽镜检查见鼻咽腔新生物，已行活检，病理报告未出，考虑鼻咽癌。未行治疗，今患者为进一步诊疗就诊我院，门诊以"鼻咽癌"收住院。

既往史：无特殊疾病史，无烟酒嗜好，无肿瘤家族史。

体格检查：卡氏评分90分。鼻咽右侧壁新生物，右侧口咽侧壁隆起表面光滑，双上颈触及多枚肿大淋巴结，质略硬，右上颈最大直径约3cm大小，脑神经检查未见异常。心、肺、腹体检未见明显异常。

辅助检查（入院前）：台州医院鼻咽镜检查见鼻咽腔新生物，考虑鼻咽癌。病理：（右颈）转移性低分化癌。

初步诊断：鼻咽癌伴右颈淋巴结转移（分期待定）。

二、辅助检查

入院后鼻咽活检病理检查结果：鼻咽非角化性未分化型癌。纤维鼻咽镜：鼻腔：黏膜光整，未见明显新生物。鼻咽：右顶侧壁见隆起新生物，累及右咽隐窝、右后鼻孔、右侧口咽。鼻咽+颈部MRI示（病例19图1）：鼻咽部占位右顶侧壁为主，累及右侧咽旁间隙、右侧口咽侧壁、右翼内肌、右侧颈鞘区、双侧Ⅱb区颈部淋巴结肿大达诊断标准。胸部+上腹部CT：未见明显肿瘤转移征象。全身骨ECT：颌面区放射性浓聚，符合鼻咽癌表现。余骨未见明显代谢异常。

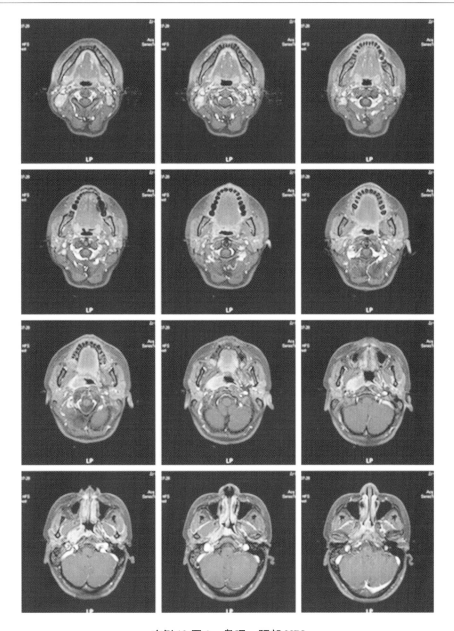

病例 19 图 1　鼻咽 + 颈部 MRI

注：鼻咽部占位右顶侧壁为主，累及右侧咽旁间隙、右侧口咽侧壁、右翼内肌、右侧颈鞘区、双侧Ⅱb 区颈部淋巴结肿大

三、入院诊断

鼻咽非角化性未分化型癌 $T_3N_2M_0$ Ⅲ期（AJCC/UICC 分期 2010 版）。

四、诊断依据

患者原发灶鼻咽部已有病理证实，根据目前"鼻咽癌 AJCC/UICC 2010 分期"，患者原发病灶以鼻咽右顶侧壁为主，累及右侧咽旁间隙、右侧口咽侧壁、右翼内肌、右侧颈鞘区等结构，T_3；双侧Ⅱb区颈部淋巴结肿大达诊断标准，咽后淋巴结不明显，N_2；未发现明确转移证据，M_0，明确诊断为鼻咽癌 $T_3N_2M_0$ Ⅲ期（AJCC/UICC 分期 2010 版）。

五、治疗策略

鼻咽癌受解剖结构限制，手术无法达到根治目的，鼻咽癌放疗敏感性好，因此选择放疗为主的治疗手段。患者为局部晚期，直接放疗很难得到根治。确定"诱导化疗＋根治性放疗＋辅助化疗"的治疗方案。由于常规放疗不可避免地造成肿瘤周围正常组织的损伤，导致严重口干、张口受限等并发症，影响患者治疗后的生存质量。为了减少肿瘤周围正常组织的放射损伤，同时提高肿瘤靶区照射剂量，提高肿瘤的局控率，计划采用调强放疗技术。放疗过程可能出现下列不良反应：①局部疼痛；②骨髓抑制；③发热；④脱发；⑤放射性脑病；⑥鼻咽大出血；⑦放射性口腔炎；⑧放射性皮炎；⑨免疫抑制；⑩放射性二原癌等。化疗过程可能出现的反应：①骨髓抑制；②肝肾功能损伤；③胃肠道反应；④过敏反应等。预后方面：根据目前文献报道，Ⅲ期鼻咽癌完成根治性治疗后，5 年生存率为 70%～80%。以上治疗考虑、治疗不良反应及预后等情况，均告知患者及家属，并取得患方同意和理解。

六、治疗方案

1. 诱导化疗　2007 - 06 - 18 采用 FP 方案化疗一程：替加氟 1.0g 第 1 至第 3 天 + 奈达铂 40mg 第 1 至第 3 天。

2. 根治性放疗　2007 - 06 - 25 至 2007 - 08 - 11 鼻咽部及颈部多野 MLC 放疗，肿瘤剂量为 DT 5600cGy/28Fx。后予多野 MLC 加量 5Fx 放疗，使得 100% PGTVnx 总剂量为 6996cGy，99.15% GTVnx 总剂量为 6600cGy，93.87% PTV1 总剂量为 6600cGy，97.63% PTV2 总剂量为 5600cGy。放疗期间出现Ⅱ度放射性口腔炎、Ⅱ度口干，积极给予对症处理后症状好转。

3. 辅助化疗　2007 - 09 - 04、2007 - 09 - 25、2007 - 10 - 24 分别行 3 次 FP 方案化疗：替加氟 1.0g 第 1 至第 3 天 + 奈达铂 40mg 第 1 至第 3 天。放疗结束 3 个月复查鼻咽镜：鼻腔黏膜尚光整，未见明显新生物。鼻咽：呈放疗后改变，内见分泌物，清除后未见明显新生物。口咽：（ - ）。鼻咽 + 颈部 MRI 示：鼻咽部结构对称，原发病灶及颈部淋巴结明显消退。疗效评价：CR。

七、病情演变

患者按期随访复查。2011 - 10 - 28 胸部 CT 提示（病例 19 图 2）："右肺上叶占位灶，恶性肿瘤首先考虑"。2011 - 10 - 27 鼻咽部 MRI 提示"鼻咽癌放疗后改变，未见明显占位灶，两侧鼻窦、乳突炎症"。CT 引导下穿刺病理：（右上肺肿块穿刺）低分化癌（倾向低分化鳞癌）。诊断：鼻咽癌放疗后肺转移。

治疗策略：患者鼻咽癌根治性放疗化疗后 4 年肺转移。病例诊断明确。肺部为单发转移，且全身其他部位未发现明显转移征象，属于寡转移。预期长期生存概率较高，治疗较全身多发转移需更加积极。考虑给予二线方案全身化疗 + 靶向治疗控制转移的基础上予以肺部转移灶姑息放疗。

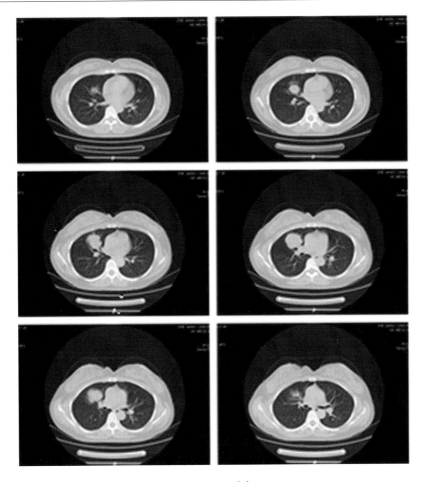

病例 19 图 2　胸部 CT

注：右肺上叶占位灶，恶性肿瘤首先考虑

治疗方案：①姑息化疗 + 靶向治疗 2011 - 11 - 2 TP 方案化疗 1 周期：多西他赛 120mg 第 1 天，奈达铂 40mg 第 1 ~ 第 3 天，化疗后出现Ⅳ度骨髓抑制，口腔黏膜浅溃疡，对症支持治疗后好转。2011 - 11 - 23 TP 方案减量化疗 1 周期。化疗期间同步尼妥珠单抗 200mg 每周 1 次靶向治疗。2 周期化疗结束复查胸部 CT（病例 19 图 3）：右肺上叶病灶较前明显缩小。2011 - 12 - 14 至 2011 - 12 - 16、2012 - 01 - 04 至 2012 - 01 - 06 继续 TP 方案减量化疗 2 周期。4 周期化疗结束复查胸部 CT（病例 19 图 4）：右肺上叶病灶较前进一步缩小；②姑息性放疗 2012 - 02 - 06 起全肺放疗，MLC 保护正常组织，150cGy/Fx，DT 1950cGy/13Fx，2012 - 02 - 27 予残留灶适形加量，220cGy/Fx，18 次，DT 3960cGy。放疗结束复查胸部 CT（病例 19 图 5）：右肺上叶病灶较前进一步缩小。

病情演变：患者定期随访复查。鼻咽部放疗后 9 年，2016 - 09 - 21 复查 MRI（病例 19 图 6）：鼻咽部结构对称，放疗后改变，未见明显肿瘤复发征象。肺转移灶放疗后 5 年，2016 - 09 - 01 复查胸部 CT（病例 19 图 7）：右上肺放疗后改变，局部放射性肺纤维化，未见明显肿瘤复发征象。

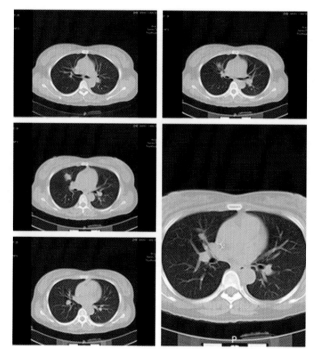

病例 19 图 3　2 周期化疗结束复查胸部 CT

注：右肺上叶病灶较前明显缩小

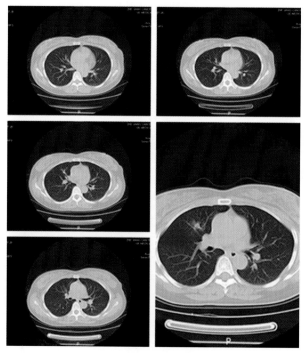

病例 19 图 4　4 周期化疗结束复查胸部 CT

注：右肺上叶病灶较前进一步缩小

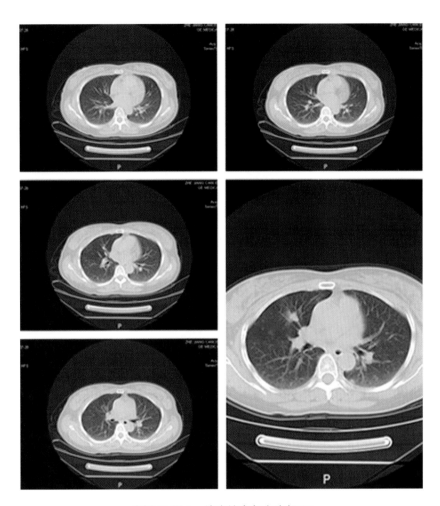

病例 19 图 5　放疗结束复查胸部 CT

注：右肺上叶病灶较前进一步缩小

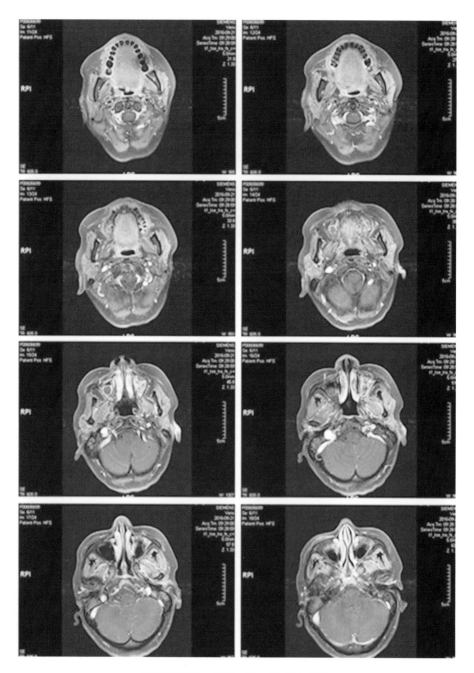

病例 19 图 6　2016 - 09 - 21 复查 MRI

注：鼻咽部结构对称，放疗后改变，未见明显肿瘤复发征象

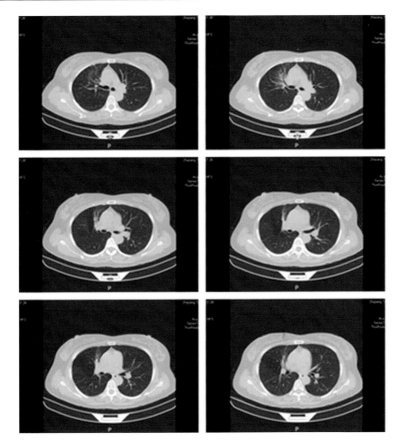

病例19 图7　2016 -09 -01 复查胸部 CT

注：右上肺放疗后改变，局部放射性肺纤维化，未见明显肿瘤复发征象

八、病例亮点

本病例是一个Ⅲ期鼻咽癌患者，在肿瘤局部控制的情况下出现寡灶肺转移。经过积极的全身化疗和全肺 + 局部放疗后，患者达到了长期无瘤生存且无严重的治疗并发症。虽然目前外科手术已作为治疗肺转移瘤的一种有效的姑息性治疗手段，具有疗效确切、创伤小、恢复快、治疗周期短的特点，但治疗的彻底性仍值得考验。全肺 + 局部放疗仍不失为鼻咽癌肺转移姑息治疗的重要手段。

九、相关知识点

1. 随着放射野设计的不断合理化和新治疗技术的应用（如三维适形放疗和调强放疗）及放、化疗综合治疗的进展，鼻咽癌的治疗效果不断提高，即使是局部晚期鼻咽癌（Ⅲ期、Ⅳa期），5 年生存率也达 70% ~80% 。局部控制率和生存率的提高使得患者出现远处转移的机会增加。在鼻咽癌死亡患者中远处转移率高达 45% ~60% ，肺是常见的转移部位之一。对于鼻咽癌多发肺转移患者，治疗难度大，目前仍无标准的治疗方案。

2. 国内有报道，采用全肺放疗加局部小野照射鼻咽癌肺转移灶，疗效优于单纯化疗。王纹等采用全肺放疗加局部小野照射鼻咽癌肺转移灶，CR + PR 为 83% ，12 个月生存率为77.2%，18个月生存率为59.4%。易俊林等建议对鼻咽局部无复发、肺内多发转移灶、不合并其他脏器转移者可行全肺照射加局部小野补量，然后予全身化疗。

3. 肺楔形切除或肺段切除仍是治疗鼻咽癌肺转移瘤常用的手术方式。有文献报道，肺转移瘤的扩大切除并不能有效提高生存率，因此切除转移瘤及周围1～2cm正常肺组织就已足够，尽量保留最多的正常肺组织，为后续治疗如放、化疗提供良好条件。近年来，创伤更小的电视胸腔镜越来越多地用于肺转移瘤的治疗，有学者认为其很难切除全部转移灶，不便于医生术中对肺脏的触摸检查，容易漏掉术前影像学检查遗漏的结节，可能影响患者长期生存率。

4. 近年来，越来越多的研究显示，强效的联合化疗可使12%～22%的远处转移鼻咽癌患者获得CR。有结果还显示TP化疗组近期总有效构成比明显高于DF组，前者具有较强的疗效优势，中位生存期也略高于后者，且可以耐受。

参 考 文 献

［1］高黎．鼻咽癌．见：殷蔚伯，余子豪，徐国镇，等．肿瘤放射治疗学(第4版)．北京：中国协和医科大学出版社，2007，427－484

［2］陈卓明，何晓洪，黄羽，等．鼻咽癌肺转移化疗疗效及死因分析．现代肿瘤学，2006，14(10)：1206－1207

［3］福喜，邹国荣，曹小龙．GP方案与PF方案治疗鼻咽癌初治后肺转移患者的对照研究．广西医学，2009，31(6)：809－811

［4］罗伟，张思黑，钱剑扬，等．改进鼻咽癌外照射技术的前瞻性临床研究．癌症，2000，19(9)：903－905

［5］王纹，徐国镇，谷铣之，等．全肺照射在鼻咽癌肺转移治疗中的价值．中华放射肿瘤学杂志，1995，4(3)：161－163

［6］易俊林，徐国镇，高黎，等．鼻咽癌肺转移不同治疗方法的探讨．中华放射肿瘤学杂志，2005，14(3)：149－152

［7］Putnam JB Jr, Suell DM, Natarajan G, et al. Extended resection of pulmonary metastases: is the risk justified? Ann Thorac Surg, 1993, 55(6)：1440－1446

［8］马骏，温浙盛，林鹏，等．23例鼻咽癌肺转移瘤手术治疗效果的影响因素分析．中国肿瘤临床，2010，37(14)：804－807

［9］蔡悦成，叶金辉，何宝贞，等．TP与DF化疗方案治疗鼻咽癌肝、肺转移的疗效比较．热带医学杂志，2006，6(2)：156－158

（冯星来　陈晓钟）

病例 20　根治性治疗后远处转移鼻咽癌维持化疗

一、病历摘要

吴××，男，25岁，已婚，办公室职员，2013-03-28首次入院。

主诉：发现左上颈肿物1个半月。

现病史：患者于1个半月前无意中发现左上颈肿物1枚，约鸡蛋大小，无局部疼痛，无发热，无涕血、耳鸣、复视、面麻、头痛，无声音嘶哑、吞咽困难、吞咽疼痛等不适。一周前在某三甲医院查鼻咽镜提示鼻咽部肿物，活检病理：（鼻咽）非角化性癌（未分化型）。未治疗。今为进一步诊治就诊我院，门诊拟"鼻咽癌"收住入院。

既往史：无特殊疾病史。无烟酒嗜好。无肿瘤家族史。

体格检查：卡氏评分90分，左上颈Ⅱ区触及1枚肿大淋巴结，大小约5cm×6cm，左下颈可触及1枚肿大淋巴结，大小约1cm×1cm，右颈部和锁骨区未触及肿大淋巴结。鼻咽左顶后壁见结节状隆起，脑神经检查未见明显异常。心、肺、腹部等体检未见明显异常。

辅助检查（入院前）：外院病理：（鼻咽）非角化性癌（未分化型）。

初步诊断：鼻咽非角化性未分化型癌伴颈部淋巴结转移（分期待定）。

二、辅助检查

入院后查鼻咽+颈部MRI示（病例20图1）：①鼻咽癌累及左咽旁间隙、颅底并颈部淋巴结转移；②鼻炎、鼻窦炎及左乳突炎。肺部CT、肝B超、全身骨ECT未发现异常。EBV-DNA阴性。

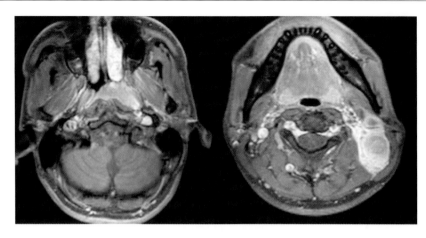

病例 20 图 1　鼻咽 + 颈部 MRI

注：鼻咽顶后壁软组织肿块，向后累及左侧头长肌、颈长肌、咽旁间隙，左翼突根部信号异常、左破裂孔边缘强化。左颈部 Ⅱ 区可见肿大淋巴结，伴有包膜外侵犯

三、入院诊断

鼻咽非角化性未分化型癌累及颅底并颈部淋巴结转移 $T_3N_2M_0$ Ⅲ 期（2008 中国分期）。

四、诊断依据

患者原发灶鼻咽部已有病理证实，根据目前国内"鼻咽癌 2008 中国分期"，肿瘤累及颅底骨质，T 分期定为 T_3，左颈部肿大淋巴结，符合淋巴结转移标准，大小超过 3cm 且伴有包膜外侵犯，N 分期定为 N_2，目前各项检查未见明显转移征象，M 分期定为 M_0，故认为目前分期为 $T_3N_2M_0$ Ⅲ 期。

五、治疗策略

鼻咽癌受解剖结构限制，手术无法达到根治目的，鼻咽癌放疗敏感性好，因此选择放疗为主的治疗手段。患者为局部晚期，根据现行 NCCN 指南，应采用放化综合治疗，以提高局控率、减少肿瘤转移的可能。因此确定"诱导化疗 + 同步放、化疗"的治疗方案。由于常规放疗不可避免地造成肿瘤周围正常组织的损伤，导致严重口干、张口受限等并发症，影响患者治疗后的生存质量。为了减少肿瘤周围正常组织的放射损伤，同时提高肿瘤靶区照射剂量，提高肿瘤的局控率，计划采用调强放疗技术。预后方面：根据目前文献报道，Ⅲ 期鼻咽癌完成根治性治疗后，5 年生存率约 70%。以上治疗方案、治疗毒副反应及预后等情况，均告知患者及家属，并取得患方同意和理解。

六、治疗方案

1. 2013 − 04 − 02 至 2013 − 05 − 23 诱导化疗 3 周期　吉西他滨 $1.0g/m^2$，第 1 天、第 8 天，奈达铂 $80mg/m^2$ 第 2 天。诱导化疗中出现 Ⅰ 度肝功能损害、Ⅱ 度骨髓抑制、肿瘤热，予护肝、升白等对症治疗后好转。

2. 2013 − 06 − 03 至 2013 − 07 − 26 同步放、化疗 + 靶向治疗　靶向治疗：泰欣生

200mg/w，放疗前1周开始使用，共用8次。同步化疗：奈达铂第1天（100mg/m²）每3周1次×2周期。调强放疗：GTV－T－PTV（95％ V）DT 7095cGy/33Fx，CTV1－PTV（95％ V）DT 6105cGy/33Fx，CTV2－PTV（95％ V）DT 5610cGy/33Fx，GTV－N－PTV（95％ V）DT 7095cGy/33Fx，CTV－N－PTV DT 4950cGy/33Fx。放疗结束时复查MRI提示左颈部淋巴结残留（病例20图2），故给予左颈淋巴结残留病灶追量放疗DT 675cGy/3Fx。放疗过程出现Ⅱ级骨髓抑制、Ⅲ级口腔黏膜炎、Ⅰ级皮肤反应，对症治疗后好转。放疗结束1个月疗效评价：PR。

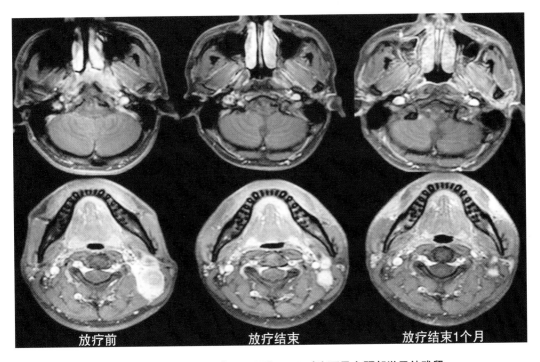

病例20图2　放疗前后鼻咽＋颈部MRI对比可见左颈部淋巴结残留

七、辅助治疗

因左颈部淋巴结残留，2013－08－30至2013－10－18给予辅助化疗2周期：吉西他滨1.0g/m²，第1天、第8天，奈达铂80mg/m²第2天。辅助化疗结束后疗效评价：CR（病例20图3）。

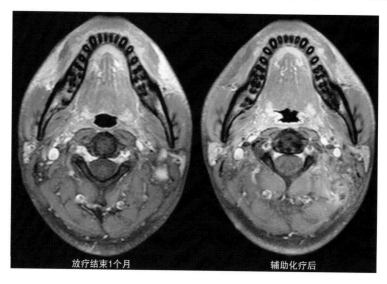

放疗结束1个月　　　　　　　　辅助化疗后

病例20 图3　辅助化疗前后鼻咽 + 颈部 MRI 对比

八、病情演变

放疗结束后每3个月复查一次，无异常发现。2014 – 03 患者出现腰痛，体检发现腰椎轻度压痛。2014 – 03 – 26 鼻咽部 MRI 无阳性表现，EBV – DNA：2.77×10^{4}copies/ml，ECT(2014 – 03 – 26)：L_1 放射性异常浓聚，考虑骨转移。腰椎 MRI(2014 – 03 – 26)考虑第1腰椎骨转移(病例20 图4)。辅助化疗结束后5个月首次治疗后失败的诊断：鼻咽非角化性未分化型癌累及颅底并颈部淋巴结转移 $T_3N_2M_0$ Ⅲ期放、化疗后靶向治疗后左颈淋巴结残留化疗后骨转移。给予全身化疗6周期(2014 – 04 – 09 至 2014 – 08 – 24)，多西他赛第1天($75mg/m^2$) + 顺铂($75mg/m^2$，分3天给药) + 氟尿嘧啶连续静脉输注维持 120 小时$[750mg/(m^2 \cdot d)]$，21 ~ 28 天为1周期，期间配合唑来膦酸钠辅助治疗。化疗2周期后复查腰椎 MRI 示好转(病例20 图5)，以后每2周期化疗后复查评估：SD。2014 – 07 – 21 复查 EBV – DNA 转为阴性。化疗曾引起Ⅱ级骨髓抑制、Ⅰ级消化道反应。2014 – 09 – 08 至 2014 – 09 – 26 给予局部姑息性放疗，L_1 骨转移病灶行调强照射 GTV – P 4500cGy/15Fx。随后给予维持化疗：2014 – 09 – 29 至 2015 – 01 – 19 期间行"替吉奥 60mg 每天2次，第1至第14天，每28天1次"4周期，2015 – 02 – 05 至 2015 – 06 – 22 行"卡培他滨 3500mg/d，分2次口服，第1至第14天"(因医保及费用原因换药)口服维持化疗共4周期。2015 – 07 – 13 复查 ECT 考虑左侧第6肋骨转移可能，L_1 椎体骨转移与前相仿。进一步查肋骨 CT 提示左侧第6肋骨局部骨质膨胀，骨皮质增厚，考虑转移。EBV – DNA 由之前多次阴性转为 1.64×10^{3}copies/ml。继续卡培他滨维持化疗，2015 – 07 – 22 至 2015 – 08 – 27 行胸部左侧第6肋骨调强放疗 DT 6000cGy/24Fx，期间配合"卡培他滨 2000mg 每天2次"化疗2周期。治疗近结束予复查胸部 CT 示(病例20 图6)：左侧第6肋骨转移与前相仿、L_1 椎体骨转移与前相仿，EBV – DNA 转为阴性；疗效评估：SD。2015 – 09 – 18 至 2016 – 07 – 07 行"卡培他滨 3500mg/d，分2次口服，第1至第14天，每28天1次"口服维持化疗共13周期。维持化疗曾引起骨髓反应0级、胃肠道反应0 ~ Ⅰ级、Ⅰ级肝损害。以后定期随访，2017 - 06 - 17 影像学及 EBV - DNA 检查病情无进展。目前患者放疗后期不良反应主要是 I 级口干。

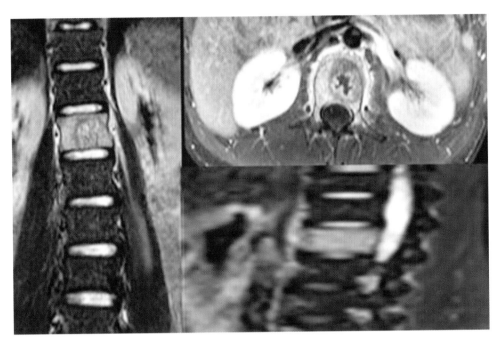

病例 20 图 4　腰椎 MRI(2014 - 03 - 26)考虑第 1 腰椎骨转移

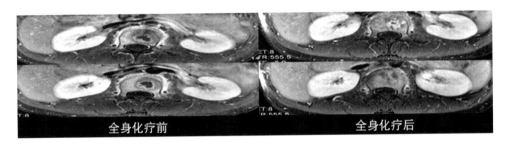

全身化疗前　　　　　　　　　全身化疗后

病例 20 图 5　全身化疗后腰椎 MRI 提示腰椎转移灶好转

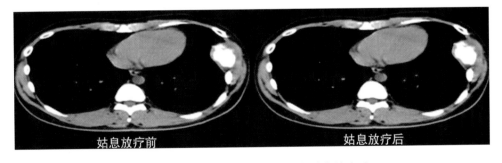

姑息放疗前　　　　　　　　　姑息放疗后

病例 20 图 6　左侧第 6 肋骨转移病灶姑息放疗后 SD

九、主要治疗经验

本病例是一个Ⅲ期鼻咽癌年轻患者，首程治疗接受诱导化疗＋同步放、化疗的治疗方案，放疗结束后颈部淋巴结残留，接受了2个周期辅助化疗，但辅助化疗后5个月就出现骨转移，接受了6周期全身化疗及转移部位的局部放疗后，进行了口服药物维持化疗，维持化疗期间病情进展，左侧第6肋骨单发转移，由于患者年纪轻且多程治疗后体质较差，因此尝试不改变维持化疗方案，只是在维持化疗的基础上给予肋骨转移灶姑息放射治疗，患者EBV－DNA水平下降、影像学表现稳定，故而密切观察。随后患者完成2年的维持化疗，获得了长期生存。

十、专家点评

1. 局部晚期鼻咽癌患者，首次治疗给予鼻咽及颈部调强放疗联合化疗，采用了本院的鼻咽癌小靶区勾画方法，局部肿瘤控制理想，放疗后期不良反应小。

2. 该患者辅助化疗后5个月就出现远处转移，需要警惕该患者治疗前就存在远处转移的可能。文献报道，PET－CT检查可以更早地发现远处转移，若患者经济许可，首诊局部晚期患者建议行PET－CT检查。

3. 该患者首诊时血浆EBV－DNA检测阴性，一方面，各单位应进行EBV－DNA检测技术的流程优化，提高血浆EBV－DNA检测的准确性；另一方面，首诊血浆EBV－DNA阴性的患者可考虑在治疗前重复检测，以便该指标更好地用于鼻咽癌的疗效判断、预测预后。

4. 患者骨转移病灶仅有影像学及EBV－DNA高表达的证据，目前骨穿刺活检技术临床中已有很大的进展，有条件的单位应考虑予转移病灶的组织活检，一方面，可以明确诊断；另一方面，可进行相关基因检测，为以后再次治疗方案的选择提供参考。

5. 回顾性研究发现，已发生远处转移的鼻咽癌患者，6周期化疗辅以转移灶局部治疗可能使寡转移者获得长期生存，本病例就是一个成功的典型案例。虽然目前在鼻咽癌中仍缺乏前瞻性研究的报道，转移性肺癌的研究发现，足量全身化疗后，转移灶的局部治疗配合或不配合维持化疗的疗效优于单纯维持化疗。

6. 维持化疗是指在常规化疗结束后采用毒性相对较小的化疗药物继续化疗。一些小样本的鼻咽癌的初步研究，发现维持化疗对晚期鼻咽癌有潜在的获益，但迄今尚未得到前瞻性Ⅲ期临床试验的验证。维持化疗的最佳药物、最佳时间仍需要继续探讨。

7. 如何处理维持化疗期间出现的病情进展，目前并无成熟治疗模式，一般是改变治疗方案。本例患者出现单个转移灶尝试不改变维持化疗方案，在维持化疗的基础上给予转移灶姑息放射治疗，患者病情稳定并获得了长期生存，提示转移灶的治疗，需要在综合考虑的基础上进行个体化治疗，密切观察。希望有更多的临床试验探讨转移鼻咽癌的最佳治疗方案。

参 考 文 献

［1］ Lin S, Pan J, Han L, et al. Nasopharyngeal carcinoma treated with reduced – volume intensity – modulated radiation therapy：report on the 3 – year outcome of a prospective series. International journal of radiation oncology, biology, physics, 2009, 75(4)：1071 – 1078

［2］ Lin S, Pan J, Han L, et al. Update report of nasopharyngeal carcinoma treated with reduced – volume intensity – modulated radiation therapy and hypothesis of the optimal margin. Radiotherapy and oncology：journal of the European Society for Therapeutic Radiology and Oncology, 2014, 110(3)：385 – 389

［3］ Shen G, Zhang W, Jia Z, et al. Meta – analysis of diagnostic value of ^{18}F – FDG PET or PET – CT for detecting lymph node and distant metastases in patients with nasopharyngeal carcinoma. The British journal of radiology, 2014, 87(1044)：20140296

［4］ Mohandas A, Marcus C, Kang H, et al. FDG PET – CT in the management of nasopharyngeal carcinoma. AJR American journal of roentgenology, 2014, 203(2)：W146 – 157

［5］ Zheng W, Zong J, Huang C, et al. Multimodality Treatment May Improve the Survival Rate of Patients with Metastatic Nasopharyngeal Carcinoma with Good Performance Status. PloS one, 2016, 11(1)：e0146771

［6］ Fandi A, Bachouchi M, Azli N, et al. Long – term disease – free survivors in metastatic undifferentiated carcinoma of nasopharyngeal type. Journal of clinical oncology：official journal of the American Society of Clinical Oncology, 2000, 18(6)：1324 – 1330

［7］ Gomez DR, Blumenschein GR, Lee JJ, et al. Local consolidative therapy versus maintenance therapy or observation for patients with oligometastatic non – small – cell lung cancer without progression after first – line systemic therapy：a multicentre, randomised, controlled, phase 2 study. The Lancet Oncology, 2016, 17(12)：1672 – 1682

［8］ Leong SS, Wee J, Rajan S, et al. Triplet combination of gemcitabine, paclitaxel, and carboplatin followed by maintenance 5 – fluorouracil and folinic acid in patients with metastatic nasopharyngeal carcinoma. Cancer, 2008, 113(6)：1332 – 1337

［9］ Hong RL, Sheen TS, Ko JY, et al. Induction with mitomycin C, doxorubicin, cisplatin and maintenance with weekly 5 – fluorouracil, leucovorin for treatment of metastatic nasopharyngeal carcinoma：a phase II study. British journal of cancer, 1999, 80(12)：1962 – 1967

（林少俊　宗井凤）

病例 21　复发鼻咽癌放射治疗

一、病历摘要

江××，男，52 岁，汉族，2009 – 12 首次入院。

主诉：右侧颞顶头痛 1 个月余。

现病史：患者缘于入院前 1 个月无明显诱因出现右侧颞顶头痛，呈持续性钝痛，无面麻、耳鸣、听力下降，未予以重视。近 1 周疼痛加剧，遂就诊外院，查鼻咽 CT 发现鼻咽占位，今为进一步诊治就诊我院门诊，鼻咽活检病理示：（鼻咽）非角化性未分化型癌。门诊拟"鼻咽癌"收住入院。

既往史：发现"冠心病、二尖瓣脱垂"病史 5 年余，无特殊治疗。无烟酒嗜好。无肿瘤家族史。

体格检查：卡氏评分 90 分。神志清楚，检查合作，颈及锁骨上未及肿大淋巴结。鼻咽部见结节状肿物隆起。下咽及喉结构清晰，未见明显肿物。脑神经检查未见明显异常。心、肺、腹体检未见明显异常。

辅助检查（入院前）：外院鼻咽 CT 发现鼻咽占位。我院鼻咽活检病理示：（鼻咽）非角化性未分化型癌。

初步诊断：鼻咽非角化性未分化型癌（分期待定）。

二、辅助检查

入院后完善相关检查，三大常规、生化及凝血功能大致正常。鼻咽 + 颈部 MRI 示（病例 21 图 1）：①考虑鼻咽癌累及右侧翼腭窝、右侧鼻腔、右侧上颌窦、颅底及颅内；②颈部淋巴结肿大；③鼻窦、右乳突炎。肺部 X 线：双肺未见明显实质性病变。腹部彩超示：①肝、脾未见明显占位；②腹主动脉、下腔静脉周围未见明显肿大淋巴结。骨ECT：全身骨显像未见明显异常。

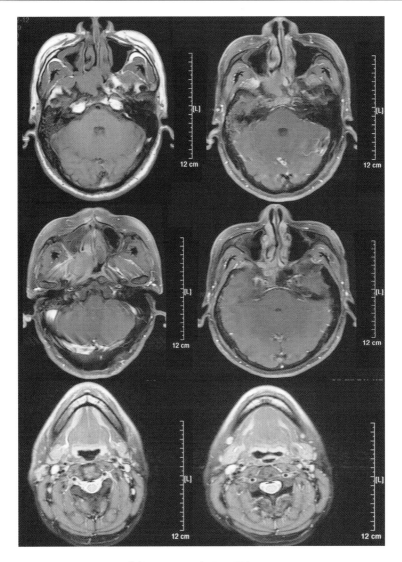

病例 21 图 1　鼻咽 + 颈部 MRI

注：鼻咽顶后侧壁增厚，形成软组织肿块，以右侧为甚，呈 T_1WI – FSE 等信号、PDWI – FSE（FS）高信号；增强后强化明显，肿块向前累及右翼腭窝、右侧鼻腔，紧贴鼻中隔，向外融合右侧翼内外肌，向上累及右侧上颌窦后侧壁，并破坏右侧翼突、右侧岩尖、右侧蝶骨大翼及斜坡、蝶窦底壁，相邻脑膜明显增厚且强化，并紧贴右侧海绵窦，右侧咽旁间隙消失。双颈 Ⅱ 区各见到 1 枚最小径 >1cm 淋巴结

三、入院诊断

鼻咽非角化性未分化型癌累及翼腭窝、脑膜伴双颈部淋巴结转移，$T_4N_2M_0$ Ⅳa 期（鼻咽癌 2008 中国分期）。

四、诊断依据

患者原发灶鼻咽部已有病理证实，根据"鼻咽癌 2008 中国分期"，肿瘤累及右侧翼腭窝、右侧鼻腔、右侧上颌窦、颅底、右侧颞下极脑膜，T 分期定为 T_4，双颈淋巴结转移，N 分期定为 N_2，目前各项检查未见明显转移征象，M 分期定为 M_0，故认为目前分期为 $T_4N_2M_0$ Ⅳa 期。

五、治疗策略

鼻咽癌受解剖结构限制，手术无法达到根治目的，鼻咽癌放疗敏感性好，因此选择放疗为主的治疗手段。患者为局部晚期，直接放疗很难得到根治，因此确定"诱导化疗 + 同步放、化疗"的治疗方案。由于常规放疗不可避免地造成肿瘤周围正常组织的损伤，导致严重口干、张口受限等并发症，影响患者治疗后的生存质量。为了减少肿瘤周围正常组织的放射损伤，同时提高肿瘤靶区照射剂量，提高肿瘤的局控率，计划采用调强放疗技术。根据目前文献报道，Ⅳa 期鼻咽癌完成根治性治疗后，5 年生存率 50%～60%。以上治疗考虑、治疗不良反应及预后等情况，均告知患者及家属，并取得患方同意和理解。

六、治疗方案

诱导化疗 2 周期（2009－12－18 至 2010－01－09）：紫杉醇力朴素 240mg 第 1 天，奥沙利铂 200mg 第 2 天。诱导化疗曾引起Ⅰ度胃肠道反应，Ⅱ度肝功能损害，经对症处理后好转，疗效评价：PR。

同步放、化疗（2010－02－01 至 2010－03－15）：奥沙利铂 200mg 第 1 天每 3 周 1 次 ×2 周期。调强放疗：设鼻咽肿瘤原发灶（包括影像学所提示鼻咽部肿瘤及所累及的周围组织）为 GTV－T，予以 GTV－T－PTV（95%V）DT 6975cGy/31Fx/6w；设 GTV－T 外扩 5～10mm（包括整个鼻咽黏膜及黏膜下 5mm）为 CTV1，予以 CTV1－PTV（95%V）DT 6045cGy/31Fx/6w；设鼻咽原发灶亚临床病灶区（包括鼻咽原发灶、整个鼻咽腔、鼻腔后 1/3、上颌窦后部、海绵窦、翼腭窝、部分后组筛窦、双侧颈动脉鞘区、咽旁间隙、颅底、部分颈椎和斜坡）为 CTV2，予以 CTV2－PTV（95%V）DT 5580cGy/31Fx；设双上颈转移淋巴结为 GTV－N，予以 GTV－N－PTV（95%V）DT 6820cGy/31Fx；设双上颈转移淋巴结引流区（包括Ⅱ组、Ⅲ组、部分Ⅴ组淋巴结）为 CTV－N，计划予以 CTV－N－PTV DT 5580cGy/31Fx。下颈部淋巴结引流区（包括Ⅳ组及Ⅴ组）采用常规单前野照射方式，予以预防性照射 DT 5040cGy/28Fx。第 1 周期同步放、化疗出现Ⅰ度放射性口腔黏膜炎，考虑治疗反应大，推迟第 2 周期同步化疗，予对症处理，症状加重，呈Ⅱ度放射性口腔黏膜炎，予停第 2 周期同步化疗。放疗近结束，复查 MRI 示（病例 21 图 2）：颈部淋巴结退缩较好，鼻咽肿瘤仍有较大残留，疗效评估：PR。故予局部残留灶追量放疗（2010－03－17 至 2010－03－21）：调强放疗外照射 900cGy/4Fx。追量放疗过程中出现Ⅰ度胃肠道反应、Ⅲ度放射性口腔黏膜炎、Ⅰ度放射性皮炎等，经对症处理后好转。追加量放疗结束后查体：面颈部照射野区色素沉着，未见明显破溃及渗出，双颈及锁骨上未触及肿大淋巴结；鼻咽未见明显肿物，脑神经检查未见明显异常。放疗结束 3 个月后，复查 MRI（病例 21 图 3），疗效评价 CR。

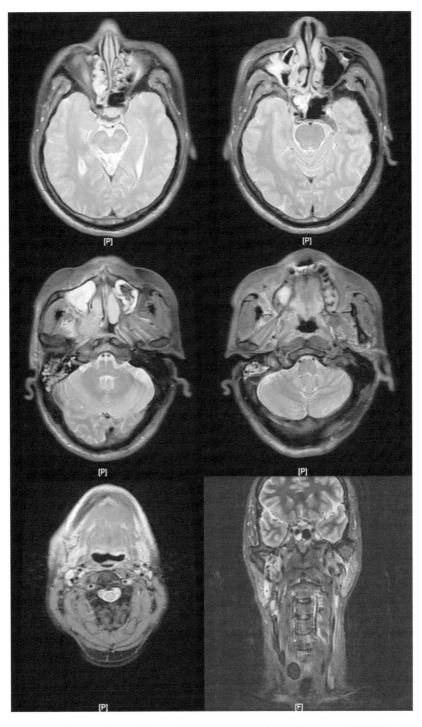

病例21 图2　鼻咽癌放疗近结束，原增厚鼻咽顶后侧壁较前消退，但右翼腭窝仍有残留

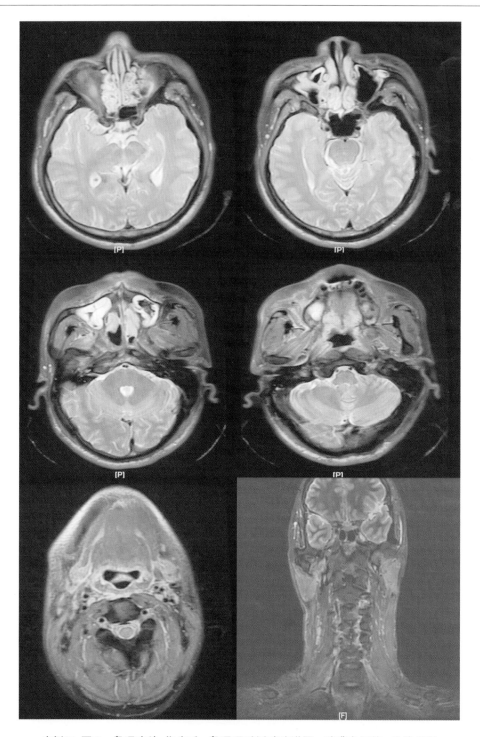

病例 21 图 3 鼻咽癌放、化疗后，鼻咽顶后侧壁略增厚，黏膜尚规整，边缘光滑

七、病情演变

放疗结束后 26 个月复查，2012 – 06 – 07 MRI 示（病例 21 图 4）：①鼻咽癌放、化疗

后；②鼻咽右顶侧壁黏膜较前略增厚，建议鼻咽镜检查。鼻咽镜提示右鼻腔后缘、后鼻孔见隆起，行活检病理示：（右鼻腔）非角化性未分化型癌。明确诊断：鼻咽非角化性未分化型癌伴颈部淋巴结转移 $T_4N_2M_0$ Ⅳ期放、化疗后复发。2012－06－29 至 2012－08－07 行局部调强放射治疗照射（病例 21 图 5 至病例 21 图 8），设复发病灶为 GTV－T，予以 GTV－T－PTV（95% V）DT 6000cGy/30Fx；设 GTV－T 外扩 7mm 为 CTV，予以 CTV－PTV（95% V）DT 4950cGy/30Fx。放、化疗近结束复查 MR 示（病例 21 图 9）：①鼻咽癌治疗后复发治疗中好转；②鼻窦炎症。疗效评价 PR。以后定期复查至 2017－01 未发现复发或转移征象。目前主要的治疗不良反应是Ⅱ级口干、Ⅰ级颈部纤维化，无张口困难、鼻咽黏膜坏死，无颞叶坏死。

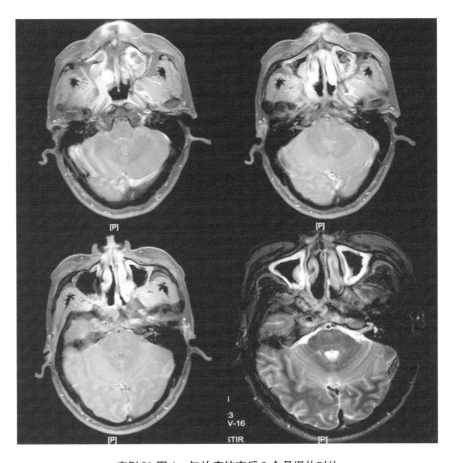

病例 21 图 4　与放疗结束后 3 个月旧片对比

注：鼻咽右顶侧壁较前略增厚，最厚处约 1.1cm，向前与右鼻甲相连，黏膜尚规整，边缘尚光滑，注入 Gd－DTPA 增强后见强化。双侧咽隐窝及咽鼓管咽口稍变浅，双咽旁间隙略变小，颅底骨质信号不均，增强后见强化，与前相仿

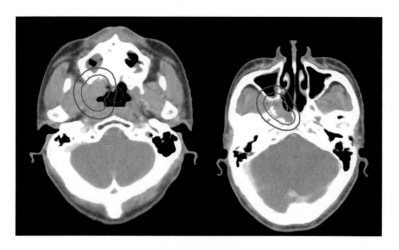

病例 21 图 5　复发病灶靶区勾画

注：红线：GTV，蓝线：CTV

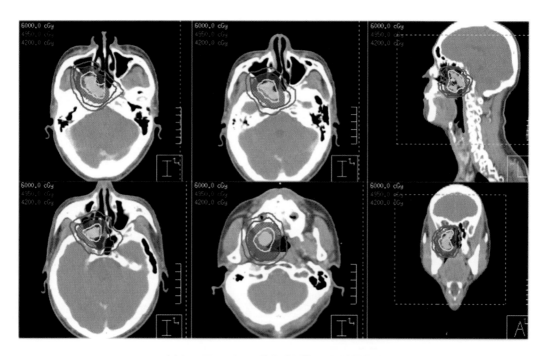

病例 21 图 6　调强放疗计划靶区及剂量曲线

注：青色区域：GTV – T，红色区域：GTV – T – P，蓝色区域：CTV – P，黄线：6000cGy，蓝线：4950cGy，粉线：4200cGy

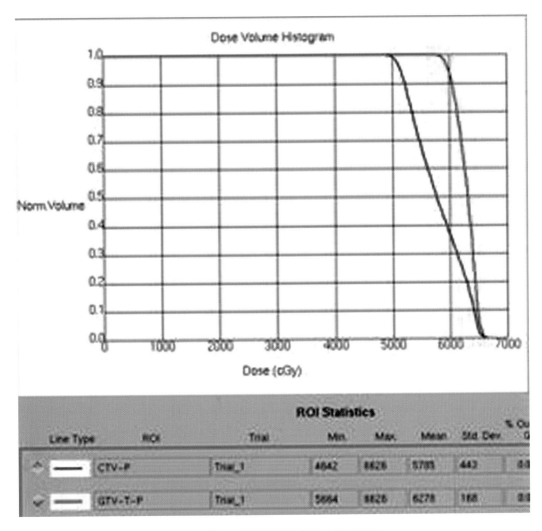

病例 21 图 7　靶区剂量体积直方图（DVH）

注：Dose Volume Histogram：剂量体积直方图；Norm Volume：正常组织体积；ROI Statistics：感兴趣区统计量

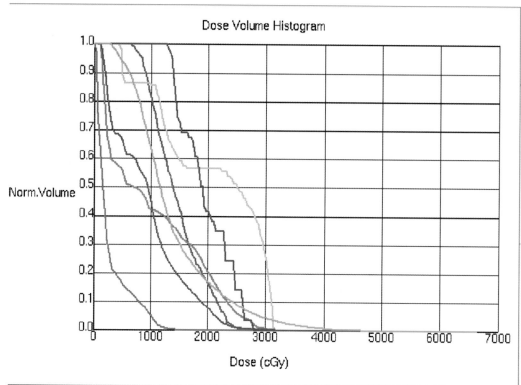

病例21 图8　正常组织剂量体积直方图(DVH)

注：Dose Volume Histogram：剂量体积直方图；Norm Volume：正常组织体积；ROI Statistics：感兴趣区统计量

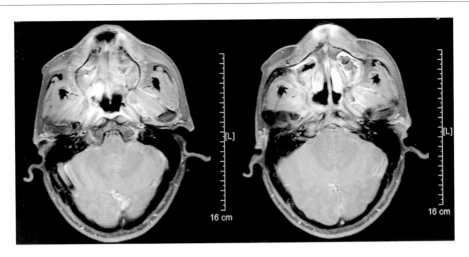

病例 21 图 9　鼻咽癌复发病灶放疗后改变

八、病例亮点

本病例是一个局部晚期的鼻咽癌，经过诱导化疗联合同步放、化疗后 2 年出现局部复发。复发病灶体积不大，再程治疗采用单纯放疗的治疗方案，使用调强放疗方式，降低照射剂量至 6000cGy。局部控制良好，未发现远处转移，复发治疗后目前已获得 5 年无瘤生存。

九、讨论

放射治疗是不能手术的复发鼻咽癌的主要治疗方法，但再程放射治疗可引起多种放疗后期反应如鼻咽黏膜坏死、颞叶坏死、脑神经损害、张口困难等，这些不良反应可能部分抵消放疗的生存获益，降低患者的生存质量。放射性鼻咽黏膜坏死是复发鼻咽癌放疗最常见的不良反应，发生率约 30%，近一半的伴有黏膜坏死的患者最后会死于大出血。一般认为，除了肿瘤因素外，照射的总剂量和分次剂量对放疗不良反应影响最大。有研究认为，只要不增加总剂量，单次剂量增加会达到较好局控且不增加放疗的不良反应。Tian 等比较 117 例复发鼻咽癌高剂量组（6800cGy/34Fx）和低剂量组（6000cGy/27Fx）的疗效，发现两组生存率及局控率相似，但高剂量组黏膜坏死和出血发生率更高（50.8% vs 28.8%），也有研究认为单次剂量越高，不良反应越大。最新一项研究比较了超分割（6480cGy/54Fx/5.5w）和标准分割（6000cGy/30Fx/6w）下放疗不良反应情况，发现超分割方案者黏膜坏死发生率低于常规分割（0 vs 30.0%，$P = 0.060$）。也就是说，超分割放疗在复发鼻咽癌中还有进一步探索的空间。本例患者由于肿瘤体积不大，采用了标准的常规剂量分割 200cGy/Fx，总剂量 6000cGy 取得良好局控，未发生黏膜坏死等不良反应。当然，对于各个具体复发患者，需要根据肿瘤及患者的一般情况，一般采用综合治疗的个体化治疗方案。本例患者单一放疗的治疗模式，使用标准分次剂量 200cGy/Fx，并降低照射总剂量至 6000cGy，简单有效，对于复发鼻咽癌的治疗，是个有效的尝试，值得临床推广运用。

参 考 文 献

［1］ Tian YM, Huang WZ, Yuan X, et al. The challenge in treating locally recurrent $T_{3~4}$ nasopharyngeal carcinoma: the survival benefit and severe late toxicities of re – irradiation with intensity – modulated radiotherapy. Oncotarget, 2017, 8(26): 43450 – 43457

［2］ Chan OS, Sze HC, Lee MC, et al. Reirradiation with intensity – modulated radiotherapy for locally recurrent T_3 to T_4 nasopharyngeal carcinoma. Head & neck, 2017, 39(3): 533 – 540

［3］ Tian YM, Zhao C, Guo Y, et al. Effect of total dose and fraction size on survival of patients with locally recurrent nasopharyngeal carcinoma treated with intensity – modulated radiotherapy: a phase 2, single – center, randomized controlled trial. Cancer, 2014, 120(22):3502 – 3509

［4］ Lee VH, Kwong DL, Leung TW, et al. Hyperfractionation compared to standard fractionation in intensity – modulated radiation therapy for patients with locally advanced recurrent nasopharyngeal carcinoma. European archives of oto – rhino – laryngology: official journal of the European Federation of Oto – Rhino – Laryngological Societies, 2017, 274(2): 1067 – 1078

［5］ Karam I, Huang SH, McNiven A, et al. Outcomes after reirradiation for recurrent nasopharyngeal carcinoma: North American experience. Head & neck, 2016, 38(Suppl 1): E1102 – 1109

（林少俊　宗井凤）

病例 22　接受综合治疗的初诊远处转移的鼻咽癌

一、病例摘要

臧××，男，33岁，汉族，已婚。2013-07-13首次入院。

主诉：回吸性涕血半年，双侧颈部包块3个月余。

现病史：患者于2013-01起出现咽喉痛，回吸性涕血，左侧耳闷。4月份发现双侧颈部肿块并逐渐增大，无咳嗽、咳痰，无痰中带血、恶心呕吐等症状。患者为求进一步确诊并治疗求治我院，门诊拟"双侧颈部肿块"收住院。患者自起病以来，无头痛、鼻塞、声嘶、呛咳、吞咽困难等症状。目前患者一般情况尚可，饮食、睡眠及大小便正常。

既往史：既往身体健康，无肺结核及肝炎等传染病史，否认"高血压""糖尿病""心脏病"等病史。无输血史，未发现有药物及食物过敏史，无手术外伤史。

体格检查：左颈部触及多个包块，最大约3cm×2cm，质硬，相互粘连成团块状，无压痛。右颈部触及多个包块，最大约3cm×2cm，质硬，边界不清，活动受限，无压痛。局部皮肤未见异常。双侧鼻腔通畅，鼻咽顶部、前壁见肿块样新生物，侵及双侧后鼻孔、口咽后壁，双侧咽隐窝消失。脑神经检查阴性。心肺腹无异常。

辅助检查（入院前）：病理活检示：鼻咽非角化性癌。胸部CT示：右肺多发结节，建议追随。颈部包块穿刺细胞学考虑转移性鳞癌。

初步诊断：鼻咽非角化性癌 $T_3N_2M_1$（肺、骨转移）Ⅳ期（2008中国分期）。

二、辅助检查

电子鼻咽镜示：双侧鼻腔通畅，鼻咽顶部、前壁见肿块样新生物，侵及双侧后鼻孔口咽后壁，双侧咽隐窝消失。鼻咽及颈部MRI示：鼻咽顶后壁长 T_1、长 T_2 软组织影，侵及双侧翼突、左侧翼内肌、后鼻孔区、蝶窦、颅底骨质广泛侵犯；双侧咽旁及双颈Ⅱ区淋巴结肿大，考虑多发淋巴结转移，C_5 椎体骨质破坏，考虑骨转移可能性大，上述广泛异常信号影增强后呈明显不均匀强化；胸部CT示：右肺多发结节，建议追随（病例22图1）；全身骨扫描示：C_5 椎体转移，颅底骨质破坏；腹部彩超提示右肝内胆管多发结石；鼻咽部肿瘤病理活检结果为鼻咽非角化性癌；颈部包块穿刺细胞学考虑转移性鳞癌；EBV-DNA $1.47×10^4$copies/ml；心电图正常。

三、入院诊断

鼻咽非角化性癌 $T_3N_2M_1$（肺、骨转移）Ⅳb期（2008中国分期）。

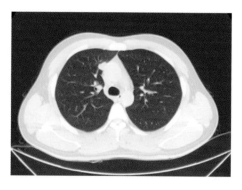

病例 22 图 1　治疗前胸部 CT，可见右肺多发结节，EBV – DNA 1.47 × 10⁴copies/ml

四、诊断依据

患者原发灶鼻咽部已有病理证实，根据目前国内鼻咽癌 2008 中国分期，肿瘤累及斜坡，T 分期定为 T_3，双颈淋巴结肿大，符合淋巴结转移标准，N 分期定为 N_2，胸部 CT 示肺部结节，转移可能。全身骨扫描示骨转移，M 分期定为 M_1，故认为目前分期为 $T_3N_2M_1$ Ⅳb 期。

五、治疗策略

对于初治转移性鼻咽癌患者，如果全身一般情况良好，那么以铂类为基础的化疗是首选的标准治疗方式，有条件的患者可加用分子靶向治疗。如果使用化疗后病情得到控制，可考虑针对鼻咽原发灶及颈部淋巴引流区放疗，有可能延长患者的生存时间，改善症状，提高生活质量。因此确定治疗方案为先化疗，根据肿瘤对化疗的反应确定进一步是否行局部放疗。如行放射治疗则采用 IMRT 技术。化疗过程可能出现的反应：①骨髓抑制；②肝肾功能损伤；③胃肠道反应；④过敏反应等。放疗过程可能出现下列不良反应：①局部疼痛；②骨髓抑制；③发热；④脱发；⑤放射性脑病；⑥鼻咽大出血；⑦放射性口腔炎；⑧放射性皮炎；⑨免疫抑制；⑩放射性第二原发肿瘤等。预后方面：根据目前文献报道，初治转移性鼻咽癌患者中位生存期为 15.6 ~ 22 个月。以上治疗考虑、治疗不良反应及预后等情况，均告知患者及家属，并取得患方同意和理解。

六、治疗方案

1. 诱导化疗四程(2013 – 07 – 19 至 2013 – 09 – 10)　TP 方案(紫杉醇 240mg 第 1 天 + DDP 45mg 第 1 至第 3 天)化疗四程。诱导化疗过程中曾出现Ⅲ度骨髓抑制，Ⅱ度胃肠道反应，对症治疗后好转。五程化疗后复查 EBV – DNA 示 3.259 × 10³copies/ml。鼻咽 MRI 平扫 + 增强示："鼻咽癌"化疗后，病变较前略有缓解；C_5 椎体骨转移较前相仿。胸部 CT 平扫示：鼻咽癌肺转移化疗后复查，肺部占位缩小。鼻咽镜示：双侧鼻腔通畅，鼻咽顶壁及双侧壁见肿块样新生物，较前有退缩，双侧咽隐窝消失。骨扫描示：鼻咽癌颅骨侵犯，第 5 颈椎骨转移，与 2013 – 10 – 08 比较无明显变化。疗效为 PR。

2. 同期放、化疗(2013 – 10 – 17 至 2013 – 11 – 29)

同期化疗：行 DDP 65mg 第 1 至第 2 天同期化疗二程及尼妥珠单抗分子靶向治疗(放疗期间每周)。

IMRT：鼻咽 PTVnx DT 7000cGy/32Fx。放疗结束时复查鼻咽镜示：双侧鼻腔通畅，鼻咽黏膜基本光滑，双侧咽隐窝大致对称，有少许脓性分泌物。复查 EBV - DNA 8.708 $\times 10^2$copies/ml。

七、病情演变

2013 - 12 - 31 EBV - DNA 7.765 $\times 10^2$copies/ml。2013 - 12 - 30、2014 - 02 - 11 GP 方案化疗 2 程（吉西他滨 1.5g 第 1 天、第 8 天 + DDP 45mg 第 1 至第 3 天）。2014 - 02 - 08 复查胸部 CT 示：两肺散在结节部分较前缩小（病例 22 图 2A）。

2014 - 04 - 29 EBV - DNA 阴性。

2014 - 05 - 06、2014 - 07 - 03 间断口服替吉奥化疗二程，2014 - 07 - 03 胸部 CT 示：鼻咽癌肺转移治疗后，两肺结节略有缩小。

2014 - 10 因肺部转移灶有所进展（病例 22 图 2B），同时查（2014 - 10 - 28）EBV - DNA 2.39 $\times 10^2$copies/ml，2014 - 12 - 18 行 GP 方案化疗 1 程（吉西他滨 1.6mg 第 1 天、第 8 天 + DDP 45mg 第 1 至第 3 天），并行肺部转移灶（右肺 3 个病灶）SBRT 放疗 DT 3400cGy/4Fx（病例 22 图 3 至病例 22 图 5），2014 - 11 - 29 开始间断服用替吉奥口服化疗共 12 程。2015 - 02 复查胸部 CT：右肺占位明显退缩（病例 22 图 2C）。

2016 - 04 发现胸部 CT 示：左肺病灶进展（病例 22 图 2D），2016 - 04 - 08 EBV - DNA 2.129 $\times 10^2$copies/ml，2016 - 04 - 13、2016 - 05 - 07 行 GP 方案化疗二程（吉西他滨 1.6g 第 1 天、第 8 天 + 顺铂 45mg 第 1 至第 3 天）。2016 - 05 - 05、2016 - 06 - 03 EBV - DNA 阴性。

2016 - 06 - 02 胸部 CT 示：鼻咽癌肺转移治疗后，较前缓解（病例 22 图 2E）。2016 - 06 - 13 始左上肺转移灶 SBRT 放疗：3400cGy/4Fx。

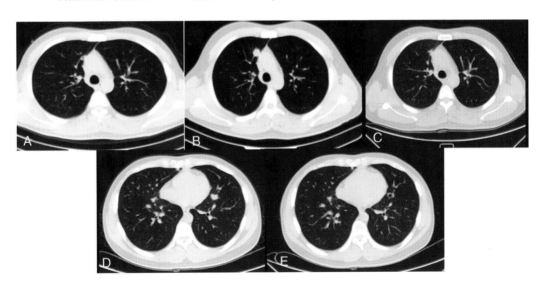

病例 22 图 2　肺部病灶演变

注：A：2014 - 02 - 08 化疗后病灶退缩，同时查 EBV - DNA 阴性；B：2014 - 10 治疗中第一次出现影像学进展，同时查 EBV - DNA 2.39 $\times 10^2$copies/ml；C：2015 - 02 肺部病灶 SBRT 及化疗后退缩，同时

查 EBV – DNA 阴性；D：2016 – 04 左肺病灶进展，同时查 EBV – DNA 2. 129 × 10² copies/ml；E：2016 – 06 治疗后左肺病灶退缩，同时查 EBV – DNA 阴性

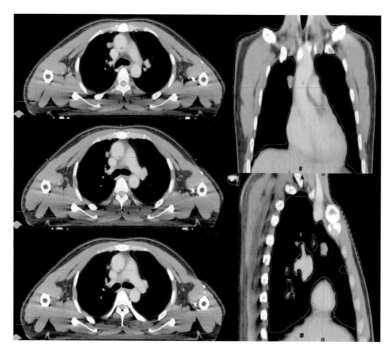

病例 22 图 3　4DCT 下靶区勾画（红线为 ITV）

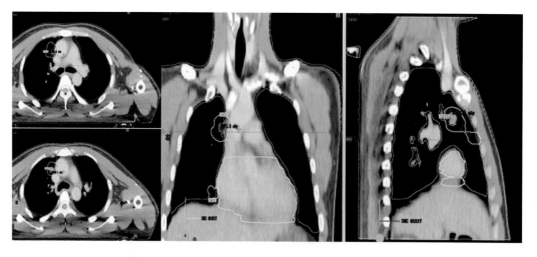

病例 22 图 4　剂量分布（红线 PTVg，黄线 3400cGy 剂量）

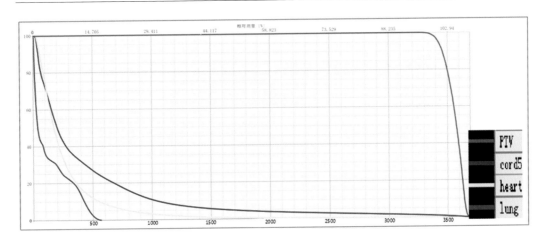

病例 22 图 5　剂量体积直方图(cord5 为脊髓外扩 5mm)

八、病例亮点

1. 初治转移鼻咽癌患者(骨、肺转移)。

2. TP 方案化疗四程后，原发病灶及肺部病灶缩小，EBV - DNA 拷贝数下降但未转阴。

3. 四程化疗后行鼻咽、颈部病灶及颈椎骨转移灶放疗 + 同步化疗，鼻咽部给予了根治剂量。治疗后鼻咽及颈部病灶退缩，但 EBV - DNA 拷贝数未转阴(肺部病灶未处理)。

4. 考虑放、化疗综合治疗后，EBV - DNA 拷贝数仍未转阴性，化疗可能出现耐药，故采用 GP 方案继续化疗二程，EBV - DNA 拷贝数转为阴性。

5. 后患者出现 2 次肺部转移灶进展，EBV - DNA 拷贝数转为阳性，放、化疗后转为阴性，与影像学变化相吻合。

6. 关于转移病灶局部放疗　该患者先后 2 次行肺部转移灶 SBRT 治疗(4DCT 扫描)，给予 850cGy ×4 次，BED 6400cGy 左右。

九、相关知识点

1. 初治转移性鼻咽癌患者的预后　初治转移性鼻咽癌患者中位生存期 15.6 ~ 22 个月。预后因素有：KPS 评分、乳酸脱氢酶(LDH)、转移的部位、转移病灶的个数、EBV - DNA、化疗的疗程数等。因该患者全身多发骨转移，预后不良。

2. 有研究表明，转移或复发性鼻咽癌化疗后 EBV - DNA 未转阴的患者较转阴的患者预后和肿瘤反应率更差。因此，EBV - DNA 可作为监测化疗效果的主要指标。患者出现 2 次肺部转移灶进展，EBV - DNA 拷贝数转为阳性，放、化疗后转为阴性，与影像学变化相吻合。转移病灶化疗后达到完全缓解或部分缓解的患者可从鼻咽原发灶放疗中获益，而转移灶稳定或进展的患者接受鼻咽原发灶放疗未能延长生存期。因此对于全身治疗肿瘤消退满意且体质尚可的患者，一般均应行局部放疗。该患者 4 程 TP 方案化后疗效为 PR，故给予鼻咽、颈部病灶及颈椎骨转移灶放疗 + 同步化疗。

3. 该患者先后 2 次行肺部转移灶 SBRT 治疗(4DCT 扫描)，给予 DT 850cGy ×4 次，BED 6400cGy 左右。虽然，目前研究主张肺部病灶应给予 BED 大于 10 000cGy 的 SBRT

治疗，但本患者已全身多发转移，肺部转移灶靠近心脏（或胸壁），过于积极的局部治疗可能难以带来更多的生存获益。本例患者 DT 850cGy × 4 次的 SBRT 治疗（BED 6400cGy），目前局部控制效果良好，局部正常组织不良反应轻（最长随访 2 年半）。

（龚晓昌　曾　雷　李金高）

参 考 文 献

［1］ 王成涛，曹卡加，李茵，等. 鼻咽癌远处转移的预后因素分析. 癌症，2007，26（2）：212－215

［2］ Zeng L, Tian YM, Huang Y, et al. Retrospective analysis of 234 nasopharyngeal carcinoma patients with distant metastasis at initial diagnosis: therapeutic approaches and prognostic factors. Plos One, 2014, 9 (9): e108070

［3］ An X, Wang FH, Ding PR, et al. Plasma Epstein－Barr Virus DNA level strongly predicts survival in metastatic/recurrent nasopharyngeal carcinoma treated with palliative chemotherapy. Cancer, 2011, 117 (16): 3750－3757

［4］ Park S, Urm S, Cho H. Analysis of biologically equivalent dose of stereotactic body radiotherapy for primary and metastatic lung tumors. Cancer Res Treat, 2014, 46(4): 403－410

病例 23　复发转移鼻咽癌

一、病历摘要

岳××，50 岁，汉族，已婚，四川省都江堰市人，农民，2012 - 07 - 05 首次入院。

主诉：左耳听力下降 2 个月余，确诊鼻咽癌 5 天。

现病史：2 个月余前，患者无明显诱因出现左侧耳闷，伴有耳鸣、堵塞感，自觉左耳听力下降，痰中带血，无头痛、声嘶、面麻，无张口困难、吞咽梗阻，无发热、胸痛，无复视、眼球活动障碍、视力下降，无眼睑下垂、耸肩、皱眉异常、嗅觉减退等症状。未予重视，未行进一步检查及治疗。5 天前，患者因上述症状加重，至四川大学华西医院就诊，行鼻咽镜活检示：（左侧鼻咽部）低分化癌/非角化性癌。行鼻咽部 CT 示：左侧咽隐窝消失，周围软组织轻度肿胀，左侧咽鼓管隆突肿厚。考虑：左侧鼻咽癌可能性大。现为求进一步治疗来我院就诊，自患病以来患者精神、饮食及睡眠可，大小便正常，体重无明显下降。

既往史：无特殊疾病史，无烟酒嗜好，无肿瘤家族史。3 年余前因椎间盘突出于当地医院行"椎间盘手术"。

体格检查：卡氏评分 80 分，12 对脑神经查体阴性，心肺腹查体阴性，右颈部 Ⅱ ~ Ⅲ 区域可触及多个肿大淋巴结，较大者位于 Ⅱ 区，直径约 1.5 cm 大小，质地硬，边界清，无压痛，活动尚可。

辅助检查（入院前）：四川大学华西医院病理诊断：（左侧鼻咽部）低分化癌/非角化性癌。

初步诊断：鼻咽非角化性癌（分期待定）。

二、辅助检查

入院后鼻咽 + 颈部 MRI 示（病例 23 图 1）：鼻咽左侧壁软组织增厚，左侧咽隐窝消失，左侧咽旁增厚强化，左侧腭帆张提肌受侵可能。左颈部多个肿大淋巴结，较大约 1.5 cm × 1.8 cm，增强后呈明显强化，考虑转移。右颈部见小淋巴结显示。颅底及神经无异常。

肺部 X 片：心肺未见异常。

腹部彩超：肝、胆、胰、脾脏及双肾未见异常。

全身骨扫描：全身骨未见异常浓聚。

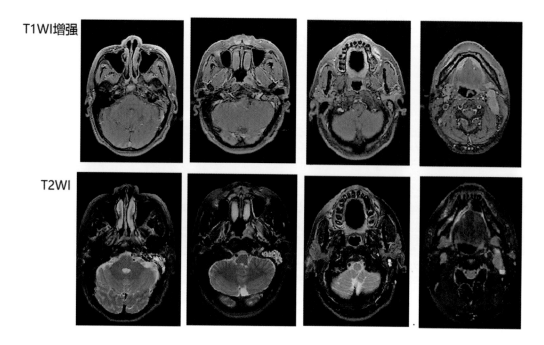

病例 23 图 1　鼻咽 + 颈部 MRI

注：鼻咽左侧壁软组织增厚，左侧咽隐窝消失，左侧咽旁增厚强化，左侧腭帆张提肌受侵可能。左颈Ⅱ～Ⅲ区多个肿大淋巴结，较大约 1.5cm×1.8cm，增强后呈明显强化，考虑转移。右颈部Ⅱ区淋巴结肿大，直径约 1.0cm。颅底及神经无异常

三、入院诊断

鼻咽非角化性癌 $T_2N_2M_0$ Ⅲ期（AJCC/UICC 2002 分期）。

四、诊断依据

患者原发灶鼻咽部已有病理证实，根据目前"鼻咽癌 AJCC/UICC2002 分期"，肿瘤累及左侧咽旁，双颈部肿大淋巴结（左侧Ⅱ区、Ⅲ区、右颈Ⅱ区），符合淋巴结转移标准，N 分期定为 N_2，目前各项检查未见明显转移征象，M 分期定为 M_0，故认为目前分期为 $T_2N_2M_0$ Ⅲ期。

五、治疗策略

本例患者局部分期较早，病变范围仅局限在鼻咽左侧壁及左侧咽旁。双颈部有淋巴结考虑转移，但转移淋巴结并不大，故针对该患者的治疗策略为根治性同步放、化疗。

六、治疗方案

同步放、化疗（2012 - 07 - 13 至 2012 - 08 - 28）　同步化疗：顺铂 80mg/m² 第 1 天 + 紫杉醇 135mg/m² 第 1 天/每 21 天 1 次×2 周期。调强放疗（病例 23 图 2 至病例 23 图 5）（共两程计划，第一程计划放疗 28 次，后修改计划），根治性放疗剂量：GTVnx D95 DT 7120cGy；GTVln - L D95 DT 7100cGy；GTVln - R DT 7170cGy；CTV1 D95 DT 6680cGy；CTV2 D95 DT 5350cGy；CTVln D95 DT 5070cGy；放疗期间出现Ⅰ度放射性口腔炎、Ⅰ度口干及Ⅰ度放射性皮肤反应，积极予以对症处理后症状好转。放疗结束疗效评价：CR（病例 23 图 6）。

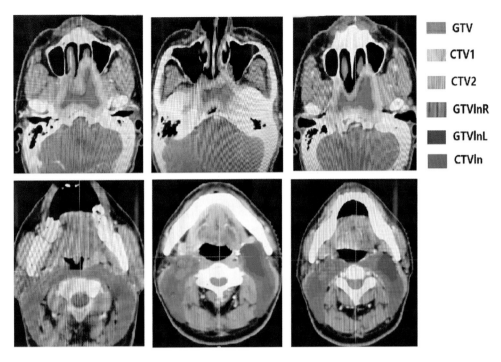

病例23 图2 调强放疗靶区设计（第一程计划）

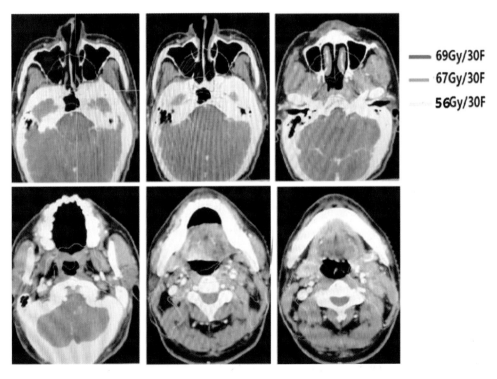

病例23 图3 等剂量曲线（第一程计划）

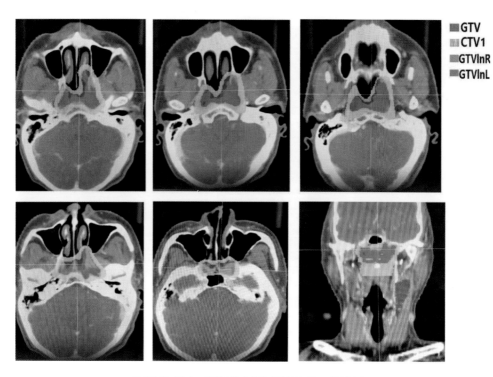

GTV
CTV1
GTVlnR
GTVlnL

病例 23 图 4　调强放疗靶区设计（第二程计划）

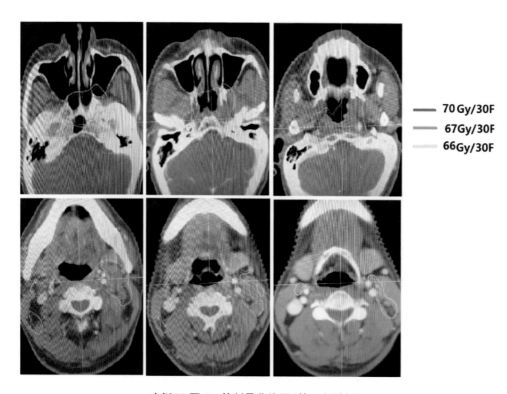

—— 70 Gy/30F
—— 67Gy/30F
—— 66Gy/30F

病例 23 图 5　等剂量曲线图（第二程计划）

T1WI增强

T2WI

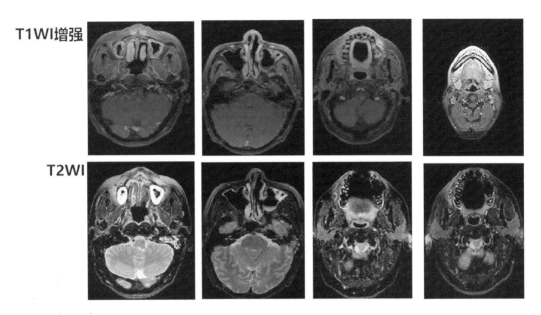

病例 23 图 6　治疗后鼻咽 + 颈部 MRI

七、病情演变

患者放、化疗后规律复查随访，未见局部复发及远处转移。于 2014 年 4 月（放疗后 2年）因右侧胸前区反复隐痛，胸部 CT 提示：①双肺散在类结节及结节影，较前新增，考虑转移瘤；②右肺下叶钙化结节，纵隔内气管前间隙钙化结节（病例 23 图 7）。

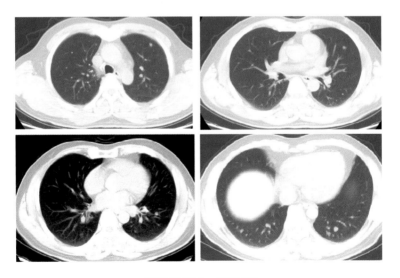

病例 23 图 7　胸部 CT

八、治疗策略

化疗 + 同步放、化疗。

九、治疗方案

第一阶段：2014 – 04 – 19 至 2014 – 06 – 12，三周期化疗，化疗方案为：吉西他滨 0.8g 第 1 天、第 8 天 + 奈达铂 150mg 第 1 天/每 21 天 1 次，疗效评价：PR。

第二阶段：2014 – 06 – 14 至 2014 – 07 – 08 同步放、化疗，同步化疗方案为：吉西他滨 0.8g 第 1 天，第 8 天 + 奈达铂 150mg 第 1 天/每 21 天 1 次；肺部转移灶 X 光刀放射治疗，放疗剂量：GTV1（左肺上叶转移灶）D90 = 3900cGy（BED 5270cGy）；GTV2（右肺近前胸壁胸膜处转移灶）D90 = DT 3830Gy（BED 5160cGy）；GTV3（右肺近腋侧胸膜处转移灶）D90 = DT 3830cGy（BED 5160cGy）；放、化疗结束评价：CR。

十、随访情况

患者治疗后定期随访复查，于 2017 – 04 最近一次复查（放、化疗后 5 年）鼻咽部 MRI 提示鼻咽局部无复发及占位征象（病例 23 图 8），肺部 CT 提示双侧肺部病灶纤维条索，未见肿瘤复发及转移病灶（病例 23 图 9）。腹部彩超提示肝胆胰脾双肾未见异常。

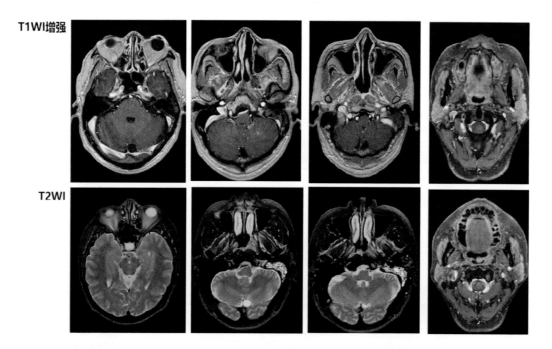

病例 23 图 8　放、化疗后 5 年随访：鼻咽 + 颈部 MRI（鼻咽及颈部未见复发占位）

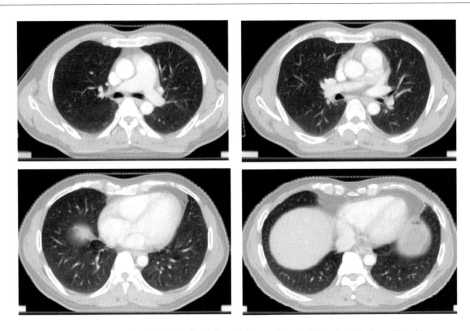

病例 23 图 9　放、化疗后 5 年随访：胸部 CT 增强扫描，未见肺部新发病灶

十一、病例亮点

本例患者在治疗后 2 年出现肺转移，治疗后 5 年随访时鼻咽局部及肺部未见肿瘤复发及转移。说明鼻咽局部的首程放疗以及在出现肺部转移后针对肺部病灶的放疗和足疗程的化疗是成功有效的。但对该例 $T_2N_2M_0$ 的鼻咽癌，在同步放、化疗后，进行辅助化疗能否改善整体生存及无远处转移生存率，这是值得进一步探讨的问题。此外，对出现双肺多发转移的鼻咽癌患者，肺部病灶放疗的时机？适应证和剂量分割，本案例给了我们一些提示：①肺部病症放疗时机应在 2 ~ 4 周期全身化疗以后，化疗评价达到 PR 及以上；②总化疗周期应在 4 ~ 6 周期；③对于相对较小的肺部转移灶，在化疗的基础上，放疗的剂量根据肺部病灶消退的实际情况而定，生物剂量在 5000cGy 以上或许是有效的。

十二、相关知识点

5% ~ 8% 鼻咽癌在诊断时即伴有远处转移，局部晚期鼻咽癌主要的失败模式是发生远处转移，有 30% ~ 60% 的局部晚期鼻咽癌治疗后会出现远处转移。发生远处器官转移的鼻咽癌患者，其生存率从几周到几年不等，但单纯发生肺部孤立器官转移的鼻咽癌生存率较其他器官转移或合并多器官转移的患者总生存率为高。因而发生肺部转移的鼻咽癌患者，仍然需要给予积极的治疗。本例患者在鼻咽放疗后 2 年出现肺部转移，在经过 5 周期吉西他滨 + 奈达铂方案化疗 + 肺部病灶放疗后，肺部病灶达 CR。并在肺部转移病灶治疗后 3 年(鼻咽部病灶治疗后 5 年) 时间随访时未出现肺部及鼻咽部进展，说明针对出现肺转移的该例患者给予积极放化综合治疗是成功的。

鼻咽癌是放、化疗均较敏感的肿瘤，发生肺转移的鼻咽癌患者对放、化疗同样敏感。目前对发生远处转移的鼻咽癌患者，尚无强有效的分子靶向药物治疗推荐，故而以二线铂类为基础的放、化疗是有效的治疗策略。此外，VEGF(vascular endothelial growth factor,

VEGF)/VEGFR 我们正在进一步探讨价值，为转移鼻咽癌的治疗提供更多的参考。

肺部转移灶是否有病理证实？如何解释？患者肺部病灶多、散、小，病理活检可能得不偿失。本例虽无病理证实，但患者的胸部 CT 影像表现为双肺散在、多个、强化小结节，高度提示为肺转移。另外，在化疗及放疗后肺部病灶达 CR 也从另一方面佐证了肺部转移的确实存在。

参 考 文 献

［1］Razak AR, Siu LL, Liu FF, et al. Nasopharyngeal carcinoma: the next challenges. Eur J Cancer, 2010, 46: 1967 –1978

［2］Khanfir A, Frikha M, Ghorbel A, et al. Prognostic factors in metastatic nasopharyngeal carcinoma. Cancer Radiother, 2007, 11: 461 –464

［3］Ng WT, Lee MC, Hung WM, et al. Clinical outcomes and patterns of failure after intensity – modulated radiotherapy for nasopharyngeal carcinoma. Int J Radiat Oncol Biol Phys, 2011, 79: 420 –428

［4］Haro A, Yano T, Yoshida T, et al. Results of a surgical resection of pulmonary metastasis from malignant head and neck tumor. Interact Cardiovasc Thorac Surg, 2010, 10: 700 –703

［5］Hui EP, Leung SF, Au JS, et al. Lung metastasis alone in nasopharyngeal carcinoma: a relatively favorable prognostic group. A study by the HongKong Nasopharyngeal Carcinoma Study Group. Cancer, 2004, 101: 300 –306

［6］Leong SS, Wee J, Rajan S, et al. Triplet combination of gemcitabine, paclitaxel, and carboplatin followed by maintenance 5 – fluorouracil and folinic acid in patients with metastatic nasopharyngeal carcinoma. Cancer, 2008, 113: 1332 –1337

（冯　梅　黄叶才）

病例 24　鼻咽癌治疗后迅速复发

一、病历摘要

蔡××，男，51岁，湖北省广水市人，2015-10-07首次入院。

主诉：右侧面麻2个月余。

现病史：患者于2015-07无明显诱因出现右侧面麻，伴头痛、复视，无鼻塞、血涕、发热等不适，在当地医院行头部MR示"鼻咽部占位伴海绵窦受侵"，后来我院耳鼻喉科行鼻咽镜活检示"（鼻咽）非角化性癌分化型"，故来我科就诊，门诊以"鼻咽癌（NPC）"收入我科。

既往史：无特殊疾病史，无烟酒嗜好，无肿瘤家族史。

体格检查：卡氏评分90分。右颈可及多枚淋巴结，主要分布于Ⅱ、Ⅲ区，较大的约1.5cm×1.0cm，质硬、活动度差，右眼外展受限，眼球活动正常，鼻咽咽隐窝可见新生物，心、肺、腹部体检未见明显异常。

辅助检查（入院前）：外院磁共振：左鼻咽部占位，左颈多发淋巴结。鼻咽病理：（鼻咽）非角化性癌，分化型。

初步诊断：鼻咽分化型非角化性癌淋巴结转移（分期待定）。

二、辅助检查

鼻咽及颈部MRI：鼻咽癌累及双侧腭帆张肌、腭帆提肌、头长肌、右侧咽旁间隙、右侧翼内肌、右侧岩尖、右侧海绵窦及右侧颞极，右侧咽后淋巴结肿大，双侧颈部多发淋巴结肿大，主要位于Ⅱ、Ⅲ区（病例24图1）。肺部CT：右上肺叶硬结灶，建议随访观察。腹部彩超：肝、胆、脾、腹膜后及肾上腺未见异常。全身骨ECT：鼻咽部可见异常信号浓聚，考虑局部骨质受侵。

三、入院诊断

鼻咽非角化性分化型癌 $T_4N_2M_0$ Ⅳa期（2008中国分期）。

四、诊断依据

患者原发灶鼻咽部已有病理证实，根据目前国内"鼻咽癌2008中国分期"，肿瘤累及腭帆张肌、腭帆提肌、头长肌、右侧翼内肌、右侧岩尖、右侧海绵窦及右侧颞极，T分期定为 T_4，右侧咽后淋巴结受累，双颈部肿大淋巴结，主要侵犯左颈Ⅱ、Ⅲ区，短径超过1cm，N分期定为 N_2，目前各项检查未见明显转移征象，M分期定为 M_0，故认为目前分期为 $T_4N_2M_0$ Ⅳa期。

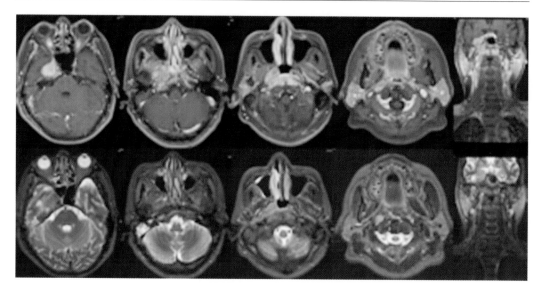

病例 24 图 1　鼻咽及颈部 MRI

注：鼻咽癌累及双侧腭帆张肌、腭帆提肌、头长肌、右侧咽旁间隙、右侧翼内肌、右侧岩尖、右侧海绵窦及右侧颞极，右侧咽后淋巴结肿大，双侧颈部多发淋巴结肿大，主要位于 Ⅱ、Ⅲ 区

五、治疗策略

患者为局部晚期鼻咽癌，肿瘤局部侵犯范围广，累及颞叶，且颈部淋巴结多发转移，因此确定"诱导化疗＋同步放、化疗＋辅助化疗"的治疗方案。放疗可能出现下列不良反应：①局部疼痛；②骨髓抑制；③发热；④脱发；⑤放射性脑病；⑥鼻咽大出血；⑦放射性口腔炎；⑧放射性皮炎；⑨免疫抑制；⑩放射性二原癌等。化疗过程可能出现的反应：①骨髓抑制；②肝肾功能损伤；③胃肠道反应；④过敏反应等。预后方面：根据目前文献报道，Ⅳa 期鼻咽癌完成根治性治疗后，5 年生存率 50% ～60%。以上治疗考虑、治疗不良反应及预后等情况，均告知患者及家属，并取得患方同意和理解。

六、治疗方案

1. 诱导化疗 2 周期（2015 － 10 － 15 至 2015 － 11 － 06）　多西他赛 $75mg/m^2$ 第 1 天，顺铂 $75mg/m^2$ 分 2 天。诱导化疗反应为Ⅱ度胃肠道反应，对症治疗后好转。诱导化疗结束后复查鼻咽镜发现鼻咽腔内肿瘤缩小，复查 CT 显示鼻咽原发灶明显退缩，疗效评价达 PR。

2. 同步放、化疗（2015 － 12 － 02 至 2016 － 01 － 17）　同步化疗：顺铂 $80mg/m^2$ 第 1 天、第 22 天、第 43 天。调强放疗（病例 24 图 2、病例 24 图 3）：PGTVnx 7000cGy/33Fx，PGTVnd 6800cGy/33Fx，PCTV1 6400cGy/33Fx，PCTV2 5800cGy/33Fx，PCTV3 5000cGy/25Fx，同步放、化疗期间出现Ⅱ度胃肠道反应，Ⅰ度白细胞减少，Ⅰ度口腔黏膜反应，Ⅰ度皮肤反应。

3. 辅助化疗 2 周期（2015 － 02 － 17 至 2015 － 03 － 08）　多西他赛 $75mg/m^2$ 第 1 天，顺铂 $75mg/m^2$ 分 2 天。辅助化疗反应为Ⅱ度胃肠道反应，Ⅱ度骨髓抑制。对症治疗后好转。放疗结束 3 个月复查评价疗效为 CR（病例 24 图 4）。

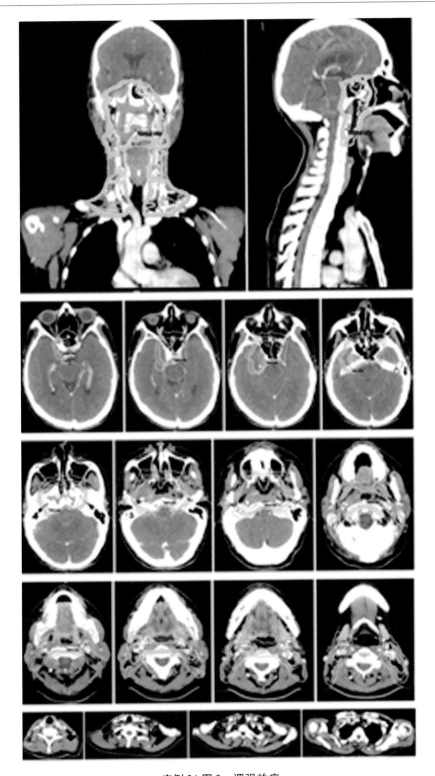

病例24 图2　调强放疗

注：浅红色为 pGTVnx，深红色为 pGTVnd，淡蓝色为 pCTV1，紫色为 pCTV2，绿色为 pCTV3

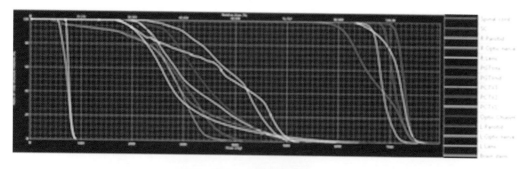

病例 24 图 3　剂量体积直方图(DVH)

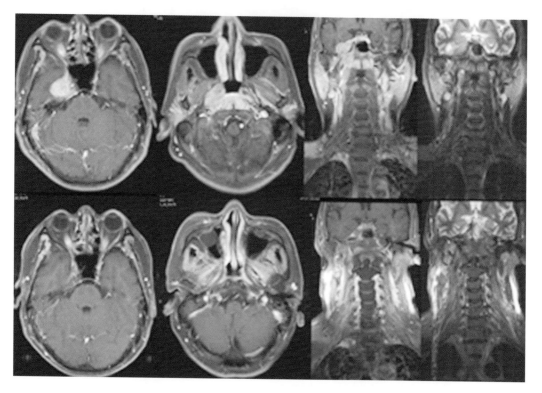

病例 24 图 4　治疗前后疗效对比,肿瘤完全消失

七、病情演变

患者治疗结束后 3 个月返院复查,于治疗结束后半年出现腰痛,并再次出现右眼外展受限,复查 MRI 示:右侧海绵窦近颞叶出异常信号,考虑肿瘤再次复发。骨 ECT:第 1 腰椎骨质代谢活跃,考虑骨转移(病例 24 图 5)。故予以腰椎转移处放疗 DT 3600cGy/12Fx,唑来膦酸治疗 4mg/次,每 4 周 1 次,并予以口服 S1 口服化疗维持。患者于 2017 - 05(口服化疗维持治疗半年余)再次出现病情进展(肺多发转移),家属放弃抗肿瘤治疗。

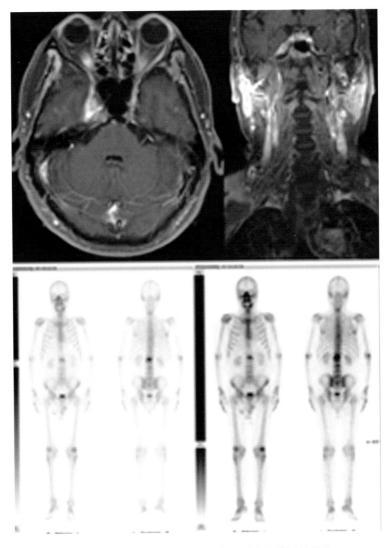

病例 24 图 5　治疗结束半年，出现野内复发及骨转移

八、病例亮点

本例患者首次就诊时诊断为Ⅳ期局部晚期鼻咽癌，予以放化综合治疗后，患者近期疗效达 CR。但患者治疗结束后半年即出现疾病进展，同时出现局部复发和远处转移，予以骨转移局部放疗及全身治疗后，病情控制时间较短。

九、相关知识点

1. 复发转移部位　目前鼻咽癌治疗后 5 年总生存率在 80% 左右，局部晚期患者为 60% 左右。而疾病无局部复发和无远处转移生存分别为 95% 和 80% 左右，局部复发部位主要以野内复发为主，远处转移则以骨、肺、肝多见。本例患者就出现了局部复发（野内复发）和骨转移。

2. 复发转移时间　鼻咽癌常规随访推荐治疗结束后前 3 年每 3 个月随访 1 次，随后复查时间间隔可以延长。目前有研究表明，鼻咽癌复发转移比例在治疗结束 2 年后迅速下降，本例患者也是在治疗结束后半年发现局部复发及远处转移，提示治疗结束后 2 年内是重要随访复查时间。

3. 复发转移后的治疗　鼻咽癌的挽救治疗包括局部姑息治疗及全身治疗。全身治疗方案有：化疗、靶向治疗及免疫治疗。S1 是一种口服的氟尿嘧啶类的化疗药物，很多临床研究已经证明其对复发鼻咽癌患者是一个安全有效的药物，本例患者采用该治疗方案取得了一定的疗效。

参 考 文 献

［1］Xie R, Xia B, Zhang X, et al. T_4/N_2 classification nasopharyngeal carcinoma benefit from concurrent chemotherapy in the era of intensity – modulated radiotherapy. Oncotarget, 2016, 7(49): 81918 – 81925

［2］Chen JL, Huang YS, Kuo SH, et al. Intensity – modulated radiation therapy achieves better local control compared to three – dimensional conformal radiation therapy for T_4 – stage nasopharyngeal carcinoma. Oncotarget, 2016

［3］Xue F, Hu C, He X. Long – term Patterns of Regional Failure for Nasopharyngeal Carcinoma following Intensity – Modulated Radiation Therapy. J Cancer, 2017, 8(6): 993 – 999

［4］Mao YP, Tang LL, Chen L, et al. Prognostic factors and failure patterns in non – metastatic nasopharyngeal carcinoma after intensity – modulated radiotherapy. Chin J Cancer, 2016, 35(1): 103

［5］Zhao W, Lei H, Zhu X, et al. Investigation of long – term survival outcomes and failure patterns of patients with nasopharyngeal carcinoma receiving intensity – modulated radiotherapy: a retrospective analysis. Oncotarget, 2016, 7(52): 86914 – 86925

［6］Liu X, Tang LL, Du XJ, et al. Changes in Disease Failure Risk of Nasopharyngeal Carcinoma over Time: Analysis of 749 Patients with Long – Term Follow – Up. J Cancer, 2017, 8(3): 455 – 459

［7］Peng PJ, Lv BJ, Wang ZH, et al. Multi – institutional prospective study of nedaplatin plus S1 chemotherapy in recurrent and metastatic nasopharyngeal carcinoma patients after failure of platinum – containing regimens. Ther Adv Med Oncol, 2017, 9(2): 68 – 74

［8］Peng PJ, Cheng H, Ou XQ, et al. Safety and efficacy of S1 chemotherapy in recurrent and metastatic nasopharyngeal carcinoma patients after failure of platinum – based chemotherapy: multi – institutional retrospective analysis. Drug Des Devel Ther, 2014, 8: 1083 – 1087

（黄　晶　杨坤禹）

病例 25　复发鼻咽部癌

一、病历摘要

刘××，35 岁，汉族，已婚，浙江省杭州市人，职员。2008 – 10 – 06 入院。

主诉： 鼻咽癌放疗后 10 个月余，发现颈部复发 2 周余。

现病史： 患者于 2007 – 05 起无明显诱因自觉涕中少量血丝，未予重视，自服中药，效果不明显。至 2007 – 09 自觉症状同前，伴双侧耳闷，遂至杭州 ×× 医院就诊，门诊查鼻咽镜示鼻咽新生物，行鼻咽 CT 示左侧上颌窦炎，右侧后鼻孔区域软组织影，行鼻咽活检，病理示：（右鼻咽）非角化性未分化型癌。于 2007 – 10 – 11 住入我院，入院后完善各项检查（病例 25 图 1、病例 25 图 2），予分期为 $T_2N_0M_0$，于 2007 – 10 – 17 至 2007 – 12 – 03 予 IMRT 放疗 95% GTVnx：DT7425cGy/（28 + 5）Fx，95% PTVnx：DT6996cGy/（28 + 5）Fx，95% PTV1：DT6006cGy/（28 + 5）Fx，95% PTV2：DT5096cGy/（28 + 5）Fx（病例 25 图 3 至病例 25 图 6）。放疗期间予支持对症治疗。放疗结束复查 CR（病例 25 图 7、病例 25 图 8），随访病情平稳（病例 25 图 9、病例 25 图 10）。2008 – 09 – 22 门诊复查纤维鼻咽镜检查示鼻咽右顶前壁黏膜隆起粗糙（病例 25 图 11），予病理活检提示：（鼻咽右顶壁）非角化性癌（未分化型）。鼻咽 MRI 检查提示鼻咽右顶壁略有增厚，呈等 T_1 稍长 T_2 信号，增强后有不均匀强化，较前片基本相仿。颅底骨质及双侧海绵窦形态、信号无殊。双颈未见明显直径 >1cm 的肿大淋巴结影（病例 25 图 12）。骨 ECT 检查全身骨未见明显异常。患者今为进一步治疗入院。

既往史： 无特殊疾病史，无烟酒嗜好，无肿瘤家族史。

体格检查： 卡氏评分 90 分。双颈、双锁骨上等全身浅表淋巴结未触及明显肿大。右顶前壁黏膜隆起粗糙，脑神经检查未见异常。心、肺、腹体检未见明显异常。

辅助检查： 鼻咽镜（病例 25 图 11）示鼻咽右顶前壁黏膜略隆起粗糙。病理：（鼻咽右顶壁）非角化性癌（未分化型）。MRI（病例 25 图 12）检查提示鼻咽右顶壁略有增厚，呈等 T_1 稍长 T_2 信号，增强后有不均匀强化，较前片基本相仿。颅底骨质及双侧海绵窦形态、信号无殊。双颈未见明显直径 >1cm 的肿大淋巴结影。

初步诊断： 鼻咽癌放疗后复发 $rT_1N_0M_0$ Ⅰ 期。

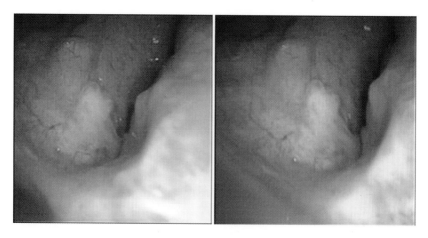

病例 25 图 1　首诊鼻咽镜图片

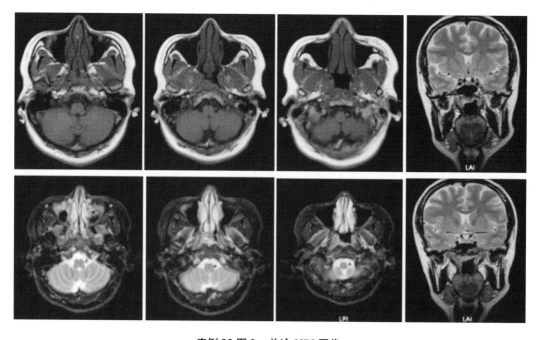

病例 25 图 2　首诊 MRI 图像

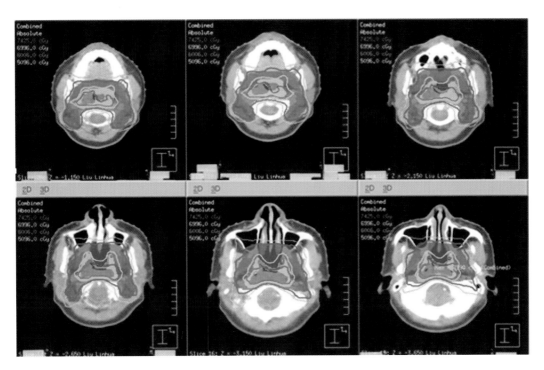

病例 25 图 3　首程放疗计划剂量分布图

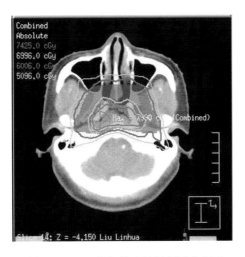

病例 25 图 4　首程放疗计划剂量分布图

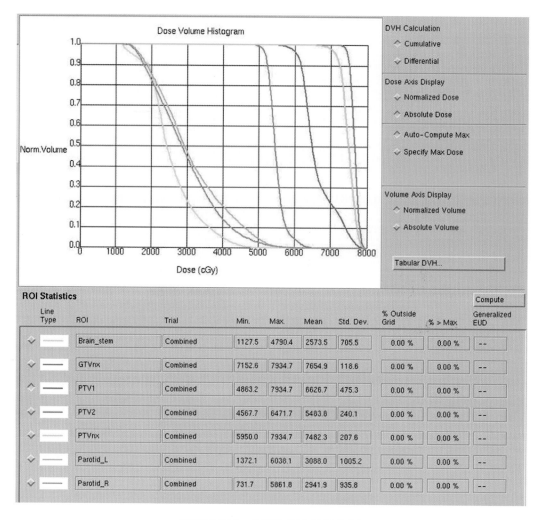

病例 25 图 5　首程放疗计划 DVH 图

注：Dose Volume Histogram：剂量体积直方图；Norm Volume：正常组织体积；ROI Statistics：感兴趣区统计量

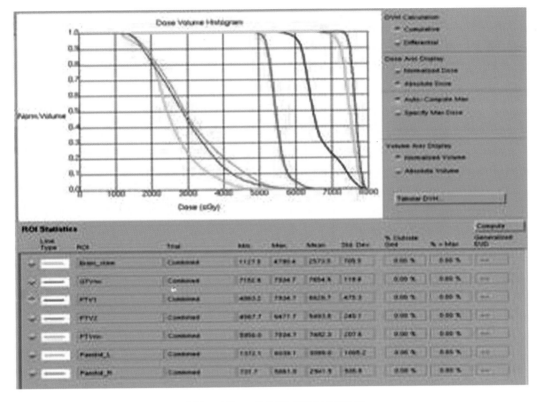

病例 25 图 6　首程放疗计划 DVH 图

注：Dose Volume Histogram：剂量体积直方图；Norm Volume：正常组织体积；ROI Statistics：感兴趣区统计量

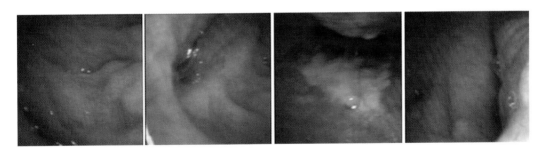

病例 25 图 7　放疗结束鼻咽镜图片

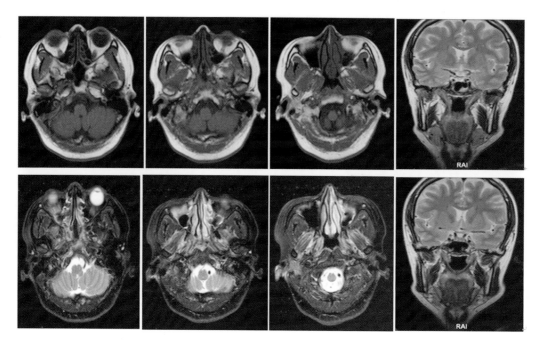

病例 25 图 8　放疗结束 MRI 图像

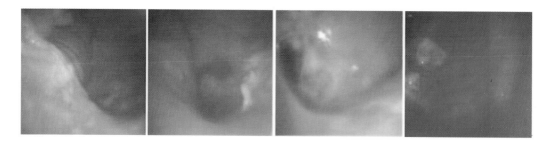

病例 25 图 9　放疗结束后 6 个月鼻咽镜图片

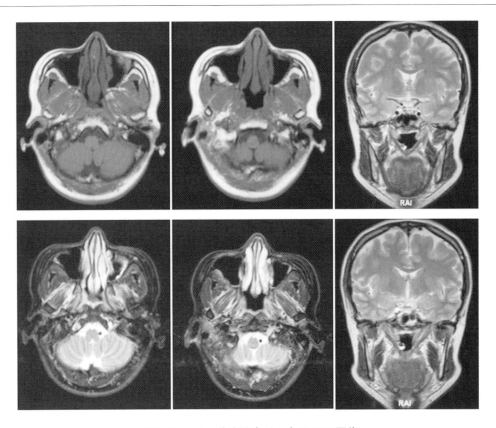

病例 25　图 10　放疗结束后 6 个月 MRI 图像

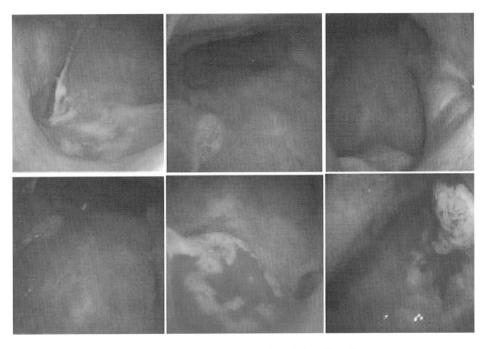

病例 25　图 11　放疗 9 个月余复发鼻咽镜图片

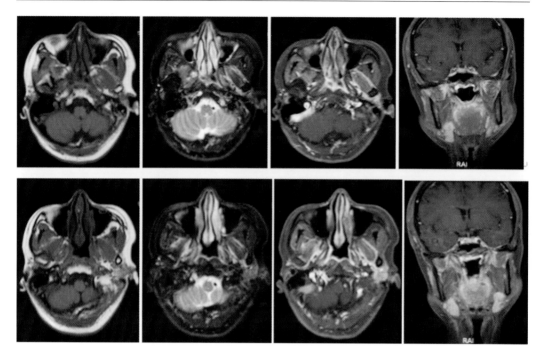

病例 25 图 12　放疗 9 个月余复发鼻咽癌 MRI 图像

入院诊断：鼻咽癌放疗后复发 $rT_1N_0M_0$ I 期。

二、诊断依据

患者曾行根治性放疗，放疗后复查鼻咽镜及 MR 检查，病变均已退缩，放疗后 9 个月余复查鼻咽镜及 MR 均提示异常，鼻咽部已有病理证实，考虑局部复发。肿瘤位于右顶壁黏膜，T 分期定为 rT_1，双颈部未及肿大淋巴结，N 分期定为 N_0，目前各项检查未见明显转移征象，M 分期定为 M_0，故认为目前分期为 $rT_1N_0M_0$ I 期。

三、治疗策略

短期内鼻咽部病变复发，局限于黏膜表面，可选择手术治疗，患者拒绝手术治疗。因距首程放疗结束仅 9 个月余，考虑时间较短，拟予化疗，控制病情同时，延长第二程放疗时间。根据患者病情，第二程放疗考虑外照射 + 近距离放疗，降低周围正常组织剂量，进而降低副反应发生率。第二程放疗过程可能出现下列严重不良反应：①鼻咽部溃疡导致大出血；②放射性脑脊髓病；③听力下降或失聪；④肌肉纤维化引起张口受限等；⑤放射性骨坏死；⑥放射性二原癌等。化疗过程可能出现的反应：①骨髓抑制；②肝肾功能损伤；③胃肠道反应；④过敏反应等。以上治疗考虑、治疗不良反应等情况，均告知患者及家属，并取得患方同意和理解。

四、治疗方案

诱导化疗 4 周期（2008 - 10 - 08 至 2008 - 12 - 15）：多西他赛 100mg 第 1 天，奈达铂 40mg 第 1 至第 3 天。

2009 - 02 - 16 至 2009 - 03 - 24 给予调强放疗 95% PTV1：DT 6087cGy/30Fx。

外照射结束 10 天开始右侧鼻腔单通道近距离放疗，600cGy/Fx，每周 1 次，DT 1800cGy/3Fx。有效长度 3.0cm，参考点中轴旁开 1.0cm。

二程放疗计划如病例 25 图 13 至病例 25 图 17 所示：

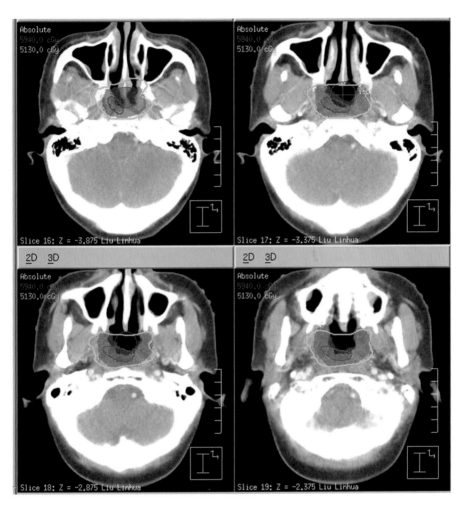

病例 25 图 13　二程放疗计划剂量分布图

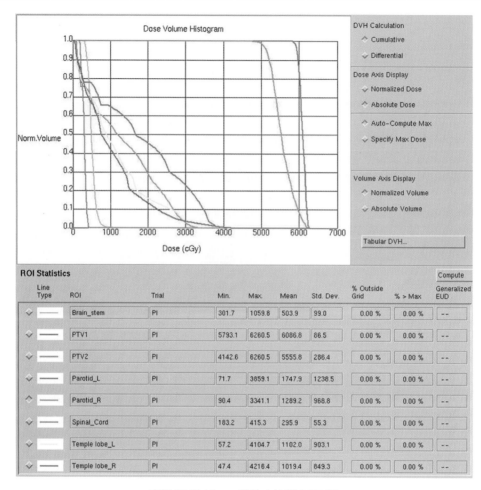

病例 25 图 14　二程放疗计划 DVH 图

注：Dose Volume Histogram：剂量体积直方图；Norm Volume：正常组织体积；ROI Statistics：感兴趣区统计量

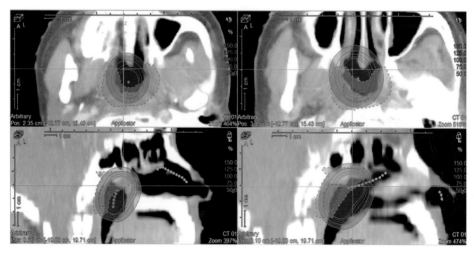

病例 25 图 15　后装治疗计划剂量分布图

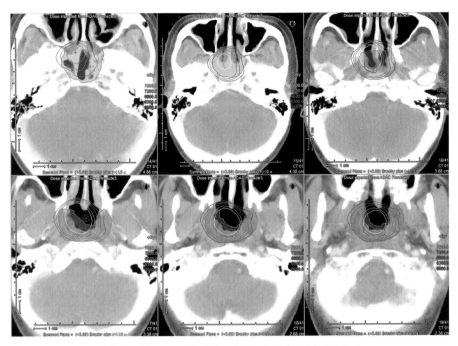

病例 25 图 16　二程放疗 + 近距离放疗计划剂量分布

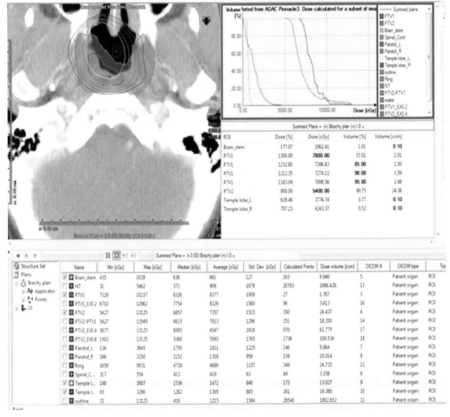

病例 25 图 17　二程放疗 + 近距离放疗计划 DVH 图

五、病情演变

诱导化疗结束复查鼻咽镜示鼻咽未见明显新生物(病例 25 图 18)。复查 MRI 示鼻咽部平扫未见明显肿块影,两侧咽旁间隙清晰,颅底骨质及双侧海绵窦形态、信号无殊(病例 25 图 19)。双颈未见明显直径 >1cm 的肿大淋巴结影。

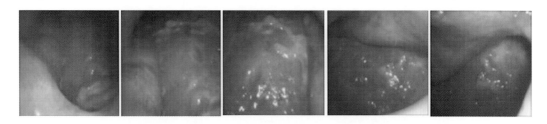

病例 25 图 18　4 周期姑息性诱导化疗后鼻咽镜图片

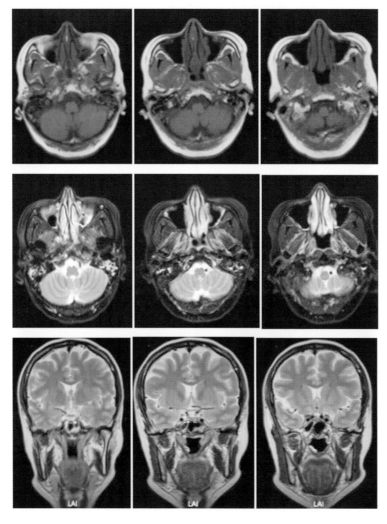

病例 25 图 19　4 周期姑息性诱导化疗后鼻咽 MRI 图像

二程放疗后复查见病例 25 图 20 至病例 25 图 23 所示：

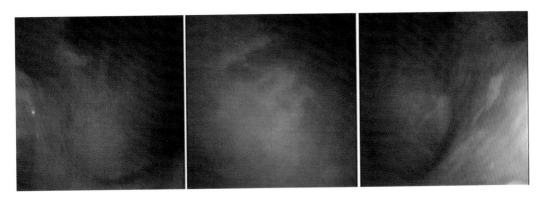

病例 25 图 20　二程放疗后鼻咽镜图像

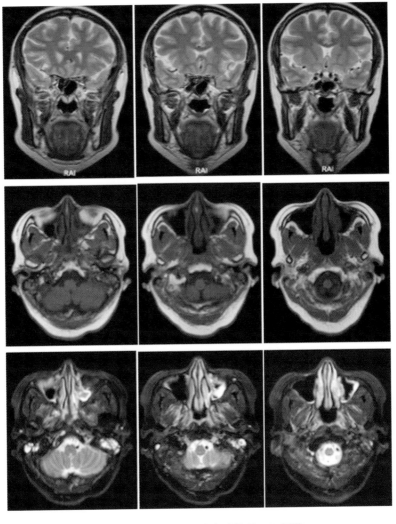

病例 25 图 21　二程放疗后鼻咽 MRI 图像

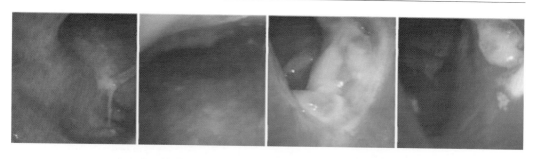

病例 25 图 22　二程放疗＋腔内放疗后 3 个月鼻咽镜图片

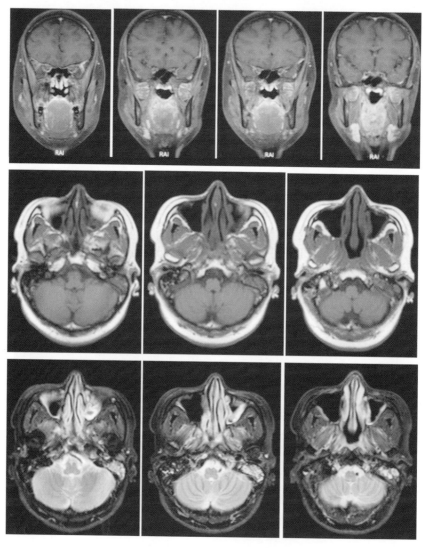

病例 25 图 23　二程放疗＋腔内放疗后 3 个月鼻咽 MRI 图像

　　门诊定期复查各项检查均可。末次复查时间 2015 － 03 － 13（病例 25 图 24、病例 25 图 25）。

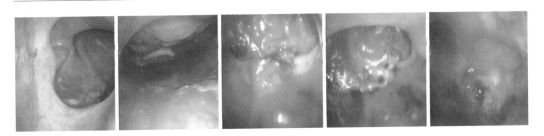

病例 25 图 24　二程治疗后近 6 年(2015 - 03 - 13)鼻咽镜图片

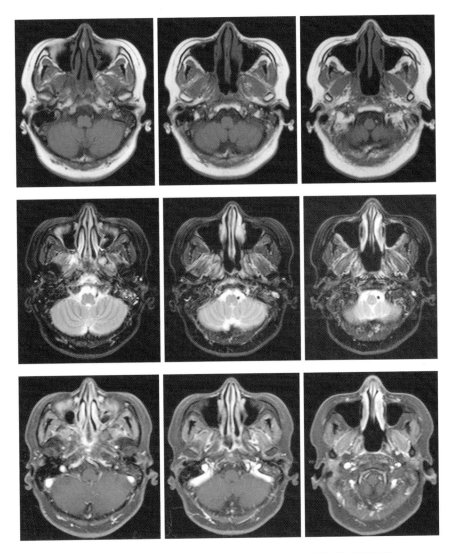

病例 25 图 25　二程治疗后近 6 年(2015 - 03 - 13)鼻咽 MRI 图像

根据 RTOG/EORTC 晚期放射损伤分级方案:

皮肤:1 级反应。

黏膜:1 级反应。

涎腺：1 级反应。

脑及脑神经症状：0。

左耳：轻度听力下降，无须助听器。

右耳：轻中度听力下降，需使用助听器。

六、病例亮点

本病例是一个短期局部复发的 $rT_1N_0M_0$ 鼻咽癌患者，肿瘤局限于黏膜表面。病变范围局限且局限于黏膜表面，首选手术治疗。患者拒绝手术。因距首程放疗结束仅 9 个月余，考虑时间较短，拟予化疗，控制病情同时，延长第二程放疗时间。化疗后采用外照射＋腔内放疗，减少外照射引起周围组织损伤。经治疗后疗效评价为 CR，患者随访 5 年余，未发生再次复发或转移，放疗并发症患者可接受，患者生活质量良好。

七、相关知识点

1. IMRT 治疗后复发率＜10%，复发原因有剂量覆盖不足、漏靶、照射误差及放、化疗抵抗的不敏感肿瘤细胞。

2. 常见的再治疗手段

（1）手术：具有高度选择性，浅表性病变成功率高，以颈部淋巴结复发为主。

（2）化疗：联合放疗，延长放疗间隔；单纯化疗难以控制病情。

（3）放疗：目前主要治疗方案。分体外放疗（external – beam radiation therapy，EBRT）及腔内放疗（intracavitary brachytherapy，ICBT）。

3. 2D – CRT/3D – CRT 毒副反应大，疗效差，不再推荐。

4. 腔内放疗（intracavitary brachytherapy，ICBT）适用于深度≤1cm 的局限小病灶。体积较大的病灶需联合外照射，5 年 LCR：89%，5 年 OS：65%。在挽救复发鼻咽癌中，ICBT 可作为放射治疗单独或联合放射线治疗。

5. SBRT/SRS 治疗肿瘤体积不宜过大，600～800cGy/Fx，每周 1 次或每周 2 次，主要毒副反应为鼻咽部大出血。SBRT 较 IMRT 具有缩短治疗疗程及减轻毒副反应的优势。结合外照射放疗和 SRS 增强允许一个高辐射剂量的目标可以提高肿瘤的控制和结果的传递。

6. Tomo 治疗复发鼻咽癌是可行的，在毒性可接受的情况下得到了令人鼓舞的局控和 OS。

7. 局部复发鼻咽癌患者采用 IMRT 技术，晚期并发症发生率相对较低。与单独放疗相比，放、化疗联合治疗可以改善局部复发性鼻咽癌患者的 OS。

8. 早期复发的患者倾向于接受内镜鼻咽切除术，与之相关的高级复发率只会得到治疗再辐射。

9. 挽救内镜鼻咽切除术可更有效地使有限的 rNPC 患者的生存和生活质量收益最大化。

参 考 文 献

［1］ Zou X, Han F, Ma WJ, et al. Salvage endoscopic nasopharyngectomy and intensity – modulated radiotherapy versusconventional radiotherapy in treating locally recurrent nasopharyngeal carcinoma. Head & Neck, 2015, 37(8): 1108 – 1115

［2］ Cheah SK, Lau FN, Yusof MM, et al. Treatment Outcome with Brachytherapy for Recurrent Nasopharyngeal Carcinoma. Asian Pac J Cancer Prev, 2013, 14(11): 6513 – 6518

［3］ Ozyigit G, Cengiz M, Yazici G, et al. A retrospective comparison of robotic stereotactic body radiotherapy and three – dimensional conformal radiotherapy for the reirradiation of locally recurrent nasopharyngeal carcinoma. Int J Radiat Oncol Biol Phys, 2011, 81(4): e263 – 268

［4］ Chua D, Ho P, Lee V, et al. A Randomized Phase II Study of External Beam Reirradiation versus External Beam Reirradiation Plus Radiosurgery Boost in Recurrent Nasopharyngeal Carcinoma. Int J Radiat Onco Biol Phys, 2011, 81(2): 506

［5］ Puebla F, Lopez Guerra JL, Garcia Ramirez JM. Effectiveness and toxicity of helical tomotherapy for patients with locally recurrent nasopharyngeal carcinoma. Clin Transl Oncol, 2015, 17(11): 925 – 931

［6］ Roeder F, Zwicker F, Saleh – Ebrahimi L, et al. Intensity modulated or fractionated stereotactic reirradiation in patients with recurrent nasopharyngeal cancer. Radiat Oncol, 2011, 6: 22

［7］ Han F, Zhao C, Huang SM, et al. Long – term outcomes and prognostic factors of re – irradiation for locally recurrent nasopharyngeal carcinoma using intensity – modulated radiotherapy. Clin Oncol(R Coll Radiol), 2012, 24(8): 569 – 576

［8］ Hua YJ, Han F, Lu LX, et al. Long – term treatment outcome of recurrent nasopharyngeal carcinoma treated with salvage intensity modulated radiotherapy. Eur J Cancer, 2012, 48(18): 3422 – 3428

［9］ Qiu S, Lin S, Tham IW, et al. Intensity – modulated radiation therapy in the salvage of locally recurrent nasopharyngeal carcinoma. Int J Radiat Oncol Biol Phys, 2012, 83(2): 676 – 683

［10］ Guan Y, Liu S, Wang HY, et al. Long – term outcomes of a phase II randomized controlled trial comparing intensity – modulated radiotherapy with or without weekly cisplatin for the treatment of locally recurrent nasopharyngeal carcinoma. Chin J Cancer, 2016, 35: 20

［11］ You R, Zou X, Hua YJ. et al. Salvage endoscopic nasopharyngectomy is superior to intensity – modulated radiation therapy for local recurrence of selected $T_1 \sim T_3$ nasopharyngeal carcinoma – A case – matched comparison. Radiother Oncol, 2015, 115(3): 399 – 406

（朴永锋　胡巧英）

病例 26　多次复发鼻咽癌

一、病历摘要

巫××,50 岁,汉族,已婚,浙江省遂昌县人,农民,2011 - 12 - 28 首次入院。

主诉: 回缩涕血半年,右耳积液听力下降 1 个月。

现病史: 患者半年前无明显诱因出现回缩涕血症状,为涕中带鲜红色血丝,未重视。1 个月前患者出现右侧耳内积液伴听力下降。无明显视力下降、复视,无鼻塞、鼻出血,无明显头痛、面麻,无进食梗阻、气急等不适。未及明显颈部肿块。2011 - 12 - 20 当地某医院五官科检查,发现鼻咽右顶侧新生物,间接镜下活检病理:(鼻咽)非角化癌分化型。诊断"鼻咽癌"。为进一步诊治入我院。

既往史: 无特殊疾病史。无烟酒嗜好。无肿瘤家族史。

体格检查: 卡氏评分 90 分。鼻咽右顶新生物。脑神经症状阴性。未扪及颈部肿大淋巴结,脑神经检查未见异常。心、肺、腹体检未见明显异常。

辅助检查(入院前): 外院病理:(鼻咽)非角化癌分化型。

初步诊断: 鼻咽非角化性癌(分期待定)。

二、辅助检查

入院后鼻咽活检病理检查结果:鼻咽非角化性分化型。纤维鼻咽镜(病例 26 图 1):鼻腔:黏膜光整,未见明显新生物。鼻咽:右侧壁见隆起新生物,累及右咽隐窝、右后鼻孔。口咽:(-)。鼻咽 + 颈部 MRI 示(病例 26 图 2):①病变侵犯鼻咽右侧头长肌、翼内肌、翼内外板、颈鞘、斜坡、岩骨、破裂孔、卵圆孔、麦氏腔、蝶骨底、双侧翼腭窝等结构;②颈部淋巴结未达诊断标准,双侧咽后淋巴结肿大。胸部 + 上腹部 CT:未见明显肿瘤转移征象。全身骨 ECT:颌面区放射性浓聚,符合鼻咽癌表现。余骨未见明显代谢异常。

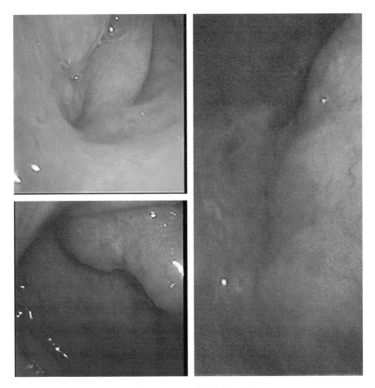

病例 26 图 1　纤维鼻咽镜

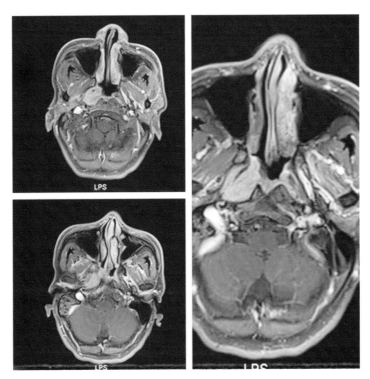

病例 26 图 2　鼻咽 + 颈部 MRI

三、入院诊断

鼻咽非角化性分化型癌 $T_3N_1M_0$ Ⅲ期(AJCC/UICC 分期 2010 年版)。

四、诊断依据

患者原发灶鼻咽部已有病理证实,根据目前"鼻咽癌 AJCC/UICC 分期 2010 年版",患者原发病灶侵犯鼻咽右侧头长肌、翼内肌、翼内外板、颈鞘、斜坡、岩骨、破裂孔、卵圆孔、麦氏腔、蝶骨底、双侧翼腭窝等结构,T_3;颈部淋巴结未达诊断标准,双侧咽后淋巴结肿大,N_1;未发现明确转移证据,M_0,明确诊断为鼻咽癌,$T_3N_1M_0$ Ⅲ期。

五、本次治疗方法

1. 治疗策略 鼻咽癌受解剖结构限制,手术无法达到根治目的,鼻咽癌放疗敏感性好。因此,采用放疗为主的治疗手段。患者分期为局部晚期,单纯放疗难以根治,符合入组中山大学 5010 临床研究条件,经过随机入组,入选试验组。确定"TPF 方案诱导化疗+同步放、化疗"的治疗方案。由于常规放疗不可避免地造成肿瘤周围正常组织的损伤,导致严重口干、张口受限等并发症,影响患者治疗后的生存质量。为了减少肿瘤周围正常组织的放射损伤,同时提高肿瘤靶区照射剂量,提高肿瘤的局控率,计划采用调强放疗技术。放疗过程可能出现下列不良反应:①局部疼痛;②骨髓抑制;③发热;④脱发;⑤放射性脑病;⑥鼻咽大出血;⑦放射性口腔炎;⑧放射性皮炎;⑨免疫抑制;⑩放射性二原癌等。化疗过程可能出现的反应:①骨髓抑制;②肝肾功能损伤;③胃肠道反应;④过敏反应等。预后方面:根据目前文献报道,Ⅲ期鼻咽癌完成根治性治疗后,5 年生存率 70%~80%。以上治疗考虑、治疗不良反应及预后等情况,均告知患者及家属,并取得患方同意和理解。

2. 治疗方案

(1)诱导化疗 3 周期:2012-01-04、2012-01-26、2012-02-17 患者血常规、生化、心电图正常。按多西他赛 $60mg/m^2$,DDP $60mg/m^2$,氟尿嘧啶 $3000mg/m^2$ 计算。予 TPF 方案诱导化疗 3 次:"DDP 110mg 第 1 天、氟尿嘧啶 5494mg 连续静脉输注 120 小时、多西他赛 110mg 第 1 天"(化疗药物为临床试验赠药)。诱导化疗曾引起 Ⅰ 度消化道反应、Ⅱ 度骨髓抑制,对症治疗后好转。诱导化疗结束复查鼻咽镜发现鼻咽腔内肿瘤明显消退,复查 MRI 显示鼻咽原发灶和咽后淋巴结明显缩小。

(2)同步放、化疗(2012-03-14 至 2012-04-24):同步化疗:2012-03-16、2012-04-06 按 DDP $100mg/m^2$。予同步单药化疗 2 次:"DDP 180mg 第 1 天"(化疗药物为临床试验赠药)。化疗期间出现 Ⅲ 度胃肠道反应,予对症治疗后好转。调强放疗:PGTVnx $230cGy \times 30Fx = 6900cGy$、GTVnd $220cGy \times 30Fx = 6600cGy$、PGTVnd $210cGy \times 30Fx = 6300cGy$、PTV1 $200cGy \times 30Fx = 6000cGy$、PTV2 $180cGy \times 30Fx = 5400cGy$。放疗期间出现 Ⅱ 度放射性口腔炎、Ⅱ 度口干,予对症处理后症状好转。放疗结束 3 个月复查鼻咽镜(病例 26 图 3):鼻腔黏膜尚光整,未见明显新生物。鼻咽:呈放疗后改变,内见分泌物,清除后未见明显新生物。口咽:(-)。鼻咽+颈部 MRI 示(病例 26 图 4):鼻咽部结构对称,原发病灶及咽后淋巴结明显消退。疗效评价:CR。

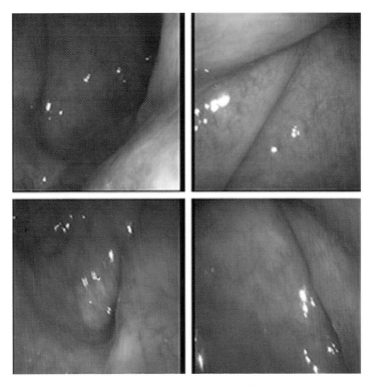

病例 26 图 3　放疗结束 3 个月鼻咽镜

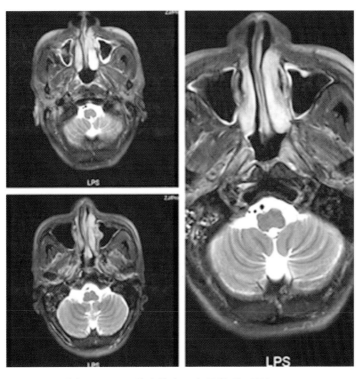

病例 26 图 4　放疗结束 3 个月鼻咽 + 颈部 MRI

调强放疗计划剂量靶区及剂量分布曲线及剂量体积直方图（DVH）（病例26图5、病例26图6）。

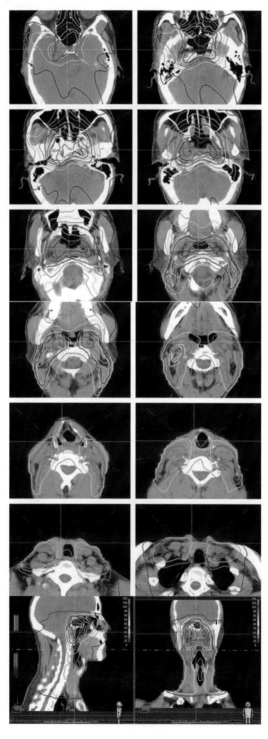

病例26图5　调强放疗计划剂量靶区

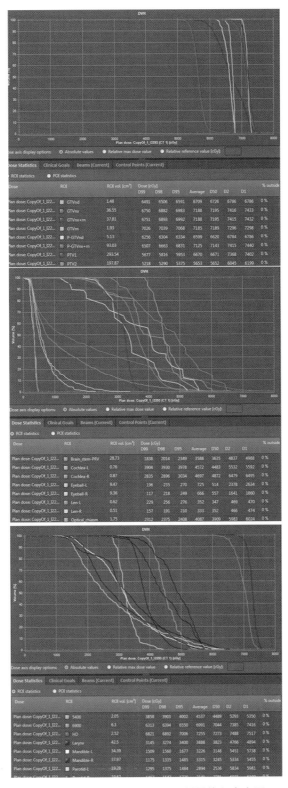

病例 26 图 6　剂量分布曲线及剂量体积直方图

3. 病情演变　放疗结束后每3个月复查,2012 – 11 – 06 鼻咽镜(病例26图7):鼻腔:黏膜尚光整,未见明显新生物。鼻咽:呈放疗后改变,内见分泌物,清除后见右侧壁黏膜粗糙,予活检。口咽:(–)。病理:(鼻咽右侧壁)符合非角化性癌(分化型)伴组织明显挤压伤。鼻咽 + 颈部 MR(病例26图8):鼻咽右侧壁稍增厚。诊断:鼻咽癌放疗后残留。

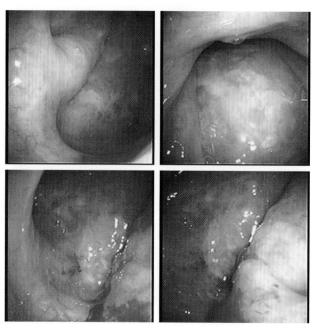

病例26图7　2012 – 11 – 6 鼻咽镜

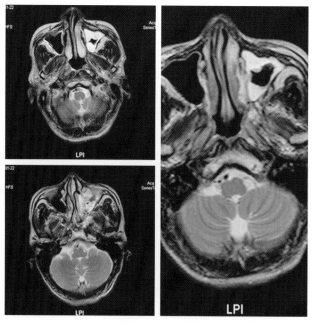

病例26图8　鼻咽 + 颈部 MRI:鼻咽右侧壁稍增厚

六、第一次复发治疗方法

1. 治疗策略　放疗科科室讨论意见：放疗后 6 个月残留，间歇期短，再程放疗预后不佳，且损伤预期严重，建议头颈外科会诊。头颈外科会诊意见：目前鼻咽部残留灶尚局限，可考虑鼻内镜下手术局部切除治疗。

2. 治疗方案　2012 - 11 - 13 全麻下行"鼻内镜下鼻咽肿瘤广切术"，用 0° 鼻内镜直视下旁开肿瘤约 0.5cm 切开右侧鼻咽部黏膜，深至肌层及圆枕软骨，完整切除右侧鼻咽部肿瘤，反复冲洗未见残留病变组织。术中见右侧鼻咽侧壁结节状肿物，约 0.5cm × 1.0cm 大小，质地中等，界欠清。严密止血，冲洗术腔，右侧鼻腔内填塞膨胀海绵 2 根，未见活动性出血，术程顺利。术后患者安返病房。术后病理：（右侧鼻咽）黏膜慢性炎症伴坏死、渗出及重度挤压伤，局灶区见少量异型细胞巢。

3. 病情演变　术后 2 个月复查。2013 - 01 - 15 鼻咽镜（病例 26 图 9）：鼻腔：黏膜尚光整，未见明显新生物。鼻咽：呈放疗后改变，内见分泌物，清除后见右顶侧壁黏膜隆起稍粗糙，予以右顶壁活检。口咽：（－）。病理：（鼻咽右顶壁）非角化性癌（分化型）。考虑复发。鼻咽 + 颈部 MRI（病例 26 图 10）：鼻咽右顶增厚，右侧咽后淋巴结肿大。诊断：鼻咽癌放疗后、术后复发。

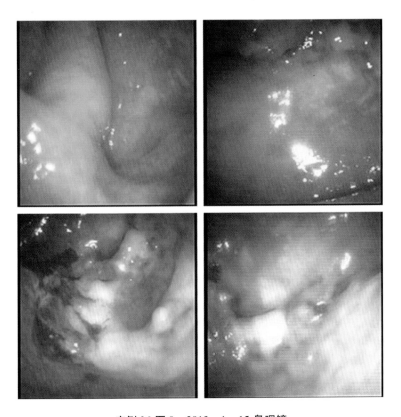

病例 26 图 9　2013 - 1 - 15 鼻咽镜

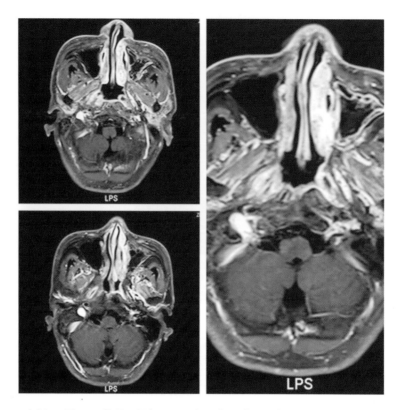

病例 26 图 10　鼻咽 + 颈部 MRI：鼻咽右顶增厚，右侧咽后淋巴结肿大

七、第二次复发治疗方法

1. 治疗策略　术后 2 个月肿瘤进展，且有咽后淋巴结肿大，无法再次手术治疗。考虑二线化疗 3 次后予再程放疗。由于鼻咽术后，鼻咽黏膜修复能力差，且二程放疗易引起鼻咽部放射性溃疡大出血、脑神经脑组织损伤。未考虑同步化疗。

2. 治疗方案

（1）2013 − 01 − 23、2013 − 02 − 02、2013 − 03 − 26 按注射用盐酸吉西他滨（泽菲）1000mg/m²，注射用奈达铂（奥先达）80mg/m² 计算。给予 GP 方案辅助化疗 3 次："泽菲 1.8g 第 1 天、1.6g 第 8 天，奥先达 45mg 第 1 至第 3 天"。化疗曾引起 I 度消化道反应、Ⅲ度骨髓抑制，对症治疗后好转。

（2）2013 − 04 − 23 至 2013 − 06 − 04 鼻咽癌复发灶调强放疗（D95）：PGTVnx DT 6010cGy/30Fx。

二程放疗结束 4 个月，2013 − 10 − 16 复查鼻咽镜（病例 26 图 11）：鼻腔：黏膜尚光整，未见明显新生物。鼻咽：呈放疗后改变，内见分泌物，清除后未见明显新生物。口咽：（−）。鼻咽 + 颈部 MR（病例 26 图 12）：鼻咽部放疗后改变，未见明显肿瘤征象。

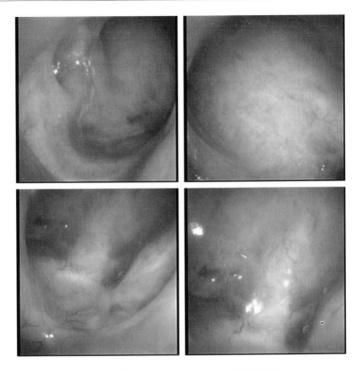

病例 26 图 11　2013 - 10 - 16 复查鼻咽镜

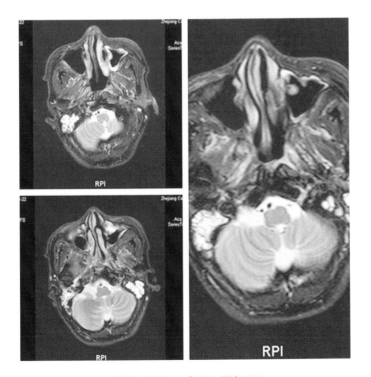

病例 26 图 12　鼻咽 + 颈部 MR

注：鼻咽部放疗后改变，未见明显肿瘤征象

　　二程调强放疗计划剂量靶区及剂量分布曲线及剂量体积直方图（DVH）（病例 26 图 13、病例 26 图 14）。

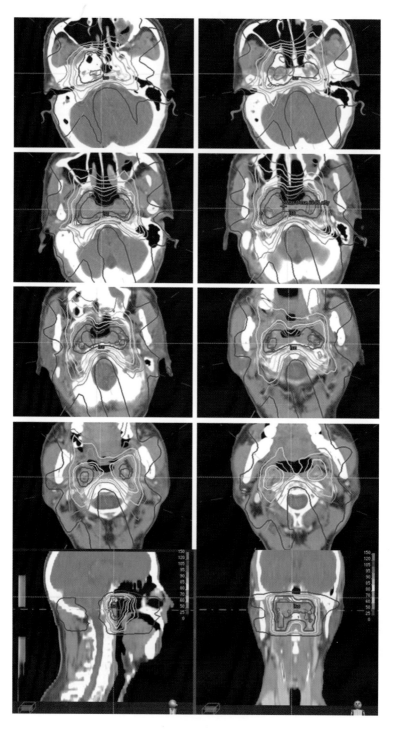

病例 26 图 13　二程调强放疗计划剂量靶区

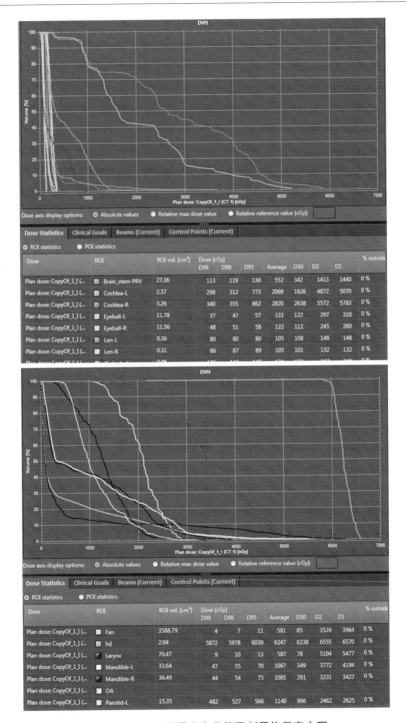

病例 26 图 14　剂量分布曲线及剂量体积直方图

3. 病情演变　二程放疗后 1 年复查。2014 - 06 - 19 鼻咽镜示（病例 26 图 15）：右侧咽隐窝一白膜，黏膜糜烂；活检病理报告示：癌变伴鳞状上皮。鼻咽 + 颈部 MR（病例 26 图 16）：鼻咽右侧壁稍增厚。诊断：鼻咽癌放疗后、术后复发。

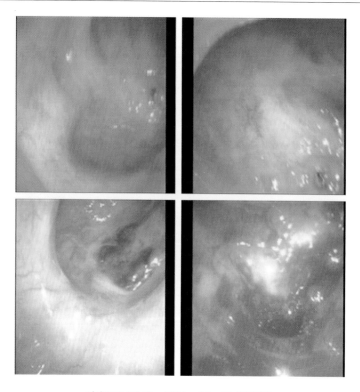

病例 26 图 15　2014 – 06 – 19 鼻咽镜

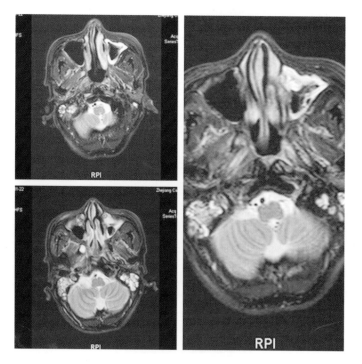

病例 26 图 16　鼻咽 + 颈部 MR

注：鼻咽右侧壁稍增厚

八、第三次复发治疗方法

1. 治疗策略 放疗科科室讨论意见：二程放疗后1年复发，间歇期短，三程放疗风险巨大，且肿瘤对于放疗抗拒，预后差，建议头颈外科会诊。头颈外科会诊意见：目前鼻咽部残留灶尚局限，可考虑鼻内镜下手术局部切除挽救治疗。

2. 治疗方案 完善术前准备，无手术禁忌，于2014-07-04全麻下行"鼻内镜下经鼻鼻腔、鼻窦肿物切除（鼻咽肿瘤广切）+冰冻术"，术中见右鼻咽咽隐窝外生型肿物，约0.5cm×1.0cm大小，质地中等，界欠清，未侵犯咽鼓管口。术后给予抗感染止血等处理，患者术后恢复好，无鼻出血等。

3. 病情演变 二程放疗后2次术后8个月复查。2015-03-23（病例26 图17）鼻咽镜：鼻腔：右鼻腔狭小，无法进入，左侧黏膜尚光整，未见明显新生物。鼻咽：呈放疗后改变，内见分泌物，清除后右顶壁黏膜稍凹陷，右侧咽隐窝黏膜粗糙，给予活检。口咽：（-）。病理：（右侧咽隐窝）低分化鳞状细胞癌。鼻咽+颈部MR（病例26 图18）：鼻咽右侧壁占位累及右侧咽旁间隙、蝶窦基底。诊断：鼻咽癌放疗后、术后复发。

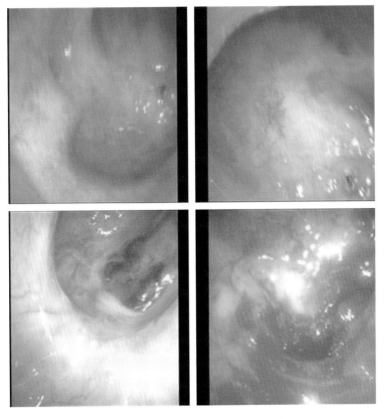

病例26 图17 2015-03-23 鼻咽镜

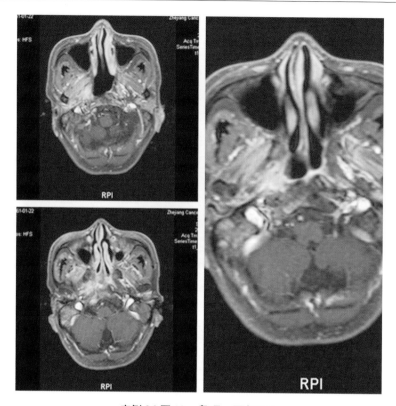

病例 26 图 18　鼻咽 + 颈部 MR

注：鼻咽右侧壁占位累及右侧咽旁间隙、蝶窦基底

九、第四次复发治疗方法

1. 治疗策略　放疗科科室讨论意见：患者再程放疗后、两次挽救手术后复发，患者已出现放射性脑病的并发症，三程放疗风险巨大，且肿瘤对于放疗抗拒，预后差。头颈外科意见：目前鼻咽部残留灶范围大，累及咽喉旁、颅底，无再次手术指征。综上意见：患者目前病情及体质无法耐受再次放疗及手术，建议采取相对保守的口服化疗治疗。

2. 治疗方案　2015 - 04 起予口服替吉奥 40mg 每天 2 次长期维持治疗，每 3 个月复查。化疗耐受性好，未发生 II 度以上骨髓抑制和肝肾功能损伤。2017 - 05 - 29 复查纤维鼻咽镜（病例 26 图 19）：鼻腔：黏膜尚光整，未见明显新生物。鼻咽：呈放疗后改变，内见分泌物，清除后见右顶壁凹陷，黏膜充血、局部糜烂伴血痂，未见明显外生性新生物，口咽：（ - ）。2017 - 05 - 29 复查鼻咽 + 颈部 MR（病例 26 图 20）：鼻咽右侧壁见片状软组织增厚影，增强后强化明显，右侧咽隐窝变浅，两侧头长肌及右侧翼内肌信号异常，右侧咽旁间隙狭窄。右侧咽旁见片状软组织增厚影，强化不均；右侧颅底骨信号异常，双侧海绵窦形态、信号无殊。双颈见小淋巴结。两侧鼻窦及乳突内见长 T_2 信号。右侧颞叶见小片状稍长 T_2 信号影。影像诊断：①鼻咽癌复发治疗后，鼻咽右侧壁增厚与前大致相仿；颅底骨质信号异常与前相仿；②右侧颞叶轻度放射性脑病与前相仿；③两侧鼻窦及乳突炎症。

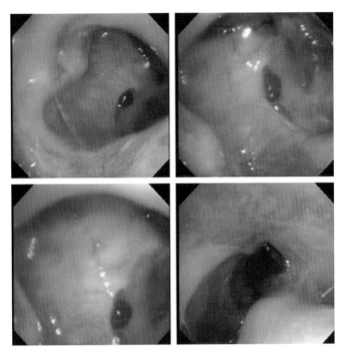

病例 26 图 19　2017 - 05 - 29 复查纤维鼻咽镜

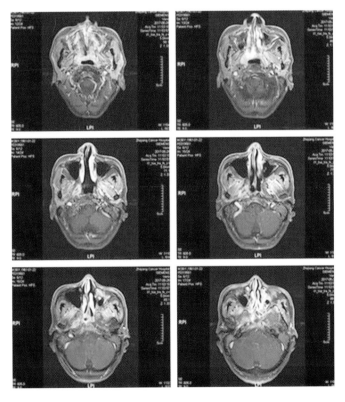

病例 26 图 20　2017 - 05 - 29 复查鼻咽 + 颈部 MR

十、病例亮点

本病例是一个鼻咽非角化性分化型癌 UICC 2010 分期 $T_3N_1M_0$ III 期患者。该病例患者的原发肿瘤对于放、化疗及手术均极为抗拒。首程采用标准 TPF 方案诱导化疗 + 调强同步、化疗后病灶残留，经过两次鼻内镜手术和二程放疗局部仍未控。无奈采用长期口服维持化疗的方案，病情稳定得以长期带瘤生存。提示我们对于这类顽固型鼻咽癌患者，口服维持化疗可能也是一个好的选择。

十一、相关知识点

1. 近年来，同步放、化疗成为鼻咽癌主要的治疗手段。放疗失败病例，包括放疗后局部肿瘤残留以及复发者，挽救性手术是主要治疗方式之一。传统的开放手术创伤大、术后恢复时间较长、手术风险大、手术相关并发症多且重。近年来，随着内镜技术的发展，经鼻内镜下手术逐渐应用于复发鼻咽癌的治疗。目前，有关内镜下复发鼻咽癌手术的报道较少，且主要集中于早期病例。目前内镜下手术主要用于早期复发鼻咽癌的治疗，特别是对 rT_1 病变效果较好，对 rT_2 病例的治疗效果尚无统一结论。经鼻内镜手术是复发鼻咽癌安全有效的治疗方式。内镜下复发鼻咽癌切除术的禁忌证包括颈内动脉、广泛咽旁间隙、颞下窝、硬膜、脑组织或海绵窦侵犯，以及严重的神经浸润等。内镜下复发鼻咽癌切除术可根据病变的侵犯范围，选择相应的手术切除范围。对 rT_1 病变、咽旁间隙表浅部分侵犯的 rT_2 病例和蝶窦底壁侵犯的 rT_3 病例，经鼻内镜手术的治疗效果可能较好，但仍需大量病例积累及长期随访。

2. IMRT 技术突出的优势在于可同时给予肿瘤靶区和周围重要器官不同强度的照射，既可提高肿瘤靶区剂量，同时又可限制和降低正常敏感器官受照剂量，提高了复发鼻咽癌的治疗增益，是目前治疗复发鼻咽癌的首选治疗措施。中山大学肿瘤医院的一组资料，分析了 239 例复发鼻咽癌采用 IMRT，晚期病例（III、IV 期）占 76.1%，5 年局部控制率为 85.8%，总生存率为 44.9%，主要严重并发症为鼻咽感染坏死、大出血以及放射性脑病。其中 I 期患者的 5 年总生存率达 90.9%。该结果显示，IMRT 对复发鼻咽癌的局部控制率提高已上了一个新台阶，生存率也要好于既往报道的资料，但病例选择将是提高治疗结果的关键。质子作为一种高能粒子，其特有的 Bragg 峰可以在放疗中更好地保护肿瘤深面的正常组织，已经开始应用于临床。Liu 等回顾性分析了 7 例应用质子放疗复发鼻咽癌病例，并与 IMRT 计划比较，质子放疗和 IMRT 的肿瘤靶区适形性相似，但重要器官的受量明显降低。复发鼻咽癌的再程放疗将会随着质子治疗的发展而获益匪浅。

3. 复发鼻咽癌患者远处转移的概率明显高于原发鼻咽癌者。有效的化疗可能会减少远处转移的发生。目前复发鼻咽癌的化疗仍首选 PF 方案为一线方案，尤其是首程治疗未用过化疗者。TP、GP 等方案对复发鼻咽癌的远处转移有一定的疗效，部分患者可以达到长期生存的目的。西妥昔单抗或者尼妥珠单抗为代表的靶向药物联合放、化疗治疗对复发鼻咽癌可能是一种有效的选择。

参 考 文 献

［1］ Chan JY. Surgical management of recurrent nasopharyngeal carcinoma. Oral oncology,2014,50(10):913 – 917

［2］ Stoker SD,vail Diessen JN,de Boer JP,et al. Current treatment options for local residual nasopharyngeal carcinoma. Curt Treat Options Oncol,2013,14(4):475 – 491

［3］ Ko JY, Wang CP, Ting LL, et al. Endoscopic nasopharyngeetomy with potassium – titanyl – phosphate (KTP)laser for early locally recurrent nasopharyngeal carcinoma. Head Neck,2009,31(10):1309 – 1315

［4］ Mai HQ, Mo HY, Deng JF, et al. Endoscopic microwave coagulation therapy for early recurrent T$_1$ nasopharyngeal carcinoma. Eur J Cancer, 2009, 45(7): 1107 – 1110

［5］ Han F, Zhao C, Huang SM, et al. Long – term outcomes and prognostic factors of re – irradiation for locally recurrent nasopharyngeal carcinoma using intensity modulated radiotherapy. Clinical Oncology, 2011, Dec 29. doi: 10. 1016/j. clon. 2011. 11. 010

［6］ Liu SW, Li JM, Chang JY, et al. A treatment planning comparison between proton beam therapy and intensity. Modulated X – ray therapy for recurrent nasopharyngeal carcinoma. J Xray Sci Technol, 2010, 18: 443 – 450

［7］ Chan AT,Hsu MM,Goh BC,et al. Muhicenter,phase Ⅱ study of cetuximab in combination with carboplatin in patients with recurrent or metastatic nasopharyngeal carcinoma. J Clin Onc01,2005,23:3568 – 3576

［8］ Chua DT, Lee V, Ng SC. Retreatment of nasopharyngeal carcinoma by intensity – modulated radiotherapy concurrent with weekly cetuximab. Oral Oncology, Supplement 3, 2009, 196

（冯星来　陈晓钟）

病例 27 复发鼻咽癌(1)

一、病历摘要

彭××，女性，43 岁，汉族，已婚，广东广州人，教师。2009 - 03 - 02 入院。

主诉： 鼻咽癌放疗后 1 年半，发现鼻咽肿物 2 个月。

现病史： 患者于 2007 - 04 - 19 因发现左颈肿物在门诊行电子鼻咽镜检查，结果示：鼻咽左侧壁见菜花样肿物，侵及左侧后鼻孔，病理活检：慢性黏膜炎；2007 - 04 - 24 再次活检结果为："未分化型非角化性癌"。诊断为：鼻咽癌 $T_2N_1M_0$ Ⅱ期。其后接受单纯根治性放疗(放疗采用常规二维技术，直线加速器，连续照射)，鼻咽剂量：DT 7000cGy/35Fx，颈部淋巴结剂量：DT 6000cGy/30Fx。治疗结束疗效评估达 CR，后定期复查。于 2009 - 01 复查 PET - CT 示："鼻咽左侧顶后壁及侧壁黏膜增厚代谢活跃，疑复发"，无畏寒、发热，无盗汗，无鼻塞、回吸性血涕，无头痛、复视、面麻等不适。鼻咽病理活检示："鼻咽未分化型非角化性癌"，门诊以"鼻咽癌放疗后复发"收住入院。

既往史： 无特殊疾病史，无烟酒嗜好。肿瘤家族史：其母 1993 年因"鼻咽癌"去世。

体格检查： 卡氏评分 90 分。双颈部、双锁骨上等全身浅表淋巴结未触及明显肿大。张口门齿距 4.5cm，可见鼻咽左侧顶后壁及侧壁肿物，脑神经检查未见异常。心、肺、腹体检未见明显异常。

辅助检查(入院前)： ①2009 - 01 - 15 PET - CT 检查示：鼻咽左侧顶后壁及侧壁黏膜增厚代谢活跃，疑复发；②2009 - 01 - 22 病理示：鼻咽未分化型非角化性癌。

初步诊断： 鼻咽非角化性未分化型癌放疗后复发(分期待定)。

二、辅助检查

入院后完善鼻咽 + 颈部 MRI 示(病例 27 图 1)：鼻咽腔未见明显狭窄，鼻咽顶后壁、左侧壁黏膜增厚、隆起，肿物占据左侧咽隐窝，鼻咽后壁、右侧壁黏膜稍粗乱，未见增厚，右侧咽隐窝、双侧咽旁脂肪间隙及颈动脉鞘区未见异常；腭帆提肌、腭帆张肌、翼腭窝、颞下窝未见异常；咽后未见明显肿大淋巴结；蝶骨基底部肿瘤受侵；双侧海绵窦形态正常；双颈未见明显肿大淋巴结。

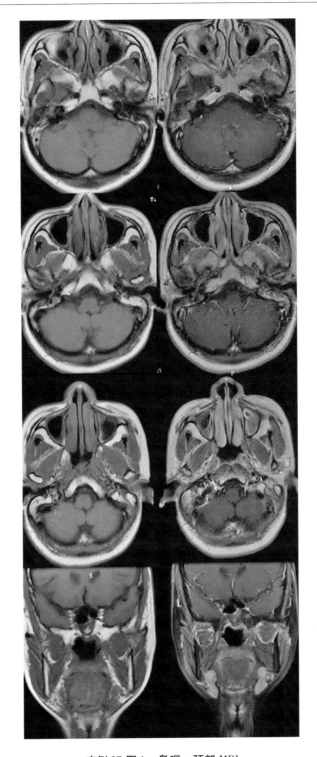

病例 27 图 1　鼻咽 + 颈部 MRI

注:鼻咽腔未见明显狭窄,鼻咽顶后壁、左侧壁黏膜增厚、隆起,肿物 $T_1WI-FSE$ 呈等信号,T_2WI-FRFSE 呈稍高信号,增强后肿物明显强化,肿块向前未及鼻中隔及双侧鼻甲。鼻咽后壁、右侧壁黏膜稍

粗乱，未见增厚，肿物占据左侧咽隐窝，左侧咽隐窝内脂肪信号消失，代之以软组织肿块，增强后明显强化，右侧咽隐窝、双侧咽旁脂肪间隙及颈动脉鞘区未见异常；腭帆提肌、腭帆张肌、头长肌未见受侵征象；翼腭窝、颞下窝未见异常；咽后未见明显肿大淋巴结；向上侵犯颅底，蝶骨基底部皮质低信号中断，代之 T_1 等低信号 T_2 高信号灶，增强后见强化；双侧海绵窦形态正常，未见增宽，双颈未见明显肿大淋巴结

三、入院诊断

鼻咽未分化型非角化性癌放疗后复发 $rT_3N_0M_0$ Ⅲ期（2008 中国分期）。

四、诊断依据

患者鼻咽部原发灶已有病理证实，根据目前国内"鼻咽癌 2008 中国分期"，肿瘤累及蝶骨基底部，T 分期定为 rT_3；咽后及双颈部未见明显肿大淋巴结，N 分期定为 N_0；目前各项检查未见明显转移征象，M 分期定为 M_0。故认为目前分期为 $rT_3N_0M_0$ Ⅲ期。

五、治疗策略

根据患者目前的各项影像学及病理诊断结果，鼻咽癌放疗后复发诊断明确，鼻咽癌受解剖结构限制，手术无法达到根治目的，同时鼻咽癌的放射敏感性高，因此选择放疗为主的治疗手段。因该患者为鼻咽癌放疗后复发，病变侵及颅底，且此位置手术难度相对较大。一程放疗技术为常规二维对穿野连续照射，鼻咽周围正常组织已经受到一定剂量的照射。为了减少肿瘤周围正常组织的再程放疗损伤，同时提高肿瘤靶区照射剂量，提高肿瘤的局控率的目的，故经综合考虑，计划采用适形调强放疗技术。进一步完善相关检查后，如无放疗禁忌证，拟行 IMRT 治疗。患者为局部晚期病例，单纯放疗很难得到根治，因此确定放疗中配合适当的综合治疗（如同期化疗或增敏治疗）。放疗过程中和治疗后可能出现下列不良反应：①局部疼痛；②骨髓抑制；③发热；④脱发；⑤放射性脑病；⑥鼻咽大出血；⑦放射性口腔炎；⑧放射性皮炎；⑨免疫抑制；⑩放射性二原癌等。化疗过程可能出现的反应：①骨髓抑制；②肝肾功能损伤；③胃肠道反应；④过敏反应等。预后方面：根据目前文献报道，复发鼻咽癌完成根治性治疗后，5 年总生存率约40%。以上治疗考虑、治疗不良反应及预后等情况，均告知患者及家属，并取得患方同意和理解。

六、治疗方案

放射治疗（2009 - 03 - 02 至 2009 - 04 - 15）：调强放疗（病例 27 图 2 至病例 27 图5）：考虑患者为复发鼻咽癌局部中晚期，故将 MRI 显示的鼻咽及侵犯邻近结构病灶定义为 GTVnx，处方剂量 DT 6400cGy/30Fx，将亚临床灶及肿瘤可能侵犯的范围定义为 CTV（Target2），处方剂量 DT 5400cGy/30Fx，辅助注射用甘氨双唑钠（希美纳）增敏治疗。放疗期间出现Ⅰ度放射性唾液腺反应、Ⅰ度放射性食管炎、Ⅰ度皮肤黏膜反应、Ⅰ度白细胞降低，予对症处理后症状好转。放疗结束 3 个月疗效评价：CR。如病例 27 图 6 所示。

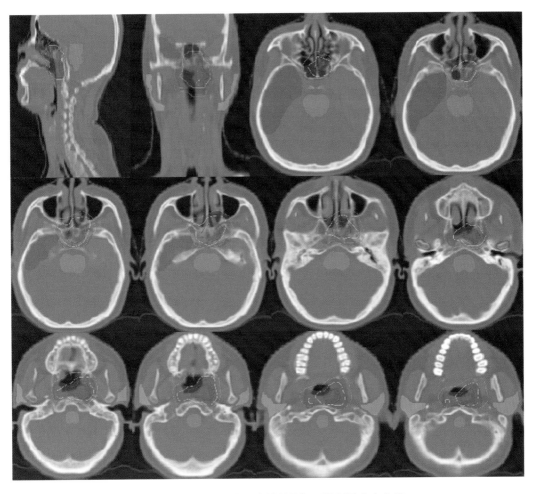

病例 27 图 2　调强放疗计划剂量靶区及剂量分布曲线

　　红色阴影区域为 GTVnx，蓝色阴影区域为 CTV(Target2)。红色：7000cGy 等剂量线，蓝色：6400cGy 等剂量线，橘色：5400cGy 等剂量线

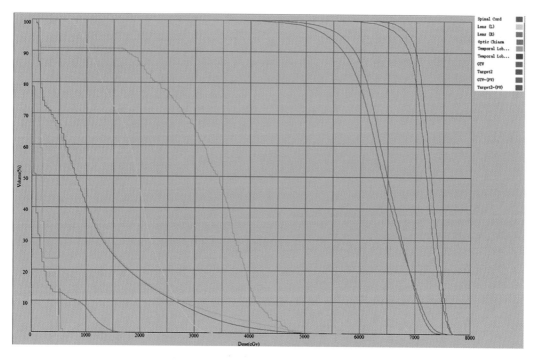

病例 27 图 3　剂量体积直方图(DVH)

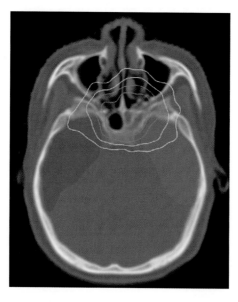

病例 27 图 4　调强放疗计划中颞叶剂量区及等剂量分布曲线

注：等剂量线(cGy)：玫红色：6000 等剂量线；橘色：5000 等剂量线；绿色：3000 等剂量线

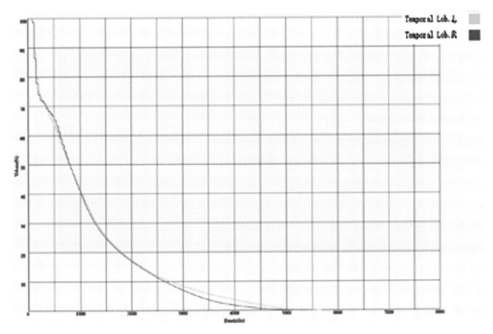

病例 27 图 5　颞叶剂量体积直方图(DVH)

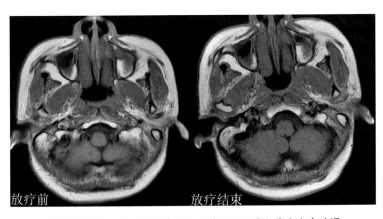

病例 27 图 6　治疗前后鼻咽 + 颈部 MRI 对比肿瘤完全消退

七、病情演变

放疗结束后 3 个月复查 MR 时，肿瘤完全消退，未见复发征象，疗效评价 CR(病例 27 图 6)。2010 - 03 - 27 MRI 提示双侧大脑颞叶异常信号，考虑放射性脑损伤(病例 27 图 7)，患者未诉特殊不适，予以营养神经等处理。颞叶的剂量：左颞叶平均剂量：1126. 2cGy、最高剂量：6314cGy、D1cc 4607. 6cGy，右颞叶平均剂量：1083. 1cGy、最高剂量：5320cGy、D1cc 4097. 6cGy，颞叶放疗过程中靶区剂量线图如上图(病例 27 图 4)和 DVH 如上图(病例 27 图 5)。随后定期复查至 2017 - 04，双侧大脑颞叶放射性损伤较前好转，未发现复发或转移征象。主要的放疗后期反应为放射性脑损伤、Ⅱ度口干、Ⅰ度颈部皮肤反应、Ⅰ度右耳听力下降。再程放疗后 1 年复查发现放射性颞叶损伤，患者未诉颞叶损伤相关不适，无头痛。放疗结束后局部控制良好，定期随访。患者随访 8 年，未发生再次复发或转移，双侧大脑颞叶放射性损伤较前好转。

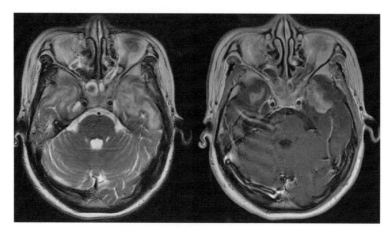

病例 27 图 7　二程放疗 1 年后鼻咽 + 颈部 MRI

八、病例亮点

本病例是一个局部复发的鼻咽癌患者，分期为 $rT_3N_0M_0$ Ⅲ 期。接受再程放疗后，肿瘤退缩明显。放疗采用适形调强放疗技术，给予根治剂量照射。在周围正常组织能够耐受的基础上，给予肿瘤靶区根治剂量照射，提高局部控制率。针对早期和部分中晚期的局部复发鼻咽癌患者的再治疗，放疗仍为首选治疗，肿瘤的控制剂量和正常组织受照射剂量的平衡十分重要。本例处方剂量 6400cGy/30Fx，实际平均剂量 6474.5cGy/30Fx，复发肿瘤得到根治，正常组织损伤可以耐受，尤其是放射性脑病症状轻微，达到良好的治疗效果。

九、相关知识点

1. 局部复发鼻咽癌的预后　复发鼻咽癌的整体预后相对较差，文献报道 5 年生存率约 40%。最新的多中心 Ⅲ 期临床研究报道，局部晚期鼻咽癌患者，诱导化疗对于局部控制率提高的作用仍存在争议。IMRT 的剂量学优势在局部复发鼻咽癌的再程放疗中已得到证实。对于局部复发鼻咽癌的患者再程 IMRT 能获得较好的肿瘤控制，可作为有效补救治疗的手段，但是其严重不良反应发生率仍较高，如鼻咽黏膜坏死、放射性脑病、鼻咽出血、口腔黏膜反应等，适当地降低总剂量、提高分次剂量，不仅能获得与高剂量照射类似总生存率，而且能明显降低致死性毒副反应的发生率。本病例 $rT_3N_0M_0$ 患者，采用了 IMRT 治疗，提高了局部控制率，且该患者对放疗比较敏感。本病例是一个成功的案例。

2. 鼻咽癌放射性脑病表现及诊断　以放射性颞叶损伤最为常见，病变可累及双侧或单侧。临床表现：发生在颞叶的放射性脑病症状常轻重不一，轻者可完全无症状，或仅有头痛头晕、记忆力下降等非特异性症状，少数重者可有癫痫、运动神经功能障碍、颅内高压，严重者可致死。放射性脑病症状缺乏特异性，而一旦出现临床症状，一般是不可逆的病变。目前，MR 是诊断放射性脑病的主要影像学方法，MR 的功能性成像（磁共振波谱 MRS、灌注成像 PWI、扩散张量成像 DTI）提供了活体组织在功能、代谢等方面的重要信息，有利于早期预测放射性脑损伤。

3. 鼻咽癌放射性脑损伤的预后及处理　放射性脑病的潜伏期可较长,目前有文献报道,复发鼻咽癌患者行再程 IMRT 放疗后约 30% 发生放射性颞叶损伤,中位时间为 15 个月。D1cc 可作为预测评估放射性颞叶损伤的重要指标之一,控制靶区勾画的颞叶计划剂量将有利于降低患者放射性脑损伤的发生率,分次剂量和总剂量的提高是导致放射性脑损伤的重要因素。当大剂量照射、照射野过大治疗后建议动态 MR 复查以便早期发现。神经营养药、皮质类固醇、血管扩张药、高压氧治疗以及手术治疗均对放射性脑损伤有一定作用,但总体效果不理想,关键在于预防。

参 考 文 献

[1] Han F, Zhao C, Shao – min Huang, et al. Long – term Outcomes and prognostic factors of re – irradiation for locally recurrent Nasopharyngea Carcinoma using Intensity – modulated Radiotherapy. Clinical Oncology, 2012, 24(9): 569 – 576

[2] Guan Y, Liu S, Wang HY, et al. Long – term outcomes of a phase Ⅱ randomized controlled trial comparing intensity – modulated radiotherapy with or without weekly cisplatin for the treatment of locally recurrent nasopharyngeal carcinoma. Chinese Journal of Cancer, 2016, 35: 20

[3] Sun Y, Li WF, Chen NY, et al. Induction chemotherapy plus concurrent chemoradiotherapy versus concurrent chemoradiotherapy alone in locoregionally advanced nasopharyngeal carcinoma: a phase Ⅲ, multi-centre, randomised controlled trial. The Lancet Oncology, 2016, 17(11): 1509 – 1520

[4] Song T, Liang BL, Huang SQ, et al. Magnetic resonance imaging manifestations of radiation injury in brain stem and cervical spinal cord of nasopharyngeal carcinoma patients after radiotherapy. Ai Zheng, 2005, 24(3): 357 – 361

[5] Liu S, Lu T, Zhao C, et al. Temporal lobe injury after re – irradiation of locally recurrent nasopharyngeal carcinoma using intensity modulated radiotherapy: clinical characteristics and prognostic factors. Journal of Neuro – Oncology, 2014, 119(2): 421 – 428

[6] Zeng L, Huang SM, Tian YM, et al. Normal Tissue Complication Probability Model for Radiation – induced Temporal Lobe Injury after Intensity – modulated Radiation Therapy for Nasopharyngeal Carcinoma. Radiology, 2015, 276(1): 243 – 249

[7] Zhou GQ, Yu XL, Chen M, et al. Radiation – induced temporal lobe injury for nasopharyngeal carcinoma: a comparison of intensity – modulated radiotherapy and conventional two – dimensional radiotherapy. PLoS One, 2013, 8: e67488

[8] Su SF, Huang Y, Xiao WW, et al. Clinical and dosimetric characteristics of temporal lobe injury following intensity modulated radiotherapy of nasopharyngeal carcinoma. Radiother Oncol, 2012, 104: 312 – 316

[9] Zhou X, Ou X, Xu T, et al. Effect of dosimetric factors on occurrence and volume of temporal lobe necrosis following intensity modulated radiation therapy for nasopharyngeal carcinoma: a case – control study. Int J Radiat Oncol Biol Phys, 2014, 90(2): 261 – 269

[10] Helms A, Evans AW, Chu J, et al. Hyperbaric oxygen for neurologic indications——action plan for multicenter trials in: stroke, traumatic brain injury, radiation encephalopath and status migrainosus. Undersea Hyperb Med, 2011, 38(5): 309 – 319

（韩　非　刘明珠）

病例28 复发鼻咽癌(2)

一、病历摘要

冯××,女性,41岁,汉族,已婚,广东惠州人,教师。2007-09-30入院。

主诉:"鼻咽癌"放疗后2年余,左面麻8个月,复视2周。

现病史:于2005年诊断为"鼻咽癌$T_3N_0M_0$ Ⅲ期",2005-06至2005-07在深圳市人民医院行根治性放疗,鼻咽剂量:DT 7000cGy/36Fx,颈部淋巴结预防剂量:DT 5000cGy/25Fx,未行化疗,放疗结束后鼻咽肿物完全消退。后于深圳市人民医院定期复查,未见复发和转移征象。2007-02无明显诱因出现左侧嘴角麻木,2007-04麻木范围扩大至左侧面颊,并出现左侧眼睑闭合不能,张口口角右偏,查MRI示:"可疑左侧海绵窦区小片状强化"。2007-06出现左侧耳鸣,听力进行性下降,行CT检查示:"鼻咽左顶壁增厚",MRI检查示:"左侧中颅窝底、颞骨岩部异常信号影,考虑肿瘤侵犯"。当地医院拟诊"面瘫"行针灸治疗,症状未见缓解。2007-08出现复视、左耳听力丧失,无鼻塞、鼻出血,无头痛等不适,未扪及颈部肿物。2007-09-22行MRI示:"鼻咽癌放疗后改变,左侧海绵窦病灶考虑复发。"PET/CT示:"鼻咽左顶壁黏膜代谢活跃,考虑治疗后反应,左岩枕结合部代谢活跃;左侧海绵窦代谢较活跃,疑海绵窦侵犯"。电子鼻咽镜下鼻咽左顶壁活检病理诊断慢性炎症,门诊以"鼻咽癌放疗后复发"收入院。

既往史:长期"慢性贫血"史,余无特殊疾病史,无烟酒嗜好。肿瘤家族史:小姨患"鼻咽癌"去世。

体格检查:卡氏评分90分。双颈部、双锁骨上等全身浅表淋巴结未触及明显肿大。张口门齿距4.5cm,可见鼻咽左侧顶后壁及侧壁肿物,脑神经左V2、V3及左Ⅶ(+)。心、肺、腹体检未见明显异常。

辅助检查(入院前):①2007-09-22 MRI:"鼻咽癌放疗后改变,左侧海绵窦病灶考虑复发";②PET/CT:"鼻咽左顶壁黏膜代谢活跃,考虑治疗后反应,左岩枕结合部代谢活跃;左侧海绵窦代谢较活跃,疑海绵窦侵犯"。

初步诊断:鼻咽癌放疗后复发(分期待定)。

二、辅助检查

鼻咽+颈部MRI示(病例28图1):鼻咽癌放疗后,左侧海绵窦病灶,考虑复发,与外院检查结果对比,较前明显增大。

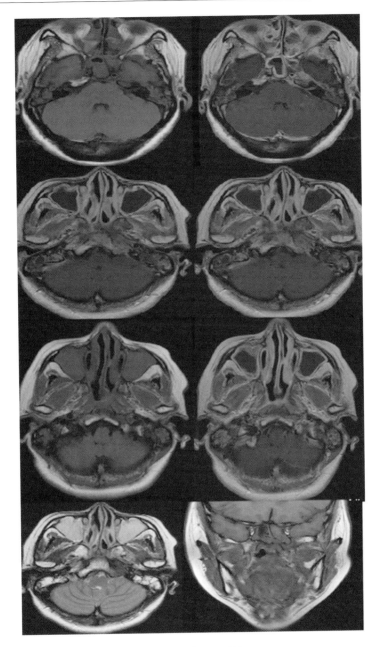

病例28 图1 鼻咽+颈部MRI

注：鼻咽癌放疗后：左侧海绵窦明显增宽，其内见异常信号区，在 T_1WI 上呈等信号或稍低信号，在 T_2WI 上呈稍高信号，增强扫描可见明显强化，左侧海绵窦内颈内动脉呈椎压改变，邻近脑膜略增厚，与左侧颞叶下极受压，与肿块分界欠清。与外院片对比，较前稍增大。右侧海绵窦未见明显增宽。鼻咽腔未见明显狭窄，鼻咽顶壁、顶后壁、后壁、左侧壁略增厚，左侧咽隐窝稍浅，双侧咽旁间隙未见明显异常。左侧腭帆提肌、双侧头长肌边界欠清。双侧咽后未见明显肿大淋巴结。双侧翼腭窝、颞下窝未见异常。口咽双侧壁未见增厚。斜坡、蝶骨基底部、左侧岩尖、左侧翼突基底部骨质信号下降，增强扫描部分区域可强化。双颈见多个小淋巴结，最大约 5mm×7mm

三、入院诊断

鼻咽癌放疗后复发 $rT_4N_0M_0$ Ⅳa 期(2008 中国分期)。

四、诊断依据

患者原有鼻咽癌病史和放疗史,现出现左海绵窦区复发的症状和体征,可临床诊断复发。根据目前国内"鼻咽癌 2008 中国分期",肿瘤累及左侧海绵窦,T 分期定为 T_4;咽后及双颈部未见明显肿大淋巴结,N 分期定为 N_0;目前各项检查未见明显转移征象,M 分期定为 M_0;故认为目前分期为 $rT_4N_0M_0$ Ⅳa 期。

五、治疗策略

根据患者目前的影像学及病理诊断结果,鼻咽癌放疗后复发诊断明确。鼻咽癌受解剖结构限制,手术无法达到根治目的,同时鼻咽癌的放疗敏感性高,故选择放疗为主的治疗手段。因该患者为鼻咽癌放疗后复发,肿瘤侵犯海绵窦,脑膜可疑受侵,且此位置手术难度相对较大,故经综合考虑,计划采用适形调强放疗技术。进一步完善相关检查后,如无放疗禁忌证,拟行 IMRT。患者为局部晚期病例,单纯放疗难以根治,因此确定放疗中配合适当综合治疗(如同期化疗)。放疗过程中和治疗后可能出现下列不良反应:①局部疼痛;②骨髓抑制;③发热;④脱发;⑤放射性脑病;⑥鼻咽大出血;⑦放射性口腔炎;⑧放射性皮炎;⑨免疫抑制;⑩放射性二原癌等。化疗过程可能出现的反应:①骨髓抑制;②肝肾功能损伤;③胃肠道反应;④过敏反应等。预后方面:根据目前文献报道,复发鼻咽癌完成根治性治疗后,5 年总生存率约 40%,晚期病例不足 10%。以上治疗考虑、治疗不良反应及预后等情况,均告知患者及家属,并取得患方同意和理解。

六、治疗方案

同步放、化疗(2007 - 10 - 17 至 2007 - 11 - 23):调强放疗(病例 28 图 2、病例 28 图 3):考虑到该患者为局部晚期复发鼻咽癌,因此将 MRI 显示的鼻咽及侵犯邻近结构病灶定义为 GTVnx,处方剂量 DT 6000cGy/27Fx,将亚临床灶及肿瘤可能侵犯的范围定义为 CTV(Target2),CTV 为 GTVnx 外扩 $0.5 \sim 1.5cm$ 的范围。处方剂量 DT 5000cGy/30Fx。同步化疗:顺铂第 1 天 $30mg/m^2$,每周 1 次 ×5 周期。同步放、化疗期间出现 Ⅰ 度放射性唾液腺反应、Ⅰ 度皮肤黏膜反应、Ⅰ 度放射性食管炎、Ⅰ 度消化道反应、Ⅱ 度白细胞降低,予对症处理后症状好转。放疗结束 3 个月疗效评价:CR(病例 28 图 4)。

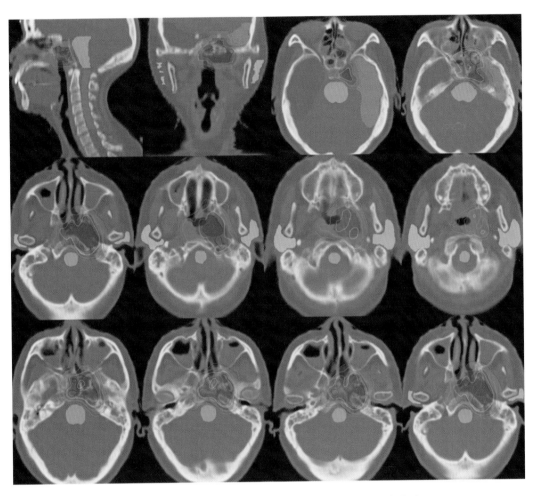

病例 28 图 2　调强放疗计划剂量靶区及剂量(cGy)分布曲线

注：大红色区域为 GTVnx，蓝色区域为 CTV(Target2)。红色：7000 等剂量线；蓝色：6600 等剂量线；枚红色：6000 等剂量线；橘色：5400 等剂量线

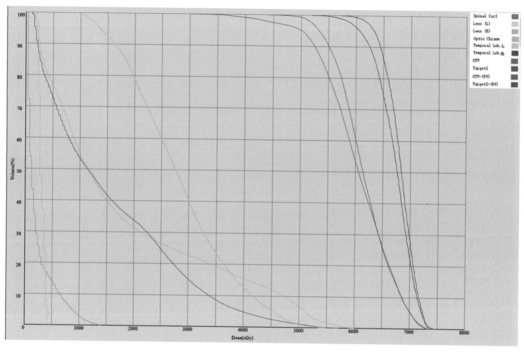

病例 28 图 3　剂量体积直方图(DVH)

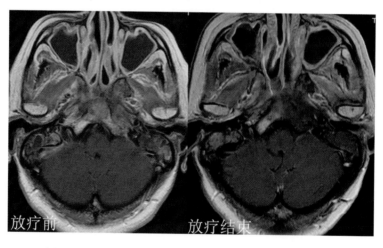

病例 28 图 4　治疗前后鼻咽 + 颈部 MRI 对比肿瘤完全消退

七、病情演变

　　放疗结束后 3 个月复查,肿瘤完全消退,未见复发征象。1 年后(2008 - 11 - 13)MRI 发现左侧大脑颞叶病灶,考虑放射性脑损伤(病例 28 图 5),患者无诉特殊不适。颞叶的剂量:左颞叶平均剂量:1814cGy、最高剂量:4097.6cGy;右颞叶平均剂量:1539cGy、最高剂量:5726cGy,DVH 如上图(见病例 28 图 3),予以营养神经等对症处理,后每年复查放射性颞叶损伤病灶,未见明显变化。2011 - 09 出现鼻咽大出血,就诊于当地医院予以止血等对症处理。2011 - 10复查鼻咽镜发现鼻咽坏死,双下鼻道坏死状结节,活检病理未见癌。对比鼻咽坏死区与放疗剂量靶区图如下图(病例28图6),我院复查MR未见明显复发征象。2013年因鼻咽再次大出血行介入治疗。以后定期复查至2015 - 04,发现鼻咽癌复发,于外院住院治疗,主要的放疗后期反应为放射性脑损伤、鼻咽坏死及鼻咽出血。

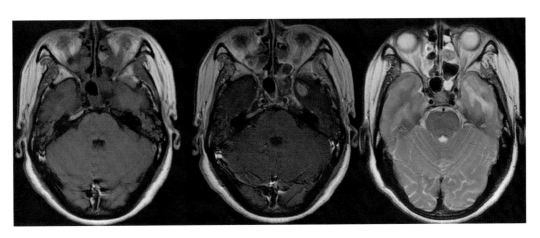

病例28图5 二程放疗1年后鼻咽+颈部MRI

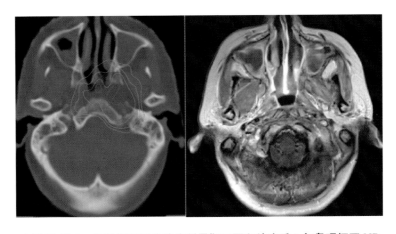

病例28图6 鼻咽坏死区的放疗剂量靶区图和放疗后4年鼻咽坏死MR

注:红色:7000等剂量线;蓝色:6600等剂量线;枚红色:6000等剂量线;橘色:5400等剂量线

八、病例亮点

本病例是一个局部复发的鼻咽癌患者,分期为$rT_4N_0M_0$ Ⅳa期,局部肿瘤较大,侵犯至颅内。接受再程放疗+同步化疗后,肿瘤退缩明显。放疗采用适形调强放疗技术,给予根治剂量照射。在周围正常组织能够耐受的基础下,给予肿瘤靶区根治剂量的照射,并配合同步化疗提高局部控制率。放疗结束后局部控制良好,定期随访。再程放疗后1年复查发现左侧颞叶放射性损伤,患者未诉颞叶损伤相关不适。再程放疗后4年出现鼻咽坏死,活检病理未见癌。定期复查,左侧大脑颞叶放射性损伤未见明显变化。二程放疗后随访 7 年未见再次复发。

九、相关知识点

1. 局部复发鼻咽癌的预后　复发鼻咽癌预后相对较差，文献报道 5 年生存率约 40%。几项大型 Meta 分析均显示在放疗联合各种形式的化疗治疗鼻咽癌中，最大的获益来自于同期化疗。最新的多中心Ⅲ期临床研究报道，诱导化疗对于局部控制率的提高作用还有争议。IMRT 的剂量学优势在局部复发鼻咽癌的再程放疗中已得到证实。对于局部复发鼻咽癌的患者，再程 IMRT 能获得较好的肿瘤控制，可作为有效补救治疗的手段，但是其严重不良反应发生率仍较高，如鼻咽黏膜坏死、放射性脑病、鼻咽出血、口腔黏膜反应等。适当降低总剂量、提高分次剂量，不仅能获得与高剂量照射类似的总生存率，而且能明显降低致死性毒副反应的发生率。本病例 rT_4N_0 患者，采用了 IMRT 联合同步顺铂化疗提高局部控制率，且患者对放疗比较敏感。本病例是一个成功的案例。

2. 局部晚期的鼻咽癌患者目前在 NCCN 指南中，同步放、化疗 + 辅助化疗推荐级别高于同步放、化疗，两者均为局部晚期鼻咽癌的标准治疗方案。目前对于复发鼻咽癌的治疗缺乏高度个体化的治疗方案的选择指南。依据以往文献报道，一般情况较差，KPS 评分较低的患者应接受最佳营养支持治疗；一般情况较好的患者，可根据情况选择治疗方案，早期的患者再程放疗和手术挽救的治疗效果均较为理想，局部晚期患者需要联合放、化疗，并根据病灶大小、位置、复发间隔等选择放、化疗方案、放疗技术和处方剂量，例如，近距离治疗（brachytherapy）：单纯的后装放疗仅适用局限于鼻咽腔的小体积病灶；立体定向调强放疗（IMSRT）：从肿瘤计划靶区的均匀性和适形性以及重要器官所接受的剂量来看，IMSRT 要优于其他技术，尤其是在保护脑干、颞叶、视交叉和视神经方面更见优势。

3. 鼻咽坏死的临床特点、治疗及预后　鼻咽坏死是鼻咽癌 IMRT 后严重不良反应之一，其发生与 T 分期晚、肿瘤体积大、营养状态差、个体耐受性、感染、放疗技术及高强度治疗、对化疗的不敏感等有关。感染对鼻咽坏死的发生及疗效均有影响，再程放疗和鼻咽坏死灶累及颈内动脉是影响预后的两个独立危险因素，鼻咽大出血及衰竭为主要死因，目前有文献报道，将再程放疗和坏死灶累及颈内动脉两个因素结合构建新的评分模型能更好地预测鼻咽坏死的预后。针对复发鼻咽癌，根据文献报道，性别、复发肿瘤的体积、靶区剂量、再程放疗前鼻咽坏死情况均为严重鼻咽坏死的独立危险因素。制订周密合理的放疗计划、保证患者营养状态及鼻咽部卫生状况、个体化治疗方案，有助于减少放射性鼻咽坏死的发生。鼻内镜下鼻咽清创术能提高放疗后鼻咽坏死的疗效。

参 考 文 献

[1] Han F, Zhao C, Shao – min Huang, et al. Long – term Outcomes and prognostic factors of re – irradiation for locally recurrent Nasopharyngea Carcinoma using Intensity – modulated Radiotherapy. Clinical Oncology, 2012, 24(9): 569 – 576

［2］ Guan Y, Liu S, Wang HY, et al. Long – term outcomes of a phase Ⅱ randomized controlled trial comparing intensity – modulated radiotherapy with or without weekly cisplatin for the treatment of locally recurrent nasopharyngeal carcinoma. Chinese Journal of Cancer, 2016, 35: 20

［3］ Sun Y, Li WF, Chen NY, et al. Induction chemotherapy plus concurrent chemoradiotherapy versus concurrent chemoradiotherapy alone in locoregionally advanced nasopharyngeal carcinoma: a phase Ⅲ, multicentre, randomised controlled trial. The Lancet Oncology, 2016, 17(11): 1509 – 1520

［4］ Cao SM, Chen MY, Guo X, et al. Neoadjuvant chemotherapy followed by concurrent chemoradiotherapy versus concurrent chemoradiotherapy alone in locoregionally advanced nasopharyngeal carcinoma: A phase Ⅲ multicentre randomised controlled trial. Eur J Cancer, 2017, 75: 14 – 23

［5］ National Comprehensive Cancer Network Practice Guidelines in Oncology. Head and Neck (Version 1), 2014

［6］ Simo R, Robinson M, Lei M, et al. Nasopharyngeal carcinoma: United Kingdom National Multidisciplinary Guidelines. J Laryngol Otol, 2016, 130(S2): S97 – S103

［7］ Yang Q, Zou X, Chen MY, et al. Proposal for a new risk classification system for nasopharyngeal carcinoma patients with post – radiation nasopharyngeal necrosis. Oral Oncol, 2017, 67: 83 – 88

［8］ Yu YH, Xia WX, Guo X, et al. A model to predict the risk of lethal nasopharyngeal necrosis after re – irradiation with intensity – modulated radiotherapy in nasopharyngeal carcinoma patients. Chin J Cancer, 2016, 35(1): 59

［9］ Wu JX, Xu LY, Yang BH, et al. Clinical analysis of 60 cases with radiative nasopharyngeal necrosis in nasopharyngeal carcinoma. Zhonghua Er Bi Yan Hou Tou Jing Wai Ke Za Zhi, 2012, 47(3): 185 – 190

（韩　非　刘明珠）

病例 29 复发鼻咽癌(3)

一、病历摘要

邹××，男性，43 岁，汉族，已婚，广东省深圳市人，职员。2013 - 02 - 05 入院。

主诉："鼻咽癌"放疗后 2 年余，发现左颈肿物 1 周。

现病史：于 2009 - 05 无明显诱因出现右侧鼻塞伴右耳堵塞感，进行性加重，伴回吸性涕血，2010 - 08 到深圳市中医院行鼻咽镜检查发现鼻咽肿物，活检示高度疑为非角化性癌，后送我院病理会诊示鼻咽未分化型非角化性癌。诊断为 $T_4N_0M_0$ Ⅳa 期(中国 2008 分期)、$T_3N_0M_0$ Ⅲ期(2009 UICC 分期)，在我院行三程 TPF 诱导化疗后行 IMRT 放疗(GTV DT 6800cGy/30Fx，CTVnd DT 6000cGy/30Fx)，同期行二程 DDP 化疗($80mg/m^2$)，治疗后鼻咽病灶评价为 CR。后定期复查，于 2013 - 01 - 28 我院复查鼻咽镜示鼻咽肿物，活检示鼻咽未分化型非角化性癌，考虑鼻咽癌复发，无畏冷、发热，无盗汗，无鼻塞、回吸性血涕，无头痛、复视、面麻等不适。门诊以"鼻咽癌放疗后复发"收住入院。

既往史：30 年前曾患"急性肝炎"，已治愈；16 年前曾患"肺结核"，已治愈，余无特殊疾病史。有吸烟史，2010 年已戒烟。肿瘤家族史：父 2007 年因"肺癌"去世。

体格检查：卡氏评分 90 分。双颈部、双锁骨上等全身余部位浅表淋巴结未触及明显肿大。张口门齿距 4.5cm，可见鼻咽右侧壁、顶后壁结节状肿物，脑神经检查未见异常，心、肺、腹体检未见明显异常。

辅助检查(入院前)：我院：①2013 - 01 - 28 在我院鼻咽活检病理示："鼻咽未分化型非角化性癌"；②2013 - 02 - 04 PET - CT 示："鼻咽癌放疗后，右侧翼腭窝区块状高代谢病灶，考虑肿瘤复发；左侧胸锁乳突肌下结节稍高代谢病灶；陈旧性肺结核；双肾中极囊肿；右侧第 6 肋骨病变，考虑骨折愈合期改变"。

初步诊断：鼻咽癌非角化性癌放疗后复发(分期待定)。

二、辅助检查

鼻咽 + 颈部 MRI 示(病例 29 图 1)：①鼻咽癌放疗后，与前片对比：鼻咽顶壁、顶后壁右侧及右侧壁增厚，右侧咽旁间隙、咽后间隙、椎前间隙、右侧咀嚼肌间隙、右侧鼻腔后份、右侧后组筛窦、右侧蝶窦见软组织，较前增多，侵犯右侧上颌窦内壁及后壁，考虑肿瘤复发可能性大。蝶骨基底部、右翼突基底部及翼突内外侧板、右侧蝶骨大翼骨质信号异常，考虑肿瘤浸润。双侧咽后及左颈Ⅱb 区淋巴结，较前稍增大，未排除转移可能。右颞叶病变，考虑放射性脑损伤可能性大；②鼻窦炎、右乳突炎。

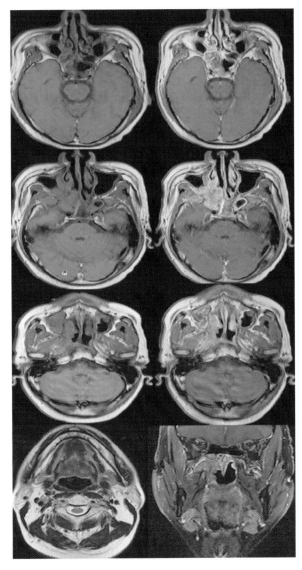

病例29 图1 鼻咽+颈部MRI

注：鼻咽腔狭窄，鼻咽顶壁、顶后壁右侧及右侧壁明显增厚，呈结节状改变，T_1WI呈等信号，T_2WI呈稍高、低混杂信号，增强扫描明显强化。与2012-01-09片对比，鼻咽部病变范围较前增大。鼻咽左侧壁未见明显增厚，左隐窝未见变浅。肿物占据右侧咽隐窝。右侧咽旁间隙、咽后间隙、椎前间隙及右侧咀嚼肌间隙见软组织肿物，侵犯右侧腭帆张提肌、双侧头长肌及右侧翼内肌。右侧翼腭窝见软组织影，增强扫描明显强化，右侧上颌窦内侧壁及后壁受侵，右侧鼻腔后份、右侧后组筛窦、蝶窦右侧受侵。蝶骨基底部、右翼突基底部及翼突内外侧板、右侧蝶骨大翼骨质信号减低，增强扫描可见强化。双侧海绵窦形态、信号未见异常。蝶鞍形态正常，其内未见占位性病变。双侧上颌窦、筛窦、蝶窦黏膜增厚，可见长T_1长T_2信号影，右侧乳突见少量分泌物。双眼大小、形态、位置均属正常、信号均匀，球后未见占位性病变。双侧咽后见数个淋巴结，最大者约7mm×8mm，边界欠清，明显强化。左颈Ⅱb区见一淋巴结，大小约8mm×12mm，边界欠清，较前增大。右侧颞叶下极脑实质内见小结节样强化灶(冠状面增强扫描)，边界不清，邻近脑回稍肿胀

三、入院诊断

鼻咽未分化型非角化性癌放疗后复发 $rT_4N_1M_0$ Ⅳa 期(2008 中国分期)。

四、诊断依据

患者原发灶鼻咽部已有病理证实,根据目前国内"鼻咽癌 2008 中国分期",肿瘤累及右侧后组筛窦、蝶窦,T 分期定为 T_4,双侧咽后见数个淋巴结,最大者约 7mm×8mm,边界欠清,明显强化;左颈Ⅱb 区见一淋巴结,大小约 8mm×12mm,边界欠清,较前增大,N 分期定为 N_1。目前各项检查未见明显转移征象,M 分期定为 M_0,故认为目前分期为 $rT_4N_1M_0$ Ⅳa 期。

五、治疗策略

根据患者目前的影像学及病理诊断结果,鼻咽癌放、化疗后复发诊断明确,鼻咽癌受解剖结构限制,手术无法达到根治目的,同时鼻咽癌的放疗敏感性高,故选择放疗为主的治疗手段。因该患者为鼻咽癌放疗后复发,分期为局部晚期,肿瘤侵犯蝶窦等,且此位置手术难度相对较大,单纯放疗难以根治,因此确定"诱导化疗 + 同步放、化疗 + 联合靶向治疗"的治疗方案。由于常规放疗不可避免地造成肿瘤周围正常组织的损伤,导致严重口干、张口受限等并发症,影响患者治疗后的生存质量。为了减少肿瘤周围正常组织的放射损伤,同时提高肿瘤靶区照射剂量,提高肿瘤的局控率,综合考虑计划采用调强放疗技术。进一步完善相关检查后,如无放疗禁忌证,拟行 IMRT。预后方面:根据目前文献报道,复发鼻咽癌完成根治性治疗后,5 年总生存率约 40%。以上治疗考虑、治疗不良反应及预后等情况,均告知患者及家属,并取得患方同意和理解。

1. 诱导化疗 4 周期 + 靶向治疗(2013 - 02 - 07 至 2013 - 04 - 17) TP 方案:紫杉醇 $135mg/m^2$,第 1 天,DDP $80mg/m^2$,第 2 天,同时配合西妥昔单抗 $250mg/m^2$,每周 1 次化疗。诱导化疗过程顺利,无明显毒副反应。诱导化疗结束复查鼻咽镜提示鼻咽腔内肿瘤未见明显变化,复查 MRI 示:"鼻咽部病变及累及范围较前未见明显变化。蝶骨基底部及翼突内外侧板、右侧蝶骨大翼骨质信号异常,考虑肿瘤浸润。双侧咽后小淋巴结及左颈Ⅱb 区淋巴结较前变化不大"。评价 SD。

2. 调整诱导化疗方案 2 周期(2013 - 05 - 10 至 2013 - 06 - 06)GP 方案:吉西他滨 $1000mg/m^2$,第 1 天、第 8 天 + DDP $80mg/m^2$,第 2 天,同时配合西妥昔单抗 $250mg/m^2$ 每周 1 次化疗。化疗过程顺利,无明显不良反应。诱导化疗结束复查鼻咽镜提示鼻咽腔内肿瘤未见明显变化,复查 MRI 示:"鼻咽部病变及累及范围较前未见明显变化。颅底骨质破坏大致同前。双侧咽后小淋巴结大致同前。左颈Ⅱb 区淋巴结,考虑为淋巴结转移,较前缩小"。评价 SD。

3. 继续调整诱导化疗方案 1 周期(2013 - 06 - 19 至 2013 - 06 - 24)力扑素 $(135mg/m^2)$ + DDP $(60mg/m^2)$。化疗过程出现Ⅱ度骨髓抑制、Ⅰ度胃肠道反应,对症治疗后好转。复查鼻咽镜提示鼻咽腔内肿瘤未见明显变化。

4. 同步放、化疗 + 靶向治疗(2013 - 07 - 08 至 2013 - 08 - 16) 同步化疗:力扑素 $(60mg/m^2)$ + DDP $(60mg/m^2)$ 每 3 周 1 次×2 周期,同时配合西妥昔单抗 $250mg/m^2$ 每周 1 次化疗。调强放疗(病例 29 图 2、病例 29 图 3):考虑到该患者分期为局部晚期,治疗前原发肿瘤巨大,广泛侵犯咽后、咽旁、咀嚼肌间隙及鼻窦等。诱导化疗后肿瘤未见明显退缩,将 MRI 显示的鼻咽及侵犯邻近结构病灶定义为 GTVnx,双颈转移淋巴结为GTVnd,予以 PTVnx(95% V)和 PTVnd(95%)挽救性照射,处方剂量 DT 6500cGy/30Fx,颈部淋巴引流区双侧Ⅱ、Ⅲ、Ⅳ、Ⅴ照射,处方剂量 DT 6600cGy/30Fx。放疗期间出现Ⅲ度放射性口腔黏膜炎、Ⅰ度痤疮样皮疹,给予对症处理后症状好转。放疗结束 3 个月疗效评价:CR(病例 29 图 4)。

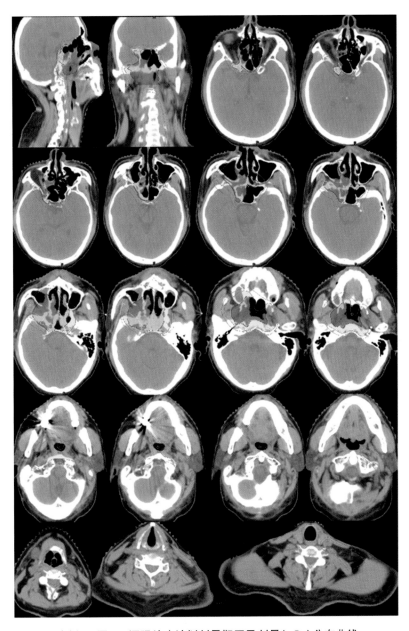

病例 29 图 2 调强放疗计划剂量靶区及剂量(cGy)分布曲线

注:红色:GTV - T;宝蓝色:CTV2;金黄色:7000 等剂量线;橘色:6000 等剂量线

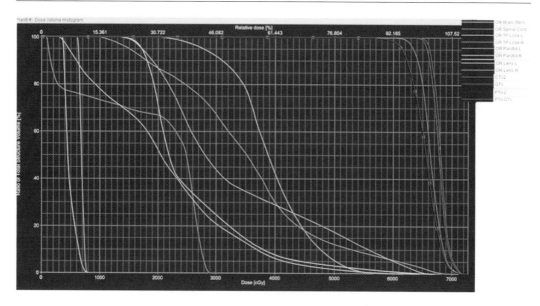

病例 29 图 3　剂量体积直方图(DVH)

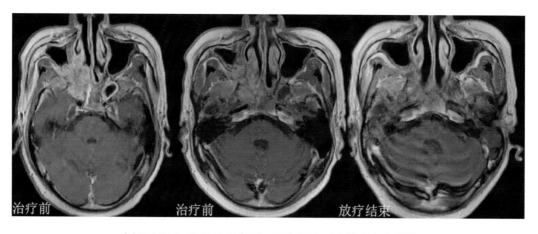

病例 29 图 4　治疗前后鼻咽 + 颈部 MRI 对比肿瘤完全消退

七、病情演变

放疗结束后 3 个月复查时,肿瘤完全消退,未见明显复发征象(病例 30 图 4)。患者无诉特殊不适。2013 - 12 复查,患者舌、口腔溃疡仍未愈合,呈Ⅲ度口腔黏膜反应,予以抗感染等对症支持治疗,未见明显好转。2014 - 01 出现口腔黏膜真菌感染。以后定期复查至 2015 - 08,患者口腔黏膜溃疡情况较前加重,主要的放疗后期反应为Ⅳ度口腔黏膜反应。患者随访 4 年,未发生再次复发或转移,但出现严重的放疗后期毒副反应。

八、病例亮点

本病例是一个局部复发的鼻咽癌患者,分期为 $rT_4N_1M_0$　Ⅳa 期。接受四程 TP 方案 + 靶向药物诱导化疗后肿瘤未见明显缩小,更换为 GP 方案 + 靶向药物治疗二程后复查肿瘤仍未见明显缩小,再更换为力朴素 + 顺铂方案诱导一程后行再程同期放、化疗后,肿瘤退缩明显。对肿瘤体积大、侵犯广、病情复杂的患者,及时调整化疗方案,并联合靶向药物治疗,可更好的缩小肿瘤体积,达到良好的局部控制率。放疗采用适形调强技术,给予根治剂量照射。放疗结束后肿瘤局部控制良好,定期随访。再程放疗后半复查发现Ⅲ度放射性口腔黏膜炎,予以抗感染等对症支持治疗,未见明显好转,后继发真菌感染。本例患者肿瘤控制良好,但出现严重的放射性口腔黏膜毒副反应,影响生活质量。

九、相关知识点

1. **局部复发鼻咽癌的预后** T_4 期患者预后相对较差,文献报道 5 年生存率约 35%。最新的多中心Ⅲ期临床研究报道,诱导化疗可以降低远处转移率,提高总生存率。诱导化疗对于局部控制率的提高作用还有争议。IMRT 的剂量学优势在局部复发鼻咽癌的再程放疗中已得到证实。对于局部复发鼻咽癌的患者再程 IMRT 能获得较好的肿瘤控制,可作为有效补救治疗的手段,但是其严重不良反应发生率仍较高,如鼻咽黏膜坏死、放射性脑病、鼻咽出血、口腔黏膜反应等,适当降低总剂量、提高分次剂量,不仅能获得与高剂量照射类似的总生存率,而且能明显降低致死性毒副反应的发生率。本病例 rT_4N_1 患者,为病灶广泛侵犯的复发患者,对诱导化疗反应不敏感。

2. **靶向药物应用于鼻咽癌** 对于鼻咽癌,主要有表皮生长因子受体(EGFR)和血管内皮生长因子受体(VEGFR)两个干预靶点。尼妥珠单抗是全球首个以 EGFR 为靶点的单抗药物,联合放疗治疗晚期鼻咽癌的总有效率可以达到 90% 以上。目前有文献报道,尼妥珠单抗联合新辅助化疗同步放、化疗对比同步放、化疗治疗局部晚期鼻咽癌的疗效更优,毒副反应可耐受。目前西妥昔单抗在欧美国家已成为是复发转移头颈鳞癌的一线治疗药物,对高危鼻咽癌患者,同期放、化疗的基础上联合西妥昔单抗也显示了很好的治疗耐受性及较好的疗效。

3. **放射性口腔炎** 口腔溃疡是鼻咽癌放疗中最常见的急性放射性不良反应,口腔黏膜炎多出现于放疗后 2~3 周。放射线除直接损伤皮肤和黏膜外,还可使放射野微血管的管壁发生肿胀、痉挛、管腔变窄或堵塞,使受损部位因供血不良而影响愈合并易诱发感染。对口腔黏膜和皮肤损伤,需加强局部用药及护理,主要目的是抑制大肠杆菌和绿脓杆菌,促进伤口愈合,减轻放射部位炎性反应水肿和感染,提高正常组织放射损伤阈、降低组织损伤程度、降低咽反射敏感度。因此,积极预防和治疗鼻咽癌患者在放射治疗过程中的口腔溃疡具有重要意义。创造良好的口腔环境,及时发现口腔的变化,结合局部及全身身体状况,制订全面的治疗措施。少数口腔溃疡反应特别严重者,必要时放疗减量或停止。口腔溃疡发生时,局部可用双氯苯双胍己烷(洗必泰漱口液)、1/5000 的呋喃西林液、复方硼砂漱口液或医生特殊配制的含漱液等含漱,3~5 次/天,10ml/次,含5~10 分钟后吐弃。再根据口腔溃疡情况给予消炎薄膜,使用时将其剪成溃疡面大小,贴于溃疡上,使其化解或局部使用表皮生长因子,促进溃疡面愈合。

参 考 文 献

[1] Han F, Zhao C, Shao－min Huang, et al. Long－term Outcomes and prognostic factors of re－irradiation for locally recurrent Nasopharyngea Carcinoma using Intensity－modulated Radiotherapy. Clinical Oncology, 2012, 24(9): 569－576

[2] Guan Y, Liu S, Wang HY, et al. Long－term outcomes of a phase Ⅱ randomized controlled trial comparing intensity－modulated radiotherapy with or without weekly cisplatin for the treatment of locally recurrent nasopharyngeal carcinoma. Chinese Journal of Cancer, 2016, 35: 20

[3] Sun Y, Li WF, Chen NY, et al. Induction chemotherapy plus concurrent chemoradiotherapy versus concurrent chemoradiotherapy alone in locoregionally advanced nasopharyngeal carcinoma: a phase Ⅲ, multicentre, randomised controlled trial. The Lancet Oncology, 2016, 17(11): 1509－1520

[4] Cao SM, Chen MY, Guo X, et al. Neoadjuvant chemotherapy followed by concurrent chemoradiotherapy versus concurrent chemoradiotherapy alone in locoregionally advanced nasopharyngeal carcinoma: A phase Ⅲ multicentre randomised controlled trial. Eur J Cancer, 2017, 75: 14－23

[5] Liu ZG, Zhao Y, Tang J, et al. Nimotuzumab combined with concurrent chemoradiotherapy in locally advancednasopharyngeal carcinoma: a retrospective analysis. Oncotarget, 2016, 7(17): 24429－24435

[6] Wang F, Jiang C, Fu Z, et al. Efficacy and safety of nimotuzumab with neoadjuvant chemotherapy followed by concurrent chemoradiotherapy for locoregionally advanced nasopharyngeal carcinoma. Oncotarget, 2017, 8(43): 75544－75556

[7] Xia WX, Liang H, Lv X, et al. Combining cetuximab with chemoradiotherapy in patients with locally advanced nasopharyngeal carcinoma: A propensity score analysis. Oral Oncol, 2017, 67: 167－174

[8] Hong JP, Lee SW, Song SY, et al. Recombinant human epidermal growth factor treatment of radiation－induced severe oral mucositis in patients with head and neck malignancies. Eur J Cancer Care(Engl), 2009, 18(6): 636－641

（韩　非　刘明珠）

病例 30 复发鼻咽癌(4)

一、病历摘要

刘××,女性,34 岁,汉族,已婚,广州人,职员。2013 - 12 - 26 入院。

主诉:鼻咽癌放疗后 2 年余,发现鼻咽肿物 2 周。

现病史:于 2008 年外院确诊"鼻咽未分化型非角化性癌($cT_1N_0M_0$ I 期,UICC 2002)",行 DDP 150mg 第 1 天,氟尿嘧啶 1500mg 第 1 至第 5 天诱导化疗一程,并于 2009 - 02 - 11 起予根治性放疗,原发灶 DT 7000cGy/35Fx,区域淋巴结 DT 5000cGy/25Fx。此后定期复查,未见明确复发征象。2013 - 11 发现左颈部质硬肿物,约指甲大小,伴有鼻腔分泌物增多、咳血块黏痰,无发热、鼻塞等不适。遂至外院复查,行纤维咽喉镜提示:"鼻咽恶性肿瘤放疗后,左侧鼻咽肿物性质待查(复发?)",病理活检:(鼻咽)非角化性未分化型癌;EBV 原位杂交:"肿瘤细胞 EBERs(+ + +)"。后转诊我院,2013 - 11 - 19 行全身骨显像提示:"鼻咽部代谢较活跃,考虑鼻咽癌"。MRI 示:"鼻咽顶壁肿物,考虑肿瘤复发可能。左颈Ⅲ区淋巴结,可疑转移"。2013 - 11 - 25 行 PET - CT 全身显像示:"鼻咽病灶代谢活跃,符合复发;左颈Ⅱ区淋巴结代谢活跃,疑转移",门诊以"鼻咽癌放疗后复发"收住院。

既往史:14 岁体检发现乙肝"小三阳",未予诊治。2006 年外院诊断"甲亢",口服药物治疗 2 年(具体不详)后停药,2011 - 07 外院复查后考虑"桥本甲状腺炎",口服优甲乐 75μg 每天 1 次至今。无烟酒嗜好。肿瘤家族史:母亲患"宫颈癌"。

体格检查:卡氏评分 90 分。左颈皮肤稍韧,颈部活动轻度受限,左颈淋巴结扪及一肿大淋巴结,大小约 1cm×1cm,质韧,边界尚清,活动度尚可,无压痛,余浅表淋巴结未及肿大。张口门齿距 4.5cm,可见鼻咽鼻咽顶壁肿物,口腔可见点片状溃疡伴白斑形成。脑神经检查未见异常。心、肺、腹体检未见明显异常。

辅助检查(院前):①外院纤维咽喉镜:"鼻咽恶性肿瘤放疗后;右侧鼻咽粘连",病理:"(鼻咽)未分化型非角化性癌";EBV 原位杂交:"肿瘤细胞 EBERs(+ + +)";②2013 - 11 - 19 我院全身骨显像示:"鼻咽部代谢较活跃,考虑 NPC 所致";③我 2013 - 11 - 25 我院 PET/CT 全身显像示:"鼻咽病灶代谢活跃,符合复发;左颈Ⅱ区淋巴结代谢活跃,疑转移"。

初步诊断:鼻咽癌未分化型非角化性癌放疗后复发(分期待定)。

二、辅助检查

完善鼻咽 + 颈部 MRI 示(病例 30 图 1):鼻咽癌放疗后:鼻咽顶壁肿物,考虑肿瘤复发可能性大，颅底骨质未见破坏。双侧海绵窦形态正常，左颈Ⅲ区淋巴结。双侧咽后、双颈Ⅰ区小淋巴结。

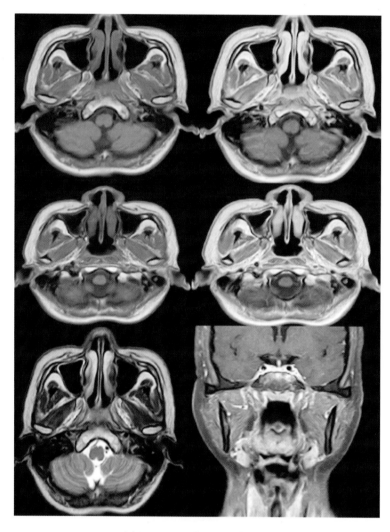

病例30 图1　鼻咽＋颈部 MRI

注：鼻咽腔稍变窄，鼻咽顶壁明显增厚，形成结节状肿物，T_1WI 呈等信号，T_2WI 呈稍高信号，增强扫描明显强化，双侧咽隐窝未见变浅。口咽双侧壁未见受累增厚，病变未累及双侧后鼻孔。双侧腭帆张提肌及头长肌、双侧翼内外肌未见受侵征象。双侧翼腭窝、双侧上颌后脂肪间隙及双侧咀嚼肌间隙未见异常。颅底骨质未见破坏。双侧海绵窦形态未见异常。双侧筛窦、右侧上颌窦黏膜增厚，增强扫描呈轻度强化。双侧乳突未见分泌物，骨壁完整。双眼未见异常，球后未见占位性病变。蝶鞍形态未见异常，其内未见占位性病变。双侧咽后见淋巴结，最大者约 5mm×4mm，增强扫描轻度强化。左颈Ⅲ区见一淋巴结，大小约 9mm×8mm，边界欠清，增强扫描明显强化。双颈Ⅰ区见数个小淋巴结，最大约 7mm×5mm，边界清楚，孤立散在。甲状腺双叶及峡部形态未见异常，信号均匀，未见占位性病变。喉咽腔形态未见异常，未见占位性病变。双侧颌下腺、腮腺大小、形态未见异常，信号均匀，未见占位性病变。扫描所见脑组织未见明确异常

三、入院诊断

鼻咽未分化型非角化性癌放疗后复发 $rT_2N_0M_0$ Ⅱ期(2008 中国分期)。

四、诊断依据

患者原发灶鼻咽部已有病理证实,根据目前国内"鼻咽癌 2008 中国分期",肿瘤累及鼻腔,T 分期定为 rT_2;咽后淋巴结及颈部小淋巴结未及诊断标准,N 分期定为 N_0;目前各项检查未见明显转移征象,M 分期定为 M_0。故认为目前分期为 $rT_2N_0M_0$ Ⅱ期。

五、治疗策略

根据患者目前的各项影像学及病理诊断结果,鼻咽癌放、化疗后复发诊断明确,结合影像学考虑左颈部Ⅲ区淋巴结不排除转移可能性,鼻咽部病灶局限,手术难度相对较小,可考虑先行诱导化疗后评估疗效后行手术治疗。以上治疗考虑、治疗不良反应等情况均告知患者及家属,并取得患方同意和理解。

六、治疗方案

1. 诱导化疗 2 周期(2013 - 12 - 02 至 2013 - 12 - 28)　紫杉醇 $135mg/m^2$,顺铂 $80mg/m^2$,氟尿嘧啶 $3g/m^2$。诱导化疗曾引起Ⅱ度消化道反应、Ⅲ度口腔黏膜反应,对症治疗后好转。诱导化疗结束复查鼻咽镜提示鼻咽腔内肿瘤完全消退,复查 MRI 示"鼻咽原发灶较前缩小,左颈部转移淋巴结较前缩小,双侧咽后及双颈Ⅰ区淋巴结较前变化不大"。予对症处理后症状好转。化疗结束 2 周疗效评价:PR(病例 30 图 2)。

2. 手术治疗(2014 - 01 - 26)　完善术前检查,未见明显手术禁忌证,遂在全麻下行"左侧颈部Ⅱ、Ⅲ区淋巴结清扫术 + 左侧鼻咽肿物切除 + 成形术 + 左侧蝶窦开放术",手术顺利,术后病理:"鼻咽见癌细胞,符合未分化型非角化性癌,切缘:左侧圆枕未见癌,右侧顶后壁骨组织未见癌。左侧颈部Ⅱ、Ⅲ区淋巴结未见癌转移"。术后 3 个月复查 MR,评价达 CR(病例 30 图 2)。

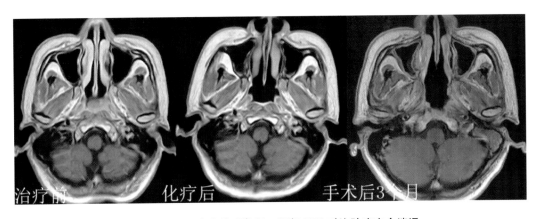

病例 30 图 2　治疗前后鼻咽 + 颈部 MRI 对比肿瘤完全消退

七、病情演变

手术后 3 个月复查时,肿瘤完全消退,未见复发征象。2014 - 09 复查 MRI 未见明显复发征象，鼻咽镜提示："可见鼻咽顶前壁陈旧性血痂，左顶壁、侧壁见较多坏死分泌物。"去除坏死物后，周围黏膜尚光滑，行抗感染治疗后鼻咽坏死较前好转。以后定期复查至 2016 – 07，未发现复发或转移征象，主要的后期反应为鼻咽黏膜炎症。

八、病例亮点

本病例是一个局部复发的鼻咽癌患者，分期为 $rT_2N_0M_0$ Ⅱ期。鼻咽部病灶局限，结合影像学考虑左颈部Ⅲ区淋巴结不排除转移可能性，先行诱导化疗后评估疗效，鼻咽肿物退缩明显，病灶局限，手术难度相对较小，遂行手术治疗，术后病理："鼻咽见癌细胞，符合未分化型非角化性癌，切缘：左侧圆枕未见癌，右侧顶后壁骨组织未见癌。左侧颈部Ⅱ、Ⅲ区淋巴结未见癌转移"。术后 3 个月复查评价疗效 CR。定期随访，患者出现鼻咽坏死，考虑为首次放疗后远期放射损伤及手术后鼻咽部血供受到影响所致，予以局部清理、冲洗坏死物并抗感染治疗后好转。患者随访 3 年，未发生再次复发或转移。九、相关知识点

1. 局部复发鼻咽癌的预后　复发鼻咽癌的整体预后相对较差，文献报道 5 年生存率约 40% 。局限于鼻咽腔的病灶，外科挽救性手术是一种合理的治疗手段。新的多中心Ⅲ期临床研究报道，诱导化疗可以降低远处转移率，提高总生存率，虽然对于局部控制率提高的作用还有争议。多因素分析结果显示，影响生存结局的独立危险因素包括性别、rN 分期、手术方式、是否辅助治疗以及切缘情况。本病例 rT_2N_0 患者，采用了诱导化疗联合外科手术治疗的策略，本病例是一个复发鼻咽癌手术成功的案例。

2. 鼻咽癌放疗后颈淋巴结复发及诊断　鼻咽癌调强放疗后 3 年颈淋巴结复发率为 3% ，鼻咽癌放疗后颈淋巴结复发与 N 分期高以及疗程长成正相关，靶区漏照或剂量不足也是复发的重要影响因素。目前 PET/CT 检查在鼻咽癌患者的淋巴结及远处转移的诊断方面表现出明显优势。

3. 鼻咽癌行手术治疗的适应证　主要包括：①放疗后较局限的鼻咽局部复发病灶；②根治性放疗后 3 个月内的鼻咽局部残留病灶；③根治性放疗后颈部淋巴结残留或者复发。手术治疗复发鼻咽癌的另一个重要作用是清除鼻咽坏死，在术中利用带血管蒂中鼻甲或鼻中隔黏膜瓣对鼻咽创面进行一期修复的技术，不仅能恢复鼻咽黏膜生理功能，而且不额外增加供皮区的损伤，成功解决了复发鼻咽癌伤口愈合困难的难题，同时减少了术后头痛症状的发生。外科治疗在颈淋巴结复发患者中的作用不容忽视，尤其是单纯颈淋巴结复发者，应首选外科手术切除。

4. 外科手术的方式　一种是传统的开放式切除术，另一种是鼻内镜下切除术。手术方式的选择取决于复发肿瘤的大小、位置和侵犯的范围。经典的鼻外路径手术：其常用入路有经下颌骨翼突路径、经上颌骨外翻路径、经腭路径等；新的外科治疗技术，如鼻内镜下手术、内镜下微波固化术以及机器人切除术损伤较小，可一定程度上减少手术并发症，但对病例的选择性较强，一般仅适用于 rT_1 、rT_2 及部分 rT_3 的患者；鼻内镜联合经口腔机器人手术也在逐渐开展。

参 考 文 献

［1］ Han F, Zhao C, Shao – min Huang, et al. Long – term Outcomes and prognostic factors of re – irradiation for locally recurrentnasopharyngea Carcinoma using Intensity – modulated Radiotherapy. Clinical Oncology, 2012, 24(9): 569 – 576

［2］ Guan Y, Liu S, Wang HY, et al. Long – term outcomes of a phase Ⅱ randomized controlled trial comparing intensity – modulated radiotherapy with or without weekly cisplatin for the treatment of locally recurrent nasopharyngeal carcinoma. Chinese Journal of Cancer, 2016, 35: 20

［3］ Naara S, Amit M, Billan S, et al. Outcome of patients undergoing salvage surgery for recurrentnasopharyngeal carcinoma: a meta – analysis. Ann Surg Oncol, 2014, 21(9): 3056 – 3062

［4］ Zhang ZM, Xu ZG, Liu SY, et al. Clinical outcomes of salvage surgery for nasopharyngeal carcinoma after irradiation failure. Zhonghua Er Bi Yan Hou Tou Jing Wai Ke Za Zhi, 2012, 47(6): 462 – 465

［5］ Sun Y, Li WF, Chen NY, et al. Induction chemotherapy plus concurrent chemoradiotherapy versus concurrent chemoradiotherapy alone in locoregionally advanced nasopharyngeal carcinoma: a phase 3, multicentre, randomised controlled trial. The Lancet Oncology, 2016, 17(11): 1509 – 1520

［6］ Chua DT, Sham JS, Au GK. Induction chemotherapy with cisplatin and gemcitabine followed by reirradiation for locally recurrent nasopharyngeal carcinoma. Am J Clin Oncol, 2005, 28(5): 464 – 471

［7］ Wang TB, Zhang YQ, et al. Clinical Analysis on Cervical Lymph Node Recurrence in Patients with Nasopharyngeal Cancer After Intensity Modulated Radiotherapy. Journal of Chinese Oncology, 2013, 19(11): 862 – 867

［8］ Shen G, Zhang W, Jia Z, et al. Meta – analysis of diagnostic value of ^{18}F – FDG PET or PET – CT for detecting lymph node and distant metastases in patients with nasopharyngeal carcinoma. Br J Radiol, 2014, 87(1044): 20140296

［9］ National Comprehensive Cancer Network Practice Guidelines in Oncology. Head and Neck (Version 1), 2014

［10］ Chen MY, Wang SL, Zhu YL, et al. Use of a posterior pedicle nasal septum and floor mucoperiosteum flap to resurface the nasopharynx after endoscopic nasopharyngectomy for recurrent nasopharyngeal carcinoma. Head and Neck, 2012, 34(10): 1383 – 1388

［11］ Chen MY, Wen WP, Guo X, et al. Endoscopic nasopharyngectomy for locally recurrent nasopharyngeal carcinoma. Laryngoscope, 2009, 119(3): 516 – 522

（韩　非　刘明珠）

病例 31　儿童青少年鼻咽癌

一、病历摘要

胡××，男，14岁，汉族，辽宁人，学生。2013-11-13首次入院。

主诉： 发现右颈部肿物1个月余。

现病史： 1个月前发现右颈部肿物，无发热、咳嗽、咳痰，无血涕、耳鸣、耳聋、头痛、面麻、复视等症状。就诊于当地医院，行B超检查提示右颈部多发低回声包块，较大约5.3cm×3.1cm，双颌下及左侧颈部多发肿大淋巴结。遂进一步行颈部MRI，提示：双侧颈动脉间隙多发肿大淋巴结，鼻咽顶后壁及双侧壁软组织增厚。鼻咽喉镜示鼻咽黏膜光滑，见腺体组织增生，占后鼻孔约2/3。右颈部肿物手术切取活检示淋巴上皮样癌。中国医学科学院肿瘤医院病理会诊：淋巴结转移性分化差的癌，考虑来源于鼻咽非角化鳞癌，EBER（+），CK（+），P63（+）。为行进一步诊治就诊于我院，门诊拟"鼻咽癌"收入院。自发病以来，患者精神、饮食、睡眠可，大小便正常，体重无明显减轻。

既往史： 有"青霉素"过敏史，无特殊疾病史，无烟酒嗜好，无肿瘤家族史。

体格检查： T：36.1℃，P：80次/分，R：20次/分，BP：120/70mmHg，H：170cm，W：79.0kg，ECOG：1级，疼痛等级：0级。右上颈可触及一大小约8cm×6cm肿物，质硬，固定，无压痛，表面皮肤无红肿、破溃。心、肺、腹查体未见阳性体征。脑神经检查无异常。

二、辅助检查

外院颈部MRI检查示：双侧颈动脉间隙多发病灶，淋巴结肿大？鼻咽顶后壁及双侧壁软组织增厚。外院鼻咽喉镜检查示鼻咽黏膜光滑，见腺体组织增生，占后鼻孔约2/3。外院右颈部肿物手术切取活检病理：异型增生的上皮样细胞呈大小不等的巢片状分布，其间可见淋巴滤泡存在，部分纤维组织增生透明变性，提示恶性淋巴上皮病变不除外；免疫组化CK（+），P63（+），CD3（+），CD20（+），CD21（+），PAX-5（+），CD35（-），CD30（-），ALK（-），Ki-67 60%（+），S-100（-），EBV杂交（+），（右颈部）淋巴上皮样癌。中国医学科学院肿瘤医院病理会诊：淋巴结转移性分化差的癌，考虑来源于鼻咽非角化鳞癌，EBER（+），CK（+），P63（+）。

初步诊断：鼻咽非角化性未分化型癌（分期待定）。

入院后进一步检查：

病理会诊提示：右颈部低分化鳞癌（泡状核细胞癌），不除外鼻咽癌转移。

电子内镜检查：提示鼻咽顶见结节隆起型肿物，右侧咽鼓管开口正常结构消失。活检病理：鼻咽顶（活检）恶性肿瘤，免疫组化结果显示：CK（+），EMA（+），P63（+），EBV（+），LCA（-），符合鼻咽低分化鳞状细胞癌（非角化性未分化型）。

鼻咽+颈部 MRI：双侧颈动脉间隙可见多发类圆形等 T_1 长 T_2 信号，最大者位于右侧，大小约 4.4cm×3.5cm×4.8cm，边界清，信号稍不均匀；颈动脉及颈内静脉未见包裹。鼻咽顶后壁及双侧壁软组织增厚，右侧为著，鼻咽腔变窄。右侧乳突见长 T_2 信号（右侧乳突炎），双侧上颌窦黏膜下可见丘状长 T_2 信号影（双侧上颌窦黏膜下囊肿）（病例 31 图 1）。

肺部 CT：未见明显异常。

全身骨 ECT：骨扫描未见异常。

腹部超声：未见明显占位。

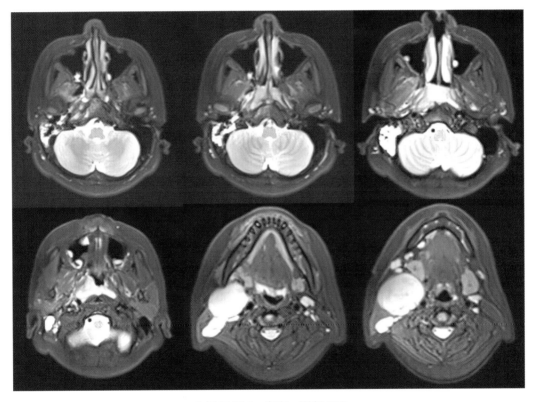

病例 31 图 1　鼻咽+颈部 MRI

注：鼻咽顶后壁及双侧壁软组织增厚，右侧为著，鼻咽腔变窄。累及右侧蝶窦底、翼内板、咽旁间隙。双侧 Ⅱ、Ⅲ、Ⅴa、Ⅴb 区，右侧 Ⅰb 区多发类圆形等 T_1 长 T_2 信号，最大者位于右侧 Ⅱ 区，大小约 4.4cm×3.5cm×4.8cm，信号稍不均匀，伴有包膜外侵犯，符合淋巴结转移标准

三、入院诊断

鼻咽非角化性未分化型癌 $T_3N_{3b}M_0$ ⅣB 期（AJCC/UICC 分期第 7 版）；$T_4N_3M_0$ Ⅳa 期（2008 中国分期）。

四、诊断依据

患者入院后鼻咽原发灶及右颈部淋巴结病理结果均考虑鼻咽低分化鳞癌。肿瘤累及右侧蝶窦、翼内板、咽旁间隙，AJCC 第 7 版 T 分期为 T_3，2008 中国版 T 分期为 T_4；双颈部淋巴结肿大（双侧Ⅱ、Ⅲ、Ⅴa、Ⅴb 区，右侧Ⅰb 期），符合淋巴结转移标准，且伴有包膜外侵犯，N 分期为 N_3；目前各项检查未见明显转移征象，M 分期为 M_0。故认为目前分期为 $T_3N_{3b}M_0$ ⅣB 期（AJCC/UICC 分期第 7 版），$T_4N_3M_0$ Ⅳa 期（2008 中国分期）。

五、治疗策略

鼻咽癌受解剖结构限制，手术无法达到根治目的，但放疗敏感性好，因此选择放疗为主的治疗手段。该患者为局部晚期，淋巴结转移广泛，加之为青少年鼻咽癌，考虑直接放疗对周围正常组织的损伤大，因此确定采用"诱导化疗＋同步放、化疗"的治疗方案。放疗采用调强放疗技术，既可减少肿瘤周围正常组织的放射损伤，同时提高肿瘤靶区照射剂量，提高肿瘤局控率并降低毒副反应发生率。放疗可能出现的不良反应有：①局部疼痛；②骨髓抑制；③发热；④脱发；⑤放射性皮炎；⑥放射性口腔炎；⑦鼻咽大出血；⑧放射性脑病；⑨免疫抑制；⑩放射性二原癌等。化疗过程可能出现的反应：①骨髓抑制；②肝肾功能损伤；③胃肠道反应；④过敏反应等。此外针对青少年鼻咽癌患者，应注意放、化疗导致的生长发育迟缓等。预后方面：根据目前的文献报道，儿童青少年鼻咽癌 5 年总生存率为 50%～85%，且儿童鼻咽癌预后优于青少年鼻咽癌患者。以上治疗毒副反应及预后情况，均告知患者及家属，并取得患方同意和理解，签署放、化疗知情同意书。

六、治疗方案

1. 诱导化疗 1 周期（2013 - 11 - 13）　计划采用 TPF 方案，由于紫杉醇皮试过敏，方案改为顺铂 75mg/m² 第 1 天＋卡培他滨 750mg/m² 每天 2 次，第 1 至第 14 天，每 21 天为一个周期。期间出现Ⅰ度消化道反应，0 度骨髓抑制，均予对症治疗后好转。复查 MRI 示鼻咽原发灶及转移淋巴结明显缩小，评效 PR（病例 31 图 2）。因患者不愿继续诱导化疗，继之同步放、化疗。

2. 同步放、化疗及靶向治疗（2013 - 12 - 05 至 2014 - 01 - 24）　化疗：奈达铂 80mg/m² 第 1 天，每 21 天 1 次×3 周期。靶向治疗：尼妥珠单抗 200mg/周×6 周。放疗靶区设计：考虑鼻咽癌患者为青少年，淋巴结转移广泛，为局部晚期，诱导化疗后淋巴结明显缩小。因此将诱导化疗后 MRI 显示的鼻咽及侵犯邻近结构病灶＋转移淋巴结均定义为 GTV（考虑到 CTVp 与 GTVn 剂量相同，不特别区别），给予 95% PGTV 根治性剂量 DT 7000cGy/33Fx，颈部淋巴结引流区双侧Ⅱ、Ⅲ、Ⅳ、Ⅴ区＋咽后淋巴结引流区 95% PTV 剂量 DT 6000cGy/33Fx（靶区及 DVH 见病例 31 图 3、病例 31 图 4）。放疗结束复查 MRI 显示局部病灶明显缩小，但仍有残留（病例 31 图 5），其后给予鼻咽部残留病灶补量 400cGy/2Fx，颈部淋巴结残留灶补量 600cGy/2Fx。放、化疗期间出现Ⅰ度消化道反应，0 度骨髓抑制，Ⅲ度黏膜反应，Ⅰ度皮肤反应，Ⅰ度口干，均经对症处理后好转。放疗结束 1 个月复查 MRI（2014 - 02 - 25）鼻咽及颈部淋巴结较前继续缩小，评效 PR（病例 31 图 6）。

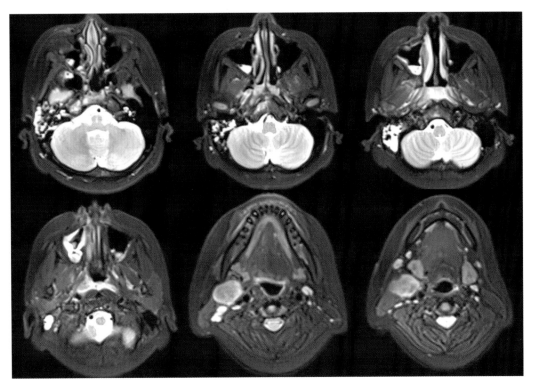

病例 31 图 2　诱导化疗后 – 放疗前 MRI 图像

3. 辅助化疗　因原发灶及淋巴结均有残留，分别于 2014 – 02 – 27、2014 – 03 – 21、2014 – 04 – 11 行卡铂 300mg/m^2 第 1 天 + 卡培他滨 750mg/m^2，每天 2 次，口服，第 1 至第 14 天，每 21 天 1 周期 ×3 周期。辅助化疗过程中出现 I 度消化道反应，I 度骨髓抑制白细胞减少，对症处理后好转。辅助化疗结束 1 个月后复查 MRI（2014 – 05 – 14）示：鼻咽原发灶 CR，右侧 II 区淋巴结残留，大小约 18mm ×9mm（病例 31 图 7）。

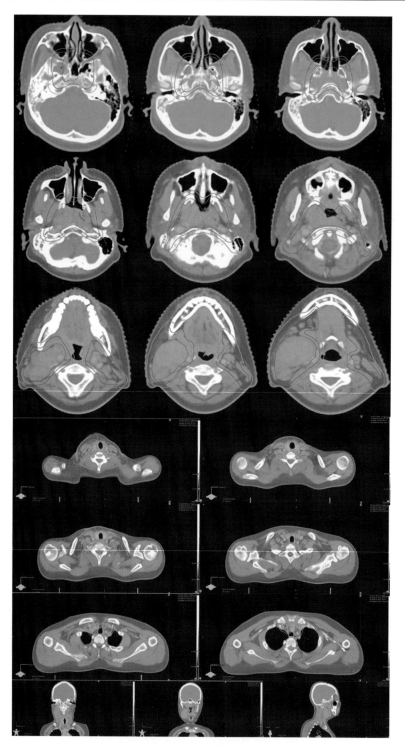

病例 31 图 3　放疗靶区范围

注：GTV 为鼻咽及侵犯邻近结构病灶 + 转移淋巴结；CTV 为颈部淋巴结引流区（双侧Ⅱ、Ⅲ、Ⅳ、Ⅴ区 + 咽后淋巴结引流区）

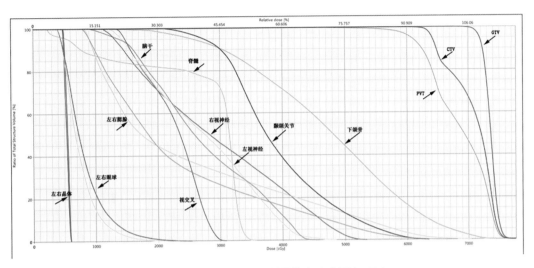

病例 31 图 4　放疗计划剂量体积直方图（DVH）

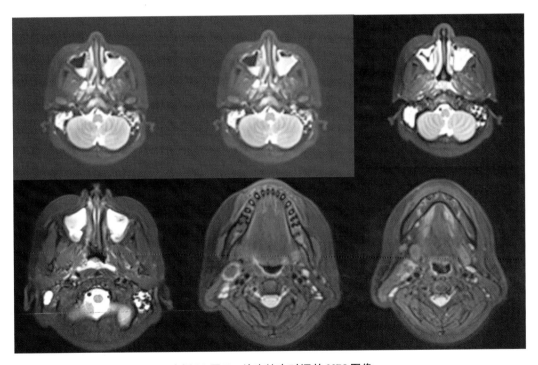

病例 31 图 5　放疗结束时评效 MRI 图像

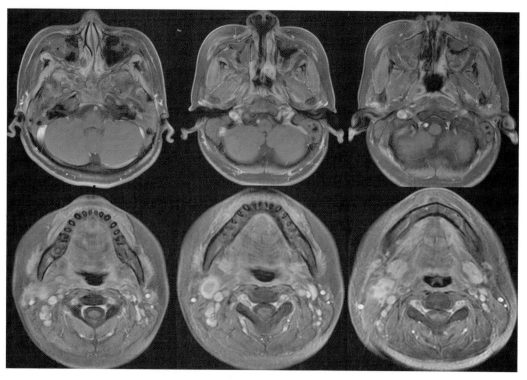

病例 31 图 6　放疗后 1 个月评效 MRI 图像

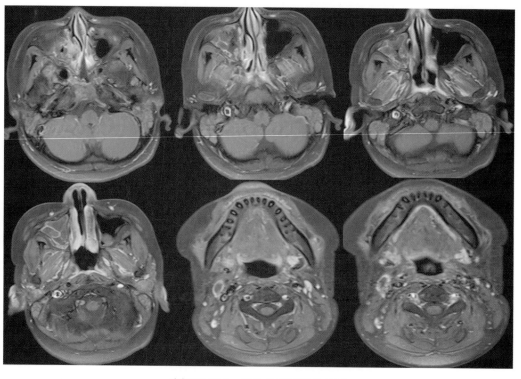

病例 31 图 7　辅助化疗后评效 MRI

七、病例亮点

本病例为青少年鼻咽癌患者。因病变范围广泛，为缩小放疗范围、减轻放疗损伤，先行诱导化疗。诱导化疗后肿瘤退缩明显，随后进行了根治性同步放、化疗。因患者年轻，为最大化降低毒副反应，减少对生长发育的影响，治疗过程中每周 CBCT 监测病灶退缩情况及位置变动情况，并于治疗将近结束时复查定位 MRI，及时给予残留病灶局部加量。放、化疗结束后鼻咽原发病灶，右侧 Ⅱ 区淋巴结残留。因患者对毒副反应耐受可，为了提高患者的局控和降低远转率，同步放、化疗后予以辅助化疗。

八、相关知识点

1. 儿童及青少年鼻咽癌的发病率较低，有文献报道其发病率占同期鼻咽癌的 0.93% ~ 2.3%。

2. 儿童及青少年鼻咽癌的病理类型以低分化鳞癌为主，占 80% 以上，其次为未分化癌。

3. 儿童及青少年鼻咽癌患者首发症状以鼻咽部症状（49.37%）、颈部肿块（47.70%）及头痛（27.20%）为多，起病到就诊时间多在 1 年以内（87.02%），就诊时 83.26% 有颈部淋巴结转移，中晚期病例多见。

4. 儿童及青少年鼻咽癌患者预后优于成年人，远处转移为治疗失败的主要原因。

5. 在儿童及青少年鼻咽癌的治疗中，由于其局部晚期病例多见和远处转移失败常见，放、化疗一直是常见治疗模式。其中，对部分肿瘤负荷大的 T_4 和（或）N_3 的儿童及青少年鼻咽癌患者行诱导化疗，对部分肿瘤残存或是有高危远处转移因素的患者行辅助化疗。

6. 放疗后原发病灶和转移灶 CR 与否与 5 年生存率有关。有文献报道鼻咽或颈部淋巴结达 CR 者 5 年生存率分别为 64.4%、63.3%，未达 CR 者 5 年生存率分别为 22.5%、33.3%。

7. 儿童及青少年鼻咽癌患者放、化疗毒副反应除了常见的口干、皮肤反应外，还有这个年龄段独特的不良反应，比如发育迟缓、生长停滞、内分泌紊乱等。主要是因为青少年时期的脑垂体对射线敏感，并且放射后垂体功能紊乱最先表现为生长激素水平下降，导致生长发育迟缓或停滞。因此治疗中，应尽量减少脑组织受照，保护垂体功能。

参 考 文 献

[1] 裴苏, 高黎, 易俊林, 等. 148 例儿童及青少年鼻咽癌疗效及预后因素分析. 中华放射肿瘤学杂志, 2011, 20(3): 175 – 180

[2] Ayan I, Kaytan E, Ayan N. Childhood nasopharyngeal carcinoma: from biology to treatment. Lancet Oncol, 2003, 4(1): 13 – 21

[3] Gioacchini FM, Tulli M, Kaleci S, et al. Prognostic aspects in the treatment of juvenile nasopharyngeal

carcinoma: a systematic review. Eur Arch Otorhinolaryngol, 2017, 274(3): 1205 – 1214

[4] Liu W, Tang Y, Gao L, et al. Nasopharyngeal carcinoma in children and adolescents – a single institution experience of 158 patients. Radiat Oncol, 2014, 9: 274

[5] 张伟军, 王兆武, 王继群, 等. 45 例儿童及青少年鼻咽癌的放射治疗及预后分析. 中华放射医学与防护杂志, 2004, 24(1): 55 – 56

[6] Khalil M, Anwar MM. Treatment results of pediatric nasopharyngeal carcinoma, NCI, Cairo University experience. J Egypt Natl Canc Inst, 2015, 27(3): 119 – 128

[7] Ozyar E, Selek U, Laskar S, et al. Treatment results of 165 pediatric patients with non – metastatic nasopharyngeal carcinoma. A rare cancer network study. Radiother Oncol, 2006, 81(1): 39 – 46

（赵　丹　肖绍文）

病例 32 鼻咽癌肝转移误诊

一、病历摘要

周××，男，30 岁，湖北省天门市人。2016 – 11 – 02 首次入院。

主诉：左耳听力下降伴耳闭症 2 个月余。

现病史：患者于入院前 2 个月无明显诱因出现左耳听力下降，伴耳闭，就诊当地医院考虑为中耳炎，予以抗感染治疗无好转。后至桐乡市第一人民医院行鼻咽磁共振示：左侧鼻咽部占位、左颈部多发淋巴结肿大。行电子鼻咽镜见：左咽隐窝可见新生物。后于 2016 年就诊天门市第一人民医院行鼻咽镜活检示"（鼻咽）非角化性癌未分化型"。今为求进一步诊治，门诊以"鼻咽癌"收入我科。

既往史：无特殊疾病史，无烟酒嗜好，无肿瘤家族史。

体格检查：卡氏评分 90 分。左颈可及多枚淋巴结，主要分布于 Ⅱ、Ⅲ、Ⅳ 区，较大者约 2.5cm × 3.0cm，质硬、部分有融合、边界不清、活动度差，鼻咽顶壁见新生物，心、肺、腹体检未见明显异常。

辅助检查（入院前）：外院磁共振：左鼻咽部占位，左颈多发淋巴结。鼻咽病理：（鼻咽）非角化性癌，未分化型。

初步诊断：鼻咽未分化型非角化性癌淋巴结转移（分期待定）。

二、辅助检查

鼻咽颈部磁共振：肿瘤累及左侧腭帆张肌、腭帆提肌、头长肌、左侧斜坡、岩尖，双颈多发淋巴结转移，左颈为主，部分淋巴结融合，增强呈环形强化（病例 32 图 1）；腹部彩超：肝右叶可见 0.4cm 稍高回声，考虑血管瘤，腹膜后未见异常；胸部 CT：右肺下叶背段结节，约 2mm，考虑为炎性肉芽肿；骨 ECT：未见骨转移征象。

三、入院诊断

鼻咽未分化型非角化性癌 $T_3N_2M_0$ Ⅲ 期（2008 中国分期）。

四、诊断依据

患者原发灶鼻咽部已有病理证实，根据目前国内"鼻咽癌 2008 中国分期"，肿瘤累及腭帆张肌、腭帆提肌、头长肌、左侧斜坡、岩尖，T 分期定为 T_3，双颈部肿大淋巴结，主要侵犯左颈 Ⅱ、Ⅲ 区，N 分期定为 N_2，目前各项检查未见明显转移征象，M 分期定为 M_0，故认为目前分期为 $T_3N_2M_0$ Ⅲ 期。

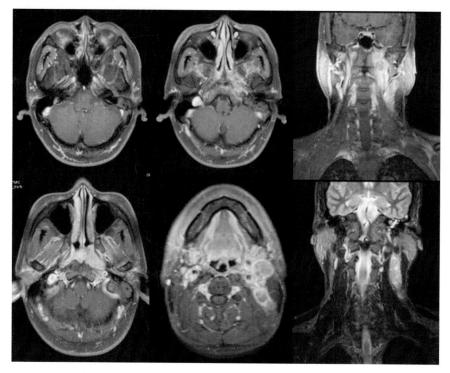

病例 32 图 1　鼻咽颈部磁共振

注：鼻咽肿瘤累及左侧腭帆张肌、腭帆提肌、头长肌、左侧斜坡、岩尖，双颈多发淋巴结转移，左颈为主，部分淋巴结融合，增强呈环形强化

五、治疗策略

患者为局部晚期鼻咽癌，肿瘤局部侵犯范围广，且颈部淋巴结多发转移，突破包膜，因此确定"诱导化疗＋同步放、化疗"的治疗方案。放疗可能出现下列不良反应：①局部疼痛；②骨髓抑制；③发热；④脱发；⑤放射性脑病；⑥鼻咽大出血；⑦放射性口腔炎；⑧放射性皮炎；⑨免疫抑制；⑩放射性二原癌等。化疗过程可能出现的反应：①骨髓抑制；②肝肾功能损伤；③胃肠道反应；④过敏反应等。以上治疗考虑、治疗不良反应及预后等情况，均告知患者及家属，并取得患方同意和理解。

六、治疗方案

1. 诱导化疗 2 周期（2016 – 11 – 10 至 2016 – 12 – 01）　多西他赛 75mg/m² 第 1 天，顺铂 75mg/m² 分 2 天。诱导化疗反应为Ⅱ度胃肠道反应，对症治疗后好转。诱导化疗结束后复查鼻咽镜发现鼻咽腔内肿瘤缩小，复查 CT 显示鼻咽原发灶明显退缩，疗效评价达 PR。

2. 同步放、化疗（2016 – 12 – 20 至 2017 – 2 – 07）　化疗：顺铂 80mg/m² 第 1 天、第 22 天、第 43 天。调强放疗（病例 32 图 2、病例 32 图 3）：PGTVnx 7000cGy/33Fx，PGTVnd 6800cGy/33Fx，PCTV1 6400cGy/33Fx，PCTV2 5800cGy/33Fx，PCTV3 5000cGy/33Fx，放疗结束时针对残留病灶加量 GTVboost＝400cGy/2Fx 同步放、化疗期间出现Ⅱ度胃肠道反应、Ⅰ度白细胞减少、Ⅰ度口腔黏膜反应、Ⅰ度皮肤反应。

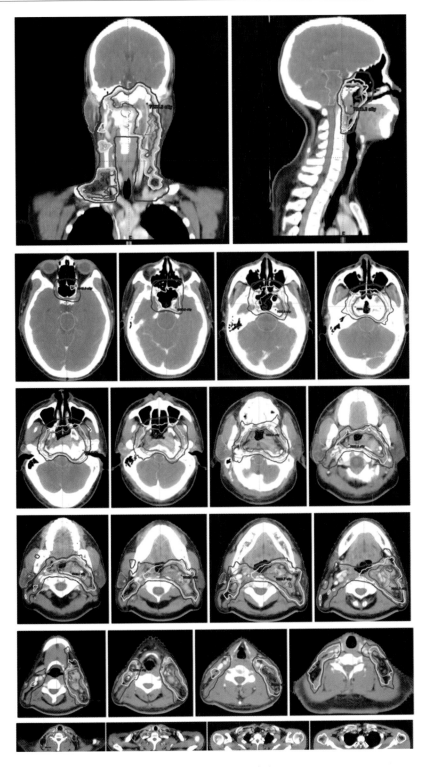

病例 32 图 2　调强放疗

注：墨绿色：pGTVnx；深红色：pGTVnd；暗红色：pCTV1；紫色：pCTV2，绿色：pCTV3

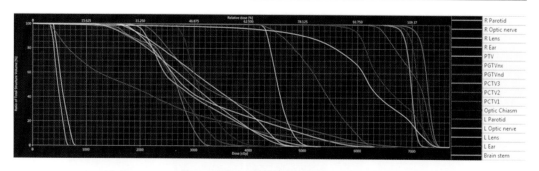

病例 32 图 3　剂量体积直方图(DVH)

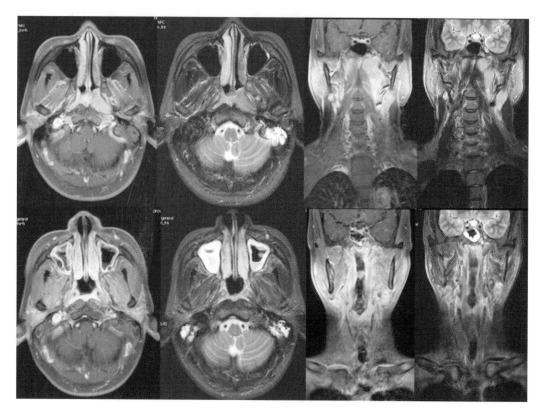

病例 32 图 4　治疗前后疗效对比,鼻咽及颈部病灶完全消失

七、病情演变

患者治疗结束后 3 个月返院复查,评价疗效:复查鼻咽镜未见鼻咽肿块,鼻咽及颈部磁共振与治疗前比较肿瘤缩小消失(病例 32 图 4);骨 ECT:未见肿瘤骨转移征象,但腹部彩超示:肝右叶可见 2.5cm×3.0cm 实质性病灶伴中央液化,考虑为转移灶;随后行肝脏 MRI 增强示:肝脏 S6 见 27mm 大小占位,考虑转移瘤(病例 32 图 5)。检查 EBV - DNA 定量:348copy/ml。于 2017 - 06 - 02 至 2017 - 06 - 06 行肝脏转移灶射波刀治疗:42Gy/3Fx,随后予口服卡培他滨化疗。

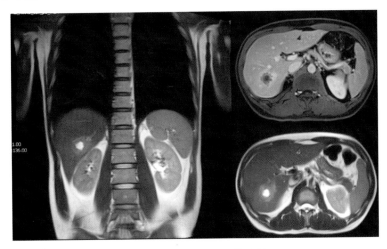

病例32 图5 肝右叶转移灶

八、病例亮点

本例患者首次就诊时诊断为Ⅲ期局部晚期鼻咽癌,当时腹部彩超提示肝右叶血管瘤,直径约0.4cm。随后按局晚期鼻咽癌制订治疗方案。在放疗结束后3个月时评价疗效发现肿瘤局控良好,但肝脏出现转移,其部位与治疗前彩超所示肝血管瘤位置相同。因此,该患者在初诊时即已经出现肝转移,应该修正为Ⅳb期患者,提醒临床医生在鼻咽癌初诊时若遇到可疑转移灶应进一步检查以明确性质,以减少诊疗失误。对于经济条件许可的患者,PET-CT扫描可以发现隐匿的转移病灶,减少漏诊的发生。虽然该患者虽为Ⅳb期患者,但是肝转移是寡转移,通过积极的局部治疗,部分患者仍然可以获得治愈。因此,我们给予该患者肝转移灶根治性SBRT治疗。在SBRT完成后辅以口服化疗药维持治疗。

九、相关知识点

1. 鼻咽癌寡转移 寡转移概念在肺癌、乳腺癌、肠癌等常见肿瘤中已经有了较深入的认识,而在鼻咽癌中研究较少。目前研究报道的鼻咽癌寡转移治鼻咽癌寡转移的患者预后往往优于广泛转移的患者,部分患者甚至得到了治愈。对初治转移性鼻咽癌,对转移状况进一步分级有助于更加准确的预测疗效。有研究报道,对于单叶肝脏转移及≤3个肝转移灶的鼻咽癌患者的预后较好。同时,回顾性研究表明,对于转移性鼻咽癌患者,在全身化疗控制疾病后,加用放疗可以提高患者生存。本例患者为寡转移鼻咽癌,因此发现肝转移后也给予了肝脏转移灶根治性放疗。

2. 鼻咽癌肝转移的检测 手段包括B超、CT、MRI和PET-CT。B超对发现肝转移瘤的敏感性相对较低(30%~60%),主要是因为B超难以发现较微小的转移灶。增强CT可以将敏感性提高到70%~90%,是诊断肝转移瘤的常用方法。而MRI与CT相比,其优点是能更好地区别肝血管瘤、肝囊肿及肝转移瘤。PET-CT对肝转移瘤的诊断具有高灵敏度,能够提高肝转移瘤的阳性率,尤其是对肝内小病灶具有更高的敏感性。

参 考 文 献

［1］Khot A，Love C，Garg MK，et al. Long – Term Disease Control in a Patient With Recurrent Bone – Only Oligometastatic Nasopharyngeal Carcinoma. J Clin Oncol，2016，34（4）：e25 – 26

［2］Shen L，Li W，Wang S，et al. Image – based multilevel subdivision of M_1 category in TNM staging system for metastatic nasopharyngeal carcinoma. Radiology，2016，280（3）：805 – 814

［3］Pan C，He N，Zhao M，et al. Subdividing the M_1 stage of liver metastasis for nasopharyngeal carcinoma to better predict metastatic survival. Med Oncol，2011，28（4）：1349 – 1355

［4］Hu J，Kong L，Gao J，et al. Use of radiation therapy in metastatic nasopharyngeal cancer improves survival：a SEER Analysis. Sci Rep，2017，7（1）：721

［5］Ellebaek SB，Fristrup CW，Mortensen MB. Intraoperative ultrasound as a screening modality for the detection of liver metastases during resection of primary colorectal cancer – a systematic review. Ultrasound Int Open，2017，3（2）：E60 – E68

［6］Legou F，Chiaradia M，Baranes L，et al. Imaging strategies before beginning treatment of colorectal liver metastases. Diagn Interv Imaging，2014，95（5）：505 – 512

（黄 晶 杨坤禹）

病例 33 误诊为肺转移的鼻咽癌

一、病历摘要

李××，男，49岁，汉族，已婚，福建省福州人。2015 - 11 - 13首次入院。

主诉：吸入性血痰2个月。

现病史：患者于2个月前无明显诱因出现吸入性血痰，均为少量血丝，无畏冷、发热，无鼻塞、头痛，无头晕、声嘶等不适。起初未予重视，后症状逐渐加重。2天前外院查鼻咽镜示：鼻咽肿物，遂活检，病理示：（鼻咽部）非角化性癌（未分化型）。其后未在该院继续治疗，今为进一步诊疗就诊我院，门诊以"鼻咽癌"收住入院。自发病以来，患者精神、饮食、睡眠可，大小便正常，体重无明显减轻。

既往史：无特殊疾病史，无烟酒嗜好，无肿瘤家族史。

体格检查：卡氏评分90分。神志清楚，体检合作，皮肤、巩膜无黄染，未见皮肤出血点，无肝掌及蜘蛛痣，双颈、双锁骨上等全身浅表淋巴结未触及明显肿大。鼻咽顶后壁见结节状隆起，累及双后鼻孔，脑神经检查未见异常。心、肺、腹体检未见明显异常。

辅助检查（入院前）：2015 - 11 - 13外院病理示：（鼻咽部）非角化性癌（未分化型）。

初步诊断：鼻咽非角化性未分化型癌（分期待定）。

二、辅助检查

入院后纤维鼻咽镜示：鼻咽部见菜花样肿物隆起，累及双鼻腔。血清EB病毒衣壳抗原IgA抗体：阳性(3.09)S/CO，EB病毒早期抗原IgA抗体：临界(0.89)S/CO，EB病毒Rta蛋白IgG抗体：阳性(8.23)S/CO；血浆EB - DNA：2.13×10^2copies/ml。鼻咽 + 颈部MRI示（病例33 图1）：考虑鼻咽癌并双颈部淋巴结肿大。全身PET - CT示（病例33图2）：①鼻咽顶后侧壁增厚软组织影，高代谢，符合鼻咽癌表现；②双颈部、右锁骨区、纵隔及右肺门多发肿大淋巴结，高代谢，考虑肿瘤转移可能性大；③双肺多发微小结节，低代谢，考虑肿瘤转移不除外。肺部CT示：①右肺散在小结节，建议随访；②左肺上叶下舌段慢性炎症；③纵隔淋巴结肿大。腹部彩超示肝及门脉未见明显占位。全身骨ECT示：脊柱放射性分布欠均匀，考虑退行性改变。

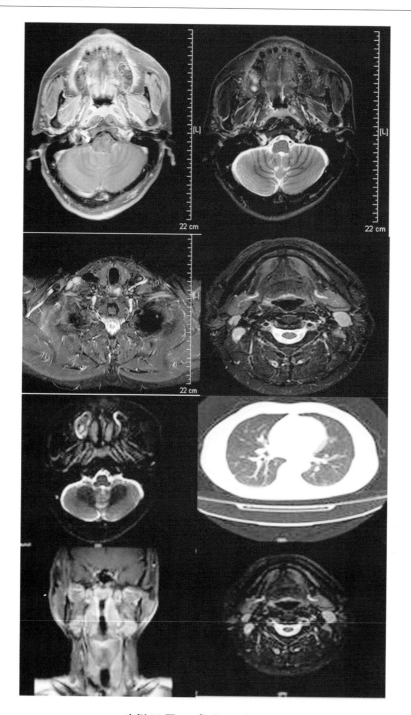

病例 33 图 1　鼻咽 + 颈部 MRI

注：可见鼻咽顶后侧壁不规则增厚形成软组织肿块，呈 $T_1WI-FSE$ 等信号 $T_2WI-STIR$ 高信号，增强后强化明显，肿块边界尚清，向前未超过双侧鼻后孔及上颌窦后缘连线，向后未突破咽颅底筋膜，未累及头长肌、颈长肌，向外未突破咽颅底筋膜，未累及咽旁间隙，向下未累及口咽。颅底斜坡、岩尖、蝶骨及枕骨基底部等骨质信号尚均匀。颈部左Ⅱa、右Ⅲb组可见肿大淋巴结

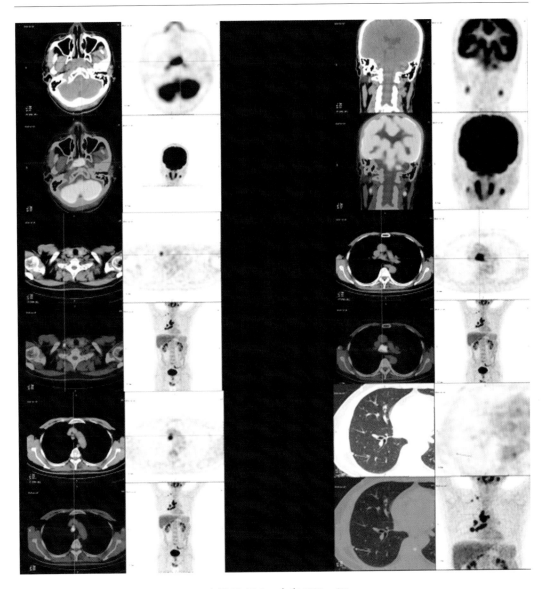

病例 33 图 2　全身 PET – CT

注：鼻咽顶后侧壁增厚软组织影，高代谢，符合鼻咽癌表现。双颈部、右锁骨区、纵隔及右肺门多发肿大淋巴结，高代谢，考虑肿瘤转移可能性大。双肺多发微小结节，低代谢，考虑肿瘤转移不除外

三、入院诊断

鼻咽非角化性未分化型癌伴双颈部、右锁骨区、纵隔多发淋巴结及肺转移 $T_1N_3M_1$ Ⅳ b 期（2008 中国分期）。

四、诊断依据

患者原发灶鼻咽部已有病理证实，根据目前国内的"鼻咽癌 2008 中国分期"，患者肿瘤局限鼻咽腔内，T 定为 T_1，双颈部、右锁骨区多发肿大淋巴结，高代谢，考虑肿瘤转

移，N 确定为 N_3，根据 PET－CT 考虑伴有纵隔淋巴结及肺转移，M 为 M_1。故认为目前分期为 $T_1N_3M_1$ Ⅳb 期（AJCC/UICC 分期第 7 版为 $T_1N_3M_1$ ⅣC 期）。

五、治疗策略

患者已发生远处转移，治疗上考虑以全身化疗为主的综合治疗，计划全身化疗 6 个周期后根据肿瘤消退情况选择性鼻咽颈部放射治疗。必要时转移灶局部治疗，以提高生存质量、延长生存时间。

六、治疗方案

1. 全身化疗 4 个周期　2015－11－19 至 2016－02－02 期间行"吉西他滨（1000mg/m^2）第 1 天、第 8 天，奈达铂（80mg/m^2）第 2 天，每 21 天 1 次方案诱导化疗 4 个周期，共用"吉西他滨 14.4g，奈达铂 580mg"，化疗过程顺利，期间出现Ⅱ度胃肠道反应、Ⅱ度骨髓抑制，积极对症处理后症状缓解。第 2 周期化疗结束后复查 MRI 示（病例 33 图 3）：鼻咽癌并双颈部淋巴结肿大较前好转。肺部 CT 示（病例 33 图 4）：①双肺结节较前略增多、增大，转移待排查，建议密切随访；②双肺慢性炎症；③纵隔淋巴结肿大，建议密切随访以除外转移。第 4 周期化疗后复查肺部 CT（病例 33 图 4）：①双肺结节部分较前略增大，建议密切随访；②纵隔淋巴结肿大与前相仿。鼻咽 MRI 示：①鼻咽癌化疗后较前相仿，双上颈部及咽后淋巴结较前退缩，请随访；②鼻窦炎。化疗后患者动态肺部 CT 提示双肺结节较前增大，但原发灶缩小。

2. 为进一步明确肺部结节性质，转胸外科于 2016－02－18 全麻下行"腹壁皮下肿物切除术、胸腔镜右肺下叶楔形切除术"，术中冰冻回报肉芽肿性炎，石蜡病理示：右肺下叶楔形切除 ＋ 腹壁肿物切除：①（右肺下叶）肉芽肿性炎，结合 HE 形态，考虑隐球菌感染；②（腹壁）脂溢性角化病。于 2015－02－25 全麻下行"纵隔镜纵隔肿物切除术"，活检钳钳夹 3A 组及 4R 淋巴结送检术中冰冻病理：考虑肉芽肿性病变。术后病理示："气管旁淋巴结"LN 1 个，"3 组"LN 1 个，"右肺 4"LN 1 个示淋巴组织增生伴肉芽肿形成。修正诊断：鼻咽非角化性未分化型癌伴双颈部、右锁骨区淋巴结转移 $T_1N_3M_0$ Ⅳa 期。该患者为局部晚期鼻咽癌，考虑给予放、化疗综合治疗，目前已行化疗 4 周期，下一步治疗计划改为鼻咽 ＋ 颈部根治性放疗。

3. 同步化放疗　患者于 2016－04－11 至 2016－05－24 期间行 Tomo 放疗，Tomo 放疗计划（放疗计划病例 33 图 5）：设鼻咽肿瘤原发灶（包括影像学所提示鼻咽部肿瘤及所累及的周围组织）为 GTV－T，予以 GTV－T－P（95％ V）DT 6975cGy/31Fx/6.2w；设鼻咽原发灶亚临床病灶区为 CTV，予以 CTV－P（95％ V）DT 5580cGy/31Fx/6.2w；设双颈、右锁骨区转移肿大淋巴结为 GTV－N，予以 GTV－N－PTV（95％ V）DT 6975cGy/31Fx/6.2w；设双颈淋巴结引流区为 CTV－N，予以 CTV－N－PTV DT 4960cGy/31Fx/6.2w。放疗同时于 2016－04－11 至 2016－05－24 期间行替吉奥单药口服同步化疗 2 个周期，替吉奥 60mg 每天 2 次第 1 至第 14 天，共用替吉奥 3360mg，化放疗过程顺利，期间出现Ⅰ度胃肠道反应、Ⅱ度口腔黏膜炎、Ⅱ度口干、Ⅱ度骨髓抑制，积极对症处理后好转。化放疗近结束复查 MRI（病例 33 图 6）示：考虑鼻咽癌化放疗后改变，建议随访。纤维鼻咽镜示双侧鼻腔未见异常；鼻咽结构清晰，各壁黏膜光滑，未见肿物；下咽、喉结构清晰，双侧梨状窝未见肿物；双声带活动正常。肺部 CT 示：①双肺多发小结节及纵隔肿大淋巴结与前相仿，建议随访；②右肺炎症较前部分好转；③右侧胸膜稍增厚。放疗结束后疗效评估：CR。

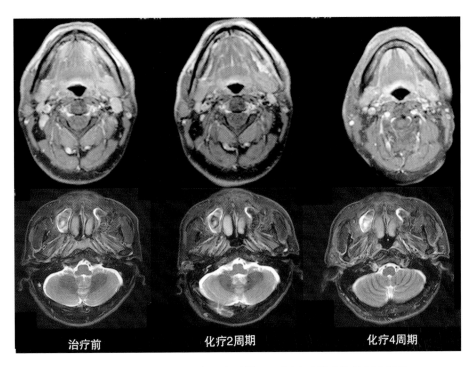

病例 33 图 3　诱导化疗后鼻咽部肿块及双颈 Ⅱ 区淋巴结均明显退缩

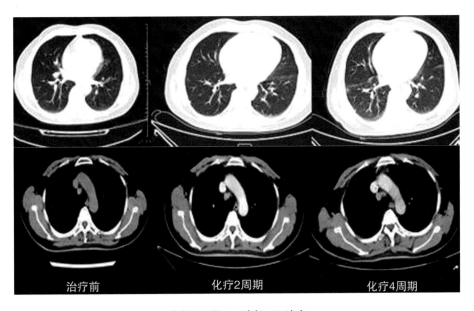

病例 33 图 4　肺部 CT 肺窗

注：治疗前右肺见散在直径 0.2～0.4cm 小结节，接受 2 周期及 4 周期化疗后肺，结节较前略增多、增大。治疗前纵隔窗可见气管前腔静脉后、气管隆突前见肿大淋巴结，化疗后纵隔淋巴结无明显缩小

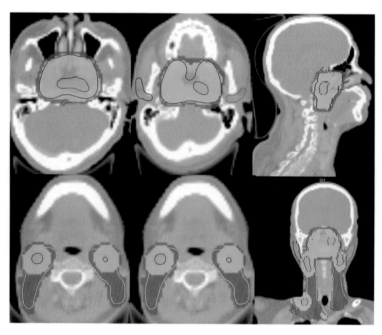

病例 33 图 5　调强放疗计划靶区及剂量曲线

注：红线：GTP‐T‐P、GTV‐NL‐P、GTV‐NR‐P；蓝线：CTV‐P；浅蓝绿色线：CTV‐N‐P；绿色区域：6970cGy；浅蓝绿色区域：5580cGy；粉红区域：4960cGy

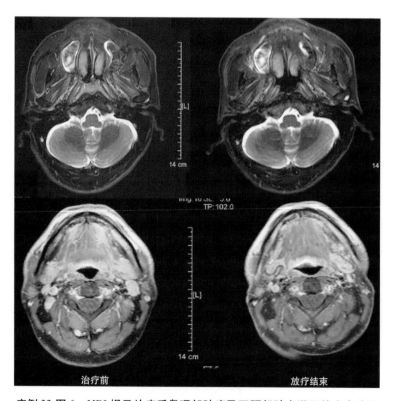

病例 33 图 6　MRI 提示放疗后鼻咽部肿瘤及双颈部肿大淋巴结完全消退

七、病情演变

患者放疗结束后定期随访至今无瘤存活，主要放疗后期不良反应为Ⅰ度颈部皮肤放射反应，Ⅰ度口干。

八、经验和教训

本病例初诊时经过鼻咽MRI、全身PET-CT及肺CT考虑为Ⅳb期鼻咽癌伴有肺及纵隔淋巴结转移的晚期患者，接受全身化疗4周期后，鼻咽部肿瘤退缩明显，颈部转移淋巴结较前退缩，但"转移灶"双肺结节及纵隔淋巴结则较前增大，经外科手术切除活检后发现纵隔淋巴结及肺结节均为良性病变。该病例说明临床观察的重要性，对于有效治疗后原发肿瘤病灶和区域转移淋巴结明显退缩，但是远处转移病灶不消退的情况，应该怀疑诊断的正确性，针对转移病灶获取病理学证据，以明确诊断。影像学检查包括PET-CT存在假阳性，对于转移病灶，应该尽量施行活检取得病理学诊断证据。最终，患者修正诊断为局部晚期鼻咽癌，经根治性放疗获得了长期生存。

九、讨论

首诊鼻咽癌远处转移的概率为11%～15%，骨转移最多见，占全部转移的70%～80%。尽早发现远处转移病灶对于患者的临床分期、治疗方案制订及后续疗效评估有着极其重要的意义。既往发现远处转移的常规全身检查方案包括胸部CT、肝彩超及骨ECT等。目前认为，全身PET-CT相比常规全身检查方案更准确，敏感性为83%～87%，特异性高达96%～97%。由此说明，PET-CT误诊远处转移的概率很小，但在临床中确实存在假阳性。本例患者，有明确的PET-CT显像的肺小结节和较大的纵隔淋巴结，因为临床上严密观察发现了远处转移灶对化疗药物的反应异常，最后经过胸腔镜手术并获取活检病理确定为PET-CT误诊的转移。临床中碰到此类患者应尽量对远处转移灶实施活检并获取病理学证据，避免误诊而导致过度治疗。

参 考 文 献

[1] Ren YY, Li YC, Wu HB, et al. Whole-body ^{18}F-FDG PET-CT for M staging in the patient with newly diagnosed nasopharyngeal carcinoma：Who needs? European journal of radiology, 2017, 89：200-207

[2] Liu FY, Chang JT, Wang HM, et al. ^{18}F-fluorodeoxyglucose positron emission tomography is more sensitive than skeletal scintigraphy for detecting bone metastasis in endemic nasopharyngeal carcinoma at initial staging. Journal of clinical oncology：official journal of the American Society of Clinical Oncology, 2006, 24(4)：599-604

[3] Shen G, Zhang W, Jia Z, et al. Meta-analysis of diagnostic value of ^{18}F-FDG PET or PET-CT for detecting lymph node and distant metastases in patients with nasopharyngeal carcinoma. The British journal of radiology, 2014, 87(1044)：20140296

[4] Chang MC, Chen JH, Liang JA, et al. Accuracy of whole-body FDG-PET and FDG-PET-CT in M staging of nasopharyngeal carcinoma：a systematic review and Meta-analysis. European journal of radiology, 2013, 82(2)：366-373

（林少俊　宗井凤）

病例 34　鼻咽癌伴皮肌炎

一、病历摘要

主诉：发现右颈部肿物半个月。

陈××，39岁，汉族，已婚，福建省福州市人。2014-01-02首次入院。

现病史：患者于半个月前无明显诱因发现右颈部肿物，约鸽蛋大小，无明显鼻塞、回吸性血痰，无耳鸣、听力下降等不适。于外院行"右颈淋巴结活检术"，术后病理回报示：淋巴结转移性低分化鳞癌。鼻咽镜示鼻咽肿物，病理活检回报：鼻咽非角化性低分化鳞癌。今患者为进一步诊疗就诊我院，门诊以"鼻咽癌"收住院。

既往史：患者2个月前在外院诊断皮肌炎，给予以泼尼松治疗（具体不详）。

体格检查：卡氏评分90分，神志清楚，体检合作，全身皮肤黏膜无黄染、淤点、淤斑，全身可见散在红疹；颜面、躯干、四肢可见色素沉着。右下颈部见一长约6cm陈旧性手术瘢痕，愈合可，瘢痕下未扪及结节，余颈部及双锁骨上浅表淋巴结未触及肿大。鼻咽顶后见粗糙隆起。脑神经检查未见明显异常。心、肺、腹查体未见明显异常。

辅助检查（入院前）：2013-12-05外院查鼻咽活检病理示：鼻咽非角化性低分化鳞癌；全腹部B超提示：未见明显异常。

初步诊断：鼻咽非角化性低分化鳞癌（分期待定）。

二、辅助检查

鼻咽纤维镜：鼻咽顶后壁稍见粗糙。鼻咽+颅底MRI（病例34图1）：①鼻咽右顶后侧壁稍增厚，鼻咽癌可能，请结合鼻咽镜检查；②双颈及咽后淋巴结肿大；③鼻窦炎症。腹部彩超：①肝、门脉未见明显占位；②腹主动脉、下腔静脉及双侧髂血管周围未见明显肿大淋巴结。肺部CT：左下肺慢性炎症性改变。骨ECT：全身骨显像未见明显异常。

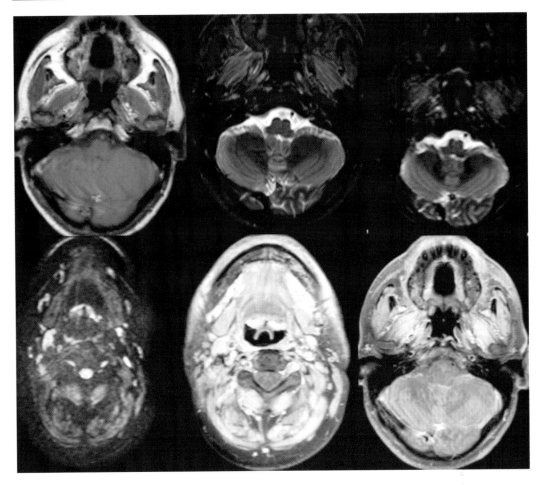

病例 34 图 1　鼻咽 + 颅底 MRI

注：治疗前 MRI：鼻咽右顶后侧壁稍增厚，见 T_1WI 稍低信号 T_2WI 高信号影，增强后明显强化，病变局限在鼻咽腔。右侧颈部 IIa 组见 2.2cm×1.5cm 淋巴结，DWI 上可见相应高信号

三、入院诊断

1. 鼻咽非角化性低分化鳞癌 $T_1N_1M_0$ II 期（2008 中国分期）。

2. 右颈淋巴结活检术后。

3. 皮肌炎。

四、诊断依据

根据病理结果及 MRI 结合鼻咽癌 2008 年中国分期，患者鼻咽病变局限在鼻咽腔，分期为 T_1，右侧 IIa 组见肿大淋巴结，达到诊断标准，分期为 N_1，未发现远处转移征象，分为 M_0。目前诊断：鼻咽非角化性低分化型癌 $T_1N_1M_0$ II 期。

五、治疗策略

由于解剖位置的限制，鼻咽癌手术治疗无法达到根治目的。鼻咽癌放疗敏感性好，局部控制效率高，行以放疗为主的综合治疗方案。该患者病期早，符合早期鼻咽癌，采用同步放、化疗的治疗方案，具体化疗方案如下：顺铂 40mg 第 1 至第 3 天（80mg/m^2，分 3 天使用）。21 天为一周期，计划予 2 周期顺铂同步化疗。放疗采用调强放疗技术。

六、治疗方案

2014 - 01 - 15 至 2014 - 02 - 27 行调强放疗（病例 34 图 2），设鼻咽肿瘤原发灶（包括影像学所提示鼻咽部肿瘤及所累及的病变范围）为 GTV - T，予以 GTV - T - PTV（95% V）DT 6975cGy/31Fx/6.2w；设鼻咽原发灶亚临床病灶区为 CTV，予以 CTV - PTV（95% V）DT 5400cGy/31Fx/6.2w；设颈转移淋巴结为 GTV - N，予以 GTV - N - PTV（95% V）DT 6975cGy/31Fx/6.2w；设双颈转移淋巴结引流区为 CTV - N，计划予以 CTV - N - PTV DT 5400cGy/31Fx/6.2w。放疗同时于 2014 - 01 - 15 至 2014 - 01 - 17 及 2014 - 02 - 10 至 2014 - 02 - 12 配合顺铂单药同步化疗 2 个周期，共用顺铂 240mg，化放疗过程顺利，期间出现Ⅱ级骨髓抑制及Ⅲ度口腔黏膜炎，积极予对症处理。放疗近结束复查 MR：鼻咽癌放、化疗后，右颈淋巴结明显缩小（病例 34 图 3）。鼻咽纤维镜复查鼻咽未见明显肿物，体检全身可见散在红疹；颜面、躯干、四肢可见色素沉着，程度较放疗前相似，脑神经检查未见异常。近期疗效评价：CR。

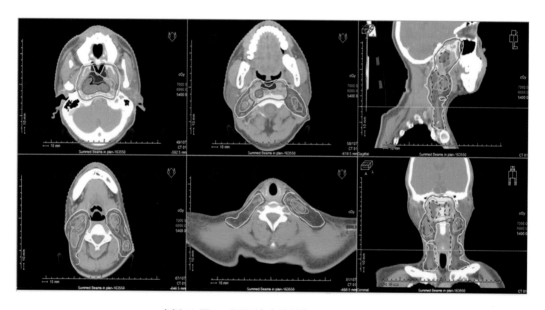

病例 34 图 2　调强放疗计划靶区及剂量曲线

注：红色区域：GTV - T；黄色区域：CTV；绿色区域：GTV - NR；棕色区域：GTV - NL；紫色区域：CTV - NR - P；蓝色区域：CTV - NL - P；绿线：7000cGy；紫线：6000cGy；黄线：5400cGy

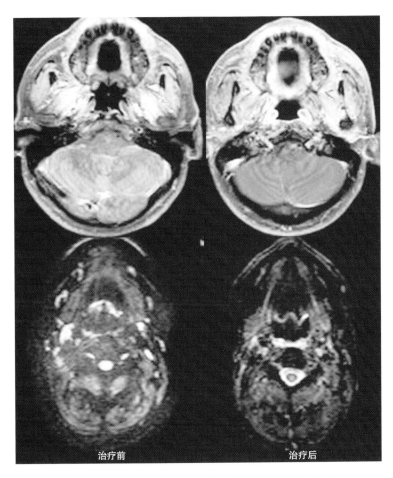

病例 34 图 3　放疗结束 MRI 提示鼻咽及颈部肿瘤退缩

七、病情演变

患者同步放、化疗结束后定期随访，放疗结束后 2 年皮肌炎痊愈（病例 34 图 4），随访至 2017 - 04，未发现复发或转移征象，主要的治疗不良反应为 I 度口干、I 度皮肤纤维化。

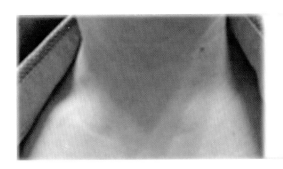
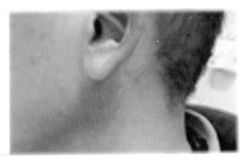

病例 34 图 4　放疗结束 2 年皮肌炎痊愈（2016 - 06 - 02）

八、病例亮点

本病例是Ⅱ期早期鼻咽癌患者，虽然合并皮肌炎，但经过规范放、化疗后定期随访，获得长期生存。

九、讨论

皮肌炎是一种以肌纤维变性为特征同时累及皮肤和横纹肌肌肉的综合征，是一种常见的副肿瘤综合征，主要表现为皮疹、肌肉萎缩，可有周身不适、厌食、体重减轻及发热等全身症状。13%~42%的皮肌炎患者合并恶性肿瘤，恶性肿瘤常在诊断皮肌炎的1年内被发现。引起皮肌炎的常见肿瘤有白血病、淋巴瘤及多发性骨髓瘤，也可见于肺癌、乳腺癌、胃癌、卵巢瘤、直肠癌等。在鼻咽癌高发区，皮肌炎患者中合并鼻咽癌的患者高达8.5%~24%。目前鼻咽癌合并皮肌炎的治疗疗效个案报道较多见，由于皮肌炎需要采用免疫抑制药进行治疗，如甾体类激素等。一般认为，合并皮肌炎的鼻咽癌预后差。但对放、化疗有效的肿瘤患者，皮肌炎也会随着放、化疗后肿瘤的退缩逐渐好转，从而不需要持续激素治疗。因而，患者的疗效还取决于鼻咽癌的分期、肿瘤对治疗的反应、皮肌炎的严重程度等。中山大学肿瘤中心Huang等就曾经对86例合并皮肌炎的鼻咽癌患者进行回顾性配对分析，发现合并皮肌炎并没有影响治疗后总生存时间。本病例虽然合并皮肌炎，但病期早，经过规范治疗后治愈，是一个成功的案例。

参 考 文 献

[1] Ono K, Shimomura M, Toyota K, et al. Successful resection of liver metastasis detected by exacerbation of skin symptom in a patient with dermatomyositis accompanied by rectal cancer: a case report and literature review. Surgical case reports, 2017, 3(1): 3

[2] Chakroun A, Guigay J, Lusinchi A, et al. Paraneoplastic dermatomyositis accompanying nasopharyngeal carcinoma: diagnosis, treatment and prognosis. European annals of otorhinolaryngology. Head and neck diseases, 2011, 128(3): 127-131

[3] Ng SY, Kongg MH, Yunus MR. Paraneoplastic Neurological Disorder in Nasopharyngeal Carcinoma. The Malaysian journal of medical sciences: MJMS, 2017, 24(1): 113-116

[4] Chen D, Yuan S, Wu X, et al. Incidence and predictive factors for malignancies with dermatomyositis: a cohort from southern China. Clinical and experimental rheumatology, 2014, 32(5): 615-621

[5] Teoh JW, Yunus RM, Hassan F, et al. Nasopharyngeal carcinoma in dermatomyositis patients: A 10-year retrospective review in Hospital Selayang, Malaysia. Reports of practical oncology and radiotherapy: journal of Greatpoland Cancer Center in Poznan and Polish Society of Radiation Oncology, 2014, 19(5): 332-336

[6] Huang PY, Zhong ZL, Luo DH, et al. Paired study of 172 cases of nasopharyngeal carcinoma with or without dermatomyositis. Acta oto-Laryngologica, 2014, 134(8): 824-830

（林少俊　宗井凤）

病例 35　鼻咽癌合并脑膜瘤

一、病历摘要

瞿××,男性,36 岁,汉族,已婚,湖南省湘西州龙山县人,公务员。于 2016 - 10 - 17 首次入院。

主诉:右侧头痛 4 个月,右眼复视 2 个月。

现病史:患者 2016 - 06 起无明显诱因出现右侧额部疼痛,夜间加重,无其他特殊不适,未予重视。2 个月前出现右眼复视,伴右眼胀痛、右侧额部面麻,无明显回缩性涕血、鼻塞、耳鸣等,未予重视。头痛、复视症状进行性加重,为求诊疗,患者 2016 - 10 - 01 于 ××三甲医院就诊,完善相关检查,见鼻咽部新生物;头颈部 MR 示:右侧鞍旁占位,考虑肿瘤性病变;颈椎退行性改变,$C_{3/4}$、$C_{4/5}$ 椎间盘突出,$C_{6/7}$ 椎间盘轻度膨出;右侧上颌窦黏膜下囊肿或息肉。为求进一步治疗,2016 - 10 - 09 入我院,门诊完善相关检查:纤维鼻咽镜见右侧鼻咽新生物;病理示:考虑非角化性癌。给予氨酚羟考酮 1 粒,每 6 小时 1 次止痛治疗,效果欠佳。门诊以"鼻咽癌"收入我科。近来患者睡眠、精神、饮食欠佳,大小便正常,体重稍减轻。

既往史:颈椎病 1 年余,2016 - 06 行椎间盘消融术。吸烟 10 支/天×20 年。否认酗酒史。无肿瘤家族史。

体格检查:卡氏评分 80 分,颈左Ⅱ区扪及一枚质中肿大淋巴结,约 5cm×4cm 大小,无明显压痛,活动欠佳,边界欠清,表皮无破溃;颈右Ⅱ区扪及一枚质中肿大淋巴结,约 2cm×2cm 大小,无明显压痛,活动欠佳,边界欠清,表皮无破溃。鼻咽顶后壁及右侧壁均可见肿物,口咽结构尚清晰,双侧鼻腔未见新生物。右眼外展受限,留白 2mm,左眼球运动正常。右侧额部感觉减退(V1),余脑神经征阴性。

辅助检查(入院前):EB 病毒核酸定量:$9×10^3$copies/ml,外院头颈部 MR 示:右侧鞍旁占位,考虑肿瘤性病变;颈椎退行性改变,$C_{3/4}$、$C_{4/5}$ 椎间盘突出,$C_{6/7}$ 椎间盘轻度膨出;右侧上颌窦黏膜下囊肿或息肉。外院纤维鼻咽镜示:右侧鼻咽新生物。我院会诊外院病理示:考虑非角化性癌。初步诊断:鼻咽非角化性癌伴双颈淋巴结转移(分期待定)。

二、辅助检查

我院会诊外院病理示:考虑非角化性癌。

鼻咽颈部 MRI(病例 35 图 1):鼻咽双侧壁及顶后壁增厚,呈不均匀等 T_1、稍长 T_2 异常信号,DWI 呈高信号,双侧咽隐窝明显变浅,增强后病变呈明显不均匀性强化,病灶与右侧头长肌分界不清,左侧头长肌及双侧翼内外肌轮廓清晰,信号均匀。右侧翼腭窝及右侧海绵窦明显增宽,增强扫描明显强化,左侧翼腭窝及左侧海绵窦未见增宽;枕骨斜坡、蝶骨体、右侧

翼突及右侧岩尖 T_1WI 骨质信号减低,增强扫描明显强化。右侧上颌窦、双侧筛窦黏膜增厚,右侧乳突小房内见长 T_1 长 T_2 信号影,左侧乳突小房结构清晰。所示左侧咽后区及双颈部见多发肿大淋巴结影,部分融合,大者约 2.1cm×3.0cm,信号不均,增强扫描不均匀强化;双侧颌下可见类似信号小结节影。甲状腺大小、形态及信号未见明显异常。结论:①鼻咽部病变,结合临床符合鼻咽癌,右侧头长肌、右侧翼腭窝、右侧海绵窦及颅底骨质受侵,左侧咽后区及双侧颈部多发淋巴结转移,双侧颌下小淋巴结;②鼻窦炎,双侧乳突炎。

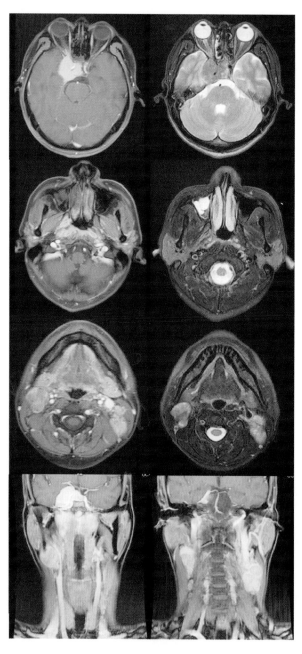

病例 35 图 1　鼻咽颈部 MRI

三、入院诊断

鼻咽癌 $T_4N_2M_0$ Ⅳ期 非角化性癌（2008 分期）。

四、诊断依据

患者原发灶鼻咽部已有病理证实，根据目前国内"鼻咽癌 2008 分期"，肿瘤累及右侧翼腭窝及右侧海绵窦，T 分期定为 T_4，左侧咽后区及双侧颈部多发淋巴结转移（右侧Ⅱ区、Ⅲ区，左颈Ⅱ区、Ⅲ区），符合淋巴结转移标准，N 分期定为 N_2，目前各项检查未见明显转移征象，M 分期定为 M_0，故认为目前分期为 $T_4N_2M_0$ Ⅳa 期。

五、治疗策略

鼻咽癌受解剖结构限制，手术无法达到根治目的，鼻咽癌放疗敏感性好，因此选择放疗为主的治疗手段，但该患者为局部晚期，治疗前 EB 病毒拷贝数高，局部肿瘤侵犯右侧翼腭窝及右侧海绵窦、枕骨斜坡、蝶骨体、右侧翼突及右侧岩尖，且左侧咽后区及双颈多发肿大淋巴结，颈部淋巴结体积大，直接放疗很难得到根治，因此确定"诱导化疗＋同步放、化疗"的治疗方案。由于常规放疗不可避免地造成肿瘤周围正常组织的损伤，导致严重口干、张口受限等并发症，影响患者治疗后的生存质量。为了减少肿瘤周围正常组织的放射损伤，同时提高肿瘤靶区照射剂量，提高肿瘤的局控率，计划采用调强放疗技术。患者海绵窦肿物体积大，放疗会导致瘤体周边脑组织、视神经、垂体、视交叉等正常器官处于高剂量，可能出现：①局部疼痛；②骨髓抑制；③发热；④脱发；⑤放射性脑病；⑥鼻咽大出血；⑦放射性口腔炎；⑧放射性皮炎；⑨免疫抑制；⑩放射性二原癌等。化疗过程可能出现的反应：①骨髓抑制；②肝肾功能损伤；③胃肠道反应；④过敏反应等。特别是脑损伤、视力损害、垂体功能低下的发生率较高。以上不良反应均告知患者及家属，取得患者和家属的理解并同意放、化疗。

六、治疗方案

1. 诱导化疗 2 周期（2016 – 10 – 25 至 2016 – 11 – 7、2016 – 11 – 15 至 2016 – 11 – 28）　多西他赛 60mg/m^2 第 1 天，顺铂 60mg/m^2 第 1 天，替吉奥 60mg/m^2 第 1 至第 14 天，诱导化疗曾引起Ⅰ度消化道反应、Ⅰ度骨髓抑制，对症治疗后好转。诱导化疗结束复查 MRI 显示：鼻咽双侧壁及顶后壁增厚较前好转，右侧翼腭窝、海绵窦、颅底受侵灶大致同前；左侧咽后区及双侧颈部多发肿大淋巴结较前缩小。

2. 同步放、化疗（2016 – 12 – 06 至 2017 – 01 – 22）　同步化疗（2016 – 12 – 07 至 2016 – 12 – 09 及 2017 – 01 – 04 至 2016 – 01 – 06）：顺铂第 1 至第 3 天（80mg/m^2）2 周期。调强放疗采用 Tomo Therapy 照射（病例 35 图 2、病例 35 图 3）。放疗期间出现Ⅰ度放射性口腔炎、Ⅰ度口干，积极予对症处理后症状好转。待放疗至 19 次 PGTV 41.8Gy 时，予以治疗中复查 MRI，发现鼻咽部及颈部淋巴结消退明显，海绵窦未见任何改变，脑神经症状未见缓解。我科组织第二次讨论：①海绵窦区肿物残存消退不佳的原因；②对于鼻咽残存我们通常在 27 ~ 32Fx 予以 GTVnx Boost 加量至 2.35Gy/Fx，或者 X 刀补量。该患者海绵窦区肿物是否考虑后期加量？我们请放诊科复阅 MRI 并邀请外院远程会诊，经过讨论，该患者海绵窦肿物更倾向于脑膜瘤的诊断，其中也可能存在鼻咽癌向上侵犯的肿瘤部分。

建议:按原方案继续放疗,海绵窦不需要加量,予以观察。我们按原计划完成剂量:GTVnx 73.6Gy/32Fx/47d, PGTVnx 及 GTVnd 70.4Gy/32Fx/47d, PTV1 64Gy/32Fx/47d, PTV2 57.6Gy/32Fx/47d, PTV3 50.4Gy/28Fx/43d。治疗末复查鼻咽及颈部 MR:①鼻咽各壁未见明显增厚,右侧翼腭窝及海绵窦区肿块形态大小大致同前;右侧翼内肌、颅底骨质受侵灶同前;左侧咽后区及双侧颈部多发肿大淋巴结同前;②鼻窦炎大致同前(病例 35 图 4)。

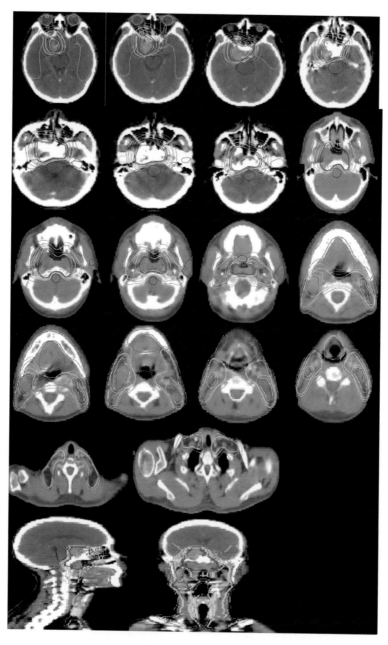

病例 35 图 2　调强放疗

注:红线:GTVnx;玫红线:GTVnd;褐线:PGTVnx;黄绿线:CTV1,CTV2,CTV3;草绿线:PTV2,PTV3

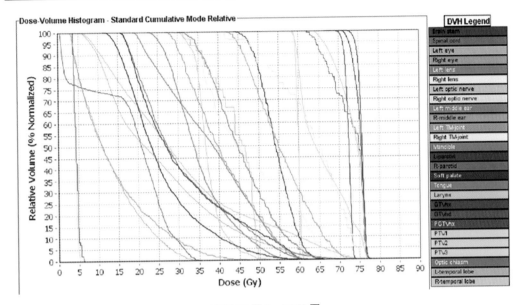

病例 35 图 3　DVH 图

注：Relative Volume：相对体积

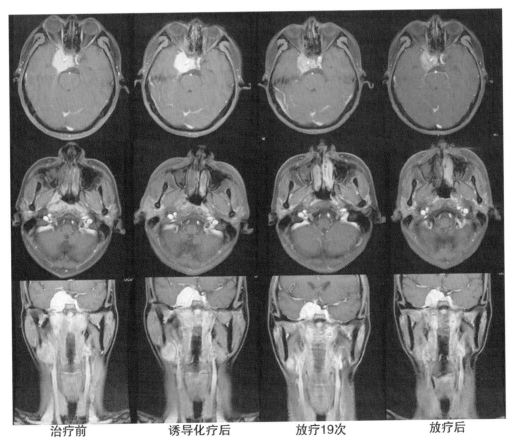

病例 35 图 4　治疗末复查鼻咽及颈部 MR

七、病例亮点

该病例属 $T_4N_2M_0$ 局部晚期鼻咽癌，经诱导化疗 2 周期，放、化疗同步 19 次后复查颈部 MRI 发现鼻咽部及颈部淋巴结消退明显，但海绵窦区肿物大小未见任何改变，脑神经症状未见缓解。颅内、鼻咽、颈部病灶分别不同等的消退存在疑点，我们考虑海绵窦肿块是否源于鼻咽部？或者并不全部为肿瘤成分还合并有其他病变？而病变性质决定我们后程的治疗方案，后期的放疗是否考虑局部加量？这都是值得讨论的问题。我们组织了科内二次讨论，请放诊科复阅影像资料，并请外院远程会诊（中山大学肿瘤防治中心、中国医科院肿瘤医院、福建省肿瘤医院），经过讨论，从影像分析，海绵窦肿物 T_2 信号远低于鼻咽和颈部肿物，$T_1 + C$ 信号强化非常明显，与鼻咽和颈部肿物的影像明显不同；从侵犯的途径看，患者破裂孔和卵圆孔的破坏程度与海绵窦肿物大小不成正比，海绵窦如此大的肿物，颅底孔道的破坏应该更加严重；从形态上看，颅内的肿物是以一个宽基底趴卧在中颅窝上，这是脑膜瘤的常见征象。所以海绵窦肿物诊断更倾向于脑膜瘤，但瘤体中也不排除存在鼻咽癌侵犯至海绵窦的肿瘤部分。讨论后最终建议仍按原方案放疗，海绵窦区肿物不需要额外加量，予以观察。我们按原计划完成根治剂量，治疗末复查鼻咽各壁已未见明显增厚，左侧咽后区及双侧颈部多发肿大淋巴结较前明显缩小。海绵窦区肿块变化不明显。此病例提示我们对于残存病灶，治疗中的复查和评估非常重要，需要仔细的分析残存的原因，是与肿瘤自身相关还是与患者的营养、合并疾病等相关，需要再次分析影像、靶区和 TPS 计划并及时制订下一步的治疗计划，做到精准治疗。该患者经过治疗中复查和多次讨论，制定了正确的治疗方案，避免了盲目局部加量增加脑坏死、视力损害、垂体功能低下的概率。

八、相关知识点

1. 局部晚期鼻咽癌的治疗方案　放疗联合化疗的综合治疗手段能给 $T_{3 \sim 4}N(+)$ 的局部晚期鼻咽癌带来获益。但局部晚期鼻咽癌远处转移的问题值得我们重视。采用化疗干预，希望能给局部晚期鼻咽癌带来更多的生存获益。治疗前鼻咽癌原发肿瘤的体积和 N 分期是影响局控和生存的主要因素。新辅助化疗在理论上有减少肿瘤远处转移的潜在优势，同时新辅助化疗可以在放疗前减少肿瘤的体积，缩小肿瘤放疗的靶区，可以提高放疗的疗效，减少毒副反应。Sun Y 等对局部晚期颈部淋巴结阳性的鼻咽癌采用 TPF 诱导化疗方案联合顺铂单药同期放、化疗，降低了治疗失败及远处转移，改善了无瘤生存率和总生存率。Peng H 等进一步研究发现鼻咽癌 TPF 诱导化疗后 3 年的生存与诱导化疗的疗效相关，也就是说患者通过诱导化疗达到 CR 或者 PR 会比 SD 的 3 年 FFS、OS 更好。TPF 目前成为局部晚期鼻咽癌诱导化疗的主流方案。我们在此基础上用 S1（替吉奥）这种口服的氟尿嘧啶衍生物来代替 TPF 化疗方案中的氟尿嘧啶，替吉奥可用于头颈部鳞癌且疗效不劣于氟尿嘧啶。

2. Tomo Therapy　静态调强，旋转容积调强及螺旋断层调强都能达到靶区的剂量覆盖，其中旋转容积调强完成时间短，治疗总跳数最低，但 Tomo 在靶区的适形度、均匀性及对正常组织器官如晶体、下颌骨、脑干等重要组织的保护更佳。局部晚期的鼻咽癌放疗 Tomo Therapy 有它独有的优势，有较好的局部区域控制、无远处转移生存率及总生存率，更小的急性及远期毒副反应。本病例使用 Tomo Therapy 是很合适的。

3. 鼻咽癌合并脑膜瘤　鼻咽癌病变向颅内侵犯海绵窦常见，一般影像上显示鼻咽部肿物有颅底骨质破坏合并海绵窦区肿物都会考虑鼻咽癌向上侵犯至海绵窦区。所以我们在患者入院完善检查后科内讨论诊断为鼻咽癌 $T_4N_2M_0$，但经过 2 次诱导化疗，19 次放疗联合一次同步单药化疗复查发现海绵窦肿物和鼻咽、颈部肿物的消退不一致，再次讨论并复阅影像，临床诊断鼻咽癌合并脑膜瘤。查阅文献，有 3 岁脑膜瘤成长到 36 岁患鼻咽癌的病案报道。有鼻咽癌硬脑膜转移的病案报道，也有只以海绵窦肿瘤为表现的鼻咽癌报道。而鼻咽癌合并脑膜瘤仅有 1 例个案报道，脑膜瘤 γ 刀后 7 个月因脑神经损伤症状发现鼻咽癌，脑膜瘤位于左侧鞍旁，未经活检仅为临床诊断。本例根据病变形态、影像特点、肿瘤侵犯途径和对治疗的不同敏感性临床诊断为鼻咽癌合并脑膜瘤，但需要注意的是，脑膜瘤的位置处于鼻咽癌向上侵犯的路径上，而且疾病本身有颅底孔道的破坏，所以应该还要考虑到海绵窦区肿瘤中存在鼻咽癌侵犯的部分，放疗剂量应该还是按照鼻咽癌根治剂量放疗。

4. 鼻咽癌原发灶残存的处理　治疗中复查 MRI 和评估非常重要，我们一般在放疗 20～23Fx 复查 MRI，可以：①观察肿瘤消退速度；②进行中期疗效评价。发现鼻咽肿物消退欠佳应进一步分析原因。分析：①肿瘤治疗前、治疗中的情况，体积的变化，是否存在坏死、感染；②患者是否合并基础疾病如糖尿病等，是否存在不良预后因素，如贫血、低蛋白血症等；③靶区和 TPS 计划，残存肿瘤是否存在低剂量区或者在剂量梯度变化大的区域，或者毗邻重要组织器官。为促进病变的消退及增加局部控制，我们可以行后期同步加量或者放疗结束局部 X 刀补量。一些文献报道同步加量可取得良好的局控及可接受的远期毒副反应，但对总生存获益不大，主要失败模式是远处转移，但有效的同步加量模式及综合治疗有待未来更多的尝试和探索。

参 考 文 献

[1] Blanchard P, Lee A, Marguet S, et al. Chemotherapy and radiotherapy in nasopharyngeal carcinoma: an update of the MAC - NPC Meta - analysis. Lancet Oncology, 2015, 16(6): 645

[2] Feng M, Wang W, Fan Z, et al. Tumor volume is an independent prognostic indicator of local control in nasopharyngeal carcinoma patients treated with intensity - modulated radiotherapy. Radiation Oncology, 2013, 87(1): S449 - S450

[3] Chen C, Lin X, Xu Y, et al. Unidimensional measurement may be superior to assess primary tumor response after neoadjuvant chemotherapy for nasopharyngeal carcinoma. Oncotarget, 2017

[4] Lee NY, Le QT. New developments in radiation therapy for head and neck cancer: intensity modulated radiation therapy and hypoxia targting. Seminars in Oncology, 2008, 35(3): 236

[5] Sun Y, Li WF, Chen NY, et al. Induction chemotherapy plus concurrent chemoradiotherapy versus concurrent chemoradiotherapy alone in locoregionally advanced nasopharyngeal carcinoma: a phase Ⅲ, multi-centre, randomised controlled trial. Lancet Oncology, 2016, 17(11): 1509

［6］ Peng H, Chen L, Li WF, et al. Tumor response to neoadjuvant chemotherapy predicts long – term survival outcomes in patients with locoregionally advanced nasopharyngeal carcinoma：A secondary analysis of a randomized phase Ⅲ clinical trial. Cancer, 2016

［7］ Nakamura K, Tahara M, Kiyota N, et al. Phase Ⅱ trial of concurrent chemoradiotherapy with S1 plus cis-platin in patients with unresectable locally advanced squamous cell carcinoma of the head and neck：Japan Clinical Oncology Group Study(JCOG0706). Japanese Journal of Clinical Oncology, 2009, 39(7)：460 – 463

［8］ Ohashi T, Ohnishi M, Tanahashi S, et al. Efficacy and toxicity of concurrent chemoradiotherapy with neda-platin and S1 for head and neck cancer. Japanese Journal of Clinical Oncology, 2011, 41(3)：348

［9］ Lee FK, Yip CW, Cheung FC, et al. Dosimetric difference amongst 3 techniques：Tomo Therapy, sliding – window intensity – modulated radiotherapy(IMRT), and Rapidarc radiotherapy in the treatment of late – stage nasopharyngeal carcinoma (NPC). Medical Dosimetry, 2014, 39(1)：44

［10］ Du L, Zhang XX, Ma L, et al. Clinical study of nasopharyngeal carcinoma treated by helical Tomo Thera-py in China：5 – year outcomes. Biomed Research International, 2014, 2014(10)：980767

［11］ Leung SW, Lee TF. Treatment of nasopharyngeal carcinoma by Tomo Therapy：five – year experi-ence. Radiation Oncology, 2013, 8(1)：107

［12］ Abdulkader MM, Wu IC, Miller JC, et al. Nasopharyngeal tumor developing in a 36 – year – old man fol-lowing radiation for a childhood meningioma. Brain Pathology, 2017, 27

［13］ Kuo CL, Ho DM, Ho CY. Dural metastasis of nasopharyngeal carcinoma：rare, but worth consider-ing. Singapore Medical Journal, 2013, 55(5)：82 – 84

［14］ Moona MS, Mehdi I. Nasopharyngeal carcinoma presented as cavernous sinus tumour. Journal of the Paki-stan Medical Association, 2011, 61(12)：1235 – 1236

［15］李宏慧, 李随勤, 贾永平. 鼻咽癌合并脑膜瘤一例. 中华耳鼻咽喉头颈外科杂志, 2011, 46(11)：941 – 942

［16］ Wendy H, Billy WL, Don RG, et al. Excellent local control with stereotactic radiotherapy boost after ex-ternal beam radiotherapy in patients with nasopharyngeal carcinoma. International Journal of Radiation Oncology – Biology – Physics, 2008, 71(2)：393 – 400

［17］ Xiao WW, Huang SM, Han F, et al. Local control, survival, and late toxicities of locally advanced naso-pharyngeal carcinoma treated by simultaneous modulated accelerated radiotherapy combined with cisplatin concurrent chemotherapy：long – term results of a phase 2 study. Cancer, 2011, 117(9)：1874 – 1883

［18］ Fareed MM, Alamro AS, Bayoumi Y, et al. Intensity – modulated radiotherapy with simultaneous modula-ted accelerated boost technique and chemotherapy in patients with nasopharyngeal carcinoma. BMC Canc-er, 2013, 13(1)：318

［19］ Jian MT, Xiu MM, Yan LH, et al. Analysis of simultaneous modulated accelerated radiotherapy (SMART) for nasopharyngeal carcinomas. Journal of Radiation Research, 2014, 55(4)：794 – 802

（何 倩 韩亚骞 席许平）

病例 36 鼻咽癌伴咀嚼肌去神经化营养不良

一、病历摘要

樊××,男性,54 岁,汉族,已婚,湖南省常德市人,工人,于 2016 – 06 – 28 首次入院。

主诉: 左侧面麻、头痛 9 个月,复视、回缩性涕血 3 个月。

现病史: 患者诉 2015 – 09 出现左侧面麻,左侧舌及牙龈麻木,咀嚼无力,伴左侧头痛,无涕血、鼻塞等不适,症状持续无缓解,于 2016 – 03 就诊于常德××医院,诊断"面神经炎",给予理疗、针灸等对症治疗,症状仍无明显改善,前后多次按"面神经炎"治疗,症状无明显缓解。近 3 个月出现复视、回缩性涕血,于 2016 – 06 – 16 就诊于××三甲医院,行电子鼻咽镜检查示鼻咽顶壁稍隆起,予行活检。行鼻咽 CT 检查示:①鼻咽左侧壁增厚,并左侧海绵窦、颅底骨质受侵,左侧颈动脉鞘区可见一 1cm×1cm 增大淋巴结。考虑鼻咽癌可能性大;②鼻窦炎、中耳炎。鼻咽活检示低分化鳞癌。患者为求进一步诊治于今日来我院门诊,门诊以"鼻咽癌"收入我科。

既往史: 有尿路结石病史。偶有饮酒,无抽烟嗜好。无肿瘤家族史。

体格检查: 卡氏评分 80 分,颈左 Ⅱ 区可扪及 1cm×1cm 淋巴结,质地偏硬,活动度差,无压痛。余部位浅表淋巴结未扪及。双侧鼻腔未见明显新生物,鼻咽顶后壁可见新生物。左侧眼球外展稍受限,张口偏向左侧,左侧面部三叉神经 1、2、3 支支配区感觉减退,左侧鼻唇沟变浅,皱眉额纹正常,全身骨骼无压痛。心、肺、腹体检未见明显异常。

辅助检查(入院前): 外院鼻咽 CT 检查示:①鼻咽左侧壁增厚,并左侧海绵窦、颅底骨质受侵,左侧颈动脉鞘区可见一 1cm×1cm 增大淋巴结。考虑鼻咽癌可能性大;②鼻窦炎、中耳炎;外院电子鼻咽镜检查示鼻咽顶壁稍隆起;外院病理:鼻咽低分化鳞癌。

初步诊断: 鼻咽低分化鳞癌伴左颈淋巴结转移(分期待定)。

二、辅助检查

入院病理结果会诊:鼻咽非角化性低分化鳞癌。

鼻咽颈部 MRI(病例 36 图 1):鼻咽顶后壁及左侧壁可见不规则增厚,左侧头长肌信号不均,左侧咀嚼肌间隙及左侧海绵窦、左侧蝶窦内可见不规则软组织信号肿块影,颅底枕骨斜坡、蝶骨体、左侧岩尖、左侧翼突骨质信号减低,上述病灶 DWI 呈高信号,增强扫描可见明显不均匀强化。左侧咽隐窝及咽旁间隙变窄。左侧咽后区、左侧颈部可见多个软组织信号结节影,大者约 1.2cm×0.9cm,信号不均,DWI 呈高信号,增强扫描可见明显不均匀强化。双侧上颌窦、蝶窦、左侧乳突小房黏膜增厚。口咽及喉部未见异常。结论:①鼻咽病灶,符合鼻咽癌、左侧头长肌、左侧咀嚼肌间隙受侵、左侧海绵窦及蝶窦受侵、颅底骨质受侵、左侧咽后区及左侧颈部淋巴结转移,请结合临床;②鼻窦炎、左侧乳突炎。

胸部 CT:①胸部 CT 扫描未见明显异常;②肝右叶囊肿。

腹部彩超:①肝、胆、脾脏、胰腺、双肾未见明显异常;②腹腔、腹膜后、双侧肾上腺区未见明显肿块。

骨扫描:未见明显骨转移征象。

三、入院诊断

鼻咽癌 $T_4N_2M_0$ Ⅳa 期,非角化性低分化鳞癌(2008 中国分期)。

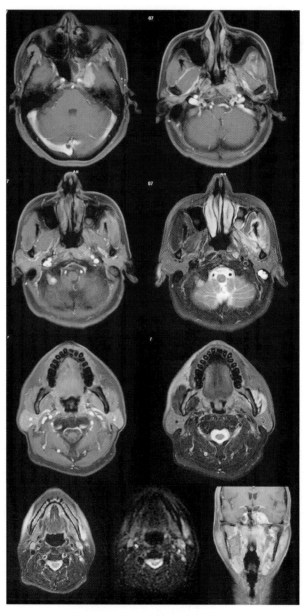

病例 36 图 1　鼻咽部 MRI

四、治疗策略

鼻咽癌受解剖结构限制,手术无法达到根治目的,鼻咽癌放疗敏感性好,因此选择放疗为主的治疗手段,患者为局部晚期,局部肿瘤侵犯咀嚼肌间隙、左侧海绵窦及蝶窦,直接放疗很难得到根治,因此确定"诱导化疗+同步放、化疗"的治疗方案。由于常规放疗不可避免地造成肿瘤周围正常组织的损伤,导致严重口干、张口受限等并发症,影响患者治疗后的生存质量。为了减少肿瘤周围正常组织的放射损伤,同时提高肿瘤靶区照射剂量,提高肿瘤的局控率,计划采用调强放疗技术。放疗过程可能出现下列不良反应:①局部疼痛;②骨髓抑制;③发热;④脱发;⑤放射性脑病;⑥鼻咽大出血;⑦放射性口腔炎;⑧放射性皮炎;⑨免疫抑制;⑩放射性二原癌等。化疗过程可能出现的反应:①骨髓抑制;②肝肾功能损伤;③胃肠道反应;④过敏反应等。预后方面:根据目前文献报道,Ⅳa期鼻咽癌完成根治性治疗后,5年生存率50%~60%。以上治疗考虑、治疗不良反应及预后等情况,均告知患者及家属,并取得患方同意和理解。

五、治疗方案

1. 诱导化疗2周期(2016-07-07至2016-07-20、2016-07-28至2016-08-10) 多西他赛60mg/m² 第1天,顺铂60mg/m² 第1天,替吉奥60mg/m² 第1至第14天,诱导化疗曾引起Ⅱ度消化道反应、Ⅱ度骨髓抑制,对症治疗后好转。诱导化疗结束复查MRI显示:①鼻咽癌化疗后,鼻咽各壁及其周围侵犯灶、左侧咽后区及左颈部肿大淋巴结较前明显缩小;②鼻窦炎;③左侧乳突炎。

2. 同步放、化疗(2016-08-25至2016-10-11)、同步化疗(2016-08-29至2016-08-31) 顺铂第1至第3天(70mg/m²)1周期,患者拒绝行第二周期同步化疗。调强放疗(病例36 图2、病例36 图3)。患者治疗前MRIT₂相右侧翼外肌、咀嚼肌间隙和咬肌为高信号,T₁增强相未见明显增强。诱导化疗后复查肿瘤较前明显缩退,左侧翼外肌、咀嚼肌较对侧咀嚼肌体积明显变小,较第一次MRIT₂相信号减低,考虑肿瘤广泛侵犯颅底,卵圆孔受侵并扩大明显,三叉神经下颌支从该孔出颅支配咀嚼肌,肿瘤侵犯造成咀嚼肌去神经营养不良表现,诱导化疗后肿瘤明显缩退,神经侵犯压迫症状解除,出现肌肉萎缩。虽治疗前为高信号,但翼外肌、咀嚼肌间隙和咬肌应不属于病变范围,可不勾画。GTVnx:影像学及临床检查所见的原发肿瘤部位及其侵犯范围。PGTVnx:GTVnx 外扩5mm。CTV1:包括 GTVnx + GTVrpn 外扩10mm(外放范围根据临床和解剖结构特殊可适当调整)+ 相应鼻咽腔黏膜及黏膜下5mm。CTV2:涵盖CTV1,同时根据肿瘤侵犯位置和范围适当考虑包括鼻腔后部、上颌窦后部、翼腭窝、部分后组筛窦、咽旁间隙、颅底、部分颈椎和斜坡及颈部Ⅱ、Ⅲ、Ⅴa区[主要根据鼻咽解剖及肿瘤的生物学行为确定相应的CTV2,具体解剖界限与范围参照如下:前界:鼻腔后部及上颌窦后壁前5mm;后界:前1/3椎体和斜坡;上界:部分后组筛窦,颅底区(蝶窦底壁、破裂孔和卵圆孔);下界:环状软骨下缘;侧界:包括翼突区、咽旁间隙,颅底层面包括卵圆孔外侧缘]。CTV2自舌骨大脚水平分开勾画。CTV3:颈部预防照射区。自环状软骨下缘开始包括Ⅳ区、Ⅴb区。剂量:GTVnx 7360cGy/32Fx/48d,PGTV 及 GTVnd 7040cGy/32Fx/48d,PTV1 6400cGy/32Fx/48d,PTV2 5760cGy/32Fx/48d,PTV3 5040cGy/28Fx/42d。放疗期间出现Ⅰ度放射性口腔炎、Ⅰ度口干,积极予对症处理后症状好转。治疗末复查鼻咽及颈部 MRI：①鼻咽癌放、化疗后，鼻咽各壁未见明显增厚；颅底骨质信号减低大致同前；②鼻窦炎同前；③左侧乳突炎较前进展（病例 36 图 4）。

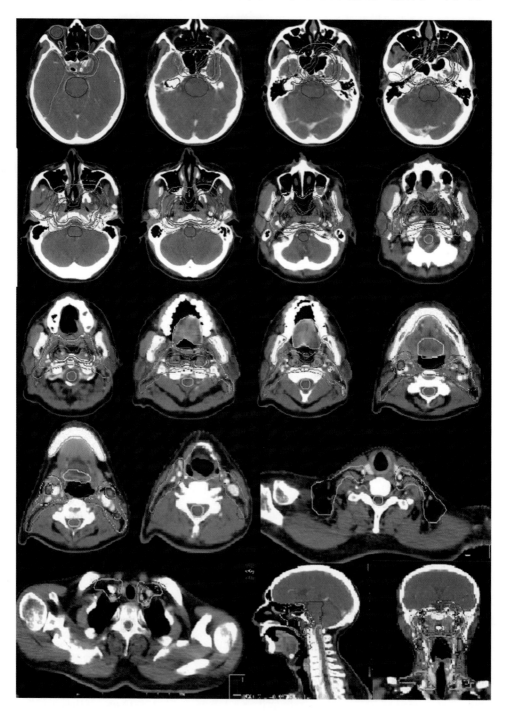

病例 36 图 2　调强放疗

注：红线：GTVnx, GTVnd；内玫红线：PGTV；外玫红线 CTV1；橘色线：CTV2；绿线：CTV3

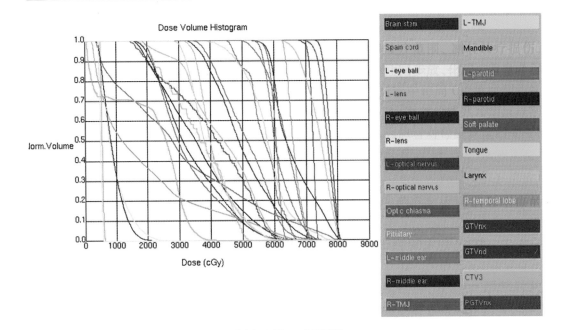

病例 36 图 3　DVH 图

注：Dose Volume Histogram；Norm Volume：正常组织体积；ROI Statistics：感兴趣区统计量

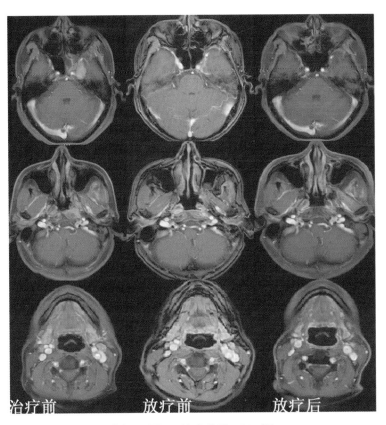

病例 36 图 4　治疗前后 MRI 对比

六、病例亮点

本病例是一个Ⅳ期局部晚期鼻咽癌患者，治疗前 MRI 显示左侧翼外肌、咀嚼肌间隙和咬肌呈高信号，但增强不明显，在病变范围界定上存在困难。但从颅底侵犯范围来看，圆孔、卵圆孔均有受侵扩大，而相应处又为三叉神经上颌支及下颌支出颅处，下颌支支配咀嚼肌，不排除肿瘤压迫侵犯神经，导致咀嚼肌为去神经化营养不良。鉴于此考虑，加之分期晚、病变广，治疗方案采用先诱导化疗再同步放化。诱导化疗后予复查 MRI 可动态观察左侧翼外肌、咀嚼肌间隙和咬肌的信号变化帮助诊断。诱导化疗方案目前主流方案为 TPF，我们从便捷角度出发，患者无须 PICC 插管排队等待及插管所带来的相关血栓、感染等风险，给予替吉奥口服替代氟尿嘧啶，且目前已有相关文献支持，替吉奥可用于头颈部鳞癌且疗效不劣于氟尿嘧啶，此患者 2 周期诱导化疗后复查 MRI 提示病变消退明显，疗效可，左侧翼外肌、咀嚼肌较对侧咀嚼肌体积明显变小，较第一次 MRI T_2 相信号减低，诱导化疗后肿瘤明显缩退，神经侵犯压迫症状解除，出现肌肉萎缩。印证了之前咀嚼肌为去神经化营养不良的考虑(病例 36 图 5)。因此靶区范围未包括相应咀嚼肌，真正做到精准勾画、精准治疗，也一定程度上降低了患者日后张口困难、张口受限的发生率。达到三维调强放疗的加强局部控制，降低周围正常组织损伤的目的。

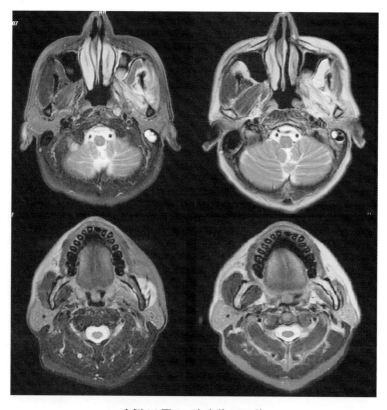

病例 36 图 5　治疗前 MRI 片

注：显示左侧翼外肌、咀嚼肌间隙和咬肌呈高信号，但增强不明显

七、相关知识点

1. 局部晚期鼻咽癌的治疗方案　根据 2017 NCCN 指南局部晚期鼻咽癌首选治疗方案推荐同步放、化疗 ± 辅助化疗，其中 2013 版中国专家共识在同步放化基础上还考虑 ±西妥昔单抗，而此例患者因经济原因无法承担靶向治疗费用，故未执行。诱导化疗 + 同步放、化疗方案为 3 类推荐。但目前多篇文献提出诱导化疗的重要地位，它可缩小肿瘤体积、减少照射体积、降低远处转移等。其中一项前瞻性Ⅲ期多中心临床研究证实，TPF 诱导化疗方案联合同期顺铂放化，可显著降低治疗失败及远处转移，改善总生存率，有望改写目前的诊疗规范。而此病例正采用诱导 + 化放疗同步方案，治疗完成后复查 MRI 病变基本消退。

2. 诱导化疗方案　目前诱导化疗方案很多，以铂类为主，联合氟尿嘧啶类、紫衫类、吉西他滨等，目前有三代铂类洛铂的使用，疗效不错及毒副反应可耐受。其中三药联合 TPF 方案为主流，马骏教授团队的Ⅲ期多中心及胡超苏教授的Ⅱ期单臂研究均采用此方案，均取得不错疗效。而我们在此基础上用替吉奥这种口服的氟尿嘧啶衍生物来代替 TPF 化疗方案中的氟尿嘧啶，避免因 PICC 插管可能引起的感染、发热和皮疹等风险，且目前已有相关文献支持，替吉奥可用于头颈部鳞癌且疗效不劣于氟尿嘧啶，而此患者 2 周期诱导化疗后复查 MRI 提示病变消退明显，疗效佳。日后可继续加强 TPS 方案的临床实践。

3. 去神经化营养不良　鼻咽癌患者咀嚼肌间隙受侵提示预后不佳，影响患者总生存率及局部复发率，而此病例在左侧翼外肌、咀嚼肌间隙和咬肌的 MRI 显示上易混淆为原发病灶，也有类似文献报道去神经化营养不良肌肉 T_2 高信号的改变，我们通过诱导化疗后复查对比，病灶消退神经受侵压迫解除，肌肉明显萎缩体积变小，为病变继发性改变，避免了咀嚼肌高剂量照射导致日后张口受限、张口困难的风险。

参 考 文 献

[1] 赵充, 肖巍魏, 韩非, 等. 419 例鼻咽癌患者调强放疗疗效和影响. 中华放射肿瘤学杂志, 2010, 19 (3): 191-196

[2] Peng H, Chen L, Zhang J, et al. Induction Chemotherapy Improved Long-term Outcomes of Patients with Locoregionally Advanced Nasopharyngeal Carcinoma: A Propensity Matched Analysis of 5-year Survival Outcomes in the Era of Intensity-modulated Radiotherapy. J Cancer, 2017, 8(3): 371-377

[3] Sun Y, Li WF, Chen NY, et al. Induction chemotherapy plus concurrent chemoradiotherapy versus concurrent chemoradiotherapy alone in locoregionally advanced nasopharyngeal carcinoma: a phase 3, multicentre, randomised controlled trial. The Lancet Oncology, 2016, 17(11): 1509-1520

[4] Zhao L, Xu M, Jiang W, et al. Induction chemotherapy for the treatment of non-endemic locally advanced nasopharyngeal carcinoma. Oncotarget, 2017, 8(4): 6763-6774

[5] Ke LR, Xia WX, Qiu WZ, et al. Safety and efficacy of lobaplatin combined with 5-fluorouracil as first-

line induction chemotherapy followed by lobaplatin – radiotherapy in locally advanced nasopharyngeal carcinoma: preliminary results of a prospective phase II trial. BMC Cancer, 2017, 17(1): 134

[6] Kong L, Zhang Y, Hu C, et al. Effects of induction docetaxel, platinum, and fluorouracil chemotherapy in patients with stage III or IVA/B nasopharyngeal cancer treated with concurrent chemoradiation therapy: Final results of 2 parallel phase 2 clinical trials. Cancer, 2017

[7] Tahara M, Araki K, Okano S, et al. Phase I trial of combination chemotherapy with docetaxel, cisplatin and S1(TPS) in patients with locally advanced or recurrent/metastatic head and neck cancer. Annals of Oncology, 2011, 22: 175 – 180

[8] Woo Kyun Bae, Jun Eul Hwang, Hyun Jeong Shim, et al. Multicenter phase II study of weekly docetaxel, cisplatin, and S1(TPS) induction chemotherapy for locally advanced squamous cell cancer of the head and neck. BMC Cancer, 2013, 13: 102

[9] Kenichi Nakamura, Makoto Tahara, Naomi Kiyota, et al. Phase II trial of concurrent chemoradiotherapy with S1 plus cisplatin in patients with unresectable locally advanced squamous cell carcinoma of the head and neck: Japan Clinical Oncology Group Study(JCOG0706), Jpn J Clin Oncol, 2009, 39(7)460 – 463

[10] Toshimitsu Ohashi, Masami Ohnishi, Shigeaki Tanahashi, et al. Efficacy and Toxicity of Concurrent Chemoradiotherapy with Nedaplatin and S1 for Head and Neck Cancer. Jpn J Clin Oncol, 2011, 41(3)348 – 352

[11] Mamoru Tsukuda, Junichi Ishitoya, Yasukazu Mikami, et al. Analysis of feasibility and toxicity of concurrent chemoradiotherapy with S1 for locally advanced squamous cell carcinoma of the head and neck in elderly cases and/or cases with comorbidity. Cancer Chemother Pharmacol, 2009, 64: 945 – 952

[12] Xiao Y, Pan J, Chen Y, et al. Prognostic value of MRI – derived masticator space involvement in IMRT – treated nasopharyngeal carcinoma patients. Radiat Oncol, 2015, 10: 204

[13] Tang LL, Li WF, Chen L, et al. Prognostic value and staging categories of anatomic masticator space involvement in nasopharyngeal carcinoma: a study of 924 cases with MR imaging. Radiology, 2010, 257 (1): 151 – 157

[14] Matsuda N, Kobayashi S, Otani K, et al. Skeletal muscle MRI in a patient with neuralgic amyotrophy. Rinsho Shinkeigaku, 2013, 53(8): 650 – 653

[15] Bhatia KS, King AD, Paunipagar BK, et al. MRI findings in patients with severe trismus following radiotherapy for nasopharyngeal carcinoma. Eur Radiol, 2009, 19(11): 2586 – 2593

（何　倩　韩亚骞　席许平）

病例 37 临床误诊鼻咽癌复发

一、病历摘要

贺××，54 岁，女，已婚。2016 – 10 – 08 入院。

主诉："鼻咽癌"放疗后 6 年，蝶窦占位 3 个月。

现病史：患者于 2010 – 04 无明显诱因出现左侧鼻塞，无头晕头痛，无鼻出血，无回吸性涕血，无耳鸣、面麻等不适。2010 – 06 出现反复涕血，为少量鲜红色血丝，伴左侧耳鸣、左侧听力下降、左侧面麻，无发热盗汗，无头痛乏力等不适，于 2010 – 06 – 29 在××县人民医院行鼻咽 CT 提示左鼻咽部占位。2010 – 07 – 01 在××医院就诊，行鼻咽肿块活检，病理提示：（鼻咽）低分化鳞状细胞癌，完善相关检查分期为 $T_4N_1M_0$（Ⅳa 期 2008 中国）。于 2010 – 07 – 11、2010 – 08 – 03 行诱导化疗两程，过程顺利，化疗后鼻塞等症状明显缓解，化疗后行鼻咽调强放疗 DT 6600cGy/30Fx，过程顺利，出院后按规定时间定期复查。2016 – 02 出现头痛头晕，无复视面麻，无耳鸣，无张口困难，2016 – 07 – 06 至我院就诊，门诊行鼻咽 MRI 平扫 + 增强检查：①蝶窦腔软组织影增厚并邻近蝶窦壁及斜坡骨质破坏，增强后病灶呈明显不均匀强化，建议结合鼻咽镜检；②甲状腺左叶小结节，增强后未见强化，建议随诊。鼻咽镜检查提示：双侧鼻腔通畅，未见新生物，鼻咽黏膜基本光滑，双侧咽隐窝对称，有少许脓性分泌物，未见明显新生物。2016 – 07 – 07 至××医院行 PET – CT 示：①左侧"鼻咽癌"治疗后，蝶窦及左侧筛窦内组织增大并延伸至鼻咽顶部，相邻枕骨斜坡、蝶窦壁及翼突骨质不同程度破坏，FDG 代谢增高，考虑肿瘤复发；②右肺尖纤维结节；③降结肠及乙状结肠连续性 FDG 摄取，考虑炎性摄取。2016 – 08 – 03 至××医院就诊，该院考虑鼻咽肿瘤复发，行化疗一程（具体为奈达铂 40mg 第 1 天 + 力朴素 210mg 第 1 天）；2016 – 10 – 08 再次至我院行电子鼻咽镜检查，鼻咽黏膜基本光滑，鼻咽未见明显新生物；鼻咽 MRI 检查见蝶窦腔软组织影增厚并邻近骨质破坏，较前相仿。EBV 病毒阴性。门诊以"鼻咽癌复发"收入院。

既往史：无特殊疾病史，无烟酒嗜好，无肿瘤家族史。

体格检查：双颈及全身浅表淋巴结未触及肿大。心、肺、腹体检未见明显异常。

辅助检查（入院前）：我院门诊鼻咽 MRI 平扫 + 增强示：①"鼻咽癌放疗后"蝶窦腔软组织影增厚并邻近骨质破坏，建议结合鼻咽镜检；②甲状腺左叶小结节，建议随诊。外院全身 PET – CT 示：①左侧"鼻咽癌"治疗后，蝶窦及左侧筛窦内组织增大并延伸至鼻咽顶部，相邻枕骨斜坡、蝶窦壁及翼突骨质不同程度破坏，FDG 代谢增高，考虑肿瘤复发；②右肺尖纤维结节；③降结肠及乙状结肠连续性 FDG 摄取，考虑炎性摄取。

初步诊断：

1. 蝶窦占位性质待查　鼻咽癌复发？炎性坏死？

2. 鼻咽低分化鳞癌 $T_4N_1M_0$　Ⅳa 期。

二、辅助检查

我院门诊鼻咽 MRI 平扫 + 增强示：①"鼻咽癌放疗后"蝶窦腔软组织影增厚并邻近骨质破坏，建议结合鼻咽镜检；②甲状腺左叶小结节，建议随诊（病例 37 图 1）。外院全身 PET – CT 示：①左侧"鼻咽癌"治疗后，蝶窦及左侧筛窦内组织增大并延伸至鼻咽顶部，相邻枕骨斜坡、蝶窦壁及翼突骨质不同程度破坏，FDG 代谢增高，考虑肿瘤复发；②右肺尖纤维结节；③降结肠及乙状结肠连续性 FDG 摄取，考虑炎性摄取（病例 37 图 2、病例 37 图 3）。

三、入院诊断

1. 蝶窦占位性质待查　鼻咽癌复发？炎性坏死？

2. 鼻咽低分化鳞癌 $T_4N_1M_0$　Ⅳa 期。

四、诊断依据

患者鼻咽癌放疗后 6 年，发现蝶窦占位 3 个月，查体：双颈未触及明显肿大淋巴结，鼻咽黏膜基本光滑，鼻咽未见明显新生物。脑神经检查阴性。MRI 提示蝶窦腔软组织影增厚并邻近骨质破坏。PET – CT 示：左侧"鼻咽癌"治疗后，蝶窦及左侧筛窦内组织增大并延伸至鼻咽顶部，相邻枕骨斜坡、蝶窦壁及翼突骨质不同程度破坏，FDG 代谢增高（平均 SUV = 6.1，最大 SUV = 7.2），考虑肿瘤复发可能性大。

五、鉴别诊断

鼻咽癌蝶窦复发与蝶窦炎症相鉴别。

鼻咽癌复发：患者既往有鼻咽癌病史，MRI 见蝶窦腔软组织影增厚并邻近骨质破坏。PET – CT 见蝶窦及左侧筛窦内组织增大并延伸至鼻咽顶部，相邻枕骨斜坡、蝶窦壁及翼突骨质不同程度破坏，FDG 代谢增高，考虑肿瘤复发，因此病史和影像学检查均支持鼻咽癌复发。蝶窦肿块活检病理可明确诊断。

蝶窦（颅底）炎性增生：患者有鼻咽部放疗史，鼻咽未见明显肿物且血浆游离 EBV – DNA 阴性。虽然 MRI 提示蝶窦软组织影增厚并邻近骨质破坏，PET – CT 也提示蝶窦及左侧筛窦内组织增大并延伸至鼻咽顶部，相邻枕骨斜坡、蝶窦壁及翼突骨质不同程度破坏，FDG 代谢增高，但考虑到影像学检查存在一定的假阳性，在未取得病理（细胞学）诊断的情况下，诊断需谨慎，需蝶窦占位活检病理进一步明确诊断。

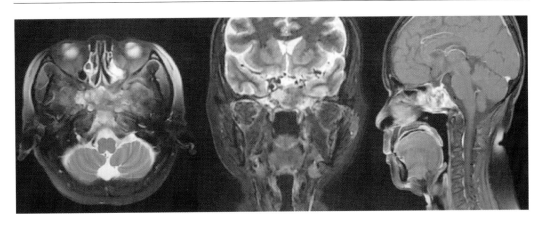

病例 37 图 1　入院时 MRI 影像，蝶窦腔软组织影增厚并邻近骨质破坏

简要病史：

左侧鼻咽癌治疗后

影像所见：

禁食状态下，静脉注射^{18}F-FDG，静息后行全身 PET-CT 断层成像，解剖与功能图像质量清晰，全身断层影像显示：

各脑叶形态正常，脑实质内未见异常密度影，FDG 代谢未见异常。双侧腭扁桃体、口咽及喉咽形态、结构未见异常。甲状腺形态大小正常，FDG 摄取未见异常。左侧"鼻咽癌"放化疗后，双侧鼻咽部形态大致正常，FDG 无明显异常摄取，但鼻咽顶部软组织增多，和蝶窦及左侧筛窦内软组织病变相延续，相邻枕骨斜坡、蝶窦壁及翼突骨质不同程度破坏，FDG 代谢增高，平均 SUV=6.1，最大 SUV=7.2。颈部未见明显肿大淋巴结。

右肺尖直径约 0.5cm 的小结节，余肺野内未见异常密度影，FDG 代谢未见异常。肺门及纵隔未见明显肿大淋巴结影。心肌 FDG 呈正常生理摄取。双侧乳腺腺体内未见明确结节影，FDG 呈生理性摄取。

肝脏形态大小正常，肝实质密度均匀，FDG 代谢未见异常。胆囊、脾、胰形态大小正常，FDG 未见异常摄取灶。双侧肾上腺和双肾形态大小正常，FDG 摄取未见异常。胃壁未见明显增厚及异常密度影，FDG 呈生理性摄取。降结肠及乙状结肠连续性 FDG 代谢增高，平均 SUV=3.5，最大 SUV=4.7。腹腔及腹膜后未见明显肿大淋巴结。

子宫大小、外形正常，宫颈未见异常密度影，FDG 未见异常摄取，余盆腔脏器未见异常密度影，FDG 代谢未见异常增高灶，盆腔内未见明显肿大淋巴结及积液。

颈胸腰椎椎体边缘骨质增生，腰 3/4 椎间盘膨隆，骶 2 水平骶管左侧内见囊性灶，大小约 1.8cm×1.0cm，FDG 未见异常摄取。

诊断意见：

1. 左侧"鼻咽癌"治疗后，蝶窦及左侧筛窦内软组织增多并延伸至鼻咽顶部，相邻枕骨斜坡、蝶窦壁及翼突骨质不同程度破坏，FDG 代谢增高，考虑肿瘤复发。
2. 右肺尖纤维结节。
3. 降结肠及乙状结肠连续性 FDG 摄取，考虑炎性摄取。
4. 骶 2 椎体水平骶管囊肿。

病例 37 图 2　PET－CT 影像显示蝶窦及左侧筛窦内软组织影，FDG 代谢增高

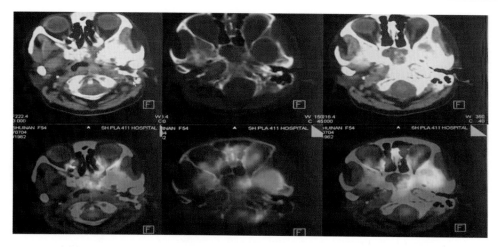

病例37 图3　PET－CT 影像显示蝶窦及左侧筛窦内软组织影，FDG 代谢增高

六、诊疗策略

　　放疗后颅底及鼻窦肿块、骨质破坏是鼻咽癌治疗后的诊断难题。除常规 MRI 平扫＋增强检查外，磁共振弥散成像、动态增强磁共振和 PET－CT 对鉴别诊断具有重要的意义，但确诊仍需要病理检查。本例患者虽然 MRI 和 PET－CT 均支持鼻咽癌复发，但无病理证实时，抗肿瘤治疗应慎重。因此，告知患者及家属病情，并建议患者至外科行手术明确诊断，患者及家属同意并理解。

七、治疗方案及病情演变

　　2016－10－19 在全麻下行左鼻侧切开蝶窦颅底肿物切除术，术中仔细切除蝶窦肿物，咬除受侵骨质送检，切下标本（约 3cm × 2.5cm）送检，术后病理示：蝶窦出血及退变坏死组织，符合放疗后改变（病例 37 图 4）。随访至今，患者未出现复发。

光镜所见：
送检组织中见少量腺体、上皮及出血退变坏死组织，伴炎性细胞浸润。

镜下所见：

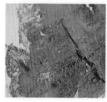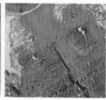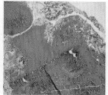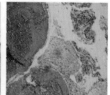

病理诊断：
蝶窦：出血及退变坏死组织，符合放疗后改变。

病例 37 图 4　蝶窦颅底肿物切除术后病理提示出血及退变坏死组织

八、病例亮点

本病例为鼻咽癌放疗后 6 年，出现头痛、头晕症状，MRI 见蝶窦软组织影并邻近骨质破坏。PET - CT 见蝶窦及左侧筛窦内组织增大并延伸至鼻咽顶部，相邻枕骨斜坡、蝶窦壁及翼突骨质不同程度破坏，FDG 代谢增高，考虑肿瘤复发。虽然 MRI 和 PET - CT 影像学表现均提示复发，由于影像学检查的局限性，在没有病理检查支持的情况下，抗肿瘤治疗应慎重。本病例经蝶窦颅底肿物切除术，术后病理提示蝶窦为出血及退变坏死组织，符合放疗后改变。

九、相关知识点

鼻咽癌放疗后颅底区残留或复发与放疗后纤维化、坏死及炎性病变的鉴别诊断是鼻咽癌临床工作的难点问题。由于临床症状、体征无特异性，加之肿瘤位置深且位于重要的解剖部位，临床上常难以进行活检获得病理诊断，因此，影像学检查具有重要的参考意义。颅底区病变常规影像学检查主要有 CT 和 MRI。除非出现明显的骨质破坏，CT 对早期颅底病变敏感性及特异性均较差。而常规 MRI 可根据肿瘤在不同序列的特征性信号改变、是否增强以及进行性骨质破坏等可大致判断病变性质。

磁共振弥散成像能够较早地区分治疗后局部纤维组织增生、炎症肉芽肿和肿瘤复发，为临床提供诊断参考依据。头颈部鳞癌治疗后非肿瘤区的 ADC 值高于肿瘤残留或复发区，鉴别两者的准确性可达 95%。MRI 动态增强技术既保证了常规 MRI 高软组织分辨力的优势，又同时为鉴别诊断鼻咽癌放疗后复发与纤维化提供了新的方法。在残留或复发灶区域由于肿瘤细胞的高代谢表现为放射性物质高浓聚，而在纤维化区域为低凝聚，所以 PET 在鉴别放疗后局部异常改变是纤维化瘢痕还是肿瘤残留或复发上具有一定的优势。但放疗后炎性水肿期 SUV 值亦有可能增高，存在假阳性的情况。

血浆 EBV - DNA 检测在复发鼻咽癌中的阳性率低于初治或远处转移者，尤其是对复发早期的患者阳性率更低，因此一般认为，血浆 EBV - DNA 检测在诊断鼻咽癌局部复发的价值有限。但 Liang 等前瞻性研究了 90 例鼻咽癌放疗后颅底骨质破坏的患者，所有的颅底病变均取得了病理诊断并与血浆 EBV - DNA 检测和 MRI 进行了对比，结果发现血浆 EBV - DNA 检测的敏感性和特异性分别为 90% 和 88.3%，而 MRI 的敏感性和特异性分别为 90% 和 46.7%，说明血浆 EBV - DNA 检测在鼻咽癌放疗后颅底区域病变的诊断和鉴别诊断中仍有较大的价值。

总之，目前任何单一的影像学检查对鼻咽癌放疗后颅底区域病变的诊断都有一定的局限性，放疗科医生应与外科医生、影像科医生以及病理科医生进行多学科讨论并与患者进行沟通，争取局部开放性或微创手术方法进行病理活检。如果患者拒绝活检，医生应详细告知患者目前所有检查的局限性，并尽量采取多种检查方法联合进行，以最大限度减少误诊的可能性。

参 考 文 献

［1］钟贻洪，李金高，钟俊远，等．磁共振表观扩散系数对鼻咽癌放疗后复发与纤维化的鉴别诊断价值．实用癌症杂志，2013，28(3)：288－291

［2］钟华，代海洋，李丽红，等．MRI增强及DWI对鼻咽癌放疗后复发的诊断价值研究，2016，7(6)：433－437

［3］Vandecaveye V，De Keyzer F，Nuyts S，et al. Detection of head and neck squamous cell carcinoma with diffusion weighted MRI after(chemo) radiotherapy：correlation between radiologic and histopathologic findings. Int J Radiat Oncol Biol Phys，2007，67：960－971

［4］钟镜联，梁碧玲，丁忠祥，等．应用MRI动态增强技术鉴别鼻咽癌放疗后枕骨斜坡纤维化与肿瘤复发．癌症，2006，25(1)：105－109

［5］Liu SH，Chang JT，Ng SH，et al. False positive fluorine－^{18} Fluorodeoxy－D－glucose positron emission tomography finding caused by osteoradionecrosis in a carcinoma patient. Br J Radiol，2004，77：257－260

［6］Hung GU，Tsai SC，Lin WY. Extraordinarily high ^{18}F－FDG uptake caused by radiation necrosis in a patient with nasopharyngeal carcinoma. Clin Nucl Med，2005，30：558－559

［7］Leung S，Lo YMD，Chan ATC，et al. Disparity of sensitivities in detection of radiation－na? ve and postirradiation recurrent nasopharyngeal carcinoma of the undifferentiated type by quantitative analysis of circulating Epstein－Barr virus DNA。Clinical Cancer Research，2003，9：3431－3434

［8］Liang F，Sun W，Han P，et al. Detection plasma Epstein－Barr virus DNA to diagnose postradiation nasopharyngeal skull base lesions in nasopharyngeal carcinoma patients：a prospective study. Chin J Cancer，2012，31(3)：142－149

（龚晓昌　曾　雷　李金高）

病例 38　EBV – DNA 监测鼻咽癌治疗疗效

一、病历摘要

李××，男，50 岁，汉族，已婚。2015 – 09 – 29 首次入院。

主诉：双颈包块 2 个月。

现病史：患者 2 个月前发现双侧颈部包块，最大约 3.0cm × 2.5cm，质硬，活动受限，无痛，自行贴敷膏药治疗无效，肿块进行性增大。2015 – 09 – 22 就诊于某医院，行颈部彩超示双侧颌下多发肿大淋巴结；鼻咽肿块活检病理检查为"低分化鳞状细胞癌"。现患者为求进一步诊治来我院，门诊以"鼻咽癌"收入我科。

既往史：无特殊疾病史，无烟酒嗜好，无肿瘤家族史。

体格检查：KPS 90 分，双侧上、下颈部触及多发肿大淋巴结，最大约 4cm × 3.5cm，融合成团，质硬，活动度差。脑神经检查阴性。心肺腹检查无特殊。

辅助检查（入院前）：外院颈部彩超示双侧颌下多发肿大淋巴结。外院鼻咽新生物病理活检示：低分化鳞状细胞癌。我院鼻咽镜检查见鼻咽双侧顶后壁肿块样新生物。

初步诊断：鼻咽低分化鳞癌（分期待定）。

二、辅助检查

我院病理会诊为：鼻咽非角化性癌；MRI 示：鼻咽双侧壁及顶后壁见不规则长 T_1、长 T_2 信号肿块影，向后侵犯咽后间隙、颅底枕骨斜坡、右侧基底部及右侧枕髁，双侧颌下、颈部及双侧锁骨上窝区多发淋巴结转移（双侧 I b、II、III、IV、V a），T_1WI 矢状位见 C_1、C_2、C_4、C_6、C_7、T_1、T_4 多发椎体斑片状低信号影，考虑多发椎体转移可能，建议全脊柱 MR 平扫 + 增强。全身骨扫描示：全身多发骨转移。胸部 CT、腹部彩超均无明显异常。

三、入院诊断

鼻咽非角化癌 $T_3N_3M_1$ IVb 期（2008 中国分期）。

四、诊断依据

患者原发灶鼻咽部已有病理证实（我院会诊），根据国内 2008 中国分期，肿瘤累及咽后间隙、颅底枕骨斜坡、右侧基底部及右侧枕髁，T 分期定为 T_3。双颈淋巴结多发肿大（达双侧锁骨上窝），符合淋巴结转移标准，N 分期定为 N_3，全身骨扫描示全身多发骨转移，M 分期定为 M_1，故目前分期为 $T_3N_3M_1$ IVb 期。

五、治疗策略

对于初治转移性鼻咽癌患者，如果全身一般情况良好，那么以铂类为基础的化疗是首选的标准治疗方式，有条件的患者可加用分子靶向治疗。如果转移灶对化疗反应良好，可考虑对鼻咽原发灶及颈部转移淋巴结行放射治疗，有可能延长患者生存时间，改善症状，提高生活质量。因此确定先化疗再放疗的序贯治疗方案。计划采用调强放疗技术。化疗过程可能出现的反应：①骨髓抑制；②肝肾功能损伤；③胃肠道反应；④过敏反应等。放疗过程可能出现下列不良反应：①局部疼痛；②骨髓抑制；③发热；④脱发；⑤放射性脑病；⑥鼻咽大出血；⑦放射性口腔炎；⑧放射性皮炎；⑨免疫抑制；⑩放射性二原癌等。预后方面：根据目前文献报道，初治转移性鼻咽癌患者中位生存期为 15.6 ~ 22 个月。以上治疗考虑、治疗不良反应及预后等情况，均告知患者及家属，并取得患方同意和理解。

六、治疗方案

1. 化疗　GP 方案(吉西他滨 1.6g 第 1 天、第 8 天 + 顺铂 50mg 第 1 至第 3 天)化疗 4 程(2015 - 10 - 10 至 2015 - 12 - 16)，复查鼻咽 MRI 提示：鼻咽双侧壁及顶后壁增厚较前缓解，颅底枕骨斜坡及右侧基底部、右侧枕髁、多发颈椎骨质不规则破坏较前相仿，双侧咽后间隙、颌下、颈部、双侧锁骨上窝区、左侧腮腺上极肿块较前缩小，现最大约 1.9cm × 1.3cm，余同前片。全身骨扫描提示：转移灶增多，较前稍有进展。电子鼻咽镜提示：鼻咽肿物消退，右顶后壁见少许肿瘤残留，右侧咽隐窝浅。血浆 EBV - DNA：$3.465 × 10^2$ copies/ml(化疗过程中血浆 EBV - DNA 动态变化见病例 38 表 1)。考虑患者 GP 方案化疗可能耐药，于 2016 - 01 - 07 起给予 DPF 方案化疗一程，后患者拒绝化疗。化疗前后 MRI 图像见病例 38 图 1、病例 38 图 2。

病例 38 表 1　化疗过程中血浆 EBV - DNA 动态变化

时间	血浆 EBV - DNA 拷贝数(copies/ml)
化疗前	$4.33 × 10^4$
第一次化疗后	$6.963 × 10^2$
第二次化疗后	阴性
第三次化疗后	阴性
第四次化疗后	$3.465 × 10^2$
第五次化疗后	阴性

2. IMRT　鼻咽原发灶及颈部转移淋巴结 DT 6000cGy/30Fx，颈部预防区域 DT 5400cGy/30Fx，C2 ~ C6 转移灶 DT 5000cGy/30Fx(2016 - 01 - 26 至 2016 - 03 - 24)(病例 38 图 3 至病例 38 图 5)。放疗期间监测 EBV - DNA：2016 - 01 - 27 EBV - DNA 阴性，2016 - 03 - 01 EBV - DNA $4.077 × 10^3$ copies/ml，2016 - 03 - 08 EBV - DNA $1.524 × 10^3$ copies/ml，2016 - 03 - 17 EBV - DNA $2.16 × 10^3$ copies/ml。2016 - 03 - 03 复查胸部 CT 及腹部 B 超：未见肿瘤转移。由于放疗过程中血浆 EBV - DNA 无明显下降，胸部 CT 及腹部超声未见明确转移病灶，建议患者行 PET - CT 检查，结果显示鼻咽癌及颈部淋巴结转移治疗后，左侧鼻咽稍饱满，双侧颈上深间隙淋巴结，FDG 均摄取轻度增高，考虑肿瘤活性基本抑制，全身多处骨 SUV 异常升高，考虑多发骨转移，左肾多发小囊肿。

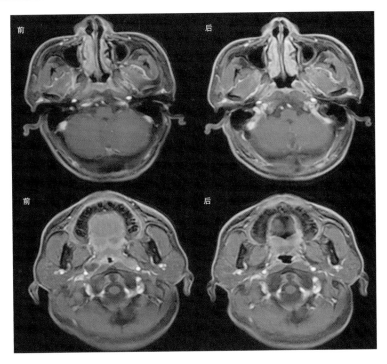

病例 38 图 1　化疗前后轴位 MRI 对比，鼻咽部肿块明显缩小

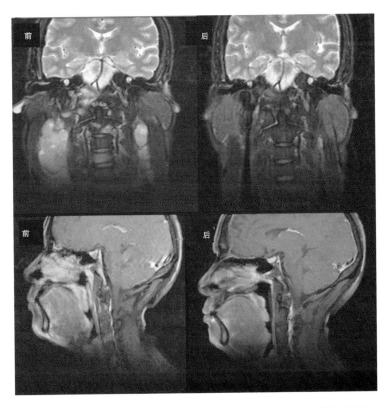

病例 38 图 2　化疗前后冠状位、矢状位 MRI，鼻咽部及颈部肿块明显缩小

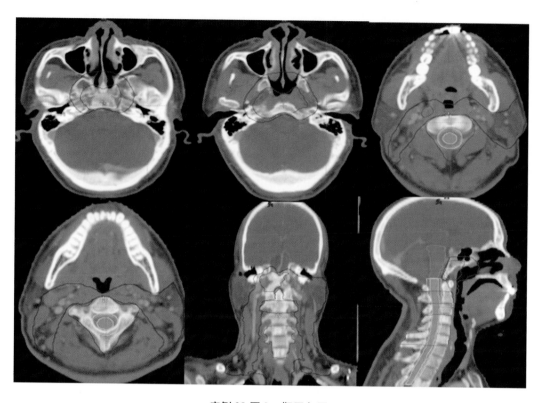

病例 38 图 3　靶区勾画

注：红线：GTV；蓝线：CTV；黄线：脊髓和脊髓 +5mm

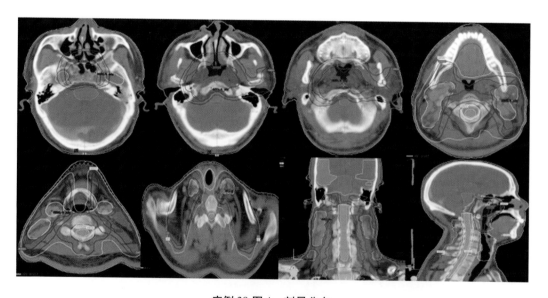

病例 38 图 4　剂量分布

注：红色阴影：PGTVnx；蓝色阴影：PCTV；红线：64Gy；蓝线：54Gy

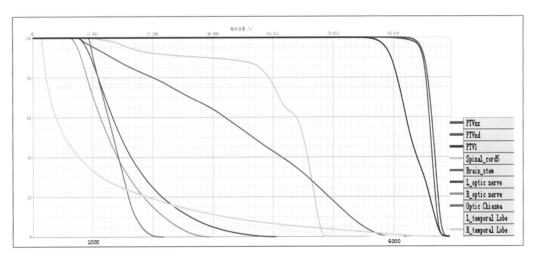

病例 38 图 5　剂量体积直方图

七、病情演变

出院后继续行替吉奥口服化疗二程，过程顺利。放疗结束 1 个月后返院复查 EBV－DNA：4.077×10^3 copies/ml。放疗后 2 个月出现腰背部疼痛，2016－05－25 在萍乡某医院住院诊治，行骨转移灶（上界为 L_2 上缘，下界为耻骨联合下缘，两侧界为髂骨外侧缘）前后对穿野照射 DT 1800cGy/6Fx，因骨髓抑制 IV 度中断放疗。放疗后患者骨盆区疼痛减轻，目前仍有腰背部疼痛，影响睡眠。放疗后 3 个月再次到我院复查，腹部彩超见：肝内多个囊实性肿物，最大约 57mm×41mm，边界清晰，形态规则，考虑转移；肝内另探及多个高回声，最大约 20mm×18mm，边界清晰，形态规则，周边伴声晕，考虑血管瘤。骨盆MRI 示：多发腰椎、骶尾椎及双侧骨盆、股骨上段广泛长 T_1、长 T_2 信号、DWI 高信号骨质破坏，周围肌肉软组织稍肿胀，盆腔内未见明显占位病变；增强扫描示广泛骨质破坏区明显强化。胸、腰椎 MRI 示：多发胸腰骶尾椎椎体及附件、两侧髂骨及两侧部分肋骨广泛不规则稍长 T_1 稍长 T_2 信号骨质破坏影，部分向后累及椎管，脊髓未见明显异常。EB 病毒（EBV－DNA）2.835×10^5 U/ml。因患者体质下降，治疗耐受差，给予较温和的全身治疗及对症、支持治疗。

八、病例亮点

本病例是一个初治转移性鼻咽癌患者，全身多发骨转移。接受 GP 方案诱导化疗 4周期后，肿瘤退缩，EBV－DNA 一过性下降至阴性。但随后血浆 EBV－DNA 再次升高，分析可能肿瘤对 GP 方案产生耐药，改用 DPF 方案化疗后，EBV－DNA 再次降为阴性，但患者拒绝继续行全身化疗，后行鼻咽及颈部局部放疗。放疗过程中患者血浆 EBV－DNA 持续阳性，虽然常规的胸腹部检查未见新发转移病灶，但提示远处转移未得到很好的控制，因此放疗后给予替吉奥口服化疗。放疗后 2 个月患者病情进展，骨转移病灶增多，并出现肝转移，EBV－DNA 明显升高。因患者体质下降，治疗耐受差，给予较温和的全身治疗及对症、支持治疗。

九、相关知识点

初治转移鼻咽癌占新诊断鼻咽癌的 6% ~ 15%，其出现与 T、N 分期有关，最常见的转移部位是骨转移，其次是肺和肝转移。总体而言，初治转移性鼻咽癌患者中位生存期 15.6 ~ 22 个月。预后因素有：KPS 评分、乳酸脱氢酶(LDH)、转移的器官、转移病灶的个数、EBV - DNA、化疗的疗程数等。在不同的转移器官中，肺转移预后最好，另外是骨转移，肝转移预后最差。此为 T 分期和 N 分期偏晚期，出现多处椎体转移的病例，符合鼻咽癌发展的一般规律，由于转移部位多，预计预后较差。

初治转移鼻咽癌治疗以化疗为主，化疗后如转移灶反应良好，可对原发病灶及转移淋巴结行放疗，寡转移灶亦可行放疗或手术治疗，以提高肿瘤控制乃至生存率。与 PF 方案相比，GP 方案在转移鼻咽癌中具有显著的无病生存获益，是远处转移性鼻咽癌的标准治疗方案。

血浆 EBV - DNA 检测在鼻咽癌筛查、早期诊断、预后判断、治疗监测等各方面均具有重要的意义。治疗前血浆 EBV - DNA 拷贝数较高、治疗过程中 EBV - DNA 拷贝数下降缓慢以及治疗中或治疗后仍有可检测到的 EBV - DNA 均是预后不良的因素。本病例采用 GP 方案化疗，2 周期后血浆 EBV - DNA 转为阴性，4 周期后血浆 EBV - DNA 再次升高，虽然 MRI 检查提示鼻咽、颈部肿瘤有所缩小，但转移灶增多，与 EBV - DNA 再次升高一致，说明肿瘤可能对 GP 方案耐药。更换化疗方案治疗 1 周期后 EBV - DNA 再次转为阴性，但患者拒绝进一步化疗，血浆 EBV - DNA 再次升高，并在局部放疗过程中持续保持较高水平，说明转移病灶未能得到有效控制。

总之，在转移性鼻咽癌化疗过程中动态监测患者血浆 EBV - DNA 对于疗效判断具有重要的意义。

参 考 文 献

[1] 王成涛，曹卡加，李茵，等. 鼻咽癌远处转移的预后因素分析. 癌症，2007，26(2)：212 - 215

[2] Zeng L, Tian YM, Huang Y, et al. Retrospective analysis of 234 nasopharyngeal carcinoma patients with distant metastasis at initial diagnosis：therapeutic approaches and prognostic factors. Plos One, 2014, 9 (9)：e108070

[3] Hu SX, He XH, Dong M, et al. Systemic chemotherapy followed by locoregional definitive intensity - modulated radiation therapy yields prolonged survival in nasopharyngeal carcinoma patients with distant metastasis at initial diagnosis. Med Oncol, 2015, 32(9)：224

[4] Zhang L, Huang Y, Hong S, et al. Gemcitabine plus cisplatin versus fluorouracil plus cisplatin in recurrent or metastatic nasopharyngeal carcinoma：a multicentre, randomised, open - label, phase III trial. Lancet, 2016, 388(10054)：1883 - 1892

[5] Fung S, Lwm J, Chan K, et al. Clinical utility of circulating Epstein - Barr virus DNA analysis for the management of nasopharyngeal carcinoma. Chin Clin Oncol, 2016, 5 (2)：18. doi: 10.21037/cco.2016.03.07

［6］Zhang W, Chen Y, Chen L, et al. The clinical utility of plasma Epstein - Barr virus DNA assays in naso-pharyngeal carcinoma: the dawn of a new era? A systematic review and meta - analysis of 7836 cases. Medicine(Baltimore), 2015, 94(20): e845. doi: 10. 1097/MD. 0000000000000845

［7］An X, Wang FH, Ding PR, et al. Plasma Epstein - Barr Virus DNA level strongly predicts survival in metastatic/recurrent nasopharyngeal carcinoma treated with palliative chemotherapy. Cancer, 2011, 117 (16): 3750 - 3757

（龚晓昌　曾　雷　李金高）

病例 39　老年鼻咽癌

一、病历摘要

邓××,75 岁,汉族,已婚,四川省双流县,农民,2011 – 05 – 27 首次入院。

主诉:反复涕中带血伴头痛 1 年,加重 8 天。

现病史:患者于 1 年前无明显诱因出现反复回吸性血涕伴头痛、耳鸣、听力下降,无复视、面麻、鼻塞等症状,患者未行检查和治疗。8 天前患者因鼻出血加重就诊于当地医院,鼻咽部检查示:鼻咽顶部软组织占位,鼻咽部活检提示:(右鼻咽部)低分化鳞状细胞癌。今患者为进一步治疗就诊于我院,门诊以"鼻咽癌"收住入院。患者自发病以来精神食欲尚可,大小便正常,体重无明显变化。

既往史:无特殊疾病史,无烟酒嗜好,无肿瘤家族史。

体格检查:KPS 评分 70 分,ECOG 评分 2 分。全身浅表淋巴结未触及明显肿大;双侧瞳孔等大形圆,对光反射灵敏,眼球运动正常,伸舌居中;脑神经检查未见异常;心、肺、腹体检未见明显异常。

辅助检查(入院前):外院病理;(右鼻咽部)低分化鳞状细胞癌。

初步诊断:鼻咽低分化鳞癌(分期待定)。

二、辅助检查

入院后鼻咽 + 颈部 MRI 示(病例 39 图 1):①鼻咽部顶后壁及右侧壁增厚占位,病变延及鼻腔顶部及右侧鼻后孔;双侧头长肌受侵待排查? 枕骨斜坡及蝶骨体骨质受侵可能,双侧海绵窦区未见异常;②双咽后壁及颈部小淋巴结。

肺片:右膈上抬膨隆,余心肺未见异常。

腹部彩超:未见明显异常。

ECT:正常心电图。

三、入院诊断

鼻咽低分化鳞癌 $T_3N_0M_0$ Ⅲ期(AJCC/UICC 第 7 版)。

四、诊断依据

患者原发灶鼻咽部已有病理证实,根据第 7 版 AJCC/UICC 癌症分期手册,肿瘤累及枕骨斜坡及蝶骨体,T 分期定为 T_3,双颈部未见确切肿大淋巴结,N 分期定为 N_0,目前各项检查未见明显转移征象,M 分期定为 M_0,故认为目前分期为 $T_3N_0M_0$,Ⅲ期。

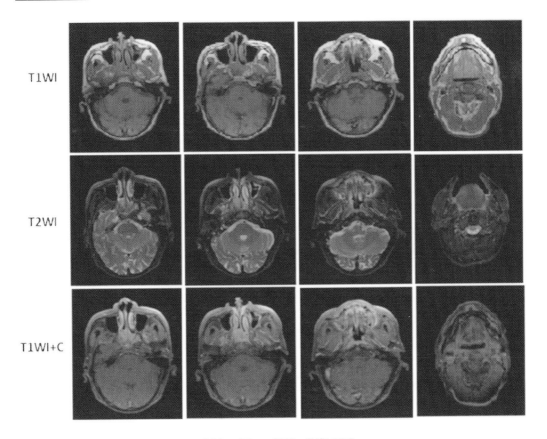

病例 39 图 1　鼻咽 + 颈部 MRI

注：鼻咽顶后侧壁及右侧壁见不规则浸润性增厚占位，为稍长 T_1 稍长 T_2 信号，增强后轻度不均匀强化，边缘结构欠清，病变延及鼻腔顶部及右侧鼻后孔；双侧头长肌受侵待排查？枕骨斜坡及蝶骨体骨质受侵可能，双侧海绵窦区未见异常。双侧咽后壁及颈部见小淋巴结，较大者直径约 0.8cm

五、治疗策略

根据 NCCN 临床实践指南：头颈部肿瘤（2016 年），鼻咽癌分期为 $T_1N_{1\sim3}T_{2\sim4}$，任何 N 患者可给予同步放、化疗后序贯辅助化疗/不序贯辅助化疗（2B 类）或诱导化疗 + 同步放、化疗（3 类）。该患者年龄较大，颈部淋巴结未见确切转移，因此确定治疗方案为"同步放、化疗"。由于常规放疗不可避免地造成肿瘤周围正常组织的损伤，导致严重口干、张口受限等并发症，影响患者治疗后的生存质量。为了减少肿瘤周围正常组织的放射损伤，同时提高肿瘤靶区照射剂量，提高肿瘤的局控率，计划采用调强放疗技术。预后方面：Sze HC 比较了老年鼻咽癌（> 70 岁）与成年鼻咽癌（< 70 岁），5 年生存率分别是 43.9% vs 78.1%（$P < 0.001$），5 年肿瘤相关生存率分别为 67.9% vs 82.3%（$P < 0.001$），5 年无失败生存率分别是 67.6% vs 74.6%（$P = 0.074$）。以上治疗方案、治疗不良反应及预后等情况，均告知患者及家属，并取得患方同意和理解。

六、治疗方案

同步放、化疗（2011 - 05 - 06 至 2011 - 07 - 06）：紫杉醇 100mg/m^2 静脉滴注第 1 天

+顺铂60mg/m² 静脉滴注第1天、第21天方案,化疗两程。调强放疗+下颈切线野预防照射(病例39图2、病例39图3):GTVnx 为影像学及临床检查可见的原发肿瘤部位及其侵犯范围,根治性照射剂量 DT 7100cGy/33Fx。CTV1 为 GTVnx 外扩后形成(向前、向上、向下、向双侧各外扩5~10mm+向后外扩2~3mm),包括整个鼻咽腔黏膜及黏膜下5mm,照射 DT 6600cGy/33Fx,CTV2 为 CTV1 外扩后形成(向前、向上、向下、向双侧各外扩5~10mm+向后外扩2~3mm),根据肿瘤侵犯的具体位置和范围,包括以下结构:鼻腔后部、上颌窦后部、翼腭窝、部分后组筛窦、咽旁间隙、颅底、部分颈椎和斜坡,DT 5600cGy/33Fx,颈部淋巴引流区双侧 Ⅱ、Ⅲ、Ⅳ、Ⅴ 预防照射 CTV-ln DT 5000cGy/28Fx。放疗期间出现 Ⅰ 度放射性口腔炎、Ⅰ 度口干,积极予对症处理后症状好转。放、化疗期间出现 Ⅰ 度骨髓抑制、贫血,给予以对症处理后好转。放疗结束后3个月评价疗效为 CR(病例39图3)。

　　随访:放疗结束3个月疗效评价:CR(病例39图4)。

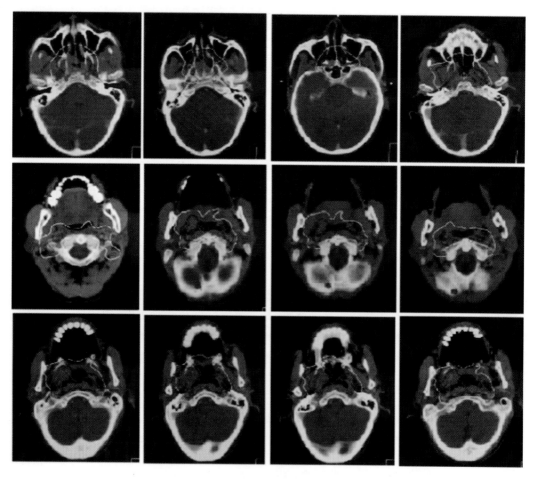

病例39图2　调强放疗计划等剂量曲线

注:红色:DT 6600cGy/30Fx;蓝色:DT 6000cGy/30Fx;黄色:DT 5400cGy/30Fx

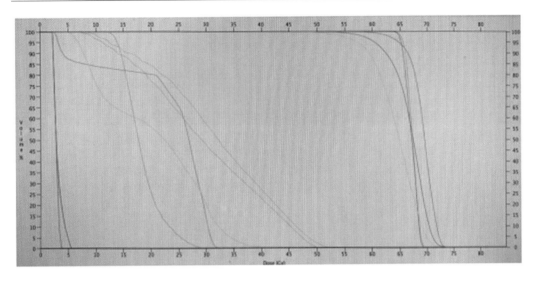

病例 39 图 3　剂量体积直方图(DVH)

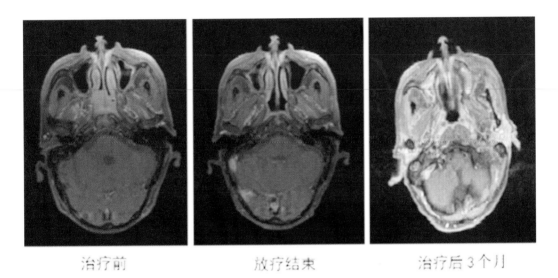

病例 39 图 4　治疗前后鼻咽＋颈部 MRI 对比肿瘤完全消退

七、病情演变

放疗结束后 5 年复查时,患者诉腰背部疼痛,MRI 发现:①T_{11}下缘、$L_{2\sim3}$椎体相对缘及 L_4 椎体后上缘斑片状信号异常,强化稍明显倾向骨转移;②腰椎退变,多个椎间盘变性并向后突出(病例 39 图 5)。明确诊断:鼻咽低分化鳞癌放、化疗后骨转移。2016 － 07 － 31 至 2016 － 08 － 20 针对骨转移病灶行调强放射治疗,放疗剂量 DT 3000cGy/10Fx(病例 39 图 6),患者未再述疼痛,后定期复查,2017 － 02 复查,未发现复发或转移征象。同时联合使用帕米膦酸二钠 6 周期。

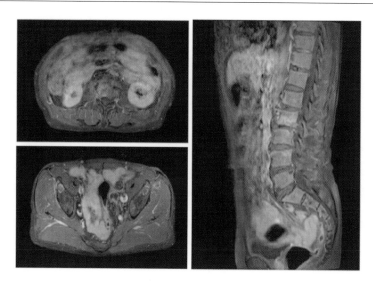

病例 39 图 5　腰椎 MRI

注：腰椎序列及生理屈度未见异常，多个椎间盘 T_2WI 信号减低，$L_{1\sim5}$ 椎间盘向后突出，邻近硬膜囊受压，$L_{1/2}$、$L_{2/3}$ 椎间隙变窄，所扫 T_{11} 下缘、$L_{2,3}$ 椎体相对缘及 L_4 椎体后上缘见斑片状稍长 T_2WI 异常信号影，增强后不均匀强化，以 L_2 椎体更明显；多个椎体边缘稍变尖；椎管内脊髓及马尾信号未见异常；椎旁软组织内未见异常

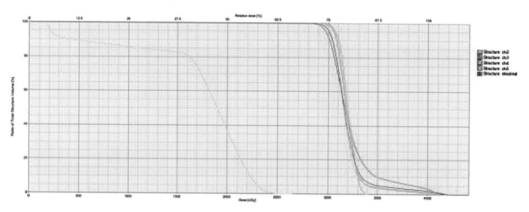

病例 39 图 6　剂量体积直方图（DVH）

八、病例亮点

本病例是一个老年鼻咽癌患者，老年患者治疗前一般状况较成年组差，尤其 70 岁以上患者，常合并糖尿病、冠心病、高血压、贫血、营养不良等疾病，因此，老年患者对放、化疗耐受性下降，不良反应增加。但同步放、化疗仍是局部晚期老年鼻咽癌的主要治疗手段，根据 KPS 评分及 ECOG 评分调整了化疗剂量和化疗方案后，患者基本能耐受同步放、化疗，放疗结束后局部控制良好。治疗结束 5 年后发生腰椎转移，针对骨转移病灶放疗后，患者疼痛缓解。继续随访 10 个月，未发生再次复发或转移。

九、相关知识点

1. 文献报道，鼻咽癌大于 60 岁患者占 5%～15.4%，近几年有明显增多趋势。首发症状仍然以颈部肿块、鼻塞、血涕、耳鸣为主。但老年患者误诊率高，从出现症状到确诊时间较长，确诊时许多患者已处于晚期。年龄是鼻咽癌的一个预后因素，无论肿瘤相关生存率还是总生存率，老年组均较成人组差。老年鼻咽癌(≥70岁)5年总生存率、肿瘤相关生存率、无失败生存率分别是43.9%、67.9%、67.6%，而成年鼻咽癌(<70岁)分别为78.1%、82.3%、74.6%。老年鼻咽癌治疗失败模式主要是远处转移和局部复发，但局部复发多于远处转移，且非肿瘤死亡占相当大比例。

2. 放疗是老年鼻咽癌患者主要治疗手段，放疗剂量与成人组相同。但老年患者放疗急性反应如全身症状、放射性口腔黏膜炎、体重下降等发生率较高，常导致治疗中断，需要加强支持治疗。老年组采用化疗的比例较成年组显著减少，有文献分析了老年肿瘤患者化疗常用的药物、疗效与毒副反应，认为老年组化疗的毒副反应较成年组大，在剂量的调整中可能使疗效下降，但较未使用化疗的患者在总生存率上仍具有优势。目前推荐根据CGA评分进行老年患者用药调整。

3. 鼻咽癌常见的转移部位是骨、肺、肝、纵隔及腹腔淋巴结，仅鼻咽癌根治性放、化疗后远处转移中骨转移高达75%。针对骨转移病灶放疗具有缓解症状提高局部控制率，延缓转移时间，提高生存期的优势。

参 考 文 献

[1] Sze HC, Ng WT, Chan OS, et al. Radical radiotherapy for nasopharyngeal carcinoma in elderly patients: the importance of comorbidity assessment. Oral Oncol, 2012, 48(2): 162-167

[2] Zhang Y, Yi JL, Huang XD, et al. Inherently poor survival of elderly patients with nasopharyngeal carcinoma. Head & neck, 2015, 37(6): 771-776

[3] Liu H, Chen QY, Guo L, et al. Feasibility and efficacy of chemoradiotherapy for elderly patients with locoregionally advancednasopharyngeal carcinoma: results from a matched cohort analysis. Radiat Oncol, 2013, 8: 70

[4] Zeng Q, Xiang YQ, Wu PH, et al. A matched cohort study of standard chemo-radiotherapy versus radiotherapy alone in elderlynasopharyngeal carcinoma patients. PLoS One, 2015, 10(3): e0119593

[5] Zeng Q, Wang J, Lv X. Induction Chemotherapy Followed by Radiotherapy versus Concurrent Chemoradiotherapy in elderly patients with nasopharyngeal carcinoma: finding from a propensity-matched analysis. BMC Cancer, 2016, 16: 693

[6] Bernardi D, Barzan L, Franchin G, et al. Treatment of head and neck cancer in elderly patients: state of the art and guid elines. Crit Rev Oncol Hematol, 2005, 53(1): 71-80

[7] Freyer G, Geay JF, Touzet S, et al. Comprehensive geriatric assessment predicts tolerance to chemotherapy and survival in elderly patients with advanced ovarian carcinoma: a gineco study. Ann Oncol, 2005, 16(11): 1795-1800

[8] Chen JH, Zong JF, Wu JX, et al. Prognostic analysis of nasopharyngeal carcinoma patients with distant metastasis after curative radiotherapy. Clin J Oncol, 2015, 37(3): 216-221

（冯　梅　李　璐）

病例 40　妊娠期鼻咽癌(1)

一、病史摘要

患者朱××,女,37岁,汉族,已婚,湖北省武汉市人,公司职员,2015 – 11 – 03 首次入院。

主诉:发现左颈部包块3个月余。

现病史:缘于入院前3个月余前无明显诱因发现左上颈部包块,约黄豆大小,无触痛,偶有鼻塞,伴偶有回吸性血涕,伴左半侧头痛,伴左耳耳鸣,听力下降,无鼻出血,无面麻,无复视,2015 – 10 至我院行电子鼻咽镜:鼻咽新生物待查。颈部包块穿刺:淋巴结转移 CA。磁共振:鼻咽后壁软组织增厚,咽后壁及左侧咽旁间隙团块状异常信号影,多考虑 NPC,累及左侧头长肌、斜坡、翼内肌;左侧颈部异常信号影,多考虑转移性病变;左侧咽旁间隙及双侧颈动脉鞘旁肿大淋巴结影;双侧颌下淋巴结增多;蝶窦炎;左侧乳突炎。于2015 – 10 – 21 局麻下行鼻咽部活检术,术后病检提示:鼻咽部非角化性未分化癌。时处孕20周,遂于妇产科行口服紫韵(复方米非司酮片) + 羊膜腔穿刺注入乳酸依沙吖啶(利凡诺)引产,于2015 – 11 – 08 11:05 分娩一死女婴,于2015 – 11 – 12 在 B 超监测下行清宫术,手术顺利,术后给予抗感染缩宫治疗。

既往史:无特殊病史,无烟酒嗜好,无肿瘤家族史。G1P0A1。

体格检查:KPS 80%,左颈部可触及多枚肿大淋巴结,部分融合成团,最大直径约6.5cm,下界达左侧锁骨上区,右侧上颈部可触及直径约3cm 肿大淋巴结,质硬,固定边界不清,轻触痛,双肺未闻及明显干湿性啰音,腹软,无压痛反跳痛,未及明显腹部包块,肝脾未触及。

辅助检查(入院前):2015 – 10 – 21 鼻咽及颈部 MRI 磁共振:鼻咽后壁软组织增厚,咽后壁及左侧咽旁间隙团块状异常信号影,多考虑 NPC,累及左侧头长肌、斜坡、翼内肌;左侧颈部异常信号影,多考虑转移性病变;左侧咽旁间隙及双侧颈动脉鞘旁肿大淋巴结影;双侧颌下淋巴结增多;蝶窦炎;左侧乳突炎。

二、辅助检查

入院后完善相关检查:

2015 – 11 – 16 鼻咽及颈部 MRI 示:鼻咽左侧壁及顶后壁软组织肿物,侵犯左侧翼内肌、斜坡、岩尖、颅底、海绵窦;左侧咽旁间隙及双侧颈动脉鞘旁多发肿大淋巴结影;双侧颌下淋巴结增多；蝶窦炎；左侧乳突炎(病例40图1)。

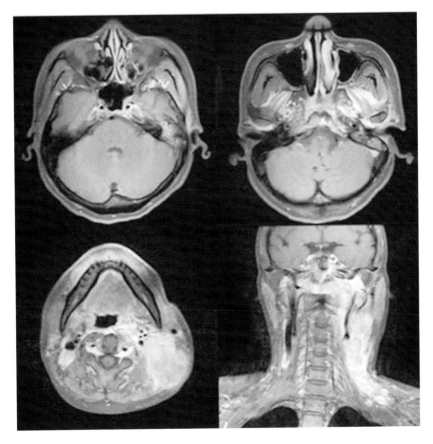

病例40图1　2015－11－16 MRI

胸部 CT 示：左下肺纤维条索灶；双侧腋窝淋巴结稍增多。腹部 B 超未见明显异常。骨扫描示：鼻咽部放射性增浓影。

三、入院诊断

1. 鼻咽未分化型非角化性癌 $T_4N_3M_0$ Ⅳa 期(2008 中国分期)，$T_4N_{3b}M_0$ Ⅳ B 期(AJCC/UICC 第 7 版分期)。

2. 孕 20 周引产术后。

四、诊断依据

患者原发灶鼻咽部已有病理证实，根据目前国内"鼻咽癌 2008 中国分期"，肿瘤累及左侧翼内肌、斜坡、岩尖、颅底、海绵窦，T 分期定为 T_4，双颈部肿大淋巴结(左颈咽后、Ⅱ、Ⅲ、Ⅳ、Ⅴ区、右颈Ⅱ区)，符合淋巴结转移标准，部分融合成团，且伴有包膜外侵犯及淋巴结坏死，N 分期定为 N_3，目前各项检查未见明显转移征象，M 分期定为 M_0，故认为目前分期为 $T_4N_3M_0$ Ⅳa 期(2008 中国分期)、$T_4N_{3b}M_0$ Ⅳ B 期(AJCC/UICC 第 7 版分期)。

五、治疗策略

鼻咽癌受解剖结构限制，手术无法达到根治目的，鼻咽癌放疗敏感性好，因此选择放疗为主的治疗手段，患者为局部晚期，直接放疗很难得到根治，因此确定"诱导化疗＋同步放、化疗"的治疗方案。由于常规放疗不可避免地造成肿瘤周围正常组织的损伤，导致严重口干、张口受限等并发症，影响患者治疗后的生存质量。为了减少肿瘤周围正常组织的放射损伤，同时提高肿瘤靶区照射剂量，提高肿瘤的局控率，计划采用调强放疗技术。放疗过程可能出现下列不良反应：①局部疼痛；②骨髓抑制；③发热；④脱发；⑤放射性脑病；⑥鼻咽大出血；⑦放射性口腔炎；⑧放射性皮炎；⑨免疫抑制；⑩放射性二原癌等。化疗过程可能出现的反应：①骨髓抑制；②肝肾功能损伤；③胃肠道反应；④过敏反应等。预后方面：根据目前文献报道，Ⅳa期鼻咽癌完成根治性治疗后，5年生存率50%～60%。以上治疗考虑、治疗不良反应及预后等情况，均告知患者及家属，并取得患方同意和理解。

六、治疗方案

1. 诱导化疗3周期（2015－11－17至2016－01－14） 3周期TPF方案化疗（DOC 75mg/m² 第1天，NDP 25mg/m² 第1至第3天，氟尿嘧啶750mg/m² 第1至第5天，每21天1次），过程顺利，诱导化疗出现Ⅱ度呕吐反应、Ⅲ度粒细胞减少。诱导化疗后颈部淋巴结明显缩小。

2. 同步化放疗（2016－01－26至2016－03－17） 行鼻咽及颈部调强放疗，共完成GTVnx DT 7040cGy/32Fx，CTV1 DT 6080cGy/32Fx，CTV2 DT 5440cGy/32Fx，GTVnd－L DT 6800cGy/32Fx，GTVnd－R DT 6600cGy/32Fx，并给予同步NDP（90mg/m²，每21天1次）化疗3周期，放疗期间出现Ⅱ度放射性口腔炎、Ⅰ度口干，积极予对症处理后症状好转（病例40图2）。放疗结束时疗效评价：PR。

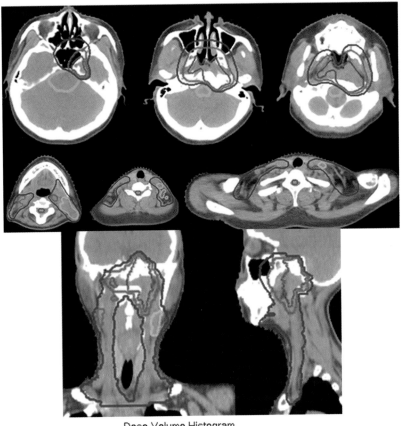

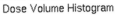

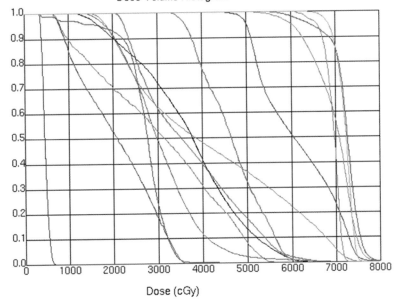

病例 40 图 2　IMRT 靶区勾画

注：GTVnx 红色，GTVnd – L 亮蓝色，GTVnd – R 浅蓝色，CTV1 紫色，CTV2 蓝色

Dose Volume Histogram：剂量体积直方图

3. 放疗后巩固化疗 3 周期(2016 - 04 - 22 至 2016 - 06 - 26) 放疗后行 DP(DOC 75mg/m² 第 1 天 + NDP 25mg/m² 第 1 至第 3 天)方案化疗,过程中出现 Ⅰ 度呕吐反应及 Ⅲ 度粒细胞减少。放疗结束 3 个月后,2016 - 09 - 29 复查 MRI 显示鼻咽、颈部肿瘤均达到 CR(病例 40 图 3)。

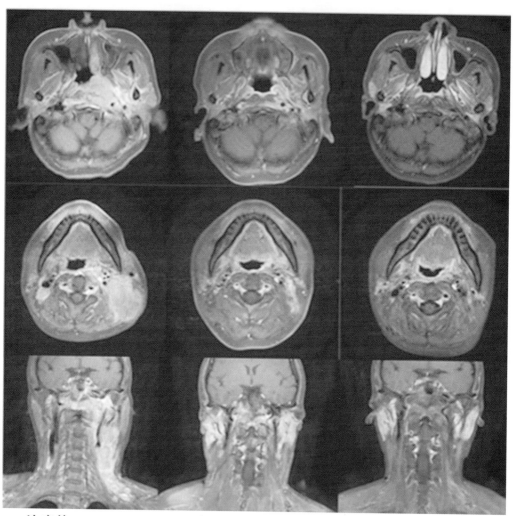

治疗前:2015-11　　放疗结束:2016-3　　放疗结束后3个月:2016-9

病例 40 图 3　治疗前后 MRI 检查显示肿瘤完全缓解

七、病例亮点

本病例为妊娠期鼻咽癌患者,确诊时为局部晚期,孕周为 22⁺⁴,分期为 $T_4N_3M_0$ Ⅳb 期(中国 2008 分期)。考虑到患者为高龄产妇,孕周较小,而鼻咽癌已经为局部晚期,在多学科会诊并与患者及家属充分沟通商讨后,患者决定终止妊娠并引产。后患者先后接受诱导化疗、同步放、化疗和辅助化疗。该病例在治疗结束疗效评价为 CR,但患者存在局部复发和远处转移的高风险,仍需长期随访了解远期疗效。

八、相关知识点

妊娠期鼻咽癌：妊娠合并恶性肿瘤概率仅 0.02% ~ 0.1%，而妊娠合并鼻咽癌很罕见。在早期，有限的临床资料显示，妊娠期鼻咽癌的预后很差，很少患者能长期生存。随着 IMRT 在鼻咽癌治疗中的应用，台湾的报道采用了 IMRT 联合化疗成功治疗了妊娠期局部晚期鼻咽癌病例。最近来自中国中山大学附属肿瘤医院的两组最大宗的回顾性分析显示，在采用包括 IMRT 和化疗联合等手段的现代治疗策略后，妊娠并没有成为不良的预后因素，妊娠期鼻咽癌的生存与非妊娠期鼻咽癌相似。因此，目前认为在妥善处理妊娠期鼻咽癌患者的胎儿后，其治疗可以参考非妊娠期鼻咽癌的成熟治疗策略，其预后并不比非妊娠期鼻咽癌差。

参 考 文 献

[1] Morice P, Uzan C, Uzan S. Cancer in pregnancy：a challenging conflict of interest. Lancet, 2012, 379：495 – 496

[2] Yan JH, Liao CS, Hu YH. Pregnancy and nasopharyngeal carcinoma：a prognostic evaluation of 27 patients. Int J Radiat Oncol Biol Phys, 1984, 10：851 – 855

[3] Wong F, Sai – Ki O, Cheung F, et al. Pregnancy outcome following radiotherapy for nasopharyngeal carcinoma. Eur J Obstet Gynecol Reprod Biol, 1986, 22：157 – 160

[4] Star J, Malee MP. Pregnancy complicated by nasopharyngeal carcinoma. Obstet Gynecol, 1999, 94：845

[5] 李佩莲，朱钟珍. 妊娠哺乳期鼻咽癌 26 例临床分析, 1985, 4(1)：33、80

[6] Lin TI, Lin JC, Ho ES, et al. Nasopharyngeal carcinoma during pregnancy. Taiwan J Obstet Gynecol, 2007, 46(4)：423 – 426

[7] Cheng YK, Zhang F, Tang LL, et al. Pregnancy associated nasopharyngeal carcinoma：A retrospective case – control analysis of maternal survival outcomes. Radiother Oncol, 2015, 116(1)：125 – 130

[8] Zhang L, Liu H, Tang LQ, et al. Prognostic effect of pregnancy on young female patients with nasopharyngeal carcinoma：results from a matched cohort analysis. Oncotarget, 2016, 7(16)：21913 – 21921

（龙国贤　戴宇翙）

病例 41　妊娠期鼻咽癌(2)

一、病历摘要

李××,女,30 岁,汉族,已婚,江西人,2015 - 11 - 30 首次入院。

主诉:鼻塞 1 个月。

现病史:患者 1 个月前无明显诱因出现鼻塞,外院鼻咽镜活检病理示:(鼻咽)非角化性癌,未分化型。免疫组化:EGFR(+ + +)。鼻咽部 MRI 示:鼻咽部软组织肿物,高度可疑鼻咽癌,双侧咽后淋巴结肿大。颈部淋巴结超声:双侧颈部未见明显异常肿大淋巴结。随后就诊我院门诊,查胸部 CT 未见转移,肝脏超声示:肝右叶多发结节,建议增强 CT。骨扫描示:①鼻骨骨代谢旺盛,建议结合 MRI 除外局部骨侵犯;②上颌骨、右骶髂关节、左踝关节骨代谢旺盛灶,考虑良性病变可能大。为进一步治疗,门诊以"鼻咽癌"收入院。自发病以来,患者精神、饮食、睡眠可,大小便正常,体重无明显减轻。

既往史:无食物、药物过敏史,无特殊疾病史,无烟酒嗜好,无肿瘤家族史。

个人史:24 岁结婚,已产 1 子,发病前孕 24 周,门诊已指导患者引产。

查体:ECOG 0 分。双颈、双锁骨上等浅表部位淋巴结未触及明显肿大。脑神经检查未见异常。心、肺、腹体检未见明显异常。

辅助检查(入院前):本院活检病理会诊示:(鼻咽)非角化性癌,未分化型。免疫组化:EGFR(+ + +)。鼻咽部 MRI 示:鼻咽部软组织肿物,双侧咽后淋巴结肿大。颈部淋巴结超声:双侧颈部未见明显异常肿大淋巴结。

初步诊断:鼻咽非角化性未分化型癌伴双侧咽后淋巴结转移。

二、辅助检查

右颈淋巴结病理会诊提示:右颈部低分化鳞癌(泡状核细胞癌),不除外鼻咽癌转移。

鼻咽 + 颈部 MRI:鼻咽部软组织肿物,侵犯翼内肌,双侧咽后淋巴结肿大(病例 41图 1)。

肺部 CT:未见明显异常。

全身骨 ECT:骨扫描未见异常。

腹部超声:未见明显占位。

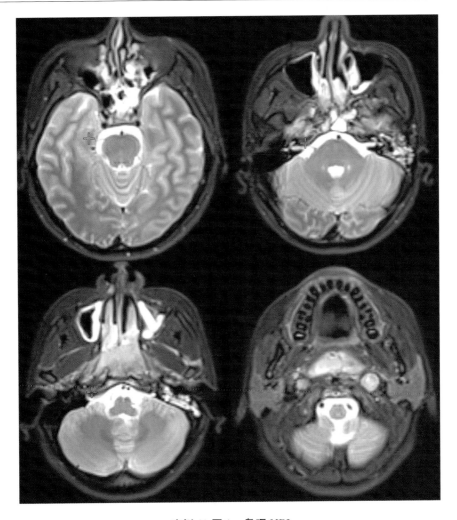

病例 41 图 1 鼻咽 MRI

注：肿瘤累及翼内外肌，双侧咽后淋巴结肿大，伴有包膜外侵犯

三、入院诊断

鼻咽非角化性未分化型癌伴双侧咽后淋巴结转移 $T_3N_1M_0$ Ⅲ期(2008 中国分期)。

四、诊断依据

患者原发灶鼻咽部已有病理证实，根据"鼻咽癌 2008 中国分期"，患者肿瘤累及翼内外肌，T 分期定为 T_3，双侧咽后淋巴结肿大，伴有包膜外侵犯，N 分期定为 N_1，目前各项检查未见明显转移征象，M 分期定为 M_0，故分期为 $T_3N_1M_0$ Ⅲ期(2008 中国分期)。

五、治疗策略

患者为鼻咽癌局部中晚期，合并年轻女性、妊娠、EGFR(＋＋＋)等多个不良预后因素，因而，在患者引产后采用"诱导化疗＋同步放、化疗＋靶向治疗"的治疗方案。为了减少肿瘤周围正常组织的放射损伤，同时提高肿瘤靶区照射剂量，提高肿瘤的局控率，放疗采用调强放疗技术。放疗可能出现下列不良反应：①局部疼痛；②骨髓抑制；③发热；④脱发；⑤放射性脑病；⑥鼻咽大出血；⑦放射性口腔炎；⑧放射性皮炎；⑨免疫抑制；⑩放射性二原癌等。化疗过程可能出现的反应：①骨髓抑制；②肝肾功能损伤；③胃肠道反应；④过敏反应等。靶向治疗可能出现皮疹、出血等不良反应。预后方面：根据目前文献报道，Ⅲ期鼻咽癌完成根治性治疗后，5 年生存率约为 70%。以上治疗考虑、治疗不良反应及预后等情况，均告知患者及家属，并取得了患方同意和理解，签署了同意书。

六、治疗方案

1. 诱导化疗 2 周期（2015 – 12 – 03、2015 – 12 – 22） 具体为：多西他赛 75mg/m² 第 1 天，卡铂 300mg/m² 第 1 天，替吉奥 40mg 每天 2 次，第 1 至第 14 天，每 21 天为 1 周期。2 周期诱导化疗后评效为缩小的 SD。

2. 同步放、化疗 + 靶向治疗 患者于 2015 – 12 – 24 至 2016 – 02 – 10 完成 8 次尼妥珠单抗注射液（泰欣生）（400mg 静脉滴注）方案靶向治疗。于 2015 – 12 – 28 至 2016 – 02 – 13 行鼻咽部病灶、转移淋巴结及颈部淋巴引流区放疗。放疗靶区设计：将诱导化疗后 MRI 显示的鼻咽及侵犯邻近结构病灶 + 转移淋巴结均定义为 GTV（考虑到 CTVp 与 GTVn 剂量相同，不特别区别），给予 95% PGTV 根治性剂量 DT 7000cGy/33Fx，颈部淋巴结引流区双侧 Ⅱ、Ⅲ、Ⅳ、Ⅴ区 + 咽后淋巴结引流区 95% PTV 剂量 DT 6000cGy/33Fx（靶区及 DVH 见病例 41 图 2、病例 41 图 3）。期间于 2016 – 01 – 11 和 2016 – 02 – 03 行 2 周期同步化疗：顺铂 80mg/m² 每 21 天 1 周期。治疗期间出现Ⅰ度消化道反应，Ⅰ度骨髓抑制，对症处理后好转。患者放、化疗后鼻塞症状消失，无特殊不适。放疗后 1 个月（2016 – 03 – 08）复查颈部 CT：与 2016 – 02 – 05（放疗 31Fx）颈部 CT 比较：右侧咽隐窝显示，左侧咽隐窝仍消失，鼻咽壁强化较前增高，原鼻咽左后壁稍高强化结节影显示模糊；右侧咽旁间隙见高强结节显示清楚，约 8mm × 5mm（IM33）。左颈深上组淋巴结较前增大，原约 8mm × 5mm，现约 11mm × 6mm（IM30）；余双侧颈鞘旁及双侧颌下散在小淋巴结影同前，胸部 CT 及腹部 B 超未见异常。

3. 辅助化疗 2 周期（2016 – 03 – 10 至 2016 – 04 – 19）同步放、化疗后行 2 周期辅助化疗 多西他赛 75mg/m² + 卡铂 AUC = 5（300mg/m²）+ 替吉奥 40mg 每天 2 次。患者期间出现Ⅰ度消化道反应，Ⅱ度骨髓抑制，无腹痛、腹泻，无发热、乏力。2016 – 05 – 08 复查评效接近 CR。

七、病情演变

放、化疗结束后 3 个月（2016 – 05 – 08）复查 MRI 接近 CR（病例 41 图 4）。2017 – 05 复诊，病情平稳。

八、病例亮点

本病例是一个Ⅲ期局部晚期鼻咽癌的患者，患者肿瘤负荷较大，同时合并妊娠期、EGFR（+ + +）等不良预后因素，接受诱导化疗后，肿瘤退缩不明显。放疗采用调强放疗技术，放疗计划 GTV 定义为化疗后残留的肿瘤病灶，给予根治剂量照射。并配合同步化疗及靶向治疗提高局部控制率。放疗结束后局部控制良好。

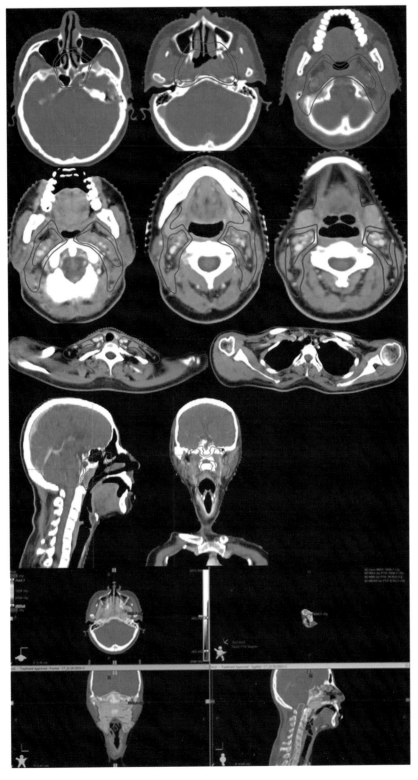

病例 41 图 2　放疗靶区

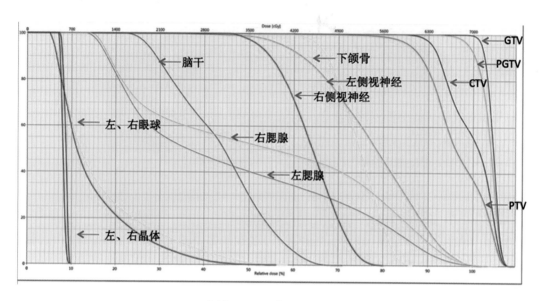

病例 41 图 3　靶区 DVH 图

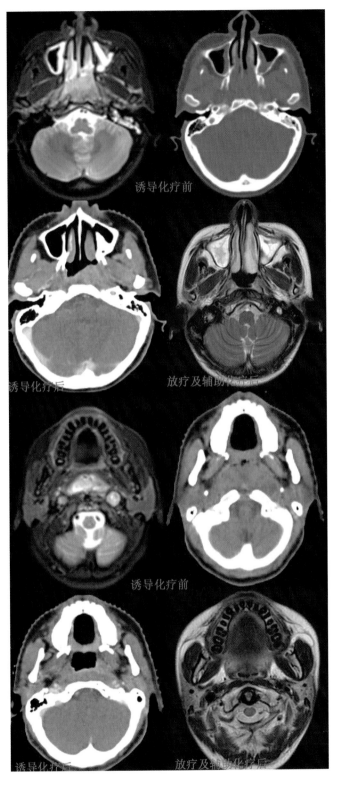

病例 41 图 4　治疗前后 MRI 及 CT 比较

九、相关知识点

1. 妊娠相关鼻咽癌是指妊娠期或产后1年以内发现的鼻咽癌。对于妊娠相关鼻咽癌目前尚无严格诊疗规范，我国对妊娠期合并鼻咽癌的患者大部分按照以下方案治疗：中期妊娠妇女多人工流产后行放射治疗，晚期妊娠妇女多行引产或剖宫产后再行放射治疗。既往研究报道妊娠相关鼻咽癌患者存在初诊时分期晚、颈部淋巴结转移率高，病变发展快、远处转移发生率高等特殊性，从而也呈现较差的预后。随着治疗手段的增加(如诱导化疗、靶向治疗的出现)及调强放疗技术的应用等，鼻咽癌患者总体5年生存率已提高至70%以上，妊娠相关鼻咽癌患者是否仍呈现较差的预后，尚不明确。近期中山大学一项研究的结果提示，妊娠相关鼻咽癌患者的总生存不劣于非妊娠对照组，同时两组患者在无进展生存期、无远处转移生存期方面均无统计学差异。

2. 诱导化疗可以降低局部晚期鼻咽癌患者远处转移率，而且对提高局部控制率及无瘤生存率也有一定的作用，但总生存方面的获益目前存在争议。

3. EGFR高表达是鼻咽癌局部区域复发的独立预后因素。针对EGFR的药物主要包括尼妥珠单抗及西妥昔单抗，两者也是鼻咽癌分子靶向治疗中最常应用及研究的药物。中国医学科学院等多中心、随机对照Ⅱ期临床研究显示，尼妥珠单抗联合放射治疗晚期鼻咽癌完全缓解率达93.44%，可显著提高晚期鼻咽癌患者的疗效，且药物不良反应轻微，目前有关放疗联合尼妥珠单抗的全国多中心Ⅲ期临床研究已完成入组，期待其结果。

参 考 文 献

[1] Voulgaris E, Pentheroudakis G, Pavlidis N. Cancer and pregnancy：a comprehensive review. Surg Oncol, 2011, 20(4)：e175 – 185

[2] 王蕾, 苏勇. 妊娠期合并鼻咽癌的诊治现状. 广东医学, 2015, 36(20)：3250 – 3252

[3] Pavlidis NA. Coexistence of pregnancy and malignancy. Oncologist, 2002, 7(4)：279 – 287

[4] 谢源福, 林坤花, 卓延红, 等. 妊娠哺乳期鼻咽癌8例诊治分析. 中华临床医师杂志(电子版), 2011, 05(17)：5224 – 5225

[5] Cheng YK, Zhang F, Tang LL, et al. Pregnancy associated nasopharyngeal carcinoma：a retrospective case – control analysis of maternal survival outcomes. Radiother Oncol, 2015, 116(1)：125 – 130

[6] Chua DT, Ma J, Sham JS, et al. Long – term survival after cisplatin – based induction chemotherapy and radiotherapy for nasopharyngeal carcinoma：a pooled data analysis of two phase Ⅲ trials. J Clin Oncol, 2005, 23(6)：1118 – 1124

[7] 黄晓东, 易俊林, 高黎, 等. 抗表皮生长因子受体单克隆抗体 h – R3 联合放疗治疗晚期鼻咽癌的Ⅱ期临床研究. 中华肿瘤杂志, 2007, 29(3)：197 – 201

(王 鹏 肖绍文 孙 艳)

病例42 妊娠期鼻咽癌(3)

一、病历摘要

胡××,28岁,汉族,已婚,浙江省宁波市人,干部,2010-05-19首次入院。

主诉: 鼻塞伴回缩涕带血11个月。

现病史: 缘于入院前11个月前无明显诱因下出现鼻塞伴回缩涕带血,鼻塞双侧均明显,呈进行性加重,回缩涕带血间断出现,量少,伴右耳闷,无畏寒发热,无鼻大出血,无头痛头晕,无口腔牙龈出血,无恶心呕吐,无消瘦、乏力、盗汗等,2010-05-16至××县级人民医院查鼻咽CT显示鼻咽顶壁肿块,颈部多发淋巴结肿大。鼻咽MRI显示鼻咽顶部肿块,双颈淋巴结肿大。胸CT未见明显异常。鼻咽镜显示鼻咽后鼻孔见隆起样新生物。当地诊断为鼻咽癌,后患者于2010-05-17至我院门诊,查鼻咽镜显示鼻腔黏膜尚光整,鼻咽顶前壁见隆起样新生物,侵入双后鼻孔,口咽阴性。活检病理显示后鼻孔非角化性癌(未分化型),门诊诊断"鼻咽癌",为进一步治疗收入院。起病来,神清,精神可,食欲和睡眠一般,大小便正常,近期体重下降(20天前因剖宫产体重下降10kg)。

既往史: 既往体质良好。疾病史:否认高血压、糖尿病、心脏病、肝病史、肾病史。无肝炎、肺结核病史。预防接种史不详。无过敏史。20天前曾行剖宫产术,手术顺利,术后恢复尚可。无外伤史,无输血史,无中毒史,无长期用药史,无成瘾药物。与本病相关病史:无。患者家族中无遗传病史。

体格检查: 一般可,生命体征平稳,ZPS 0分,心脏听诊未闻及病理性杂音,双肺未闻及干湿性啰音,腹平软,无压痛,未及异常包块,移动性浊音阴性。鼻咽顶壁结节状新生物,累及双侧后鼻孔。双上颈部可及肿大淋巴结,右侧3cm×2cm,左侧2cm×1.5cm,质中,固定,无压痛,其余部位浅表未及肿大淋巴结,脑神经阴性,口腔无龋齿残根。

辅助检查(入院前): 2010-05-16外院鼻咽CT显示鼻咽顶壁肿块,颈部多发淋巴结肿大。鼻咽MRI显示鼻咽顶部肿块,双颈淋巴结肿大。胸CT未见明显异常。鼻咽镜显示鼻咽后鼻孔见隆起样新生物。2010-05-17本院鼻咽镜显示鼻腔黏膜尚光整,鼻咽顶前壁见隆起样新生物,侵入双后鼻孔,口咽阴性。2010-05-18本院活检病理:(后鼻孔)非角化性癌(未分化型)。

初步诊断: 妊娠期鼻咽癌伴双上颈淋巴结转移(分期待定)。

二、辅助检查

入院后鼻咽部+颈部MR检查:鼻咽部见软组织肿块影填充,T_1WI呈等信号、T_2WI

呈较高信号,肿块向前达两侧后鼻孔连线。两侧咽隐窝略变浅,两侧头长肌信号未见异常,颅底骨及双侧海绵窦形态、信号无殊。双颈见多发肿大淋巴结,大者约1.5cm,强化较明显。诊断结果:鼻咽癌累及后鼻孔、颈部淋巴结肿大(病例42图1)。全身骨显像:右侧颞骨、左第6侧肋、右肩胛下角代谢活跃,建议定期随访。腹部B超:肝胆胰脾无明显异常。

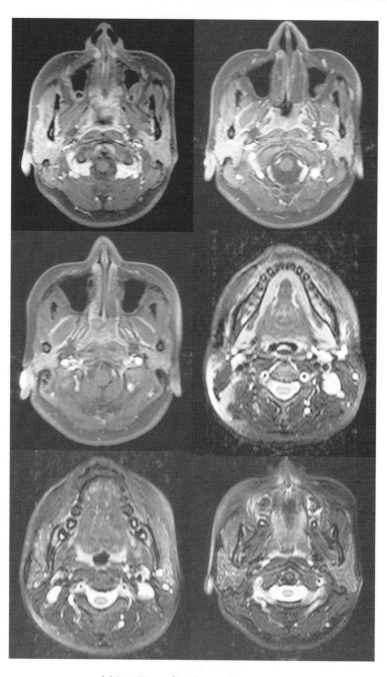

病例42图1 鼻咽部+颈部MR检查

注:鼻咽顶壁新生物累及双侧后鼻孔,未突破咽颅底筋膜。双侧咽后外侧组、双侧Ⅱb区多发淋巴结肿大

三、入院诊断

妊娠期鼻咽非角化性未分化型癌伴双颈部淋巴结转移，$T_1N_2M_0$ III 期(AJCC/UICC 第 7 版分期)。

四、诊断依据

患者原发灶鼻咽部已有病理证实，根据 AJCC/UICC 第 7 版分期系统：鼻咽肿瘤累及双侧后鼻孔，未突破咽颅底筋膜，T 分期为 T_1。双侧咽后外侧组、双侧 II b 区多发淋巴结肿大，符合转移淋巴结标准，N 分期为 N_2。目前各项检查未见明显转移征象，M 分期定为 M_0，故目前分期为 $T_1N_2M_0$ III 期(AJCC/UICC 第 7 版分期)。

五、治疗方案

1. 诱导化疗　2010 – 05 – 21、2010 – 06 – 13 和 2010 – 07 – 06 行 PF 诱导化疗 3 次：奈达铂($100mg/m^2$)55mg 第 1 至第 3 天，氟尿嘧啶($4000mg/m^2$)6700mg 连续静脉输注 120 小时，过程顺利。

2. 根治性放、化疗　2010 – 07 – 27 起行 IMRT 治疗：鼻咽原发肿瘤区 PGTVnx DT 6600cGy/30Fx，转移淋巴结 PGTVnd DT 6600cGy/30Fx，高危淋巴结区 CTVnd DT 6300cGy/30Fx，原发肿瘤及阳性淋巴结区 PTV1 DT 6000cGy/30Fx，其他淋巴结区 PTV2 DT 5400cGy/30Fx。2010 – 07 – 29 和 2010 – 08 – 18 行同步化疗 2 次：奈达铂($80mg/m^2$) 45mg 第 1 至第 3 天(病例 42 图 2)。

六、治疗反应及随访

患者诱导化疗后，鼻咽及颈部淋巴结评价为 CR，放、化疗结束 1 个月时肿瘤评价为 CR。后定期门诊复查，最后一次复查为 2017 – 03 – 01，无肿瘤复发转移(病例 42 图 3)。

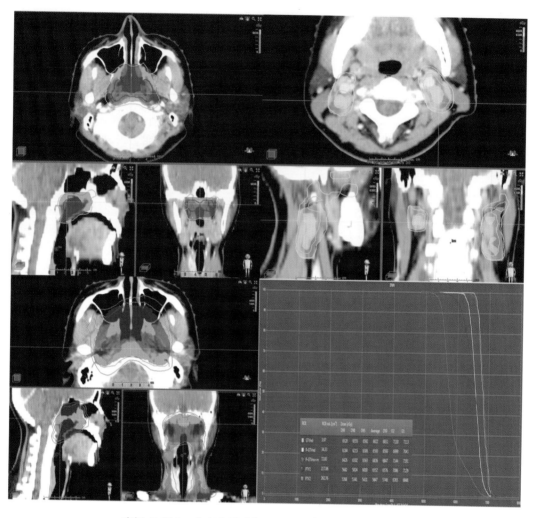

病例 42 图 2　患者各肿瘤靶区勾画、DVH 图及等剂量线

注：肿瘤靶区：鼻咽原发灶（红色块 PGTVnx）、颈部转移淋巴结（绿色块 GTVnd，黄色块 PGTVnd）、PTV1（蓝色块）、PTV2（粉红块）。等剂量线：绿色线（6600cGy）、淡黄色线（6300cGy）、黄色线（6000cGy）、粉色线（5400cGy）

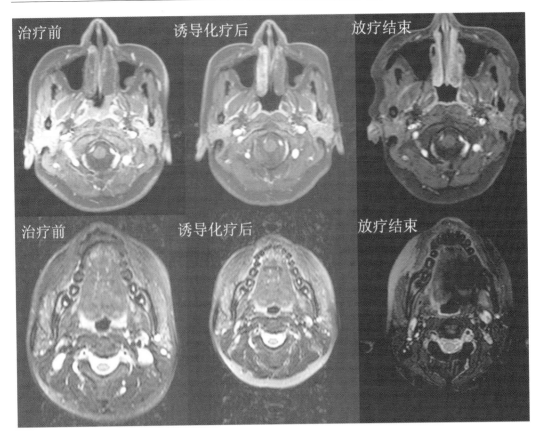

病例 42 图 3　治疗前后鼻咽及颈部淋巴结退缩情况

七、治疗策略及讨论

早期的文献普遍认为妊娠是鼻咽癌患者不良的预后因素。Yan 等发现鼻咽癌治疗期间并存妊娠的 9 例患者，5 年的成活比例为 11%（1/9），而治疗后 2 年内及 2 年后妊娠的患者 5 年的成活率分别为 73%（8/11）和 100%（7/7）。李佩莲等收集中山肿瘤医院 1964—1980 年诊断的妊娠期鼻咽癌 26 例，发现 5 年成活率明显低于普通患者[28.5%（6/21）vs 49.5%]。蔡代胜等观察发现妊娠期鼻咽癌 5 年的成活率为 14.3%，要明显差于普通患者（71.0%），而放疗后 2 年内妊娠的患者预后也差于 2 年后妊娠患者（44.4% vs 86.0%），认为妊娠易导致肿瘤复发转移。陈洪泉等报道接受单纯放疗的妊娠哺乳期鼻咽癌患者 13 例。3 年、5 年生存率分别为 44%（4/9）和 0（0/4）。其中 2 例死于局部复发，2 例死于远处转移，1 例死于放射性脊髓炎高位截瘫。但妊娠影响鼻咽癌预后的内在机制尚不清楚，可能是由于怀孕期间的生理性贫血及免疫抑制而导致原发灶控制失败及远处转移的发生。

早期研究中基本使用单纯放射治疗，而在李佩莲的观察中发现接受放、化疗的患者预后要好于单纯放疗者（5 年成活率 3/7 vs 3/14）。而随着影像技术、放疗技术的发展，特别是化疗的积极介入，妊娠是否还会影响患者的预后？

谢源福等报道采用放、化疗综合模式治疗 6 例局部晚期妊娠期鼻咽癌患者。常规放疗的基础上结合 2 周期同步化疗和 2 周期巩固化疗取得了理想的效果：6 例患者均成活 5 年以上(5 例患者无瘤生存，1 例出现肺寡转移行手术治疗后无瘤生存)。

而最近马骏团队研究发现，在 36 例妊娠期鼻咽癌(妊娠期间或产后 1 年内诊断的鼻咽癌)在放、化疗综合治疗下(87% 的患者接受了化疗，19.4% 的患者接受了调强放疗)，妊娠并不影响鼻咽癌患者的总生存，包括局部区域复发和远处转移。而同期中山大学肿瘤中心的另一项回顾性研究，配对比较了 1999—2010 年 51 例妊娠期鼻咽癌。发现妊娠期鼻咽癌除局部区域控制低于配对组(92 个月时 84.8% vs 95.9%，$P = 0.033$)，而在总生存、无瘤生存率及无远处转移生存率均无差异。

因此，纵观妊娠期鼻咽癌的治疗历史来看，以铂类为主化疗的积极介入，大大降低了妊娠对鼻咽癌患者预后的不良影响。本例患者为 $T_1N_2M_0$ Ⅲ期患者，采用 3 个疗程的 PF 诱导化疗 + 2 个疗程的铂类同步化疗的强化治疗，至今肿瘤控制良好，证明强化化疗可以提高妊娠期鼻咽癌的疗效。而化疗采用诱导 + 同步还是同步 + 巩固，甚或诱导 + 同步 + 巩固的模式目前尚不明确。但近期的多中心Ⅲ期临床研究报道，诱导化疗可以降低远处转移并提高总生存率，支持诱导 + 同步化疗的模式。

参 考 文 献

[1] Yan jiehua, et al. Pregnacy and nasopharyngeal carcinoma. A prognostic evaluation of 27 patients. International Journal of Radiation Oncology Biology, physics, 1984, 10:851

[2] 李佩莲，朱钟珍. 妊娠哺乳期鼻咽癌 26 例临床分析. 癌症杂志，1985，1：33 - 34

[3] 蔡代胜，廖遇平，刘雯，等. 妊娠对鼻咽癌放疗预后的影响(附 59 例分析). 实用癌症杂志，1994，9(3)：202

[4] 陈洪泉，吴仁瑞，彭兰秀. 妊娠哺乳期鼻咽癌放射治疗. 赣南医学院学报，2000，20(3)：273

[5] 谢源福，林坤花，卓延红，等. 妊娠哺乳期鼻咽癌八例诊治分析. 中华临床医师杂志(电子版)，2011，5(17)：5224

[6] Cheng YK, Zhang F, Tang LL, et al. Pregnancy associated nasopharyngeal carcinoma: a retrospective case - control analysis of maternal survival outcomes. Radiother Oncol, 2015, 116(1): 125 - 130

[7] Lu Zhang, Huai Liu, Lin - Quan Tang, et al. Prognostic effect of pregnancy on young female patients with nasopharyngeal carcinoma: results from a matched cohort analysis. Oncotarget, 2016, 7(16): 21913 - 21921

[8] Sun Y, Li WF, Chen NY, et al. Induction chemotherapy plus concurrent chemoradiotherapy versus concurrent chemoradiotherapy alone in locoregionally advanced nasopharyngeal carcinoma: a phase Ⅲ, multi-centre, randomised controlled trial. The Lancet Oncology, 2016, 17(11): 1509 - 1520

(姜　锋　陈晓钟)

病例 43　鼻咽癌误诊误治

一、病历摘要

吕××,男性,41 岁,汉族,已婚,浙江省绍兴市人,工人,2014 – 11 – 27 首次入院。

主诉:右侧面麻 5 个月余。

现病史:患者 2014 –06 无明显诱因出现右侧面麻,无耳鸣、听力下降,无鼻塞,无回吸性血涕,无头痛,无复视等不适。患者未予重视以及处理。2014 – 11 出现右眼视力下降,2014 – 11 – 06 当地医院 MRI 检查示:右侧海绵窦、右侧翼腭窝新生物,鼻咽部新生物不明显。拟诊"脑膜瘤",2014 – 11 – 19 在某医院行伽马刀治疗:中心点剂量 1800cGy,靶区周边剂量 900cGy,治疗后右侧视力较前好转,于 2014 – 11 – 24 就诊我院,行纤维鼻咽镜检查:右鼻腔见假膜样物堵塞,无法进入,左鼻腔(–)。鼻中隔后缘,鼻咽左顶壁,左后鼻孔黏膜隆起粗糙,咬检。鼻咽右顶侧壁黏膜充血,右后鼻孔视不清。口咽:(–)。活检示:(鼻咽)黏膜内异型增生上皮细胞,符合非角化性癌。今患者为进一步诊疗,门诊以"鼻咽癌"收住入院。

既往史:无特殊疾病史。有吸烟习惯,种类:纸烟,每天 40 支,已吸 20 年,未戒。无饮酒习惯,无肿瘤家族史。

体格检查:卡氏评分 90 分,鼻咽左侧顶壁、左侧后鼻孔、鼻中隔后缘黏膜隆起粗糙。双侧颈部、双锁骨上等全身部位浅表淋巴结未触及明显肿大。脑神经检查:Ⅱ(+),Ⅲ(+),Ⅴ(+)。心、肺、腹体检未见明显异常。

辅助检查(入院前):外院 MRI 检查示:右侧海绵窦、右侧翼腭窝新生物,鼻咽部新生物不明显。我院纤维鼻咽镜活检示:(鼻咽)黏膜内异型增生上皮细胞,符合非角化性癌。

初步诊断:鼻咽非角化性癌(分期待定)。

二、辅助检查

入院后鼻咽 + 颈部 MRI 经全科讨论示(病例 43 图 1):肿瘤累及鼻咽双侧壁、顶后壁、右鼻腔、鼻中隔、右侧鼻甲、右翼突基底部、右侧翼腭窝、右侧上颌窦后壁骨质、右侧眶下裂、眶尖、右侧蝶骨大翼、斜坡、岩尖、右颞叶下极以及右侧海绵窦,伴双侧咽后外侧组淋巴结肿大,无明显颈部淋巴结转移。胸部和上腹部 CT:①胸部 CT 扫描未见异常;②肝、胆、胰、脾及腹膜后未见明显异常。全身骨 ECT:骶椎代谢活跃,建议定期复查。骨盆 MRI:骶椎未见异常。

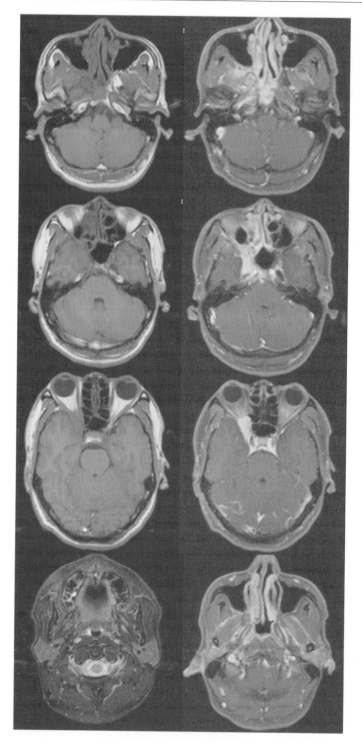

病例 43 图 1　鼻咽 + 颈部 MRI

注：鼻咽双侧壁、顶后壁稍增厚（右侧为著），T_1WI 呈稍低信号，T_2WI 呈高信号，增强后肿块明显强化，肿块向前超过双侧翼腭窝后缘连线（累及右鼻腔）、鼻中隔、右侧鼻甲，右翼突基底部，右侧翼腭

窝内脂肪信号消失，代之以软组织肿块，增强后明显强化，右侧上颌窦后壁骨质信号异常；上颌窦后脂肪信号消失，右侧眶下裂见扩大，眶尖见软组织影，增强后见强化。病灶向后未累及头长肌；向外侧突破右侧咽颅底筋膜累及咽旁间隙；向上侵犯颅底，右侧蝶骨大翼、斜坡，岩尖骨皮质低信号中断，代之以 T_1 等低信号 T_2 高信号灶，增强后见强化，右侧卵圆孔见破坏、向上累及右颞叶下极以及右侧海绵窦

三、入院诊断

鼻咽未分化型癌 $T_4N_1M_0$　ⅣA 期（UICC/AJCC 第 7 版）。

四、诊断依据

患者原发灶鼻咽部已有病理证实，根据目前美国癌症联合委员会（AJCC）咽部肿瘤 TNM 分期系统（2010 年第 7 版），肿瘤累及右海绵窦，T 分期定为 T_4；双侧咽后外侧组淋巴结肿大，符合淋巴结转移标准，N 分期定为 N_1；目前各项检查未见明显转移征象，M 分期定为 M_0，故认为目前分期为 $T_4N_1M_0$ ⅣA 期。

五、治疗策略

局部晚期鼻咽癌标准治疗方案是放化综合治疗。患者局部肿瘤侵犯范围广，累及右侧颞叶以及海绵窦，直接行同步放、化疗照射范围广，放射损伤大；2 周前曾行伽马刀治疗（中心点剂量 1800cGy，靶区周边剂量 900cGy），此次放疗为二程放疗，直接行放疗则两次放疗时间间隔太短。经全科讨论，治疗上准备行"6 周期诱导化疗 + 同步放、化疗"的治疗方案。为了减少肿瘤周围正常组织的放射损伤，同时提高肿瘤靶区照射剂量，提高肿瘤的局控率，计划采用螺旋断层放射治疗技术。放疗过程可能出现下列不良反应：①局部疼痛；②骨髓抑制；③发热；④脱发；⑤放射性脑病；⑥鼻咽大出血；⑦放射性口腔炎；⑧放射性皮炎；⑨免疫抑制；⑩放射性二原癌等。化疗过程可能出现的反应：①骨髓抑制；②肝肾功能损伤；③胃肠道反应；④过敏反应等。预后方面：根据我院文献报道，ⅣA 期鼻咽癌完成根治性治疗后，5 年无进展生存率约 60%。以上治疗考虑、治疗不良反应及预后等情况，均告知患者及家属，并取得患方同意和理解。

六、治疗方案

1. TP 方案诱导化疗 6 周期（2014 - 12 - 05 至 2015 - 04 - 30）多西他赛 135mg 第 1 天，奈达铂 135mg 第 1 天。诱导化疗曾引起 Ⅰ 度转氨酶升高，Ⅰ 度消化道反应，Ⅲ 度骨髓抑制，对症治疗后均好转。诱导化疗结束复查鼻咽镜发现鼻咽腔内肿瘤完全消退，复查 MRI 显示鼻咽原发灶和咽后淋巴结明显退缩，颅内海绵窦等病灶侵犯范围明显缩小。

2. 同步放、化疗（2015 - 06 - 03 至 2015 - 07 - 17）　同步化疗：奈达铂 148mg 第 1 天每 3 周 1 次 ×2 周期。螺旋断层放射治疗（病例 43 图 2 至病例 43 图 4）：考虑为青年患者，局部晚期，治疗前肿瘤广泛侵犯海绵窦、颞叶、框尖，诱导化疗后肿瘤明显退缩，因此将诱导化疗后 MRI 显示的鼻咽及侵犯邻近结构病灶定义为 GTVnx，咽后淋巴结为 GTVrn，GTVnx 和 GTVrn 合并外扩 3mm 形成 PGTV，诱导化疗后肿瘤消退的范围外扩 3mm 形成 PGTV - pre - post，双颈未达诊断标准，颈部小淋巴结外扩 3mm 为 PTVnd，予以 PGTV（95% V）照射剂量 DT 7040cGy/32Fx，PGTV - pre - post（95% V）照射剂量 DT 6400cGy/32Fx，PTVnd（95% V）照射剂量 DT 6400cGy/32Fx，高危区定义为 PTV1（95%

Ⅴ），照射 DT 6080cGy/32Fx，颈部淋巴引流区双侧Ⅱ、Ⅲ、Ⅳ、Ⅴ定义为 PTV2（95％ Ⅴ）预防照射 DT 5440cGy/32Fx。放疗期间出现Ⅰ度放射性口腔炎、Ⅰ度口干，积极予对症处理后症状好转。放疗结束 1 个月疗效评价：CR（病例 43 图 5）。

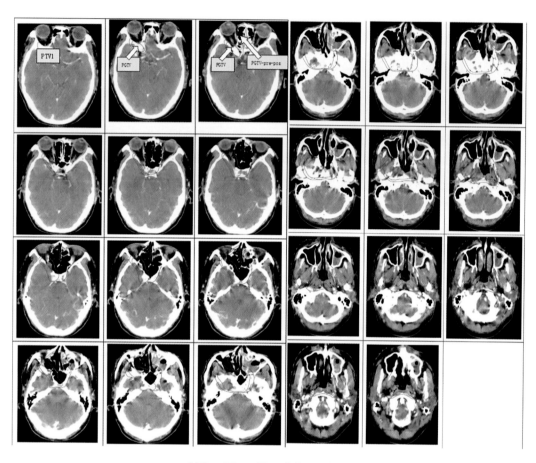

病例 43 图 2　调强放疗计划靶区

注：深红色：PGTV；紫红色：PGTV - pre - post；紫色：PTV1

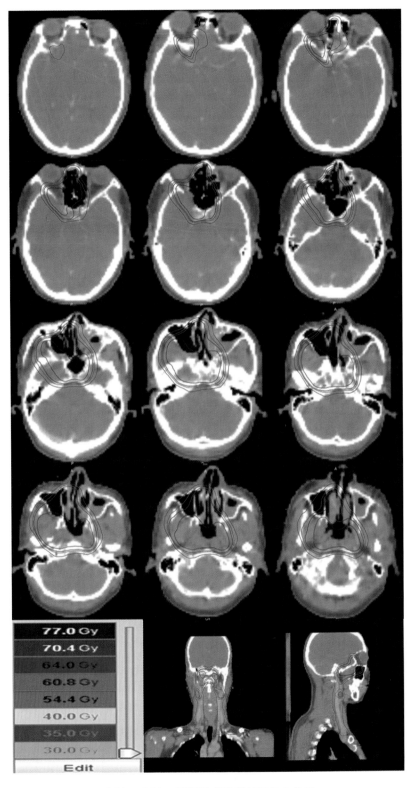

病例 43 图 3 调强放疗计划剂量分布曲线

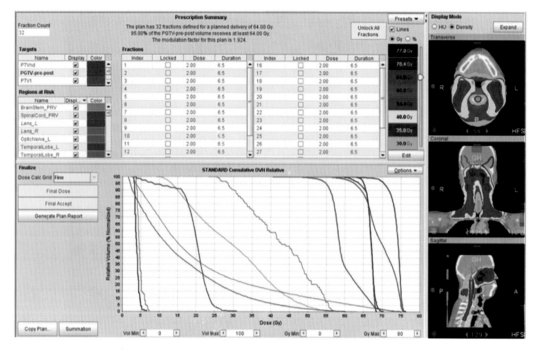

病例 43 图 4　剂量体积直方图(DVH)

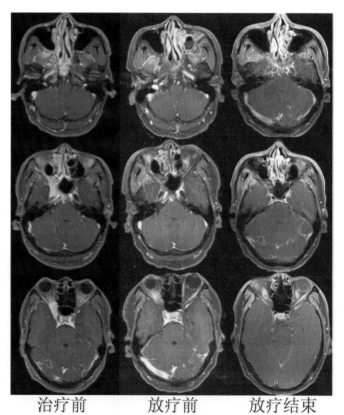

病例 43 图 5　治疗前后鼻咽 + 颈部 MRI 对比肿瘤完全消退

七、病例亮点

本病例是一个Ⅳ期局部鼻咽癌患者，肿瘤局部侵犯到右侧眶尖、右颞叶下极以及右侧海绵窦。入我院治疗前曾在外院误诊为"脑膜瘤"行伽马刀治疗(中心点剂量18Gy，靶区周边剂量9Gy)，此次放疗为二程放疗，直接行根治性放疗则两次放疗时间间隔太短，经全科讨论，治疗上给予行"6周期诱导化疗+同步放、化疗"的治疗方案，一方面多周期诱导化疗可延长此次放疗与首次伽马刀治疗间隔，另一方面诱导化疗使肿瘤体积缩小，放疗高剂量靶体积相应减少，可降低放疗后期不良反应。为了减少肿瘤周围正常组织的放射损伤，同时提高肿瘤靶区照射剂量，提高肿瘤的局控率，放疗采用螺旋断层放射治疗技术。6周期诱导化疗后肿瘤疗效评价为PR，放疗结束肿瘤疗效评价为CR。放疗结束后近2年复查提示仍无瘤生存，主诉右眼肿胀感，右侧面部V1~V2区麻木，无放射性脑病和其他放射性脑神经损伤症状和体征。

八、相关知识点

1. 分次放射治疗的生物学因素(4Rs) 细胞放射损伤的修复；周期内细胞的再分布；氧效应及乏氧细胞的再氧合；再群体化。

2. 伽马刀特点 头部伽马刀是立体定向放射外科的主要治疗手段。目前临床应用的头部伽马刀有静态式和旋转式两种。静态式伽马刀是将分布在半球上的201个^{60}钴放射源所产生的伽马射线聚焦于一点，形成一个围绕焦点的高剂量区，其剂量强度由中心向四周逐渐衰减，治疗时使靶区为高剂量，靶区周边为低剂量，靶外剂量递减十分陡峭，半影区范围小(20%~80%剂量线范围在5~10mm量级)。

3. 鼻咽癌不合适伽马刀治疗 主要原因是伽马刀为单次大剂量照射，对于恶性肿瘤的分次治疗难以实现；伽马刀治疗对肿瘤的体积和形状是有限制的，肿瘤最好是球形，而且直径小于3cm。否则，有部分的肿瘤就可能未受到照射或照射剂量很低，成为复发的根源；鼻咽癌绝大多数为未分化癌，恶性程度较高，常侵犯周围结构和转移到颈部淋巴结，形成一个形状极为不规则的肿瘤，而且初治患者鼻咽部和颈部均要接受较大面积的照射，靶区远大于3cm，因此初治鼻咽癌应用伽马刀治疗往往极易复发；初治患者若接受了伽马刀治疗，鼻咽局部小范围已接受了大剂量的照射，一方面使残留肿瘤细胞产生放射耐受性；另一方面周围正常组织也接受了一定剂量的照射，这给再次正规的根治性放射治疗带来很大的困难，同时也给患者带来了巨大的经济损失。

4. 诱导化疗后靶向勾画依据 使用诱导化疗后，鼻咽部及颈部肿瘤缩小，这给作为鼻咽部肿瘤最主要治疗方式的放射治疗带来一个难题。《放射肿瘤学的原理与实践》第4版、第5版认为，应按诱导化疗前的肿瘤范围勾画，Salama等也提出相似观点，并建议给予根治剂量，而做出这个共识主要是基于理论上的推测，缺乏循证医学依据。若使用诱导化疗前的鼻咽部肿瘤作为放疗的肿瘤靶区，因肿瘤退缩导致的解剖结构的改变，部分正常组织则必然会进入靶区高剂量区域范围内，这可能会导致其受照剂量超过限制；另外，若使用诱导化疗后的鼻咽部肿瘤作为放疗的肿瘤靶区，则可能会出现靶区范围不够，增加肿瘤局部失败的概率，如何进行勾画则是一个有待解决的问题，目前仍未定论。国内主要鼻咽癌诊治中心一般推荐按照诱导化疗后的鼻咽部肿瘤作为放疗的肿瘤靶区。

我院推荐：鼻咽腔内退缩的肿瘤以及软组织占位灶按照诱导化疗后影像可见病灶作为放疗的肿瘤靶区，而颅底骨质和颅内侵犯病灶则按照诱导化疗前影像可见病灶作为放疗的肿瘤靶区，颈部淋巴结一律按照诱导化疗后影像可见病灶作为放疗的肿瘤靶区。

5. 诱导化疗后放射治疗剂量依据　根据既往研究结果，5000cGy 的放射剂量可控制肿瘤 90% 以上亚临床病灶，6000cGy 可控制 $1 \times 10^6/cm^3$ 或 $1cm^3$ 大小的肿瘤细胞集合。因此，目前鼻咽癌的放疗剂量推荐：高风险 CTV1 及较低风险 CTV2 分别给予 6000cGy 及 5000cGy 的较低剂量照射。肿瘤负荷与所需根治剂量密切相关，随着诱导化疗后肿瘤缩小，原肿瘤外围区域肿瘤细胞密度已明显下降减少，肿瘤负荷相应降低，杀灭肿瘤所需的根治剂量也应相应减少。有研究认为，影像上的可见肿瘤其密度一般大于 $1 \times 10^9/cm^3$，而影像上不可见的肿瘤一般小于 $1 \times 10^9/cm^3$，650 ~ 700cGy 的照射剂量能使头颈部鳞状细胞癌肿瘤密度降低 1 个 10 进制数量级。基于上述研究，诱导化疗后肿瘤退缩范围勾画为 GTV pre – post – IC – NP，给予 6300 ~ 6400cGy/30Fx。

参 考 文 献

[1] Salama JK, Haddad RI, Kies MS, et al. Clinical practice guidance for radiotherapy planning after induction chemotherapy in locoregionally advanced head – and – neck cancer. Int J Radiat Oncol Biol Phys, 2009, 75(3): 725 –733

[2] Mcbride WH. Biologic basis of radiation oncology. Perez and brady principles and practice of radiation oncology. Sixth edition. Philadelphia: Lippincott Williams and Wilkins, 2013, 203 –268

（金　厅　陈晓钟）

病例 44　枕部淋巴结转移的鼻咽癌

一、病历摘要

江××，19 岁，汉族，未婚，江西省九江市人，学生，2012 – 09 – 06 首次入院。

主诉：双颈肿物 3 个月余。

现病史：患者于 3 个月前无明显诱因出现双颈肿物，未伴鼻塞、涕血，无头痛、复视、面麻等症状。2012 – 08 – 13 外院 CT 发现右侧鼻咽占位病变。2012 – 08 – 15 行鼻咽镜检查，活检病理检查示：鼻咽未分化型非角化性癌。今患者为进一步诊疗就诊我院。患者自发病来，精神佳，饮食睡眠佳，大小便正常，体重无明显变化。

既往史：无特殊疾病史，无烟酒嗜好，无肿瘤家族史。

体格检查：卡氏评分 90 分，双颈 Ⅱa、Ⅱb、Ⅲ～Ⅴab 区可扪及数枚肿大淋巴结，最大者约 6cm×6cm；枕骨隆突下可及 1 枚肿大淋巴结，约 2cm×2cm；质硬，活动度可，表面光滑，无明显压痛。鼻咽双侧顶后壁见结节状肿物，脑神经检查未见异常。心、肺、腹体检未见明显异常。

辅助检查(入院前)：我院鼻咽活检病理检查结果：鼻咽未分化型非角化性癌。

初步诊断：鼻咽未分化型非角化性癌 $T_4N_3M_0$ Ⅳa 期(2008 中国分期)。

二、辅助检查

鼻咽 + 颈部 MRI 示(病例 44 图 1)：鼻咽顶壁、顶后壁及双侧壁增厚，符合鼻咽癌，病变侵犯蝶窦右份、右侧后鼻孔、右侧咽旁间隙、咽后间隙、右侧翼腭窝、右侧破裂孔及海绵窦。颅底骨质破坏。双侧咽后，双颈 Ⅱa、Ⅱb、Ⅲ区及左颈 Ⅴ区淋巴结肿大，考虑转移；鼻窦炎；右乳突炎症。胸片：心肺未见异常。全身骨 ECT：鼻咽部颅底骨质代谢活跃，符合鼻咽癌表现。腹部彩超示：肝脾未见异常。

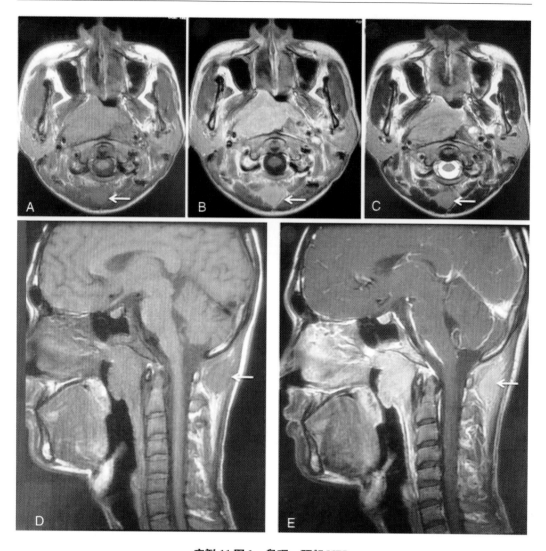

病例 44 图 1　鼻咽 + 颈部 MRI

注：鼻咽腔明显狭窄，鼻咽顶壁、顶后侧壁、右侧壁增厚，左侧壁稍增厚，双侧咽隐窝见软组织肿物填充，T_1WI 呈等信号，T_2WI 呈稍高信号，增强后肿块明显强化，病变向前上侵犯蝶窦右份，内见软组织影。病灶突入右侧后鼻孔。右侧腭帆张提肌、右侧翼内肌、右侧头长肌及左侧腭帆提肌结构受侵，右侧腭帆张提肌间隙见软组织影突入，左侧腭帆张提肌间隙结构清晰，左侧头长肌、左侧翼内外肌及右侧翼外肌未见异常。口咽右侧壁稍增厚受压，口咽左侧壁未见增厚。右侧翼腭窝见软组织影，左侧翼腭窝、双侧上颌窦后脂肪间隙及双侧咀嚼肌间隙未见异常。斜坡、右侧岩尖枕骨基底部、蝶骨基底部、右侧翼突基底部及右侧翼突内外板骨质信号减低，增强扫描见不均匀强化。右侧破裂孔及右侧海绵窦增宽，内见软组织影，强化明显。左侧海绵窦形态正常，信号均匀。鞍区和垂体结构未见明显异常。双眼未见异常。双侧咽后见明显肿大淋巴结，右侧大小为 20mm×21mm，左侧大小为 12mm×14mm，边界欠清，包膜侵犯，可见坏死，双颈 Ⅱa、Ⅱb 区及Ⅲ区、左颈 Ⅴ 区见多个淋巴结，最大 18mm×38mm，部分边界欠清，包膜欠完整，相互融合

三、入院诊断

鼻咽非角化性未分化型癌侵犯颅底、蝶窦、海绵窦伴双颈淋巴结转移及枕部淋巴结转移 $T_4N_3M_0$ IVa 期(2008 中国分期)。

四、诊断依据

患者原发灶鼻咽部已有病理证实,根据目前国内"鼻咽癌 2008 中国分期",肿瘤累及右海绵窦,T 分期定为 T_4,双颈部肿大淋巴结(双颈区IV、Vb 区),符合淋巴结转移标准,N 分期定为 N_3,目前各项检查未见明显转移征象,M 分期定为 M_0,故认为目前分期为 $T_4N_3M_0$ IVa 期(2008 中国分期)。

五、治疗策略

鼻咽癌放疗敏感性好,因此选择放疗为主的治疗手段。患者为局部晚期,局部肿瘤侵犯海绵窦,直接放疗很难得到根治,因此确定"诱导化疗 + 同步放、化疗"的治疗方案。现阶段多采用调强放疗技术,其能减少肿瘤周围正常组织的放射损伤,同时提高肿瘤靶区照射剂量,提高肿瘤的局控率。放疗过程可能出现下列不良反应:①局部疼痛;②骨髓抑制;③头面部水肿;④放射性脑病;⑤脑神经损伤;⑥鼻咽大出血;⑦放射性口腔炎;⑧放射性皮炎;⑨内分泌紊乱;⑩放射性二原癌等。化疗过程可能出现的反应:①骨髓抑制;②肝肾功能损伤;③胃肠道反应;④过敏反应等。预后方面:尚未有相关文献报道局部晚期鼻咽癌枕部淋巴结转移的预后。以上治疗方案、不良反应及预后等情况,均告知患者及家属,并取得患方同意和理解。

六、治疗方案

1. 诱导化疗 2 周期(2012 - 09 - 08 至 2012 - 10 - 22)　顺铂 $80mg/m^2$ 第 1 天,氟尿嘧啶 $800mg/m^2$ 第 1 至第 5 天。诱导化疗曾引起 I 度消化道反应,予对症治疗后好转。诱导化疗结束复查鼻咽镜发现鼻咽腔内肿瘤完全消退,复查 MRI 显示鼻咽原发灶和颈部转移淋巴结明显退缩、颅内脑膜颞叶等病灶侵犯范围明显缩小。

2. 同步放、化疗(2012 - 10 - 15 至 2014 - 11 - 07)　同步化疗:顺铂第 1 天($100mg/m^2$),每 3 周 1 次×2 周期。调强放疗:考虑患者年轻且为局部晚期,治疗前原发肿瘤及淋巴结巨大,化疗后肿瘤明显退缩,因此将诱导化疗后 MRI 显示的鼻咽及侵犯邻近结构病灶定为 GTV,双颈转移淋巴结为 GTV - nd,枕部淋巴结为 GTV - nd(O),分别予以 GTV - PTV(95% V)和 GTV - nd - PTV(95% V)、GTV - nd(O) - PTV(95% V)根治性照射剂量 DT 7000cGy/32Fx、DT 6600cGy/32Fx、DT 7000cGy/32Fx;治疗前 MRI 显示的肿瘤范围定义为 CTV1 - PTV(95% V),照射 DT 6400cGy/32Fx,CTV2 - PTV(95% V)DT 5800cGy/32Fx,双侧颈部淋巴引流区 II、III、IV、V 预防照射 DT 5800cGy/32Fx。放疗期间出现 II 度放射性口腔炎,给予对症处理后症状好转。放疗结束 1 个月疗效评价:CR(病例 44 图 2)。

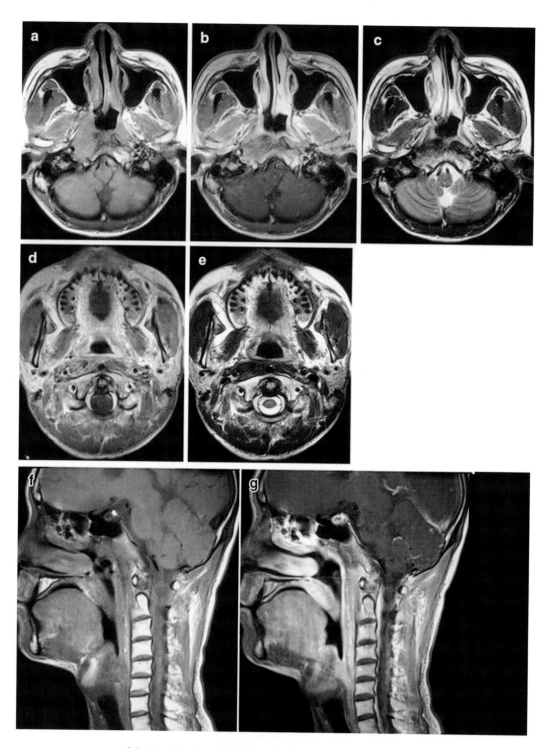

病例 44 图 2　治疗前后鼻咽＋颈部 MRI 对比肿瘤完全消退

七、病情演变

治疗后 3 个月复查鼻咽镜、鼻咽和颈部 MRI 疗效评价为 CR。但放疗结束后 3 个月发生全身多部位转移，全身 PET - CT 示：胸骨、左髂骨、双侧乳腺内淋巴结和脾脏高摄取异常增高，考虑转移。鼻咽及颈部、枕部淋巴结未见复发。血清学指标：EBV VCA - IgA 滴度为 1∶320，EBV EA - IgA 滴度为 1∶20，EBV - DNA 拷贝数为 $5.51 \times 10^3/ml$。发生全身转移后，建议患者行全身化疗，但患者及家属拒绝进一步治疗。

八、病例亮点

本病例是一个Ⅳ期局部晚期鼻咽癌患者，首次发现枕部淋巴结转移(此前文献尚未有相关报道)，且肿瘤及颈部淋巴结巨大，有较高的转移风险。接受诱导化疗后，肿瘤退缩明显。放疗采用调强放疗技术，GTV 定义为化疗后残留的肿瘤病灶，给予根治剂量 7000cGy/32Fx。虽然鼻咽癌发生枕部淋巴结转移尚未有报道，但病理穿刺确诊为转移，因此也予根治剂量 7000cGy/32Fx。在周围正常组织能够耐受的基础上，配合同步化疗提高了局部控制率。放疗结束后局部控制良好，治疗后 3 个月复查鼻咽镜、鼻咽和颈部 MRI 疗效评价为 CR。但放疗结束后 3 个月发生全身骨转移，由全身 PET - CT 所见，胸骨、左髂骨、双侧乳腺内淋巴结和脾脏高摄取异常增高，考虑转移。鼻咽及颈部、枕部淋巴结未见复发。血清学：EBV VCA - IgA 滴度为 1∶320，EBV EA - IgA 滴度为 1∶20，EBV - DNA 拷贝数为 $5.51 \times 10^3/ml$。发生全身转移后，建议患者行全身化疗，患者及家属拒绝。现患者随访中。

九、相关知识点

1. 颈部淋巴结转移　鼻咽癌较易形成颈部淋巴结转移。Mao 等在分析 924 名鼻咽癌患者时，报道了颈部淋巴结转移的模式，他们发现在这些患者中，咽后和Ⅱ区首先发现淋巴结转移，其次是Ⅲ区、Ⅴ区、Ⅳ区和锁骨上区。Chen 等对 779 例患者进行了类似的研究，该研究显示咽后淋巴结转移率最高，达 76.6%，其次为Ⅱb 区 64.1%，Ⅱa 区 49.3%，Ⅲ区 23.6%，Ⅴa 区 8.6%，Ⅳ区 4.2%，Ⅴb 区 2.7%，Ⅰ区 0.13%。但尚未有关于枕部淋巴引流通路的报道。

2. 枕部淋巴结转移的治疗　枕部淋巴结转移偶见于皮肤癌或头颈部皮肤癌、头皮脂肪瘤或脂肪肉瘤、头皮炎症、淋巴瘤、外耳道恶性肿瘤和头颈部黑色素瘤的恶性肿瘤。在汗腺肿瘤、肺癌和甲状腺癌中也有发现枕部淋巴结转移病例。在甲状腺乳头状癌病例中，原发灶和枕部转移灶都已行手术切除，没有进一步化疗或放疗。17 个月后患者因脑转移而引起癫痫发作。病例显示，虽然手术可以清除颈部淋巴结转移，但治疗后的远处转移是失败的主要原因。

3. 综合治疗后鼻咽癌转移　在本病案中，鼻咽癌出现局部非常规淋巴结转移，单纯的放射治疗还不足以预防远处转移。作为全身治疗，化疗联合放疗在治疗局部晚期鼻咽癌中起着重要作用。新辅助化疗加同期放、化疗预防全身转移的控制方面令人失望，因为远处转移多发生在短时间内(6 个月)。在诸如枕部淋巴结转移的罕见淋巴结肿大的病例中，或许应该给予更积极的全身治疗方法，如辅助化疗。除放疗和化疗外，靶向治疗也可作为一种选择。2005 年，Chan 等发起了一项多中心Ⅱ期临床试验，研究西妥昔单抗联合化疗是否有益于复发或转移的鼻咽癌患者，结果令人满意：西妥昔单抗联合化疗的疾病控制率为60%，不良反应在可接受范围内。

参 考 文 献

[1] Mao YP, et al. The N staging system in nasopharyngeal carcinoma with radiation therapy oncology group guidelines for lymph node levels based on magnetic resonance imaging. Clin Cancer Res, 2008, 14(22): 7497－7503

[2] QS C, et al. The patterns of metastatic cervical nodes in 779 cases of nasopharyngeal carcinoma. Zhongguo Ai Zheng Za Zhi, 2010, 1(20): 50－54

[3] Sheth RN, Placantonakis DG, Gutin PH. Intracranial and spinal metastases from eccrine mucinous carcinoma: case report. Neurosurgery, 2010, 67(3): E861－862

[4] Kamper L, Piroth W, Haage P. Subcutaneous mass as initial manifestation of an osteolytic metastasis. Dtsch Med Wochenschr, 2011, 136(40): 2040－2042

[5] Lin KD, et al. Skull metastasis with brain invasion from thyroid papillary microcarcinoma. J Formos Med Assoc, 1997, 96(4): 280－282

[6] Karabekir H, et al. Unusual scalp metastasis from follicular thyroid carcinoma. Saudi Med J, 2011, 32(8): 849－851

[7] Chan AT, et al. Multicenter, phase II study of cetuximab in combination with carboplatin in patients with recurrent or metastatic nasopharyngeal carcinoma. J Clin Oncol, 2005, 23(15): 3568－3576

（吕 星）

病例 45　鼻咽癌尝试缩小 CTV1 的勾画调强放疗

一、病历摘要

樊××, 41 岁, 汉族, 已婚, 2013 - 04 - 17 入院。

主诉: 发现右颈部包块 1 周。

现病史: 患者 1 周前无意中发现右颈部包块, 大小约 4cm×3cm, 无头痛、头晕, 无面麻, 无发热、盗汗, 无视物模糊、回缩性涕血、鼻出血等不适。2013 - 04 - 15 就诊某医院, 鼻咽 CT 见鼻咽部肿块合并右颈部淋巴结肿大。门诊以"鼻咽癌"收入我院。

既往史: 无特殊疾病史, 无烟酒嗜好, 无肿瘤家族史。

体格检查: 右上颈可及肿大淋巴结, 最大 4cm×3cm, 质硬, 固定。脑神经检查未见异常。电子鼻咽镜检查见鼻咽右侧壁及右顶壁肿块样新生物, 右侧咽隐窝消失, 左侧鼻咽正常。心、肺、腹体检未见明显异常。

辅助检查(入院前): 鼻咽活检病理示: 鼻咽部非角化性癌。

初步诊断: 鼻咽非角化性癌(分期待定)。

二、辅助检查

鼻咽 MRI 平扫 + 增强示: 鼻咽右侧壁及顶、后壁见不规则软组织增厚, 右侧咽隐窝消失, 颅底骨质破坏可疑, 双侧咽后间隙及双侧颈部 II 区、右颈 III 区多发淋巴结肿大, 最大者轴位径 19mm×28mm, 灶内明显囊变坏死(病例 45 图 1)。心电图正常, 腹部彩超示: 右肝内胆管多发结石, 胸部 CT 及骨扫描无异常, 血浆 EBV - DNA 4.118 × 10^4copies/ml。

三、入院诊断

鼻咽非角化性癌 $T_2N_2M_0$ III 期(UICC/AJCC 第 7 版及 2008 中国分期)。

四、诊断依据

患者鼻咽原发灶经病理证实, 根据鼻咽癌 2008 中国分期, 鼻咽原发灶突破咽颅底筋膜侵及咽旁, T 分期定为 T_2, 双上颈部淋巴结肿大(双颈 II 区), 达到阳性淋巴结标准, N 分期定为 N_2, 各项检查排除远处转移, M 分期定为 M_0, 故目前分期为 $T_2N_2M_0$ III 期。

五、治疗策略

放射治疗是鼻咽癌的主要治疗手段，早期鼻咽癌单纯放疗即可获得满意的治疗效果，而局部区域晚期鼻咽癌则需放化综合治疗。本例患者分期为 $T_2N_2M_0$ Ⅲ期，同期放、化疗为标准治疗，因此采用同期放、化疗的治疗方案。调强放疗与常规放疗相比，既能提高靶区的剂量，又能降低周围正常组织的剂量，从而提高治疗增益，故计划采用调强放疗技术。放疗过程可能出现下列不良反应：①局部疼痛；②骨髓抑制；③发热；④脱发；⑤放射性脑病；⑥鼻咽大出血；⑦放射性口腔炎；⑧放射性皮炎；⑨免疫抑制；⑩放射性二原癌等。化疗过程可能出现的反应：①骨髓抑制；②肝肾功能损伤；③胃肠道反应；④过敏反应等。预后方面：根据资料显示，Ⅲ期鼻咽癌行根治性同期放、化疗后，5年生存率 70%～80%。以上治疗考虑、治疗不良反应及预后等情况，均告知患者及家属，并取得患方同意。

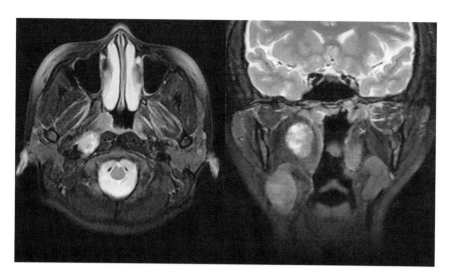

病例 45 图 1　治疗前 MRI

注：鼻咽右侧壁及顶、后壁见不规则软组织增厚，右侧咽隐窝消失，颅底骨质破坏可疑，双侧咽后间隙及双侧颈部Ⅱ区，右颈Ⅲ区多发淋巴结肿大

六、治疗方案

1. 同期化疗　奈达铂 120mg 第 1 天，每 3 周 1 次，同期化疗二程。化疗期间出现Ⅰ度骨髓抑制，Ⅰ度胃肠道反应，对症治疗后好转。

2. 调强放疗（病例 45 图 2）　鼻咽原发灶定义为 GTVnx，双颈转移淋巴结为 GTVnd，高危区为 CTV1（采用 GTVnx 几何外扩 8mm 勾画，不强调包全整个鼻咽黏膜），低危区为 CTV2，包括可能受侵的原发灶周围解剖结构及颈部淋巴结引流区。PTVnx 处方剂量为 7000cGy/30Fx，PTVnd 处方剂量为 6600cGy/30Fx，高危区 PTV1 处方剂量为 6000cGy/30Fx，低危区 PTV2 处方剂量为 5400cGy/30Fx（病例 45 图 3 至病例 45 图 5）。放疗期间出现Ⅱ度口干，Ⅰ度口咽黏膜炎。放疗结束时复查疗效评价为 CR。

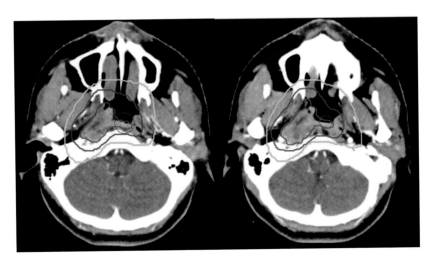

病例 45 图 2 靶区勾画(红线：GTVnx，蓝线：CTV1，绿线：CTV2)

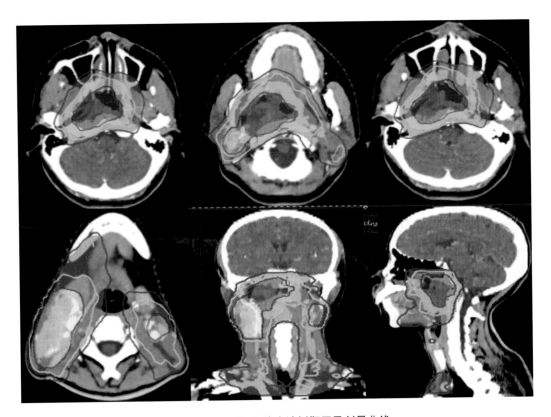

病例 45 图 3 调强放疗计划靶区及剂量曲线

注：红色区域：PGTVnx；黄色区域：PGTVnd；绿色区域：PCTV1；蓝色区域：PCTV2；红线：7000cGy；绿线：6000cGy；蓝线：5400cGy

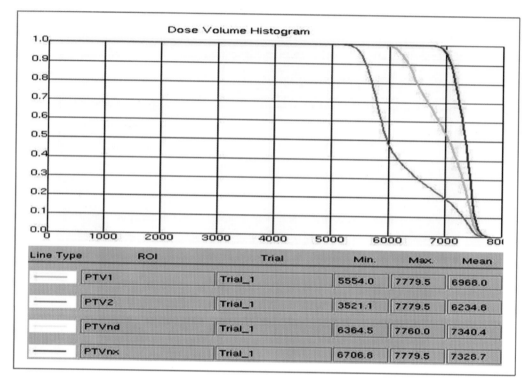

病例 45 图 4　靶区体积直方图(DVH)

注：Dose Volume Histogram：剂量体积直方图

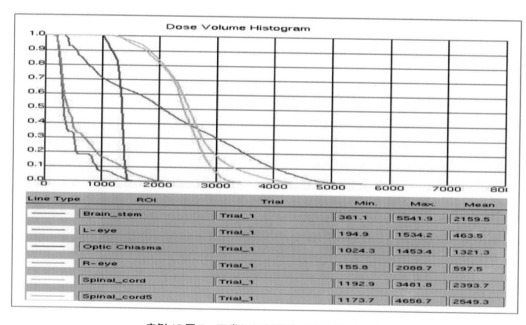

病例 45 图 5　正常组织剂量体积直方图(DVH)

注：Dose Volume Histogram：剂量体积直方图

七、长期随访

最近一次复查：2017 – 04 鼻咽 MRI 示鼻咽部呈放疗后改变，未见明显新生物，鼻窦炎症。血浆 EBV – DNA 检查阴性。

八、病例亮点

本病例是一个Ⅲ期局部区域晚期鼻咽癌患者，采用同期放、化疗，在勾画高危 CTV（CTV1）时，采用 GTVnx 单纯几何外扩 8mm 的方法，未包全整个鼻咽黏膜，但低危 CTV（CTV2）仍包括所有可能受侵犯的解剖结构。放疗结束后局部控制良好，随访 4 年，未见复发及转移。

九、相关知识点

鼻咽癌调强放疗靶区尤其是临床靶区勾画不同的单位存在一定的差异。中国鼻咽癌临床分期工作委员会提出的专家共识要求高危 CTV（CTV1）需包括 GTVnx 加 5～10mm 安全边界以及鼻咽黏膜下 5mm。因为长期以来的研究认为，鼻咽癌可能是一种多部位起源的恶性肿瘤。Sham 等随机选择了 130 例 VCA – IgA 阳性，但鼻咽部无肉眼可见肿瘤的健康体检者进行鼻咽镜检查并行多点活检，结果 7 例患者发现鼻咽癌，其中 1 例患者在双侧咽隐窝均发现肿瘤；莫浩元等对 50 例 CT 检查提示肿瘤局限于一侧的鼻咽癌进行鼻咽部多点活检，结果发现 44% 的患者鼻咽顶壁有肿瘤，18% 的患者在对侧咽隐窝发现肿瘤。但以上研究判断肿瘤的部位和范围仅仅依靠鼻咽镜或 CT 检查，没有采用目前广泛应用的 MRI。研究表明，MRI 检出肿瘤的敏感性高于鼻咽镜，同时 MRI 在判断鼻咽癌侵犯范围方面要优于 CT。而苏勇等对 18 例鼻咽镜下肿瘤明显局限一侧鼻咽，或 CT、MRI、PET – CT 对肿瘤是否侵犯对侧存在争议的患者进行多点活检，MRI 显示鼻咽对侧肿瘤侵犯的 7 例患者中，5 例活检显示有肿瘤，而 MRI 判断对侧无肿瘤的患者，无一例对侧活检阳性，MRI 判断肿瘤侵犯无一例假阴性，而 CT 和 PET – CT 分别有 2 例和 4 例假阴性。作者同时分析了 26 例初治鼻咽癌患者的临床资料，其中 21 例经 CT、MRI 和 PET – CT 三种影像诊断原发肿瘤明显局限于一侧，并经电子鼻咽镜直视下分别在肿瘤对侧黏膜活检排除肿瘤对侧侵犯，5 例后期入选者 CT 和 MRI 均显示原发肿瘤明显局限于一侧鼻咽，未做对侧鼻咽多点活检，鼻咽肿瘤临床靶体积（CTV1）按 GTV 周围外扩 1cm 范围，不包括对侧全部鼻咽组织，CTV2 为 CTV1 周围外扩 0.5～1cm。治疗后 3 个月或 6 个月复查，肿瘤全部消退。中位随访 33 个月（7～42 个月），有 3 例患者转移但无肿瘤复发。因此采用上述靶体积设定和勾画方法，初步结果显示疗效较好。本例患者高危临床靶体积的设定是依据 GTV 外扩 0.8cm 勾画，未包全整个鼻咽黏膜，而 CTV2 包括了整个鼻咽腔黏膜、颅底及咽后淋巴结引流区等肿瘤可能侵犯的区域，随访近 4 年，未出现复发，远期疗效好。

需要强调的是，本方法只是改变了 CTV1 的勾画方法，低危 CTV（CTV2）仍然包括了肿瘤可能侵犯的区域。该方法的主要优点是简单、省时，但是否会影响肿瘤的局部控制率仍需要更多的研究证实。

参 考 文 献

［1］中国鼻咽癌临床分期工作委员会. 2010 鼻咽癌调强放疗靶区及剂量设计指引专家共识. 中华放射肿瘤学杂志, 2011, 20(4)：267－269

［2］Sham JS, Wei W, Zong YS, et al. Detection of subclinical nasopharyngeal carcinoma by fibreoptic endoscopy and multiple biopsy. Lancet, 1990, 335：371－374

［3］莫浩元, 陈德林, 洪明晃, 等. 鼻咽镜、CT、病理活检检查单侧鼻咽癌 T 范围的差异及其临床意义——附 50 例临床报告. 癌症, 1998, 17(4)：293－295

［4］King AD, Vlantis AC, Bhatia KS, et al. Primary nasopharyngeal carcinoma：diagnostic accuracy of MR imaging versus that of endoscopy and endoscopic biopsy. Radiology, 2011, 258(2)：531－537

［5］Emami B, Sethi A, Petruzzelli G, et al. Influence of MRI on target volume delineation and IMRT planning in nasopharyngeal carcinoma. Int J Radiat Oncol Biol Phys, 2003, 57(2)：481－488

［6］苏勇. 鼻咽癌放射治疗 GTV、CTV 的影像和病理研究. 广东：中山大学肿瘤防治中心博士学位论文, 2005

［7］苏勇. 原发灶局限于一侧的鼻咽癌调强放疗临床靶体积设定的初步研究. 第六届全国放射肿瘤学学术年会, 2007

（龚晓昌　曾　雷　李金高）

病例 46　青少年局部晚期鼻咽癌保护视交叉的调强放疗

一、病历摘要

聂××，16 岁，汉族，未婚，学生。2015 – 06 – 10 首次入院。

主诉：鼻塞、左颈肿块 1 个月余。

现病史：患者 2015 – 04 下旬无明显诱因出现鼻塞，左侧为主，后发现左颈肿块，无疼痛，偶伴有进干食后呕吐、干咳。2015 – 05 – 09 日就诊于某医院，行胸部 CT 检查未见明显异常。2015 – 06 – 08 就诊于某医院，左颈肿块穿刺细胞检查考虑转移癌。今日至我院就诊，行鼻咽镜下肿块活检，病理检查结果为鼻咽非角化性癌。

既往史：无特殊疾病史，无烟酒嗜好，无肿瘤家族史。

体格检查：左上颈可触及多枚肿大淋巴结，最大约 4cm×4cm，融合，质硬，活动受限。鼻咽顶壁见结节样新生物，以右侧明显。心肺腹检查无特殊，脑神经征阴性。

辅助检查（入院前）：某医院，左颈肿块穿刺细胞学考虑转移癌。我院鼻咽镜下活检病理为鼻咽非角化性癌。

初步诊断：鼻咽非角化性癌（分期待定）。

二、辅助检查

鼻咽及颈部 MRI 示：鼻咽腔狭窄，双侧咽隐窝消失，鼻咽顶后壁及双侧壁不规则增厚，以右侧壁为主，腔内见稍长 T_1 稍长 T_2 信号不规则软组织影，双侧后鼻孔、鼻中隔、右侧咽旁间隙、右侧海绵窦、蝶窦底部、双侧头长肌、右侧翼内外肌、口咽右侧壁受侵，双侧翼突、右侧蝶骨小翼、枕骨斜坡及双侧基底部、右侧枕髁、寰椎骨质见稍长 T_1 稍长 T_2 信号不规则破坏影，双侧咽后间隙及双颈部 Ⅱ 区、Ⅲ 区见多发类圆形稍长 T_1 稍长 T_2 信号结节影，最大约 1.8cm×1.5cm，部分结节内部可见长 T_1 长 T_2 信号坏死区，静脉注射 Gd – DTPA 增强扫描示上述异常信号影呈不均匀强化（病例 46 图 1）。胸部 CT、腹部超声检查无异常；全身骨扫描示：鼻咽癌颅底侵犯，未见骨转移征象；EBV – DNA 阴性；心电图示正常。

三、入院诊断

鼻咽非角化性癌 $T_4N_2M_0$ ⅣA 期（UICC/AJCC 第 7 版及 2008 中国分期）。

四、诊断依据

患者鼻咽部原发灶已经病理证实，根据鼻咽癌 UICC／AJCC 第 7 版及 2008 中国分期，鼻咽原发肿瘤侵及右侧咽旁间隙、右侧海绵窦、蝶窦底部、双侧头长肌、右侧翼内外肌、口咽右侧壁，T 分期均定为 T_4。双侧颈部淋巴结肿大，符合淋巴结转移标准，N 分期定为 N_2。目前各项检查未见明显转移征象，M 分期定为 M_0，故目前分期为 $T_4N_2M_0$ ⅣA 期。

五、治疗策略

同期放、化疗是局部晚期鼻咽癌的首选治疗方法，但本例患者年轻，肿瘤体积大而且侵犯海绵窦、蝶窦底部、枕髁、寰椎，靠近颞叶、垂体及脊髓等重要器官，调强放疗靶区勾画比较困难且没有足够的安全边界，因此制定了诱导化疗＋同期化疗和调强放疗的治疗方案。放疗过程可能出现下列不良反应：①局部疼痛；②骨髓抑制；③发热；④脱发；⑤放射性脑病；⑥鼻咽大出血；⑦放射性口腔炎；⑧放射性皮炎；⑨免疫抑制；⑩放射性二原癌等。化疗过程可能出现的反应：①骨髓抑制；②肝肾功能损伤；③胃肠道反应；④过敏反应等。预后方面：根据目前文献报道，ⅣA 期鼻咽癌完成根治性治疗后，5 年生存率 50％ ～60％。以上治疗考虑、治疗不良反应及预后等情况，均告知患者及家属，并取得患方同意和理解。

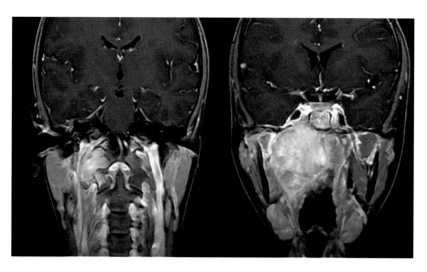

病例 46 图 1　放疗前 MRI

注：鼻咽顶后壁及双侧壁不规则增厚，以右侧壁为主，肿块累及双侧后鼻孔、鼻中隔、右侧咽旁间隙、右侧海绵窦、蝶窦底部、双侧头长肌、右侧翼内外肌、口咽右侧壁受侵，双侧翼突、右侧蝶骨小翼、枕骨斜坡及双侧基底部、右侧枕髁、寰椎骨质。双侧咽后间隙及双颈部Ⅱ、Ⅲ区见多发类圆形稍长 T_1 稍长 T_2 信号结节影

六、治疗方案及病情演变

1. 诱导化疗 2 周期（2015－06－16 至 2015－07－11）　紫杉醇 180mg 第 1 天，奈达

铂35mg第2至第4天,静脉滴注。诱导化疗中出现Ⅰ度胃肠道反应、Ⅰ度骨髓抑制,对症治疗后好转。化疗后复查鼻咽镜示鼻咽顶后壁及左侧壁见菜花样新生物较前缩小。复查鼻咽MRI示:鼻咽原发灶、双侧颈部、咽后间隙多发肿大淋巴结大部分较前缩小,颅底骨质破坏及鼻窦炎较前相仿(病例46图2)。EBV - DNA阴性。

2. 同步放、化疗(2015 - 07 - 30 至 2015 - 09 - 11)

同步化疗(2015 - 08 - 04, 2015 - 08 - 25):单药奈达铂35mg第1至第3天,静脉注射。

IMRT:因患者年轻,原发肿瘤体积大、侵犯范围广,累及海绵窦、蝶窦底部、枕髁、寰椎等结构,SMART技术难以实现满意的剂量分布,经放疗医师、物理师充分协商讨论,决定采用两段放疗计划(同一影像)。第一段计划照射25次,完成PTVnx 5375cGy,预防照射区(包括整个寰椎侧块)5000cGy,PRV - 脊髓(脊髓 + 5mm)不超过4500cGy,视交叉小于5000cGy(单次剂量小于200cGy)(病例46图3、病例46图4)。第二段计划PTVnx(包括寰椎肿瘤累及区域)1400cGy/7Fx,并保证视交叉小于1260cGy(单次剂量小于180cGy)。两段计划总剂量:PTVnx 6775cGy/32Fx,整个寰椎5000cGy/25Fx,视交叉(Dmax)<6300cGy/32Fx,脊髓 + 5mm(Dmax)<5000cGy/32Fx(病例46图5、病例46图6)。放疗期间出现Ⅱ度口干、Ⅱ度放射性口腔黏膜炎,对症治疗后好转。放疗后3个月复查疗效评价为CR。2016 - 08 - 24复查EBV - DNA阴性。鼻咽MRI示:"鼻咽癌放疗后"复查,与2016 - 01 - 06 MRI片比较:鼻咽腔呈放疗后改变,腔内未见明显异常信号结节及肿块影,颅底骨质破坏基本同前,双侧颈部及咽后间隙多发结节未见明显变化,鼻窦及双侧乳突小房积液增多。

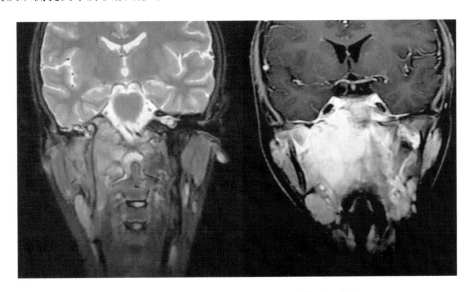

病例46图2 诱导化疗后MRI,原肿块明显缩小

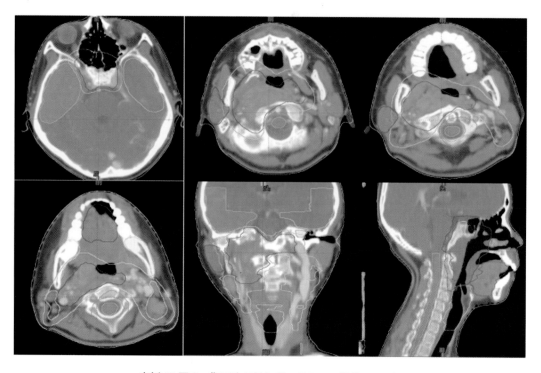

病例 46 图 3　靶区勾画(红线: GTVnx, 绿线: CTV)

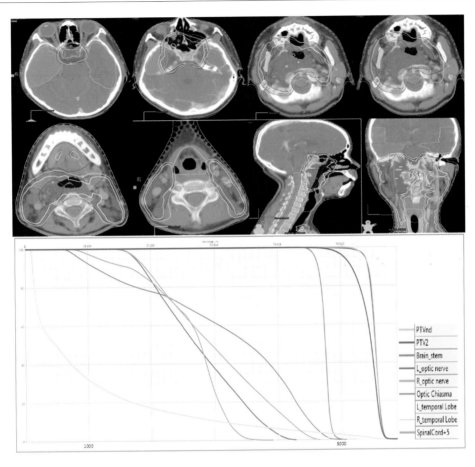

病例 46 图 4　第一段剂量分布

注：红色阴影：PTVnx、蓝色阴影：PTV2；黄线：5375cGy、绿线：5000cGy，及剂量体积直方图

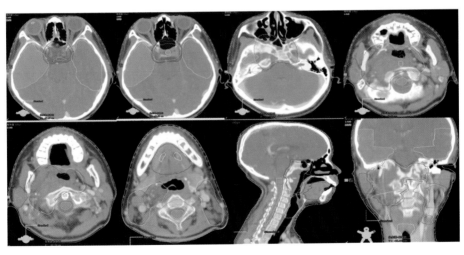

病例 46 图 5　第二段计划剂量分布及剂量体积直方图

注：黄线 1400cGy，蓝线 1260cGy，颜色填充部分为肿瘤区及危及器官

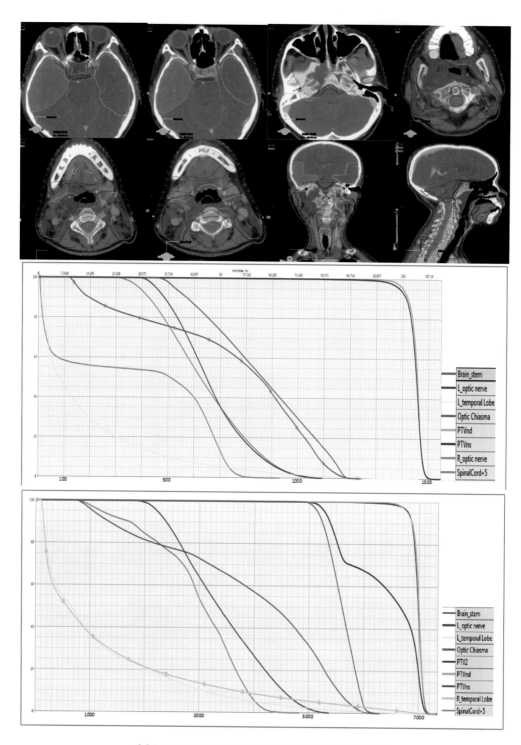

病例 46 图 6　合并计划剂量分布极剂量体积直方图

注：黄线 6775cGy，蓝线 5000cGy，视交叉层面浅蓝线 6300cGy，视交叉下一层面浅蓝线 6600cGy

七、病例亮点

本病例是一个青少年初治鼻咽癌，T晚期，侵犯海绵窦及寰椎侧块。采用2段治疗计划：第一段计划照射25次，完成PTVnx 5375cGy，预防照射区（包括整个寰椎侧块）5000cGy，PRV-脊髓（脊髓+5mm）不超过4500cGy，视交叉小于5000cGy（单次剂量小于200cGy）。第二段计划PTVnx（包括寰椎肿瘤累及区域）1400cGy/7Fx，并保证视交叉小于1260cGy（单次剂量小于180cGy）。两段计划总剂量：PTVnx 6775cGy/32Fx，整个寰椎5000cGy/25Fx，视交叉（Dmax）<6300cGy/32Fx，脊髓+5mm（Dmax）<5000cGy/32Fx。通过二次放疗计划，给予鼻咽原发灶及颈部淋巴结根治剂量的照射，尽可能提高寰椎侧块的剂量，同时尽可能降低视交叉的剂量，并配合同步放、化疗提高局部控制率。放疗结束后局部控制良好，未出现视力损害，但随访时间偏短（2年），需要继续随访观察。

八、相关知识点

局部晚期鼻咽癌最常用的治疗方法是同期放、化疗±辅助化疗，近来也有研究表明，新辅助化疗+同期放、化疗可改善局部晚期鼻咽癌的无进展生存率，是局部晚期鼻咽癌可选择的治疗方法之一。

鼻咽癌具有局部侵袭性强的特点，尤其是向上生长侵犯颅底骨质、海绵窦、鼻窦、脑膜等。由于肿瘤向上生长靠近颅脑、视交叉等重要的危急器官，在平衡靶区和正常组织照射体积和照射剂量时可能导致肿瘤剂量不足从而影响肿瘤的控制或重要的危急器官接受高剂量的照射而产生严重的放射性损伤。在一项前瞻性研究中，Lee等表明，几乎所有的肿瘤体积均有不同程度的下降，平均肿瘤体积下降约60%，70%的患者肿瘤体积下降超过50%。新辅助化疗后鼻咽部肿瘤<7000cGy的体积明显下降，肿瘤控制概率（TCP）明显上升。

鼻咽癌治疗过程中由于患者体重下降导致外轮廓改变，以及放疗过程中肿瘤和正常组织的变化，可能导致肿瘤和正常组织产生相对位置变化。分段放疗可保证对肿瘤靶区高剂量照射的同时，最大限度地降低周围正常组织和危急器官受到高剂量照射的可能性，从而降低并发症发生概率。

本例为青少年患者，肿瘤体积巨大并侵犯海绵窦及寰椎侧块，考虑到既要保证肿瘤及亚临床病灶的照射剂量，又需保证视交叉及脊髓在耐受剂量的范围，因此希望通过新辅助化疗降低肿瘤体积；由于本例患者寰椎侧块侵犯，在预防照射寰椎侧块时，其总量受脊髓耐受剂量的限制，如果采用SMART一次计划，将使得寰椎侧块的单次剂量过低，影响肿瘤控制，因此采用分段治疗计划，保证预防照射的亚临床病灶（尤其是寰椎侧块）单次照射剂量和一定的总剂量，尽可能不影响肿瘤控制。该患者随访近2年，肿瘤控制良好，又未出现脊髓及颅脑、脑神经损伤。

参 考 文 献

［1］Sun Y, Li WF, Chen NY, et al. Induction chemotherapy plus concurrent chemoradiotherapy versus concurrent chemoradiotherapy alone in locoregionally advanced nasopharyngeal carcinoma: a phase Ⅲ, multicentre, randomised controlled trial. Lancet Oncol, 2016, 17(11): 1509 – 1520

［2］Lee AW, Lau KY, Hung WM, et al. Potential improvement of tumor control probability by induction chemotherapy for advanced nasopharyngeal carcinoma. Radiother Oncol, 2008, 87(2): 204 – 210

［3］Doemer A, Den R, Kubicek G, et al. Dosimetric evaluation of targets and organs at risk for head and neck cancer cases during an adaptive treatment course. Int J Radiat Oncol Biol Phys, 2008, 72: S84

［4］曹建忠，罗京伟，徐国镇，等. 鼻咽癌调强放疗中解剖及剂量学改变再次计划必要性研究. 中华放射肿瘤学杂志，2007，17: 161 – 164

（龚晓昌 曾 雷 李金高）

病例 47　鼻咽癌诱导化疗后靶区勾画

一、病历摘要

吴××，男，18 岁，汉族，未婚，学生。2014 – 02 – 21 首次入院。

主诉：头痛 3 个月余，左耳鸣伴张口受限 1 个月余。

现病史：患者 2013 – 11 起无明显诱因出现左侧头部阵发性针刺样疼痛，2013 – 12 – 01 就诊于某医院，行颅脑 CT 检查提示左侧筛窦、蝶窦炎，余未见异常。2014 年初始出现左耳鸣伴张口受限，无出血、涕血、复视、面麻。2014 – 02 – 06 至某医院就诊，鼻咽镜示：左侧中鼻道见暗红色肿物，左侧圆枕表面明显粗糙、隆起。并行鼻咽活检术，结果示：鼻咽非角化性癌。现为进一步诊治第一次入我院。患者起病以来，精神食欲尚可，大小便正常，无发热、盗汗、吞咽痛等不适，睡眠可，近期体重无明显下降。

既往史：无特殊疾病史，无烟酒嗜好，无肿瘤家族史。

体格检查：KPS 80 分，右上颈可及多枚肿大淋巴结，最大直径约 1.5cm，余全身表浅淋巴结未触及肿大。张口受限，门齿距 1.5cm。电子鼻咽镜示：左侧中鼻道见暗红色肿物，左侧圆枕表面明显粗糙、隆起。脑神经征阴性。

辅助检查（入院前）：某医院鼻咽镜示：左侧圆枕表面明显粗糙、隆起。我院病理科会诊：鼻咽非角化性癌。

初步诊断：鼻咽非角化性癌（分期待定）。

二、辅助检查

鼻咽 MRI 示：鼻咽双侧壁及顶后壁不规则增厚，腔内充填略长 T_1、略长 T_2 信号软组织肿块，肿块向前、上方侵犯左侧后鼻孔、左侧翼腭窝及蝶窦，左侧翼突及翼内外板骨质破坏被软组织肿块代替；向左侧生长侵犯左侧翼内肌、翼外肌；向后上方侵犯颅底枕骨斜坡及左侧颞骨岩部，双侧咽后间隙，双侧颈部 Ⅰ、Ⅱ、Ⅲ 区见数枚长 T_2 信号结节，最大者 1.3cm×2.5cm（冠状位测量）。静脉注射 Gd – DTPA 增强扫描上述异常信号影中等程度强化。左侧筛窦、蝶窦、左侧上颌窦及左侧乳突小房积液（病例 47 图 1）。胸部 CT 示正常；腹部彩超示：肝内胆管多发结石；胸部 CT 及全身骨扫描示基本正常；心电图示窦性心律不齐。

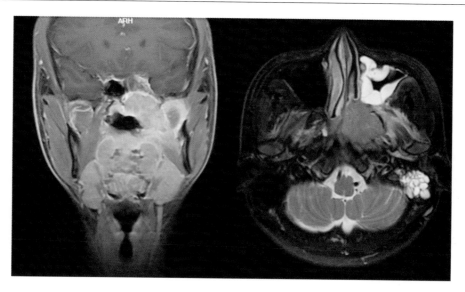

病例 47 图 1　治疗前 MRI

注：鼻咽双侧壁及顶后壁不规则增厚，腔内充填略长 T_1、略长 T_2 信号软组织肿块，肿块向前、上方侵犯左侧后鼻孔、左侧翼腭窝及蝶窦，左侧翼突及翼内外板骨质破坏被软组织肿块代替；向左侧生长侵犯左侧翼内肌、翼外肌；向后上方侵犯颅底枕骨斜坡及左侧颞骨岩部，双侧咽后间隙，双侧颈部 Ⅰ、Ⅱ、Ⅲ 区数枚长 T_2 信号结节，最大者 1.3cm×2.5cm

三、入院诊断

鼻咽非角化性癌 $T_4N_2M_0$ ⅣA 期（UICC/AJCC 第 7 版及 2008 中国分期）。

四、诊断依据

患者原发灶鼻咽部已有病理证实，根据鼻咽癌 UICC/AJCC 第 7 版及 2008 中国分期，鼻咽原发肿瘤侵犯左侧翼腭窝、翼内外肌及蝶窦、左侧翼突、枕骨斜坡，T 分期均定为 T_4，双颈上颈淋巴结肿大，符合淋巴结转移标准，N 分期定为 N_2，目前各项检查未见明显转移征象，M 分期定为 M_0，故目前分期为鼻咽非角化性癌 $T_4N_2M_0$ ⅣA 期。

五、治疗策略

患者为局部晚期鼻咽癌，肿瘤体积较大并侵及颅底骨质和蝶窦等鼻咽周围组织，与周围重要的正常组织如颞叶等安全边界较小，因此确定诱导化疗 + 同期放、化疗的治疗方案。计划采用调强放疗技术。放疗过程可能出现下列不良反应：①局部疼痛；②骨髓抑制；③发热；④脱发；⑤放射性脑病；⑥鼻咽大出血；⑦放射性口腔炎；⑧放射性皮炎；⑨免疫抑制；⑩放射性二原癌等。化疗过程可能出现的反应：①骨髓抑制；②肝肾功能损伤；③胃肠道反应；④过敏反应等。预后方面：根据目前文献报道，ⅣA 期鼻咽癌完成根治性治疗后，5 年生存率 50%～60%。以上治疗考虑、治疗不良反应及预后等情况，均告知患者及家属，并取得患方同意和理解。

六、治疗方案及病情演变

1. 诱导化疗 3 周期（2014 - 02 - 12 至 2014 - 03 - 26）　多西他赛 100mg 第 1 天 +

DDP 35mg 第 1 至第 3 天 + 氟尿嘧啶 4750mg 连续静脉输注 120 小时。诱导化疗曾引起Ⅲ度骨髓抑制、Ⅰ度胃肠道反应，对症治疗后好转。诱导化疗结束后复查鼻咽镜示：鼻咽左侧壁见肿瘤残留，较前明显退缩，左侧咽隐窝稍浅。鼻咽 MRI 示：鼻咽壁增厚较前缓解，软组织肿块较前缩小，鼻咽腔较前扩大，颅底骨质破坏较前相仿，双侧咽后间隙及颈部结节较前缩小（鼻咽癌化疗后，病变较前缓解，病例 47 图 2）。

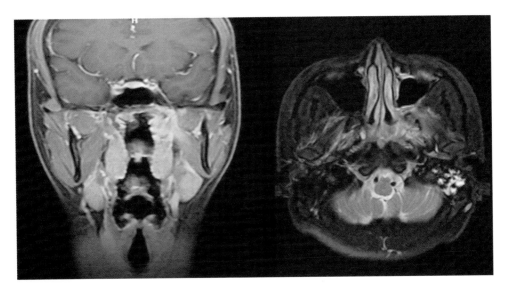

病例 47 图 2　新辅助化疗后 MRI，鼻咽及颈部肿块明显缩小

2. 同步放、化疗（2014 – 04 – 22 至 2014 – 06 – 05）

同步化疗：分别于 2014 – 04 – 22、2014 – 05 – 27 行 DDP 45mg 第 1 至第 3 天同期化疗二程。

IMRT：根据化疗后肿瘤勾画肿瘤体积：GTVnx 为鼻咽原发灶残留肿瘤，GTVnd 为双颈残留淋巴结，CTV1 为高危侵犯区域，包括 GTVnx 外扩 8mm，并包全化疗前 GTVnx 范围，CTV2 为低危侵犯区域，包括所有肿瘤可能侵犯的原发灶和颈部区域。PTVnx 处方剂量为 7000cGy/32Fx，PTVnd 处方剂量为 6600cGy/32Fx，高危区 PTV1 处方剂量为 6000cGy/32Fx，低危区 PTV2 处方剂量为 5500cGy/32Fx（病例 47 图 3 至病例 47 图 5）。放疗期间出现Ⅱ度口干、Ⅲ度口咽黏膜炎，放疗结束复查疗效评价为 CR（病例 47 图 6）。最近一次复查时间 2017 – 03，复查：EBV – DNA 阴性，鼻咽 MRI 示："鼻咽癌"放疗后，较前相仿。

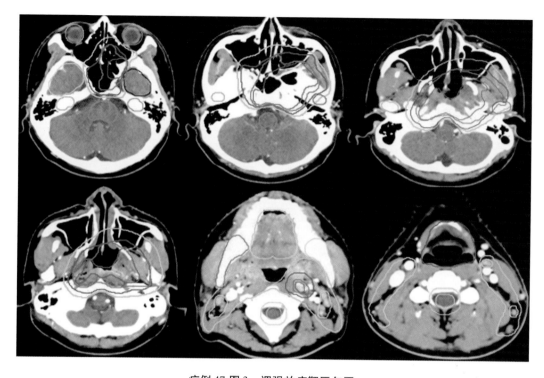

病例 47 图 3　调强放疗靶区勾画

注：红线：化疗后 GTVnx；粉线：化疗前 GTVnx；蓝线：CTV1；绿线：CTV2

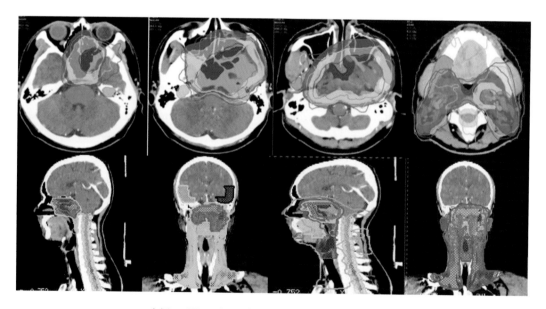

病例 47 图 4　调强放疗计划靶区及剂量分布曲线

注：红色阴影：PGTVnx、绿色阴影：PTV1、蓝色阴影：PTV2；红线：7000cGy、绿线：6000cGy、蓝线：5500cGy、黄线：3000cGy

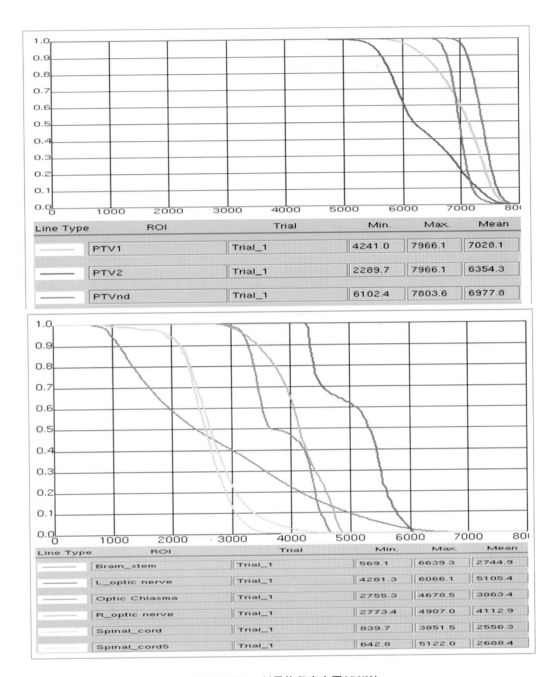

病例 47 图 5　剂量体积直方图(DVH)

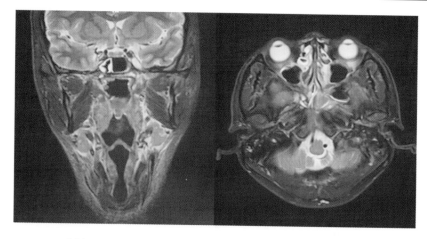

病例 47 图 6　放疗结束时鼻咽 MRI，与治疗前相比完全消退

七、病例亮点

本病例是一个Ⅳ期局部晚期鼻咽癌患者，鼻咽病灶较大，接受诱导化疗后，肿瘤明显缩小。放疗采用 IMRT 技术，GTVnx 按诱导化疗后鼻咽大体肿瘤勾画，CTV1 根据 GTVnx 外扩 8mm 并包全化疗前鼻咽大体肿瘤，颈部淋巴结 GTVnd 的勾画根据化疗后残留淋巴结的大小，有包膜外侵者 CTV1 包全外侵区域，处方剂量 GTV 给予 7000cGy，CTV1 给予 6000cGy，并配合同期放、化疗提高局部控制率。放疗结束后局部控制良好。

八、相关知识点

1. 诱导化疗对局控率的影响　2015 年的 Meta 分析结果显示诱导化疗仅提高了无进展生存率和无远处转移生存率，而总生存率和局控率仍存在争议。但诱导化疗后肿瘤体积明显缩小，执行调强放疗时靶区覆盖率增加，有望改善局控率，进而改善总生存率。Lee 等研究结果显示，TPF 诱导化疗后肿瘤总体积平均减少了 61%，按化疗后勾画靶区的涵盖率明显增加，GTV 内未达到 70Gy 的体积为 3.8%（按化疗前勾画为 10.2%，$P = 0.017$），并通过模型计算推测出肿瘤局控率获得提高（83% 升至 89%，$P = 0.002$）。本例患者三程 TPF 方案诱导化疗后肿瘤体积明显缩小，鼻咽病灶体积由 131.9cm^3 缩小到 67.2cm^3，随访至 2017 - 03（3 年），未发现局部区域复发。

2. 鼻咽癌诱导化疗后的靶区勾画　鼻咽癌诱导化疗后靶区勾画目前存在一定的争议。中国鼻咽癌临床分期工作委员会编写的专家共识认为，在计划性新辅助化疗后肿瘤退缩明显者，应以化疗前病灶影像勾画 GTVnx。但 Kyubo Kim 等根据化疗后肿瘤勾画 GTV，3 年局控率为 89.6%，且复发患者均为野内复发，无靶区外复发。国内余湛等分别根据诱导化疗前后影像勾画靶区并制定了两套 IMRT 计划，结果显示化疗后高剂量区体积及脊髓受照体积均明显缩小，1 年局控率达到 94.7%。结合国内外的初步研究结果，根据化疗后肿瘤勾画 GTV，可在缩小靶区的同时维持较满意的局部控制率，且由于其潜在的剂量学优势，更有望降低治疗相关毒性反应。

参 考 文 献

［1］Blanchard P，Lee A，Marguet S，et al. Chemotherapy and radiotherapy in nasopharyngeal carcinoma：an update of the MAC – NPC meta – analysis. The Lancet Oncology，2015，16（6）：645 – 655

［2］Lee AW，Lau KY，Hung WM，et al. Potential improvement of tumor control probability by induction chemotherapy for advanced nasopharyngeal carcinoma. Radiother Oncol，2008，87（2）：204 – 210

［3］中国鼻咽癌临床分期工作委员会. 2010 鼻咽癌调强放疗靶区及剂量设计指引专家共识. 中华放射肿瘤学杂志，2011，20（4）：267 – 269

［4］Kim K，Wu HG，Kim HJ，et al. Intensity – modulated radiation therapy with simultaneous integrated boost technique following neoadjuvant chemotherapy for locoregionally advanced nasopharyngeal carcinoma. Head & neck，2009，31（9）：1121 – 1128

［5］余湛，罗伟，周琦超，等. 诱导化疗后局部晚期鼻咽癌调强放疗肿瘤靶区勾画方式改变对剂量分布和临床疗效的影响. 癌症，2009，28（11）：1132 – 1137

（龚晓昌 曾 雷 李金高）

病例 48　局部晚期鼻咽癌诱导化疗后靶区个体化和自适应放疗

一、病历摘要

陈××,45岁,汉族,已婚,福建省泉州市人,个体户,2014-07-01首次入院。

主诉:右侧耳鸣伴听力下降1年余。

现病史:患者于1年前无明显诱因出现右侧耳鸣伴听力下降,无畏冷、发热,无盗汗,无鼻塞、回吸性血涕,无头痛、复视、面麻等不适。起初患者未引起重视,后症状逐渐加重,于4天前就诊于外院,发现鼻咽肿物,CT检查示:①右侧鼻咽肿物超越中线,右侧颈部淋巴结肿大;②左上颌窦慢性鼻窦炎。行鼻咽活检,病理检查示:(右鼻咽)非角化性癌。未行治疗,今患者为进一步诊疗就诊我院,门诊以"鼻咽癌"收住院。

既往史:无特殊疾病史,无烟酒嗜好,无肿瘤家族史。

体格检查:卡氏评分90分。鼻咽顶后壁见结节状隆起,累及右鼻腔,右颈Ⅱ区部可触及数枚肿大淋巴结,最大者约1.5cm×1.5cm,质硬,活动度差,表面光滑,无明显压痛。左颈、双锁骨上等全身余部位浅表淋巴结未触及明显肿大。脑神经检查未见异常。心、肺、腹等体检未见明显异常。

辅助检查(入院前):外院MRI检查示:①右侧鼻咽癌超越中线,右侧颈部淋巴结肿大;②左上颌窦慢性鼻窦炎。外院病理:(右鼻咽)非角化性癌。

初步诊断:

鼻咽非角化性癌伴右颈淋巴结转移(分期待定)。

二、辅助检查

入院后鼻咽活检病理检查结果:鼻咽非角化性未分化型癌。鼻咽+颈部MRI示(病例48图1):①鼻咽癌累及右上颌窦、右翼腭窝、翼内外肌,颅底、右中耳、右下颌神经、右海绵窦及右颞叶脑实质并颈部及右侧咽后淋巴结肿大;②鼻窦炎、右中耳乳突炎;③右后下颈、背部肌群占位,考虑血管源性病变(如血管瘤)可能。肺部CT:左肺多形性病变、右上胸膜肥厚,考虑陈旧性结核可能,请结合临床。全身骨ECT:颌面区放射性轻度浓聚,符合鼻咽癌表现。腹部彩超示:右肝囊性占位(倾向囊肿),门脉未见明显占位。

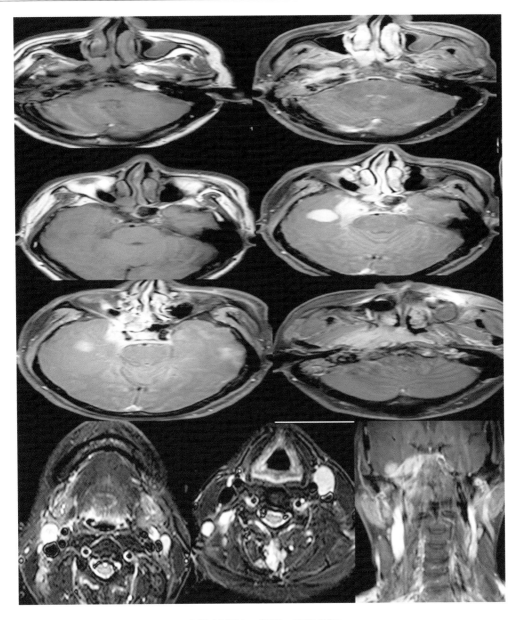

病例48 图1 鼻咽+颈部 MRI

注：鼻咽顶后侧壁增厚（以右侧为明显），鼻咽双侧壁见不规则增厚形成不规则软组织肿块，肿块向前超过双侧后缘连线（累及右鼻腔）、鼻中隔、右侧鼻甲，右翼突内外板；右侧翼腭窝内脂肪信号消失，代之以软组织肿块，增强后明显强化，右侧上颌窦后壁骨质信号异常；上颌窦后脂肪信号消失，右后组筛窦腔内亦见软组织肿块影，右侧眶下裂见扩大，眶尖见条状软组织影，增强后见强化。病灶向后累及右侧头长肌、颈长肌；向外侧突破右侧咽颅底筋膜累及咽旁间隙、咽鼓管全程，部分进入右中耳乳突、累及翼内、外肌，右侧下颌神经周围见增粗，增强后见不规则强化；向上侵犯颅底，右侧蝶骨大翼、斜坡，枕骨基底部、岩尖骨皮质低信号中断，代之 T_1 等低信号、T_2 高信号灶，增强后见强化，向后累及脑膜，脑桥前脑膜呈条状增厚，增强后强化，右侧破裂孔见破坏，向上累及右颞叶下极脑实质呈不规则软组织肿块影，周围见片状水样信号影，累及右侧海绵窦

三、入院诊断

鼻咽非角化性未分化型癌侵犯右上颌窦、右翼腭窝、翼内外肌、右海绵窦及颞叶伴双颈部淋巴结转移 $T_4N_2M_0$ IVa 期（2008 中国分期）。

四、诊断依据

患者原发灶鼻咽部已有病理证实，根据"鼻咽癌 2008 中国分期"，肿瘤累及右上颌窦、右翼腭窝、翼内外肌及右下颌神经、右海绵窦及右颞叶脑实质，T 分期定为 T_4；双颈部肿大淋巴结（右侧 II 区、左颈 III 区），符合淋巴结转移诊断标准，伴有包膜外侵犯，N 分期定为 N_2；目前各项检查未见明显转移征象，M 分期定为 M_0，故认为目前分期为 $T_4N_2M_0$ IVa 期。

五、治疗策略

鼻咽癌受解剖结构限制，手术无法达到根治目的，鼻咽癌放疗敏感性好，因此选择放疗为主的治疗手段，患者为局部晚期，局部肿瘤侵犯脑实质，直接放疗很难得到根治，因此确定"诱导化疗＋同步放、化疗"的治疗方案。由于常规放疗不可避免地造成肿瘤周围正常组织的损伤，导致严重口干、张口受限等并发症，影响患者治疗后的生存质量。为了减少肿瘤周围正常组织的放射损伤，同时提高肿瘤靶区照射剂量，提高肿瘤的局控率，计划采用调强放疗技术。预后方面：根据目前文献报道，IVa 期鼻咽癌完成根治性治疗后，5 年生存率 50% ~60%。以上治疗考虑、治疗不良反应及预后等情况，均告知患者及家属，并取得患方同意和理解。

六、治疗方案

1. 诱导化疗 2 周期（2014 – 07 – 08 至 2014 – 08 – 08） 吉西他滨 1.0g/m² 第 1 天、第 8 天，奈达铂 80mg/m² 第 2 天。诱导化疗曾引起 I 度消化道反应、II 度骨髓抑制，对症治疗后好转。诱导化疗结束复查鼻咽镜发现鼻咽腔内肿瘤完全消退，复查 MRI 显示鼻咽原发灶和颈部转移淋巴结明显退缩，颅内脑膜颞叶等病灶侵犯范围明显缩小。

2. 同步放、化疗＋靶向治疗（2014 – 09 – 22 至 2014 – 11 – 07） 同步化疗：奈达铂第 1 天（100mg/m²）每 3 周 1 次 × 2 周期。调强放疗（病例 48 图 2、病例 48 图 3）：考虑患者年纪轻，且该患者为局部晚期，治疗前原发肿瘤巨大，广泛侵犯颅内脑膜颞叶，诱导化疗后肿瘤明显退缩，因此将诱导化疗后 MRI 显示的鼻咽及侵犯邻近结构病灶定义为 GTV – T，双颈转移淋巴结为 GTV – N，予以 GTV – T – PTV（95% V）和 GTV – N – PTV（95% V）根治性照射剂量 DT 7000cGy/35Fx，治疗前 MRI 显示的肿瘤范围定义为 CTV1 – PTV（95% V），照射 DT 6000cGy/35Fx，鼻咽亚临床病灶 CTV2 – PTV（95% V）DT 5610cGy/35Fx，颈部淋巴引流区双侧 II、III、IV、V 预防照射 CTV – N – PTV DT 4950cGy/35Fx。考虑原发肿瘤体积巨大，为减少肿瘤周围正常组织照射剂量，采用分段放疗方式，照射 25 次后重新扫描 CT，GTV – T 和 GTV – N 根据退缩后的范围重新勾画，CTV – 1、CTV – 2、CTV – N 不变。放疗期间出现 I 度放射性口腔炎、I 度口干，积极予对症处理后症状好转。放疗结束 1 个月疗效评价：CR（病例 48 图 4）。

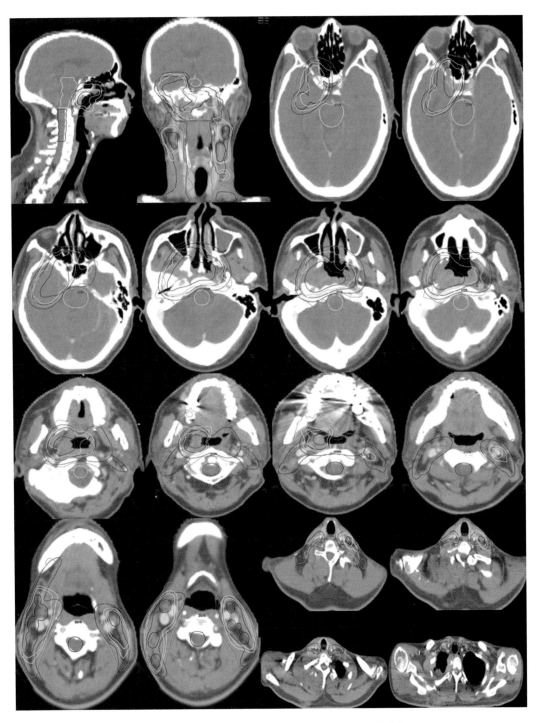

病例 48 图 2　调强放疗计划剂量靶区及剂量分布曲线

注：红色:GTV – T 和 GTV – N；宝蓝色:CTV1；粉紫色:CTV2

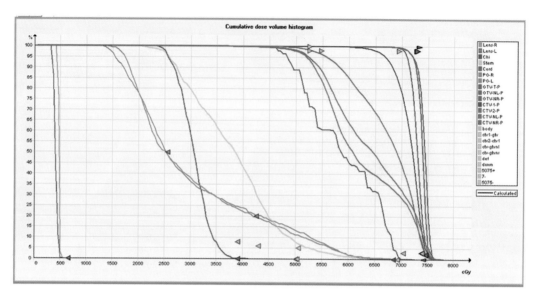

病例 48 图 3　剂量体积直方图(DVH)

注：Cumulative dose volume histogram：累积剂量体积直方图

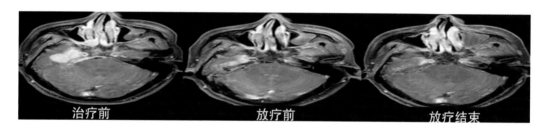

病例 48 图 4　治疗前后鼻咽 + 颈部 MRI 对比肿瘤完全消退

七、病情演变

放疗结束后 3 个月复查时，MRI 发现右腮腺区新增肿大淋巴结，考虑淋巴结转移待排(病例 48 图 5)。穿刺病理示：右腮腺区淋巴结转移性低分化癌。明确诊断：鼻咽非角化性未分化型癌 $T_4N_2M_0$ Ⅳa 期放、化疗后右腮腺区淋巴结复发。2015 - 02 - 10 至 2015 - 03 - 26 行局部调强放射治疗照射，设复发的淋巴结为 GTV，给予 DT 6975cGy/31Fx，GTV 外扩 1cm 为 CTV，予 CTV 5400cGy/31Fx，腮腺区表面贴增强补偿膜 1cm(病例 48 图 6)。放、化疗近结束复查 MRI 疗效评价 CR(病例 48 图 5)。以后定期复查至 2017 - 03，未发现复发或转移征象，未发生颞叶损伤。主要的放疗后期反应为 Ⅰ 级口干、Ⅰ 级颈部皮肤反应。

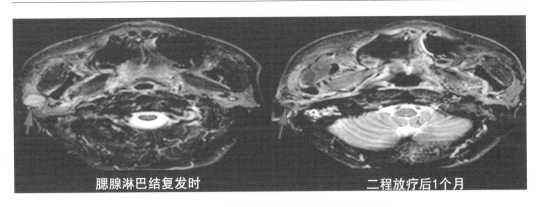

腮腺淋巴结复发时　　　　　　　　　　二程放疗后1个月

病例48 图5　放疗前后腮腺区淋巴结变化情况

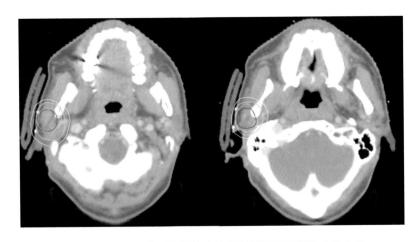

病例48 图6　腮腺区调强放疗计划剂量靶区及剂量分布曲线

注:红色为 GTV,蓝色为 CTV1,绿色为 6975cGy 等剂量分布曲线,黄色为 5400cGy 等剂量分布曲线

八、病例亮点

本病例是一个Ⅳ期局部晚期鼻咽癌患者,肿瘤局部侵犯到颅内,肿瘤巨大,因接受了诱导化疗后,肿瘤退缩明显。采用自适应缩野二阶段放疗技术,第一段计划 GTV 定义为化疗后的肿瘤范围,照射 5000cGy/25Fx 后再次制订放疗计划,以第一阶段放疗后退缩的肿瘤范围定义 GTV,给予根治剂量的照射,进一步减少了周围组织的照射体积,使得 GTV 接受了根治剂量照射。初始治疗前的肿瘤范围定义为 CTV－1,定义为高危区域给予 6000cGy 照射剂量。放疗期间配合同步放、化疗提高局部控制率,放疗结束后局部控制良好,未发生颞叶损伤。但放疗结束后 3 个月发生了腮腺区淋巴结复发,复习首次就诊时的 MRI 发现该部位在治疗前就存在 0.4cm 的小淋巴结 1 枚,未达到转移淋巴结诊断标准,经过诱导化疗后右腮腺区肿物大小无明显改变,当时判断为良性病变,未予处理。鼻咽癌发生腮腺部分的淋巴结转移很少见,首次放疗不做预防照射。腮腺区淋巴引流属于鼻咽癌逆流区域,腮腺淋巴结转移属于区域复发,局部补充根治性照射效果良好。患者随访 2 年以上,未发生再次复发或转移。

九、相关知识点

1. T_4 期鼻咽癌的预后　　T_4 期的患者预后相对较差，文献报道 5 年生存率约 60%。最新的多中心Ⅲ期临床研究报道，诱导化疗可以降低远处转移率，提高总生存率，虽然对于局部控制率提高的作用还有争议。但诱导化疗后肿瘤体积缩小，放射治疗照射的高剂量靶体积相应减少，潜在降低了放疗后期不良反应的发生，从而使得肿瘤局部高剂量照射成为可能。本病例 T_4N_2 患者，采用了诱导化疗联合同步放、化疗，且肿瘤对化疗比较敏感。根据文献报道，对诱导化疗敏感者预后更好，本病例就是一个成功的案例。

2. 我院鼻咽癌诱导化疗后靶区定义的方法　　诱导化疗后鼻咽局部的 GTV 勾画基于肿瘤在定位 CT 及增强 MRI 上的大小，并结合化疗前 MRI 表现。肿瘤呈浸润性生长时，GTV 包括化疗前肿瘤侵犯的解剖结构，肿瘤呈外压性生长时，GTV 仅包括化疗后残留的肿瘤体积。颈部淋巴结 GTV 的勾画根据化疗后残留淋巴结的大小。头颈部肿瘤的经验也发现，通过这样的方法，诱导化疗可以更好地保护肿瘤周围正常组织，而不影响生存率。

3. 调强放疗的分段计划设计　　即在放疗过程中，由于患者组织解剖和肿瘤变化的调整，进行再次的 CT 定位扫描和调强放疗计划重新设计。分段计划设计广义上属于自适应放射治疗，主要目的是提高肿瘤放疗的精准性，实现对肿瘤靶区高剂量照射的同时，最大限度地减少周围正常组织受到高剂量照射的可能性，进而降低并发症发生的概率。本病例因肿瘤巨大并侵犯颅内，颞叶预防照射体积较大，通过分段治疗计划方案，GTV 通过第一阶段放疗后体积进一步减少，由此大大减少了脑干和颞叶的照射。该患者随访至今，未发生放射性脑损伤。

4. 腮腺淋巴结复发　　鼻咽癌患者发生腮腺淋巴结转移率约 2.9%，由于发生率低，腮腺淋巴结引流区在鼻咽癌调强放疗中不作为常规的预防性照射区域。调强放疗计划设计时为了保护腮腺，减轻患者治疗后口干，腮腺区往往仅接受 1.2% ~ 2% 的照射总量的剂量范围，已有多家单位报道，鼻咽癌调强放疗后，少数患者会出现腮腺淋巴结引流区的复发，复发率约 4.9‰，虽然复发率低，但要引起重视。治疗前发现腮腺区小淋巴结，可采用穿刺手段确定是否为转移，以免放疗靶区遗漏。对于放疗后腮腺区淋巴结复发，采用局部放疗的挽救性治疗手段，亦可达到理想的局部控制。

参 考 文 献

[1] Xie R, Xia B, Zhang X, et al. T_4/N_2 classification nasopharyngeal carcinoma benefit from concurrent chemotherapy in the era of intensity – modulated radiotherapy. Oncotarget, 2016, 7(49): 81918 – 81925

[2] Chen JL, Huang YS, Kuo SH, et al. Intensity – modulated radiation therapy achieves better local control compared to three – dimensional conformal radiation therapy for T_4 – stage nasopharyngeal carcinoma. Oncotarget, 2017, 8(8): 14068 – 14077

[3] Sun Y, Li WF, Chen NY, et al. Induction chemotherapy plus concurrent chemoradiotherapy versus con-

current chemoradiotherapy alone in locoregionally advanced nasopharyngeal carcinoma: a phase Ⅲ, multi-centre, randomised controlled trial. The Lancet Oncology, 2016, 17(11): 1509 - 1520

[4] Peng H, Chen L, Li WF, et al. Tumor response to neoadjuvant chemotherapy predicts long - term survival outcomes in patients with locoregionally advanced nasopharyngeal carcinoma: A secondary analysis of a randomized phase Ⅲ clinical trial. Cancer, 2017, 123(9): 1643 - 1652

[5] Niu X, Chang X, Gao Y, et al. Using neoadjuvant chemotherapy and replanning intensity - modulated radiotherapy for nasopharyngeal carcinoma with intracranial invasion to protect critical normal tissue. Radiation oncology, 2013, 8: 226

[6] Chapman CH, Parvathaneni U, Yom SS. Revisiting induction chemotherapy before radiotherapy for head and neck cancer, part Ⅱ: nasopharyngeal carcinoma. Future oncology, 2017, 13(7): 581 - 584

[7] Xu Y, Zhang M, Xiao Y, et al. Parotid area lymph node metastases from preliminarily diagnosed patients with nasopharyngeal carcinoma: report on tumor characteristics and oncologic outcomes. Oncotarget, 2016, 7(15): 19654 - 19665

[8] Chen J, Ou D, He X, et al. Sparing level Ⅰ b lymph nodes by intensity - modulated radiotherapy in the treatment of nasopharyngeal carcinoma. International journal of clinical oncology, 2014, 19(6):998 - 1004

[9] Xu Y, Zhang M, Yue Q, et al. Analysis of rare periparotid recurrence after parotid gland - sparing intensity - modulated radiotherapy for nasopharyngeal carcinoma. Cancer radiotherapie: journal de la Societe francaise de radiotherapie oncologique, 2016, 20(5): 377 - 383

（林少俊　宗井凤）

病例 49 局部晚期鼻咽癌自适应放疗（1）

一、病历摘要

韩××，男，56岁，汉族，已婚，内蒙古赤峰市人，个体户，2016-07-07首次入院。

主诉：回吸性涕血2个月余，发现颈部肿物1个月余。

现病史：2个月余前患者无明显诱因间断出现回吸性涕血，为深红色，无鼻塞，伴间断左侧咽部舌根部疼痛，吞咽干硬食物时稍困难，就诊外院以"咽炎"治疗效果不佳。1个月余前发现左颈根部肿大淋巴结一枚，并偶有左耳闷胀、左颈至耳周间断放电样疼痛，无耳鸣、耳聋、头痛、面部麻木、吞咽呛咳、复视、视物模糊、伸舌偏斜等。3周前就诊外院查鼻咽部CT示鼻咽部两侧不对称，鼻咽顶后壁及左侧壁增厚，两侧咽隐窝变浅，相邻颅底骨质结构破坏，病变范围约2.6cm×4.8cm。左侧咽旁见明显增大淋巴结影。2016-06-23行鼻咽镜检查，示左侧鼻咽顶部新生物。活检病理示：符合鼻咽癌（未分化型），免疫组化示：AE1/AE3（+）、CK5/6（+）、Vimentin（-）、CD56（-）、Syn（-）。2周前来我院就诊，病理会诊（2016-07-04，H93320）示：鼻咽黏膜活检，未分化非角化型鼻咽癌。未行治疗，今患者为行进一步诊疗就诊我院。门诊以"鼻咽癌"收住院。

既往史：20年余前饮酒并生气后出现晕厥，转醒后心悸、心前区刺痛，口服地奥心血康、静脉用银杏叶提取物等药物后缓解，心电图示左前分支阻滞。后间断出现心悸、心前区不适，多次行心电图未见缺血相关表现，自服前述药物症状可缓解。未行冠脉相关检查。近3年未再出现心悸、心前区不适，无活动后胸闷、气短等不适。否认肝炎史、疟疾史、结核史，否认高血压史、冠心病史，否认糖尿病史、脑血管病史、精神病史，3年多前因"寰椎错位"行手术治疗，术后间断性左颈项部刺痛感，似放电样。1年前因"肾结石"行体外超声碎石治疗。

个人史：吸烟10年，5～10支/天，戒烟20年。饮酒30年，每周饮酒3～7次，每次饮白酒100ml或啤酒约1L，戒酒半年。

家族史：无家族性遗传病史及肿瘤家族病史。

体格检查：卡氏评分90分。左颈根部可及肿大淋巴结1枚，约1.5cm大小，质硬，活动不佳，边界清楚，无压痛，余浅表淋巴结未及肿大。脑神经检查未见异常。心、肺、腹查体未见明显异常。

辅助检查:外院鼻咽部 CT:鼻咽部占位性病变,考虑鼻咽癌累及颅底。左侧咽旁淋巴结明显肿大。我院病理会诊:未分化型非角化性鼻咽癌。

初步诊断:鼻咽未分化型非角化性癌(分期待定)。

二、辅助检查

鼻咽+颈部 MRI 示(病例49 图1):鼻咽双侧壁及后壁黏膜增厚,向下达口咽,向左侧咽旁间隙生长为主,形成软组织肿块,较大层面约 32mm×25mm(Se11IM16),累及左侧颈长肌,与左侧翼内肌分界不清,局部包绕左侧颈内外血管及分支。双侧咽隐窝变浅,左侧为著。双侧颈血管鞘旁、锁骨上、双侧咽后间隙可见多发肿大淋巴结,左侧较大约 16mm×11mm(Se5IM21),右侧较大约 11mm×8mm(Se5IM16)。颅底蝶窦下壁、枕骨斜坡及左侧岩尖见骨质破坏灶,形成稍长 T_1、稍长 T_2 信号软组织,较大层面约 21mm×15mm(Se10IM11)。双侧腮腺、颌下腺未见异常。印象:鼻咽占位,考虑鼻咽癌,向左后方生长为著,累及口咽、左侧咽旁间隙、左侧颈长肌及翼内肌,侵犯颅底蝶窦、枕骨斜坡及左岩尖。

双侧颈动脉鞘周围及双侧咽后间隙多发肿大淋巴结,考虑转移。

病例49 图1　诱导化疗前头颈部 MRI

三、入院诊断

鼻咽未分化型非角化性癌 $T_3N_{3b}M_0$ ⅣB 期（UICC／AJCC 第 7 版分期）。双侧颈动脉鞘周围、锁骨上、双侧咽后间隙淋巴结转移。

四、诊断依据

患者原发灶鼻咽部已有病理证实，根据目前"UICC／AJCC 第 7 版分期"，肿瘤侵犯颅底蝶窦，T 分期定为 T_3；锁骨上窝淋巴结转移，N 分期定为 N_{3b}；目前各项检查未见明显转移征象，M 分期定为 M_0，故认为目前分期为 $T_3N_{3b}M_0$ ⅣB 期。

五、治疗策略

鼻咽癌受解剖结构限制，手术无法达到根治目的，鼻咽癌放疗敏感性好，因此选择放疗为主的治疗手段。患者为局部晚期，局部肿瘤侵犯颅底，且转移淋巴结分期较晚，做单纯放疗很难根治，因此确定"诱导化疗＋同步放、化疗＋靶向治疗"的治疗方案。由于常规放疗不可避免地造成肿瘤周围正常组织的损伤，导致严重口干、张口受限等并发症，影响患者治疗后的生存质量。为了减少肿瘤周围正常组织的放射损伤，同时提高肿瘤靶区照射剂量，提高肿瘤的局控率，计划采用调强放疗技术。放疗可能出现下列不良反应：①局部疼痛；②骨髓抑制；③发热；④脱发；⑤放射性脑病；⑥鼻咽大出血；⑦放射性口腔炎；⑧放射性皮炎；⑨免疫抑制；⑩放射性二原癌。化疗过程可能出现的反应：①骨髓抑制；②肝肾功损伤；③胃肠道反应；④过敏反应等。以上治疗考虑、治疗不良反应等情况，均告知患者及家属，并取得患方同意和理解。

六、治疗方案

1. 诱导化疗 2 周期（2016 - 07 - 07 至 2016 - 08 - 02） 因患者有心律失常病史，应避免心脏毒性大的药物，予 FP 方案，具体：卡培他滨片 825mg/m²，1.5g 每天 2 次，第 1 至第 14 天 ＋ 顺铂 80mg/m²，分 2 天，每 21 天为 1 周期。

2. 同步放、化疗（2016 - 08 - 30 至 2016 - 10 - 17） 放疗计划：GTV 7000cGy/CTV 6000cGy/33Fx（病例 49 图 2、病例 49 图 3）。期间于 2016 - 08 - 24、2016 - 09 - 13 行 2 周期同步化疗，具体为：卡培他滨（齐鲁）825mg/m² 每天 2 次，第 1 ~ 14 天 ＋ 顺铂 80mg/m² 分 2 天，每 21 天 1 次。放、化疗结束 1 周后行鼻咽＋颈部增强 CT，评效为 PR（病例 49 图 4）。

3. 靶向治疗（2016 - 07 - 11 至 2016 - 10 - 24） 尼妥珠单抗 400mg，每周 1 次，共 10 次。

4. 辅助化疗 2 周期（2016 - 10 - 25 至 2016 - 12 - 05） 卡培他滨 825mg/m² 每天 2 次，顺铂 80mg/m² 分 2 天，每 21 天 1 周期。

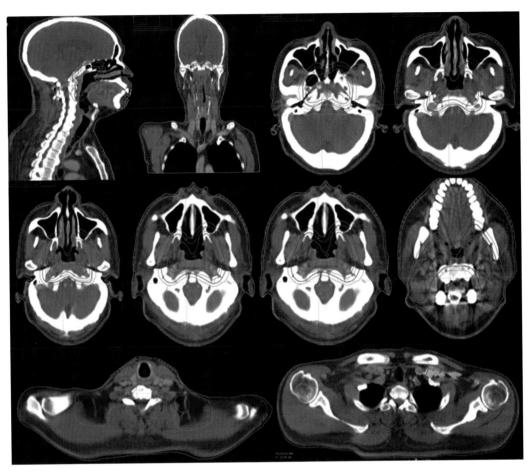

病例 49 图 2 GTV 为鼻咽及侵犯邻近结构病灶 + 转移淋巴结；CTV 为颈部淋巴结引流区(双侧 Ⅱ、Ⅲ、Ⅳ、Ⅴ区 + 咽后淋巴结引流区)

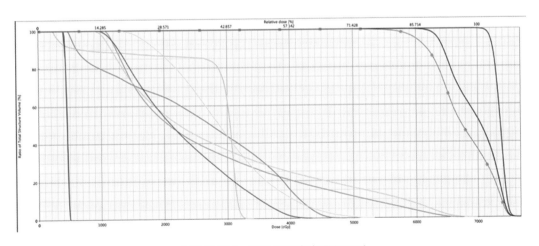

病例 49 图 3 剂量体积直方图(DVH)

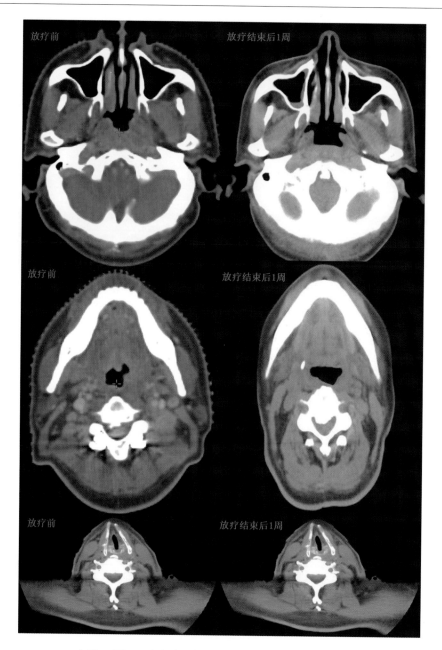

病例 49 图 4　治疗前后鼻咽 + 颈部影像学对比（评效 PR）

注：左图：放疗前；右图：放疗结束后 1 周

七、病例亮点

本病例是一个Ⅳ期局部晚期鼻咽癌的患者，局部肿瘤侵犯到颅底，转移淋巴结范围较广，分期较晚，给予 2 周期诱导化疗后，肿瘤退缩明显。放疗采用自适应放疗技术，分段设计放疗计划，第一阶段计划 GTV 定义为影像学所观察到的原发肿瘤病灶，照射 20 次后再次扫描，GTV 定义为放疗后退缩的肿瘤靶区，给予根治剂量照射。在周围正常组织能够耐受的基础上，通过二次放疗计划，给予肿瘤靶区根治剂量的照射，并配合同步放、化疗提高局部控制率。放疗结束后局部控制良好，评效为 PR。后继续予以 2 周期辅助化疗，化疗结束后评效 SD。随访 1 年，没有远处转移及局部复发征象。

八、相关知识点

1. 鼻咽癌诱导化疗后的靶区勾画　诱导化疗后鼻咽局部的 GTV 勾画基于化疗后肿瘤在定位 CT 及增强 MRI 上的大小，并结合化疗前 MRI 表现。肿瘤呈浸润性生长时，GTV 包括化疗前肿瘤侵犯的部分，肿瘤呈外压性生长时，GTV 仅包括化疗后的肿瘤。颈部淋巴结 GTV 的勾画根据化疗后残存淋巴结的大小。头颈肿瘤的经验也发现，通过这样的方法，诱导化疗可以更好地保护肿瘤周围正常组织而不影响生存率。

2. 调强放疗的分段计划设计　即在放疗过程中，由于患者组织解剖及肿瘤变化的调整，进行再次的 CT 定位扫描和调强放疗计划重新设计。分段计划设计广义上属于自适应放射治疗，主要目的是提高肿瘤放疗的精准性，实现对肿瘤靶区高剂量照射的同时，最大限度地减少周围组织受到高剂量照射的可能性，进而降低并发症发生概率。

参 考 文 献

[1] 杨红茹，吴敬波，吴虹，等．诱导化疗对鼻咽癌调强放疗靶区和剂量分布的影响研究．中国肿瘤临床与康复，2011，18(4)：323－327

[2] 余湛，罗伟，周琦超，等．诱导化疗后局部晚期鼻咽癌调强放疗肿瘤靶区勾画方式改变对剂量分布和临床疗效的影响．癌症，2009，28(11)：1132－1137

[3] Wu Q, Chi Y, Chen PY, et al. Adaptive replanning strategies accounting for shrinkage in head and neck IMRT. Int J Radiat Oncol Biol Phys, 2009, 75(3)：924－932

[4] 陈波，易俊林，高黎，等．鼻咽癌 IMRT 靶区勾画与计划制定期间肿瘤体积的变化．中华放射肿瘤学杂志，2007，16(3)：161－167

[5] Rehbinder H, Forsgren C, Johan Lof, et al. Adaptive radiation therapy for compensation of errors in patient setup and treatment delivery. Med Phys, 2004, 31(12)：3363－3372

[6] Cheng HC, Wu VW, Ngan RK, et al. A prospective study on volu? metric and dosimetric changes during intensity－modulated radio? therapy for nasopharyngeal carcinoma patients. Radiother Oncol, 2012, 104 (3)：317－323

（陈昌舜　郑宝敏）

病例 50　局部晚期鼻咽癌自适应放疗（2）

一、病历摘要

肖××，女，61岁，汉族，已婚，北京人，个体户。2012-09-24首次入院。

主诉：发现右颈部4个月。

现病史：患者4个月前无意中发现右颈部肿物，肿物生长较快，近2个月出现双颈部肿物并伴视物不清及头痛。2012-08-23鼻咽镜检查见鼻咽后壁黏膜肿胀，表面局部呈菜花样，触之易出血。双侧咽隐窝膨隆，左侧见灰白色潴留物。活检病理提示：非角化癌。右颈肿物穿刺病理：恶性肿瘤，细胞异型性明显。2012-09-12外院颈部MRI示：鼻咽双侧后壁及侧壁软组织增厚，双侧咽隐窝及咽旁间隙变浅，病变向后方侵犯双侧头长肌，侵犯枕骨斜坡、双侧蝶骨翼突、蝶窦及蝶鞍，与垂体分界不清。双侧颈动脉鞘旁及颈根部多发肿大淋巴结。骨骼ECT示骶骨骨盐代谢旺盛。腹部B超未见明显异常。2012-09-13右肺多发微小结节，待鉴别肺转移与陈旧灶，建议密切观察。为进一步治疗就诊我院，门诊以"鼻咽癌"收住入院。

既往史：无特殊疾病史；吸烟20年，每日10支；无肿瘤家族史。

个人史：月经史初次来潮14岁，每次平均5天，平均30天1周期，55岁绝经。已婚，育有1女，丈夫、女儿均健康。否认家族性遗传病史及肿瘤病史。

体格检查：卡氏评分90分（ECOG 0～1分）。双颈可触及肿大淋巴结，右颈最大者约3cm×2cm，质硬，活动度差，表面光滑，无明显压痛。双锁骨上等全身余部位浅表淋巴结未触及明显肿大。鼻咽后壁黏膜肿胀，表面局部呈菜花样，脑神经检查未见异常。心、肺、腹体检未见明显异常。

辅助检查（入院前）：

2012-08-23鼻咽镜检查见鼻咽后壁黏膜肿胀，表面局部呈菜花样，触之易出血。双侧咽隐窝膨隆，左侧见灰白色潴留物。

2012-08-24鼻咽黏膜组织病理，非角化性癌。

2012-08-31颈部淋巴结穿刺病理：恶性肿瘤，细胞异型性明显。

2012-09-13胸部CT：右肺多发微小结节，待鉴别肺转移与陈旧灶，建议密观。

2012-09-11腹部B超：未见明显异常。

2012-09-12颈部MRI：鼻咽双侧后壁及侧壁软组织增厚，双侧咽隐窝及咽旁间隙变浅，病变向后方侵犯双侧头长肌，侵犯枕骨斜坡、双侧蝶骨翼突、蝶窦及蝶鞍，与垂体分界不清。双侧颈动脉鞘旁及颈根部多发肿大淋巴结。

2012 - 09 - 14 骨骼 ECT 示骶骨骨盐代谢旺盛。

初步诊断：鼻咽非角化性癌 $T_4N_3M_0$ Ⅳb 期。

二、辅助检查

2012 - 09 - 25 鼻咽 + 颈部 MRI(病例50 图1)：鼻咽双侧后壁及侧壁软组织增厚，双侧咽隐窝及咽旁间隙变浅，病变向后方侵犯双侧头长肌，侵犯枕骨斜坡、双侧蝶骨翼突、蝶窦及蝶鞍，与垂体分界不清。双侧颈动脉鞘旁及颈根部多发肿大淋巴结。

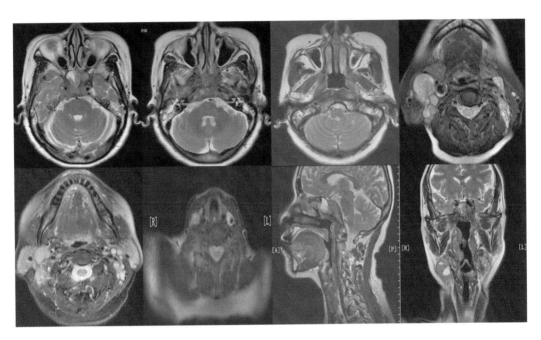

病例50 图1 鼻咽及颈部 MRI

三、入院诊断

鼻咽非角化性癌 $T_4N_3M_0$ Ⅳb 期(2008 中国分期)。

四、诊断依据

患者原发灶鼻咽部已有病理证实，根据国内"鼻咽癌 2008 分期"，肿瘤累及枕骨斜坡、双侧蝶骨翼突、蝶窦及蝶鞍，与垂体分界不清，T 分期定为 T_4；颈部肿大淋巴结(双侧Ⅱ区、右侧Ⅲ区、右侧Ⅳ区)，符合淋巴结转移标准，N 分期定为 N_3；目前各项检查未见明显转移征象，M 分期定为 M_0，故认为目前分期为 $T_4N_3M_0$ Ⅳb 期。

五、治疗策略

患者为局部晚期，局部肿瘤侵犯枕骨斜坡、蝶骨翼突、蝶窦及蝶鞍，与垂体分界不清，直接放疗很难得到根治，因此采用"诱导化疗 + 同步放、化疗"的治疗方案。放疗采用调强放疗技术。放疗可能出现下列不良反应：①局部疼痛；②骨髓抑制；③发热；④脱发；⑤放射性脑病；⑥鼻咽大出血；⑦垂体功能低下；⑧视力视野受损；⑨放射性口腔炎；⑩放射性皮炎；⑩免疫抑制；⑪放射性二原癌等。化疗过程可能出现的反应：①骨髓抑制；②肝肾功能损伤；③胃肠道反应；④过敏反应等。预后方面：根据目前文献报道，Ⅳb期鼻咽癌完成根治性治疗后，5年生存率约40%。以上治疗考虑、治疗不良反应及预后等情况，均告知患者及家属，并取得患方同意和理解。

六、治疗方案

1. 先予患者行多西他赛+顺铂+希罗达诱导化疗1周期，因患者出现白细胞抑制Ⅲ度，中性粒细胞抑制Ⅳ度，给予升白治疗后血常规恢复正常。未再继续诱导化疗。

2. 同期靶向治疗　为减轻不良反应，采用放疗联合同期靶向治疗（2012 - 10 - 11 至 2012 - 12 - 11）。GTV 为原发灶及转移淋巴结，95% PGTV 剂量 DT：7000cGy/33Fx，CTV 以原发灶为基础外扩并包括颈部淋巴引流区及锁骨上区，95% PTV 剂量 DT：6000cGy/33Fx，放疗至33Fx后，给予右颈部残留淋巴结局部补量400cGy/2Fx（靶区及DVH 见病例50 图2、病例50 图3）。放疗期间联合靶向治疗，尼妥珠单抗200mg/周，共8次。治疗过程中白细胞下降Ⅱ度，皮肤反应Ⅰ度，黏膜反应Ⅱ度。患者耐受性较差，未行辅助化疗。放疗后评效 PR（见病例50 图4）。

七、治疗转归

治疗结束后1个月复查颈部 CT、MRI，局部评效 PR。放疗结束后局部控制一直良好。患者末次随访至 2017 - 05 - 25。2015 - 08 至 2017 - 05 - 15 期间患者复查胸部 CT 提示右肺小结节及纵隔淋巴结逐渐增大，考虑转移。2017 - 05 - 25，PET - CT 示：寰椎、枢椎、枕骨斜坡、蝶骨右侧转移。

八、病例亮点

本病例是一个Ⅳb期局部晚期鼻咽癌患者，肿瘤侵犯到枕骨斜坡、蝶骨翼突、蝶窦及蝶鞍，与垂体分界不清。1周期诱导化疗后出现Ⅳ度骨髓抑制，遂未再继续诱导化疗，行放疗联合靶向治疗。放疗采用自适应放疗技术，分段设计放疗计划，照射13Fx 后患者颈部肿块退缩明显，再次扫描，GTV 定义为放疗后退缩的肿瘤靶区，给予根治剂量照射。在周围正常组织能够耐受的基础上，通过二次放疗计划，给予肿瘤靶区根治剂量的照射，放疗至33Fx，给予右颈部淋巴结局部补量400cGy/2Fx。并配合同步尼妥珠单抗（200mg/次×8 次）靶向提高局部控制率。经上述治疗局部控制良好，末次随访至 2017 - 05 - 25。局部控制良好，但右肺小结节及纵隔淋巴结逐渐增大，考虑转移，并发现寰椎、枢椎、枕骨斜坡、蝶骨右侧转移。提示若患者体质允许，仍建议接受诱导化疗及辅助化疗。

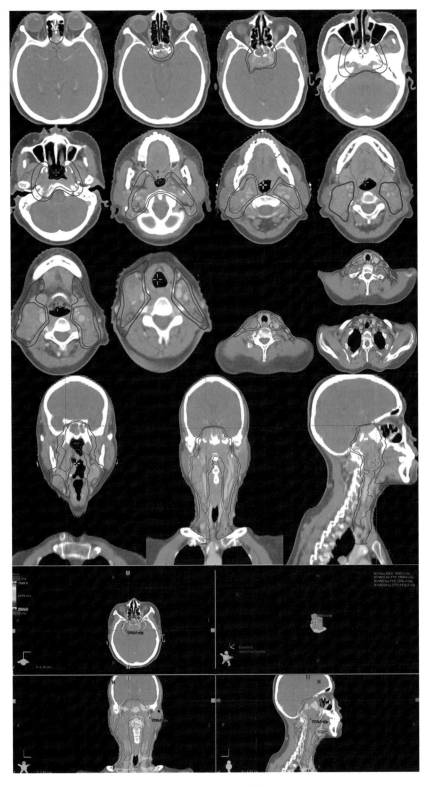

病例 50 图 2　放疗靶区

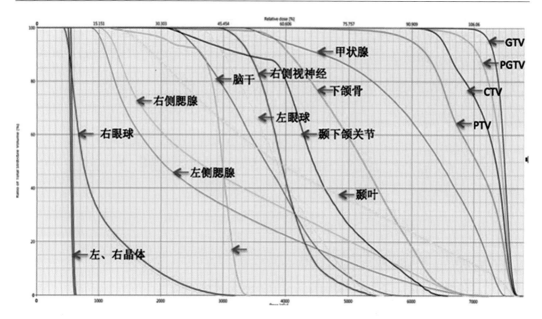

病例 50 图 3   靶区剂量体积直方图

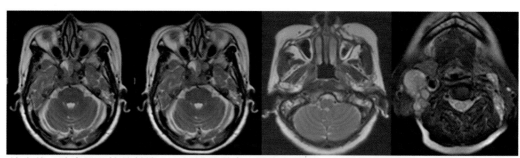

放疗前，肿瘤累及枕骨斜坡、双侧蝶骨翼突、蝶窦及蝶鞍，与垂体分界不清，颈部肿大淋巴结

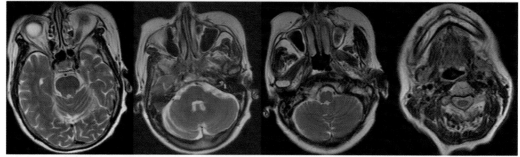

放疗后，肿瘤缩小，颈部肿大淋巴结基本消失

病例 50 图 4   放疗前后 MRI 比较

九、相关知识点

1. Ⅳb 期鼻咽癌患者的 5 年生存率 42.6%。主要的失败方式为远处转移，诱导化疗

可以降低局部晚期鼻咽癌患者远处转移率，而且对提高局部控制率及无瘤生存率也有一定的作用，国内有研究表明，TPF 三药联合的诱导化疗联合同期放、化疗治疗局部晚期鼻咽癌取得了较好的近期疗效，毒性反应可耐受，本例患者因严重不良反应未能完成诱导化疗，治疗后随访提示其远转失败。

2. 根治性放疗后颈部淋巴结残留或复发占18%，且随着初诊 N 分期升高，放疗后淋巴结残留及复发率也升高。目前对于放疗结束后 3 个月颈部淋巴结仍残留者推荐行颈部淋巴结清扫术。但随着调强技术的出现，是否可通过提高残存灶的照射剂量提高颈部控制率目前尚无相关研究。

3. 调强放疗的分段计划设计　即在放疗过程中，由于患者组织解剖和肿瘤变化的调整，进行再次的 CT 定位扫描和调强放疗计划重新设计。分段计划设计广义上属于自适应放射治疗，主要目的是提高肿瘤放疗的精准性，实现对肿瘤靶区高剂量照射的同时，最大限度地减少周围正常组织受到高剂量照射的可能性，进而降低并发症发生概率，有研究表明，自适应放疗的应用可改善鼻咽癌患者的生存质量。

参 考 文 献

[1] Leung TW, Tung SY, Sze WK, et al. Treatment results of 1070 patients with nasopharyngeal carcinoma: an analysis of survival and failure patterns. Head Neck, 2005, 27(7): 555 – 565

[2] Sun X, Su S, Chen C, et al. Long – term outcomes of intensity – modulated radiotherapy for 868 patients with nasopharyngeal carcinoma: an analysis of survival and treatment toxicities. Radiother Oncol, 2014, 110(3): 398 – 403

[3] Chua DT, Ma J, Sham JS, et al. Long – term survival after cisplatin – based induction chemotherapy and radiotherapy for nasopharyngeal carcinoma: a pooled data analysis of two phase Ⅲ trials. J Clin Oncol, 2005, 23(6): 1118 – 1124

[4] 曹建忠，罗京伟，徐国镇，等. 鼻咽癌调强放疗中解剖及剂量学改变再次计划必要性研究. 中华放射肿瘤学杂志，2008, 17(3): 161 – 164

[5] 傅敏仪，叶飞，陈国平，等. 鼻咽癌放疗后颈部淋巴结残留和复发的分布及处理. 现代肿瘤医学，2014, 22(12): 2824 – 2826

[6] Yang H, Hu W, Wang W, et al. Replanning during intensity modulated radiation therapy improved quality of life in patients with nasopharyngeal carcinoma. Int J Radiat Oncol Biol Phys, 2013, 85(1): e47 – 54

（王　鹏　肖绍文　孙　艳）

病例 51　N_0 患者保护下颈

一、病历摘要

孔××，男，40 岁，汉族，已婚，2013 - 06 - 28 首次入院。

主诉：鼻出血、回缩性涕血、耳鸣 1 个月。

现病史：患者缘于 2013 - 04 无明显诱因出现鼻出血 3 次，为鲜血，量约 20ml，能自止。伴回缩性涕血及右侧耳鸣，偶感头闷胀，就诊某医院，行鼻咽 CT 检查考虑鼻咽癌，今日就诊我院门诊，电子鼻咽镜检查见鼻咽顶部和右侧壁肿块样新生物，侵及右侧后鼻孔，右侧咽隐窝变浅，肿块活检病理结果为鼻咽非角化性癌。

既往史：无特殊疾病史，无烟酒嗜好，无肿瘤家族史。

体格检查：颈部及全身浅表淋巴结未触及肿大，脑神经征阴性，心肺腹无异常。

辅助检查（入院前）：鼻咽镜检查见鼻咽顶壁及右侧壁肿块样新生物，侵及右侧后鼻孔，右侧咽隐窝变浅。活检病理：鼻咽非角化性癌。

初步诊断：鼻咽非角化性癌（分期待定）。

二、辅助检查

鼻咽及颈部 MRI：鼻咽双侧壁及顶、后壁略长 T_1、略长 T_2 软组织肿块影，侵犯右侧翼腭窝，右侧后鼻孔及翼内肌、蝶窦、颅底骨质破坏（病例 51 图 1）；颈部 MRI 提示：双颈 Ⅱ 区多发稍大淋巴结（病例 51 图 1）；腹部彩超提示脂肪肝，胸部 CT 及全身骨扫描正常。血浆 EBV - DNA 阴性；心电图正常。

三、入院诊断

鼻咽非角化性癌 $T_4N_0M_0$ Ⅳ A 期（UICC/AJCC 第 7 版分期）。

四、诊断依据

患者鼻咽原发灶已经病理证实，根据目前鼻咽癌 UICC/AJCC 第 7 版分期，原发肿瘤侵及右侧翼腭窝、翼内肌、蝶窦，T 分期定为 T_4；双颈多发稍大淋巴结，未达阳性淋巴结诊断标准，故 N 分期定为 N_0。目前各项检查未见远处转移征象，M 分期定为 M_0，故目前分期为 $T_4N_0M_0$ Ⅳ A 期。

五、治疗策略

患者为鼻咽癌局部晚期，肿瘤侵犯蝶窦，常规放疗可能引起视神经、视交叉及颞叶损伤，导致视力下降、失明、放射性颞叶损伤等并发症，影响患者治疗后的生活质量。因此，计划采用调强放疗技术降低肿瘤周围正常组织的放射损伤。为了进一步提高疗效，确定同期放、化疗的治疗方案。放疗过程中可能出现下列不良反应：①恶心、呕吐；②骨髓抑制；③放射性脑病；④视力下降甚至失明；⑤放射性口腔炎；⑥放射性皮炎；⑦放射性脊髓炎；⑧鼻咽大出血；⑨放射性第二原发癌等。化疗过程中可能出现的反应：①骨髓抑制；②胃肠道反应；③肝肾功能损坏；④过敏反应；⑤神经毒性等。预后方面：根据目前文献报道，ⅣA 期鼻咽癌根治放疗后，5 年生存率约 60%。以上治疗考虑、治疗不良反应及预后等情况，均告知患者及家属，并取得患方同意和理解。

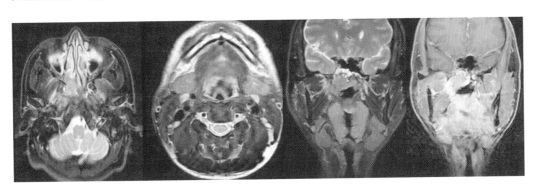

病例 51 图 1　放疗前 MRI

注：鼻咽双侧壁及顶、后壁略长 T$_1$、略长 T$_2$ 软组织肿块影，侵犯右侧翼腭窝，右侧后鼻孔及翼内肌、蝶窦、颅底骨质破坏。双颈Ⅱ区多发稍大淋巴结，未达阳性淋巴结诊断标准

六、治疗方案及病情演变

1. 同期化疗　DDP 45mg 第 1 至第 3 天同期化疗，每 3 周一程，共两程。同期化疗过程中出现Ⅰ度胃肠道反应，对症治疗后好转。

2. 调强放疗　鼻咽原发灶定义为 GTVnx，双颈阴性淋巴结为 CTVnd，高危区为CTV1，低危区为 CTV2（颈部淋巴引流区仅包括双侧Ⅱ、Ⅲ、Ⅴa 区），予以 PTVnx 处方剂量为 7000cGy/30Fx，PTVnd 处方剂量为 6000cGy/30Fx，高危区 PTV1 处方剂量为6000cGy/30Fx，低危区 PTV2 处方剂量为 5400cGy/30Fx（病例 51 图 2 至病例 51 图 5）。放疗期间出现Ⅰ度口干，Ⅰ度口咽黏膜炎。放疗结束示复查疗效评价为 PR。最后一次复查：2016 - 07 - 13 EBV - DNA 阴性。鼻咽 MRI 示：①"鼻咽癌放疗后"改变，双侧颞叶放射性脑损伤；②鼻窦炎症，双侧乳突炎。

七、病例亮点

本病例是一个 N$_0$ 期的局部晚期鼻咽癌患者，治疗方案为同期放、化疗，放疗采用调强放疗技术，颈部淋巴引流区照射仅包括双颈Ⅱ、Ⅲ、Ⅴa 区，Ⅰb 区、下颈及锁骨上未做预防照射，随访 3 年，患者存活，未出现远处转移及颈部复发。由于患者肿瘤侵犯蝶窦，双侧颞叶受照剂量较高，放疗后 3 年出现双侧颞叶放射性损伤。

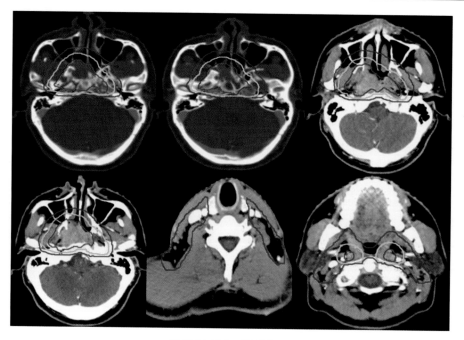

病例 51 图 2　靶区勾画

注：红线：GTVnx，绿线：CTV1，蓝线：CTV2

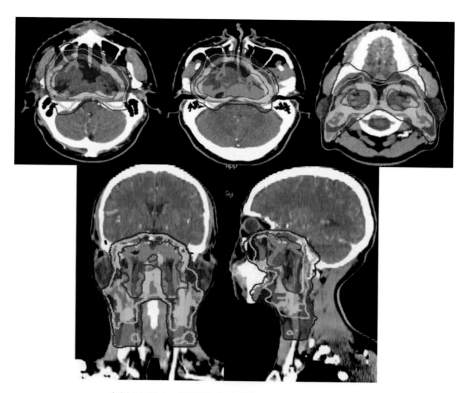

病例 51 图 3　调强放疗计划靶区及剂量曲线分布

注：红色阴影：PGTV、绿色阴影：PCTV1、蓝色阴影：PCTV2；红线：7000cGy、绿线：6000cGy、蓝线：5400cGy

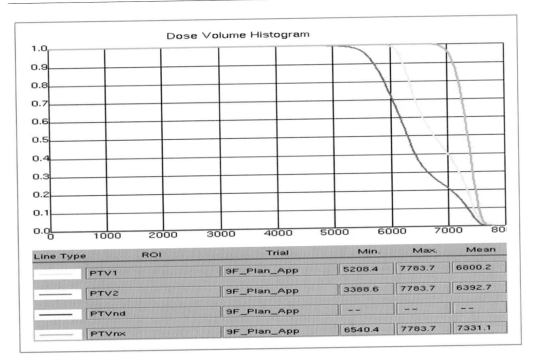

病例 51 图 4　靶区剂量体积直方图（DVH）

注：Dose Volume Histogram：剂量体积直方图

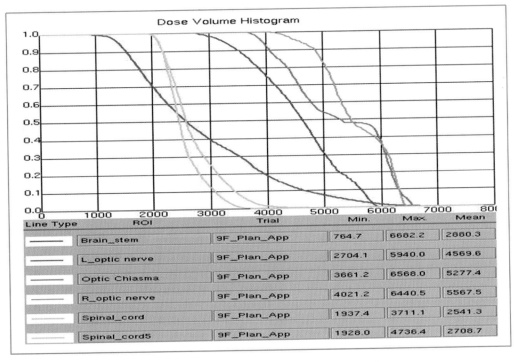

病例 51 图 5　正常组织剂量体积直方图（DVH）

注：Dose Volume Histogram：剂量体积直方图

八、相关知识点

由于鼻咽黏膜下具有丰富的淋巴网，鼻咽癌患者易出现颈部淋巴结转移。然而，即使经过现代影像学检查，鼻咽癌诊断时仍有大约15%患者颈部淋巴结无转移。对于颈部淋巴结阴性的鼻咽癌患者，放射治疗时颈部淋巴结预防照射范围存在一定的争议，存在争议的主要问题是下颈以及颌下淋巴结（Ib区）是否需要预防照射。

大量临床及影像学研究均表明，鼻咽癌最容易转移的淋巴结是咽后和Ⅱ区淋巴结，其次是是Ⅲ、Va区，再次是Ⅳ、Vb区，而Ⅰ区淋巴结转移则更加少见。而且鼻咽癌颈部淋巴结呈规律性转移，跳跃性转移较少见，其发生率为0.6%～3.9%。大量的临床回顾性研究均表明，颈部阴性鼻咽癌仅行上颈部预防照射不增加颈部淋巴结复发率，尤其是未照射的下颈部复发非常罕见。在一项包含128例N_0和84例N_1患者的前瞻性非随机研究中，对于N_0患者仅预防照射Ⅱ、Ⅲ、Va区淋巴结，而N_1患者预防照射范围包括同侧Ⅱ～V区和对侧Ⅱ、Ⅲ、VA区，结果N_0患者仅出现1例颈部复发位于Ⅰb区，未见任何下颈部复发。但该复发患者Ⅰb区放疗前亦可见肿大淋巴结，但PET-CT代谢未见明显升高，因此亦可能是PET-CT假阴性所致。在另一项310例N_0患者的前瞻性随机对照研究中，患者随机分配至全颈预防照射和仅行上颈部预防照射，经过中位3年余的随访，作者未发现任何可证实的颈部复发，因此认为对于颈部阴性的鼻咽癌患者，预防照射Ⅱ、Ⅲ、VA区是合理的选择。

由于Ⅰb区毗邻颌下腺，不照射Ⅰb区毫无疑问将更好地保护颌下腺从而改善患者的生活质量，因此近年来也有学者提出，对于部分鼻咽癌患者，即使有颈部淋巴结转移亦不需要照射Ⅰb区。如Zhang等回顾性分析了1438例鼻咽癌的资料，结果显示Ⅱa区淋巴结≥20mm、Ⅱa区淋巴结包膜外侵犯、双颈淋巴结转移或原发肿瘤侵犯口咽是Ⅰb区淋巴结复发的危险因素；对于无以上危险因素的患者，即使治疗前有淋巴结转移，亦可不需要预防照射Ⅰb区淋巴结。Li等则对123例颈部转移比较晚期的患者进行了前瞻性临床Ⅱ期非随机研究，入组标准包括Ⅱa区或任何Ⅱ区淋巴结≥20mm同时伴有包膜外侵犯或者单侧颈部淋巴结转移≥2个区域，所有患者均未照射Ⅰb区，结果只有2例患者出现了Ⅰb区复发。因此作者认为，即使对于相对比较广泛的颈部淋巴结转移患者，只要Ⅰb区没有淋巴结侵犯，就无必要进行该区域的预防照射。当然，对于颈部淋巴结阳性的鼻咽癌患者，如何平衡Ⅰb区照射的潜在风险和获益需要更多的研究，尤其是前瞻性随机分组研究来进一步明确。

中国鼻咽癌临床分期工作委员会对颈部阴性淋巴结推荐的照射范围为：如果无任何肿大或可疑淋巴结，预防照射只需要包括双颈部Ⅱ、Ⅲ、Va区；如果影像学检查发现可疑淋巴结，虽然没有达到影像学诊断标准，但如临床考虑高危时，则可疑淋巴结一侧颈部需行Ⅱ～V区预防照射，而无可疑淋巴结一侧照射Ⅱ、Ⅲ、Va区；Ⅰb区照射的指征包括：Ⅰb区有阳性淋巴结或阳性淋巴结术后，Ⅱb区淋巴结包膜外侵或直径≥30mm，同侧全颈多个区域淋巴结转移，肿瘤侵犯软硬腭、牙槽或侵犯鼻腔超过后1/3等。

参 考 文 献

［1］ Wang X，Hu C，Ying H，et al. Patterns of lymph node metastasis from nasopharyngeal carcinoma based on the 2013 updated consensus guidelines for neck node levels. Radiother Oncol, 2015, 115(1): 41 −45

［2］ Tang L，Mao Y，Liu L，et al. The volume to be irradiated during selective neck irradiation in nasopharyngeal carcinoma: analysis of the spread patterns in lymphnodes by magnetic resonance imaging. Cancer, 2009, 115(3): 680

［3］ Sham JS，Choy D，Wei WI. Nasopharyngeal carcinoma: orderly neck node spread. Int J Radiat oncol Biol Phys, 1990, 19(4): 929 −933

［4］ Gao Y，Zhu G，Lu J，et al. Is Elective Irradiation to the Lower Neck Necessary for N₀ Nasopharyngeal Carcinoma? Int J Radiat oncol Biol Phys, 2010, 77(5): 1397 −1402

［5］ Tang L，Chen JZ，Le QT，et al. Results of a phase Ⅱ study examining the effects of omitting elective neck irradiation to nodal levels Ⅳ and Ⅴb in patients with N(0 ∼1) nasopharyngeal carcinoma. Int J Radiat oncol Biol Phys, 2013, 85(4): 929 −939

［6］ Li JG，Yuan X，Zhang LL，et al. A randomized clinical trial comparing prophylactic upper versus whole − neck irradiation in the treatment of patients with node − negative nasopharyngeal carcinoma. Cancer, 2013, 19(17): 3170 −3176

［7］ Zhang F，Cheng YK，Li WF，et al. Investigation of the feasibility of elective irradiation to neck level Ⅰb using intensity − modulated radiotherapy for patients with nasopharyngeal carcinoma: a retrospective analysis. BMC Cancer, 2015, 15: 709. doi: 10. 1186/s12885 −015 −1669 −z

［8］ Li M，Huang XG，Yang ZN，et al. Effects of omitting elective neck irradiation to nodal Level Ⅰ B in nasopharyngeal carcinomapatients with negative Level Ⅰ B lymph nodes treated by intensity − modulated radiotherapy: a Phase Ⅱ study. Br J Radiol, 2016, 89(1065): 20150621. doi: 10. 1259/bjr. 20150621

［9］ 中国鼻咽癌临床分期工作委员会. 2010 鼻咽癌调强放疗靶区及剂量设计指引专家共识. 中华放射肿瘤学杂志, 2011, 20(4): 267 −269

（龚晓昌　曾　雷　李金高）

病例 52 局部晚期鼻咽癌质子联合碳离子治疗

一、病历摘要

邓××，男，35岁，已婚，办公室工作。2016-12-26首次入院。

主诉：左侧鼻出血近1个月。

现病史：患者于2016-10-12无明显诱因出现左侧鼻腔出血，8~9滴/次，止血后好转，持续3天，2016-10-17入外院行鼻咽活检示：（鼻咽）非角化性癌，未分化型。2016-10-26至上海市某医院查ECT显示：全身骨显像左侧第1肋见明显异常放射性分布浓聚，结合临床考虑，密切随访。2016-11-02入我院门诊，病理会诊咨询意见（鼻咽）非角化性癌。免疫组化：CK（＋）。行鼻咽MRI（2016-11-07）示鼻咽占位侵犯颅底，咽后淋巴结肿大，符合鼻咽癌表现，请结合临床。排除化疗禁忌，于2016-11-10及2016-12-01在我院开始行二程TP诱导方案化疗，具体：顺铂45mg第1至第3天＋多西他赛140mg第1天，目前为进一步治疗遂至我院。患者患病以来一般情况可，二便可，胃纳可，体重未见明显变化。

既往史：既往乙肝小三阳，否认结核、疟疾、性病等传染病史，无烟酒嗜好。外公患直肠癌。

体格检查：卡氏评分90分，双颈未触及明显肿大淋巴结。间接鼻咽镜下示鼻咽左顶壁见新生物。双眼无复视，无面麻，双耳听力正常，张口不受限。脑神经征阴性。

辅助检查（入院前）：鼻咽MRI：鼻咽占位侵犯颅底，咽后淋巴结肿大，符合鼻咽癌表现，请结合临床。蝶窦受侵可能（病例52图1）。胸部CT：双肺未见明显活动性病变。病理会诊咨询意见（鼻咽）非角化性癌。免疫组化：CK（＋）。ECT：全身骨显像左侧第1肋见明显异常放射性分布浓聚，结合临床考虑，密切随访。腹部超声：脂肪肝，胆囊胆固醇沉着症；脾脏胰腺双肾输尿管膀胱未见明显占位病变。心电图：正常心电图。

初步诊断：鼻咽非角化性未分化型癌（$T_4N_0M_0$ IVA期 UICC/AJCC第7版分期）。

二、辅助检查

患者入院后复查鼻咽MRI（病例52图2）：鼻咽癌化疗后，鼻咽病变伴颅底侵犯，范围较前缩小。两侧咽后间隙肿大淋巴结较前缩小，两侧颈部多发淋巴结同前，建议随访。鼻窦及左侧乳突炎症。

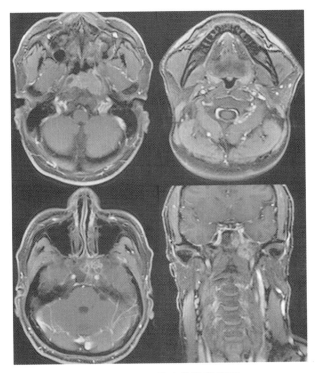

病例 52 图 1　治疗前鼻咽 MRI

注：鼻咽占位侵犯左侧颅底、海绵窦，咽后淋巴结肿大，符合鼻咽癌表现，请结合临床；蝶窦受侵可能

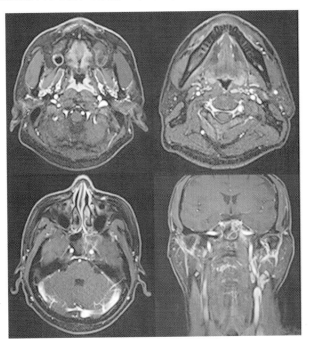

病例 52 图 2　化疗后 MRI

注：鼻咽病变伴颅底侵犯，范围较前缩小。两侧咽后间隙肿大淋巴结较前缩小，两侧颈部多发淋巴结同前，建议随访；鼻窦及左侧乳突炎症

三、入院诊断

鼻咽非角化性未分化型癌（$T_4N_0M_0$ ⅣA 期）（UICC/AJCC 分期第 7 版）。

四、诊断依据

患者原发灶鼻咽部已有病理证实，根据鼻咽癌"UICC/AJCC 分期第 7 版"，肿瘤累及海绵窦，T 分期定为 T_4；颈部触诊以及影像学均未发现阳性淋巴结，N 分期定为 N_0；目前各项检查未见明显转移征象，M 分期定为 M_0，故认为目前分期为 $T_4N_0M_0$ ⅣA 期。

五、治疗策略

患者入院后完善治疗前相关检查（血常规、生化、尿粪常规等），排除放疗禁忌，予以 CT 模拟定位，并行鼻咽增强 MRI 检查，与 CT 图像融合，勾画放疗靶区，计划传至 TPS 系统，物理师优化治疗计划，经临床医生审核确认后，患者于 2016 - 12 - 26 至 2017 - 02 - 09 行质子联合碳离子放疗（放射范围包括亚临床高危区域 + 上颈部引流区予以质子 56GyE/28Fx，鼻咽可见肿瘤予以碳离子 15GyE/5Fx 加量。放疗期间于 2016 - 12 - 26、2017 - 01 - 17 予以同期顺铂化疗 $80mg/m^2$，辅以止若（盐酸帕洛诺司琼注射液）止吐、奥克（奥美拉唑肠溶胶囊）护胃。患者放、化疗过程中出现Ⅲ度口腔黏膜反应，Ⅰ度口干，颈部皮肤干性脱皮，放、化疗过程顺利。

六、治疗方案

1. 诱导化疗 2 周期（2016 - 11 - 10 至 2016 - 12 - 03） 顺铂 45mg 第 1 至第 3 天 + 多西他赛 140mg 第 1 天。诱导化疗曾引起Ⅰ度骨髓抑制，予以升白等对症治疗后好转。

2. 同步放、化疗（2016 - 12 - 26 至 2017 - 02 - 09） 同步化疗：顺铂第 1 天（$80mg/m^2$）每 3 周一次 × 2 周期。质子 + 碳离子放疗：GTV、CTV - boost、CTV - 2 定义（病例 52 图 3、病例 52 图 4）：放射范围包括亚临床高危区域 + 上颈部引流区 CTV - 2 予以质子 56GyE/28Fx，鼻咽可见肿瘤 GTV（外放 3mm 为 CTV - boost）予以碳离子 15GyE/5Fx 加量。TPS 结果计量分布图和 DVH 图（病例 52 图 5）。放疗结束时，MRI 提示鼻咽癌颅底侵犯放疗后，较前进一步缩小好转；两侧咽后间隙及两侧颈部多发小淋巴结较前继续缩小，建议随访。鼻窦及左侧乳突炎症，部分较前吸收（病例 52 图 6）。患者放、化疗过程中出现Ⅲ度口腔黏膜反应，Ⅰ度口干，颈部皮肤干性脱皮，对症治疗后好转。

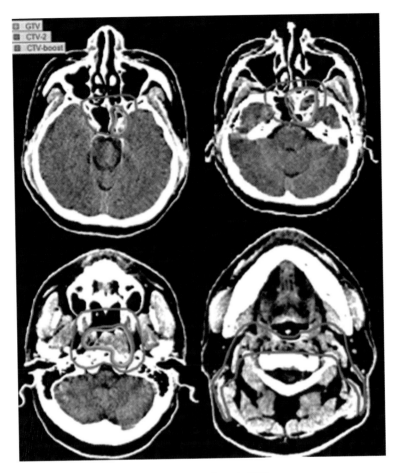

病例 52 图 3　靶区勾画图

注：GTV：鼻咽可见肿瘤；CTV – boost：GTV 外放 3mm；CTV – 2：临床高危区域 + 上颈部引流区

计划评估要求：95% 的处方等剂量线包绕 95% 以上的靶区体积。

95% ＝95% CTV – boost 处方剂量。

74.9% ＝74.9% CTV – boost 处方剂量 ＝95% CTV – 2 处方剂量。

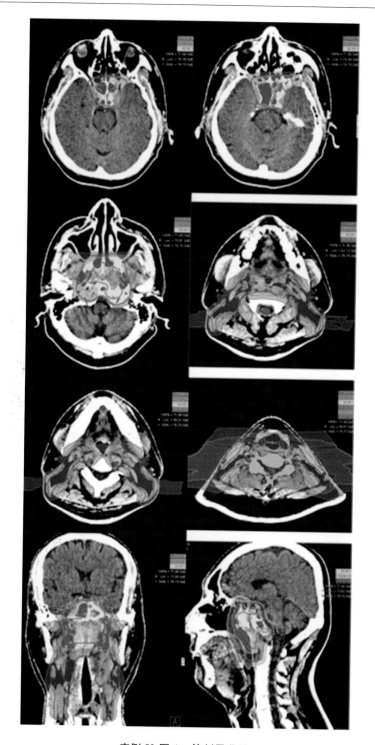

病例 52 图 4　等剂量曲线

处方剂量：CTV – boost：71GyE/33Fx，CTV – 2 质子 56GyE/28Fx。

第一程：CTV – 2 质子 56GyE/28Fx。

第二程：CTV – boost 碳离子加量 15GyE/5Fx。

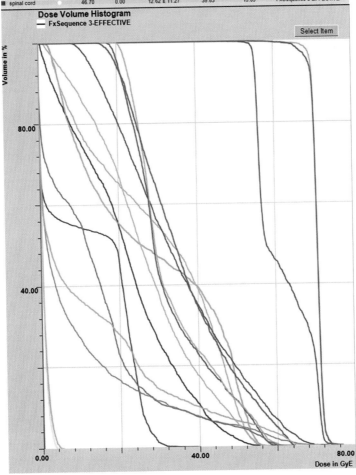

病例 52 图 5　剂量分布图和 DVH 图

注：Dose Volume Histogram：剂量体积直方图

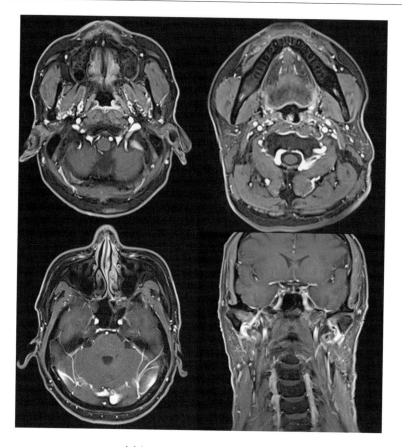

病例 52 图 6　放疗结束后 MRI

注：鼻咽癌颅底侵犯放疗后，较前进一步缩小好转；两侧咽后间隙及两侧颈部多发小淋巴结较前继续缩小，建议随访。鼻窦及左侧乳突炎症，部分较前吸收

七、主要治疗经验

本病例是一个ⅣA 期鼻咽癌年轻患者，预期 5 年生存率可达 75% 以上，患者的生活质量与治疗疗效同等重要，因此掌握治疗的远期毒副反应与疗效的平衡显得尤为关键，常规的 IMRT 光子放疗常见的长期损伤包括口干、龋齿、放射性颞叶损伤、颈部皮肤纤维化、视力损伤等，质子重离子治疗具有放射物理学和放射生物学优势，能在不妥协靶区覆盖的前提下，更好地保护正常组织，减轻放射引起的急性及晚期毒副反应，该患者接受的治疗方案包括诱导化疗＋质子重离子放疗联合同步化疗，经 TPS 优化后，靶区覆盖：正常组织受量，均优于普通光子治疗，放疗结束时肿瘤明显消退，疗效评价达 PR。

八、专家点评

1. 对于原发灶 T 晚期的鼻咽癌患者放射治疗面临的重要挑战是靶区的覆盖和正常组织保护之间的权衡，尤其是 T_4 的患者肿瘤往往靠近脊髓、脑干、视神经、视交叉等重要器官，临床上为了避免严重的并发症，往往会在肿瘤靶区覆盖上做较多妥协，而靶区的剂量不足是肿瘤复发的高危因素，也导致了 T 分期晚的患者局部失败的发生率更高。

2. 放射治疗给予质子联合碳离子放疗，靶区覆盖理想，正常组织受量优于光子放疗，局部肿瘤控制理想，放疗急性不良反应小。

参 考 文 献

[1] Kong FF, Ying H, Du CR, et al. Effectiveness and toxicities of intensity – modulated radiation therapy for patients with T_4 nasopharyngeal carcinoma. PLoS One, 2014, 9(3) e91362

[2] Luo Y, Gao Y, Yang G, et al. Clinical outcome and prognostic factors of intensity – modulated radiotherapy for T_4 stage nasopharyngeal carcinoma. Biomed Res Int, 2016, 2016: 4398498

[3] Xie R, Xia B, Zhang X, et al. T_4/N_2 classification nasopharyngeal carcinoma benefit from concurrent chemotherapy in the era of intensity – modulated radiotherapy. Oncotarget, 2016, 7(49): 81918 – 81925

[4] Takiar V, Ma D, Garden AS, et al. Disease control and toxicity outcomes for T_4 carcinoma of the nasopharynx treated with intensity – modulated radiotherapy. Head & neck, 2016, 38(Suppl 1): E925 – 933

[5] Cao CN, Luo JW, Gao L, et al. Update report of T_4 classification nasopharyngeal carcinoma after intensity – modulated radiotherapy(an analysis of survival and treatment toxicities. Oral Oncol, 2015, 51(2): 190 – 194

（许婷婷　胡超苏）

病例 53 复发鼻咽癌碳离子再程治疗

一、病历摘要

任××，女，56 岁，已婚，退休，2016 – 12 – 26 首次入院。

主诉：鼻咽癌放疗后 2 年鼻咽癌复发。

现病史：2014 – 04 在我院行甲状腺乳头状癌手术，术后病理提示（中央区）淋巴结（1/5）查见低分化癌，倾向于鼻咽等处转移。医生建议外院行鼻咽部活检，患者遂至上海市××医院行鼻咽部活检后病理显示：黏膜慢性炎伴淋巴组织增生，后至我院病理会诊显示（2014 – 07 – 09）：（鼻咽部，活检）非角化性癌（未分化型）。完善检查，2014 – 07 – 06 在我院查 MR 显示：鼻咽右侧增厚考虑恶性肿瘤，请结合临床及鼻咽镜。右侧咽后及右颈肿大淋巴结。2014 – 07 – 07 上海市××医院 ECT 显示未见明显转移征象。患者遂行诱导化疗二程后[2014 – 07 – 11 行多西他赛＋顺铂，2014 – 07 – 31 行多西他赛＋捷佰舒（注射用奈达铂）]，于 2014 – 08 – 27 至 2014 – 10 – 10 行放疗：6600cGy/30Fx，期间同步捷佰舒化疗二程，治疗后定期复查。2016 – 11 – 25 我院复查 MR 显示：右侧咽隐窝壁增厚较前略明显。2016 – 11 – 30 至某医院行活检后病理显示：右咽隐窝符合低分化鳞状细胞癌，目前为进一步治疗遂至我院。患者患病以来一般情况可，二便可，胃纳可，体重未见明显变化。

既往史：无特殊疾病史，无烟酒嗜好，无肿瘤家族史。

体格检查：卡氏评分 90 分，双颈未触及明显肿大淋巴结。间接鼻咽镜下示鼻咽右顶侧壁见新生物，脑神经征阴性。

辅助检查（入院前）：超声：腹部 B 超未见明显异常。胸部 CT：双肺纤维灶及局部胸膜增厚较前相仿。鼻咽 MRI：鼻咽癌治疗后，右侧咽隐窝占位符合复发表现，建议结合临床。两侧咽后间隙及右颈部多发淋巴结转移可能。左侧颞骨区强化小结节，请随访。两侧腮腺前方小结节，考虑小淋巴结；鼻窦炎症。病理组织检查（右咽隐窝）低分化鳞状细胞癌（或非角化性癌）。

初步诊断：鼻咽癌放、化疗后鼻咽复发（$rT_1N_0M_0$ r I 期）（UICC/AJCC 分期第 7 版）。

二、辅助检查

入院后完善检查，排除放疗禁忌证，定位 MRI 如病例 53 图 1。

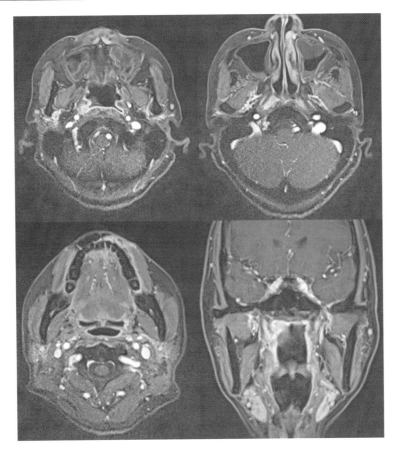

病例 53 图 1　MRI

注：鼻咽癌治疗后，右侧咽隐窝占位符合复发表现，建议结合临床。两侧咽后间隙及右颈部多发淋巴结，转移可能。左侧颧骨区强化小结节，请随访。两侧腮腺前方小结节，考虑小淋巴结；鼻窦炎症

三、入院诊断

鼻咽癌放、化疗后鼻咽复发（$rT_1N_0M_0$ r Ⅰ 期）（UICC/AJCC 分期第 7 版）。

四、诊断依据

患者鼻咽部复发病灶已有病理证实，根据目前"鼻咽癌 UICC/AJCC 分期第 7 版"，肿瘤局限于右侧鼻咽腔，T 分期定为 rT_1；颈部触诊以及影像学均未发现阳性淋巴结，N 分期定为 rN_0；目前各项检查未见明显转移征象，M 分期定为 rM_0，故认为目前分期为 $rT_1N_0M_0$ r Ⅰ 期。

五、治疗策略

患者入院后完善治疗前相关检查（血常规、生化、尿粪常规等），排除放疗禁忌，予以 CT 模拟定位，并行鼻咽增强 MRI 检查，与 CT 图像融合，勾画放疗靶区，计划传至 TPS 系统，物理师优化治疗计划，经临床医生审核确认后，患者于 2016 - 12 - 26 至 2017 - 01 - 20 行碳离子放疗（放射范围包括鼻咽可见肿瘤予以碳离子 60GyE/20Fx，亚临床病

灶给予54GyE/20Fx）。患者放疗过程中未出现毒副反应，治疗顺利。

六、治疗方案

1. 碳离子再程放疗　GTV、CTV－boost、CTV－2定义（病例53图2）：放射范围包括鼻咽可见肿瘤CTV－boost（为GTV均匀外扩3mm）予以碳离子60GyE/20Fx，亚临床病灶CTV－2给予54GyE/20Fx（SIB技术）。TPS结果剂量分布图和DVH图（病例53图3、病例53图4）。放疗结束时，MRI提示鼻咽癌复发放疗后，右侧咽隐窝占位较前有缩小，建议结合临床随访。两侧咽后间隙、颌下及颈部多发淋巴结，两侧腮腺前方小淋巴结，大致较前相仿。左侧颧骨区强化小结节同前，请随访；鼻窦炎症（病例53图5）。患者放疗过程中未出现毒副反应。

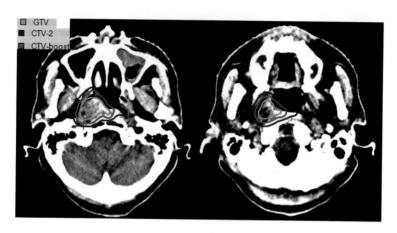

病例53图2　靶区勾画图

注：GTV：鼻咽可见肿瘤；CTV－boost：GTV外放3mm；CTV－2：亚临床病灶区域

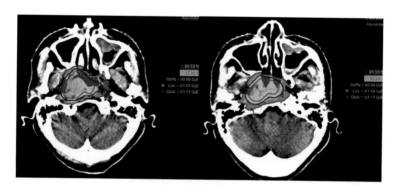

病例53图3　等剂量曲线

2. 计划评估要求

95%的处方等剂量线包绕95%以上的靶区体积。

95% ＝95% CTV－boost处方剂量。

85.5% ＝85.5% CTV－boost处方剂量＝95% CTV－2处方剂量。

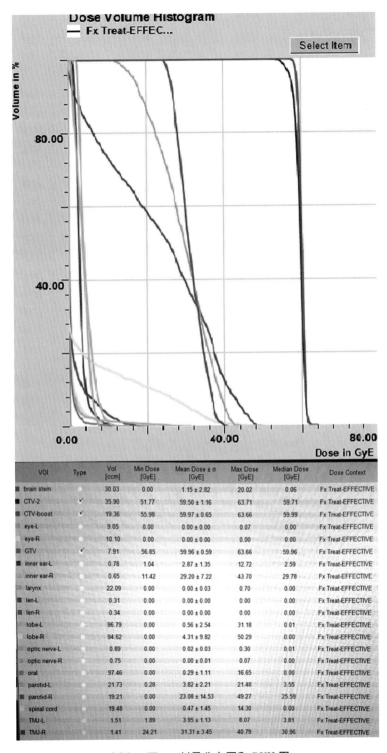

VOI	Type	Vol [ccm]	Min Dose [GyE]	Mean Dose ± σ [GyE]	Max Dose [GyE]	Median Dose [GyE]	Dose Context
brain stem	○	30.03	0.00	1.15 ± 2.82	20.02	0.06	Fx Treat-EFFECTIVE
CTV-2	✓	35.90	51.77	59.50 ± 1.16	63.71	59.71	Fx Treat-EFFECTIVE
CTV-boost	✓	19.36	55.98	59.97 ± 0.65	63.66	59.99	Fx Treat-EFFECTIVE
eye-L	○	9.05	0.00	0.00 ± 0.00	0.07	0.00	Fx Treat-EFFECTIVE
eye-R	○	10.10	0.00	0.00 ± 0.00	0.00	0.00	Fx Treat-EFFECTIVE
GTV	✓	7.91	56.85	59.96 ± 0.59	63.66	59.96	Fx Treat-EFFECTIVE
inner ear-L	○	0.78	1.04	2.87 ± 1.35	12.72	2.59	Fx Treat-EFFECTIVE
inner ear-R	○	0.65	11.42	29.20 ± 7.22	43.70	29.78	Fx Treat-EFFECTIVE
larynx	○	22.09	0.00	0.00 ± 0.03	0.70	0.00	Fx Treat-EFFECTIVE
len-L	○	0.31	0.00	0.00 ± 0.00	0.00	0.00	Fx Treat-EFFECTIVE
len-R	○	0.34	0.00	0.00 ± 0.00	0.00	0.00	Fx Treat-EFFECTIVE
lobe-L	○	96.79	0.00	0.56 ± 2.54	31.18	0.01	Fx Treat-EFFECTIVE
lobe-R	○	94.62	0.00	4.31 ± 9.82	50.29	0.00	Fx Treat-EFFECTIVE
optic nerve-L	○	0.89	0.00	0.02 ± 0.03	0.30	0.01	Fx Treat-EFFECTIVE
optic nerve-R	○	0.75	0.00	0.00 ± 0.01	0.07	0.00	Fx Treat-EFFECTIVE
oral	○	97.46	0.00	0.29 ± 1.11	16.65	0.00	Fx Treat-EFFECTIVE
parotid-L	○	21.73	0.28	3.82 ± 2.21	21.48	3.55	Fx Treat-EFFECTIVE
parotid-R	○	19.21	0.00	23.08 ± 14.53	49.27	25.59	Fx Treat-EFFECTIVE
spinal cord	○	19.48	0.00	0.47 ± 1.45	14.30	0.00	Fx Treat-EFFECTIVE
TMJ-L	○	1.51	1.89	3.95 ± 1.13	8.07	3.81	Fx Treat-EFFECTIVE
TMJ-R	○	1.41	24.21	31.31 ± 3.45	40.79	30.96	Fx Treat-EFFECTIVE

病例 53 图 4　剂量分布图和 DVH 图

注：Dose Volume Histogram：剂量体积直方图；Volume：体积；Dose in GyE：剂量单位 Gy；Select Item：选择项目

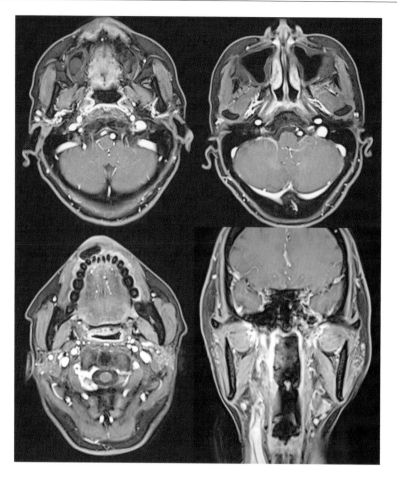

病例 53 图 5　MRI

注：鼻咽癌复发放疗后，右侧咽隐窝占位较前有缩小，建议结合临床随访。两侧咽后间隙、颌下及颈部多发淋巴结，两侧腮腺前方小淋巴结，大致较前相仿。左侧颧骨区强化小结节同前，请随访；鼻窦炎症

七、主要治疗经验

本病例是一个经 IMRT 治疗后 2 年鼻咽部复发的患者，复发离初次治疗间隔较短，提示复发病灶可能起源于对于初次光子放疗不敏感的放射抵抗细胞复燃，且相对短的间隔时间对再程治疗的毒副反应来说更是挑战，因此本例患者选择再程碳离子治疗，预期不仅能获得特殊的生物学优势，杀灭光子放射抵抗肿瘤细胞，也能通过其物理学优势更好地保护周围的正常组织，降低再程放射治疗带来的严重损伤。该患者接受的治疗方案为碳离子再程放射治疗，经 TPS 优化后，靶区覆盖接近 100%，正常组织受量低，均优于普通光子治疗计划，放疗结束时肿瘤明显消退，疗效评价达 PR。

八、专家点评

1. 复发鼻咽癌患者，尽管接受再程放疗有面临严重并发症的风险，绝大部分患者还是能从积极的挽救治疗中获得长期生存，尤其是早期复发的患者，因此仍然应该尝试相

对积极的挽救治疗，回顾性研究发现，复发鼻咽癌接受手术或再程放疗的生存获益显著优于姑息性化疗和最佳支持治疗（$P < 0.001$）。

2. 鼻咽癌复发再程放疗严重并发症中鼻咽坏死最为常见，根据文献报道，11% ~ 32%的患者接受再程 IMRT 治疗会发生鼻咽部的坏死，更棘手的是，约45% 的鼻咽坏死将累及颈内动脉引发大出血和致命性鼻咽坏死。

3. 再程放射治疗给予碳离子放疗，靶区覆盖理想，正常组织受量优于光子放疗，局部肿瘤控制理想，放疗急性不良反应小，是复发鼻咽癌的有效挽救治疗手段。

参 考 文 献

［1］ Yu KH, Leung SF, Tung SY, et al. Survival outcome of patients with nasopharyngeal carcinoma with first local failure. A study by the Hong Kong Nasopharyngeal Carcinoma Study Group. Head & neck, 2005, 27：397 – 405

［2］ Law SC, Lam WK, Ng MF, et al. Reirradiation of nasopharyngeal carcinoma with intracavitary mold brachytherapy. An effective means of local salvage. Int J Radiat Oncol Biol Phys, 2002, 54：1095 – 1113

［3］ Chua DT, Sham JS, Kwong PW, et al. Linear acceleratorbased stereotactic radiosurgery for limited, locally persistent, and recurrent nasopharyngeal carcinoma. Efficacy and complications. Int J Radiat Oncol Biol Phys, 2003, 56：177 – 183

［4］ Wu SX, Chua DT, Deng ML, et al. Outcome of fractionated stereotactic radiotherapy for 90 patients with locally persistent and recurrent nasopharyngeal carcinoma. Int J Radiat Oncol Biol Phys, 2007, 69：761 – 769

［5］ Chen HY, Ma XM, Ye M, et al. Effectiveness and toxicities of intensity – modulated radiotherapy for patients with locally recurrent nasopharyngeal carcinoma. PLoS ONE, 2013, 8(9)：e73918

［6］ Hua YJ, Chen MY, Qian CN, et al. Postradiation nasopharyngeal necrosis in the patients with nasopharyngeal carcinoma. Head & neck, 2009, 31(6)：807 – 812

［7］ Qiu S, Lin S, Tham IW, et al. Intensity – modulated radiation therapy in the salvage of locally recurrent nasopharyngeal carcinoma. Int J Radiat Oncol Biol Phys, 2012, 83(2)：676 – 683

［8］ Tian YM, Guan Y, Xiao WW, et al. Long – term survival and late complications in intensity – modulated radiotherapy of locally recurrent T_1 ~ T_2 nasopharyngeal carcinoma. Head & neck, 2016, 38(2)：225 – 231

（许婷婷　胡超苏）

病例 54　鼻咽癌放疗后并发放射性脑病

一、病历摘要

黄××，女，32岁，汉族，2008-08-18首次入院。

主诉：左颈肿物2年伴左颞部疼痛2个月。

现病史：患者于2年前无意中发现左颈肿物，约鸽蛋大小，无鼻出血、鼻塞、吸入性血痰，无头痛、头晕，未予重视。近2个月来肿物明显增大，伴左侧颞部疼痛，为阵发性刺痛，夜间尤甚，遂就诊当地三甲医院，查鼻咽CT发现鼻咽占位，今为进一步诊治就诊我院门诊，查鼻咽纤维镜示：鼻咽左顶后壁见结节状隆起，累及左后鼻孔。鼻咽活检病理示：（鼻咽）非角化性未分化型癌。门诊拟"鼻咽癌"收住入院。

既往史：无特殊疾病史，无烟酒嗜好，无肿瘤家族史。

体格检查：卡氏评分80分。神志清楚，检查合作，左上颈可触及1枚肿大淋巴结，大小约2cm×2cm×2cm，质硬，边界不清，无压痛，活动受限，余浅表淋巴结未触及肿大，鼻咽左顶侧壁肿物累及左侧隆突、左侧后鼻孔、左侧口咽，脑神经检查未见明显异常。心、肺、腹体检未见明显异常。

辅助检查（入院前）：外院鼻咽CT发现鼻咽占位。我院鼻咽纤维镜示：鼻咽左顶后壁见结节状隆起，累及左后鼻孔。鼻咽活检病理示：（鼻咽）非角化性未分化型癌。

初步诊断：鼻咽非角化性未分化型癌（分期待定）。

二、辅助检查

入院后完善相关检查，三大常规、生化及凝血功能大致正常。鼻咽+颈部MRI示（病例54图1）：①考虑鼻咽癌累及颅底、左侧海绵窦及颅内伴颈部淋巴结肿大；②鼻窦及左乳突炎。肺部X线：双肺未见明显实质性病变。腹部彩超示：①肝、脾未见明显占位；②腹主动脉、下腔静脉周围未见明显肿大淋巴结。骨ECT：全身骨显像未见明显异常。

三、入院诊断

鼻咽非角化未分化型癌伴颈部淋巴结转移 $T_4N_1M_0$　Ⅳa期（1992福州分期）。

四、诊断依据

患者原发灶鼻咽部已有病理证实，根据"鼻咽癌1992福州分期"，肿瘤累及鼻腔、颅底、左侧海绵窦、咽旁间隙、颞下窝及左颞叶脑实质，T分期定为T_4；左颈部Ⅱa组肿大淋巴结，符合淋巴结转移标准，N 分期定为 N_1；目前各项检查未见明显转移征象，M 分期定为 M_0，故认为目前分期为 $T_4N_1M_0$ Ⅳa 期。

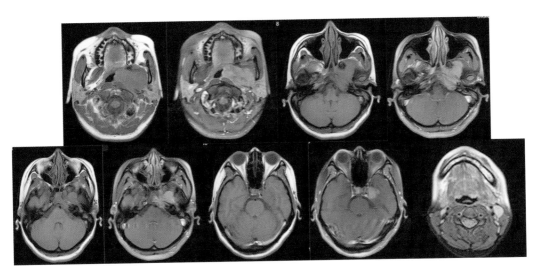

病例 54 图 1　MRI

注：鼻咽顶后侧壁增厚，以左侧为明显，左侧壁、咽隐窝区黏膜不规则增厚形成不规则软组织肿块。原发灶向外侧突破左侧咽颅底筋膜，累及咽旁间隙、咽鼓管软骨部，累及翼内外肌、咬肌、颞肌，肌肉境界尚清。向下侵犯累及口咽、腭扁桃体，向上侵犯颅底、左侧蝶骨大翼、蝶骨体、蝶窦底壁、斜坡、枕骨基底部、岩尖，向后累及脑膜，脑膜呈不规则局限性增厚，蔓延至桥小脑角并形成肿块；并经左侧卵圆孔累及左侧海绵窦及左颞叶，使局部脑膜增厚；颈静脉孔、破裂孔、颞叶下极、腮腺及其间隙脂肪信号消失。左侧Ⅱa区见最小径约为 1.1cm 的肿大淋巴结。向外侧突破左侧咽颅底筋膜，累及咽旁间隙、咽鼓管软骨部，累及翼内外肌、咬肌、颞肌肌肉境界尚清

五、治疗策略

鼻咽癌受解剖结构限制，手术无法达到根治目的，鼻咽癌放疗敏感性好，因此选择放疗为主的治疗手段，患者为局部晚期，局部肿瘤侵犯脑实质，直接放疗很难得到根治，因此确定"诱导化疗 + 同步放、化疗"的治疗方案，计划采用调强放疗技术。根据目前文献报道，Ⅳa 期鼻咽癌完成根治性治疗后，5 年生存率 50% ～60%。以上治疗考虑、治疗不良反应及预后等情况，均告知患者及家属，并取得患方同意和理解。

六、治疗方案

1. 诱导化疗 2 周期(2008 - 08 - 22 至 2008 - 09 - 22)　吉西他滨 $1.5g/m^2$ 第 1 天、第 8 天，洛铂 $45mg/m^2$ 第 2 天。诱导化疗曾引起Ⅱ度骨髓抑制、Ⅱ度肝功能损害、Ⅱ度胃肠道反应等，经对症处理后好转。诱导化疗结束复查 MRI 示：①鼻咽癌累及颅脑、左海绵窦、左咽旁间隙、左鼻腔及口咽并颈部及咽后淋巴结转移，化疗后与前相仿；②鼻窦及左侧乳突炎。疗效评估：SD。

2. 同步放、化疗(2008 - 10 - 06 至 2008 - 11 - 24)　同步化疗：顺铂 $80mg/m^2$ 第 1

天每 3 周 1 次 × 2 周期。调强放疗：GTV－T－PTV(95% V)DT 6975cGy/31Fx/6 周，GTV－T 外扩 5～10mm(包括整个鼻咽黏膜及黏膜下 5mm)为 CTV1，予以 CTV1－PTV(95% V)DT 6045cGy/31Fx/6 周；设鼻咽原发灶亚临床病灶区(包括鼻咽原发灶、整个鼻咽腔、鼻腔后 1/3、上颌窦后部、海绵窦、翼腭窝、部分后组筛窦、双侧颈动脉鞘区、咽旁间隙、颅底、部分颈椎和斜坡)为 CTV2，予以 CTV2－PTV(95% V)DT 5580cGy/28Fx；设双上颈转移淋巴结(包括右上颈小淋巴结)为 GTV－N，予以 GTV－N－PTV(95% V)DT 6820cGy/31Fx；设双上颈转移淋巴结引流区(包括Ⅱ组、Ⅲ组、部分Ⅴ组淋巴结)为 CTV－N，计划予以 CTV－N－PTV DT 5580cGy/31Fx。下颈部淋巴结引流区(包括Ⅳ组及Ⅴ组)采用常规单前野照射方式，予以预防性照射 DT 5040cGy/28Fx。放疗期间出现Ⅱ度放射性口腔黏膜炎、Ⅱ度骨髓抑制、Ⅰ度胃肠道反应以及肠道感染、呼吸道大肠埃希菌感染，予以抗感染以及对症支持处理后症状好转。放疗近结束复查 MRI，发现局部肿瘤残留(病例 54 图 2)，行残留灶调强放疗追量 DT 900cGy(推量放疗计划及 DVH 见病例 54 图 3 至病例 54 图 5)；放疗结束 3 个月复查 MRI 疗效评价：CR(病例 54 图 2)。

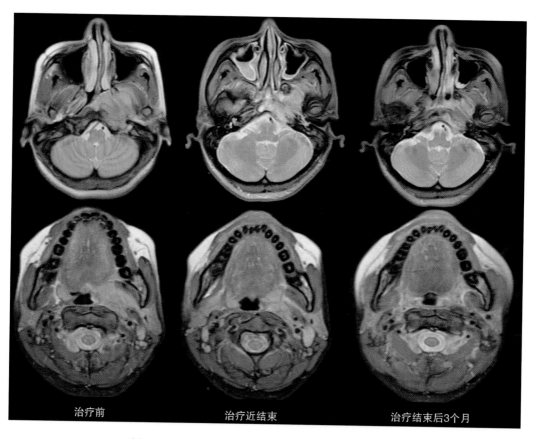

治疗前　　　　　　　　治疗近结束　　　　　　　治疗结束后3个月

病例 54 图 2　治疗前后鼻咽＋颈部 MRI 对比部分消退

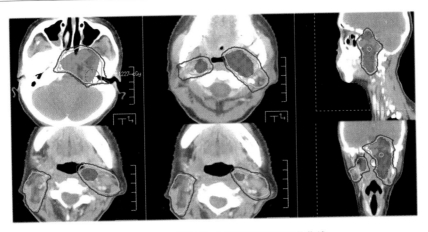

病例 54 图 3　调强放疗计划靶区及剂量曲线

注：红色区域：残留 GTV－T－P、紫色区域：残留 GTV－T－2－P、橙黄区域：残留 CTV－NL－P、绿色区域：残留 CTV－NR－P；绿线：900cGy、蓝线：800cGy

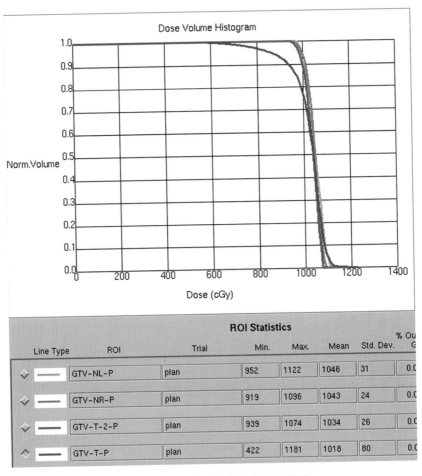

病例 54 图 4　靶区体积直方图（DVH）

注：Dose Volume Histogram：剂量体积直方图；Norm Volume：正常组织体积；ROI Statistics：感兴趣区统计量

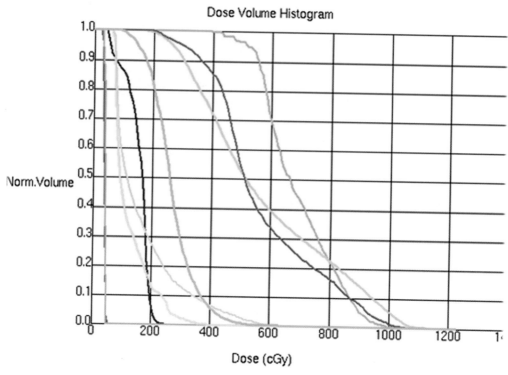

病例 54 图 5　正常组织剂量体积直方图(DVH)

注：Dose Volume Histogram：剂量体积直方图；Norm Volume：正常组织体积；ROI Statistics：感兴趣区统计量

七、病情演变

放疗结束 2 年多后(2012 -07)，患者出现头晕，偶感头痛。多次给予激素以及营养脑神经等对症处理后，症状仍反复发作。MRI 检查提示左颞叶放射性脑病（病例 54 图 6）。在国外多项研究表明贝伐珠单抗对放疗后神经损伤有明确疗效。可改善患者的症状及体征，磁共振也证实贝伐珠单抗可明显减轻水肿，提高患者生活质量，延长患者生命。因此该患者选择靶向治疗为主要治疗手段。于 2013 - 10 - 23 至 2013 - 12 - 04 期间行贝伐珠单抗 300mg（5mg/kg）每周 1 次 ×8 周期，2013 - 12 - 16 我院门诊复查 MRI 示：左颞叶放射性脑病较前好转（病例 54 图 7）。以后定期复查未发现复发或转移，MRI 显示的放射性脑病病灶稳定。

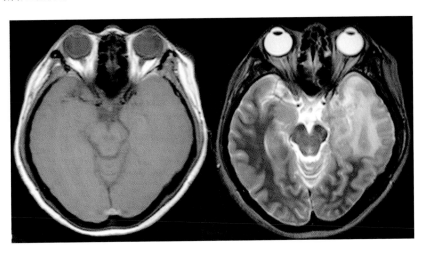

病例 54 图 6　MRI 检查

注：左侧颞叶下极见爪样 T_1WI – Tse 等低信号，T_2WI – STIR 高信号灶

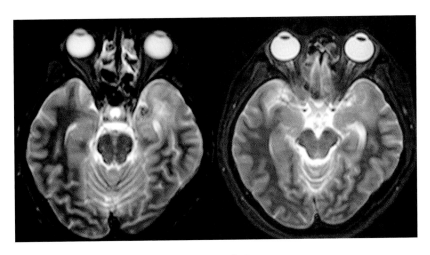

病例 54 图 7　复查 MRI

注：左颞叶下极长 T_2 信号水肿带范围较前缩小，增强后见花瓣状、结节状强化，较前减轻

八、病例亮点

本病例为 T_4 期局部晚期鼻咽癌患者，经过根治性放、化疗后获得长期生存。在随访

过程中发生放射性脑损伤，经过积极治疗后，放射性脑损伤好转，生活质量得到提高。

九、讨论

鼻咽癌根治性放疗后晚期放射性脑损伤的发生率3%～40%，主要表现为放射性颞叶损伤，文献报道放射脑损伤发生的比率相差较大，主要是因为采用的放疗技术、评价放射性脑损伤的方法以及脑受照射体积和剂量等各不相同的群体差异。后期放射性脑损伤考虑主要与放射线引起的血管损伤、神经脱髓鞘改变、神经干细胞下降、神经胶质细胞的增生和下降等有关。放射性颞叶损伤最常见的临床表现为头痛、眩晕、记忆力减退、性格改变、癫痫、内分泌功能障碍、精神异常等。也有患者完全没有明确的相关症状体征，仅在体检时发现 MRI 上的颞叶损伤改变。

影响鼻咽癌放射性脑损伤发生的因素主要是肿瘤单次照射剂量、颞叶接受照射的总剂量、治疗总时间等，其中单次照射剂量最为关键。也因为如此，现代鼻咽癌调强放疗中，几乎没有采用单次剂量超过230cGy 的照射方法。在常规分割的基础上，Su 等通过回顾性分析 870 例接受调强放疗的鼻咽癌患者的资料发现，单侧颞叶接受超过 4000cGy 的体积和比例越大，颞叶损伤的发生率越高。如接受 4000cGy 照射的颞叶体积 < 10% 或 <5cm³，颞叶损伤的发生率仅5%。如 15% 或 10cm³ 以上的颞叶接受 4000cGy 照射，颞叶损伤的发生率则上升至20%。也有研究认为，放射性颞叶损伤的发生与受照射脑组织的热点剂量更相关。

根据放射性脑损伤发生的机制，预防和治疗的方法主要包括：①抑制凋亡，如抑制 VEGF，或给予碱性成纤维细胞生长因子（bFGF）、血小板衍生生长因子（PDGF）；②通过类固醇或非甾体类药物抑制炎症反应，如激素、COX 抑制药等；③阻断肾素 - 血管紧张素系统（RAS）从而减轻脑缺血再灌注所致的认知功能障碍；④神经干细胞移植；⑤促红细胞生成素（EPO）干扰；⑥高压氧治疗；⑦外科手术等。但近年来在临床取得较大突破的主要是贝伐珠单抗的应用，通过抑制 VEGF 通路能够逆转磁共振成像中脑或颞叶坏死的异常，贝伐珠单抗治疗放射性脑损伤的最佳剂量和持续时间还不明确，文献中最常用的剂量是 5mg/kg，每 2 周 1 次，至少 4 次，或 5mg/kg，每 3 周 1 次，至少 3 次。

总的来说，放射性脑损伤治疗困难，重在预防。故而在临床实践中，首先应该考虑采用先进的放射治疗技术，精心设计放疗计划，在保证肿瘤靶区足量照射的前提下，尽可能降低脑组织的照射范围、分次剂量和总剂量，尽可能降低远期放射性损伤的发生率。出现放射性脑病时，在积极营养神经对症处理的基础上使用贝伐珠单抗治疗有望得到良好疗效。

参 考 文 献

[1] Zhou GQ, Yu XL, Chen M, et al. Radiation - induced temporal lobe injury for nasopharyngeal carcinoma：a comparison of intensity - modulated radiotherapy and conventional two - dimensional radiotherapy. PloS One, 2013, 8(7)：e67488

［2］Chen J, Dassarath M, Yin Z, et al. Radiation induced temporal lobe necrosis in patients with nasopharyngeal carcinoma: a review of new avenues in its management. Radiation oncology, 2011, 6: 128

［3］Lee AW, Kwong DL, Leung SF, et al. Factors affecting risk of symptomatic temporal lobe necrosis: significance of fractional dose and treatment time. International journal of radiation oncology(biology, physics), 2002, 53(1): 75 – 85

［4］Su SF, Huang SM, Han F, et al. Analysis of dosimetric factors associated with temporal lobe necrosis (TLN) in patients with nasopharyngeal carcinoma(NPC) after intensity modulated radiotherapy. Radiation oncology, 2013, 8: 17

［5］Sun Y, Zhou GQ, Qi ZY, et al. Radiation – induced temporal lobe injury after intensity modulated radiotherapy in nasopharyngeal carcinoma patients: a dose – volume – outcome analysis. BMC cancer, 2013, 13: 397

［6］Kong C, Zhu XZ, Lee TF, et al. LASSO – based NTCP model for radiation – induced temporal lobe injury developing after intensity – modulated radiotherapy of nasopharyngeal carcinoma. Scientific reports, 2016, 6: 26378

［7］Balentova S, Adamkov M. Molecular. Cellular and Functional Effects of Radiation – Induced Brain Injury: a review. International journal of molecular sciences, 2015, 16(11): 27796 – 27815

［8］Delishaj D, Ursino S, Pasqualetti F, et al. Bevacizumab for the treatment of radiation – induced cerebral necrosis: a systematic review of the literature. Journal of clinical medicine research, 2017, 9(4): 273 – 280

［9］Zhuang H, Yuan X, Zheng Y, et al. A study on the evaluation method and recent clinical efficacy of bevacizumab on the treatment of radiation cerebral necrosis. Scientific reports, 2016, 6: 24364

（宗井凤　林少俊）

病例 55　直接鼻咽冲洗治疗鼻咽溃疡

一、例1

(一)病历摘要

习××,男,50岁,汉族,已婚。2015-01-29入院。

主诉:鼻咽癌复发二程放疗后7个月,头痛2个月。

现病史:缘于2009-01无明显诱因出现回吸性涕血,2009-03出现头痛,2009-04出现鼻出血。2009-05-12就诊于××人民医院,鼻咽活检病理示:鼻咽低分化鳞状细胞癌。2009-05-31转诊我院,门诊拟"鼻咽癌"收入我科。完善相关检查后明确诊断"鼻咽低分化鳞癌$T_2N_0M_0$ II期"。行根治性放疗,鼻咽及颅底DT 7000cGy/35Fx,全颈DT 5000cGy/25Fx。放疗后评价疗效CR,后定期复查。2013-06-19查鼻咽MRI示:双侧颞叶区脑水肿较前明显。2014-02出现涕血2次,2014-05-15我院门诊复查鼻咽镜示:鼻咽右顶壁见肿块样新生物,右侧咽隐窝浅,蝶骨基底部蝶窦底侵犯可疑,双侧颞叶区脑水肿范围较前稍增大。鼻咽镜下活检病理:鼻咽非角化性癌。遂拟"鼻咽癌放疗后复发"第二次收入我科。2014-05-29始行二程调强放疗:PTVnx DT 6400cGy/30Fx,PTV1 DT 5400cGy/30Fx,并行尼妥珠单抗(泰欣生)200mg×6次(每周1次),放疗过程顺利。2014-12患者出现阵发性头痛,自行服中药治疗后无改善,头痛渐加剧。2015-01-29至我院门诊复查鼻咽镜示:右侧咽隐窝处局部溃疡伴脓性分泌物附着,右侧后壁黏膜粗糙伴局部小结节。拟"鼻咽溃疡伴感染"收入我科。

既往史:无特殊疾病史,无烟酒嗜好,无肿瘤家族史。

体格检查:KPS 90分,双颈未触及明显肿大淋巴结。右侧咽隐窝处局部溃疡伴脓性分泌物附着,右侧后壁黏膜粗糙伴局部小结节。脑神经检查阴性。

辅助检查:电子纤维鼻咽镜示右侧咽隐窝处局部溃疡伴脓性分泌物附着,右侧后壁黏膜粗糙伴局部小结节。

初步诊断:

1. 鼻咽溃疡。

2. 鼻咽低分化鳞癌$rT_2N_0M_0$ II期(2008中国分期)。

(二)辅助检查

鼻咽镜示:右侧咽隐窝处局部溃疡伴脓性分泌物附着,右侧后壁黏膜粗糙伴局部小结节。MRI 检查：鼻咽各壁未见明确肿块、结节等异常，鼻咽右顶侧壁见不规则溃疡，鼻窦腔内见不规则长 T_2 信号黏膜肥厚影，颅底骨质信号欠均匀，双侧颞叶见不规则小斑片状稍长 T_1 稍长 T_2 信号脑水肿影，右侧乳突积液。血常规示：平均红细胞血红蛋白浓度（MCHC）358g/L；生化示：氯（Cl）97.1mmol/L；尿常规正常。

（三）入院诊断

1. 鼻咽溃疡。

2. 鼻咽低分化鳞癌 $rT_2N_0M_0$ Ⅱ期（2008 中国分期）。

（四）诊断依据

患者鼻咽癌复发二程放疗后，右侧咽隐窝处局部溃疡伴脓性分泌物附着，右侧后壁黏膜粗糙伴局部小结节。

（五）治疗策略

鼻咽溃疡伴发感染，溃疡表面有脓性分泌物，需要给予鼻咽局部冲洗及抗感染治疗促进溃疡愈合。

（六）治疗方法病情演变

直接鼻咽冲洗方法：患者取坐位，电子鼻咽镜下清脓后，从一侧鼻腔进镜，另一侧鼻腔插入自制的鼻咽冲洗装置至鼻咽腔溃疡位置，在直视下将 50ml 注射器与冲洗装置的另一端连接后开始冲洗（病例 55 图 1）。鼻咽镜上吸引装置帮助吸引冲洗的药液。要点是：快速、大量的液体冲刷溃疡面，利于感染的控制。常用冲洗液为：甲硝唑、生理盐水、康复新液等，每周 3 次。

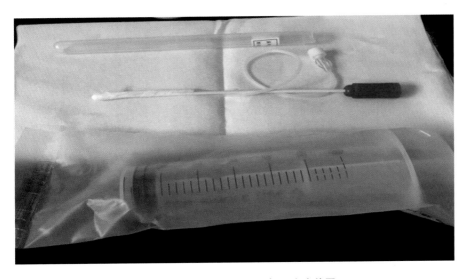

病例 55 图 1　自制的直接鼻咽冲洗装置

该患者冲洗前右顶壁巨大溃疡，深达骨质，表面附脓性分泌物（病例 55 图 2A）。该患者共冲洗 2 个月时间（每周 3 次），首次冲洗后，头痛症状即明显缓解，此后未出现头痛症状。3 个月后，溃疡处黏膜生长，脓性分泌物消失（病例 55 图 2B）。近 1 年后，溃疡基本愈合(病例 55 图 2C)。2016 – 01 至我院门诊复查，鼻咽 MRI 示：双侧颞叶放射性脑损伤改变，病变较前稍增大。鼻咽镜示：鼻咽右顶壁黏膜缺损，原右顶壁溃疡基本愈合，未见明显新生物及脓性分泌物。鼻咽溃疡 MRI 冲洗前后 MRI 图像及复发放疗计划见病例 55 图 3 至病例 55 图 6。

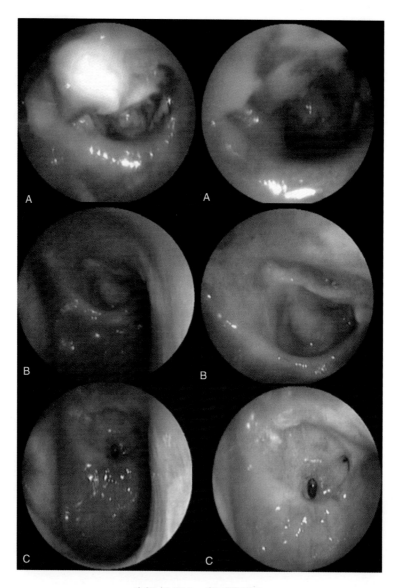

病例 55 图 2　鼻咽镜图像

注：A：冲洗前可见巨大的鼻咽右顶壁溃疡，深达骨质，附脓性坏死物；B：直接鼻咽冲洗 3 个月后；C：直接鼻咽冲洗近 1 年后

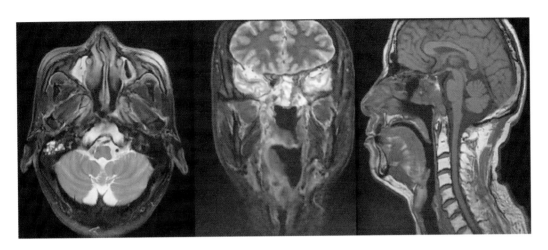

病例 55 图 3　治疗前鼻咽溃疡 MRI

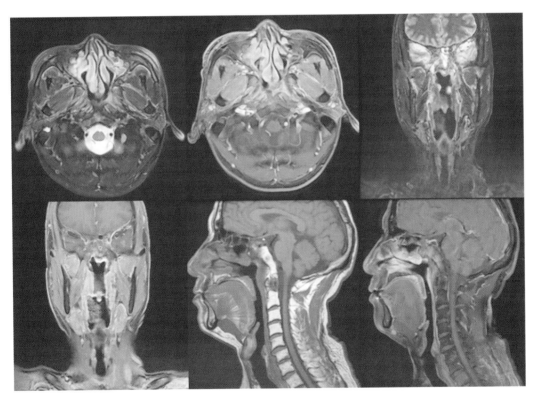

病例 55 图 4　鼻咽溃疡治疗后 1 年 MRI 影像

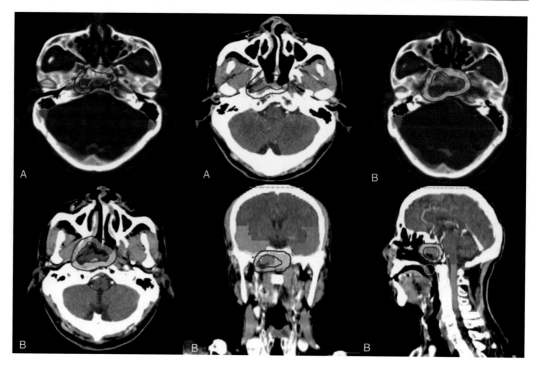

病例 55 图 5　靶区勾画

注：图 A：红线代表 GTVnx，蓝线代表 CTV)及剂量分布;图 B：红色阴影代表 PGTVnx，绿色区域代表 PCTV，红线为 6400cGy，蓝线为 5400cGy

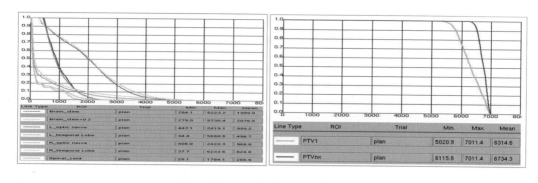

病例 55 图 6　剂量体积直方图(DVH)

二、例 2

（一）病历摘要

洪××，男，52 岁。2016 - 02 - 14 第二次入院。

主诉：鼻咽癌二程放疗后 3 个月，头痛、鼻腔异味 20 余天。

现病史：患者自诉因"鼻咽癌Ⅲ期"于 2010 - 11 在 ×× 医院行鼻咽癌根治性放疗 DT 7000cGy/30Fx，颈部淋巴结预防性放疗，并行同期和辅助化疗共 6 程。2015 - 09 - 08 我院复查，鼻咽 + 颈部 MRI 示：①考虑"鼻咽癌"放疗后复发伴蝶窦底部、右侧翼突、翼内肌侵犯可能性大，建议镜检明确；②双侧咽旁及颌下数枚小淋巴结；③鼻窦及右侧乳突炎。胸部 CT 未见明显异常。电子鼻咽镜示：鼻咽顶壁稍增厚，右圆枕肿胀。行病理活检病理常规示：鼻咽非角化性癌。刷取物细胞学检查见鳞癌细胞。腹部彩超示：脂肪肝，胆囊息肉，右肾多发囊肿，副脾。PET－CT 示：鼻咽右侧壁软组织影，代谢增高，考虑鼻咽癌。诊断：鼻咽非角化性癌 $rT_3N_0M_0$ Ⅲ 期，并于 2015－09－16 始行鼻咽癌根治性放疗，鼻咽复发灶 DT 6600cGy/32Fx，每周 5 次，后程予甘氨双唑钠放疗增敏。同期行 DDP：55mg 第 1 至第 3 天同期化疗三程，并予分子靶向治疗：重组人血管内皮抑制素（恩度）15mg，第 1 至第 14 天持续静脉滴注，共 2 个疗程。复查电子鼻咽镜示：鼻咽未见明显新生物。近 20 余天，患者自诉剧烈头痛及鼻腔异味明显。今日为进一步诊治就诊我院，近期患者精神、食欲可，大小便正常，体重近期无明显减轻。

既往史：既往身体健康，无特殊疾病史，无烟酒嗜好，无肿瘤家族史。

体格检查：KPS 90 分，颈软，颈部皮肤轻度纤维化，全身浅表淋巴结未触及肿大。间接鼻咽喉镜示：鼻咽顶壁稍增厚，右圆枕肿胀，脑神经征阴性，心肺腹未及明显异常。

辅助检查（入院前）：暂缺。

初步诊断：鼻咽非角化性癌复发 $rT_3N_0M_0$ Ⅲ 期。

（二）辅助检查

入院后行鼻咽镜检查示：鼻咽右侧壁及顶壁见溃疡，有较多脓性分泌物，鼻咽未见明显新生物。鼻咽分泌物细菌培养示：金黄色葡萄球菌（MRSA）。血常规、生化、大小便常规、EB 病毒基本正常。鼻咽 MRI 平扫示：鼻咽癌放疗后，病变较前缓解；鼻窦炎，右侧乳突炎（病例 55 图 7）。胸部 CT 示：胸部平扫未检出明显异常。腹部彩超示：副脾、右肾囊肿。

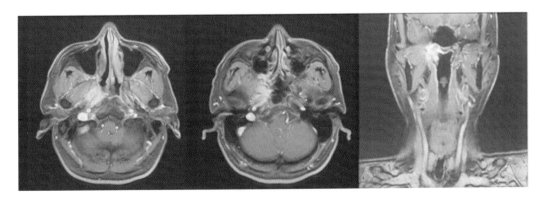

病例 55 图 7　复发时的鼻咽部 MRI 平扫及增强

（三）入院诊断

1. 鼻咽溃疡。

2. 鼻咽非角化性癌复发 $rT_3N_0M_0$ Ⅲ 期。

（四）诊断依据

患者鼻咽癌二程放疗后，鼻咽右侧壁及顶壁见溃疡，有较多脓性分泌物，鼻咽未见明显新生物。

（五）治疗策略

鼻咽溃疡伴发感染，溃疡表面有脓性分泌物，需要给予鼻咽局部冲洗、抗感染及修复黏膜治疗，以促进溃疡愈合。

（六）治疗方法病情演变

需给予电子鼻咽镜下鼻咽冲洗、抗感染治疗及修复黏膜治疗。

直接鼻咽镜下鼻腔冲洗方法（见例1）。

转归：该患者鼻咽冲洗前鼻咽右侧壁及顶壁多个巨大溃疡，表面附着较多脓性分泌物（病例55图8），剧烈头痛及鼻腔异味。行直接鼻咽冲洗后，头痛及鼻咽异味症状迅速好转。2016-04复查鼻咽镜示：鼻咽右侧壁、右顶壁溃疡（病例55图9）。2016-05复查鼻咽镜示：鼻咽右顶侧壁溃疡较前缩小，见黏膜修复，脓性坏死物较前减少，无出血（病例55图10）。2016-08复查鼻咽镜示：鼻咽右顶壁溃疡黏膜生长，渐愈合，脓性分泌物少，右侧壁溃疡内见大团退变组织（无法拔除），给予甲硝唑及康复新局部冲洗，局部黏膜隆起，尚光滑，不易出血，鼻咽未见明显新生物（病例55图11）。2017-03复查鼻咽镜示：鼻咽右侧壁溃疡内退变组织脱落，见正常黏膜生长，鼻咽未见明显新生物（病例55图12）。

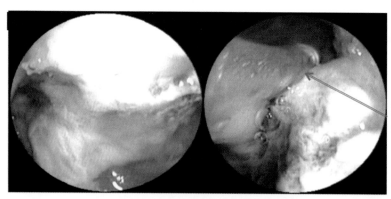

病例55图8　鼻咽清洗前，鼻咽腔大团脓性坏死物

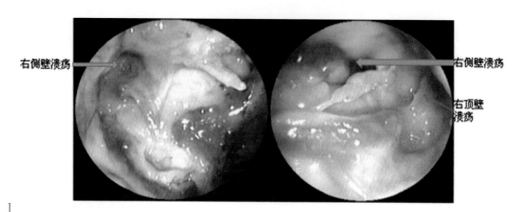

病例55图9　清洗2个月内，清理后见鼻咽右顶壁及右侧壁溃疡

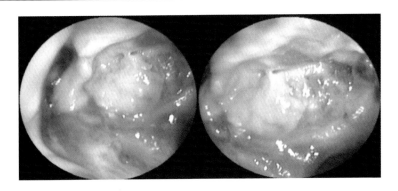

病例 55 图 10　清洗 3 个月后，脓性分泌物减少，右顶壁溃疡内黏膜修复

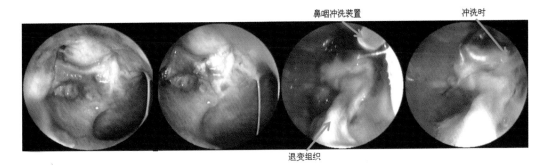

病例 55 图 11　直接鼻咽冲洗 6 个月后，右顶壁溃疡愈合

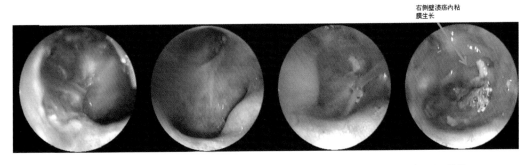

病例 55 图 12　直接鼻咽冲洗 13 个月后，右侧壁溃疡内黏膜生长，蜕变组织脱落

三、病例亮点

两例患者均为鼻咽癌复发二程放疗后发生鼻咽溃疡，因鼻咽溃疡伴感染导致剧烈头痛入院。以往的间接鼻咽冲洗方法效果不佳，出血、感染或由此导致的恶病质发生率高，预后极差。故针对该类患者我院采用直接鼻咽冲洗，冲洗后患者头痛症状迅速消失，溃疡表面正常黏膜生长，溃疡渐愈合（例 1）。或溃疡未被正常组织填充，但其内正常黏膜生长，黏膜屏障功能恢复，未出现出血或感染症状（例 2）。

四、相关知识点

1. 局部和（或）区域复发仍是鼻咽癌治疗失败的原因之一。除极少数表浅的肿瘤复发可以采用手术治疗外，再程放射治疗仍是局部复发鼻咽癌的主要治疗方法，其局部控制率可达40%～80%，5年生存率20%～45%，但二程放疗后的并发症，如脑神经损伤、鼻咽大出血、鼻咽坏死等发生率较高。

2. 鼻咽溃疡是鼻咽部二程放疗的常见并发症，死亡率高，临床缺乏有效的治疗方法。出血、感染和剧烈头痛是主要的临床表现。常规的间接鼻咽冲洗方法，到达鼻咽腔的冲洗液量少、冲力小，难以达到预期的效果。采用直接鼻咽冲洗方法可以保证溃疡面的有效冲刷，在控制感染方面效果好，患者症状缓解快，为患者溃疡的自身修复创造了良好的条件，是一个值得推广的治疗鼻咽溃疡的方法。

参 考 文 献

［1］卢泰祥. 局部复发鼻咽癌诊治研究进展. 癌症，2004，23（2）：230－234

［2］马骏，麦海强，莫浩元，等. 鼻咽癌放射治疗失败原因分析. 癌症，2002，19（11）：1016－1018

［3］高黎，徐国镇，肖光莉，等. 鼻咽癌外照射及近距离治疗的前瞻性随机分组研究. 中华放射肿瘤学杂志，1997，6（4）：206－211

［4］Buatti JM, Friedman WA, Bova FJ. Linac radiosurgery for locally recurrent nasopharyngeal carcinoma：rationale and technique. Head and Neck, 1995, 17（1）：14－19

［5］Chua DT, Sham JS, Kwong PW, et al. Linear accelerator－based stereotactic radiosurgery for limited, locally persistent, and recurrentnasopharyngeal carcinoma：efficacy and complications. Int J Radiat Oncol Biol Phys, 2003, 56（1）：177－183

［6］Leung TW, Tung SY, Sze WK, et al. Salvage radiation therapy for locally recurrent nasopharyngeal carcinoma. Int J Radiat Oncol Biol Phys, 2000, 48（5）：1331－1338

［7］吴少雄，卢泰祥，曾智帆，等. 局部复发鼻咽癌分次立体定向放射治疗的初步疗效. 癌症，2002，21（7）：804－805

［8］Han F, Zhao C, Huang SM, et al. Long－term outcomes and prognostic factors of reirradiation for locally recurrent nasopharyngeal carcinoma using intensity－modulated radiotherapy. Clin Oncol, 2012, 24（8）：569－576

［9］Tian YM, Zhao C, Guo Y, et al. Effect of total dose and fraction size on survival of patients with locally recurrent nasopharyngeal carcinoma treated with intensity－modulated radiotherapy：a phase Ⅱ, single－center, randomized controlled trial. Cancer, 2014, 120（22）：3502－3509

（龚晓昌　曾　雷　李金高）

病例 56　鼻咽癌放疗脑损伤

一、病历摘要

姜××,男,40岁,湖北黄石人,2012 – 07 – 26 首次入院。

主诉:右耳闭伴右侧面麻半年。

现病史:患者于2012年初无明显诱因出现右侧耳闭、听力下降并伴右侧面麻,轻度头痛,无血涕、复视。于2012 – 07 就诊于我院,行鼻咽镜发现鼻咽新生物,活检示:(鼻咽)非角化性未分化型癌,遂以"鼻咽癌"收入院。

既往史:无特殊疾病史,无烟酒嗜好,无肿瘤家族史。

体格检查:卡氏评分90分。双颈Ⅱ、Ⅱ区可及多枚肿大淋巴结,最大约1.5cm × 1.0cm,质硬,活动度差,表面光滑,无明显压痛。鼻咽顶后壁可见隆起。脑神经检查未见异常。心、肺、腹体检未见明显异常。

辅助检查(入院前):MRI:鼻咽部占位,双颈多发肿大淋巴结。鼻咽病理:(鼻咽)非角化性癌,未分化型。

初步诊断:鼻咽非角化性未分化型癌伴颈淋巴结转移(分期待定)。

二、辅助检查

鼻咽 MRI:鼻咽癌累及右侧鼻咽、右侧头长肌、腭帆张肌、腭帆提肌、颅底及翼内肌,右侧颞骨岩尖及枕骨斜坡、右侧三叉神经节、蝶窦和右侧海绵窦受累,垂体受累及可能,病变侵犯右中颅窝与右侧颞叶内侧分界不清。双侧颈部淋巴结肿大,右侧为甚(病例 56 图 1)。肺部 CT:双肺纹理正常。腹部彩超:肝、胆、脾、腹膜后及肾上腺未见异常。全身骨 ECT:鼻咽部可见异常信号浓聚,考虑局部骨质受侵。

三、入院诊断

鼻咽未分化型癌非角化性 $T_4N_2M_0$ Ⅳa 期(2008 中国分期)。

四、诊断依据

患者原发灶鼻咽部已有病理证实,根据目前国内"鼻咽癌2008中国分期",肿瘤累及颅底、右侧岩尖、蝶窦、右侧三叉神经及右侧海绵窦、右侧颞叶脑实质,T 分期定为 T_4;双颈部肿大淋巴结(左侧Ⅱ区,右侧Ⅱ、Ⅲ区),符合淋巴结转移标准,N 分期定为 N_2;目前各项检查未见明显转移征象,M 分期定为 M_0,故认为目前分期为 $T_4N_2M_0$ Ⅳa 期。

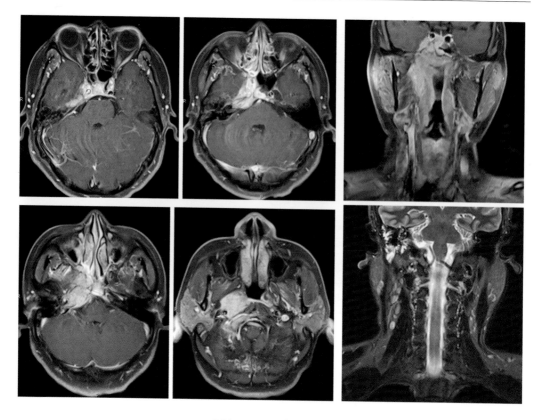

病例 56 图 1　鼻咽 MRI

注：鼻咽癌累及右侧鼻咽、右侧头长肌、腭帆张肌、腭帆提肌、颅底及翼内肌、右侧颞骨岩尖及枕骨斜坡、右侧三叉神经节、蝶窦和右侧海绵窦受累，垂体受累及可能，病变侵犯右中颅窝与右侧颞叶内侧分界不清。双侧颈部淋巴结肿大，右侧为甚

五、治疗策略

患者为局部晚期，局部肿瘤侵犯范围广，部分肿瘤侵犯脑实质，且颈部淋巴结多发转移，直接放疗很难得到根治，因此确定"诱导化疗＋同步放、化疗＋辅助化疗"的治疗方案。放疗可能出现下列不良反应：①局部疼痛；②骨髓抑制；③发热；④脱发；⑤放射性脑病；⑥鼻咽大出血；⑦放射性口腔炎；⑧放射性皮炎；⑨免疫抑制；⑩放射性二原癌等。化疗过程可能出现的反应：①骨髓抑制；②肝肾功能损伤；③胃肠道反应；④过敏反应等。预后方面：根据目前文献报道，Ⅳa 期鼻咽癌完成根治性治疗后，5 年生存率 50% ～ 60%。以上治疗考虑、治疗不良反应及预后等情况均告知患者及家属，并取得患方同意和理解。

六、治疗方案

1. 诱导化疗 2 周期（2012 － 08 － 01 至 2012 － 08 － 22）　多西他赛 75mg/m²，第 1 天，顺铂 75mg/m²，第 2 天。诱导化疗反应为 Ⅱ 度胃肠道反应，对症治疗后好转。诱导化疗结束后复查鼻咽镜发现鼻咽腔内肿瘤缩小，复查 CT 显示鼻咽原发灶和颈部转移淋巴结有所退缩，疗效评价达 PR。

2. 同步放、化疗（2012 - 09 - 18 至 2012 - 11 - 02） 化疗：顺铂 80mg/m²，第 1 天、第 22 天、第 43 天。调强放疗（病例 56 图 2、病例 56 图 3）：pGTVnx 7400cGy/33Fx，pGTVnd 7000cGy/33Fx，pCTV1 6200cGy/33Fx，pCTV2 5800cGy/33Fx，锁骨上 X 线切线野照射 5000cGy/25Fx，同步放、化疗期间出现Ⅱ度胃肠道反应、Ⅱ度口腔黏膜反应、Ⅱ度皮肤反应。

3. 辅助化疗 2 周期（2012 - 11 - 28 至 2012 - 12 - 23） 多西他赛 75mg/m²，第 1 天，顺铂 75mg/m²，分 2 天。辅助化疗反应为Ⅱ度胃肠道反应、Ⅱ度骨髓抑制，对症治疗后好转。放疗结束 3 个月复查评价疗效为 CR（病例 56 图 4）。

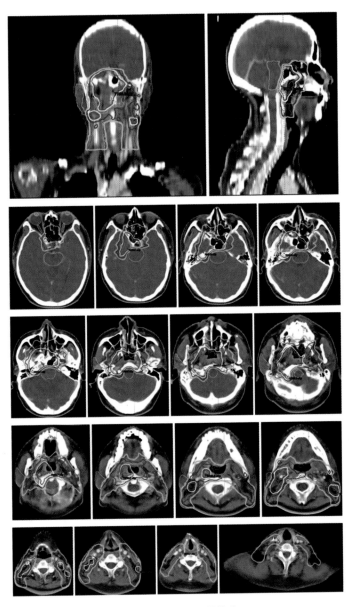

病例 56 图 2　调强放疗

注：橙色为 pGTVnx，深红色为 pGTVnd，绿色为 pCTV1，蓝色为 pCTV2，锁骨上采用 X 线切线野常规照射

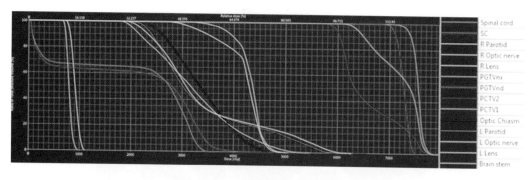

病例 56 图 3　剂量体积直方图(DVH)

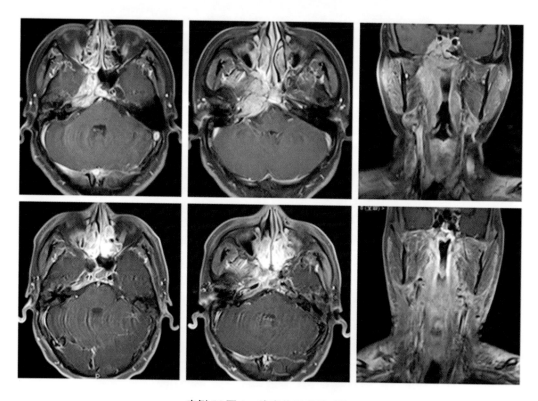

病例 56 图 4　放疗前后疗效对比

七、病情演变

患者治疗结束后前 3 年每 3 个月复查,后每半年复查。2016-06-16 复查 MRI 发现右侧颞叶放射性脑炎改变(病例 56 图 5)。由于患者无临床症状,故予以营养神经药物治疗,继续随访。

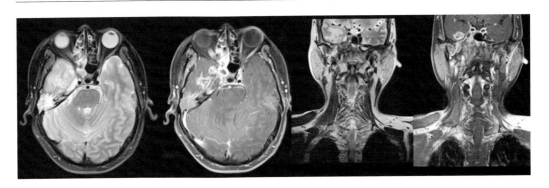

病例 56 图 5　右颞叶照射野区可见放射性损伤

八、病例亮点

本病例是Ⅳ期局部晚期鼻咽癌患者，肿瘤侵犯范围广，颈部淋巴结多发转移。患者初程治疗疗效较好，治疗结束后 3 个月复查疗效评价达到 CR。由于患者肿瘤侵犯颞叶，导致颞叶放疗受照射剂量较高，于调强放疗结束后 4 年出现颞叶损伤。但是患者仅有影像学改变，无明显临床表现，故仅予以营养神经药物治疗。

九、相关知识点

1. 放射性颞叶损伤　在二维常规放疗时代，局部晚期鼻咽癌患者治疗后发生放射性颞叶损伤较高。随着调强放射治疗技术的推广，大大降低了放射性颞叶损伤的概率（16% vs 35%）。研究发现，鼻咽癌放射性颞叶损伤一方面与颞叶受照射剂量有关，另一方面也与受照射体积有关。目前鼻咽癌调强放疗计划多采用 QUANTEC 推荐的颞叶限量（Dmax ≤6000cGy 或 V6500cGy ≤1%），但有研究报道当颞叶 Dmax ≥6400cGy 或 D1cc ≥5200cGy 时，剂量每提高 100cGy，放射性颞叶损伤发生率分别上升 2.6% 和 2.5%，并推荐颞叶的安全剂量限制为：Dmax < 6800cGy 或 D1cc < 5800cGy，aV40（颞叶 V40 绝对体积）< 5cc 或 rV40（V40 占颞叶百分比）< 10%。本例患者初诊时发现部分颞叶受侵，因此受照射剂量较高，治疗后发生放射性颞叶损伤。

2. 放射性颞叶损伤的诊断　病理活检是放射性脑损伤的诊断金标准，但由于颅内病灶取材限制，该侵入性操作极少采用。目前诊断多为临床诊断，主要依据为临床症状和影像学检查。其影像学采用的手段包括增强 MRI、MRS、DWI、PWI 以及 11C – MET PET，同时可辅助配合 EBV – DNA 定量等检查判断。

3. 放射性颞叶损伤的治疗　并非所有发生放射性颞叶损伤的患者都需要治疗干预。研究表明，大部分患者的病灶可自行退缩甚至自愈。是否采取治疗主要取决于病灶大小、有无进展以及是否伴随明显症状。临床病灶较小的无症状型患者一般预后较好，不建议其过分激进接受治疗，可选择随访观察。对于需要治疗的患者，可选择激素脱水治疗、抗血管生成治疗（贝伐单抗）、营养神经治疗（鼠神经生长因子）、高压氧及手术等。本例患者无明显症状，故予以营养神经治疗，并随访观察。

参 考 文 献

[1] Zhou GQ, Yu XL, Chen M, et al. Radiation – induced temporal lobe injury for nasopharyngeal carcinoma：a comparison of intensity – modulated radiotherapy and conventional two – dimensional radiotherapy. PLoS One, 2013, 8(7)：e67488

[2] Su SF,Huang Y,Xiao WW,et al. Clinical and dosimetric characteristics of temporal lobe injury following intensity modulated radiotherapy of nasopharyngeal carcinoma. Radiother Oncol,2012,104(3):312 – 316

[3] Su SF, Huang SM, Han F, Huang Y, et al. Analysis of dosimetric factors associated with temporal lobe necrosis(TLN) in patients with nasopharyngeal carcinoma (NPC) after intensity modulated radiotherapy. Radiat Oncol, 2013, 8：17

[4] Wang YX, King AD, Zhou H, et al. Evolution of radiation – induced brain injury：MR imaging – based study. Radiology, 2010, 254(1)：210 – 218

[5] Levin VA, Bidaut L, Hou P, et al. Randomized double – blind placebo – controlled trial of bevacizumab therapy for radiation necrosis of the central nervous system. Int J Radiat Oncol Biol Phys, 2011, 79(5)：1487 – 1495

[6] Wang XS, Ying HM, He XY, et al. Treatment of cerebral radiation necrosis with nerve growth factor：a prospective, randomized, controlled phase II study. Radiother Oncol, 2016, 120(1)：69 – 75

[7] Lin HY, Ku CH, Liu DW, et al. Hyperbaric oxygen therapy for late radiation – associated tissue necroses：is it safe in patients with locoregionally recurrent and then successfully salvaged head – and – neck cancers? Int J Radiat Oncol Biol Phys, 2009, 74(4)：1077 – 1082

（黄　晶　杨坤禹）

病例 57　T_4 鼻咽癌调强放疗后颞叶坏死

一、病历摘要

张××，女，53 岁，已婚，农民，浙江人，2016 – 12 – 29 入院。

主诉： 鼻咽癌放、化疗后 2 年余，记忆力下降 3 个月余。

现病史： 2013 – 10 – 22 患者因"听力下降 10 个月余，左侧头痛 2 个月"就诊于我院，完善相关检查后明确诊断为：鼻咽非角化性癌 $T_4N_1M_0$　ⅣA 期（UICC/AJCC 分期第 7 版）（病例 57 图 1）。2013 – 10 – 28、2013 – 11 – 18、2013 – 12 – 10 行 TPF 方案化疗，3 周期诱导化疗后复查 MRI 提示病变较前缩小（病例 57 图 2）。2013 – 12 – 31 开始行根治性调强放疗，鼻咽颈部处方剂量：95% PGTVnx DT 6880cGy/30Fx、95% PGTVnd DT 6380cGy/30Fx、95% PTV1 DT 6070cGy/30Fx、95% PTV2 DT 5400cGy/30Fx（病例 57 图 3）。2014 – 01 – 02、2014 – 02 – 14 分别行两周期顺铂同步化疗。2016 – 09 – 12 患者开始出现记忆力下降，无头痛、呕吐，无抽搐，未予重视。2016 – 12 – 29 就诊于我院门诊，行鼻咽颈部 MRI：①鼻咽癌治疗后复查，目前鼻咽部无明显复发灶；②左侧颞叶异常信号，放射性脑病考虑；③鼻窦及乳突炎症（病例 57 图 4）。

既往史： 否认高血压病、糖尿病病史，无烟酒嗜好，无肿瘤家族史。

体格检查： 卡氏评分 70 分，颈部未触及明显肿大淋巴结。间接鼻咽镜检查未见明显异常。

二、辅助检查

2013 – 10 – 28 鼻咽 + 颈部 MRI：鼻咽癌累及左侧后鼻孔、两侧头长肌、颅底骨质及左侧海绵窦，两侧颈鞘淋巴结增大（病例 57 图 1）。2013 – 12 – 12 鼻咽 + 颈部 MRI：鼻咽癌治疗后复查，对照（2013 – 10 – 28）片：鼻咽部病灶较前缩小，两侧颈鞘淋巴结较前略缩小（病例 57 图 2）。2016 – 12 – 29 鼻咽 + 颈部 MRI：鼻咽癌治疗后复查，鼻咽部无明显复发灶；左侧颞叶异常信号，放射性脑病考虑；鼻窦及乳突炎症（病例 57 图 4）。入院后查三大常规、肝和肾功能、电解质、甲状腺功能、病毒学指标、胸腹部 CT 均未见明显异常，简易精神状态评价量表（MMSE）评分 23 分。

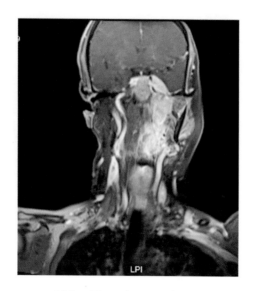

病例 57 图 1　鼻咽 + 颈部 MRI

注：鼻咽软组织肿块向上累及左侧海绵窦

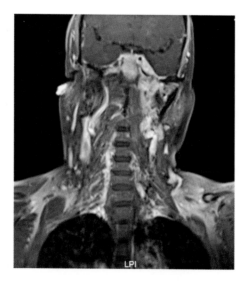

病例 57 图 2　鼻咽 + 颈部 MRI

注：鼻咽部病灶较前（2013 - 10 - 28 片）缩小

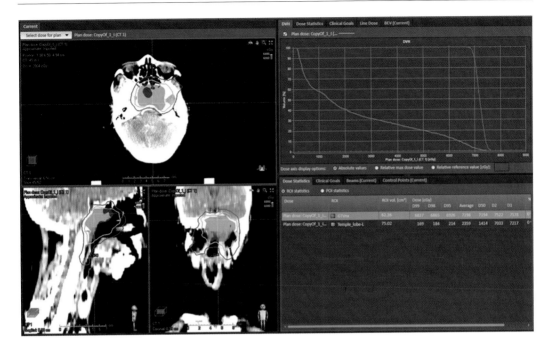

病例 57 图 3　DVH 图

注：鼻咽原发灶以及左侧颞叶接受放疗剂量

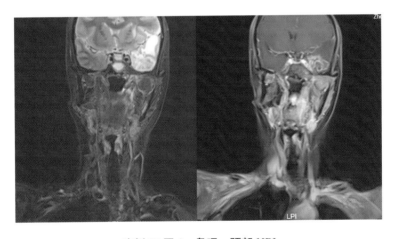

病例 57 图 4　鼻咽 + 颈部 MRI

注：左侧颞叶异常信号，放射性脑病考虑

三、入院诊断

1. 放射性颞叶坏死。

2. 鼻咽非角化性癌 $T_4N_1M_0$　ⅣA 期放、化疗后（UICC/AJCC 分期第 7 版）。

四、诊断依据

患者有鼻咽癌接受放疗史，且鼻咽病变累及左侧海绵窦，现出现记忆力下降，MMSE

评分为 23 分,结合鼻咽 + 颈部 MRI 改变,诊断放射性颞叶坏死明确。

五、治疗原则及预后

关于放射性脑坏死的治疗,对于无症状的放射性脑坏死,可以考虑严密随访。对于有症状的放射性脑坏死的可采用的治疗手段包括:①糖皮质激素;②VEGF 靶向治疗;③神经生长因子;④其他治疗:如抗凝治疗、抗血小板治疗、高压氧治疗、激光间质热疗及外科手术等。鉴于 MRI 提示颅内病变水平明显,大剂量激素冲击疗法的反应率高于常规口服激素治疗,给予大剂量激素冲击治疗。预后方面:根据来于香港的一项关于鼻咽癌放疗后颞叶坏死的研究结果,鼻咽癌放疗后颞叶坏死,5 年生存率为 35.4%。

六、治疗方案

于 2017 - 01 - 02 开始甲泼尼龙冲击治疗:1.0g 第 1 至第 3 天,后改用醋酸泼尼松片口服(20mg 每天 2 次,连用 3 天,后改为 10mg,每天 2 次,连用 3 天,后改为 10mg 每天 1 次,连用 4 天)。

七、疗效评估

大剂量激素冲击治疗后 3 个月复查,MRI 提示颞叶坏死明显好转,MMSE 评分为 30 分(病例 57 图 5)。

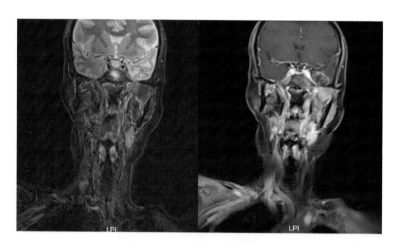

病例 57 图 5　鼻咽 + 颈部 MRI

注:左侧颞叶放射性脑病,范围较前(2016 - 12 - 28)MRI 缩小

八、主要治疗经验

本病例是一个 T_4 鼻咽癌调强放疗后颞叶坏死的患者,接受大剂量激素冲击治疗,获得了良好的近期疗效。

九、专家点评

1. T_4 鼻咽癌调强放疗后颞叶坏死,给予大剂量激素冲击治疗,获得了良好的近期疗效。

2. 放射性颞叶坏死的发生发展与放疗总剂量、分割剂量、受照脑体积、化疗等因素相关。该患者因鼻咽病变侵及左侧海绵窦，为获得良好的肿瘤控制率，与左侧海绵窦相邻的左侧颞叶接受了较高的放疗剂量。此外，该患者还接受了新辅助化疗以及同步化疗。

3. 对于有症状的放射性脑坏死的患者可采用的治疗手段包括：糖皮质激素、VEGF靶向治疗、神经生长因子、抗凝治疗、抗血小板治疗、高压氧治疗、激光间质热疗及外科手术等。该患者受累颞叶水肿明显，鉴于成本–效益比以及大剂量激素冲击治疗的高反应率，采用大剂量激素冲击治疗。需要强调的是，在输注大剂量激素过程中，需要持续心电监护，而对于老年患者及伴有心血管疾病的患者，建议采用甲泼尼龙：0.5g 静脉滴注，第 1 至第 6 天。

4. 关于鼻咽癌放射性颞叶坏死的预防，研究显示，采用调强放疗技术相对常规放疗技术对颞叶的保护作用主要体现在 $T_{1\sim3}$ 病变，对于 T_4 患者采用调强放疗技术和常规放疗技术的颞叶坏死发生率接近。

参 考 文 献

[1] Eisele SC, Dietrich J. Cerebral radiation necrosis: diagnostic challenge and clinical management. Rev Neurol, 2015, 61(5): 225－232

[2] Lam TC, Wong FC, Leung TW, et al. Clinical outcomes of 174 nasopharyngeal carcinoma patients with radiation－induced temporal lobe necrosis. Int J Radiat Oncol Biol Phys, 2012, 82(1): e57－65

[3] Levin VA, Bidaut L, Hou P, et al. Randomized double－blind placebo－controlled trial of bevacizumab therapy for radiation necrosis of the central nervous system. Int J Radiat Oncol Biol Phys, 2011, 79(5): 1487－1495

[4] Jeyaretna DS, Curry WT Jr, Batchelor TT, et al. Exacerbation of cerebral radiation necrosis by bevacizumab. J Clin Oncol, 2011, 29: e159－162

[5] Wang XS, Ying HM, He XY, et al. Treatment of cerebral radiation necrosis with nerve growth factor: A prospective, randomized, controlled phase Ⅱ study. Radiother Oncol, 2016, 120(1): 69－75

[6] Zhou GQ, Yu XL, Chen M, et al. Radiation－induced temporal lobe injury for nasopharyngeal carcinoma: a comparison of intensity－modulated radiotherapy and conventional two－dimensional radiotherapy. PLoS One, 2013, 8(7): e67488

（曹才能　陈晓钟）

病例58 鼻咽癌放疗后溃疡

一、病历摘要

王××，55岁，汉族，已婚，浙江省台州人，农民，2014-05-08因"鼻腔恶臭伴大出血1周"门诊就诊。

主诉： 鼻咽癌放、化疗后7个月，鼻腔恶臭伴大出血1周。

现病史： 患者因"右侧耳闷1年，左侧头痛5个月余"于2013-05住入我院，外院鼻咽镜见鼻咽右侧咽隐窝稍隆起，活检提示（鼻咽部）小块黏膜低分化癌浸润。入院查体：双颈Ⅱ区均可及直径约3cm肿大淋巴结，复视。鼻咽镜下（病例58图1）活检病理检查结果：（鼻咽顶壁）非角化性癌（未分化型）。鼻咽+颈部MRI（病例58图2）示鼻咽壁累及两侧后鼻孔、翼腭窝、两侧翼内肌、翼内外肌间隙、部分翼外肌，两侧病灶沿咽颅底筋膜向后包绕颈动脉鞘，部分累及颈静脉孔区，两侧头长肌信号异常。两侧翼突、蝶骨体、斜坡、两侧岩尖、寰椎信号异常，蝶骨及后组筛窦受累。两侧海绵窦尚可，但颅底脑膜强化明显。双颈见多发肿大淋巴结，最大者约1.8cm×1.9cm，呈明显均质强化，边界尚清。胸部CT扫描未见异常。全身骨ECT：左股骨近端代谢减低，放射性衰减不除外，建议定期随访。颈部、腹部彩超示右上颈淋巴结肿大，双侧颌下淋巴结肿大。根据目前国内"鼻咽癌2008中国分期"予分期为 $T_4N_2M_0$ Ⅳa 期。于2013-05-10予TP方案：多西他赛115mg静滴第1天+顺铂40mg第1天+奈达铂40mg静脉滴注第2至第3天（消化道反应较大，改用奈达铂）化疗，经过顺利。化疗后头痛、复视均消失。2013-05-31、2013-06-21各予TP方案：多西他赛115mg静脉滴注第1天+奈达铂40mg静脉滴注第1至第3天化疗，均经过顺利。2013-07-22至2013-09-02予鼻咽部+双颈部根治性调强放疗（病例58图3）：95% GTVnx：7050cGy/30Fx，PTVnx：6680cGy/30Fx，GTVnd：6610cGy/30Fx，PTV1：6000cGy/30Fx，PTV2：5400cGy/30Fx。2013-07-30予奈达铂40mg静脉滴注第1至第3天单药同步化疗，经过顺利。放疗近结束复查鼻咽镜（病例58图4）示鼻咽呈放疗后改变，内见分泌物，清除后见鼻咽部黏膜萎缩，未见明显新生物。B超示双颈淋巴结，右肝囊肿。胸部平扫+增强CT示两肺及纵隔未见实质性占位灶。鼻咽部+颈部MRI（病例58图5）示鼻咽部病灶已不明显，双颈小淋巴结，较前片大致相仿。2013-10-11予奈达铂40mg静脉滴注第1至第3天+替加氟1000mg第1至第3天静脉滴注辅助性化疗，经过顺利。2014-03-12复查鼻咽镜（病例58图6）示顶壁和双侧咽隐窝见较深溃疡面，上覆坏死物，周缘黏膜尚光整。MRI（病例58图7）示鼻咽部未见明显占位灶；颅底改变与前相仿。患者要求当地医院治疗，告知可能出现大出血致死亡等情况,建议每周鼻咽镜下清理坏死及分泌物、静脉营养支持治疗及局部抗生素眼药水滴用及联合静脉滴注(头孢 + 甲硝唑)抗生素治疗,患者间断性行抗感染治疗及静脉营养治疗,未按医嘱于鼻咽镜下清理坏死及分泌物。2014 - 04 - 30 鼻腔呼出气伴恶臭味,鼻腔分泌物较多,出现鼻腔及鼻咽部出血,具体出血量不详(家属诉出血比较多),前往当地医院行对症止血支持治疗,效果尚可。2014 - 05 - 08 门诊复查鼻咽镜(病例 58 图 8)示双侧咽隐窝见较多坏死物,考虑溃疡可能。MRI(病例 58 图 9)示鼻咽部未见明显占位灶,但局部软组织凹陷,向两侧延伸至颈鞘前方,考虑溃疡形成,较前大致相仿。颅底改变与前大致相仿。患者诉乏力感明显,胃纳差,间断性出现鼻出血,口腔也有部分血液流出。

既往史:无特殊疾病史。黄酒每天 1000ml,已饮 10 余年,已戒。吸烟,40 支/天 × 20余年,已戒。无肿瘤家族史。

体格检查:卡氏评分 70 分,贫血貌,需家属搀扶行走缓慢。与患者近距离可闻到恶臭味。双颈部未及明显肿大淋巴结。鼻咽部可见两侧咽隐窝较多较厚白膜。

初步诊断

1. 鼻咽溃疡。

2. 鼻咽癌放、化疗后 $T_4N_2M_0$ Ⅳa 期。

二、辅助检查

鼻咽镜示双侧咽隐窝见较多坏死物,考虑溃疡可能(病例 58 图 8)。MRI(病例 58 图9)示鼻咽部未见明显占位灶,但局部软组织凹陷,向两侧延伸至颈鞘前方,考虑溃疡形成,较前大致相仿。颅底改变与前大致相仿。

三、诊断

1. 鼻咽溃疡。

2. 鼻咽癌放、化疗后 $T_4N_2M_0$ Ⅳa 期。

四、诊断依据

1. 鼻咽部分泌物增多,呼气有恶臭味,鼻咽部出血。

2. 鼻咽镜可见双侧咽隐窝较多坏死物,考虑溃疡。

3. MR 示鼻咽部未见明显占位灶,但局部软组织凹陷,向两侧延伸至颈鞘前方,考虑溃疡形成,较前大致相仿。颅底改变与前大致相仿。

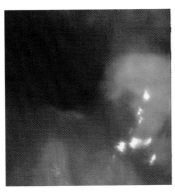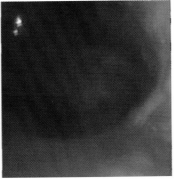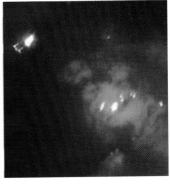

病例 58 图 1　首诊鼻咽镜图像

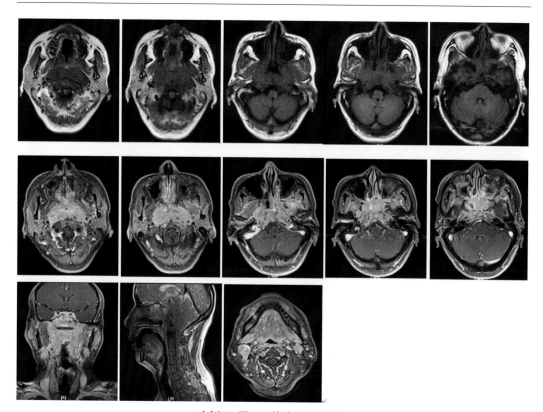

病例 58 图 2　首诊 MRI 图像

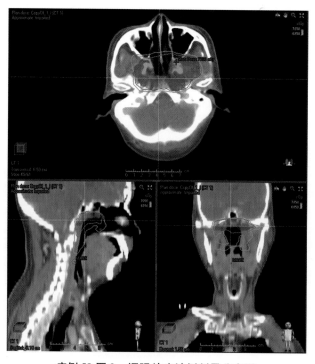

病例 58 图 3　调强放疗计划剂量分布图

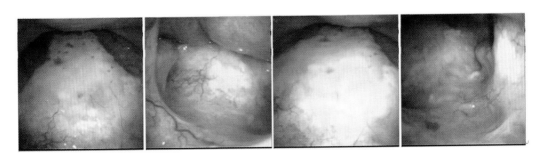

病例 58 图 4　放疗结束 2013 – 08 – 28 鼻咽镜图片

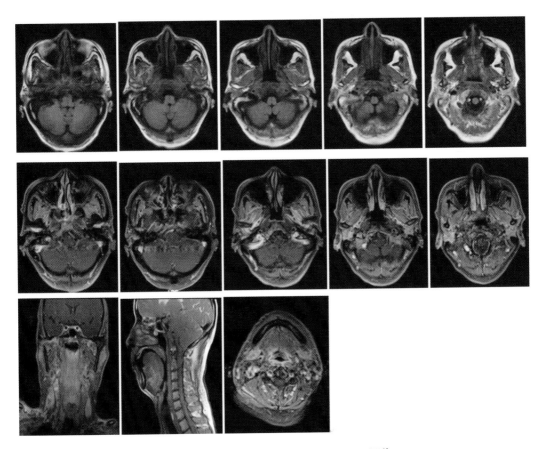

病例 58 图 5　放疗结束 2013 – 08 – 28MR 图像

注：定期复查均未发现复发及转移情况

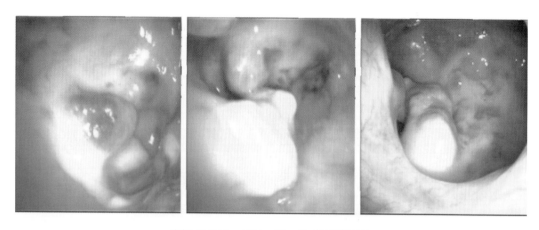

病例 58 图 6　2014 - 03 - 12 鼻咽镜图片

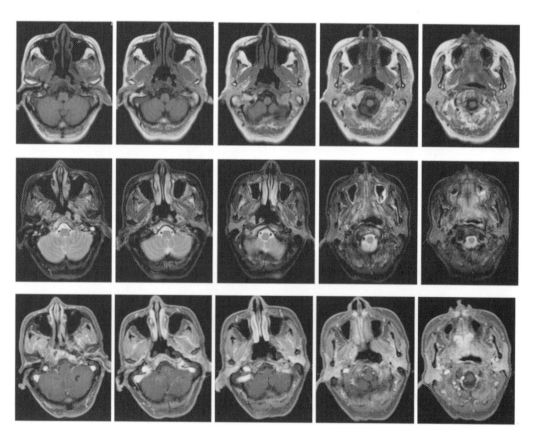

病例 58 图 7　2014 - 03 - 12 MRI 图像

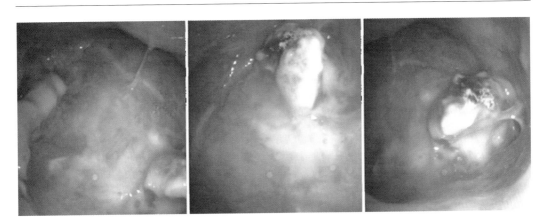

病例58 图8 2014－05－08鼻咽镜图片

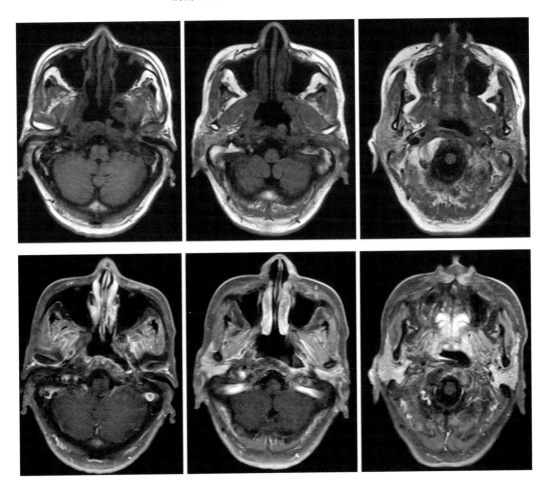

病例58 图9 2014－05－08鼻咽MRI图像

五、治疗策略

根据鼻咽镜及MRI检查，考虑患者为鼻咽坏死性深溃疡。因溃疡较深，范围较大，且与大血管关系密切，近期内曾有出血，予内镜下清除及冲洗分泌物治疗、营养支持治疗、促进局部黏膜生长治疗、抗感染支持治疗。

六、治疗方案

1. 局麻后电子鼻咽镜下使用活检钳清除坏死组织，1～2 次／7～10 天，至暴露出溃疡边缘正常组织的新鲜创面，共 2 个月。

2. 清除坏死后局部双氧水或生理盐水冲洗鼻咽部，局部交替性使用眼药水（含抗生素）、康复新、重组粒细胞刺激因子或重组人表皮生长因子溶液，最后使用薄荷石蜡油或橄榄油保护创面。

3. 予白蛋白 10～12.5g，1 次／日，静脉滴注营养及补液支持治疗，同时加强进食营养。

4. 联用头孢类＋甲硝唑抗感染治疗。

上述治疗同时进行并维持 2 个月，同时定期复查各项化验室指标。

七、病情演变

经上述治疗后半个月呼出恶臭味明显减轻，分泌物减少，出血量及频率下降。治疗 1 个月后呼出无明显异味，冲洗后少量淡血丝，精神及体力明显好转。治疗 2 个月后 KPS 评分 90 分，复查鼻咽镜及 MRI 显示溃疡较前好转（病例 58 图 10 至病例 58 图 11）。治疗 5 个月时，鼻咽溃疡基本愈合（病例 58 图 12 至病例 58 图 13）。溃疡治疗处理后 33 个月复查时溃疡愈合（病例 58 图 14 至病例 58 图 15），各项检查均未发现远处转移。

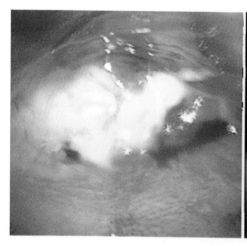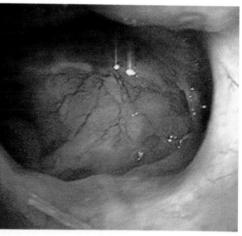

病例 58 图 10　2014－07－22 鼻咽镜图片（左咽隐窝见少量假膜样物附着）

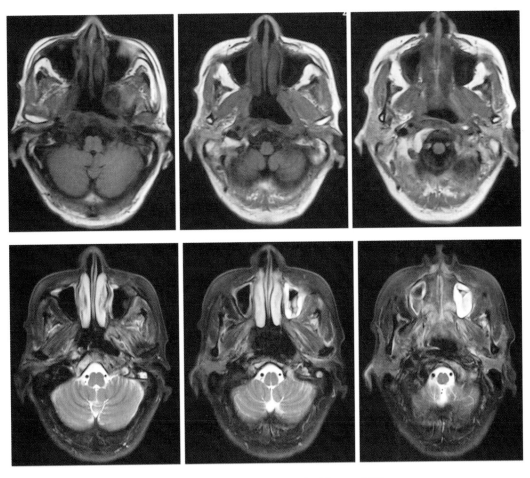

病例 58 图 11　2014 - 07 - 22 鼻咽部 MRI 图像

注：鼻咽部未见明显占位灶，但局部软组织凹陷，向两侧延伸至颈鞘前方，考虑溃疡形成，与前大致相仿，颅底改变与前大致相仿

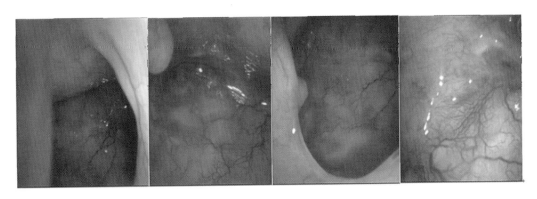

病例 58 图 12　2014 - 10 - 21 鼻咽镜图片

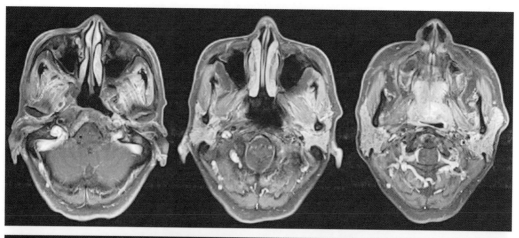

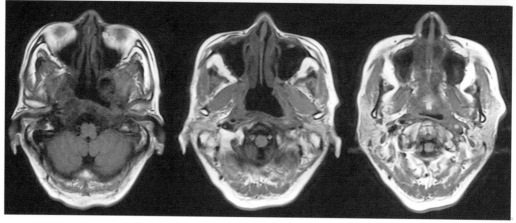

病例 58 图 13　2014 – 10 – 21 鼻咽 MR 图像

末次复查时间 2017 – 02 – 23。

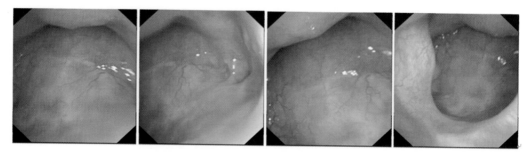

病例 58 图 14　2017 – 02 – 23 鼻咽镜图片

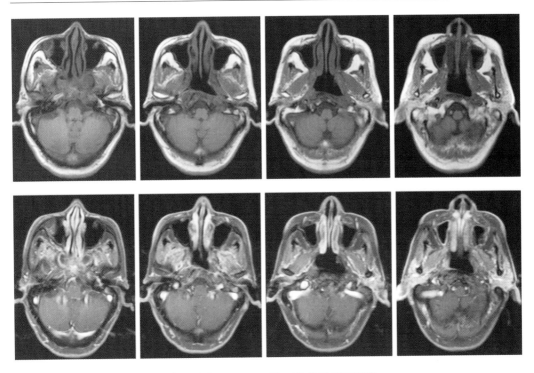

病例 58 图 15　2017 - 02 - 23 鼻咽 MRI 图像

八、病例亮点

本病例是一个Ⅳa 期局部鼻咽癌患者，肿瘤呈黏膜下浸润性生长，侵犯范围较广。予诱导化疗 + 同步放、化疗 + 辅助化疗后疗效评价 CR。末次辅助性化疗后 5 个月发现放疗后鼻咽部坏死(放射性溃疡)，当地医院进行对症支持治疗，未按医嘱进行治疗，虽一定程度地延缓了坏死的加重，但治疗力度不够，坏死仍进一步加重，导致出现出血(具体出血量不详，家属诉出血量较多)，经当地医院对症治疗后出血情况得到控制。考虑近期曾出现出血，患者体质较差，且手术切除坏死组织可能再次出现大出血及难以耐受手术，故予分次清理坏死物 + 局部及全身感染 + 营养支持治疗。经治疗后局部黏膜及肉芽组织生长，溃疡愈合。患者随访 2 年余，未发生放疗后鼻咽部坏死及出血，未发生复发及转移。

九、相关知识点

1. 放疗后鼻咽部坏死(post - radiation nasopharyngeal necrosis, PRNN)又称之为鼻咽部放射性溃疡，因肿瘤退缩速度较快，正常组织未能修复肿瘤区或坏死区，形成组织缺损。易合并感染、出血。感染引起患者鼻咽部腥臭恶臭、头痛，同时可伴发鼻咽部出血，如出血量大可能引起窒息死亡，是鼻咽癌治疗后严重并发症之一。既往治疗手段有限，尤其是深溃疡大出血死亡率非常高。放疗后造成局部组织低供血、低供氧和微循环障碍，影响了胶原蛋白和细胞再生，导致局部坏死，从而引起软组织坏死或死骨形成。此外，由于放疗后鼻腔及鼻咽的自洁功能下降，导致分泌的黏液及局部形成的痂皮不能及时得到清除而易感染，进而溃疡进一步加重。PRNN 常见于黏膜下浸润性生长的鼻咽癌首程放疗后及二程放疗后。根据溃疡大小及深度分为浅溃疡及深溃疡。通过鼻咽镜或 MRI 观察溃疡大小大于1cm 且深度大于1cm 为深溃疡。

2. PRNN 的发生与 T 分期晚、肿瘤体积大、营养状态差、感染、放疗剂量及高强度治疗等有关，首程放疗后 PRNN 发生在放疗结束的1.8～21.9个月。另有报道观察首程放疗后 PRNN 发生在放疗结束后1～3个月。

3. MRI、纤维鼻咽镜及病理检查有助于 PRNN（鼻咽溃疡）的诊断，MRI 表现为鼻咽周围软组织结构的缺失，T_1 相低信号、T_2 相高或稍高信号，增强时多不强化或轻度强化，不同于鼻咽癌复发。纤维鼻咽镜表现为鼻咽部被大量痂皮或黏稠分泌物覆盖，多呈黄褐色；鼻咽黏膜坏死呈絮状，伴不同程度组织缺损；部分溃疡较深，严重者见颈内动脉搏动，溃疡亦可向后向上破坏斜坡及蝶窦底壁，见骨质暴露。活检病理为坏死组织，无肿瘤细胞，排除肿瘤复发所致的鼻咽部溃疡。Yi - Jun Hua 等根据鼻咽部坏死物培养及药敏结果，予头孢类＋甲硝唑抗感染治疗。

4. 目前对放射性溃疡的处理方式分为单纯药物及营养支持治疗；内镜下行坏死组织切除术或分次清除术±药物及营养支持治疗。目的在于促进溃疡愈合，避免或减少大出血，进而挽救患者生命。

5. PRNN 引起出血的治疗方法包括鼻咽部填塞、手术及介入方法。王方正等在鼻咽镜下使用活检钳定期清除坏死组织、局部清洗消毒，局部及全身使用抗生素配合营养支持治疗鼻咽腔深溃疡取得良好的疗效。QI Yang 等认为，放疗后鼻咽坏死在内镜下行坏死组织切除术后再行鼻瓣重建术（ENNF 手术）较保守治疗具有更好的效果。张剑利等应用鼻咽清创术有效治疗鼻咽坏死所致鼻出血。李红武等认为，DSA 介入栓塞治疗和指压止血经皮颈动脉结扎分别是鼻咽癌放疗后鼻咽大出血和颈动脉破裂出血救治的有效方法。

6. PRNN 预后很差且难以治疗，最好的办法是预防，包括放疗计划靶区内高剂量体积及剂量的控制、放疗期间肿瘤消退情况、黏膜炎和营养方面的管理及放疗后急性黏膜炎、营养摄入指导及感染监测等方面的管理。对 PRNN 高危患者的局部复查应体现个体化，在溃疡的初期予以及时干预。

7. 综上，单次切除或清理 PRNN 病灶在浅表及与大血管距离较远的患者优势明显，但在包绕大血管或大面积 PRNN 病灶单次处理效果欠佳，且更易发生大出血，分次切除或清理 PRNN 病灶更为合理。

参 考 文 献

[1] 尹珍珍，高黎，罗京伟．鼻咽癌 IMRT 放射性溃疡临床及剂量因素分析．中华肿瘤放疗学杂志，2016，25（5）：438－442

[2] 王方正，付真富，王磊，等．鼻咽癌首程放疗后鼻咽腔巨大深溃疡诊疗探讨．实用肿瘤杂志，2011，26（3）：275－277

［3］杨百华，陈英，徐鹭英，等．磁共振扩散加权成像在鉴别鼻咽癌放疗后鼻咽坏死与复发中的价值．中国癌症防治杂志，2011，3(4)：298－302

［4］Hua YJ，Chen MY，Qian CN，et al. Postradiation nasopharyngeal necrosis in the patients with nasopharyngeal carcinoma. Head & neck，2009，31(6)：807－812

［5］Yang Q，Zou X，You R，et al. Proposal for a new risk classification system for nasopharyngeal carcinoma patients with post－radiation nasopharyngeal necrosis. Oral Oncol，2017，67：83－88

［6］张剑利，王跃建，陈伟雄．鼻咽清创术在鼻咽癌放疗后鼻咽坏死并反复出血的应用．山东大学耳鼻咽眼学报，2009，2(4)：21－23

［7］李红武，刘业海，臧艳．头颈部恶性肿瘤治疗后大出血成功救治体会．中华耳鼻咽喉头颈外科杂志，2008，43(11)：822－825

（朴永锋　胡巧英）

病例 59　局部晚期鼻咽腺样囊性癌

一、病历摘要

王××，男，46 岁，已婚，杂志编辑部工作，2013 - 08 - 28 首次入院。

主诉：间断性鼻腔出血 1 年，渐进性头痛 2 个月。

现病史：患者 1 年前在劳累情况下出现鼻出血症状，量不多，可自行停止，无发热、耳鸣、复视、面麻、头痛，无声音嘶哑、吞咽困难，无颈部肿块，自以为天气干燥引起，未给予重视，未及时就医。之后间断性鼻出血，都是未经医院处理自行止住。最近 2 个月鼻出血症状加重，且伴双耳听力轻微下降，渐进性头痛，于 2013 - 07 在北京×× 医院就诊，头颈部 MRI 显示鼻咽顶侧壁肿物，侵犯颅底斜坡、破裂孔、双上颈小淋巴结。电子鼻咽镜显示鼻咽顶后壁可见菜花样肿物，活检病理为：鼻咽腺样囊性癌，WHO Ⅱ 型。患者为求进一步治疗来我院就诊，门诊拟"鼻咽腺样囊性癌"收入院。

既往史：无特殊疾病史，无烟酒嗜好，无肿瘤家族史。

体格检查：卡氏评分 90 分，双颈部未触及明显肿大淋巴结，鼻咽顶后壁见明显结节状隆起肿块，轻微遮挡后鼻孔，肿块表面黏膜充血，局部有少许分泌物，脑神经检查未见明显异常，张口不受限。

辅助检查(入院前)：病理：鼻咽腺样囊性癌，WHO Ⅱ 型。

初步诊断：鼻咽腺样囊性癌，分期暂定为 $T_3N_0M_0$ Ⅲ 期。

二、辅助检查

入院后进一步完善鼻咽 + 颈部 MRI，肿瘤范围见病例 59 图 1，胸部 CT、全身骨扫描、腹部彩超、血液生化全套、心电图等均无异常。

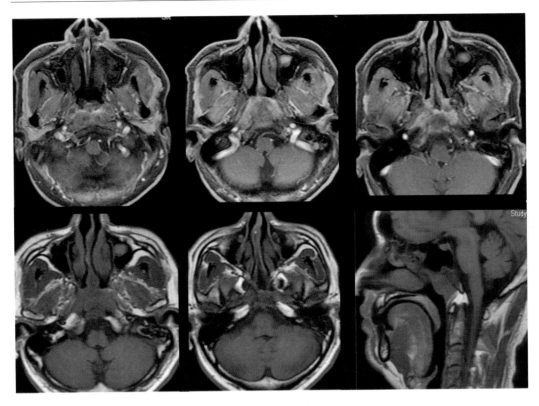

病例 59 图 1 鼻咽部 MRI

注：鼻咽顶后壁软组织肿块，累及头长肌、斜坡、双侧破裂孔，双侧咽后和颈部未见符合影像学诊断标准的肿大淋巴结

三、入院诊断

鼻咽腺样囊性癌，$T_3N_0M_0$ Ⅲ期。

四、诊断依据

患者原发灶鼻咽部已有明确的活检病理证实，再结合 MRI 检查，可以诊断为鼻咽腺样囊性癌，无须鉴别诊断。由于缺少鼻咽部腺样囊性癌的专门分期，根据目前国内"鼻咽癌 2008 中国分期"。肿瘤累及颅底骨质，MRI 未见明显的神经侵犯迹象，临床体检也无神经侵犯的阳性体征，T 分期定为 T_3；颈部无符合影像学诊断标准的肿大淋巴结，N 分期定为 N_0；目前各项检查未见明显转移征象，M 分期定为 M_0；故认为目前分期为 $T_3N_0M_0$ Ⅲ期。

五、治疗策略

腺样囊性癌的恶性程度较高，肿瘤没有包膜，局部浸润、侵袭性很强，而且容易沿着神经生长蔓延到颅内。肿瘤学领域把腺样囊性癌描述为"最难治的肿瘤"，属于"最具有生物学破坏性和无法预知的头颈部肿瘤之一"。对于可手术的腺样囊性癌，治疗原则是手术切除 + 术后放疗；对于无法手术或者拒绝手术的则采用根治性放疗，化疗的作用有限，目前上市的靶向治疗药物几乎无效。无论是根治性放疗还是术后预防性照射，放射治疗的靶区范围要特别强调包含病变部位所支配神经的走行通道，即"受累及神经的寻根溯源靶区勾画"。该患者肿瘤侵犯头长肌、斜坡以及双侧破裂孔，手术无法达到根治目的，因此只能选择放疗为主的治疗手段。尽管 20 世纪 80 年代多个小样本的报道 DDP 单药对于转移性腺样囊性癌患者有一定的缓解率，文献报道的缓解率平均为 37%，多药联合化疗并不比 DDP 单药更有优势。但是近年来国内外学者普遍认为腺样囊性癌对化疗不敏感，没有以往报道的那么好疗效；放疗过程中同步化疗的价值有待研究。详细交代化疗的地位之后，患者和家属拒绝接受化疗，要求单纯放疗；再次强调腺样囊性癌对常规的 X 线不敏感，重离子射线相对于 X 线有绝对的物理学和放射生物学优势，但目前国内尚未开展重离子放疗，如果进行重离子放疗需要到日本或者德国。患者和家属最终决定在我院接受放疗。考虑到常规放疗不可避免地造成肿瘤周围正常组织的损伤，导致严重口干、张口受限等并发症，影响患者治疗后的生存质量。为了减少肿瘤周围正常组织的放射损伤，同时提高肿瘤靶区照射剂量，提高肿瘤的局控率，给予调强放疗（IMRT）技术。放疗过程可能出现下列不良反应：①局部疼痛；②放射性中耳炎；③口干；④脱发；⑤放射性脑病；⑥鼻咽大出血；⑦放射性口腔黏膜炎；⑧放射性皮炎；⑨免疫抑制；⑩呕吐等。预后方面：腺样囊性癌本身发病率就不高，由于发病部位杂乱不统一，文献报道的生存数据也有很大差异。目前为止，文献报道根治性手术 + 术后辅助放疗最好的疗效为：10 年局部区域控制率 83% 左右，主要的是失败原因是远处转移，常见部位是肺转移。鼻咽部位的腺样囊性癌更是少见，因此缺少大样本的生存率报道，该患者肿瘤侵犯头长肌、斜坡和破裂孔，没有手术根治机会，只能考虑根治性放疗，估计疗效不会理想。以上治疗考虑、治疗不良反应及预后等情况，均告知患者及家属，并取得患方知情同意。

六、治疗方案

采用 IMRT 技术根治性放疗，靶区范围如下：GTV 为 MRI 显示的肿瘤范围，CTV 包含鼻咽原发肿瘤周围以及颈部淋巴引流区，具体的范围如下：原发肿瘤区 CTV1 包含整个鼻咽腔、双侧翼腭窝、翼板、双侧咽旁、斜坡、岩骨尖、蝶骨大翼（外界到卵圆孔）、圆孔、海绵窦、蝶窦、后组筛窦、三叉神经节（病例 59 图 2）；淋巴引流区 CTV1 包含双侧咽后、双侧茎突后间隙、Ⅱa、Ⅱb 区，淋巴引流区 CTV2 包含双侧Ⅲ区和Ⅴa 区。GTV 和 CTV 外扩 3mm 形成 PTV - GTV 和 PTV - CTV，处方剂量如下：PTV - GTV（95% V）DT 7040cGy/32Fx，PTV - CTV1（95% V）DT 6080cGy/32Fx，PTV - CTV2（95% V）DT 5600cGy/32Fx，TPS 结果剂量分布图和 DVH 图如下（病例 59 图 3、病例 59 图 4）。放疗结束时，MRI 提示鼻咽癌肿瘤明显退缩，接近 CR（病例 59 图 5）。放疗过程中引起 2 级口腔黏膜炎、1 级皮肤反应、2 级口干、2 级吞咽疼痛。放疗结束 6 个月时，MRI 显示鼻咽肿瘤完全退缩（病例 59 图 6）。

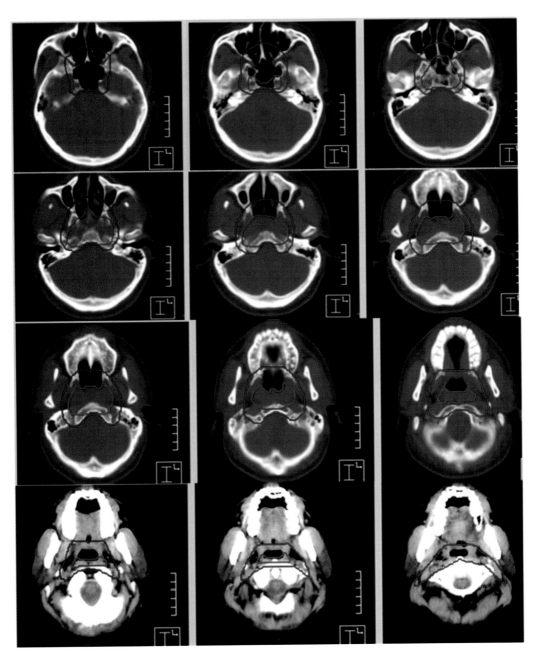

病例 59 图 2　靶区勾画截图，红线代表 GTV，蓝线代表 CTV

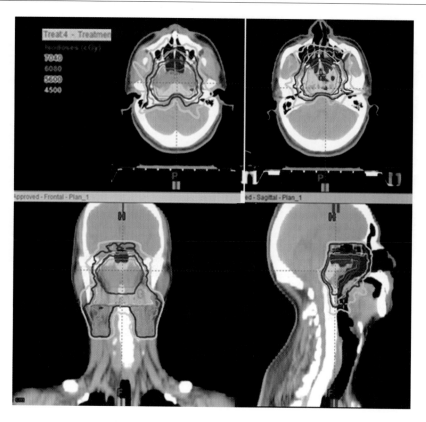

病例 59 图 3　实际照射的等剂量分布图

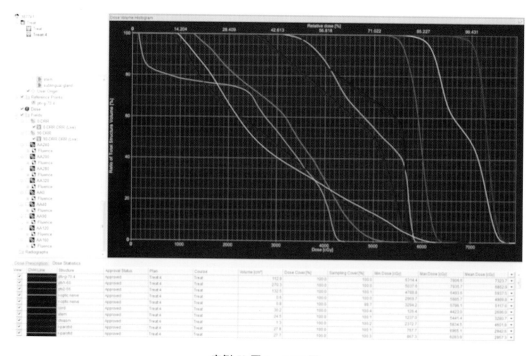

病例 59 图 4　DVH 图

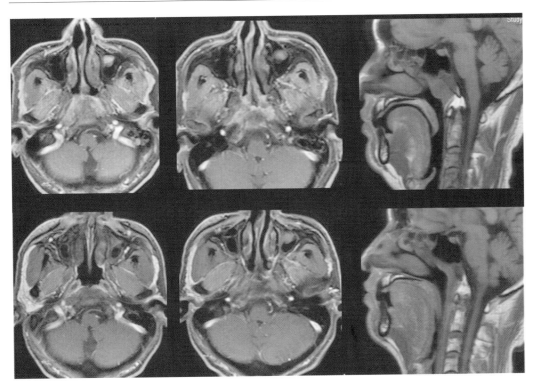

病例 59 图 5　放疗前后鼻咽 MRI 对比

注：第一排图像为放疗前，第二排图像为放疗结束

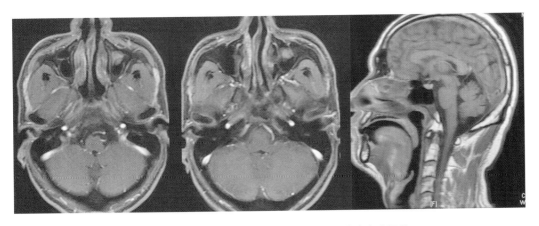

病例 59 图 6　放疗结束后 6 个月的 MRI，肿瘤完全退缩

七、辅助治疗

无。

八、病情演变

放疗结束后每 6 个月复查一次，检查项目包括鼻咽 + 颈部 MRI、鼻咽镜、胸部 CT、腹部 B 超，如果有局部骨骼持续性酸痛，则给予全身骨扫描。随访至 2016 – 12，距离治

疗结束已经超过 3 年时间，患者无任何肿瘤复发或转移迹象。

九、主要治疗经验

本病例是一个Ⅲ期鼻咽腺样囊性癌患者，理论上讲，腺样囊性癌对 X 线放疗不敏感，而且容易沿着支配神经生长并蔓延到颅内，治疗原则应该是手术根治切除＋术后辅助放疗。该病例肿瘤已经侵犯头长肌、斜坡和破裂孔，没有手术根治机会，只给予了根治性放疗，也没有给予同期化疗或者新辅助化疗，但放疗结束时鼻咽肿瘤就几乎达到了完全缓解，放疗结束 6 个月时肿瘤完全消退，随访 3 年无肿瘤复发或转移迹象。该病例单纯放疗就成功控制的要点是：①患者肿瘤本身的放疗敏感性良好，放疗结束就几乎达到完全缓解，放疗结束后 6 个月，肿瘤完全退缩；②由于鼻咽原发肿瘤得到很好的局部区域控制，减少了继发转移的可能性；③肿瘤本身比较惰性，不容易转移；④放疗靶区充分包含了支配鼻咽的神经走行，有效阻止了肿瘤沿着神经向颅内蔓延生长。

鼻咽的神经支配：鼻咽的神经支配很复杂，文献报道鼻咽黏膜由 V_2（经蝶腭神经节）的咽支分布，管理咽鼓管以后的黏膜；感觉神经主要是Ⅸ和Ⅹ的咽支；运动神经是副神经的颅内部分，经过Ⅹ的分支，分部到咽部和软膜所有的肌肉，但茎突咽肌由Ⅸ支配，腭帆张肌由 V_3 支配。本病例的放疗靶区将上述神经在颅底周围、颅底、颅内的走行都包含在内，达到了有效预防。

十、专家点评

1. 对于唾液腺来源的腺样囊性癌，WHO Ⅲ型（实体型）的肿瘤生长快，更容易发生转移，预后差；WHO Ⅰ型和Ⅱ型（筛状型和管状型）的肿瘤生长较慢，预后相对良好。

2. 即使相同类型的腺样囊性癌，治疗手段相同，但肿瘤部位不同，预后也可能存在差异。

3. 总体而言，腺样囊性癌对 X 线不敏感，理论上讲，重离子射线治疗腺样囊性癌有物理学和生物学方面的双层优势，但肿瘤本身存在放疗敏感性的差异，该病例对 X 线就很敏感。重离子射线治疗腺样囊性癌的长期疗效需要开展大规模的前瞻性临床研究来证实。

4. 对于无法手术或者术后残留的腺样囊性癌，同期放、化疗的价值有待于研究。

参 考 文 献

[1] Cordesmeyer R, Schliephake H, Kauffmann P, et al. Clinical prognostic factors of salivary adenoid cystic carcinoma: a single – center analysis of 61 patients. J Craniomaxillofac Surg, 2017, 45: 1784 – 1787

[2] Veit JA, Thierauf J, Hoffmann TK, et al. Adenoid cystic carcinoma of the head and neck area: oncologic treatment and plastic – reconstructive options. Ear Nose Throat J, 2017, 96: 37 – 40

[3] Jang S, Patel PN, Kimple RJ, et al. Clinical outcomes and prognostic factors of adenoid cystic carcinoma of the head and neck. Anticancer Res, 2017, 37: 3045 – 3052

［4］Ali S,Palmer FL,Katabi N,et al. Long – term local control rates of patients with adenoid cystic carcinoma of the head and neck managed by surgery and postoperative radiation. Laryngoscope,2017,127:2265 – 2269

［5］Schramm VL, Imola MJ. Management of nasopharyngeal salivary gland malignancy. Laryngoscope, 2001, 111: 1533 – 1544

［6］li S, Yeo JC, Magos T, et al. Clinical outcomes of adenoid cystic carcinoma of the head and neck: a single institution 20 – year experience. J Laryngol Otol, 2016, 130: 680 – 685

［7］Umeda M, Nishimatsu N, Yokoo S, et al. The role of radiotherapy for patients with adenoid cystic carcinoma. Oral Med Oral Surg Oral Pathol Oral Radiol Endod, 2000, 89: 724 – 729

［8］Prott FJ, Micke O, Haverkamp U, et al. Results of fast neutron therapy of adenoid cystic carcinoma of the salivary glands. Anticancer Res, 2000, 20: 3743 – 3750

［9］Huber PE, Debus J, Latz D, et al. Radiotherapy for advanced adenoid cystic carcinoma: neutrons, photons or mixed beam? Radiother Oncol, 2001, 59: 161 – 167

（王孝深）

病例 60　鼻咽腺样囊性癌

一、病历摘要

陈××，女，41 岁，2011 - 12 - 26 首次入院。

主诉：反复头晕、头痛 3 年余，右耳听力下降 2 个月。

现病史：患者缘于 2011 - 12 - 22 因反复头晕、头痛 3 年余，右耳听力下降 2 个月，视力下降 10 天至××医院就诊，行鼻咽部肿块活检，病理检查结果为鼻咽部腺样囊性癌。于 2011 - 12 - 26 为求进一步诊治入住我科。

既往史：无特殊疾病史，无烟酒嗜好，无肿瘤家族史。

体格检查：全身表浅淋巴结未触及肿大。电子鼻咽镜示：双侧鼻腔通畅，未见新生物，鼻咽黏膜基本光滑，顶壁见局限性隆起，双侧咽隐窝对称，有少许脓性分泌物。脑神经征阴性。

辅助检查(入院前)：鼻咽肿块活检病理结果为"鼻咽部腺样囊性癌"。

初步诊断：鼻咽腺样囊性癌 $T_4N_0M_0$ ⅣA 期。

二、辅助检查

我院病理会诊：(鼻咽)腺样囊性癌。鼻咽及颈部 MRI 示(病例 60 图 1)：鼻咽部见软组织肿块影，肿瘤侵犯右侧后鼻道、咽旁、枕骨斜坡、蝶窦、右侧海绵窦，双侧Ⅱ区见多个肿大淋巴结，左侧Ⅱ区最大约 14mm×12mm，增强后呈不均匀强化。左上颈淋巴结穿刺(B 超引导下)细胞学示：找到癌细胞；胸部 CT、腹部彩超及全身骨扫描均未见明显异常。

三、入院诊断

鼻咽腺样囊性癌 $T_4N_1M_0$　ⅣA 期(2010 UICC/AJCC 分期)。

四、诊断依据

患者原发灶已有病理证实。根据鼻咽癌 2010 UICC/AJCC 分期，肿瘤侵犯右侧后鼻道、咽旁、枕骨斜坡、蝶窦、右侧海绵窦，T 分期定为 T_4；双侧Ⅱ区见多个肿大淋巴结，左侧Ⅱ区最大约 14mm×12mm，达阳性淋巴结诊断标准，并经 B 超引导下穿刺细胞学检查证实为转移性淋巴结，右侧淋巴结肿大但未达诊断标准，故 N 分期定为 N_1；目前各项检查未见明显远处转移征象，M 分期定为 M_0，故认为目前分期为 $T_4N_1M_0$　ⅣA 期。

五、治疗策略

鼻咽腺样囊性癌易沿神经鞘膜、血管外膜侵犯到远隔部位，多因肿瘤直接侵犯鼻咽颅底结构或压迫神经等引起的症状和体征就诊。由于侵犯范围广，加之鼻咽腔特殊的解剖位置，故鼻咽腺样囊性癌多以放射治疗为主。本例患者为局部晚期，病变范围较广，手术无法达到根治，因此治疗方案为单纯放射治疗。由于腺样囊性癌需要较高的照射剂量，加上照射范围需要包括颅底及部分神经通道，照射范围广、与周围正常组织安全边界小，常规放疗可能造成肿瘤周围正常组织的损伤，特别是可能出现视神经、视交叉、颞叶等的晚期并发症。IMRT 在提高肿瘤照射剂量的同时，可降低周围正常组织的照射剂量，故推荐采用 IMRT 技术。鼻咽腺样囊性癌颈部转移少见，但本例患者 MRI 提示双上颈淋巴结肿大，且左颈部肿块经穿刺细胞学检查证实为淋巴结转移，故给予双上颈部照射，下颈部不予预防照射。放疗的毒副反应：①视神经、视交叉损伤；②放射性脑损伤；③眼球损伤、白内障等；④鼻咽出血；⑤骨髓抑制；⑥脱发；⑦放射性皮炎；⑧放射性口腔黏膜炎；⑨口干。预后：病程发展相对缓慢。部分患者可较长时间内带瘤生存，疗后 5 年生存率可达 80% 以上。以上治疗不良反应及预后情况，均告知患者及家属，并取得患方同意和理解。

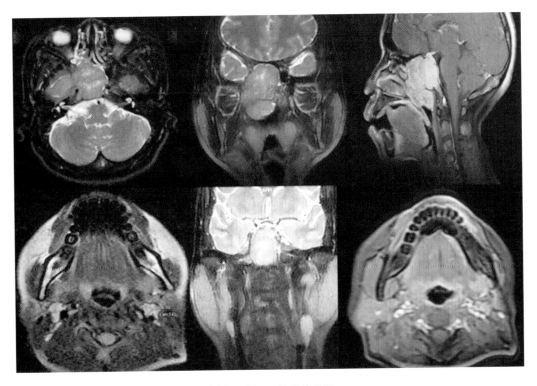

病例 60 图 1　放疗前 MRI

注：肿瘤侵犯颅底结构，双侧淋巴结肿大，左侧最大径达到 1.4cm

六、治疗方案

采用 MRI – CT 融合技术,MRI 显示的鼻咽及侵犯邻近结构病灶定义为 GTVnx,颈部阳性淋巴结定义为 GTVnd,鼻咽原发病灶设置 CTV1(高危 CTV)和 CTV2(低危 CTV),双上颈部淋巴引流区(Ⅱ、Ⅲ、Ⅴa 区)定义为 CTV2,各肿瘤区外扩 5mm 分别形成 GTVnx – PTV(PTV72)、GTVnd – PTV(PTVnd)和 CTV1 – PTV(PTV1)、CTV2 – PTV(PTV2))照射剂量为 7200cGy/30Fx,7000cGy/30Fx,6000cGy/30Fx、5400cGy/30Fx(病例 60 图 2 至病例 60 图 4)。放疗期间出现Ⅰ度口干。放疗后 4 个月复查疗效评价为:PR(病例 60 图 5)。

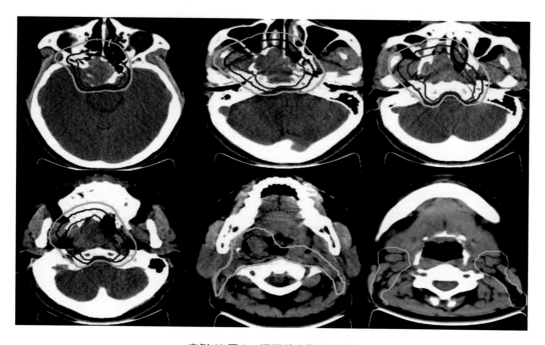

病例 60 图 2 调强放疗靶区勾画

注:红线:GTVnx;蓝线:CTV1;绿线:CTV2

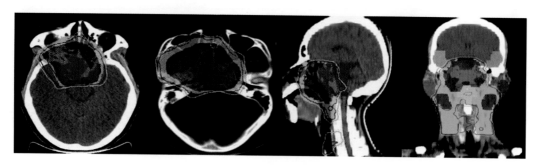

病例 60 图 3 调强放疗计划靶区及剂量曲线

注:红色阴影:PGTV、蓝色阴影:PCTV1、绿色阴影:PCTV2;红线:7200cGy、蓝线:6000cGy、绿线:5500cGy

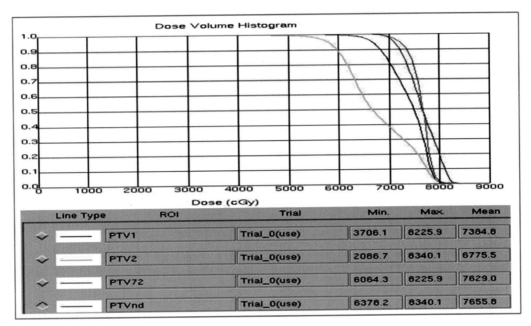

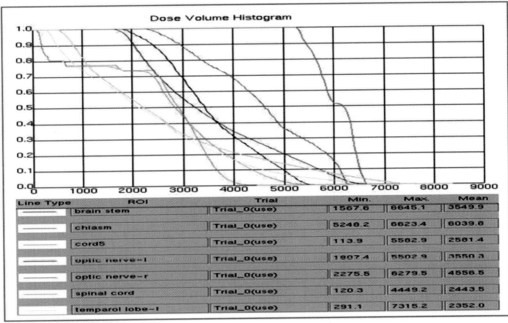

病例 60 图 4   剂量体积直方图

注：Dose Volume Histogram：剂量体积直方图

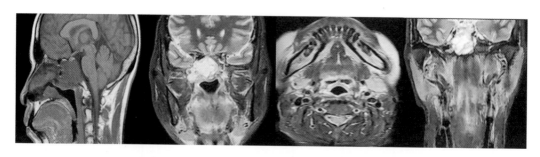

病例 60 图 5　放疗后 4 个月，鼻咽及颈部肿块明显缩小

七、病情演变

放疗后 4 个月复查，鼻咽 MRI 提示，鼻咽腔放疗后改变，蝶窦、颅底肿块影较前退缩，斜坡骨质修复（病例 60 图 5），双上颈淋巴结较前缩小；放疗后 16 个月复查，鼻咽 MRI 示：鼻咽腔放疗后改变，蝶窦、颅底肿块影较前退缩，颈部未见明显肿大淋巴结（病例 60 图 6）；放疗后 33 个月复查，鼻咽 MRI 提示双侧颞叶片状影，考虑放射性脑损伤改变，鼻咽腔放疗后改变，蝶窦、颅底肿块影未见明显变化，斜坡骨质似有修复（病例 60 图 7）。放疗后 44 个月复查鼻咽 MRI 示双侧颞叶放射性脑损伤较前进展，鼻咽腔放疗后改变，蝶窦、颅底肿块影未见明显变化（病例 60 图 8）。最后一次复查为放疗结束后 57 个月，无头痛及视力减退，复查鼻咽 MRI：蝶窦、颅底肿块影稍有退缩，颈部未见明显肿大淋巴结（病例 60 图 9）。

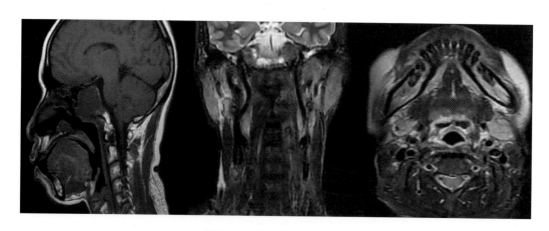

病例 60 图 6　放疗后 16 个月

注：鼻咽部肿块进一步缩小，颈部淋巴结基本消失

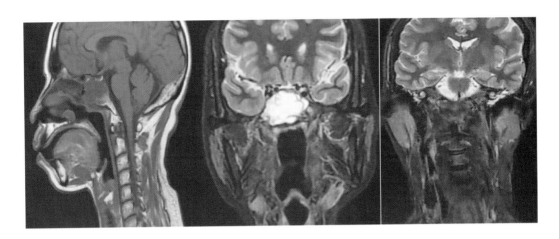

病例 60 图 7　放疗后 33 个月

注：颅底部肿瘤稳定，斜坡骨质略修复，双颞叶见片状影，考虑放射性脑损伤

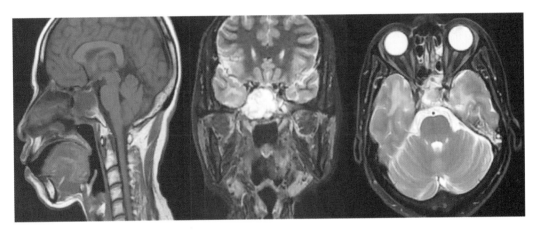

病例 60 图 8　放疗后 44 个月

注：颅底肿块稳定，双颞叶损失加重

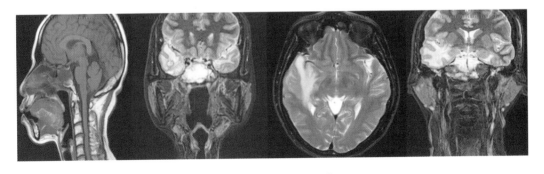

病例 60 图 9　放疗后 57 个月

注：颅底肿块进一步缩小，放射性脑损伤有所进展

八、病例亮点

本病例是一个局部晚期鼻咽腺样囊性癌患者，肿瘤侵犯蝶窦、右侧海绵窦，手术难以达到根治，故采用 IMRT，鼻咽原发灶给予根治剂量 DT 7200cGy/30Fx，单次剂量240cGy，拟通过提高单次剂量从而提高生物效应剂量（BED），最终提高肿瘤局部控制率。放疗结束后局部控制良好，未发生视神经及视交叉损伤。虽然鼻咽腺样囊性癌颈部淋巴结转移率低，但本例患者有上颈淋巴结转移，给予双上颈 Ⅱ、Ⅲ、Ⅴa 区的照射，下颈部未予预防照射，随访过程中未出现颈部淋巴结复发。因此，对于鼻咽腺样囊性癌，仅行原发灶和转移淋巴结照射而不需要进行淋巴结预防照射。

九、相关知识点

1. 鼻咽腺样囊性癌的治疗模式　在头颈部腺样囊性癌（鼻咽部位除外）中，目前比较公认的治疗模式为早期病变行单纯手术治疗，局部晚期病变及手术无满意安全界的患者采用手术和放疗的联合治疗。而在鼻咽腺样囊性癌中，由于鼻咽部位隐蔽，手术暴露差，创伤大，不易有满意安全界，放疗为绝大部分病例的首选治疗手段。对于本例病例，由于患者鼻咽病灶较大，侵犯范围广泛，手术难以切净，故采用单纯放疗。Yin 等报道 10例鼻咽腺样囊性癌中 2 例为 Ⅱ 期，2 例为 Ⅲ 期，6 例为 Ⅳ 期，均接受 5000～8000cGy 单纯放疗，5 年、10 年生存率分别为 86%、50%，其中剂量 >8000cGy 者预后更佳。Wang 等报道 20 例鼻咽腺样囊性癌患者（其中 15 例来自文献），所有患者均接受放疗，5 年和 10年生存率分别为 78% 和 49.5%，照射剂量 >7000cGy 者 5 年局部控制率优于 ≤7000cGy者，分别为 45.5% 和 28.6%。温树信等分析了 21 例鼻咽腺样囊性癌患者的临床资料发现，与单纯放疗相比，放疗结合手术可以提高 10 年无瘤生存率。而曹建忠等回顾分析 33例鼻咽腺样囊性癌患者，单纯放疗与放疗结合手术 5 年生存率相似（65%、67%）。因此，放疗结合手术的综合治疗能否提高生存尚需进一步研究。化疗在鼻咽腺样囊性癌治疗中的作用有限，相关文献报道较少。

2. 颈部淋巴结预防照射　鼻咽腺样囊性癌颈部淋巴结转移率低，发生率为 12%～14.3%。经过治疗后颈部淋巴结转移或复发率也较低。因此，对颈部淋巴结转移阴性者，放疗时可不必行颈部预防性照射，如行手术治疗亦不需要行颈部淋巴结清扫。该患者临床诊断为 N_1，仅照射双上颈淋巴引流区，随访 57 个月，未发生颈部复发。对于 N_1 患者，不予下颈及锁骨上预防照射是可行的，减少了颈部放射性皮炎、肌肉纤维化的发生。

参 考 文 献

［1］Chen AM, Bucci MK, Weinberg V, et al. Adenoid cystic carcinoma of the head and neck treated by surgery with or without postoperative radiation therapy: prognostic features of recurrence. Int J Radiat Oncol Biol Phys, 2006, 66(1): 152-159

［2］Liu TR, Chen FJ, Zhang GP, et al. Different therapeutic strategies in primary salivary gland - type nasopharyngeal carcinoma. Curr Opin Otolaryngol Head Neck Surg, 2011, 19(2): 87 - 91

[3] Yin ZY, Wu XL, Hu YH, et al. Cylindroma of the nasopharynx: a chronic disease. Int J Radiat Oncol Biol Phys, 1986, 12: 25 - 30

[4] Wang CC, See LC, Hong JH, et al. Nasopharyngeal adenoid cystic carcinoma: five new cases and a literature review. J Otolaryngol, 1996, 25: 399 - 403

[5] 温树信, 唐平章, 徐震纲, 等. 鼻咽部腺样囊性癌的治疗体会. 中华耳鼻咽喉头颈外科杂志, 2006, 41(5): 359 - 361

[6] 曹建忠, 罗京伟, 徐国镇, 等. 33 例原发鼻咽腺样囊性癌临床分析. 中华放射肿瘤学杂志, 2009, 18(1): 26 - 29

（龚晓昌　曾　雷　李金高）

病例 61　鼻咽腺样囊性癌治疗成功

一、病历摘要

徐××，女，22岁，湖北省武汉市人，2011－05－09首次入院。

主诉： 右面麻伴口角左偏近1个月。

现病史： 患者于2011－04中旬无明显诱因出现右侧颜面部麻木，伴口角歪斜，右侧额纹消失，右耳闭，无鼻塞、血涕、头痛，在我院行CT示：鼻咽右侧颞骨岩部、海绵窦区软组织肿块并局部骨质破坏，考虑鼻咽癌可能性大，后在我院耳鼻喉科行鼻咽镜活检病理示：腺样囊性癌，门诊以"鼻咽腺样囊性癌"收住院。

既往史： 无特殊疾病史，无烟酒嗜好，无肿瘤家族史。

体格检查： 卡氏评分90分。浅表淋巴结未及肿大，右侧额纹消失，右侧鼻唇沟变浅，口角向左侧歪斜，伸舌右偏，鼻咽部可见新生物，心、肺、腹部体检未见明显异常。

辅助检查(入院前)： CT：鼻咽右侧颞骨岩部、海绵窦区软组织肿块并局部骨质破坏，考虑鼻咽癌可能性大。鼻咽病理：腺样囊性癌。

初步诊断： 鼻咽腺样囊性癌(分期待定)。

二、辅助检查

鼻咽MRI：鼻咽肿瘤累及右侧翼内肌、双侧头长肌、斜坡、蝶窦、右侧颞骨岩部、右侧翼腭窝及眶尖、右侧海绵窦。咽后及颈部未见肿大淋巴结(病例61图1)。全身PET：右侧鼻咽肿瘤侵犯颅底、岩尖，双侧颈部多发小淋巴结，代谢物异常增高，考虑非特异性改变。

三、入院诊断

鼻咽腺样囊性癌$T_4N_0M_0$ Ⅳa期(2008中国分期)。

四、诊断依据

患者原发灶鼻咽部已有病理证实，根据目前国内"鼻咽癌2008中国分期"，肿瘤累及颅底斜坡、右侧翼腭窝、眼眶、蝶窦、海绵窦，T分期定为T_4；双颈部肿大淋巴结未见肿大淋巴结，N分期定为N_0；目前各项检查未见明显转移征象，M分期定为M_0，故认为目前分期为$T_4N_0M_0$ Ⅳa期。

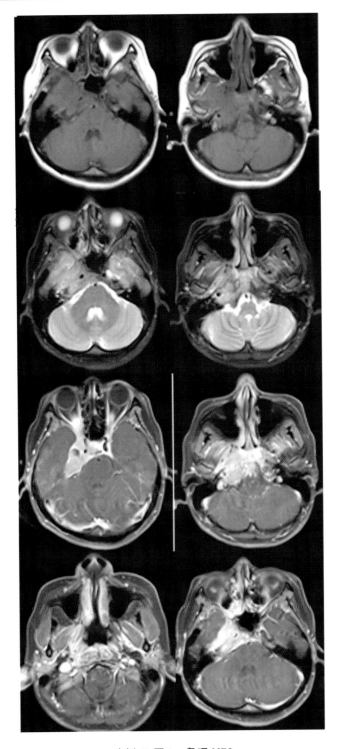

病例 61 图 1　鼻咽 MRI

注：鼻咽肿瘤累及右侧翼内肌、双侧头长肌、斜坡、蝶窦、右侧颞骨岩部、右侧翼腭窝及眶尖、右侧海绵窦，咽后及颈部未见肿大淋巴结

五、治疗策略

患者为鼻咽部局部晚期腺样囊性癌，由于肿瘤侵犯范围广，无法手术切除，为增加治疗效果，减少放疗损伤，因此制订"诱导化疗＋同步放、化疗＋辅助化疗"的治疗方案，由于患者年轻，为尽可能提高疗效，与其家属沟通后，拟同步放、化疗期间同时使用西妥昔单抗(爱必妥)。放疗可能出现下列不良反应：①局部疼痛；②骨髓抑制；③发热；④脱发；⑤放射性脑病；⑥鼻咽大出血；⑦放射性口腔炎；⑧放射性皮炎；⑨免疫抑制；⑩放射性二原癌等。化疗过程可能出现的反应：①骨髓抑制；②肝肾功能损伤；③胃肠道反应；④过敏反应等。以上治疗考虑、治疗不良反应及预后等情况，均告知患者及家属，并取得患方同意和理解。

六、治疗方案

1. 诱导化疗2周期(2011－05－17至2011－06－07) 脂质体紫杉醇135mg/m²，第1天，顺铂75mg/m²，分2天。诱导化疗反应为Ⅱ度胃肠道反应，对症治疗后好转。诱导化疗结束后复查鼻咽镜发现鼻咽腔内肿瘤有所缩小，复查CT显示鼻咽原发灶退缩，疗效评价达SD。

2. 同步放、化疗(2011－07－05至2011－08－30) 化疗：脂质体紫杉醇135mg/m²，第1天、第22天，顺铂75mg/m²，第1天、第22天(分2天)，西妥昔单抗250mg/m²，第1周至第6周。调强放疗(病例61图2、病例61图3)：GTVnx 7300cGy/33Fx，CTV1 6600cGy/33Fx，CTV2 6000cGy/33Fx，同步放、化疗期间出现Ⅱ度胃肠道反应，Ⅰ度白细胞减少，Ⅰ度口腔黏膜反应，Ⅰ度皮肤反应。

3. 辅助化疗2周期(2012－09－22至2012－10－13) 脂质体紫杉醇135mg/m²，第1天，顺铂75mg/m²，分2天。辅助化疗反应为Ⅱ度胃肠道反应、Ⅱ度骨髓抑制，对症治疗后好转。放疗结束3个月复查评价疗效为CR(病例61图4)。

七、病情演变

患者治疗结束后，前3年每3个月复查，随后每半年复查，病情稳定。

八、病例亮点

本例患者是局部晚期腺样囊性癌患者，病灶侵犯范围广泛，无法手术切除。行诱导化疗后，肿瘤有所退缩。随后采用双药联合靶向药物同步放疗，治疗后肿瘤退缩明显，随后又行辅助化疗巩固疗效。患者随访至今，病情稳定。

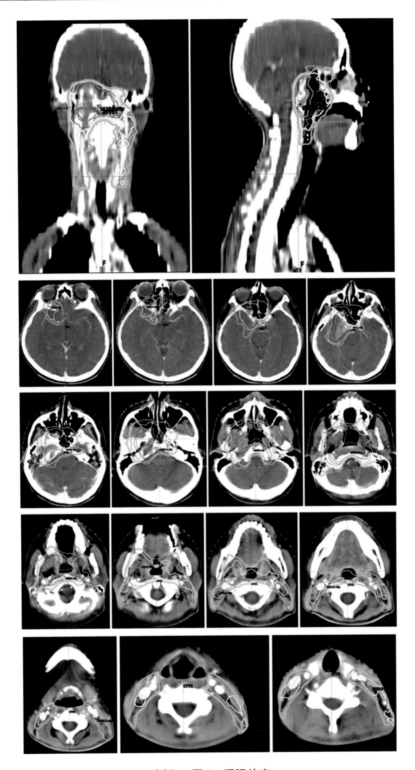

病例 61 图 2 调强放疗

注：深红色:GTVnx；粉红色:CTV1；绿色:CTV2

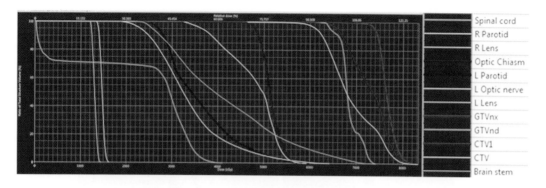

病例 61 图 3　剂量体积直方图(DVH)

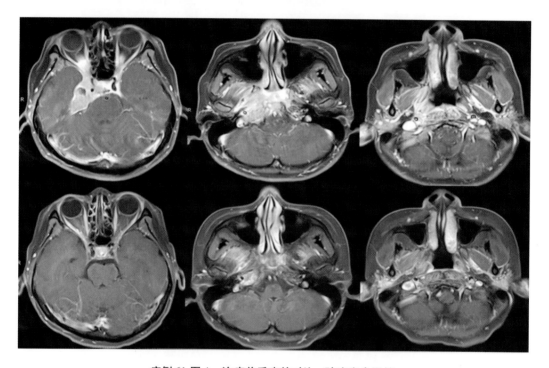

病例 61 图 4　治疗前后疗效对比，肿瘤完全退缩

九、相关知识点

1. 腺样囊性癌　腺样囊性癌是比较少见的肿瘤，其发病率占头颈部恶性肿瘤的 1%，多发生于小唾液腺，原发于鼻咽部的甚为少见。该病具有进展慢、病程长、局部侵袭性强、易沿神经扩散等特点。组织学上可分为三类：筛状型、实体型和管状型。

2. 治疗方式　腺样囊性癌一般以手术为主，但原发鼻咽的腺样囊性癌手术切除困难，因此放疗是重要的有效治疗手段。化疗对腺样囊性癌治疗效果存在争议，有效率在 25%~30%，可选择的药物有阿霉素、顺铂、紫杉醇等。有研究报道紫杉醇联合卡铂作为同步放、化疗的方案可以使患者获益。而靶向药物中，虽然 89% 的腺样囊性癌肿瘤细胞过表达 c-kit 基因，但多项伊马替尼(c-kit 抑制药)的临床研究并未显示出药物具有令人满意的疗效。另外，其他靶向药物诸如 EGFR、VEGFR 拮抗药的临床研究也报道一定的疗效。而本例患者采用西妥昔单抗治疗获得了较好的疗效，值得在以后的临床实践中进一步验证。

参 考 文 献

［1］Laurie SA，Ho AL，Fury MG，et al. Systemic therapy in the management of metastatic or locally recurrent adenoid cystic carcinoma of the salivary glands：a ystematic review. Lancet Oncol，2011，12（8）：815－824

［2］Bjrndal K，Krogdahl A，Therkildsen MH，et al. Salivary gland carcinoma in Denmark 1990—2005：a national study of incidence，site and histology. Oral Oncol，2011，47（7）：677－682

［3］Guo ZM，Liu WW，He JH. A retrospective cohot study of nasopharyngeal adenocarcinoma：rare histological type of nasopharyngeal cancer. Clin Otolaryngol，2009，34（4）：322－327

［4］Ross PJ，Teoh EM，A'hern RP，et al. Epirubicin，cisplatin and protracted venous infusion 5－Fluorouracil chemotherapy for advanced salivary adenoid cystic carcinoma. Clin Oncol（R Coll Radiol），2009，21（4）：311－314

［5］Till BG，Martins RG. Response to paclitaxel in adenoid cystic carcinoma of the salivary glands. Head & neck，2008，30（6）：810－814

［6］Schoenfeld JD，Sher DJ，Norris CM Jr，et al. Salivary gland tumors treated with adjuvant intensity－modulated radiotherapy with or without concurrent chemotherapy. Int J Radiat Oncol Biol Phys，2012，82（1）：308－314

［7］Subramaniam T，Lennon P，O'Neill JP. Ongoing challenges in the treatment of adenoid cystic carcinoma of the head and neck. Ir J Med Sci，2015，184（3）：583－590

［8］Locati LD，Bossi P，Perrone F，et al. Cetuximab in recurrent and/or metastatic salivary gland carcinomas：A phase Ⅱ study. Oral Oncol，2009，45（7）：574－578

［9］Hitre E，Budai B，Takácsi－Nagy Z，et al. Cetuximab and platinum－based chemoradio or chemotherapy of patients with epidermal growth factor receptor expressing adenoid cystic carcinoma：a phase Ⅱ trial. Br J Cancer，2013，109（5）：1117－1122

［10］Chau NG，Hotte SJ，Chen EX，et al. A phase Ⅱ study of sunitinib in recurrent and/or metastatic adenoid cystic carcinoma（ACC）of the salivary glands：current progress and challenges in evaluating molecularly targeted agents in ACC. Ann Oncol，2012，23（6）：1562－1570

（黄　晶　杨坤禹）

病例 62 鼻咽部腺样囊性癌

一、病历摘要

吴××，男性，25岁，汉族，已婚，浙江省东阳市人，工人，2010-11-29首次入院。

主诉：右鼻咽部腺样囊性癌术后5天。

现病史：患者2009-11开始无明显诱因下出现右侧鼻塞伴涕中带血，色红，无头痛、面部麻痹、复视，无耳鸣、耳闷、听力下降，无声嘶、呛咳等不适，当时未予重视，一直未就医，2010-10初开始涕血增多，就诊于当地某医院，2010-11-22鼻窦CT：右侧鼻咽、鼻腔高密度灶。2010-11-24全麻下行视频下鼻内镜下右鼻腔新生物切除+右中、下鼻甲部分切除术，术后病理："右鼻咽部"腺样囊性癌。现一般情况尚可，回缩性涕血缓解，今转来我院进一步放、化疗。门诊以"右鼻咽腺样囊性癌术后"收住院。

既往史：无特殊疾病史，无烟酒嗜好，无肿瘤家族史。

体格检查：卡氏评分90分。全身浅表淋巴结未触及肿大；间接鼻咽镜显示鼻咽黏膜略肿胀，无明显新生物。张口不受限，脑神经(-)。右侧面颊部术后改变。心、肺、腹部体检未见明显异常。

辅助检查(入院前)：鼻窦CT：右侧鼻咽、鼻腔高密度灶。术后病理："右鼻咽部"腺样囊性癌。

初步诊断：右鼻咽腺样囊性癌术后($T_1N_0M_0$ I期)。

二、辅助检查

入院后行鼻咽+颈部MRI扫描(病例62图1)，右鼻腔腺样囊性癌术后改变。胸片检查提示两肺未见明显异常占位。腹部B超检查提示肝、胆、胰、脾未见明显异常，腹主动脉旁未见明显肿块。

三、入院诊断

右鼻咽腺样囊性癌术后$T_1N_0M_0$ I期(AJCC/UICC分期第7版)。

四、诊断依据

患者原发灶鼻咽肿瘤已行手术切除，获得病理证实，根据目前鼻咽癌AJCC/UICC第7版分期，肿瘤局限在鼻咽腔内，T分期定为T_1，双侧颈部未见大于1cm肿大淋巴结，N分期定为N_0，目前各项检查未见明显转移征象，M分期定为M_0，故认为目前分期为$T_1N_0M_0$ I期。

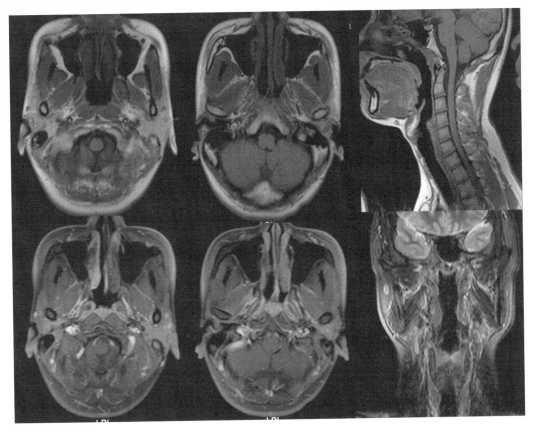

病例 62 图 1 鼻咽 + 颈部 MRI

注：右鼻咽部腺样囊性癌术后：两侧鼻腔内未见明显异常占位，增强后未见明显异常强化，右侧上颌窦内见片状炎性密度影，左侧上颌窦无特殊

五、治疗策略

综合治疗是腺样囊性癌的主要治疗模式。腺样囊性癌恶性程度高，侵袭性强，具有嗜神经生长的特征。对于可手术的腺样囊性癌，治疗原则是手术切除 + 术后放疗。本例患者原发肿瘤局限在鼻咽腔内，目前已行手术切除，因此确定"术后放疗"的治疗方案。由于常规放疗不可避免地造成肿瘤周围正常组织的损伤，导致严重并发症，影响患者治疗后的生存质量。为了减少肿瘤周围正常组织的放射损伤，同时提高肿瘤靶区照射剂量，提高肿瘤的局控率，计划采用调强放疗技术。放疗过程可能出现下列不良反应：①局部疼痛；②骨髓抑制；③发热；④脱发；⑤放射性脑病；⑥放射性口腔炎；⑦放射性皮炎；⑧免疫抑制；⑨放射性二原癌等。以上治疗考虑、治疗不良反应及预后等情况，均告知患者及家属，并取得患方同意和理解。

六、治疗方案

术后放疗（2008 – 07 – 04 至 2008 – 09 – 01）：调强放疗（病例62 图2、病例62 图3）：考虑该患者治疗前肿瘤局限在鼻咽腔内，颈部未见明显肿大淋巴结，目前原发肿瘤已行手术完全切除，因此将鼻咽癌肿瘤瘤床定位为 CTVtb，亚临床病灶定义为 CTV1，照射 DT 6600cGy/30Fx，因患者颈部淋巴引流区未见明确肿大淋巴结，且肿瘤病理类型为腺样囊性癌，颈部转移风险低，故未进行颈部淋巴引流区预防照射(病例 62 图 4)。放疗期间出现Ⅰ度放射性口腔炎、Ⅰ度口干，积极给予对症处理后症状好转。放疗结束 1 个月疗效评价：CR(病例 62 图 5)。

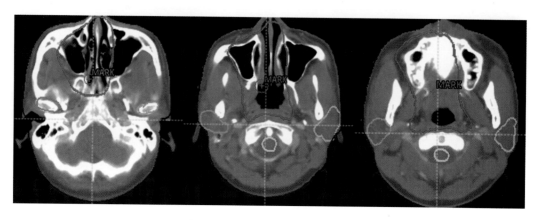

病例 62 图 2　调强放疗靶区勾画

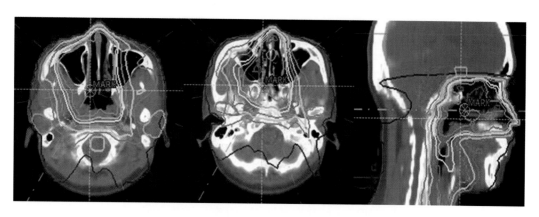

病例 62 图 3　调强放疗计划剂量靶区及剂量分布曲线

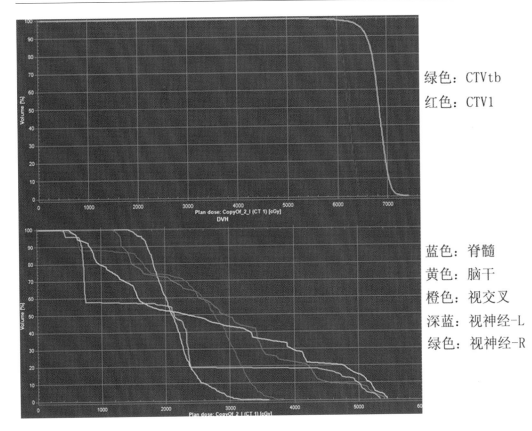

绿色：CTVtb

红色：CTV1

蓝色：脊髓
黄色：脑干
橙色：视交叉
深蓝：视神经-L
绿色：视神经-R

病例 62 图 4　剂量体积直方图（DVH）

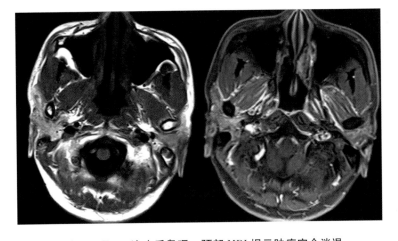

病例 62 图 5　治疗后鼻咽 + 颈部 MRI 提示肿瘤完全消退

七、病情演变

放疗结束后每 3 个月复查一次，检查项目包括鼻咽 + 颈部 MRI、胸部 CT、上腹部 CT，如果有局部骨骼持续性酸痛，则给予全身骨扫描。随访至 2017 - 06，患者无任何肿瘤复发或转移迹象。

八、病例亮点

95%以上鼻咽癌均为鳞癌，腺癌及其他类型恶性肿瘤少见，而腺样囊性癌作为鼻咽原发性腺癌的一种特殊类型更为少见。腺样囊性癌局部浸润能力极强，肿瘤均有嗜神经生长的特征，常通过侵犯神经纤维引起相关症状和体征。本例鼻咽腺样囊性癌病灶局限在鼻咽腔内，通过术后放疗，放疗靶区包括肿瘤瘤床及亚临床病灶，特别对支配肿瘤的脑神经走行进行预防性放疗。

九、相关知识点

1. 腺样囊性癌肿瘤侵袭性很强，具有嗜神经生长的特征，常沿着神经跳跃性生长，蔓延到颅内。在勾画腺样囊性癌靶区时，应根据原发病灶部位确定其支配的神经，必须将肿瘤所在部位的支配神经走行途径完整的包括在预防性照射的靶区内。

2. 腺样囊性癌属于生物学行为高度恶性的病理类型，无论肿瘤手术后是否残留，都有术后放疗的指征。由于腺样囊性癌对 X 线放疗敏感性差，术后放疗剂量较头颈部鳞癌要高，对肿瘤完整切除的腺样囊性癌术后放疗剂量要求在 6600cGy 上下，而头颈部鳞癌术后放疗剂量在 6000cGy。

参 考 文 献

[1] Katz TS, Mendenhall WM, Morris CG, et al. Maligllant tumors of the nasal cavity and paranasal sinuses. Head & neck, 2002, 24: 821 – 829

[2] Thompson LD, Penner C, Ho NJ, et al. Sinonasal tract and nasopharyngeal adenoid cystic carcinoma: a clinicopathologic and immunophenotypic study of 86 cases. Head Neck Pathol, 2014, 8: 88 – 109

[3] da Cruz Perez DE, de Abreu Alves F, Nobuko Nishimoto I, et al. Prognostic factors in head and neck adenoid cystic carcinoma. Oral Oncol, 2006, 42(2): 139 – 146

[4] Oplatek A, Ozer E, Agrawal A, et al. Patterns of recurrence and survival of head and neck adenoid cystic carcinoma after definitive resection. Laryngoscope, 2010, 120(1): 65 – 70

[5] Cao CN, Luo JW, Xu GZ, et al. Management of nasopharyngeal adenoid cystic carcinoma. J Oral Maxillofac Surg, 2013, 71: e203 – 209

[6] Kokemueller H, Eckardt A, Brachvogel P, et al. Adenoid cystic carcinoma of the head and neck – a 20 years experience. Int J Oral Maxillofac Surg, 2004, 33(1): 25 – 31

[7] Silverman DA, Carlson TP, Deepak K, et al. Role for postoperative radiation therapy in adenoid cystic carcinoma of the head and neck. Laryngoscope, 2004, 114(7): 1194 – 1199

（花永虹　胡巧英）

病例 63 局部晚期口咽癌单纯放疗

一、病历摘要

常××，男，79岁，2016-05-08首次来院。

主诉： 发现右上颈淋巴结肿大近半个月。

现病史： 家属诉于2016-05-08发现患者右上颈部淋巴结肿大，约3cm，形状不规则，固定，表面无破溃。遂来我院，右侧扁桃体穿刺细胞学病理示：高分化鳞癌。于2016-05-11 MRI：口咽右侧壁占位，伴右颈肿大淋巴结。两侧甲状腺弥散性肿大。扁桃体MRI：右侧扁桃体MT伴右颈部淋巴结转移。CT：两肺慢性炎症及间质性改变。两侧腋下多发肿大淋巴结，两侧锁骨区、纵隔多发淋巴结，甲状腺肿大。B超：右侧颈部多发实性结节(肿大淋巴结可能)。为求进一步治疗，门诊以"扁桃体癌"收住院。

既往史： 桥本甲状腺炎合并甲亢，甲巯咪唑片口服中，去年出现重度血小板减少住院行升血小板治疗。无烟酒嗜好，无肿瘤家族史。

体格检查： 卡氏评分90分。一般情况可，右上颈部可触及两枚淋巴结肿大，约4cm，形状不规则，固定，表面无破溃。右侧扁桃体Ⅰ度肿大。

辅助检查(入院前)： 右侧扁桃体穿刺细胞学病理示：高分化鳞癌。

初步诊断： 右侧扁桃体高分化鳞癌$T_2N_2M_0$ⅣA期(AJCC/UICC分期第7版)。

二、辅助检查

入院前，门诊已完善胸部CT、腹部B超、骨扫描未见明显异常。口咽及颈部MRI：口咽右侧壁明显增厚，伴扁桃体肿大，T_2WI呈高信号，T_1WI呈低信号，右颈多发肿大淋巴结，部分囊变，可见分隔样强化，最大短径约2.8cm，右侧颈血管受压。两侧甲状腺弥漫性肿大，信号尚均匀，增强后均匀强化。颈部MRI如下(病例63图1)。

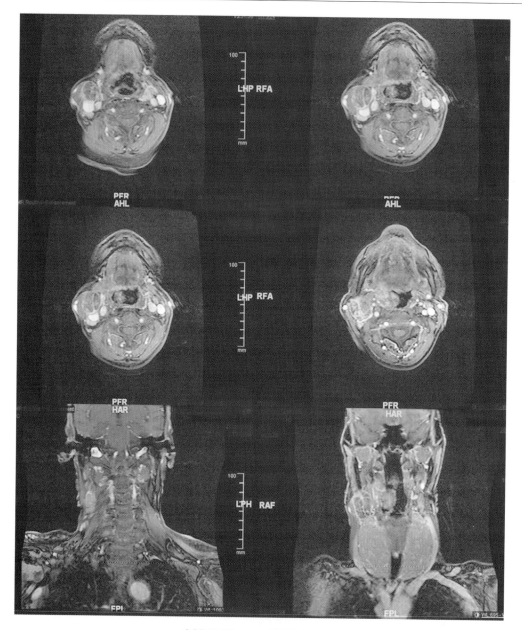

病例 63 图 1　口咽及颈部 MRI

注：口咽右侧壁明显增厚，伴扁桃体肿大，T_2WI 呈高信号，T_1WI 呈低信号，右颈多发肿大淋巴结，部分囊变，可见分隔样强化，最大短径约 2.8cm，右侧颈血管受压

三、入院诊断

右侧扁桃体高分化鳞癌 $T_2N_2M_0$ ⅣA（AJCC/UICC 分期第 7 版）。

四、诊断依据

患者原发灶右侧扁桃体已有穿刺病理证实，根据口咽癌 AJCC/UICC 分期第 7 版，肿

瘤最大径 >2cm、但 <4cm，T 分期定位 T_2，右颈多个肿大淋巴结均 <6cm，左颈无淋巴结肿大，故 N 分期定位 N_2，目前各项检查无明显转移征象，M 分期定位 M_0，故认为目前分期 $T_2N_2M_0$ ⅣA 期。

五、治疗策略

患者年龄较大，可能无法耐受手术，且手术对口咽肿瘤患者吞咽及进食功能破坏较大。故与患者及家属充分沟通后，考虑采用放疗作为其主要治疗手段。尽管该患者为局部晚期肿瘤，但考虑其年龄大可能无法耐受化疗，故最终采用单纯放疗，以使肿瘤退缩的同时，较好地保护器官功能，提高患者生存质量。

为减少肿瘤周围正常组织损伤，同时提高肿瘤靶区照射剂量，提高肿瘤的局控率，计划采用调强放疗技术。放疗期间可能出现的不良反应：①局部疼痛；②骨髓抑制；③发热；④脱发；⑤放射性脑病；⑥原发肿瘤病灶出血；⑦放射性口腔炎；⑧放射性皮炎；⑨免疫抑制；⑩放射性二原癌等。以上治疗策略的选择及放疗不良反应等情况均告知患者及家属，并取得患方同意。

六、治疗方案

患者于 2016 – 05 – 19 至 2016 – 07 – 06 接受根治性放疗，放疗剂量：右侧扁桃体原发灶 PTV – G(95% V)：7000cGy/35Fx，临床高危区及双侧上颈部淋巴引流区 CTV1 – PTV(95% V)：6000cGy/35Fx，双侧下颈部淋巴引流区 CTV2 – PTV(95% V)：5400cGy/35Fx(病例 63 图 2、病例 63 图 3)。放疗结束前复查口咽 MRI 结果如图病例 63 图 4。

七、病情演变

放疗结束后每 3 个月于当地医院复查口咽 MRI 至今，目前右侧扁桃体无明显复发征象。

八、主要治疗经验

本病例是以为老年局部晚期口咽癌患者，考虑手术对喉功能和生活质量破坏较大，予以放疗作为主要治疗手段，使肿瘤退缩的同时，也明显提高了患者的生存质量。

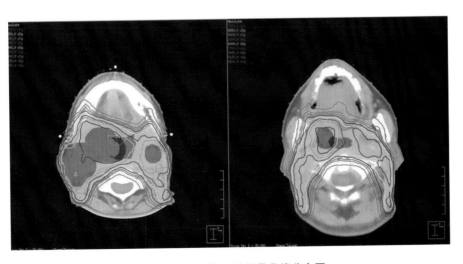

病例 63 图 2　靶区及剂量曲线分布图

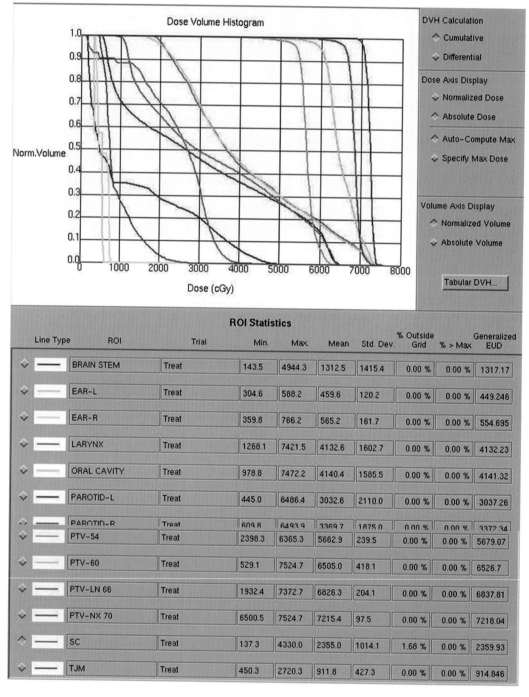

病例 63 图 3　DVH 图

注：Dose Volume Histogram：剂量体积直方图；Norm Volume：正常组织体积；ROI Statistics：感兴趣区统计量

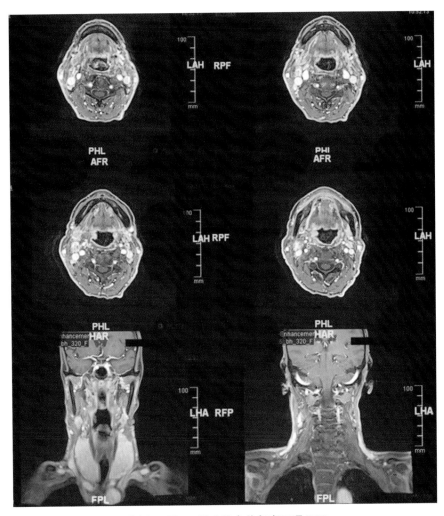

病例63 图4 放疗结束前复查口咽 MRI

注：口咽右侧壁肿块较前退缩，右颈多发肿大淋巴结较前缩小，部分囊变，最大短径约1.5cm。两侧甲状腺弥散性肿大，信号尚均匀，增强后均匀强化

九、专家点评

1. 根据 NCCN 指南，早期口咽癌（$T_{1\sim2}N_{0\sim1}M_0$）推荐采用单纯根治性放疗（$T_2N_1M_0$ 患者可考虑诱导化疗＋同期放、化疗）或原发灶±颈部手术（根据术后是否存在高危因素决定是否需要术后放、化疗）。$T_{3\sim4a}N_{0\sim1}M_0$ 或 $T_{any}N_{2\sim3}M_0$ 患者主要推荐行同期放、化疗或原发灶＋颈清扫手术治疗，诱导化疗联合放疗或同期放、化疗作为3类证据推荐。

2. 功能保护受到越来越多的重视，手术治疗可能较严重影响口咽癌患者吞咽功能从而降低生活质量。根治性放疗联合化疗为口咽癌患者带来良好的生存率，同时有望更好地保护其吞咽功能。研究报道，以逆向调强放疗（IMRT）为基础的放、化疗综合治疗3年总生存率、局控率、无远处转移生存率可达86%、86%、88%。5年总生存率和疾病特异性生存率可达55%、62%。

3. 近年来 HPV 相关口咽癌成为研究热点。本例患者由于就诊我院年份较早，当时我院尚未常规开展 HPV 检测。口咽癌 HPV 检测阳性率呈逐年上升趋势，尤其在欧美国家。瑞典一项 HPV 相关口咽癌研究发现，1970 年、1980 年、1990 年、2000—2007 年 HPV 检出比例分别为：23%、27%、57%、79%。国内报道 HPV 感染率相对较低，在口咽鳞癌中约 19%，p16 阳性率为 43%。HPV 相关口咽癌或 p16（+）口咽癌预后相对较好。对于这部分患者是否可降阶梯治疗的研究广为关注。例如对早期 p16（+）术后患者，术后放疗不包括瘤床区，可在不影响局控率的前提下，降低胃造瘘置管率；也有联合功能影像学手段，对采用根治性放疗的 HPV（+）口咽癌患者，根据其放疗前和放疗早期病灶乏氧情况，决定原发灶和颈部淋巴结的根治放疗剂量。

4. 老年局部晚期口咽癌患者对治疗耐受性相对较差。研究表明，接受顺铂、卡铂或西妥昔单抗同步放疗的 70 岁以上老年 Ⅲ～ⅣB 期口咽癌患者，放疗过程中断的比例分别为 4%、20%、15%，治疗期间非计划性住院的比例分别为 25%、55%、58%。目前尚缺乏针对老年口咽癌患者比较不同治疗模式的前瞻性临床研究。

参 考 文 献

［1］ National Comprehensive Cancer Network. (NCCN) Clinical Practice Guidelines in Oncology. Head and Neck Cancer(Version 2), 2017

［2］ Sher DJ, Thotakura V, Balboni TA, et al. Treatment of oropharyngeal squamous cell carcinoma with IMRT: patterns of failure after concurrent chemoradiotherapy and sequential therapy. Ann Oncol, 2012, 23: 2391 - 2398

［3］ Kokubo M, Nagata Y, Nishimura Y, et al. Concurrent chemoradiotherapy for oropharyngeal carcinoma. Am J Clin Oncol, 2001, 24(1): 71 - 76

［4］ 唐平章. 头颈肿瘤治疗的热点问题. 2011 国际暨全国第十一届头颈肿瘤学术大会论文汇编, 2011, 305 - 307

［5］ 曲媛, 高黎, 易俊林, 等. 口咽鳞癌 HPV 感染与 p16 表达及放疗预后相关性研究. 中华放射肿瘤学杂志, 2014, 23(2): 135 - 139

［6］ Sinha P, Patrik P, Thorstad WL, et al. Does elimination of planned postoperative radiation to the primary bed in p16 - postivie, transorally - resected oropharyngeal carcinoma associate with poorer outcomes? Oral Oncol, 2016, 61: 127 - 134

［7］ Lee N, Schoder H, Beattie B, et al. Strategy of using intratreatment hypoxia imaging to selectively and safely guide radiation dose de - escalation concurrent with chemotherapy for locoregionally advanced for human papillomavirus - ralated oropharyngeal carcinoma. Int J Radiat Oncol Biol Phys, 2016, 96(1): 9 - 17

［8］ Zumsteg ZS, Lok BH, Ho AS, et al. The toxicity and efficacy of concomitant chemoradiotherapy in patients aged 70 years and older with oropharyngeal carcinoma in the Intensity - Modulated Radiotherapy E-ra. Cancer, 2017, 123(8): 1345 - 1353

（沈春英　胡超苏）

病例 64　口咽癌术后

一、病历摘要

尤××，女，53 岁，已婚，农民。

主诉：左软腭鳞癌术后半个月。

现病史：患者 4 个月前无明显诱因出现左软腭部黄豆大小肿物，门诊予切取活检示：（左腭部）倾向鳞癌 II 级，伴坏死。行头颈增强 CT 示：左软腭咽侧壁占位，恶性可能，双侧 II 区淋巴结转移可能。于 2017 - 02 - 07 全麻下行"左腭部肿物扩大切除术 + 左颈淋巴结清扫术"，术后恢复尚可，为行放疗入我科。

既往史：无特殊疾病史，无烟酒嗜好，无肿瘤家族史。

体格检查：卡氏评分 90 分，面颈部无明显红肿，未触及包块。

辅助检查（入院前）：①术前 MRI 回报：左侧软腭、咽侧壁见异常软组织信号影，约 35mm×33mm，病变边界欠清，局部过中线。左侧 II 区见环形强化影，约 17mm×13mm。放射学诊断：左侧软腭、咽侧壁占位，恶性可能，左侧颈 II 区淋巴结转移可能（病例 64 图 1）；②术后 MRI 见病例 64 图 2；③术后病理回报：（左腭）黏膜鳞状细胞癌 I ～ II 级，切缘："前、后、内、外、底"均（ - ）；（左颌下腺）轻度慢性炎；送检淋巴结：（左）"II" 1/13 淋巴结转移，余"I"4 枚，"III"6 枚，"IV"6 枚，"V"4 枚均（ - ）性。免疫组化结果：ni17 - 0094 ckp、ckh（ + ），CK19、Ki - 67、CK14、p63 部分（ + ），s - 100、Vimentin （ - ）；④胸部 CT 未发现异常。

入院诊断：左软腭鳞癌（$pT_2N_1M_0$ III 期）（AJCC/UICC 第 7 版分期）。

二、诊断依据

患者病变已有手术病理证实，根据目前"口咽癌 AJCC/UICC 第 7 版分期"，肿瘤 2 ～ 4cm，T 分期定为 T_2，左颈单个转移淋巴结，直径小于 3cm，N 分期定为 N_1，目前各项检查未见明显转移征象，M 分期定为 M_0，故分期为 $T_2N_1M_0$ III 期。

三、治疗策略

对于 $T_{1\sim2}N_1$ 局部晚期口咽癌的治疗，2017 年 NCCN 指南推荐：根治性放疗；或原发灶切除 ± 单侧或双侧颈清扫；放疗 + 全身治疗。由于患者原发病灶及颈部转移淋巴结均较大，并中央液化坏死明显（影像学包膜外侵），影响放疗疗效，经多学科讨论，给予"手术 + 术后同步放、化疗"的治疗方案。为了减少对肿瘤周围正常组织的放射性损伤，同时提高靶区照射剂量，提高肿瘤的局控率，放疗采用适形调强放疗技术。

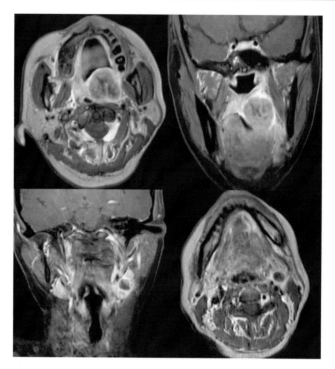

病例 64 图 1　颌面部 MR 增强

注:左侧软腭、咽侧壁见异常软组织信号影,约 35mm×33mm,T_1WI 呈等信号,T_2WI 压脂相为高低信号混杂。增强后,病灶明显不均匀强化。病变边界欠清,局部过中线。左侧颈Ⅲ区见环形强化影,约 17mm×13mm

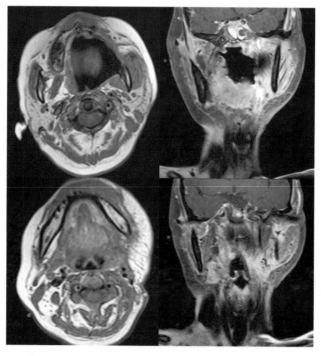

病例 64 图 2　术后 MRI

四、治疗方案

1. 2017 – 02 – 07 全麻下行"左腭部肿物扩大切除术 + 左颈淋巴结清扫术"。

2. 术后同步放、化疗

（1）调强放疗

1）靶区定义

A. 临床靶区（CTV）：对于术后患者靶区 CTV 是指手术完全切除后认为有隐匿性病灶或镜下残留病灶的部位。包括：手术前肉眼可见的原发肿瘤；淋巴结阳性的患者中，临床和影像学检查（CT 或 MRI 扫描）发现的受累淋巴结区域。CTV1（高危）：手术前通过临床或影像学检查发现的有肉眼可见病变的部位（即肿瘤床/手术床），和（或）病理检查发现有切缘阳性/淋巴结侵犯 + 包膜外扩散/没有包膜外扩散的多个淋巴结侵犯。CTV2（低危）：未被认为高危区域的潜在的亚临床病变部位。

B. 计划靶区（PTV）：为了补偿患者摆位误差和器官移动可能，每个研究中心按自己的临床实践情况制订相应的 PTV（所有平面 CTV 外至少要有 0.3 ~ 0.5cm 的边界）。即 PTV = CTV + (0.3 ~ 0.5)cm。

2）靶区及剂量设定：参考患者术前、术后 MRI，CTV1（高危）包括左侧软腭、左侧咽侧壁的原发病灶的术床；包括左颈Ⅱ区转移淋巴结术床及患侧（左颈）咽旁、咽后、Ⅰb、Ⅱa、Ⅱb、Ⅲ淋巴引流区。CTV2（低危）则包括患侧（左颈）Ⅳ区及锁骨上区；同时包括对侧（右颈）咽旁、咽后、Ⅱa、Ⅱb 淋巴引流区。CTV1 – PTV（95% V）DT 6000cGy/30Fx，CTV2 – PTV（95% V）5400cGy/30Fx。为更好保护对侧颌下腺，对侧Ⅰb 区不予预防（病例 64 图 3）。

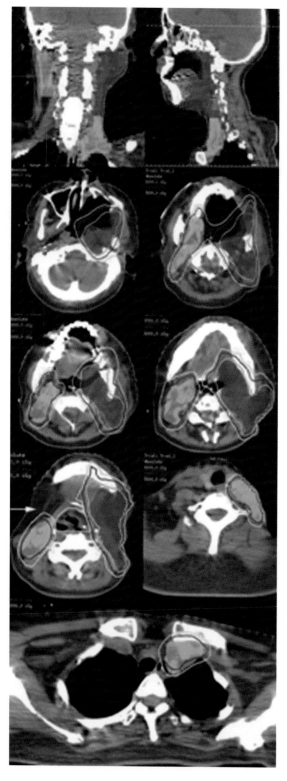

病例 64 图 3　靶区勾画

（2）同步化疗：顺铂 $80mg/m^2$ ，每 3 周 1 次 ×2 周期。

关键靶区 1：对于扁桃体、软腭癌等偏侧肿瘤术后是否可以单侧颈部预防照射？部分早期口咽癌可以选择性单侧照射，适应证： $T_{1\sim2}$ 扁桃体癌，侵及软腭 <1cm；没有舌根累及； $N_{0\sim2a}$ ，没有影像学包膜受侵。舌根及累及咽壁的口咽癌无论早期还是晚期均建议双颈预防照射（见蓝色箭头）。

关键靶区 2：口咽癌咽后淋巴结（RPLN）阳性率 16%，当有颈淋巴结转移时 RPLN 阳性率增至 23%，同侧Ⅱ区、对侧Ⅲ区淋巴结转移提示同侧 RPLN 转移风险大；RPLN 转移风险：口咽后壁 > 口咽侧壁 > 软腭 > 扁桃体 > 舌根。

故建议：颈部淋巴结阳性者建议 CTV–N 包括同侧 RPLN； N_0 患者可保护对侧 RP 区，但原发病灶位于咽后壁也建议照射双侧 RPLN。下咽水平咽后区淋巴转移少见，可避免照射减少吞咽困难的发生（见红色箭头）。

关键靶区 3：为进一步减少口干发生，应避免对侧Ⅰb区照射可以减少颌下腺的放射剂量（见白色箭头）。

参 考 文 献

［1］ Adelstein D，Gillison ML，Pfister DG，et al. NCCN Guidelines Insights：Head and Neck Cancers，Version 2，2017. J Natl Compr Canc Netw，2017，15（6）：761－770

［2］ Lim YC，Koo BS，Lee JS，et al. Distributions of cervical lymph node metastases in oropharyngeal carcinoma：therapeutic implications for the N_0 neck. Laryngoscope，2006，116（7）：1148－1152

［3］ Bernier J，Cooper JS，Pajak TF，et al. Defining risk levels in locally advanced head and neck cancers：a comparative analysis of concurrent postoperative radiation plus chemotherapy trials of the EORTC（#22931）and RTOG（#9501）. Head Neck，2005，27（10）：843－850

［4］ Quon H，Vapiwala N，Forastiere A，et al. Radiation therapy for oropharyngeal squamous cell carcinoma：American Society of Clinical Oncology Endorsement of the American Society for Radiation Oncology Evidence－Based Clinical Practice Guideline. J Clin Oncol，2017，35（36）：4078－4090

［5］ Sher DJ，Adelstein DJ，Bajaj GK，et al. Radiation therapy for oropharyngeal squamous cell carcinoma：Executive summary of an ASTRO Evidence－Based Clinical Practice Guideline. Pract Radiat Oncol，2017，7（4）：246－253

（朱国培　刘秀兰）

病例 65　口咽癌

一、病历摘要

蔡××,男,40 岁,已婚。

主诉:发现左颈部肿物 1 个月。

现病史:患者 1 个月前发现左颈部肿物,就诊于当地医院,行头颈增强 CT 检查示:左口咽恶性占位伴左颈Ⅲ区淋巴结转移。行组织病理检查回报:鳞状上皮高级别上皮内瘤变。

既往史:无特殊疾病史。无烟酒嗜好,无肿瘤家族史。

体格检查:卡氏评分 90 分,左侧扁桃体肿大,触之较硬。左颈肿物,大小约 4cm×5cm,质硬,固定,无压痛。

辅助检查(入院前):①MRI 回报:左口咽恶性占位伴左颈 Ⅱ 淋巴结转移(病例 65 图 1);②组织病理检查回报:鳞状上皮高级别上皮内瘤变。

入院诊断:左口咽癌($T_2N_{2a}M_0$ⅣA 期)(AJCC/UICC 第 7 版分期)。

二、诊断依据

患者病变已有手术病理证实,根据目前"口咽癌 AJCC/UICC 第 7 版分期",肿瘤 2~4cm,T 分期定为 T_2,左颈单个转移淋巴结,直径于 3~6cm,N 分期定为 N_{2a},目前各项检查未见明显转移征象,M 分期定为 M_0,故分期为 $T_2N_{2a}M_0$ⅣA 期。

三、治疗策略

对于任何 T,$N_{2~3}$ 口咽癌的治疗,2017 年 NCCN 指南推荐:同步全身治疗/放疗,或诱导化疗后予化、放疗,肿瘤残存者行手术;原发灶和颈部行手术治疗,术后根据不良因素再决定随访或化、放疗。经多学科讨论,该患者给予"根治性放疗同步化疗"的治疗方案。

四、治疗方案

1. 根治性放疗同步化疗

(1)调强放疗

1)靶区定义

A. 大体肿瘤靶区(GTV):指影像可见肿瘤。

B. 临床靶区(CTV):对于非手术患者靶区 CTV 包括:

CTV1(高危):在 GTV 基础上外放 5~10mm。

CTV2:未被认为高危区域的潜在的亚临床病变部位,CTV1 外肿瘤可能侵犯的区域(咽后间隙及椎前间隙)。原发灶 CTV2 一般应包括 CTV1,为肿瘤区外放 1~2cm,包括肿瘤床淋巴引流区，CTV2 包括转移淋巴结所在淋巴分区及未受累及的高危淋巴引流区。

CTV3：除 CTV2 内的其他淋巴引流区。

C. 计划靶区（PTV）：为了补偿患者摆位误差和器官移动可能，每个研究中心按自己的临床实践情况制订相应的 PTV（所有平面 CTV 外至少要有 0.3～0.5cm 的边界）。即 PTV = CTV + (0.3～0.5) cm。

2）靶区及剂量设定：参考患者 MRI，GTV 为影像可见左咽侧壁肿瘤，GTVn 为影像可见左颈转移淋巴结；CTV1（高危）包括 GTV、GTVn；包括患侧（左颈）咽旁、咽后、Ⅰb、Ⅱa、Ⅱb、Ⅲ、Ⅴa 淋巴引流区，同时包括对侧（右颈）咽旁、咽后、Ⅱa、Ⅱb、Ⅲ区淋巴引流区。CTV2（低危）则包括患侧（左颈）Ⅳ区、Ⅴb 淋巴引流区及锁骨上区；GTV‑PTV（95% V）DT 7200cGy/33Fx（6600cGy/30Fx + GTV 缩野 6Gy/3Fx），CTV1‑PTV（95% V）DT 6000cGy/30Fx，CTV2‑PTV（95% V）5400cGy/30Fx。为更好保护对侧颌下腺，对侧Ⅰb 区不予预防（病例 65 图 2）。

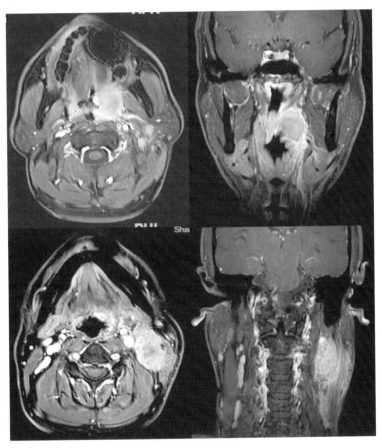

病例 65 图 1　MRI

注：左口咽侧壁、左颈深上区病灶大小约 2.9cm×2.8cm×2.0cm 及 4.7cm×2.4cm×5.4cm，左口咽侧壁病灶 T_1WI 呈稍高信号，T_2WI 及压脂后呈高信号，增强后可见明显强化，信号欠均匀。左颈深上区病灶可见明显不均匀强化，与左侧颈鞘结构关系密切，相邻胸锁乳突肌内信号不均匀增高。左颌下腺受压前移，双侧颅底结构未见异常

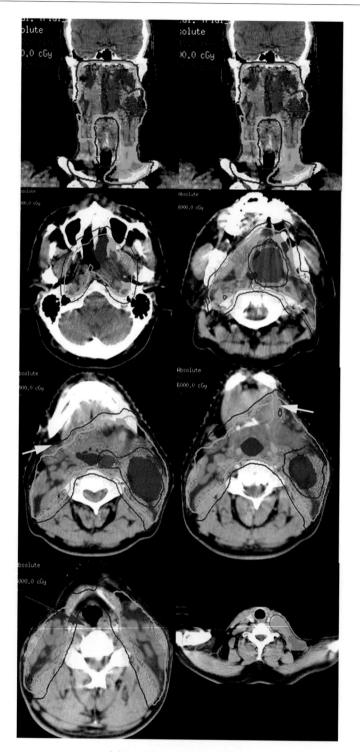

病例 65 图 2　靶区勾画图示

注：由于左侧Ⅱ区有淋巴结转移，给予同侧Ⅰb区预防，为更好保护对侧颌下腺，对侧Ⅰb区不予预防。由于右颈淋巴结转移(－)性，只给予右侧中上颈淋巴结区域预防

（2）同步化疗：顺铂 80mg/m²，每 3 周 1 次 ×3 周期。治疗疗效如病例 65 图 3 所示。

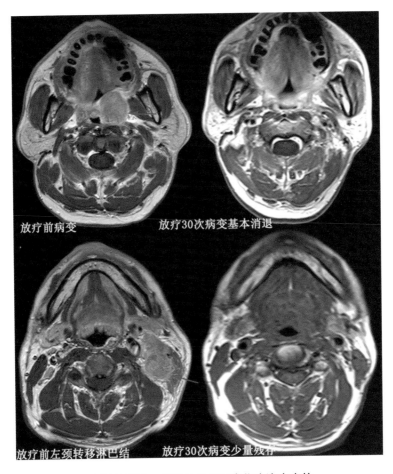

放疗前病变　　　　放疗30次病变基本消退

放疗前左颈转移淋巴结　　放疗30次病变少量残存

病例 65 图 3　根治性放疗同步化疗治疗疗效

处理：继续给予残存病灶加量 440cGy/2Fx。

关键靶区 1：为进一步减少口干发生，应选择性避免Ⅰ区照射，可以减少颌下腺的放射剂量。口咽癌Ⅰ区不是其主要的淋巴引流链，除非：①扁桃体癌累及前咽柱；②局部晚期舌根癌累及舌体；③Ⅱ区淋巴结超过 N_1（病例 65 图 2 白色箭头）。

关键靶区 2：口咽癌咽后淋巴结（RPLN）阳性率 16%，当有颈淋巴结转移时 RPLN 阳性率增至 23%，同侧Ⅱ区、对侧Ⅲ区淋巴结转移提示同侧 RPLN 转移风险大；RPLN 转移风险：口咽后壁 > 口咽侧壁 > 软腭 > 扁桃体 > 舌根。

故建议：颈部淋巴结阳性者建议 CTV－N 包括同侧 RPLN；N_0 患者可保护对侧 RP 区，但原发病灶位于咽后壁也建议照射双侧 RPLN。下咽水平咽后区淋巴转移少见，可避免照射减少吞咽困难的发生（病例 65 图 2 红色箭头）。

参 考 文 献

[1] Adelstein D, Gillison ML, Pfister DG, et al. NCCN Guidelines Insights: Head and Neck Cancers, Version 2, 2017. J Natl Compr Canc Netw, 2017, 15(6): 761 – 770

[2] Lim YC, Koo BS, Lee JS, et al. Distributions of cervical lymph node metastases in oropharyngeal carcinoma: therapeutic implications for the N_0 neck. Laryngoscope, 2006, 116(7): 1148 – 1152

[3] Bernier J, Cooper JS, Pajak TF, et al. Defining risk levels in locally advanced head and neck cancers: a comparative analysis of concurrent postoperative radiation plus chemotherapy trials of the EORTC(#22931) and RTOG(#9501). Head and Neck, 2005, 27(10): 843 – 850

[4] Quon H, Vapiwala N, Forastiere A, et al. Radiation therapy for oropharyngeal squamous cell carcinoma: American Society of Clinical Oncology Endorsement of the American Society for Radiation Oncology Evidence – Based Clinical Practice Guideline. J Clin Oncol, 2017, 35(36): 4078 – 4090

[5] Sher DJ, Adelstein DJ, Bajaj GK, et al. Radiation therapy for oropharyngeal squamous cell carcinoma: Executive summary of an ASTRO Evidence – Based Clinical Practice Guideline. Pract Radiat Oncol, 2017, 7(4): 246 – 253

（朱国培　刘秀兰）

病例 66　局部晚期口咽癌－扁桃体癌治疗失败

一、病历摘要

男性，53 岁，汉族，已婚，北京人，2016－10－18 首次入院。

主诉： 吞咽疼痛 1 个半月。

现病史： 患者于 2016－08 无明显诱因出现咽痛不适，口服抗生素治疗效果差。2 周后患者疼痛加重，逐渐出现言语不清。行口咽部位 CT/MRI 检查：左侧扁桃体占位性病变，取扁桃体区肿物活检病理，经我院会诊示：鳞状细胞癌。免疫组化：CK（－），p16（2＋），p53（1＋），Ki－67 40%（＋）。为求进一步治疗来我科，患者起病以来，精神状态、情绪较差，进食困难，体重下降 15kg。

体格检查： 一般情况差，KPS 70 分，左侧颈部和口腔内疼痛明显，口腔卫生差，张口困难，门齿距 1.5cm，扁桃体左侧Ⅲ度肿大，右侧正常。左侧软腭及口咽左侧壁可见隆起型肿物，肿物表面有坏死，向前侵及左侧磨牙后区，向下遮盖左侧咽会厌皱襞。鼻咽部表面平整，未见明显异常。会厌谷显露，舌根部基本平整，未见明显侵及。下咽及喉部结构完整，未见明显异常。声带活动正常。左颈Ⅰb、Ⅱa 区扪及多个淋巴结，大小约 1cm×1cm，质中等，活动，界清，无压痛。

辅助检查（入院前）： 2016－09－19 CT/MRI 检查：左侧扁桃体占位性病变，最大层面 3.5cm×3.2cm×3cm，与左侧舌根后部及翼内肌分界不清，软腭增厚，左侧咽旁间隙模糊，鼻咽腔及口咽腔狭窄。

2016－09－30：活检病理经我院会诊示：（扁桃体）考虑鳞状细胞癌；免疫组化：CK（－），p16（2＋），p53（1＋），Ki－67 40%（＋）。2016－10－24 加做免疫组化：EGFR（3＋），VEFR（－），p16（3＋），PD1（－），PDL1（－）。2016－09－30 鼻咽颈部 CT 示：左侧口咽可见不规则肿物影，最大截面约 4.4cm×3.3cm，边缘模糊，累及软腭，腭垂右偏。左颈Ⅰ区可见多发淋巴结，大者短径约 0.8cm。右侧上颌窦可见低密度病灶，鼻咽未见明显异常。甲状腺左叶可见低密度结节，大小约 1.6cm×1.1cm，边界清楚。

2016－10－08 电子鼻咽喉镜：经口观察，张口受限，左侧软腭及口咽左侧壁可见隆起型肿物，肿物表面有坏死，向前侵及左侧磨牙后区，向下遮盖左侧咽会厌皱襞。鼻咽部表面平整，未见明显异常。会厌谷显露，舌根部基本平整，未见明显侵及。下咽及喉部结构完整，未见明显异常；声带活动正常（病例 66 图 1）。

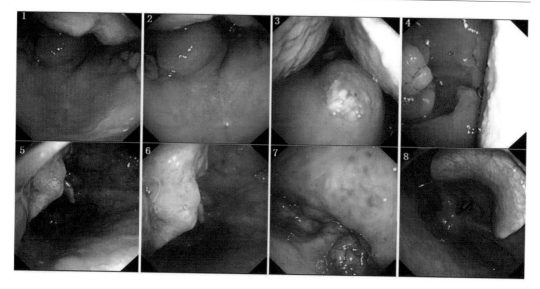

病例 66 图 1　2016 - 10 - 08 电子鼻咽喉镜

2016 - 10 - 09 口咽活检：鳞状细胞癌。

2016 - 10 - 10 口咽 MR 示：左侧口咽可见不规则肿物，最大截面约 4.8cm × 3.4cm，边界不清，T_1WI 等信号，T_2WI/FS 稍高信号，信号欠均匀，增强扫描明显不均匀强化，病变上达鼻咽水平，累及软腭，下达舌根部，可能累及左侧舌根部，腭垂右偏。左颈 I、II 区可见多发淋巴结，T_2WI 等信号，T_2WI/FS 稍高信号，大者短径约 1cm（病例 66 图 2）。

胸部 CT、腹部超声、骨扫描等检查未发现远处转移和第二原发癌征象。

2016 - 10 - 21 生化常规示：Fe：$10\mu mol/L$；TF：192.3mg/dl；TP：56.7g/L；ALB：34.7g/L；PALB：13mg/dl；CRP：2.69mg/dl。血常规未见特殊异常。

入院诊断：

1. 左侧扁桃体癌　侵及鼻咽左侧壁、左侧翼突根部、左侧翼内板、左侧翼外板、左侧咽旁间隙、左侧翼内肌、左侧颌下腺、口咽左侧壁、舌根部、舌活动部、颏舌肌、会厌舌面、会厌咽皱襞、软腭、腭垂、舌根、腭咽弓、腭舌弓。

左颈 I b、II a 区淋巴结转移。

UICC/AJCC 2010 分期：$T_{4b}N_{2b}M_0$ IVB 期。

2. 甲状腺左叶结节。

3. 2 型糖尿病。

4. 高血压。

5. 脑梗死。

6. 病毒性肝炎（慢性，乙肝）。

二、诊断依据

患者原发灶已有病理证实，根据"2010 UICC/AJCC 分期"，肿瘤侵及鼻咽左侧壁、左侧翼突根部、左侧翼内板、左侧翼外板、左侧咽旁间隙、左侧翼内肌、左侧颌下腺、口咽左侧壁、舌根部、舌活动部、颏舌肌、会厌舌面、会厌咽皱襞、软腭、腭垂、舌根、腭咽弓、腭舌弓。T 分期为 T_{4b}；左颈 I b、II a 区扪及多个淋巴结，结合检查，考虑转移淋巴结，N 分期为 N_{2b}；目前各项检查未见明显转移征象，M 分期定为 M_0。

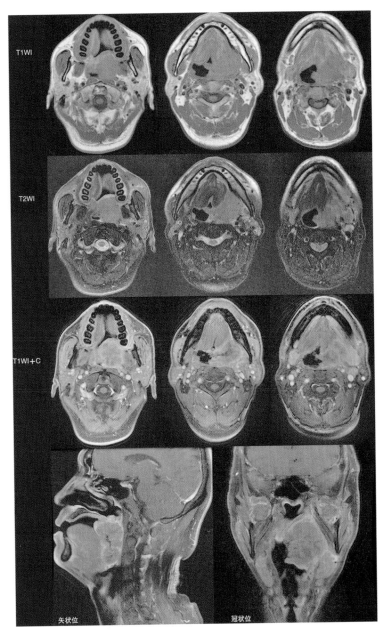

病例 66 图 2　2016 – 10 – 10 口咽 MR

三、治疗策略

根据患者的病史、查体、辅助检查以及病理。考虑左侧扁桃体癌诊断明确。肿瘤局部侵犯范围广，T_{4b}，为不可手术切除病变。根据 NCCN 指南推荐：不可手术切除头颈部肿瘤的治疗选择，首选进入临床研究。标准治疗选择要根据患者的一般情况来决定，一般情况好,PS 0~1 分,可以选择同期放、化疗或者诱导化疗+放疗或者放、化疗;PS 2 分,考虑根治性放疗或者同期放、化疗;PS 3 分,姑息放疗或单药化疗或者最好的支持治疗。对于口咽癌来说,另外一个治疗参考的指标是 HPV 状态,如果肿瘤是 HPV 相关的,对放、化疗相对敏感,预后相对较好。HPV 相关口咽癌发病年龄轻,局部肿瘤小,淋巴结转移多。该患者 HPV 相关检测 p16(3+),是 HPV 相关口咽癌,对放、化疗敏感,可以首选放、化疗,但合并有乙肝、糖尿病等,不能耐受同期化疗和诱导化疗;一般情况相对差,PS 1 分,建议给予单纯放射治疗。且该患者因肿瘤较晚,出现张口困难同时有疼痛症状,导致进食困难,体重下降明显,血液学检查亦提示营养状况差,存在营养风险。患者情绪较低,对治疗较为抵触,在家属劝说下来治疗。治疗方案中要包括心理治疗、营养支持、止痛等对症支持治疗以及抗肿瘤治疗。

四、治疗方案

1. 心理疏导　针对患者情绪较低,对治疗较为抵触的状态,与患者进行心理沟通,说明治疗的必要性和好处,帮助患者树立克服困难,战胜疾病的信心,配合治疗需求,经心理疏导后,患者接受了治疗建议,同意置入鼻饲营养管。

2. 营养支持　为纠正营养不良和保证治疗中营养支持,最好行胃造瘘置营养管方法,但患者因张口困难,无法行胃镜下胃造瘘手术。给予患者置入鼻饲管,按照 30kcal/(kg·d)的要求,给予患者营养支持治疗。

3. 止痛治疗　按照癌痛三阶梯治疗原则,给予患者对症支持治疗。

4. 患者肿瘤坏死明显,合并感染,口腔臭味明显,治疗中有肿瘤坏死形成深溃疡,导致大出血的可能,向患者告知治疗风险。同时给予 1% 双氧水漱口,并给予适当抗生素抗感染治疗。

5. 经放疗准备阶段的 2 周时间对症支持治疗,患者情绪、精神状态和一般情况明显改善,开始放射治疗。

6. 放射治疗　采用单纯的调强放疗方案。

(1)靶区范围:GTVp:内镜及影像所见口咽原发灶,PGTVp:GTVp+0.3cm,GTVnd:双侧阳性淋巴结;CTV1:GTVp,GTVnd,左颈 Ⅰ~Ⅴa、Ⅴb,右颈 Ⅱ、Ⅲ、Ⅳ区淋巴结,外放 0.3cm 为 PTV1(病例 66 图 3、病例 66 图 4)。

(2)处方剂量:95% PGTVp:6996cGy/212cGy/33Fx,95% GTVnd:6996cGy/212cGy/33Fx,95% PTV1:6006cGy/182cGy/33Fx。

(3)放疗 DT 5000cGy 疗效评价:肿瘤明显缩小,继续根治性放、化疗。

2016-12-01 行口咽 MR 示:"口咽癌放疗中"复查,参阅 2016-10-10 MR 图像,①口咽左侧壁肿物较前缩小,现约 3.2cm×1.8cm,边界不清,T_2WI/FS 呈稍高信号,增强扫描强化较均匀,病变仍与鼻咽下缘及舌根边界欠清,腭垂右偏较前减轻;②左颈 Ⅰ、Ⅱ 区可见多发淋巴结,T_2WI 等信号,T_2WI/FS 呈稍高信号,较前缩小,现大者短径约 0.6cm。余未见明显异常(病例 66 图 5)。

2016-12-01 电子鼻咽喉镜示:口咽癌放疗中,肿物已基本消退(病例 66 图 6)。

(4)放疗结束后 1 个月疗效评价:CR。

2017-01-05,口咽 MR 示"口咽放疗后"复查,与 2016-12-01 图像比较:①口咽左侧壁肿物,同前大致相仿,现仍约 1.8cm×3.2cm,边界不清,T_2WI/FS 呈稍高信号,病变仍与鼻咽下缘及舌根边界欠清;②左颈 Ⅰ、Ⅱ区可见多发淋巴结,T_2WI 等信号,T_2WI/FS 呈稍高信号,同前相仿,现大者短径约 0.6cm。余未见明显异常(病例 66 图 7)。

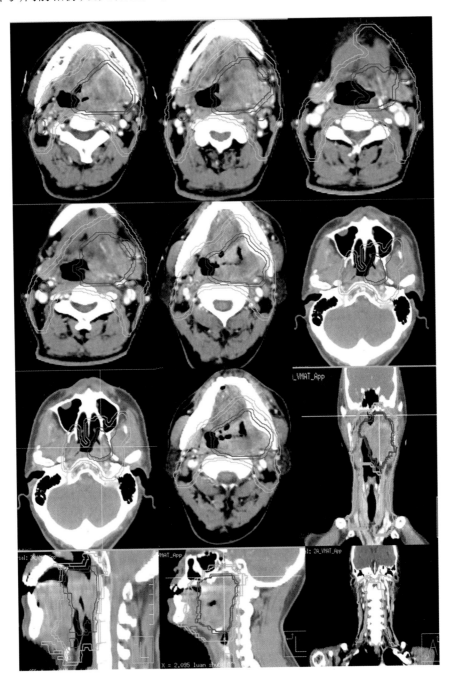

病例 66 图 3　靶区勾画

注:调强放疗计划剂量靶区及剂量分布曲线深蓝色为 GTVp,红色为 PGTVp,紫色为 GTVnd,绿色为 CTV1,浅蓝色为 PTV1

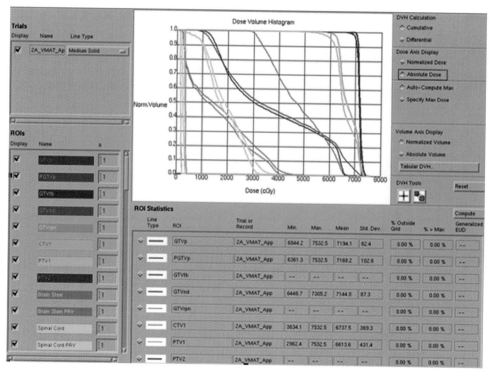

病例 66 图 4　剂量体积直方图(DVH)

注:Dose Volume Histogram:剂量体积直方图;Norm Volume:正常组织体积;ROI Statistics:感兴趣区统计量

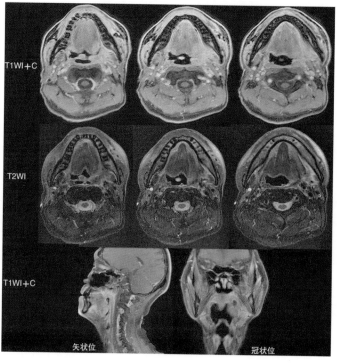

病例 66 图 5　2016 - 12 - 01 口咽 MR

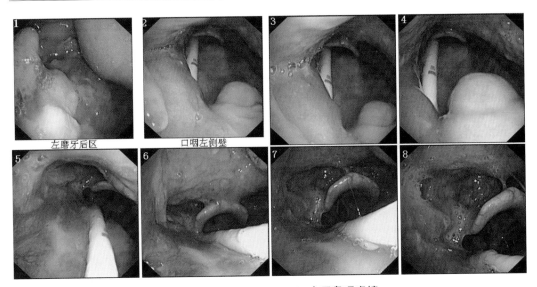

病例 66 图 6　2016 – 12 – 01 电子鼻咽喉镜

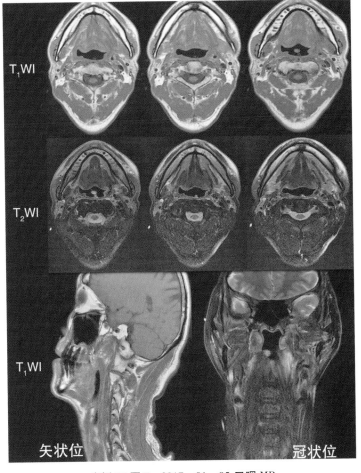

病例 66 图 7　2017 – 01 – 05 口咽 MR

2017 - 01 - 05 电子鼻咽喉镜示：口咽放疗后，口咽部未见明确肿瘤征象，如病例 66 图 8。

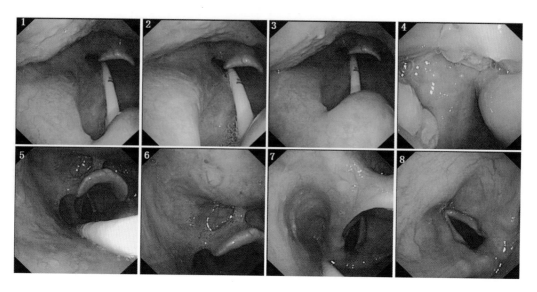

病例 66 图 8　2017 - 01 - 05 电子鼻咽喉镜

（5）放疗结束后，患者耐受可。Ⅱ度乏力，Ⅱ度吞咽疼痛，张口困难较治疗前好转。

（6）随诊：放疗后 3 个月症状反复，张口困难又加重，内镜检查局部肿物复发，活检病理证实复发，建议内科给予化疗和（或）靶向治疗。

五、病例亮点

1. 本例患者为无法手术切除的口咽癌，治疗前口腔口咽疼痛症状明显，肿瘤有坏死，合并感染，伴有营养不良，一般情况差，情绪差，合并疾病多。该患者的治疗需要体现肿瘤治疗的全程管理，强调心理疏导、营养支持、症状缓解、并发症预防等方面，不单单是放射治疗。本例患者经过上述方面的处理后，各方面情况改善，使得患者能够完成放射治疗，放疗末肿瘤达到完全缓解。

2. 局部非常晚期的头颈鳞癌，无法手术切除，同时由于肿瘤侵犯范围广，症状明显，影响进食，导致营养不良，对治疗耐受性差，总体预后差，提高疗效有赖新的临床研究寻找更好的治疗方案。目前的标准治疗需要根据患者的一般情况、合并疾病的情况，决定同步放、化疗，或是诱导化疗 + 放、化疗/放疗，或者单纯放疗以及单药化疗或最佳支持治疗。本例患者放疗末达到 CR，放疗后 3 个月局部肿瘤复发。患者身体条件限制了患者给予更为有效的同期放、化疗或者先诱导化疗。尽管患者 p16（3 +），但 EGFR（3 +），提示预后较差。

参 考 文 献

[1] Ringash J, Bernstein LJ, Devins G, et al. Head and Neck Cancer Survivorship: Learning the Needs, Meeting the Needs. Semin Radiat Oncol, 2018, 28(1): 64 – 74

[2] Morris N, Moghaddam N, Tickle A, et al. The relationship between coping style and psychological distress in people with head and neck cancer: A systematic review. Psychooncology, 2017

[3] Dunne S, Mooney O, Coffey L, et al. Psychological variables associated with quality of life following primary treatment for head and neck cancer: a systematic review of the literature from 2004 to 2015. Psychooncology 2017, 26(2): 149 – 160

[4] Murphy BA, Deng J. Advances in Supportive Care for Late Effects of Head and Neck Cancer. J Clin Oncol, 2015, 33(29): 3314 – 3321

[5] Bhayani MK, Hutcheson KA, Barringer DA, et al. Gastrostomy tube placement in patients with oropharyngeal carcinoma treated with radiotherapy or chemoradiotherapy: factors affecting placement and dependence. Head Neck, 2013, 35(11): 1634 – 1640

[6] Hoffmann M, Saleh – Ebrahimi L, Zwicker F, et al. Long term results of postoperative Intensity – Modulated Radiation Therapy(IMRT) in the treatment of Squamous Cell Carcinoma (SCC) located in the oropharynx or oral cavity. Radiat Oncol, 2015, 10: 251

[7] Kimura K, Kodaira T, Tomita N, et al. Clinical results of definitive intensity – modulated radiation therapy for oropharyngeal cancer: retrospective analysis of treatment efficacy and safety. Jpn J Clin Oncol, 2016, 46(1): 78 – 85

[8] Koutcher L, Sherman E, Fury M, et al. Concurrent cisplatin and radiation versus cetuximab and radiation for locally advanced head – and – neck cancer. Int J Radiat Oncol Biol Phys, 2011, 81(4): 915 – 922

[9] Krstevska V, Stojkovski I, Zafirova – Ivanovska B. Concurrent radiochemotherapy in locally – regionally advanced oropharyngeal squamous cell carcinoma: analysis of treatment results and prognostic factors. Radiat Oncol, 2012, 7: 78

[10] Sher DJ, Schwartz DL, Nedzi L, et al. Comparative effectiveness of induction chemotherapy for oropharyngeal squamous cell carcinoma: A population – based analysis. Oral Oncol, 2016, 54: 58 – 67

[11] Zenga J, Wilson M, Adkins DR, et al. Treatment Outcomes for T_4 Oropharyngeal Squamous Cell Carcinoma. JAMA Otolaryngol Head Neck Surg, 2015, 141(12): 1118 – 1127

（易俊林）

病例 67　口咽鳞癌

一、病历摘要

严××，男性，64岁，汉族，已婚，浙江省杭州人，工人，2016-05-20首次入院。

主诉：左侧咽痛1个月余。

现病史：患者2016-04无明显诱因出现左侧咽痛不适，症状进行性加重，伴左侧磨牙后区疼痛。2016-05-06就诊杭州某医院，查体发现左侧扁桃体肿物，活检提示："（左扁桃体）鳞状细胞癌"，1周前出现左侧头部放射性痛、左侧耳鸣、复视、声音嘶哑、张口受限及吞咽困难，能进食半流质，无发热、盗汗、畏冷、寒战，无鼻塞、鼻出血、回吸性血涕，无面麻、呛咳、咯血、黑便等不适。2016-05-19复查MR示："鼻咽、口咽及左侧软腭区恶性肿瘤，累及左咽旁、左侧头长肌及颅底骨，双颈多发淋巴结转移（最大直径约3.3cm×4cm）；左侧颅底脑膜略有增厚"。胸腹部CT示："①左侧锁骨上多发肿大淋巴结（较大者直径2.2cm），首先考虑转移性；②两肺肺气肿；③肝脏多发小囊肿；④胆囊结石"。门诊拟"扁桃体癌"收住院。

既往史：无特殊疾病史，无烟酒嗜好，无肿瘤家族史。

体格检查：卡氏评分90分。左上颈扪及肿大淋巴结，约4cm×5cm大小，右上颈及左锁上各扪及1枚肿大淋巴结，约2cm大小，质地硬，边界清楚，活动，无压痛，其余浅表淋巴结未触及肿大；左侧扁桃体区见结节样肿物，肿物过中线，左侧声带旁正中位固定，右侧声带活动可，声门闭合不全。心、肺、腹体检未见明显异常。

辅助检查（入院前）：口咽MR示："鼻咽、口咽及左侧软腭区恶性肿瘤考虑，累及左咽旁、左侧头长肌及颅底骨，双颈多发淋巴结转移（最大直径约3.3cm×4cm）；左侧颅底脑膜略有增厚"。胸腹部CT示：①左侧锁骨上多发肿大淋巴结（较大者直径2.2cm），转移性首先考虑；②两肺肺气肿；③肝脏多发小囊肿；④胆囊结石。活检提示（左扁桃体）鳞状细胞癌。

初步诊断：左扁桃体鳞癌（$T_{4b}N_{2c}M_0$ ⅣB期）。

二、辅助检查

入院后行口咽+颈部MRI扫描（病例67图1），提示考虑鼻咽、口咽及左侧软腭区恶性肿瘤，累及左咽旁、左侧头长肌及颅底骨，双颈多发淋巴结转移。左侧颅底脑膜略有增厚，请复查。胸部及上腹部CT扫描提示左侧锁骨上多发肿大淋巴结，首先考虑淋巴结转移。两肺肺气肿，肝脏多发小囊肿，胆囊结石。

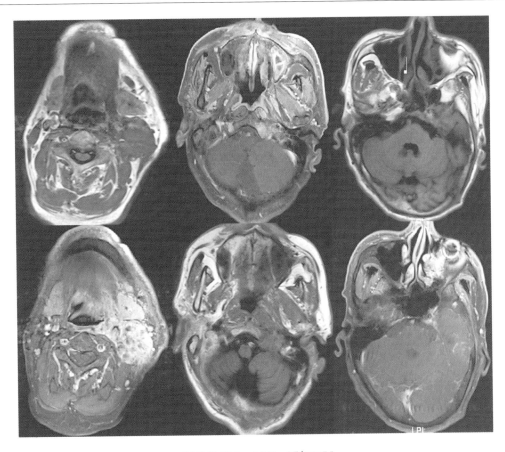

病例 67 图 1 口咽 + 颈部 MRI

注：鼻咽左侧壁、口咽左侧壁及左侧软腭区见不规则等 T_1 稍长 T_2 信号的肿块影，呈等 T_1、稍长 T_2 信号，边缘欠清，增强后有明显不均匀强化，左侧咽旁间隙消失，左侧头长肌信号异常，下缘与会厌紧贴，颅底骨骨质破坏，呈稍长 T_1 稍长 T_2 信号，有不均匀强化，左侧颅底脑膜略有增厚，左侧海绵窦底部强化。左侧咽旁及双颈见多发最大直径约 3.3cm × 4cm 的肿块，病灶部分包绕左颈动脉

三、入院诊断

左扁桃体鳞癌（$T_{4b}N_{2c}M_0$ ⅣB 期）（AJCC/UICC 2010 分期）。

四、诊断依据

患者原发灶左扁桃体肿瘤已行活检，获得病理证实，根据目前 AJCC/UICC"口咽癌 2010 年第 7 版分期"，原发肿瘤巨大，侵犯翼外肌、翼板、鼻咽侧壁及颅底、左侧海绵窦，T 分期定位 T_{4b}；左上颈肿大淋巴结，约 4cm × 5cm 大小，右上颈及左锁上各 1 枚肿大淋巴结，约 2cm 大小，故 N 分期定位 N_{2c}；目前各项检查无明显转移征象，M 分期定位 M_0，故认为目前分期 $T_{4b}N_{2c}M_0$ ⅣB 期。

五、治疗策略

综合治疗是局部晚期口咽癌的主要治疗模式。患者局部肿瘤巨大，分期为 T_{4b}，无手术指征，与患者及家属充分沟通后，考虑采用诱导化疗联合同步放、化疗作为其主要治疗手段。为减少肿瘤周围正常组织损伤，同时提高肿瘤靶区照射剂量，提高肿瘤的局控率，计划采用调强放疗技术。放疗期间可能出现的不良反应：①局部疼痛；②骨髓抑制；③发热；④脱发；⑤放射性脑病；⑥原发肿瘤病灶出血；⑦放射性口腔炎；⑧放射性皮炎；⑨免疫抑制；⑩放射性二原癌等。以上治疗策略的选择及放疗副反应等情况均告知患者及家属，并取得患方同意。

六、治疗方案

1. 诱导化疗（2016 - 05 - 26 至 2016 - 07 - 10）　多西他赛 $75mg/m^2$，第 1 天，奈达铂 $75mg/m^2$ 第 1 至第 3 天。诱导化疗期间出现 Ⅱ 度骨髓抑制，对症治疗后好转。诱导化疗结束复查喉镜见口咽左侧肿块退缩，局部黏膜充血。左侧声带旁正中位固定，右侧声带活动可，声门闭合不全。复查 MRI 显示口咽及颈部转移淋巴结明显退缩。

2. 同步放、化疗（2016 - 08 - 02 至 2016 - 09 - 16）　调强放疗（病例 67 图 2 至病例 67 图 4）：考虑该患者为局部晚期，原发病灶巨大，广泛侵犯，根据 MRI 所见病灶勾画肿瘤 GTV，CTV1 在 GTV 基础上外放，包括周围亚临床病灶，CTV2 包括双侧颈部淋巴引流区，因为口咽病灶累积舌根及鼻咽，左侧锁骨上区淋巴结转移，故对双侧 Ⅰ b、Ⅱ、Ⅲ、Ⅳ 和 Ⅴ 区均进行照射，下界至胸骨入口。放疗期间出现 Ⅱ 度放射性口腔炎、Ⅰ 度口干，积极予对症处理后症状好转。同步化疗：奈达铂第 1 天（$100mg/m^2$）每 3 周 1 次 ×1 周期。放疗结束 1 个月疗效评价：CR（病例 67 图 5）。

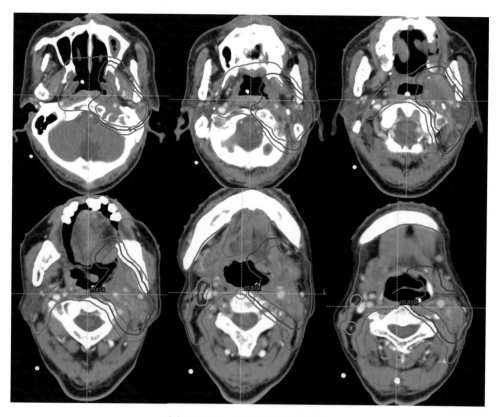

病例 67 图 2　调强放疗靶区勾画

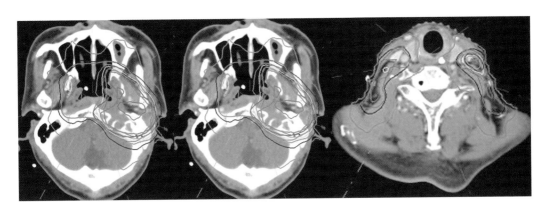

病例 67 图 3　调强放疗计划剂量靶区及剂量分布曲线

注：红色:GTV－P；宝蓝色:PTV1；蓝色:PTV2

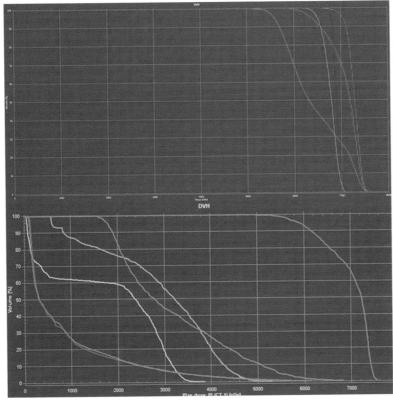

红色：GTV-P
蓝色：GTVnd
黄色：CTV1
粉色：CTV2

绿色：脑干
黄色：脊髓
紫色：颞叶-L
红色：颞叶-R
蓝色：视神经-L
褐色：视神经-R

病例 67 图 4　剂量体积直方图(DVH)

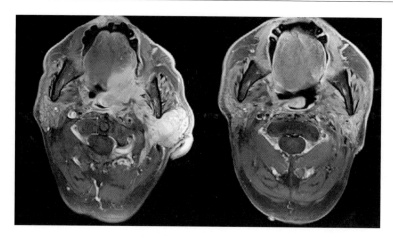

病例 67 图 5 治疗前后口咽 + 颈部 MRI 对比肿瘤完全消退

七、病情演变

放疗结束后每 3 个月复查一次，检查项目包括口咽 + 颈部 MRI、胸部 CT、上腹部 CT，如果有局部骨骼持续性酸痛，则给予全身骨扫描。随访至 2017 - 06，患者无任何肿瘤复发或转移迹象。

八、病例亮点

本病例是一个 ⅣB 期口咽癌患者，肿瘤局部侵犯范围广，病灶从口咽左侧壁起向上向外生长，累及左侧咽旁间隙、鼻咽左侧壁，伴颅底骨骨质破坏，左侧海绵窦受侵，肿瘤 T 分期为 T_{4b}；双颈部淋巴结转移自上而下，左侧锁骨上区淋巴结大于 2cm，小于 6cm，N 分期为 N_{2c}；考虑肿瘤已无手术机会，行诱导化疗联合同步放、化疗后，肿瘤反应敏感，局部肿瘤完全退缩，在不影响患者生存质量的同时，获得长期存活机会。

九、相关知识点

1. 不能手术的局部晚期头颈部肿瘤同步放、化疗 T_{4b} 期头颈部肿瘤因肿瘤侵犯范围广，不能完全手术切除，目前公认的治疗模式是联合放、化疗，已有多项国际荟萃分析支持将同步放、化疗作为 T_{4b} 期头颈部肿瘤的标准治疗。与单纯的放疗相比，同步放、化疗对局部晚期不可切除病变具有明显的临床优势，其 5 年绝对生存获益达到 6.5%，局部区域控制获益提高 9.3%，远处转移率降低 2.5%。同步放、化疗目前首选的药物为顺铂单药，制约同步放、化疗发展的主要是 Ⅲ ~ Ⅳ 度急性和晚期毒性反应。

2. HPV 与口咽癌 HPV 阳性的口咽癌与 HPV 阴性者相比，在年龄、性别等方面均显著不同。HPV 阳性的口咽癌比 HPV 阴性的口咽癌发病年龄更小，平均年龄 52 ~ 56 岁，而后者平均年龄是 58 ~ 60 岁。男性患 HPV 阳性口咽癌是女性的 3 倍；HPV 阳性口咽癌的患者比 HPV 阴性患者预后稍好，前者 5 年生存率是 71%，后者为 59%。HPV 阳性的口咽癌预后更好，这与 HPV 阳性的肿瘤比 HPV 阴性的肿瘤对放、化疗更敏感或者放疗后患者免疫力更强，且 HPV 阳性口咽癌患者更年轻、系统性疾病更少。

参 考 文 献

[1] Argiris AE, Gibson MK, Heron DE, et al. Phase Ⅱ trial of neoadjuvant decetaxel(T), cisplatin(P), and cetuximab(E) followed by concurrent radiation(x), P, and E in locally advanced head and neck cancer (HNC). J Clin Oncol, 2008, 26(15s): 6002

[2] Vergeer MR, Doornaert PA, Rietveld DH, et al. Intensity – modulated radiotherapy reduces radiation induced morbidity and improves health related quality of lire: results of a nonrandomized prospective study using a standardized follow – up program. Int J Radiat Oncol Biol Phys, 2009, 74(1): 1 – 8

[3] Pignon Je, Ie Maitre A, Bcurhis J. Meta – Analyses of Chemotherapy in Head and Neck Cancer(MACH – NC): an update. Int J Radiat Oncol Biol Phys, 2007, 69(2 Suppl): S112 – 114

[4] Haddad R, O'Neill A, RabinOwits C, et al. Introduction chemotherapy followed by concurrent chemoradiotherapy(sequential chemoradiotherapy) versus concurrent chemoradiotherapy alone in locally advanced head and neck cancer(PARADIGM): a randomized phase 3 trial. Lancet Oncol, 2013, 14(3): 257 – 264

[5] Hitt R, Grau JJ, Lopez – Pousa A, et al. Final results of a randomized phase Ⅲ trial comparing induction chemotherapy with cisplatin/5 – FU or docetaxel/cisplatin/5 – FU followed by chemoradiotherapy(CRT) versus CRT alone as first – line treatment of unresectable locally advanced head and neck cancer (LAHNC). J Clin Oncol, 2009, 27(s15): 6009

[6] Chaturvedi A, Engels E, Pfeiffer R, et al. Human papillomavirus(HPV) and rising oropharyngeal cancer lncidence and survival in the united states. J Clin Oncol, 2011, 29(32): 4294 – 4301

[7] Uobe K, Masuno K, Fang YR, et al. Detection of HPV in Japanese and chinese oral carcinomas by in situ PCR. 0ral Oncol, 2001, 37(2): 146 – 152

（花永虹 胡巧英）

病例 68   扁桃体癌

一、病历摘要

张××，男，51 岁，已婚，农民，2009 – 11 – 27 首次入院。

主诉：咽部异物感伴疼痛 2 个月余。

现病史：患者 2009 – 08 底无明显诱因自觉右侧咽部异物感，伴疼痛，并发现右侧扁桃体肿块，大小 2～3cm，口服抗感染药物及中药无明显好转，肿块缓慢增大，偶感疼痛，并向右侧耳根部放射，自觉有发热，无盗汗。2009 – 10 患者至当地医院检查，建议手术治疗，患者拒绝。近来患者因肿块逐渐增大，未见好转，来我院就诊，行右侧扁桃体肿块活检提示：(右扁桃体)低分化鳞状细胞癌。考虑细胞分化差，收治入院行根治性放、化疗治疗。

既往史：无特殊疾病史，无烟酒嗜好，无肿瘤家族史。

体格检查：卡氏评分 90 分，右侧扁桃体肿块，Ⅱ度肿大，3cm 左右，质硬，固定。

辅助检查(入院前)：本院病理：(右扁桃体)低分化鳞状细胞癌。

初步诊断：右扁桃体癌。

二、辅助检查

入院后查口腔 + 颈部 MRI 示：右侧扁桃体增大，中不均匀等 T_1 稍长 T_2 信号肿块，信号不均匀，边缘不清，增强后有明显不均匀强化。鼻咽形态、信号如常。颅底骨及双海绵窦如常。双颈见最大直径 >1cm 的淋巴结影，以右侧明显(病例 68 图 1)。

胸部 CT、腹部超声、ECT 等检查均未发现明显远处转移灶。EBV – DNA 阴性。

三、入院诊断

右扁桃体癌并颈部淋巴结转移 $T_2N_{2c}M_0$ ⅣA 期。

四、诊断依据

患者原发灶右侧扁桃体已有病理证实，根据 UICC/AJCC 第 6 版分期标准：右侧扁桃体病灶最大径为 2.3cm×2.0cm，T 分期为 T_2；双侧均有淋巴结转移，且转移淋巴结最大径≤6cm，N 分期为 N_{2c}；胸腹部及 ECT 检查均未见明显异常，M 分期为 M_0。故认为目前分期为 $T_2N_{2c}M_0$ ⅣA 期。

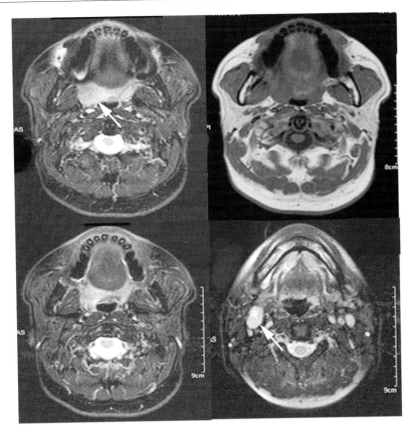

病例68 图1　口咽 + 颈部 MRI

注：右侧扁桃体增大，增强后有明显不均匀强化。双颈见多发大小不等肿大淋巴结，右上颈最大者直径约1.7cm，边界清，增强后呈不均质强化

五、治疗策略

患者确诊局部晚期扁桃体癌，可选择手术治疗或根治性放、化疗。患者有保留器官功能意愿，拒绝手术治疗；原发灶病理提示：扁桃体低分化鳞癌，对放射治疗敏感，基于疗效及器官功能保全原则，故本病例选择根治性放射治疗为主，结合化疗 + 靶向治疗的综合治疗方案，以提高局控率，减少肿瘤转移的可能。由于放射治疗将不可避免地造成肿瘤周围正常组织的损伤，导致严重口干、张口受限等并发症，影响患者治疗后的生存质量。为了减少肿瘤周围正常组织的放射损伤，同时提高肿瘤靶区照射剂量，提高肿瘤的局控率，计划采用调强放疗技术。放疗过程可能出现下列不良反应：①局部红肿疼痛；②口咽黏膜溃疡，放射性口腔炎；③骨髓抑制；④放射性皮炎；⑤放射性脑病；⑥发热；⑦免疫抑制；⑧口干；⑨牙齿脱落，放射性龋齿；⑩张口困难；⑪放射性二原癌等。化疗过程可能出现的反应：①骨髓抑制；②肝肾功能损伤；③胃肠道反应；④过敏反应等。预后方面：根据目前文献报道，ⅣA期扁桃体癌采用单纯放疗，5年生存率为40% ~ 50%。以上治疗考虑、治疗不良反应及预后等情况，均告知患者及家属，并取得患方同意和理解。

六、治疗方案

1. 放疗前行诱导化疗 1 周期，具体方案：多西他赛 75mg/m² 第 1 天，奈达铂 75mg/m² 第 1 至第 3 天。诱导化疗期间出现Ⅳ度骨髓抑制、肿瘤热等，给予升白细胞、抗感染等对症治疗后好转。

2. 根治性调强放疗（2009 - 12 - 09 至 2010 - 01 - 19）　GTV、PTV 定义（病例 68 图 2）：GTV（95% V）DT 7050cGy/30Fx，PGTV（95% V）DT 6640cGy/30Fx，GTVnd（95% V）DT 6600cGy/30Fx，PTV1（95% V）DT 5950cGy/30Fx。TPS 结果计量分布图和 DVH 图如下（病例 68 图 3）。放疗过程中引起Ⅱ度骨髓抑制、Ⅲ度口腔黏膜炎症、Ⅰ度皮肤反应，对症治疗后好转（病例 68 图 4）。

3. 同步化疗 + 靶向治疗　靶向治疗：放疗开始给予同步尼妥珠单抗 200mg/周，静脉滴注，共用 7 次。由于淋巴结局部退缩较慢，2009 - 12 - 21 开始同步右上颈淋巴结热疗，每次 50 分钟，每周 2 次。2009 - 12 - 24 行同步化疗 1 次：奈达铂 80mg/m²，第 1 天。

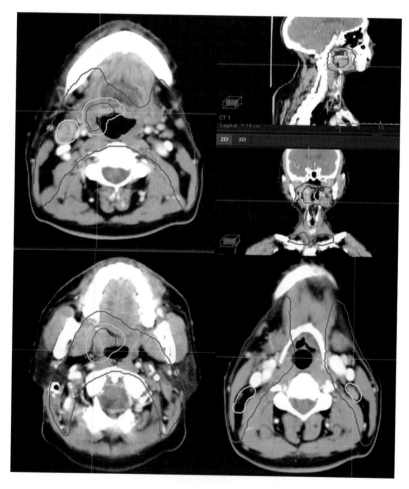

病例 68 图 2　靶区勾画及 TPS 结果图示

注：红色线：GTV；绿色线：PGTV；蓝色线：PTV1；黄色线：GTVnd

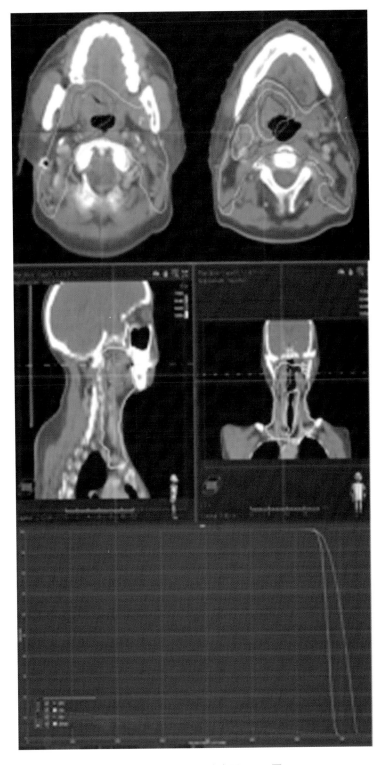

病例 68 图 3　剂量分布及 DVH 图

注:红色线:GTV;绿色线:PGTV;蓝色线:PTV1;深绿色:7050cGy;紫色:6600cGy;黄色:5950cGy

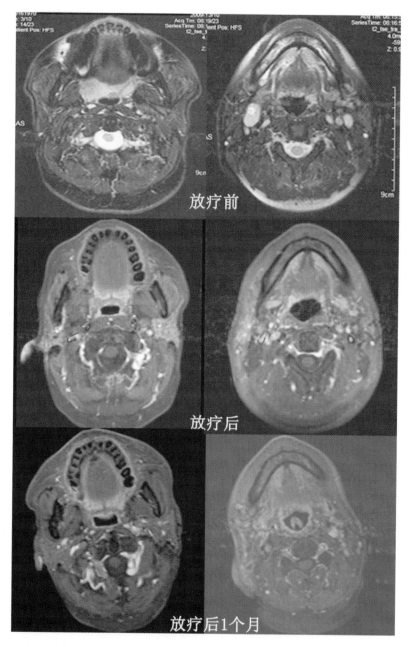

放疗前

放疗后

放疗后1个月

病例 68 图 4　放疗前后口咽 + 颈部 MRI 对比可见扁桃体及颈部病灶退缩良好

七、辅助治疗

因患者分期较晚（Ⅳa 期），给予辅助化疗 3 周期（2010 - 03 - 09、2010 - 03 - 30、2010 - 04 - 20）：多西他赛 75mg/m² 第 1 天，奈达铂 75mg/m² 第 1 至第 3 天。辅助化疗结束后疗效评价 CR（病例 68 图 5）。此后于 2010 - 05 - 19 起至 2010 - 11 - 12 采用尼妥珠单抗 200mg/周维持治疗半年。

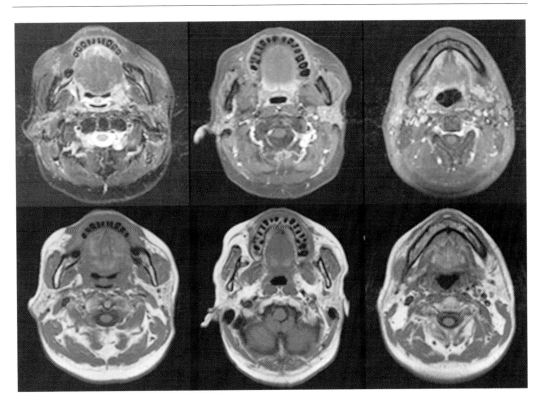

病例 68 图 5 辅助化疗结束后 CR

八、病情演变

患者治疗后定期复查，2 年内每 3 个月复查口咽及颈部 MR、胸部 CT 及腹部超声。截至目前随访 84 个月，未见明显局部复发及远处转移。

九、主要治疗经验

本病例是一个Ⅳa 期扁桃体癌患者，患者对于功能保全意愿强烈，拒绝接受手术治疗，故采用诱导化疗 + 同步放、化疗 + 靶向治疗的综合治疗方案，放疗结束后采用靶向治疗维持治疗半年。此后定期复查，无明显局部复发及远处转移，截至随访至 2017 - 04，患者获得了 7 年余的长期生存，器官功能保持完好，且无明显影响生活的不良反应。

十、专家点评

对于局部晚期扁桃体癌患者，NCCN 指南推荐同步放、化疗或诱导化疗后行放、化疗或原发灶及颈部的手术治疗。由于患者具有强烈保留功能意愿，故不采用手术治疗；且放疗准备等待期较长，故首次治疗给予诱导化疗后的扁桃体及颈部调强放疗联合化疗，局部肿瘤控制理想，功能保留完好，放疗后期不良反应小。

与常规放疗相比，调强放射治疗通过准确勾画临床靶区，使靶区内和靶表面剂量分布均匀，不仅能够提高肿瘤局部的放疗剂量，使剂量分布更均匀，而且更好地保护周围正常组织，减少放疗后产生的口干等近、远期不良反应，使肿瘤控制得到改善。因此，如有条件应尽可能采用调强放射治疗。

  头颈部肿瘤的综合治疗不断进展，但 5 年生存率较差，不足 50%，因此在传统治疗的基础上增加靶向治疗是提高疗效的方法之一。上皮因子受体（EGFR）蛋白在 90% 以上的头颈部鳞癌中都有表达，EGFR 的高表达是不良的预后因素。一项纳入 424 例局部晚期头颈部肿瘤的研究表明，EGFR 拮抗药西妥昔单抗联合放疗较单纯放疗显著改善了患者的局部区域控制率及生存率，奠定了 EGFR 抗体在局部晚期或转移性 SCCHN 中的地位。此外，以 EGFR 为靶点的人源化单克隆抗体尼妥珠单抗以其不良反应小、特异性强的特点也在联合放疗中表现出疗效优势。因此，该局部晚期患者在放、化疗期间联用了尼妥珠单抗靶向治疗，并在治疗后尼妥珠单抗维持治疗。

  尽管吸烟、酗酒仍是口咽癌的主要高危因素，近年来 HPV 感染也成为口咽癌的高危因素之一。在欧美，口咽癌患者的 HPV 感染率从 20 世纪 90 年代的 40% 上升至 2000 年的 70%。ECOG2399 研究表明，HPV 阳性的口咽癌患者治疗缓解率和生存率均明显优于阴性患者。口咽癌患者治疗中对 HPV 的检测能够帮助我们判断预后，筛选低危患者，并将纳入最新版分期标准中。但目前尚无证据证明能够因此降低 HPV 阳性患者的治疗强度。本例患者由于检验条件局限未行 HPV 相关检查，如有条件需尽量检测。

  局部晚期口咽癌远处转移率较高，NCCN 指南建议，对 Ⅲ～Ⅳ 期患者可考虑 PET - CT 检查。文献报道，PET - CT 检查可以帮助早期发现远处转移，若患者经济许可，首诊局部晚期患者建议行 PET - CT 检查。

  同步化疗是指在放疗过程中同时进行的辅助化疗，目前多个 RCT 表明，对于局部晚期的头颈部鳞癌患者，术后辅助放疗或根治性放疗同期采用铂类单药同步化疗比非铂类化疗的生存明显获益。证据最强的同步化疗药物为 $100mg/m^2$ 的顺铂，但其他替代的铂类或剂量强度也是合理的方案。

参 考 文 献

[1] Bragg CM, Conway J, Robinson MH. The role of intensity - modulated radiotherapy in the treatment of parotid tumors. Int J Radiat Oncol Biol Phys, 2002, 52(3): 729 - 738

[2] Nutting CM, Morden JP, Harrington KJ, et al. Parotid - sparing intensity modulated versus conventional radiotherapy in head and neck cancer (PARSPORT): a phase Ⅲ multicentre randomised controlled tria. Lancet Oncol, 2011, 12(2): 127 - 136

[3] Ang KK, et al. Impact of epidermal growth factor receptor expression on survival and pattern of relapse in patients with advanced head and neck carcinoma. Cancer Res, 2002, 62: 7350 - 7356

[4] Bonner JA, et al. Radiotherapy plus cetuximab for locoregionally advanced head and neck cancer: 5 - year survival data from a phase Ⅲ randomised trial, and relation between cetuximabinduced rash and survival. Lancet Oncol, 2010, 11: 21 - 28

[5] Rodríguez MO, Rivero TC, del Castillo Bahi R, et al. Nimotuzumab plus radiotherapy for unresectable squamouscell carcinoma of the head and neck. Cancer Biol Ther, 2010, 9(5): 343 - 349

［6］Mehanna H，Beech T，Nicholson T，et al. Prevalence of human papillomavirus in oropharyngeal and nono-roropharyngeal head and neck cancer：systematic review and meta – analysis of trends bytime and region. Head Neck，2013，35：747 – 755

［7］Fakhry C，Westra WH，Li S，et al. Improved survival of patients with human papillomaviruspositive head and neck squamous cell carcinoma in a prospective clinical trial. J Natl Cancer Inst，2008，100：261 – 269

［8］Haerle SK，et al. Improved treatment outcomes with ^{18}F – FDG PET – CT for patients with advanced head and neck squamous cell carcinoma. Head Neck，2012，34（9）：p. 1205 – 1211

［9］Blanchard P，Baujat B，Holostenco V，et al. Meta – analysis of chemotherapy in head and neck cancer （MACH – NC）：a comprehensive analysis by tumor site. Radiother Oncol，2011，100（1）：33 – 40

［10］Winquist E，et al. Systemic therapy in the curative treatment of head and neck squamous cell cancer：a systematic review. Journal of Otolaryngology – Head and Neck Surgery，2017，46（1）：29. doi：10. 1186/ s40463 – 017 – 0199 – x

（黄　爽　胡巧英）

病例 69　扁桃体癌根治性放化疗

一、病历摘要

宋××,58 岁,汉族,已婚,陕西省西安市人,公务员,2012-07-28 首次入院。

主诉:左颈部淋巴结切除术后 1 个月。

现病史:缘于 1 个月前无意中发现左侧颈部肿大淋巴结,在当地医院行颈部淋巴结切除术,术后病理提示:鳞状细胞癌。术后行头颈部 MRI 发现左扁桃体区占位,因患者有心肌梗死病史,外科会诊认为手术风险高。患者为进一步诊疗就诊放疗科,门诊以"扁桃体癌"收住入院。

既往史:心肌梗死、高血压、糖尿病病史。吸烟 10 年,20 支/天,无饮酒史,无肿瘤家族史。

体格检查:卡氏评分 90 分。左侧颈部 Ⅱ 区可见长约 5cm 手术瘢痕,愈合好。双颈、双锁骨上等全身余部位浅表淋巴结未触及明显肿大。张口无受限,可见左侧扁桃体区不规则占位,大小约 3cm×3cm,脑神经检查未见异常。心、肺、腹体检未见明显异常。

初步诊断:

1. 扁桃体癌伴颈部淋巴结转移(分期待定)。
2. 左颈部转移淋巴结术后。

二、辅助检查

入院后左扁桃体活检病理检查结果:高分化鳞状细胞癌,p16(-),EGFR(+),Ki-67 约 35%。口咽+颈部 MRI 示(病例 69 图 1):①口咽左侧壁见软组织肿块影,边界欠清,大小约 3.2cm×2.2cm×4.2cm,增强后部均匀强化,侵及周围咽旁间隙;②双侧颈部及颌下间隙多发小淋巴结。肺部 CT:未见异常。全身骨 ECT:全身未见明显骨代谢异常病灶。颈部 B 超:左侧锁骨上及右侧颌下少许肿大淋巴结,左侧颌下、右侧锁骨上、双侧耳前及耳后未见明显肿大淋巴结。腹部彩超示:肝胆胰脾未见异常。当地医院手术记录:在颌下腺后下方、二腹肌后腹下方切面见肿物,呈多发的淋巴结融合肿物,最大约 2.5cm×2.5cm×2.5cm,共约 5 枚淋巴结,包膜完整,和周围稍有粘连,血供丰富。

三、入院诊断

左侧扁桃体癌颈部淋巴结转移术后 $T_3N_{2b}M_0$ ⅣA 期(AJCC/UICC 分期第 7 版)。

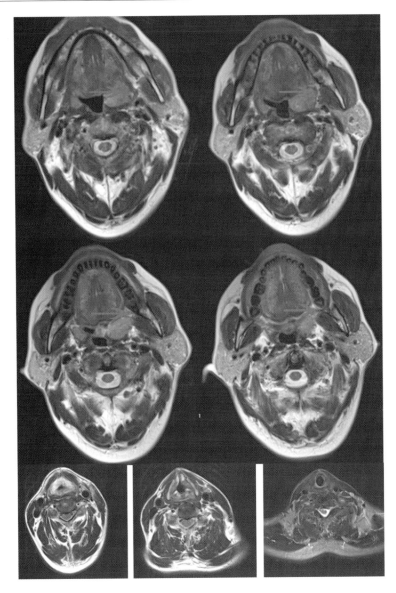

病例 69 图 1　口咽 + 颈部 MRI

四、诊断依据

患者原发灶左侧扁桃体部以及颈部转移淋巴结均有病理证实,根据目前 AJCC/UICC 分期第 7 版,扁桃体区肿瘤大小约 3.2cm × 2.2cm × 4.2cm,与周围组织界限尚清,T 分期定为 T_3。我院就诊前患者行左侧颈部淋巴结切除术,根据手术中描述提示左侧颈部多枚转移性淋巴结,因此 N 分期定为 N_{2b},目前各项检查未见明显转移征象,M 分期定为 M_0,故认为目前分期为 $T_3N_{2b}M_0$ ⅣA 期。

五、治疗策略

患者为局部晚期扁桃体癌,因自身有心肌梗死病史,手术风险高,患者拒绝手术治疗，因此放疗联合化疗为该患者的有效治疗方案。由于患者先行颈部淋巴结切除术，局部手术可能会造成淋巴结回流规律发生变化，更易出现非常规部位的淋巴结转移以及远处转移。为降低远处转移风险，该患者的治疗策略为诱导化疗＋同步放、化疗。由于常规放疗不可避免地造成肿瘤周围正常组织的损伤，导致严重口干、张口受限等并发症，影响患者治疗后的生存质量。为了减少肿瘤周围正常组织的放射损伤，同时提高肿瘤靶区照射剂量，提高肿瘤的局控率，计划采用调强放疗技术。放疗过程可能出现下列不良反应：①局部疼痛；②骨髓抑制；③发热；④脱发；⑤放射性脑病；⑥放射性口腔炎；⑦放射性皮炎；⑧免疫抑制；⑨放射所致第二原发肿瘤等。化疗过程可能出现的反应：①骨髓抑制；②肝肾功能损伤；③胃肠道反应；④过敏反应等。预后方面：根据目前文献报道，ⅣA期口咽癌完成根治性治疗后，5年生存率约50%。将以上治疗考虑、治疗不良反应及预后等情况告知患者及家属，并取得患方同意和理解，并签署相关同意书。

六、治疗方案

1. 诱导化疗2周期(2012 - 08 - 08 至 2012 - 09 - 12)　西妥昔单抗 + PF 方案诱导化疗(氟尿嘧啶 + 顺铂)。诱导化疗后引起Ⅰ度消化道反应、Ⅱ度骨髓抑制，对症治疗后好转。

2. 同步放、化疗 + 靶向治疗(2012 - 10 - 10 至 2012 - 11 - 25)　同步化疗：顺铂第1天(100mg/m^2)，每3周1次×2周期。调强放疗(病例69图2、病例69图3)：诱导化疗后肿瘤明显退缩，因此将诱导化疗后的扁桃体病灶定义为GTVtonsil，双颈转移淋巴结为GTVnd，予以 GTVtonsil - PTV(95% V) 和 GTVnd - PTV(95% V) 根治性照射剂量 DT 6996cGy/33Fx；诱导化疗前的肿瘤范围定义为 GTVtonsil - IC - PTV(95% V)，照射 DT 6600cGy/33Fx；高危预防区 CTV1 - PTV(95% V) 包含上述靶区以及鼻咽、口咽、舌根、双侧扁桃体、双侧咽旁、右侧Ⅱ区、左侧颈部Ⅰb～Ⅲ区淋巴引流区，给予 DT 5940cGy/33Fx；低危预防区 CTV - 2 - PTV 包含左侧Ⅳ区、Ⅴ区淋巴引流区，右侧Ⅲ、Ⅳ、Ⅴ区淋巴引流区，DT 5775cGy/33Fx。放疗期间出现Ⅱ度放射性口腔炎、Ⅱ度口干，积极予对症处理后症状好转。放疗结束1个月疗效评价：CR(病例69图4)。

七、病例亮点

本病例是一个局部晚期扁桃体癌患者，因有心肌梗死病史，手术风险高，患者拒绝手术治疗，采用放疗联合化疗。由于患者先行颈部淋巴结切除术，局部手术可能会造成淋巴结回流规律发生变化，易出现非常规部位的淋巴结转移以及远处转移，为降低远处转移风险，该患者的治疗策略为诱导化疗 + 同步放、化疗。为了减少肿瘤周围正常组织的放射损伤，同时提高肿瘤靶区照射剂量，提高肿瘤的局控率，计划采用调强放疗技术。患者随访4年余，未发生复发或转移。

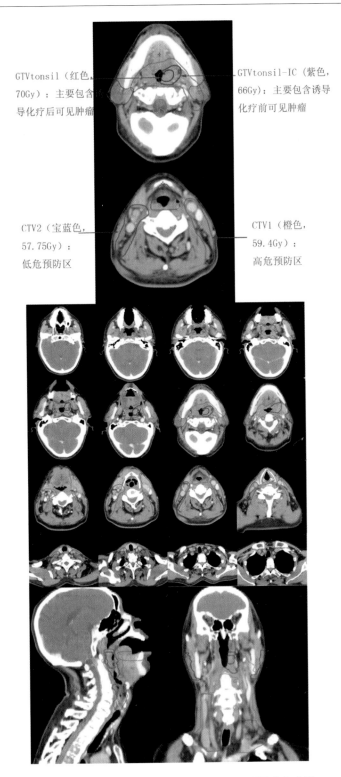

GTVtonsil（红色，70Gy）：主要包含诱导化疗后可见肿瘤

GTVtonsil-IC（紫色，66Gy）：主要包含诱导化疗前可见肿瘤

CTV2（宝蓝色，57.75Gy）：低危预防区

CTV1（橙色，59.4Gy）：高危预防区

病例 69 图 2　调强放疗计划剂量靶区及剂量分布曲线

注：红色：GTVtonsil；紫色：GTV - tonsil - IC；橙色：CTV1；宝蓝色：CTV2

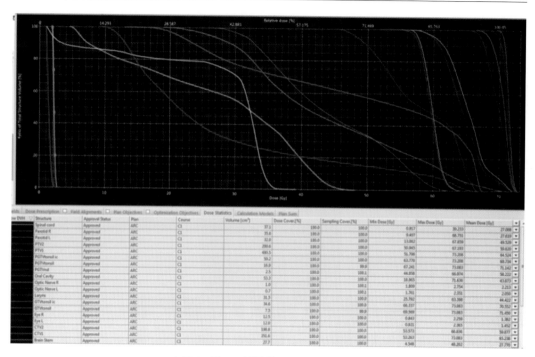

病例 69 图 3　剂量体积直方图(DVH)

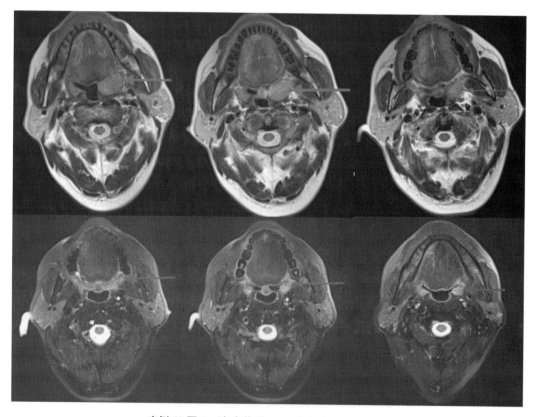

病例 69 图 4　治疗前后 MRI 对比肿瘤完全消退

八、相关知识点

1. 口咽癌包括原发于口咽侧壁、扁桃体、舌根以及软腭等部位的恶性肿瘤。占全身恶性肿瘤的 1.3%，占头颈部恶性肿瘤的 4.2%。近年来发病率渐增加，文献报道，1990 年后每年以 5% 速率增加，主要归因于 HPV（人类乳头瘤病毒）的感染有关，但有地域性差别。虽有研究报道 HPV 相关口咽癌治疗敏感性高，预后好，并有大量临床试验在做 HPV 相关口咽癌降级治疗，但目前在缺乏临床试验指导的情况下，HPV 阳性口咽癌患者的治疗与 HPV 阴性口咽癌患者相同，基于 HPV 状态而改变治疗尚无足够的数据。

2. 局部晚期口咽癌的治疗模式 通常包括多模式方案，可能涉及化疗、RT 和（或）手术治疗。口咽癌除早期病变外，一般常累及邻近多个解剖结构，手术治疗有一定难度，且损伤大，术后患者生活质量差，尤其是局部晚期口咽癌疗效更差。文献报道，Ⅲ ~ Ⅳ期口咽癌患者根治性放、化疗后 3 年总生存率约为 82.0%。而 Denittis 等对 51 例Ⅲ期、Ⅳ期口咽鳞癌患者予以根治性手术加术后放疗，其 3 年生存率仅为 51%。这些研究显示，局部晚期口咽癌根治性放、化疗的疗效优于手术加术后放疗，且提高了患者的生活质量，但仍需大量的临床研究来证实。口咽癌中诱导化疗还是有争议的。有研究显示，紫杉醇类、顺铂和氟尿嘧啶联合的诱导化疗可提高口咽癌患者 2 ~ 3 年的生存率。多个随机试验证实，同步放、化疗对局晚期口咽癌能提高局控率和生存率。2017 年 Astro 临床实践指南也推荐Ⅳ期口咽癌大剂量顺铂同期化、放疗。但该患者治疗前行颈部淋巴结切除术，可能会造成淋巴结转移规律发生变化，易出现非常规部位的淋巴结转移以及远处转移，故本例患者行诱导化疗以降低远处转移率，另外诱导化疗后肿瘤体积缩小，放射治疗照射的高剂量靶区体积相应减少，潜在降低了放疗不良反应的发生。本例患者分期 T_3N_{2b}，采用了诱导化疗联合同步放、化疗，且患者对化疗比较敏感。文献报道，对诱导化疗敏感者预后更好，本病例是一个成功的案例。

3. 放疗技术及放疗靶区（口咽诱导化疗后的靶区勾画） 调强放疗具有较好的靶区等剂量面适形度，可提高头颈肿瘤患者的局部区域控制率及总生存率，同时降低了晚期放射性损伤。文献报道，在局部晚期头颈部癌中，调强放疗在缩短总治疗时间及提高肿瘤剂量方面，较常规放疗有一定的优势。诱导化疗后口咽局部的 GTV 勾画基于化疗后肿瘤在定位 CT 及增强 MRI 上的大小，GTVic 包括影像学确定的诱导化疗前影像学肿瘤累及区域，分别给予不同剂量，同步加量，采用 IMRT 技术，明显提高局控率，降低并发发生。患者目前无明显口干及吞咽功能紊乱等不良反应。

4. 局部晚期口咽癌患者的预后 文献报道，根据 UICC/AJCC 第 7 版分期：口咽癌 5 年总体生存率，HPV 阳性病变患者，ⅣA 期和ⅣB 期分别为 81% 和 60%，HPV 阴性患者，ⅣA 期和ⅣB 期分别为 45% 和 34%。

参 考 文 献

[1] William M, Lydiatt, MD, Snehal G, et al. Head and Neck Cancers——Major Changes in the American Joint Committee on Cancer Eighth Edition Cancer Staging Manual. CA CANCER J CLIN, 2017, 67: 122 – 137

[2] Chen AM, Felix C, Wang PC, et al. Reduced – dose radiotherapy for human papillomavirus – associated squamous – cell carcinoma of the oropharynx: a single – arm, phase Ⅱ study. Lancet Oncol, 2017, 18: 803 – 811

[3] Marur S, Li S, Cmelak AJ, et al. E1308: phase Ⅱ trial of induction chemotherapy followed by reduced – dose radiation and weekly cetuximab in patients with HPV – associated resectable squamous cell carcinoma of the oropharynx——ECOG – ACRIN Cancer Research Group. J Clin Oncol, 2016, published online Dec 28

[4] David J, Sher MD, David J, et al. Radiation therapy for oropharyngeal squamouscell carcinoma: Executive summary of an ASTROE vidence – Based Clinical Practice Guideline. Practical Radiation Oncology, 2017

[5] Huang K, Xia P, Chuang C, et al. Intensity – modulated chemoradiationfor treatment of stage Ⅲ and Ⅳ oropharyngeal carcinoma: The University of California – San Franciso experience. Cancer, 2008, 113: 497 – 507

[6] Megan ED, Quynh TL, Daniel C, et al. Intensity – modulated radiotherapy in the treatment of oropharyngeal cancer: clinical outcomesand patterns of failure. Int J Radiat Oncol Biol Phys, 2010, 76: 1339 – 1346

[7] Sebastien C, David HA, Bernard F, et al. Simultaneous integratedboost using intensity – modulated radiotherapy comparedwith conventional radiotherapy in patients treated with concurrentcarboplatin and 5 – fluorouracil for locally advanced oropharyngealcarcinoma. Int J Radiat Oncol Biol Phys, 2012, 82: 582 – 589

[8] Denittis AS, Machty M, Rosenthal DI, et al. Advanced oropharyngeal carcinoma treated with surgery and radiotherapy: Oncologicoutcome and functional assessment. Am J Otolaryngol, 2001, 22: 329 – 335

[9] Haddad R, O' Neill A, Rabinowits G, et al. Induction chemotherapy followed by concurrent chemoradiotherapy(sequential chemoradiotherapy) versus concurrent chemoradiotherapy alone in locally advanced head and neck cancer(PARADIGM): A randomized phase Ⅲ trial. Lancet Oncol, 2013, 14: 257 – 264

[10] Hitt R, Grau JJ, Lopez – Pousa A, et al. A randomized phase Ⅲ trial comparing induction chemotherapy followed by chemoradiotherapy versus chemoradiotherapy alone as treatment of unresectable head and neck cancer. Ann Oncol, 2014, 25: 216 – 225

[11] Cohen EE, Karrison TG, Kocherginsky M, et al. Phase Ⅲ randomized trial of induction chemotherapy in patients with N_2 or N_3 locally advanced head and neck cancer. J Clin Oncol, 2014, 32: 2735 – 2743

[12] Lorch JH, Goloubeva O, Haddad RJ, et al. Induction chemotherapy with cisplatin and fluorouracil alone or in combinationwith docetaxel in locally advanced squamous – cell cancer of thehead and neck; long – term results of the TAX324 randomisedphase 3 trial. Lancet Oncol, 2011, 12: 153 – 159

[13] Cmelak AJ, Li S, Goldwasser MA, et al. Phase Ⅱ trial of chemoradiation for organ preservation in resectable stage Ⅲ ~ Ⅳ squamous cell carcinomous of the larynx or oropharynx: results of Eastern Cooperative Oncology Group Study E2399. J ClinOncol, 2007, 25: 3971 – 3977

［14］Boero IJ, Paravati AJ, Xu B, et al. Importance of radiation oncologist experience among patients with head and neck cancer treated with intensity – modulated radiation therapy. J ClinOncol, 2016, 34: 684 – 690

［15］Nutting CM, Morden JP, Harrington KJ, et al. Parotid – sparing intensity modulated versus conventional radiotherapy in head and neck cancer(PARSPORT): A phase Ⅲ multicentre randomized controlled trial. Lancet Oncol, 2011, 12: 127 – 136

［16］Bourhis J, Overgaard J, Audry H, et al. Hyperfractionated oraccelerated radiotherapy in head and neck cancer: a meta – analysis. Lancet, 2006, 368: 843 – 854

［17］Orlandi E, Palazzi M, Pignoil E, et al. Radiobiological basisand clinical results of the simultaneous integrated boost(SIB) inintenstiy modulatedradiotherapy (IMRT) for head and neck cancer: A review. Crit Rev Oncol Hematol, 2010, 73: 111 – 125

［18］O'Sullivan B, Huang SH, Su J, et al. Development and validation of a staging system for HPV – related oropharyngeal cancer by the International Collaboration on Oropharyngeal cancer Network for Staging(I-CON – S): a multicentre cohort study. Lancet Oncol, 2016, 17(4): 440 – 451

（臧　健　王建华　赵丽娜　石　梅）

病例 70　HPV 阳性舌根癌

一、病历摘要

患者高加索人，男，54 岁。因原发灶不明的颈部淋巴结转移就诊我院。

现病史：缘于 2 个月前无意间发现上颈部肿块。肿块最开始大小约直径 2cm，无疼痛、发热等炎症症状。在家庭医生指导下进行一疗程的抗生素治疗（具体不详）。随后肿块渐渐增大至直径约 2.5cm，就诊当地耳鼻喉科（ENT），行细针穿刺活检（FNA），但由于细胞量不足，该次穿刺无可靠结果。头颈部 CT 扫描显示：左颈部见囊性包块，直径约 2.8cm，头颈部黏膜无明显异常。放射科医生根据 CT 表现考虑"鳃裂囊肿"可能性大，随后耳鼻喉科专家切除了这个可疑囊肿。随后的病理结果回报：囊性淋巴结，中分化型非角化性鳞状细胞癌。p16 免疫组化染色呈强阳性和弥散性阳性，无淋巴结包膜外侵犯（ENE）。

既往史：5 岁时行双侧扁桃体切除术。

药物史：无。

过敏史：无。

风险因素：无吸烟史、饮酒史。

体格检查：ECOG 评分 0 分。全身皮肤及黏膜未见苍白及黄染，双下肢无水肿。脑神经检查未见异常，口腔检查无明显黏膜病变。左上颈可见淋巴结切除活检术后陈旧性瘢痕，双颈部未触及明显肿大淋巴结。鼻咽喉镜下显示其鼻咽、下咽和喉部黏膜基本正常。

辅助检查（入院前）：头颈部 CT（病例 70 图 1）：在转诊前行头颈部 CT 显示左侧 Ⅱ/Ⅲ 区的囊性淋巴结（LN），最大径约为 2.8cm。左颈部另见一 1.5cm×1.2cm 大小的 Ⅱ 区淋巴结，右颈部未见肿大淋巴结，头颈部黏膜无明显异常。

头颈部 MRI（头颈部 CT 4 周后，组织活检 2 周后）：残余的 Ⅱ 区淋巴结最大径为 1.6cm，无明显的原发病灶。

FDG PET（头颈部 MRI 一周后，组织活检 3 周后）：描述了一个 FDG 聚集的淋巴结，在左舌根部有轻微 FDG 聚集，全身没有发现其他异常。

胸部 X 线片（2010 - 05，与 MRI 同时）：未见明显异常。

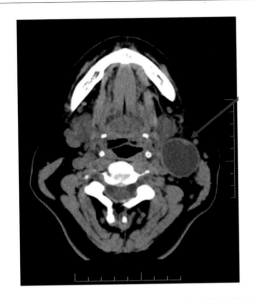

病例 70 图 1　头颈部 CT 显示典型的囊性淋巴结(A)

注:红色箭头:特征性囊性淋巴结伴一小灶性肿瘤。该患者 Ⅱ/Ⅲ 区见特征性囊性淋巴结,呈圆形或卵圆形,淋巴结周围见薄包膜强化(<2mm),内含均匀的流质,未见内部复合物,被膜处可见典型的不规则实质区域。由于肿瘤体积小,仅占被膜一小部分,因此细针穿刺在获取肿瘤细胞方面的可靠性较差

病理检查:

黏膜内镜检查和多部位活检(左鼻咽部、左舌根部、左扁桃体窝和左侧梨状窝):仅左侧舌根显示非角化鳞状细胞癌。免疫组化染色显示在肿瘤细胞核和细胞质中 p16 强阳性和弥散阳性。

二、诊断与分期

左侧舌根鳞状细胞癌 HPV(+)$cT_1N_{2b}M_0$ ⅣA 期。

cT_1:根据 MRI 图像,原发病灶直径 <2cm,根据 UICC/AJCC 第 7 版分期定义将 T 定为 T_1。

cN_{2b}:存在 2 个临床受累的淋巴结,N 分期定义将 N 定为 N_{2b}。

M_0:无远处转移的临床或影像学证据。

三、治疗策略

(一)治疗前评估

口腔科评估预处理:由于放射治疗的范围包括口腔和部分唾液腺结构,放疗可能引起唾液产生减少,或性状改变,以及口腔菌群的变化。为了减轻上述不良反应,避免放疗期间因口腔问题影响治疗,进行口腔评估,并指导放疗期间口腔护理常规。

在面罩固定和 CT 模拟扫描前,口腔科对该患者进行了评估,未发现潜在的牙齿感染。嘱进行氟化物预防方案。

营养评估和咨询:由于该患者将接受加速分级放射治疗方案,由此可能引发吞咽困

难，需行营养评估和咨询。

（二）治疗计划和理由

单纯调强放疗，给予7000cGy分35次照射在6周内完成（每次200cGy，每周6次）（DT 7000cGy/35Fx/6w，其中每周4天，1天照射一次，另一天给予2次照射，中间间隔6小时）。

根据UICC/AJCC第7版分期，Ⅳ期患者标准治疗通常为同步放、化疗（CCRT）。该患者是一名医疗保健专业人员（内科医生），有着渊博的临床知识，了解其肿瘤的病因学后，希望能采取更小的治疗代价，避免相应的毒副反应。随后，患者被告知虽然HPV（＋）口咽癌预后良好，但当时Ⅳ期患者的标准治疗仍然是同步放、化疗。实质上，在当时减轻治疗强度还处于研究水平，在本机构尚未开始对这一领域进行积极的临床试验。然而，由于已经有证据显示在体弱或者年老不能耐受化疗的患者中可供替代的强度较弱的治疗方案，比如单纯放疗，已经取得了不错的疗效。最终，该患者拒绝化疗，但同意使用DAHANCA 5方案的"改良版"，使用调强加速放疗的方案（DT 7000cGy/35Fx/6w）。

（三）放射治疗靶区勾画

原则：对原发灶和Ⅱ组淋巴结予7000cGy/35Fx，亚临床病灶区域予5600cGy/35Fx，放疗使用同步推量调强放疗技术。放射治疗靶区见病例70图2。

1. 原发灶

（1）原发灶肿瘤体积（GTV）：根据临床检查、内镜检查、影像学来判断给予7000cGy。将MR和PET与CT融合以帮助勾画靶区体积。由于大体肿瘤在MRI和PET上可视性差，为确保GTV充分覆盖，勾画范围通常会外扩。

（2）高剂量的CTV（CTV70）：7000cGy/35Fx，由于原发灶可能通过潜在的解剖路径扩散，但同时也受限于解剖屏障，因此其范围定义为GTV外扩3mm。

（3）低剂量CTV（CTV56）：定义为GTV外扩10mm，5600cGy/35Fx。

2. 颈部 之前活检切除的左侧Ⅱ/Ⅲ组淋巴结瘤床（根据切除前的头颈部CT）和残留的Ⅱ组淋巴结，受量均为7000cGy/35Fx。

（1）高剂量CTV：定义为以上述淋巴结GTV外扩5mm范围，给予受量7000cGy分割为35次照射。

（2）低剂量CTV（LCTV56和RCTV56）：由于原发性肿瘤起源于舌根，因此原则上双侧颈部照射给予5600cGy的照射剂量分35次完成。淋巴结CTV包括以下区域：①左（同侧）颈部：咽后淋巴结区和Ⅰ～Ⅴ区；②右（对侧）颈部：对侧颈部Ⅱ～Ⅴ区。

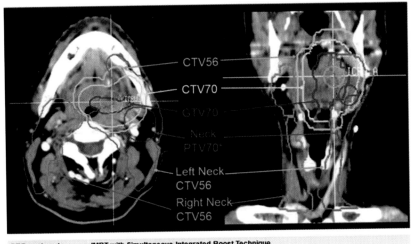

病例 70 图 2　放射治疗靶区体积（Neck：颈；Left：左侧；Right：右侧）

注：该患者接受单纯放疗：DT 7000cGy/35Fx，每次 200cGy，共 6 周（6 次/周），采用同步推量的方式

·GTV：由于在当时影像技术条件下，影像资料（CT、MRI、PET）的肿瘤可视化程度较差，因此勾画了足够的覆盖范围。受量 7000cGy/35Fx

·高剂量 CTV（CTV1）：GTV 外扩 3~5mm 的边缘；受量 7000cGy/35Fx

·低剂量 CTV（CTV2）：GTV 外扩 10mm；受量 5600cGy/35Fx

颈部 PTV70 包括先前切除的 2/3 组囊性淋巴结和相邻的剩余淋巴结；受量/35Fx

（四）放射治疗期间的辅助治疗

为了治疗急性毒性反应和制定营养方案，肿瘤放射治疗学家、头颈部肿瘤营养师以及护士在该患者放射治疗期间对其进行病情评估。

在放疗第 3 周，患者出现为Ⅲ度口腔黏膜炎，并伴严重吞咽疼痛，因此使用了口腔部黏膜消炎漱口水，以缓解疼痛和预防口腔感染。

最后，患者顺利完成了放射治疗计划。

四、预后随访

1. 放射治疗完成 12 周后的治疗后反应评估　体格检查、鼻咽喉镜检查和治疗后头颈部 MRI 提示原发灶和颈部淋巴结均完全缓解。

2. 该患者按以下频率进行随访

（1）第 1 至第 2 年每 3 个月 1 次。

（2）第 3 年每 4 个月 1 次。

（3）第 4 至第 5 年每 6 个月 1 次。

（4）第 6 至第 10 年每年 1 次。

3. 从完成放射治疗到现在 6.5 年，患者已痊愈，未出现严重的放疗晚期毒性反应，并已恢复工作 6 个月。

五、病案要点评论

（一）概述

1. 与传统的吸烟相关的对照组相比，HPV（＋）OPC 具有显著的临床特征，反映在以下几种情况。

（1）流行病学：总体较年轻（中位年龄：55 岁）；约 50% 不吸烟；男性为主。

（2）肿瘤：大部分（＞95%）来自扁桃体和舌根黏膜；淋巴结受累常发生在原发性肿瘤生长过程的早期，与原发肿瘤大小不成比例。事实上，大部分 HPV（＋）口咽癌常见 $T_1 \sim T_2$ 分期。

（3）临床演变

1）约 2/3 的患者最常见的首发症状是无症状的颈部肿块，并且常常因该肿物引起临床上的注意。

2）局部症状常常缺乏或轻微，即使原发灶体积较大。

（4）原发肿瘤：大部分（＞95%）来自扁桃体和舌根黏膜，从黏膜变化最小的隐窝基底细胞层浸润生长或作为外生性病变向外生长。

（5）淋巴结：淋巴结常常受累（＞90%）。

1）触诊时有柔软或"海绵"的感觉：临床可能会误诊为"淋巴瘤"，从而延误诊断和治疗。

2）在影像中常表现为囊性淋巴结外观（30% ～ 50%）：（在本案例中发生）可能被误认为是"鳃裂囊肿"肿瘤。

2. 确立 HPV（＋）口咽癌诊断可能会遇到以下挑战（病例 70 图 3）：

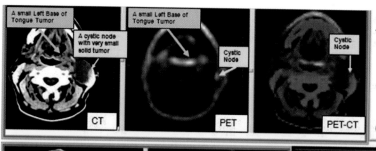

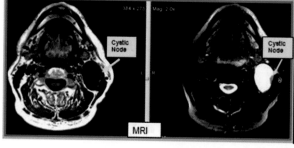

病例 70 图 3　HPV（＋）口咽癌（左舌根部）的典型影像学特征

注：A small Left Base of Tongue Tumor：舌根左侧小肿瘤
A cyatic Node with very small solid tumor：颈部淋巴结伴有液化坏死
Cyatic Node：颈部淋巴结伴有液化坏死

（1）易忽视小的无症状的原发性病变：浅表活检可能会错过"深部"的肿瘤病灶。

（2）在细针穿刺的时候肿瘤组织摄取量不足：只有一小部分的肿瘤细胞可能存在囊性淋巴结内。

3. 确定 HPV（+）的口咽癌　确定其是否为 HPV 相关的肿瘤，需要行特异性 HPV 检测。

（1）金标准是通过聚合酶链反应（PCR）或原位杂交（ISH）检测病毒 E6 或 E7 mRNA，但成本高昂。

（2）p16 是抑制细胞周期蛋白依赖性激酶 4A 的肿瘤抑制蛋白。在吸烟相关的口咽癌中，该基因往往是突变或缺失的，而在 HPV（+）口咽癌中，由于 HPV E7 的视网膜母细胞瘤蛋白（Rb）的功能失活，其通常表达上调（过表达）（Rb 常常抑制 p16 的表达）。

（3）口咽癌病例中，p16 基因表达的免疫组化（IHC）染色可作为可靠替代标志物。

（4）HPV（+）口咽癌 p16 染色显示强阳性和（或）弥散性阳性，而吸烟相关口咽癌 p16 染色阴性（病例 70 图 4）。

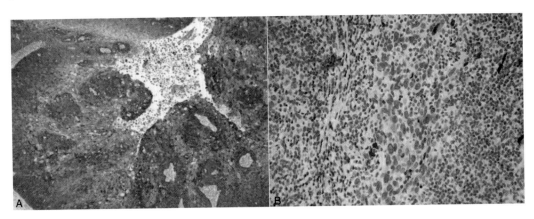

病例 70 图 4　HPV 介导的 p16 染色（A）和吸烟相关（B）口咽癌

注：A. HPV 介导的口咽癌 p16 染色阳性（棕色）（超过 70% 的肿瘤细胞的细胞核和细胞质中的 p16 染色弥漫性强阳性）的细胞核和细胞质中的 p16 染色阳性（棕色）；B. 吸烟相关/HPV－p16 染色阴性的口咽癌（仅细胞质中出现局灶性染色）

（5）p16 免疫组化染色易于进行，成本较低且与 HPV 亚型无关，相比 HPV 亚型特异性检测方法具有优势。

注意：p16 与 HPV16 不同：前者是癌基因，而后者是高风险 HPV 亚型 16，是疾病的最常见原因，HPV 18 是第二常见高危 HPV 亚型，可见于口咽和子宫颈。

HPV DNA 在肿瘤中的表达并不意味着肿瘤是由 HPV 感染引起的。有时与吸烟相关的口咽癌可能会同时感染 HPV，但 HPV 并不参与致癌过程。

细针抽吸样本的 p16 染色是可行的，但可靠性较差。样本蜡块是由盐水中未固定的细胞制备而成，然后用甲醛固定，并要求含有足够的肿瘤细胞（注意：为减少细胞降解应避免酒精固定）。

（二）影像学研究

FDG PET 可用于原发灶不明的颈部淋巴结转移癌，以辨别可能是原发灶的潜在黏膜部位，并根据黏膜中所有微妙的 FDG 变化引导活检方向，其也可用于排除远处转移。理想情况下，FDG PET 应在内镜检查前或间隔至少 1~2 周进行，以尽量减少由活检过程引起的假阳性结果。

在本案例中，未进行胸部 CT 扫描（只进行胸部 X 线检查），因为该患者是相对局部性病变的非吸烟者。为肺远处转移和第二原发肿瘤的可能性小。此外，患者已行 FDG PET，其有助于排除远处转移。然而，在重度吸烟患者中，治疗前的胸部 CT 对于为今后提供基线影像的比较是重要的。

（三）分期

1. 该患者使用 2010 年第 7 版 TNM 分期系统进行诊断分期。该分期经验源于用于传统吸烟相关/HPV 阴性的口咽癌。

不幸的是，第 7 版 TNM 分期系统用来描绘 HPV（+）口咽癌的预后存在不足：尽管大多数患者呈现出小的（T_1~T_2）原发性病灶以及非常良好的预后，但由于淋巴结受累（除了单个小 N_1 淋巴结），≥90% 的 HPV（+）口咽癌被分为Ⅳ期。

2. 现在的第 8 版 TNM 分期系统包括了 HPV（+）口咽癌的具体分期，它是从多中心数据分析的客观模型导出的，其对于 N 分期定义与鼻咽癌相似，但不包括下颈淋巴结参数。

N_1：同侧颈淋巴结节，均≤6cm。

N_2：双侧/对侧颈淋巴结节，均≤6cm。

N_3：任何淋巴结 >6cm。

3. 第 8 版 TNM 分期系统还优化了临床分期

Ⅰ期：$T_{1~2}N_0$~N_1M_0

Ⅱ期：$T_{1~2}N_2M_0$ 或 T_3N_0~N_2M_0

Ⅲ期：T_4 或 N_3M_0

Ⅳ期：任何 T，任何 N，M_1

4. 当前案例根据第 7 版口咽癌 TNM 分期系统意味着为Ⅳ期（$T_1N_{2b}M_0$），但根据第 8 版口咽癌 TNM 分期系统将被分为Ⅰ期（$T_1N_1M_0$）。第 8 版口咽癌 TNM 分期系统于 2018－01 开始执行。

无吸烟史且按第 7 版分期分为 T_1~T_2/N_1~N_{2b} 的 HPV（+）口咽癌患者将成为免去化疗的单纯放疗试验（NRG HN 002）的候选者。然而，在 2010 年还没有这个选择。

该患者拒绝化疗，只想行单纯放疗。我们使用了 DAHANCA 方案提供的适度加速的放疗，而不是传统的 7000cGy/35Fx/7w 方案，因为 DAHANCA 方案试验组已经表明，HPV（+）患者使用加速放疗，将使局部区域控制最大化。

放射治疗计划的靶区勾画：GTV 的界限是根据临床检查和影像学（通过对比增强 CT 和 MRI）来明确翼状结构、口咽或鼻咽等结构的额外范围。

5. 使用 MRI 和（或）PET 与 CT 融合可能有助于靶区勾画。

6. 对于该案例，原发性肿瘤在临床检查或 CT 或 MRI 中显示的不清楚，因此其 GTV 的等剂量线勾画是非常具有挑战性的。

口咽癌的颈部淋巴结区域有受累风险时通常需要选择性治疗。原则上：

颈部 cN$_0$：在临床 N$_0$ 的情况下，选择性颈部放疗的最小范围应包括同侧 2~4 组淋巴结。

颈 cN(+)：如果使用放射治疗，则将同侧上至颅底的咽后淋巴结区域纳入 CTV。

而同侧 I B 级和 V 级淋巴结是否放疗是存在争议的，因为该区域淋巴结受累的风险非常低（ <5% ），即使有同侧病理证实的颈部病变。

口咽癌通常考虑行双侧颈部预防性照射。以下几种情况可以考虑单侧颈部放疗：对原发灶小（ <1cm）的浅表扁桃体或舌根受累且颈淋巴结 N$_0$~N$_1$ 或选择性的 N$_{2b}$ 患者（不伴对侧颈淋巴结转移的者）（病例 70 图 5）。虽然在我们的样本病例中，同侧颈部只有 2 个淋巴结，却给予双侧颈部照射，是因为对于舌根部原发性肿瘤来说，对侧颈部病变潜在的风险是不可忽略的。

（四）多学科护理

头颈部癌症患者在治疗期间和治疗后都需要多学科护理。除了肿瘤放射治疗学家、外科肿瘤学家、内科肿瘤学家外，其他基本服务还包括由放射治疗师、护士、营养师、牙医、病理学家、社会心理学家等提供的综合护理。

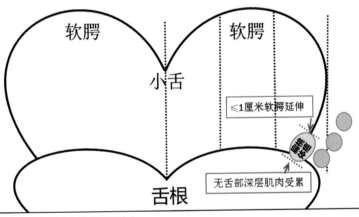

病例 70 图 5 单侧放射治疗适应证

参 考 文 献

［1］Gillison ML, D'Souza G, Westra W, et al. Distinct risk factor profiles for human papillomavirus type 16 - positive and human papillomavirus type 16 - negative head and neck cancers. J Natl Cancer Inst, 2008, 100：407 - 420

［2］Chan MW, Yu E, Bartlett E, et al. Morphologic and topographic radiologic features of human papillomavirus - related and unrelated oropharyngeal carcinoma. Head & neck, 2017, 39：1524 - 1534

［3］Truong Lam M, O'Sullivan B, Gullane P, et al. Challenges in establishing the diagnosis of human papillomavirus - related oropharyngeal carcinoma. The Laryngoscope, 2016, 126：2270 - 2275

［4］Goldenberg D, Begum S, Westra WH, et al. Cystic lymph node metastasis in patients with head and neck cancer：An HPV - associated phenomenon. Head & neck, 2008, 30：898 - 903

［5］El - Naggar AK, Westra WH. P16 expression as a surrogate marker for HPV - related oropharyngeal carcinoma：A guide for interpretative relevance and consistency. Head & neck, 2012, 34：459 - 461

［6］Lewis JS Jr. p16 immunohistochemistry as a standalone test for risk stratification in oropharyngeal squamous cell carcinoma. Head and neck pathology, 2012, 6(Suppl 1)：S75 - 82

［7］Lewis JS Jr, Chernock RD, Ma XJ, et al. Partial p16 staining in oropharyngeal squamous cell carcinoma：Extent and pattern correlate with human papillomavirus rna status. Modern pathology：an official journal of the United States and Canadian Academy of Pathology, Inc, 2012, 25：1212 - 1220

［8］O'Sullivan B, Huang SH, Su J, et al. Development and validation of a staging system for HPV - related oropharyngeal cancer by the international collaboration on oropharyngeal cancer network for staging(icon - s)：A multicentre cohort study. The Lancet. Oncology, 2016, 17：440 - 451

［9］Lassen P, Eriksen JG, Krogdahl A, et al. The influence of HPV - associated p16 - expression on accelerated fractionated radiotherapy in head and neck cancer：Evaluation of the randomised dahanca 6 and 7 trial. Radiotherapy and oncology：journal of the European Society for Therapeutic Radiology and Oncology, 2011, 100：49 - 55

［10］Huang SH, Waldron J, Bratman SV, et al. Re - evaluation of ipsilateral radiation for $T_1 \sim T_2 N_0 \sim N_{2b}$ tonsil carcinoma at the princess margaret hospital in the human papillomavirus era, 25 years later. International journal of radiation oncology, biology, physics, 2017, 98：159 - 169

［11］O'Sullivan B, Warde P, Grice B, et al. The benefits and pitfalls of ipsilateral radiotherapy in carcinoma of the tonsillar region. International journal of radiation oncology, biology, physics, 2001, 51：332 - 343

（黄少羣　布莱恩·奥沙利文）

病例 71　人乳头瘤病毒(HPV)阳性的晚期口咽癌

一、病历摘要

患者高加索人,男,60岁。诊断:右侧扁桃体鳞状细胞癌。拟行放射治疗。

现病史:患者以"口腔出血,伴轻度咽痛和吞咽困难4周余"为主诉转入我科。近3周症状加重,感吞咽阻塞,出现中度吞咽困难。就诊急诊科,体检发现扁桃体肿物。CT(头颈部)示:右侧扁桃体隐窝可见一黏膜病变,大小约5.3cm×4.1cm×3.2cm。双颈Ⅱ组可见多发肿大淋巴结,其中右颈肿大淋巴结最大径约2.3cm,左颈约1.5cm。由于患者正在服用华法林,未进行活检。今为求进一步诊治,转入我科。

既往史:2年前出现一次"脑梗死",目前无脑神经损伤后遗症。

服药史:患者由于不相关的深静脉血栓形成而一直口服华法林。

过敏史:未发现。

风险因素:患者青少年时期曾经连续吸烟几个月(<1包/年),但从那以后未再吸烟。患者年轻时曾酗酒,目前偶尔饮酒。

体格检查:一般状况良好。右颈可触及一肿大淋巴结。口腔和口咽部检查:可见一肿物累及右侧扁桃体隐窝,黏膜下病灶向上累及右侧鼻咽部,向下累及梨状窝,大小约4.0cm×5.0cm。

影像学检查(入院前):

CT(头颈部):右口咽侧壁可见一巨大外生性肿物,肿物中心见溃疡;双颈Ⅱa组、右颈Ⅲ组可见肿大淋巴结(病例71图1)。

CT(胸部):未见可疑肺部结节。

CT(腹部):未见腹腔及盆腔转移病灶。

病理检查:

嘱患者停用华法林以准备行扁桃体活检。

扁桃体活检:非角化性中等分化型鳞状细胞癌。

p16免疫组化染色呈强阳性。

HPV 16亚型(+)(PCR:聚合酶链反应)。

二、诊断与分期

根据第7版分期。

HPV 相关的右侧扁桃体鳞状细胞癌($T_{4b}N_{2c}M_0$ ⅣB 期)。

T_{4b}：肿瘤累及鼻咽。

N_{2c}：双颈淋巴结转移。

M_0：相关检查未见明显转移征象。

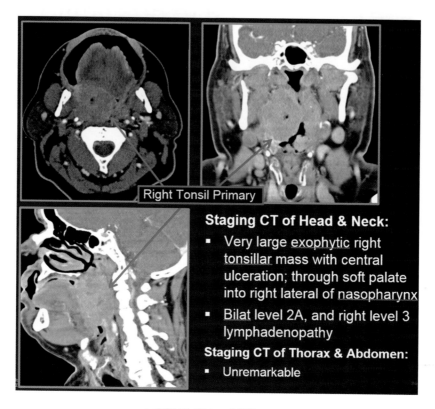

病例 71 图 1　头颈部 CT

注：Right Tonsil Primary：原发肿瘤位于右侧扁桃体

　　Staging CT of head neck：头颈部 CT 分期

　　　　Very large exophytic right tonsillar mass with central ulceration；through soft palate into right lateral of nasopharynx：非常大的外生性右扁桃体肿块伴有中央溃疡坏死，经软腭入鼻咽右侧

　　　　Bilat level 2Aand right level 3 lymphadenopathy：双颈部ⅡA区、右颈Ⅲ区淋巴结肿大

　　　　Staging ct of Thorax Abdomen：Unremarkatle：胸部腹部 CT 分期没有发现转移

三、治疗策略

（一）治疗计划

1. 局部晚期口咽癌标准治疗　同步放、化疗。

放疗：DT 7000cGy/35Fx/7w（5Fx/w）。

同步化疗：顺铂 100mg/m² 第 1 天、第 22 天、第 43 天。

同时我们也请肿瘤内科医生给予我们建议。

2. 肿瘤内科意见：由于疾病处于晚期，具有同步化疗指征。患者血常规、肝肾功能和听力水平检查正常,患者可进行同步放、化疗。

(二)治疗前评估

1. 口腔评估　牙科医生建议于制模固定和 CT 扫描前 1 周拔牙。

2. 营养评估和咨询　由营养师或言语病理学家评估吞咽功能。

3. 听力评估　应于顺铂化疗前进行听力评估以及建立听力基线水平:调查结果均为正常。

(三)放射治疗目标描绘

IMRT 同步加量放疗:总剂量 7000cGy/35Fx/7w;分次剂量 200cGy/Fx, 5Fx/w。

同步化疗:顺铂 100mg/m² 第 1 天、第 22 天、第 43 天。

放疗范围(病例 71 图 2):

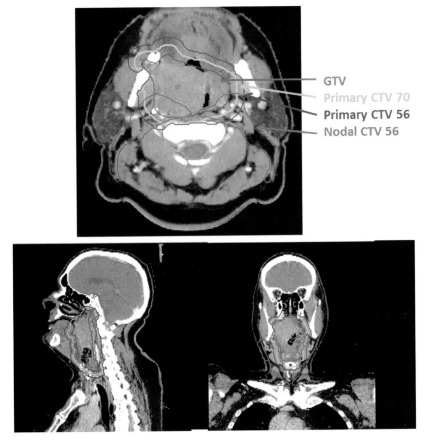

病例 71 图 2　放疗计划

注:Primary:原发灶;Nodal:颈部

1. 原发肿瘤

(1)GTV:结合临床检查、内镜检查,在 CT 和 MRI 融合图像上勾画靶区,7000cGy/

35Fx/7w。

（2）高剂量 CTV（CTV70）：在 GTV 基础上外扩 3mm，7000cGy/35Fx/7w。

（3）低剂量 CTV（CTV56）：在 GTV 基础上外扩 10mm，5600cGy/35Fx/7w。

2. 颈部淋巴结

（1）双颈照射区域包括咽后淋巴结外侧组和Ⅰb～Ⅴ组颈部淋巴结。

（2）GTV-N 和高剂量 CTV（在 GTV-N 的基础上外扩 5mm），7000cGy/35Fx/7w。其余颈部区域，5600cGy/35Fx/7w。

（四）放射治疗期间的辅助治疗

1. 考虑口腔黏膜接受高剂量照射，加上同步化疗对口腔黏膜的毒副反应，患者易出现的严重吞咽疼痛，从而影响进食。因此在同步放、化疗期间预防性使用鼻饲管进行营养支持。

2. 每周进行评估一次，每一周期化疗前接受内科肿瘤学家的评估。

3. 由营养学家和言语病理学家对患者进行每周一次的营养支持和吞咽功能评估。

4. 密切监测液体摄入情况和水化情况。

（五）放射治疗的再模拟和再计划

放疗 2 周后（2000cGy），根据每天 CBCT 扫描和临床评估发现原发肿瘤显著消退。同时体重明显下降，致使放疗过程中面罩固定和摆位的稳定性不佳。因此，该患者进行了重新面罩固定和 CT 扫描，并重新进行计划设计，剩余 5000cGy/25Fx 采用新计划进行放射治疗。

四、预后随访

1. 由于严重的黏膜毒性反应，患者拒绝接受最后 2 次的放射治疗，且取消第 3 周期的同步化疗，放疗于 2010-05 完成。患者总共接受 6600cGy/33Fx + 同步化疗（顺铂）2 周期。

2. 疗效评价　治疗结束后 10 周（2010-07），复查 CT（头颈部）：右颈Ⅱa 组见一持续存在的肿大淋巴结，大小约 2.0cm（旧片中大小约 2.5cm）。计划进行颈淋巴结清扫术。

3. 于放疗结束后 12 周行右颈Ⅱ～Ⅳ组淋巴结清扫术，术中未见明显肿瘤灶。

4. 治疗结束后 2 年内，每 3 个月复查内镜及相关临床检查，未见局部和区域复发。

5. 由于原发灶体积巨大（T$_{4b}$），具有远处转移高风险。治疗结束后 6 个月复查胸部 CT，结果回报未见明显转移征象。治疗结束后 10 个月复查胸部 CT 提示一原发性肺部肿瘤或肺转移可疑的单发病灶（病例 71 图 3）。患者转诊至胸部肿瘤科行进一步评估。

6. 行胸部楔形切除术，术后病理回报：非角化性鳞状细胞癌。p16（+），HPV 16 型（+）。由于肺部病灶形态学与该患者扁桃体癌灶相似，加上患者为不吸烟者，因此考虑肺部病灶为转移灶。

7. 患者在行肺部病灶切除术后的 6 年余均未出现局部、区域复发，无再出现他处远处转移（肺部病灶切除后 6 年余）。

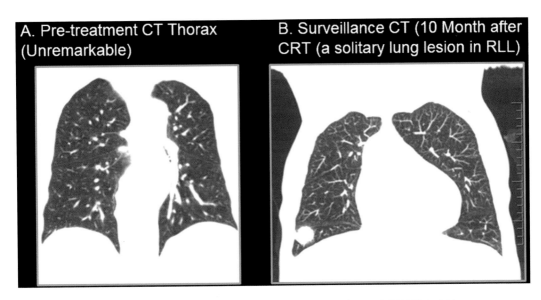

病例 71 图 3　胸部 CT：A. 放疗前；B. 放疗后 10 个月：右下肺孤立病灶

注：A. Pre－treatment CT Thorax（Unremarkeble）：胸部 CT 预处理（不可重复）

B. Surveillance CT（10month after CRT ）a solitary lung lesion in RLL：RLL 肺孤立性病变的 CT 监测（10 个月后）

五、病案要点评论

1. 由于拔牙术后引起的水肿可导致头颈肩膜与面部轮廓配适度下降，因此应在制膜和 CT 扫描前进行口腔评估。如果进行拔牙，消肿至少需要 1 周，应注意在制膜前预留足够的时间。

2. HPV 阳性口咽部原发肿瘤对放、化疗敏感。因此，原发肿瘤体积在治疗中常有显著的变化。这要求在放疗过程中重新规划患者放疗计划以取得更优的肿瘤控制和更低的治疗毒性反应。

3. 由于较大的肿瘤照射体积和以顺铂为基础的同步化疗所致的口腔黏膜毒性反应将影响治疗耐受性，因此包括营养监测和静脉水化作用的营养支持至关重要。

4. TNM 分期　本病例首诊于 2010 年，当时按第 7 版 TNM 分期进行临床分期。根据目前的第 8 版 TNM 分期应为Ⅲ期。

5. HPV（＋）OPC 放疗后长期存在退缩不良的淋巴结。放疗后淋巴结是否残留仅依靠测量大小来判断并不可靠。如果没有不良的影像学特征（坏死、淋巴结外侵犯、FDG PET 高摄取）并且淋巴结大小持续减少或保持稳定，建议影像学密切随访（病例 71 图 4）。一项近期发表的随机研究提示在这种情况下使用 PET－CT 可以为是否残留提供较可靠的依据。本病例的治疗是在放疗后颈部诊疗建议之前进行的，否则就可以依据该诊疗建议避免行颈淋巴结清扫术，而只是影像学密切随访残留淋巴结。

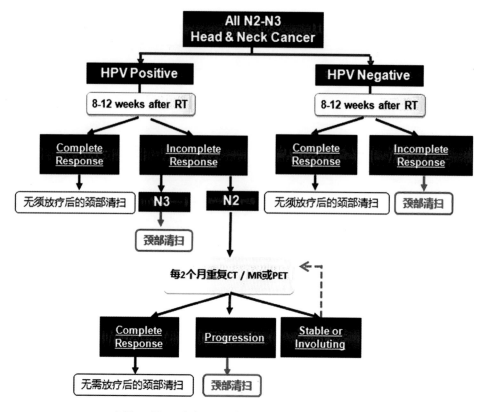

病例 71 图 4　根据 HPV 状态的颈部淋巴结诊疗建议

（引自：adapted from Huang, O'Sullivan, Waldron, et al. IJROBP, 2013）

注：All N_2 ~ N_3 Head Neck Cancer：N_2 ~ N_3 头颈部癌

　　HPV Positive：人乳头瘤病毒阳性

　　HPV Negative：人乳头瘤病毒阳性

　　8 ~ 12 weeks after RT：放疗后 8 ~ 12 周

　　Complete Response：CR，完全缓解

　　Incomplete Response：未完全缓解

　　Progression：进展

　　Stable or Involuting：稳定

　　6. 治疗失败模式　对于 HPV（ + ）OPC 而言，虽然局部以及区域控制已不是主要问题，但 T_4 或 N_3 的 HPV（ + ）患者的远处转移风险高（O'Sullivan, Huang, et al. JCO, 2013）。本例中的患者虽然原发肿瘤体积大（T_{4b}），但和我们预期的一样，采用同步放、化疗后实现了很好的局部区域控制。根据我们得到多中心研究的结果，第 8 版分期中不再细分 T_{4a} 和 T_{4b}。

　　7. 晚期 HPV（ + ）的口咽癌患者仍需化疗。然而，50% ~ 60% 的 CRT 患者不能按计划完成 3 周期的大剂量顺铂化疗。不足量化疗对疗效的影响目前尚不明确。一项近期发表的关于接受 CRT 治疗晚期头颈癌患者的汇总分析，结果表明虽然大部分 HPV（ + ）OPC 患者没有被要求完成完整的 3 周期化疗，但 T_4 或 N_3 HPV（ + ）OPC 患者可能从第 3

周期的顺铂化疗中获益(病例71表1)。即使在治疗过程中给予足够的支持治疗,本例中的患者仍无法完成第3周期化疗。这一类的患者需要更好的化疗模式和方案。

病例71 表1　第3周期顺铂单药化疗运用于局部晚期头颈部不同类型肿瘤的获益

顺铂(Cisplatin) > 200mg/m^2 vs ≤200mg/m^2	需要顺铂(Requires Cisplatin) > 200mg/m^2
HPV(+)低风险(Low Risk)($T_{1\sim3}N_0 \sim N_{2b}$)	无明显效益(No obvious benefit)
HPV(+)中度风险(Intermediate Risk)($T_{1\sim3}N_{2c}$)	潜在效益(Potential benefit)
HPV(+)高风险(High Risk)(T_4 or N_3)	很可能受益(Very Likely benefit)
HPV(−)阴性(negative)	是(Yes)

(引自:Adapted from Spreafico, Huang, O'Sullivan, et al. EJC, 2016)

即使在晚期的患者中,也可以获得很好的局部区域控制,因此,未来临床研究可能采用诱导化疗伴或不伴同步化疗以减轻严重的毒副反应,并提高放射治疗依从性。免疫疗法替代化疗的潜在可能还有待于临床试验进一步验证。

8. HPV(+)OPC 远处转移的两种表型　一种为传播表型,另一种为相对惰性表型。后者常表现为缓慢生长、寡转移,可采用局部消融治疗(病例71 图5)。HPV(+)OPC 远处转移与 NPC 远处转移在一定程度上有所相似,其中一部分采用局部消融"可治愈"。像这样具有惰性表型的远处转移但长期存活的患者或许有被治愈的可能。

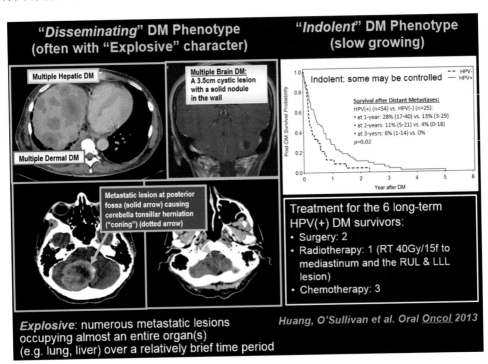

病例71 图5　HPV(+)OPC 远处转移的两种类型:传播型和惰性型

注:
　　Disseminating DN Phenotype(often with Explosive character):远处转移的表型(常称为爆发性转移)

Mutiple Heptatic DM：肝多发转移

Mutiple Dermal DM：腹腔淋巴结多发转移

Mutiple Brain DM, a 3.5cm cystic lesion with a solid nodule in the wall：多发性脑转移，可见一个3.5cm 的结节伴有液化坏死和囊壁

Metastatic lesion at posterior fossa(solid arrow causing cerebella tonsillar hemination("coning")(dotted arrow)：颅后窝转移病灶(实线)导致小脑扁桃体血肿(锥状)(点状箭头)

Explosive：numerous metastatic lesions occupying almost an entire organ(s) (eg. lung, liver)over a relatively brief time period 爆发性转移指在非常短的时间内发生多个转移灶占据几乎整个转移的器官(如：肺、肝)

Indolent DM Phenotype(Slow growing)：惰性表型(缓慢生长)

Indolent：some may be controlled：惰性转移有些可以被控制

Survival after distant metastases：转移后的生存情况

Treatment for the 6 long－term HPV(＋)DM survivors：6 个 HPV 阳性转移患者治疗后长期生存患者的治疗 Surgery：2 手术治疗两例

Radiotherapy：1 RT 40Gy/15f to Mediastinum and the RUL & 8 LLC lesion 放射治疗 1 例，给予纵隔淋巴结、右上肺叶、左下肺叶转移灶外照射 DT 40Gy/15 次，

Chemotherpy：3：采用全身化疗 3 例

9. 对于出现肺部单发病灶、组织学证实是鳞状细胞癌的吸烟患者，通常很难区分肺转移癌和原发性肺癌。这种情况下，HPV 检测有助于明确诊断。研究表明，由于 HPV 不像会在肺原发性鳞状细胞癌的发病中起作用，因此若检测出 HPV(＋)鳞状细胞癌，则很可能是肺转移癌。

参 考 文 献

[1] O'Sullivan B, Huang SH, Su J, et al. Development and validation of a staging system for HPV－related oropharyngeal cancer by the international collaboration on oropharyngeal cancer network for staging(icon－s)：A multicentre cohort study. The Lancet. Oncology, 2016, 17：440－451

[2] Huang SH, O'Sullivan B, Xu W, et al. Temporal nodal regression and regional control after primary radiation therapy for $N_2 \sim N_3$ head and neck cancer stratified by HPV status. International journal of radiation oncology, biology, physics, 2013, 87：1078－1085

[3] Mehanna H, Wong WL, McConkey CC, et al. PET－CT surveillance versus neck dissection in advanced head and neck cancer. The New England journal of medicine, 2016, 374：1444－1454

[4] Spreafico A, Huang SH, Xu W, et al. Impact of cisplatin dose intensity on human papillomavirus－related and unrelated locally advanced head and neck squamous cell carcinoma. European journal of cancer, 2016, 67：174－182

[5] Huang SH, Perez－Ordonez B, Weinreb I, et al. Natural course of distant metastases following radiotherapy or chemoradiotherapy in HPV－related oropharyngeal cancer. Oral oncology, 2013, 49：79－85

[6] Bishop JA, Ogawa T, Chang X, et al. HPV analysis in distinguishing second primary tumors from lung metastases in patients with head and neck squamous cell carcinoma. The American journal of surgical pathology, 2012, 36: 142 – 148

[7] Wang CW, Wu TI, Yu CT, et al. Usefulness of p16 for differentiating primary pulmonary squamous cell carcinoma from cervical squamous cell carcinoma metastatic to the lung. American journal of clinical pathology, 2009, 131: 715 – 722

(黄少羿 布莱恩·奥沙利文)

病例72 人乳头瘤病毒(HPV)阴性口咽癌

一、病历摘要

一位62岁的白种人被诊断为左侧舌根鳞状细胞癌。

患者白种人,男,62岁。诊断:左侧舌根鳞状细胞癌。

现病史:缘于3个月前出现渐进性口腔疼痛。1个月前无意中发现舌背侧一肿物。耳鼻喉科行肿物病理活检,提示中分化鳞状细胞癌。后转诊我科治疗。

既往史:无特殊。

药物史:无特殊。

过敏史:无。

危险因素:患者吸烟史30年,每天一包(30年包),至今仍在吸烟。偶尔饮酒。

体格检查:中等体型,ECOG评分1分。左上颈明显肿胀,可触及一边界不清的肿物,直径约6cm,质硬。舌活动受限,偏向左侧,可见一巨大外生性肿瘤,范围自左舌根部至左界沟基底,余口腔、咽、喉黏膜未见异常。

影像学检查:

头颈部MRI(病例72图1):左侧舌根肿物,大小2.8cm×2.1cm×3.5cm,未跨越中线。

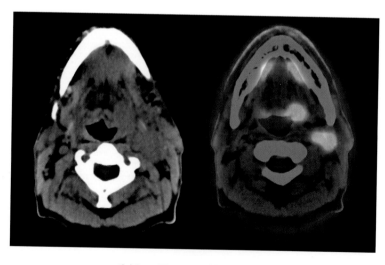

病例72图1 头颈部CT分期

左颈部：左颈Ⅱ区见融合肿大淋巴结，直径为3.4cm，包膜外侵犯，并侵犯左胸锁乳突肌和相邻腮腺深叶，包绕颈外动脉分支及约50%毗邻的颈内动脉。此外，Ⅲ区可见肿大淋巴结。

右颈部：右颈Ⅲ区见一直径1cm淋巴结。

未见明显咽后淋巴结。

胸部CT：未见异常。

病理检查：活检：低分化鳞状细胞癌，p16(-)

二、诊断和分期

$T_2N_{2b}M_0$ Ⅳ期左舌根低分化鳞状细胞癌(UICC/AJCC第7版分期)。

T_2：MRI示原发肿瘤3.5cm。

N_{2b}：左颈见多发淋巴结。

M_0：无远处转移的临床/影像学证据。

三、治疗策略

1. 治疗前评估

(1)口腔科评估口腔卫生状况，建议面罩固定和CT模拟前行拔牙。

(2)听力和基础听力评估(顺铂化疗前准备)：正常。

(3)营养师咨询和营养支持：营养师指导饮食。

(4)发音治疗师评估吞咽功能。

2. 治疗计划和理由　由于这是一个HPV阴性的局部晚期(Ⅳ期)口咽癌，标准的是同步放、化疗。治疗建议：给予单阶段的同步推量调强放射治疗，7000cGy/35Fx(200cGy/Fx，5次/周)，同时予高剂量顺铂(100mg/m², d1、d22、d43)同步化疗。我们还参考了肿瘤内科专家的建议。

肿瘤内科的意见：患者为晚期患者，因此，需要具有同步化疗的指征。血常规、肝功能及听力测试等均正常。患者可进行高剂量顺铂同步放、化疗。

3. 放射治疗靶区勾画(病例72 图2)

(1)原发肿瘤

GTV：根据临床、鼻咽镜、放射学检查结果勾画靶区，MRI/CT相互融合有助于靶区勾画，共接受照射DT7000cGy/35Fx。

高剂量CTV：GTV外扩3mm，接受照射DT7000cGy/35Fx。

低剂量CTV：GTV外扩10mm，接受照射DT5600cGy/35Fx。

(2)颈部

转移淋巴结，接受照射DT7000cGy/35Fx。

对侧Ⅲ区临界阳性淋巴结，接受照射DT7000cGy/35Fx。

双侧淋巴引流区(咽后、Ⅰb～Ⅴ)接受照射DT5600cGy/35Fx。

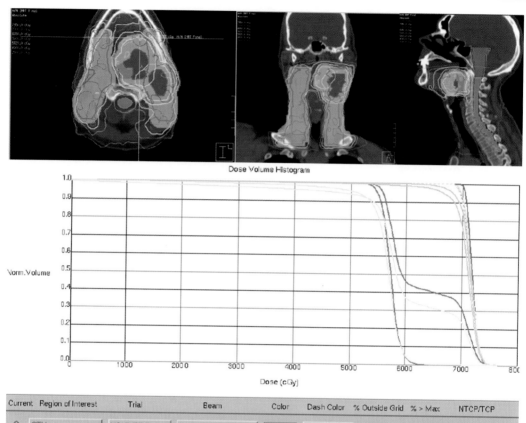

病例 72 图 2　放射治疗计划（首程）

注：Dose Volume Histogram：剂量体积直方图；Norm Volume：正常组织体积

4. 放射治疗期间的辅助治疗　患者接受放疗的靶区较大，且期间配合同步化疗（CCRT），故在放射治疗的第一个星期预防性使用鼻饲管以进行营养支持。

肿瘤放射科医师和指定的头颈部营养师和护士在放疗期间对患者进行评估，针对放疗急性毒副反应和营养支持提出建议以及管理。

患者共接受 DT7000cGy 放疗和 2 周期顺铂（100mg/m²）化疗。由于骨髓抑制明显，取消第 3 周期同步化疗。

四、预后随访

在 CRT 结束后 10 周评估治疗反应：根据原发部位及颈部的临床表现与放疗反应进行评价。

治疗后最初 18 个月内，每隔 3 个月由一个多学科小组对患者随访：无复发或转移。

在治疗后 20 个月，患者感头痛伴吞咽困难，再次就诊肿瘤放疗科，行 MRI 提示左侧颅骨基底部团块状影，侵犯头长肌，鼻咽水平上包绕左侧神经血管束(病例 72 图 3)。活检明确肿瘤局部复发。

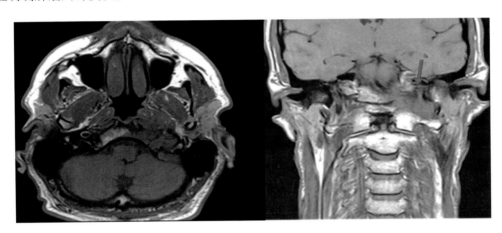

病例 72 图 3　头颈部磁共振(MRI)(最初治疗 1.8 年后)

注：在左颅底(红色箭头)显示广泛复发

五、复发的治疗

1. 复发的治疗选择　此病例经多学科肿瘤委员会讨论，包括放射科医师、病理科医师及肿瘤外科医师、肿瘤放射治疗科医师和肿瘤内科医师。根据患者头颈部 MRI 表现和病理结果，综合组认为肿瘤不可通过手术切除。然而，可考虑行再程放疗以缓解症状(头痛)和控制颅内肿瘤进展。肿瘤委员会与患者进行沟通，告知其二程放疗的优点和缺点。患者选择行辅助药物治疗。

2 个月后患者因症状恶化返院，要求行再程放疗。

2. 再程放疗　医师建议患者行二程放疗同时配合不同的细胞毒性化疗药物进行每周 1 次同步化疗。患者拒绝化疗，接受行单纯再程放射治疗。

我们将首程放疗的计划 CT 数据与再放疗的 CT 计划融合，显示复发体积与以前的照射野有大量重叠。我们按计划完成了再程放疗(DT 3300cGy/30Fx/3w，110cGy/Fx，每天 2 次，间隔 6 小时)治疗结束(病例 72 图 4)。

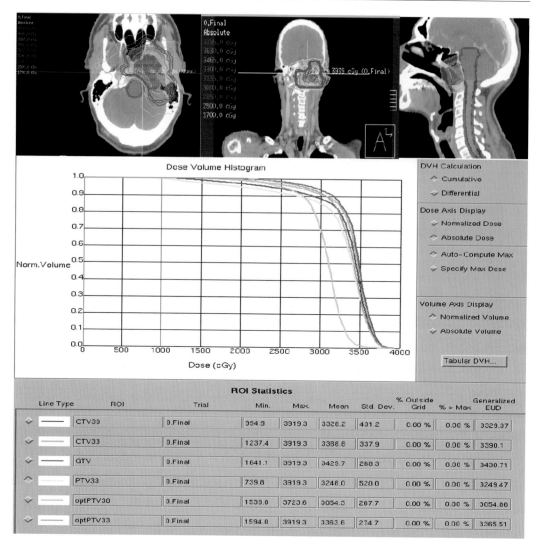

病例 72 图 4　复发肿瘤放射治疗计划

注：3300cGy/30Fx/3w，110cGy/Fx，每天 2 次，间隔 6 小时

注：Dose Volume Histogram：剂量体积直方图；Norm Volume：正常组织体积；ROI Statistics：感兴趣区分析

3. 再程放疗后结局　再程放疗结束后 3 个月，患者头痛症状逐渐缓解，头颈部 MRI 示复发病灶消退。然而，再程放疗结束后 6 个月，复发性肿瘤进展，累及颅底中央区。于再程放疗后 9 个月死于肿瘤复发。

六、病例要点评论

1. N_{2b} 或 N_{2c} 分期　此病例为 N_{2b}，但按 N_{2c} 治疗。对侧（右）Ⅲ区淋巴结大小达正常标准的上限，所以，根据 TNM 分期标准只能诊断为 N_{2b}（低一级别的 N 分期）。然而考虑患者可能存在潜在的"隐匿性"肿瘤，因此给予与转移淋巴结相同的高照射剂量

（7000cGy）。

2. 淋巴结包膜外浸润（ENE）　淋巴结包膜外浸润已被证实为病毒不相关头颈部肿瘤的一个独立的不良预后因素。因此，在第 8 版头颈部非病毒性黏膜癌 TNM 分期中，ENE 在临床和病理淋巴结转移定义中作为一个新的参量。若依据第 8 版 TNM 分期，由影像学证据该患者将被重新分期为 N_{3b} 期，符合临床淋巴结分期的分类。

3. HPV 阴性鳞状细胞癌有不同的治疗失败模式。在多数病例中，局部控制仍具有挑战性。复发常发生在治疗后 2 年内。因此，推荐在治疗结束后 2 年内密切监测疾病。

4. 复发 HNC 的管理是一个挑战。在做挽救性治疗的临床决策之前需要经过多学科评估讨论，包括所有临床信息、病理活检结果以排除炎症或纤维化、影像学资料评估疾病侵犯范围，多学科专家们还需要评估首程放疗的靶区范围和体积以了解放疗靶区的重叠情况和剂量分布情况，多学科讨论后根据每个机构的具体情况选择可行的治疗方案（病例 72 图 5）。一般原则是实施与初治不同的治疗模式。手术通常是放、化疗后复发肿瘤的基本挽救治疗方法。由于再程放射出现严重不良预后的风险高，须谨慎使用。

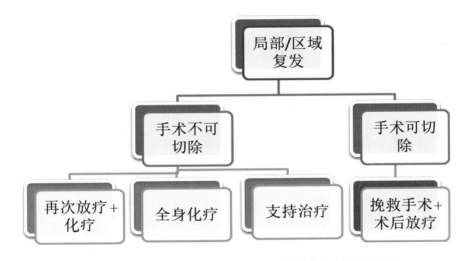

病例 72 图 5　经过首程根治性放疗后局部复发肿瘤的治疗原则

（改编自 Huang SH，Raiz N，Lee N，O'Sullivan B. 14 章：复发/转移性头颈部肿瘤 – 何时及如何照射是第 5 届 THNO 会议关于头颈部肿瘤的关键问题 – 关键概念。Springer 国际出版，瑞士，12 月，2016）

注：再次放疗需要考虑的因素

·首先考虑哪些病人可以获益？

·放疗总剂量、分次剂量、靶区、放疗技术

·全身用药：药物种类、剂量、序贯方法

·治疗前系统评估病情：尤其是既往放疗的剂量、靶区和正常组织受量以及其他治疗病史

放疗技术的优化

·持续放疗，不采用分割放疗

·加速分割且降低每次分割剂量

·尽可能给予 50Gy 以上

·照射体积中尽量避开周围危及器官

由肿瘤外科、肿瘤放射治疗科、肿瘤内科、放射科和病理科组成的多学科肿瘤委员会讨论了此病例。在影像学评估以后，认为其肿瘤难以手术切除。因此我们一致决定给予患者姑息性再程放疗以控制肿瘤进展。

5. 减轻毒副反应的策略

（1）限制再程照射体积：仅包括 GTV。

（2）超分割（110~120cGy/Fx，每天 2 次）至少间隔 6 小时以减轻晚期毒副反应。

（3）必须详细回顾既往治疗细节（包括初始放疗照射剂量、正常组织受照射剂量与初次治疗的时间间隔）。

6. 再程照射的剂量分割应由安全性和治疗目的决定。为获得更持久的肿瘤控制，应该给予 5000cGy 或更高的剂量，但这取决于邻近正常组织的耐受性。对此病例，由于存在"颈动脉破裂"的隐患与脊髓剂量耐受问题，5000cGy 的照射剂量可能无法安全顺利实施。因此，该患者共接受了 3300cGy 的照射剂量，以此暂时获得肿瘤退缩和症状控制。

参 考 文 献

Huang SH, Riaz N, Lee N, et al. Recurrent/metastatic head and neck cancer: When and how to irradiate. In: Vermorken JB, Budach V, Leemans C, et al. eds. Critical Issues in Head and Neck Oncology. Switzerland: Springer International Publishing, 2017, 209－220

（黄少羣　布莱恩·奥沙利文）

病例73 舌癌术后

一、病历摘要

茅××，男，25岁，未婚。

主诉：舌癌术后1个月。

现病史：患者因发现左侧舌缘肿物并疼痛1个月就诊我院门诊，行活检后病理检查回报：左舌鳞状细胞癌。于2017-02-28在我院行"舌恶性肿瘤切除术左舌颌颈联合根治+股前外侧皮瓣修复术+气管切开术"。术中见肿物位于舌根部，后至左侧舌体界沟，前至左侧下颌第一前磨牙，距中线约1cm，侵及舌腹，左侧口底黏膜完好。术后病理检查回报：半侧舌标本：7.3cm×4.5cm×3.3cm，舌缘处见一外生性肿块：2.8cm×2.6cm。"左舌"黏膜鳞状细胞Ⅰ~Ⅱ级，送检切缘"前、后、内、外、底"均(-)性，免疫组化结果：CKH、CKpan、p63(+)、CK14、CK19、Ki-67部分(+)，Vim、S-100(-)。"左颌下腺"慢性涎腺炎，送检淋巴结：左Ⅱ区1/16淋巴结转移；余左Ⅰ区8枚、Ⅲ区9枚、Ⅳ区6枚、Ⅴ区5枚均(-)。术后恢复尚可，为行放疗入我科。

既往史：无特殊疾病史，无烟酒嗜好，无肿瘤家族史。

体格检查：卡氏评分90分，面颈部无明显红肿，未触及包块，舌皮瓣修复尚可。

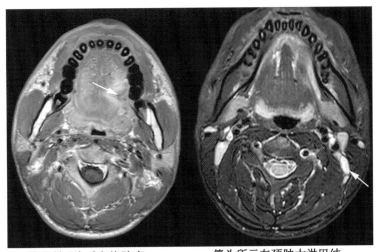

箭头所示为舌左缘肿瘤　　　　箭头所示左颈肿大淋巴结

病例73 图1　颌面部MR增强放射学检查

注：左舌见团块影，形态欠规则，边界清晰，约34×mm×21mm×25mm，T_1WI等信号、T_2WI及压

脂高信号,信号欠均匀,增强后不均匀强化。病变达中线,周围骨质未见明显破坏。双侧颈部多发短径<10mm淋巴结影。放射学诊断:左舌恶性占位

入院诊断:舌左缘鳞状细胞癌($pT_2N_1M_0$Ⅲ期)(UICC/AJCC 2010分期)。

二、诊断依据

患者病变已有手术病理证实,根据目前"口腔肿瘤 UICC/AJCC 2010 分期",肿瘤于2～4cm,T分期定为T_2,左颈1个转移淋巴结,直径均小于3cm,N分期定为N_1,目前各项检查未见明显转移征象,M分期定为M_0,故分期为$T_2N_1M_0$Ⅲ期。

三、治疗策略

对于T_2N_1舌癌的治疗,2017年NCCN指南推荐:原发灶切除±单侧或双侧颈清扫,术后有或无不良因素的患者均需行放射治疗。经多学科讨论,给予"手术＋术后放疗"的治疗方案。为了减少对肿瘤周围正常组织的放射性损伤,同时提高靶区照射剂量,提高肿瘤的局控率,放疗采用适形调强放疗技术。

四、治疗方案

1. 2017 - 02 - 28 在我院行"舌恶性肿瘤切除术左舌颌颈联合根治＋股前外侧皮瓣修复术＋气管切开术"。

2. 术后放疗　调强放疗。

(1)靶区定义

1)临床靶区(CTV):对于术后患者靶区 CTV 是指手术完全切除后认为有隐匿性病灶或镜下残留病灶的部位。包括:手术前肉眼可见的原发肿瘤;淋巴结阳性的患者中,临床和影像学检查(CT或MRI扫描)发现的受累淋巴结区域。CTV1(高危):手术前通过临床或影像学检查发现的有肉眼可见病变的部位(即肿瘤床或手术床),和(或)病理检查发现有切缘阳性或淋巴结侵犯＋包膜外扩散或没有包膜外扩散的多个淋巴结侵犯。CTV2(低危):未被认为高危区域的潜在的亚临床病变部位。

2)计划靶区(PTV):为了补偿患者摆位误差和器官移动可能,每个研究中心按自己的临床实践情况制订相应的 PTV(所有平面CTV外至少要有0.3～0.5cm的边界)。即 PTV = CTV + (0.3～0.5)cm。

(2)靶区及剂量设定:参考患者术前、术后影像及临床特征,CTV1(高危)包括瘤床、舌、口底、部分舌根及咽旁淋巴引流区;(左颈)Ⅰa～Ⅴb淋巴引流区;对侧(右颈)Ⅰa～Ⅱb淋巴引流区。CTV2(低危)则包括对侧(右颈)Ⅲ区淋巴引流区。CTV1 - PTV(95% V)DT 6000cGy/30Fx,CTV2 - PTV(95% V)DT 5400cGy/30Fx。由于右侧颈部无转移淋巴结,故仅行对侧中上颈预防照射(病例73 图2)。

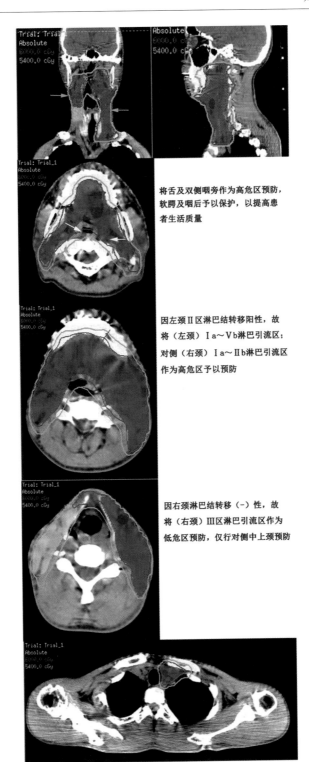

将舌及双侧咽旁作为高危区预防，软腭及咽后予以保护，以提高患者生活质量

因左颈Ⅱ区淋巴结转移阳性，故将（左颈）Ⅰa～Ⅴb淋巴引流区；对侧（右颈）Ⅰa～Ⅱb淋巴引流区作为高危区予以预防

因右颈淋巴结转移（-）性，故将（右颈）Ⅲ区淋巴引流区作为低危区预防，仅行对侧中上颈预防

因左颈淋巴结转移（+）性，故左侧全颈预防

病例 73 图 2　靶区勾画

注：Absolute：准确剂量；Trail：放疗计划

关键靶区 1：口底是舌癌最易累及的区域，无论选择哪种手术方式（早期病灶扩大切除，舌＋颈清还是舌＋口底＋颈清根治术），双侧口底区域均是放疗靶区覆盖的重点（见红色箭头）。

关键靶区 2：口腔癌颈淋巴结容易出现跳跃转移，常见术式为肩胛舌骨上颈淋巴结清扫（包括了Ⅰ、Ⅱ及大部分Ⅲ区淋巴结），故无论颈淋巴结转移状况如何，同侧全颈均为高危预防区域（见绿色箭头）。

关键靶区 3：舌、口底无实质上中线屏障，对侧颈淋巴结转移概率超过 30%，故无论原发灶大小及部位均建议双颈淋巴结照射，同侧全颈，对侧Ⅰ、Ⅱ、Ⅲ区预防照射（见绿色箭头）。

关键靶区 4：同侧咽后淋巴结区（Ⅶ区），口腔癌不会第一站转移到Ⅶ区淋巴结，但同侧颈淋巴结行颈清扫术及术后放疗预防处理后，会出现淋巴回流的紊乱而出现咽后淋巴结的复发，特别是当同侧颈淋巴结阳性时，更需靶区覆盖同侧咽后淋巴结区，为减少吞咽困难发生对侧咽后不予照射（见白色箭头）。

参 考 文 献

［1］ National Comprehensive Cancer Network. NCCN clinical practice guidelines：head and neck cancers，version 2，2017. Ft. Washington，PA：NCCN，2017

［2］ Nason RW，Binahmed A，Pathak KA，et al. What is the adequate margin of surgical resection in oral cancer？Oral Surg Oral Med Oral Pathol Oral Radiol Endod，2009，107（5）：625－629

［3］ Huang SH，Hwang D，Lockwood G，et al. Predictive value of tumor thickness for cervical lymph－node involvement in squamous cell carcinoma of the oral cavity：a meta－analysis of reported studies. Cancer，2009，115（7）：1489－1497

［4］ Ebrahimi A，Gil Z，Amit M，et al. Primary tumor staging for oral cancer and a proposed modification incorporating depth of invasion：an international multicenter retrospective study. JAMA Otolaryngol Head Neck Surg，2014，140（12）：1138－1148

［5］ Bernier J，Cooper JS，Pajak TF，et al. Defining risk levels in locally advanced head and neck cancers：a comparative analysis of concurrent postoperative radiation plus chemotherapy trials of the EORTC（#22931）and RTOG（#9501）. Head Neck，2005，27（10）：843－850

［6］ Vincent Grégoire，Kian Ang，Wilfried Budach，et al. Delineation of the neck node levels for head and neck tumors：A 2013 update. DAHANCA，EORTC，HKNPCSG，NCIC CTG，NCRI，RTOG，TROG consensus guidelines. Radiat Oncol，110（2014）：171－182

（朱国培 刘秀兰）

病例 74 下牙龈癌术后

一、病历摘要

张××，男，73 岁，已婚。

主诉：右下牙龈破溃半年余。

现病史：患者因右下后牙松动，偶伴出血症状，2017 - 02 - 16 于当地医院行右下牙龈肿物活检，病理提示：右下牙龈上皮下见异型细胞，局灶见鳞状分化，呈中 - 重度异常增生，上皮癌变（鳞状细胞癌 Ⅰ～Ⅱ级）待排查。于 2017 - 03 - 10 全麻下行"右下龈颌颈联合根治 + 邻近瓣转移修复术"。术后石蜡病理："右下牙龈"黏膜鳞状上皮瘤样增生，异常增生，结合淋巴结转移灶组织学形态，考虑为局灶癌变（鳞癌 Ⅰ级）。切缘均阴性（－），"右颈 Ⅰ 区"1 只，"右颈 Ⅱ 区"1 只淋巴结转移性鳞癌（＋）。免疫组化结果：CKH、CKpan、p63（＋），CK14、CK19、Ki - 67 部分（＋），Vim、S - 100（－）。

既往史：有"高血压、心动过缓"病史，服用"欣康（单硝酸异山梨酯注射液）、络活喜（苯磺酸氨氯地平片）、盐酸曲美他嗪"等药物治疗中。1987 年曾行"胆囊结石手术"治疗，2005 年曾行"双侧膝关节置换手术"。无烟酒嗜好，无肿瘤家族史。

术前体格检查：左右面部基本对称，右侧下唇区皮肤感觉与对侧一致。张口度、张口型正常，46/47 缺失，对应牙龈处见破溃，直径约 1cm，边界欠清，颊舌侧牙槽骨未及明显膨隆，见活检后缝线，有轻度触痛。右下颌余牙列无松动。18/28 残冠，26 松动 Ⅱ 度。右侧颌下可扪及肿大淋巴结，直径约 2.5cm，界清，可活动，无明显触痛。右侧颈部、颏下、左侧颌下颈部未及明显肿大淋巴结。

辅助检查（入院前）：①术前 CT（病例 74 图 1）；②术后病理检查回报："右下牙龈"黏膜鳞状上皮瘤样增生，异常增生，考虑为局灶癌变（鳞癌 Ⅰ级）。切缘均阴性（－）。"右颈 Ⅰ 区"1 只，"右颈 Ⅱ 区"1 只淋巴结转移性鳞癌（＋）。免疫组化结果：CKH、CKpan、p63（＋），CK14、CK19、Ki - 67 部分（＋），Vim、S - 100（－）；③肺 CT 未发现异常。

入院诊断：右下牙龈鳞状细胞癌伴右颈淋巴结转移（$cT_4N_2M_0$）（UICC/AJCC 2010 分期）。

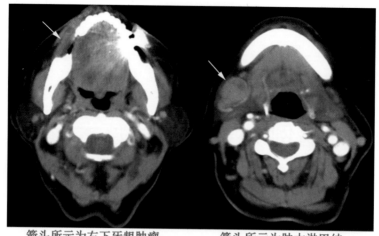

箭头所示为右下牙龈肿瘤　　　　箭头所示为肿大淋巴结

病例 74 图 1　颌面部 CT 增强放射学检查

注:右侧下颌颊部可见不规则软组织增厚影,边界欠清晰,大小约 0.5cm×0.6cm×1cm,增强 CT 值约 85HU,邻近下颌骨溶骨样骨质吸收破坏,双侧上下牙槽骨骨质吸收,右侧颌下、颈深上可见肿大淋巴结影,最大直径约 2.5cm,增强后不均匀强化。右下颌颊侧黏膜恶性占位伴右颈 IB、Ⅱ区淋巴结转移可能

二、诊断依据

患者病变已有手术病理证实，根据目前"UICC/AJCC 2010 分期"，肿瘤侵犯骨皮质，T 分期定为 T_4，右颈多个转移淋巴结，直径均小于 3cm，N 分期定为 N_2，目前各项检查未见明显转移征象，M 分期定为 M_0，故分期为 $T_4N_2M_0$ Ⅲ期。

三、治疗策略

对于 T_4N_2 牙龈癌的治疗，2017 年 NCCN 指南推荐：原发灶切除 ± 单侧或双侧颈清扫，术后有或无不良因素的患者均需行放射治疗。经多学科讨论，给予"手术 + 术后放疗"的治疗方案。为了减少对肿瘤周围正常组织的放射性损伤，同时提高靶区照射剂量，提高肿瘤的局控率，放疗采用适形调强放疗技术。

四、治疗方案

1. 2017 - 03 - 10 全麻下行"右下龈颌颈联合根治 + 邻近瓣转移修复术"。

2. 术后放疗　调强放疗。

(1)靶区定义

1)临床靶区(CTV)：对于术后患者靶区 CTV 是指手术完全切除后认为有隐匿性病灶或镜下残留病灶的部位。包括：手术前肉眼可见的原发肿瘤；淋巴结阳性的患者中，临床和影像学检查(CT 或 MRI 扫描)发现的受累淋巴结区域。CTV1(高危)：手术前通过临床或影像学检查发现的有肉眼可见病变的部位(即肿瘤床或手术床)和(或)病理检查发现有切缘阳性或淋巴结侵犯 + 包膜外扩散或没有包膜外扩散的多个淋巴结侵犯。CTV2(低危)：未被认为高危区域的潜在的亚临床病变部位。

2)计划靶区(PTV)：为了补偿患者摆位误差和器官移动可能，每个研究中心按自己的临床实践情况制订相应的 PTV(所有平面 CTV 外至少要有 0.3 ~ 0.5cm 的边界)。即 PTV = CTV + 0.3 ~ 0.5cm。

(2)靶区及剂量设定:参考患者术前、术后影像及临床特征,CTV1(高危)包括瘤床及咽旁淋巴引流区;(右颈)Ⅰa ~ Ⅳ区淋巴引流区;对侧(左颈)Ⅰ区淋巴引流区。CTV2(低危)则包括对侧(左颈)Ⅱ ~ Ⅲ区淋巴引流区。CTV1 - PTV(95% V)DT 6000cGy/30Fx,CTV2 - PTV(95% V)DT 5400cGy/30Fx。由于左侧颈部无转移淋巴结,故仅行对侧中上颈预防照射。因右颈Ⅰ区和Ⅱ区淋巴结转移阳性,故将(右颈)Ⅰa ~ Ⅳ区淋巴引流区、对侧(左颈)Ⅰ区淋巴引流区作为高危区予以预防照射。因左颈淋巴结转移阴性,故将(左颈)Ⅱ ~ Ⅲ区淋巴引流区作为低危区预防,仅行对侧中上颈预防照射。因右颈淋巴结转移阳性,故右侧全颈预防照射(病例 74 图 2)。

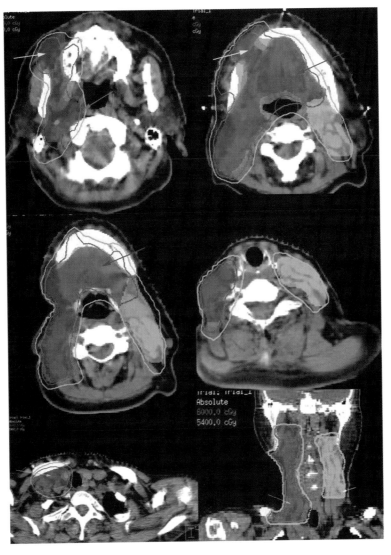

病例 74 图 2　靶区勾画

关键靶区1：口底作为牙龈至颈淋巴结区的中间带，是下牙龈癌最易累及的区域之一；龈颌颈根治术，由于修复皮瓣经过口底区域，是手术床的一部分，是放疗靶区覆盖的重点（见蓝色箭头）。

关键靶区2：口腔癌颈淋巴结容易出现跳跃转移，常见术式为肩胛舌骨上颈淋巴结清扫（包括了Ⅰ、Ⅱ及大部分Ⅲ区淋巴结），故无论颈淋巴结转移状况如何，同侧全颈均为高危预防区域（见绿色箭头）。

关键靶区3：口底无实质上中线屏障，对侧颈淋巴结转移概率超过30%，故无论原发灶大小及部位均建议双颈淋巴结照射，同侧全颈，对侧Ⅰ、Ⅱ、Ⅲ区预防照射（见白色箭头）。

关键靶区4：同侧咽后淋巴结引流区（Ⅶ区），口腔癌不常见第一站转移到Ⅶ区淋巴结，但同侧颈淋巴结行颈清扫术及术后放疗处理后，会出现淋巴回流的紊乱而出现咽后淋巴结的复发，特别是当同侧颈淋巴结阳性时，更需靶区覆盖同侧咽后淋巴结区，为减少吞咽困难发生，对侧咽后不予照射（见红色箭头）。

关键靶区5：由于Ⅰb区淋巴引流区引流口底方向及颊间隙Ⅸ区淋巴，该患者术前Ⅰb区淋巴结阳性，术后放疗靶区除包括口底、原Ⅰb区手术床外，还需向上包括Ⅸ区淋巴引流区。因为在向下方向的淋巴引流受障碍后，会反向往面颊区淋巴回流。故颊间隙Ⅸ区淋巴引流区是沟通颈深淋巴结和浅表淋巴结的"交通要道"，在口腔癌放疗靶区中须特别注意（见黄色箭头）。

参 考 文 献

［1］ National Comprehensive Cancer Network. NCCN clinical practice guidelines：head and neck cancers，version 2, 2017. Ft. Washington, PA：NCCN, 2017

［2］ Nason RW, Binahmed A, Pathak KA, et al. What is the adequate margin of surgical resection in oral cancer？ Oral Surg Oral Med Oral Pathol Oral Radiol Endod, 2009, 107(5)：625 – 629

［3］ Huang SH, Hwang D, Lockwood G, et al. Predictive value of tumor thickness for cervical lymph – node involvement in squamous cell carcinoma of the oral cavity：a meta – analysis of reported studies. Cancer, 2009, 115(7)：1489 – 1497

［4］ Ebrahimi A, Gil Z, Amit M, et al. Primary tumor staging for oral cancer and a proposed modification incorporating depth of invasion：an international multicenter retrospective study. JAMA Otolaryngol Head Neck Surg, 2014, 140(12)：1138 – 1148

［5］ Vincent Grégoire, Kian Ang, Wilfried Budach, et al. Delineation of the neck node levels for head and neck tumors：A 2013 update. DAHANCA, EORTC, HKNPCSG, NCIC CTG, NCRI, RTOG, TROG consensus guidelines. Radiat Oncol, 110(2014)：171 – 182

（朱国培　张　伟）

病例 75　右颊黏膜癌术后

一、病历摘要

孔××，男，60 岁，已婚。

主诉：右颊肿物伴疼痛半年。

既往史：无特殊疾病史，无烟酒嗜好，无肿瘤家族史。

现病史：患者 2016 – 09 自觉右颊破溃、疼痛。2017 – 02 于我科门诊就诊，行 CT 示：右颊部恶性占位，伴右颈 I b 淋巴结转移可能。患者于 2017 – 03 – 07 在全麻下行"右颊肿块扩大切除术 + 右咬肌部分切除术 + 右下颌骨部分切除术 + 右改良根治性淋巴清扫术 + 气切术 + 左前臂皮瓣修复术 + 腹部取皮术"，术后病理检查回报："右颊"黏膜鳞状细胞癌 I ~ II 级，切缘："前，后，上，内，底"均（ – ），送检淋巴结"右""I"1/9 枚（代表送检 9 枚淋巴结里有 1 枚淋巴结有转移）有肿瘤转移（ + ），其余"II"7 枚，"III"9 枚，"IV"3 枚，"V"13 枚均（ – ）。免疫组化结果：CKH、CKpan、p63（ + ），CK14、CK19、Ki – 67 部分（ + ），Vim、S – 100（ – ）。

术前体格检查：面型对称，双侧颞下颌关节无弹响、无压痛，张口度、张口型可。口内恒牙列，口腔卫生较差。右颊黏膜见一肿物，上下至龈颊沟，前近口角，后至颊脂垫，未累及牙龈黏膜，质中，触痛，约 4.5cm × 3.5cm，表面溃疡，无渗出，界不清，有浸润感。左颊黏膜见黄白色条纹改变，触之粗糙，表面糜烂。舌运动自如，伸舌居中。口内涎腺导管口无红肿，分泌物量中等，质清亮。右侧颌下可及一肿大淋巴结，大小约 1.5cm × 1cm，质中，活动度欠佳，无触痛。余双颈未及明显肿大淋巴结。

辅助检查（入院前）：①术前 CT（病例 75 图 1）；②术后病理检查回报："右颊"黏膜鳞状细胞癌 I ~ II 级，切缘："前，后，上，内，底"均（ – ），送检淋巴结"右""I"1/9 只有肿瘤转移（ + ），其余"II"7 枚，"III"9 枚，"IV"3 枚，"V"13 枚均（ – ）。免疫组化结果：CKH、CKpan、p63（ + ），CK14、CK19、Ki – 67 部分（ + ），Vim、S – 100（ – ）；③肺 CT 未发现异常。

入院诊断：右颊黏膜鳞状细胞癌（$cT_2N_1M_0$）（UICC/AJCC 2010 分期）。

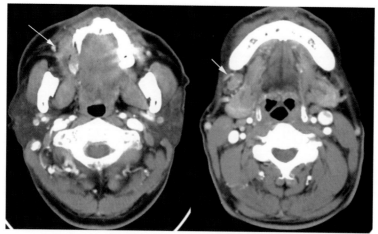

箭头所示为右颊肿瘤　　　　箭头所示为肿大淋巴结

病例 75 图 1　颌面部 CT 增强放射学检查

注：右侧颊部见软组织密度增厚影，边界欠清，范围约 1.1cm×1.7cm×3cm，增强后见明显强化，邻近颌骨骨质未见明显破坏。右侧颌下见一肿大淋巴结影，大小约 1.5cm×1cm，增强后明显不均匀强化。颅底结构未见异常。右颊部恶性占位，伴右颈 Ⅰb 淋巴结转移可能

二、诊断依据

患者病变已有手术病理证实，根据目前"UICC/AJCC 2010 分期"，肿瘤于 2～4cm，T 分期定为 T_2；右颈 1 个转移淋巴结，直径小于 3cm，N 分期定为 N_1；目前各项检查未见明显转移征象，M 分期定为 M_0，故分期为 $T_2N_1M_0$ Ⅲ期。

三、治疗策略

对于 T_2N_1 颊黏膜癌的治疗，2017 年 NCCN 指南推荐：原发灶切除 ± 单侧或双侧颈清扫，术后有或无不良因素的患者均需行放射治疗。经多学科讨论，给予"手术 + 术后放疗"的治疗方案。为了减少对肿瘤周围正常组织的放射性损伤，同时提高靶区照射剂量，提高肿瘤的局控率，放疗采用适形调强放疗技术。

四、治疗方案

1. 2017 - 03 - 07 于我院行"右颊肿块扩大切除术 + 右咬肌部分切除术 + 右下颌骨部分切除术 + 右改良根治性淋巴清扫术 + 气切术 + 左前臂皮瓣修复术 + 腹部取皮术"。

2. 术后放疗　调强放疗。

（1）靶区定义

1）临床靶区（CTV）：对于术后患者靶区 CTV 是指手术完全切除后认为有隐匿性病灶或镜下残留病灶的部位。包括：手术前肉眼可见的原发肿瘤；淋巴结阳性的患者中，临床和影像学检查（CT 或 MRI 扫描）发现的受累淋巴结区域。CTV1（高危）：手术前通过临床或影像学检查发现的有肉眼可见病变的部位（即肿瘤床或手术床），和（或）病理检查发现有切缘阳性或淋巴结侵犯 + 包膜外扩散或没有包膜外扩散的多个淋巴结侵犯。CTV2（低危）：未被认为高危区域的潜在的亚临床病变部位。

2)计划靶区(PTV):为了补偿患者摆位误差和器官移动可能,每个研究中心按自己的临床实践情况制订相应的 PTV(所有平面 CTV 外至少要有 0.3~0.5cm 的边界)。即 PTV = CTV + 0.3~0.5cm。

(2)靶区及剂量设定:参考患者术前、术后影像临床特征,CTV 包括瘤床术区、右侧淋巴引流区;Ⅰb~Ⅳ区淋巴引流区;PTV(95% V)DT 6000cGy/30Fx。对侧淋巴结引流区不行预防性照射(病例 75 图 2)。

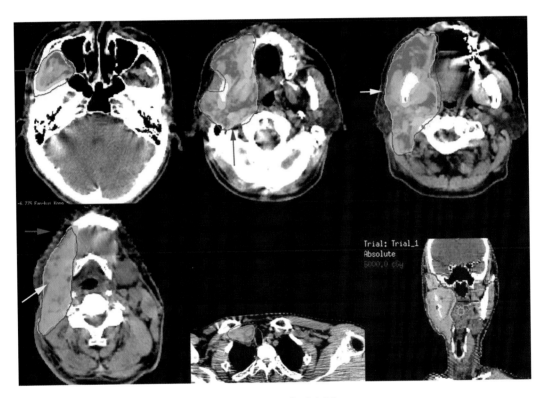

病例 75 图 2　靶区勾画

关键靶区 1:颞下窝,由于手术会涉及翼内、外肌的远端,肌肉离断后的回缩会把肿瘤带至颞下窝间隙的可能,虽然颌面外科手术规范强调先断近端,往外翻再切除远端肌肉附着点,但在实际临床操作中并不严格实施,故上牙龈、腭部及颊部肿瘤的术后放疗范围应包括同侧咽旁间隙、整个咀嚼肌间隙及颞下窝(见红色箭头)。

关键靶区 2:颊间隙,颊癌往外侵犯即是皮下浅表淋巴引流区,由Ⅸ区(脸颊区)淋巴引流至Ⅰb 或Ⅱa 区淋巴结,此淋巴引流途径外科常规不做清扫,故作为整体靶区的一部分术后放疗须涵盖(见白色箭头)。

关键靶区 3:同侧咽后淋巴结区(Ⅶ区),口腔癌不会第一站转移到Ⅶ区淋巴结,但同侧颈淋巴结行颈清扫术及术后放疗预防处理后,会出现淋巴回流的紊乱而出现咽后淋巴结的复发,特别是当同侧颈淋巴结阳性时,更需靶区覆盖同侧咽后淋巴结区。

参 考 文 献

[1] National Comprehensive Cancer Network. NCCN clinical practice guidelines: head and neck cancers, version 2, 2017. Ft. Washington, PA: NCCN, 2017

[2] Nason RW, Binahmed A, Pathak KA, et al. What is the adequate margin of surgical resection in oral cancer? Oral Surg Oral Med Oral Pathol Oral Radiol Endod, 2009, 107(5): 625 – 629

[3] Huang SH, Hwang D, Lockwood G, et al. Predictive value of tumor thickness for cervical lymph – node involvement in squamous cell carcinoma of the oral cavity: a meta – analysis of reported studies. Cancer, 2009, 115(7): 1489 – 1497

[4] Ebrahimi A, Gil Z, Amit M, et al. Primary tumor staging for oral cancer and a proposed modification incorporating depth of invasion: an international multicenter retrospective study. JAMA Otolaryngol Head Neck Surg, 2014, 140(12): 1138 – 1148

[5] Vincent Grégoire, Kian Ang, Wilfried Budach, et al. Delineation of the neck node levels for head and neck tumors: A 2013 update. DAHANCA, EORTC, HKNPCSG, NCIC CTG, NCRI, RTOG, TROG consensus guidelines. Radiat Oncol, 110(2014): 171 – 182

（朱国培　张　伟）

病例 76　局部晚期口底癌

一、病历摘要

付××,65 岁,汉族,已婚,陕西省西安市人,农民,2016-03-01 首次入院。

主诉:发现口底肿物半年余。

现病史:患者于半年前无明显诱因出现右侧口底肿物,大小约 1cm,无明显疼痛等不适。当地医院予以抗感染等对症治疗后无明显好转。近 1 个月肿物进行性增大,伴疼痛、破溃,影响进食。患者为进一步治疗,就诊口腔医院,行活检,病理回报:(高中分化)鳞癌。因患者局部分期晚,且肺功能极差,无法耐受手术,外科建议转放疗科行放、化疗。

既往史:2011 年因"中风"住院治疗。患肺气肿、慢性支气管炎 4 年,肺功能极差,无法耐受手术(极重度混合性通气功能障碍、弥散功能重度降低)。吸烟 40 年,1 包/天,饮酒 40 年,2 两/次。

体格检查:卡氏评分 80 分,NRS 评分 5~6 分。右侧口底可见肿物隆起,颜色发红,向前近中线处,向后至咽侧扁桃体,向外至黏膜反折处,内至右侧舌腹,大小 4.5cm×3cm,表面糜烂,菜花样增生。右侧舌体感觉疼痛,左舌体感觉麻木。右侧颌下及颏下区可触及多个肿大淋巴结,大者大小 1.5cm×2cm。心、肺、腹部体检未见明显异常。

辅助检查(院前):我院 MRI 检查示:右侧颌下区、右侧咽旁占位,多系恶性肿瘤。邻近下颌骨信号异常,与右侧下颌下腺、右侧舌根分界不清,右侧颈部及颏下多个淋巴结。活检病理:(高中分化)鳞癌。

初步诊断:口底癌伴右颈淋巴结转移(分期待定)。

二、辅助检查

颌面部+颈部 CT 示(病例 76 图 1):CT 检查:右侧牙龈、口底软组织肿块,大小5cm×2cm,伴颏下区及右颈部淋巴结转移。B 超检查:右侧口底肿物,大小 29mm×30mm×31mm,边界不清,血供少,考虑恶性肿瘤可能性大。右颈部、颌下、颏下多发肿大淋巴结,考虑转移灶。胸部 CT:慢性支气管炎、肺气肿,双肺多发肺大泡。腹部 B 超:肝、胆、胰、脾、双肾未见明显异常。

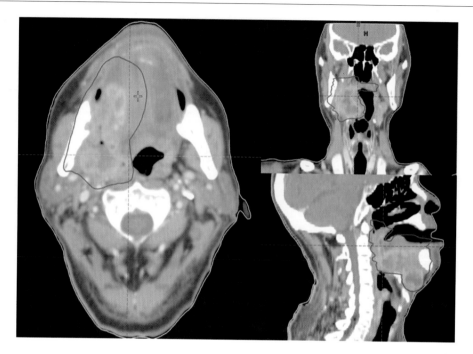

病例 76 图 1　颌面部 + 颈部 CT

注：右侧口底软组织肿块增强后肿块明显强化，肿块与右侧下颌骨、右侧下颌下腺、右侧舌根分界不清，肿块内部分坏死液化

三、入院诊断

口底癌伴颈部淋巴结转移 $cT_4N_2M_0$ ⅣA 期（AJCC/UICC 分期第 7 版）。

四、诊断依据

患者原发灶口底部已有病理证实，根据目前头颈癌 AJCC/UICC 第 7 版分期标准，肿瘤累及右侧下颌骨、右侧下颌下腺、右侧舌根，T 分期定为 T_4；双颈部肿大淋巴结（双侧颈部Ⅱ区、Ⅲ区），符合淋巴结转移标准，伴有包膜外侵犯，N 分期定为 N_2。目前各项检查未见明显转移征象，M 分期定为 M_0，故认为目前分期为 $cT_4N_2M_0$ ⅣA 期。

五、治疗策略

口底癌受解剖结构限制，手术无法达到根治目的，口底癌放疗敏感性较好，因此选择放疗为主的综合治疗手段。患者原发灶肿瘤体积巨大，肿瘤累及右侧下颌骨、右侧下颌下腺、右侧舌根，直接放疗很难得到根治，因此确定"诱导化疗 + 同步放、化疗"的治疗方案。由于常规放疗不可避免地造成肿瘤周围正常组织的损伤，导致严重口腔黏膜炎、张口受限、放射性下颌骨坏死等并发症，影响患者治疗后的生存质量。为了减少肿瘤周围正常组织的放射损伤，同时提高肿瘤靶区照射剂量，提高肿瘤的局控率，计划采用调强放疗技术。放疗过程可能出现下列不良反应：①放射性口腔黏膜炎；②张口受限；③口干；④脱发；⑤味觉减退；⑥放射性皮炎。以上治疗考虑、治疗不良反应及预后等情况，均告知患者及家属，并取得患方同意和理解。

六、治疗方案

1. 2016 - 03 - 02 我科行肺部抗感染治疗期间，口服卡培他滨化疗。

2. 2016 - 04 - 27 我科 TPF 方案诱导化疗 1 周期（多西他赛 120mg，第 1 天；顺铂 40mg，第 1 至第 3 天；卡培他滨片 1000mg，2 次/天），化疗后肿物明显缩小，疗效评价为 PR（病例 76 图 2）。诱导化疗曾引起 I 度消化道反应，对症治疗后好转。

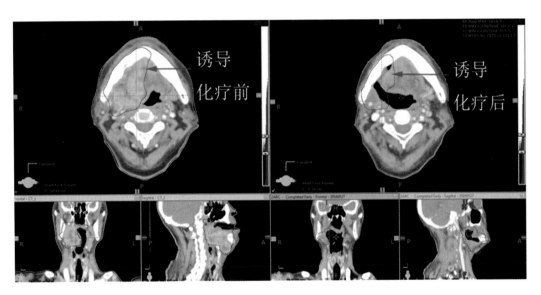

病例 76 图 2　诱导化疗前后对比

3. 同步放、化疗（2016 - 06 - 08 至 2016 - 07 - 16）　同步化疗：多西他赛每周方案每周 1 次 ×4 周期。调强放疗（病例 76 图 3，病例 76 图 4）。根据查体、MRI 资料，GTV - ic：右侧咽旁、右侧下颌骨、右侧口底、右侧舌体、右侧会厌前间隙化疗前可见肿瘤区；GTV：右侧咽旁、右侧下颌骨、右侧口底、右侧舌体、右侧会厌前间隙化疗后残留肿瘤区；GTVnd：右侧颈部可见的肿大淋巴结；CTV1：包括右侧翼板，右侧翼内外肌，右侧下颌骨，软腭，整个舌体，口底，舌根，会厌前间隙，右侧 I ～ V 区，左侧 I 、II 、III 、V a 区淋巴引流区；CTV2：包括左侧IV、V b 区淋巴引流区。分别外放 0.3cm 为 PGTV - ic、PGTV、PGTVnd、PTV1、PTV2。PGTV DT 6996cGy/33Fx；PGTVnd DT 7260cGy/33Fx；PGTV - ic DT 6600cGy/33Fx；PTV1 DT 6006cGy/33Fx；PTV2 DT 5610cGy/33Fx。放疗期间出现III度放射性口腔炎、II度口干、I 度放射性皮炎，积极给予对症处理后症状好转。放疗结束 1 个月疗效评价：CR（病例 76 图 5）。

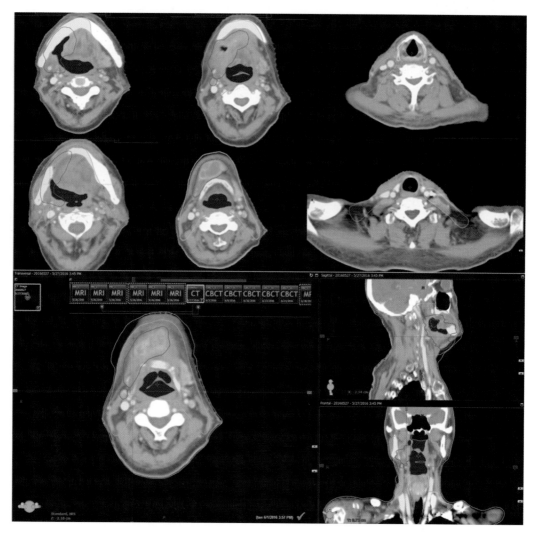

病例76 图3　调强放疗计划剂量靶区及剂量分布曲线

注：红色:GTV；宝蓝色:CTV1；黄色:CTV2

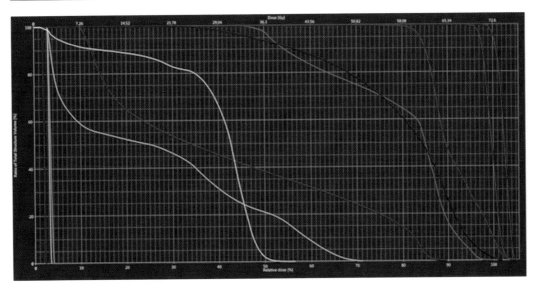

病例 76 图 4　剂量体积直方图（DVH）

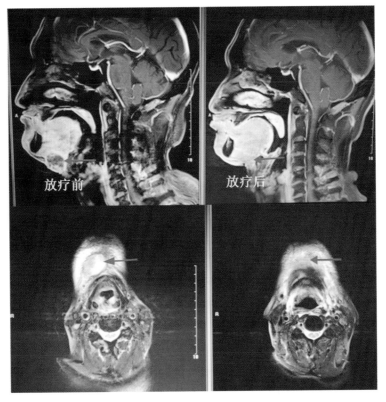

病例 76 图 5　放疗前后口底 + 颈部 MRI 对比肿瘤完全消退

七、病例亮点

　　病例分期为Ⅳ期，局部分期比较晚，患者右侧口底病灶巨大（大小 >4cm），且病灶侵及右侧下颌骨、右侧下颌下腺、右侧舌根。因患者肺功能极差，无法耐受手术，故未行原发灶的扩大切除。放疗前患者肺部感染较重，治疗前先予以抗感染治疗，后予以 TPF 方案诱导化疗 1 周期，化疗效果较好，右侧口底病灶消退明显，疗效评价为 PR。后进入放化同期治疗阶段，RapidArc 技术，根据查体、MRI 资料，勾画 GTV – ic，即化疗前可见肿瘤区；勾画 GTV：化疗后残留肿瘤区；GTVnd：右侧颈部可见的肿大淋巴结。为提高放疗效果，同期采用顺铂每周方案化疗增敏。放疗结束后局部控制良好，未发生吞咽功能障碍，可正常进食。随访患者 9 个月，未发生再次复发或转移。

八、相关知识点

1. 外科根治仍然是口腔癌的首选治疗方式，虽然在一个世纪以来，化疗、放疗和生物治疗陆续出现，但并未改变存在时间最久的外科手术的地位，无论对于早期还是晚期口腔癌均至关重要，既是首选治疗方式，也是其他治疗方式无效时的救治性手段。相对于发达国家患者对临床试验的接受程度，国内晚期患者很少主动进入临床试验，基本将手术作为唯一治疗手段。口腔癌首选治疗是手术治疗，术后或术前根据其高危因素如切缘阳性、近切缘或淋巴结包膜外侵等给予放（化）疗，加或不加靶向治疗。

2. 诱导化疗在局晚期口腔癌中的意义 诱导化疗通过全身性、系统性的细胞毒性作用，可以降低肿瘤负荷，提高手术的可切除率、切缘阴性率及放疗靶区高剂量范围，同时又可以及时治疗亚临床转移病灶，降低转移率。诱导化疗在头颈鳞癌中的应用是目前临床研究热点之一，已有多个临床随机对照试验和 Meta 分析发现诱导化疗可以提高头颈鳞癌的临床疗效，尤其是 PF 诱导化疗方案。近年来，TPF 诱导化疗逐渐被用于头颈鳞癌的临床治疗，如 TAX323 和 TAX324 研究，认为 TPF 诱导化疗与 PF 诱导化疗方案相比，更能够提高头颈鳞癌的疗效。但是也有新的临床试验提出质疑，如 DeCIDE 研究和 PARADIGM 研究，发现 TPF 诱导化疗并不能整体提高头颈鳞癌患者的临床疗效，需要进一步研究。在口腔鳞癌中，Patil 等报道不可切除的晚期口腔癌行 TPF 方案或 TP 方案诱导化疗后，TPF 方案的可切除率为 68%，TP 方案的可切除率为 37.89%。文献报道称 $T_{4b}N_2$ 口腔癌诱导化疗预后更好，5 年 OS 明显获益（37.3% vs 9.7%，$P = 0.019$），在口腔癌的 Meta 分析中显示诱导化疗对 cN_2 患者的总生存率明显改善。诱导化疗虽然不能整体提高局部晚期口腔癌患者的生存率，但疗效好的患者有显著生存获益。

3. 对于不能耐受手术的患者，经多学科会诊，给予放（化）疗。多项临床研究证实，对不能手术的局部晚期头颈部鳞癌，放化综合治疗优于单纯放疗或化疗。放疗联合单药顺铂同期化疗使局部晚期患者的 3 年生存率从单纯放疗的 23% 提升到 37%，同样在放疗基础上联合化疗（多采用含铂方案）也取得较好疗效。本病例为 T_4N_2 患者，采用了诱导化疗联合同步放、化疗，且患者对放疗比较敏感，是一个成功的案例。

4. 局部晚期口腔癌的预后 $T_4N_2M_0$ 期口腔癌患者预后相对较差，文献报道 5 年生存率 9.7% ~ 34.7%，于晚期或复发的口腔癌，多数学者主张放、化疗综合治疗，但超过半数的晚期口腔癌患者生存时间不足 1 年。

5. 靶区勾画 该患者诱导化疗前后均给予 CT 定位及 MRI 检查，以便准确勾画诱道诱导化疗前后 GTV，给予不同剂量，RapidArc 技术使肿瘤区得到更大剂量，周围组织得以保护，患者目前未发生吞咽功能障碍，可正常进食。

参 考 文 献

［1］ Shah JP, Gil Z. Current concepts in management of oral cancer – surgeryOral Oncol, 2009, 45(4 – 5)：394 – 401

［2］ Amit M, Yen TC, Liao CT, et al. Improvement in survival of patients with oral cavity squamous cell carcinoma：An international collaborative study. Cancer, 2013, 119(24)：4242 – 4248

［3］ De Felice F, Musio D, Terenzi V. Treatment improvement and better patient care：which is the most important one in oral cavity cancer? Radiat Oncol, 2014, 27(9)：263

［4］ Bernier J, Cooper JS, Pajak TF, et al. Defining risk levels in locally advanced head and neck cancers：a comparative analysis of concurrent postoperative radiation plus chemotherapy trials of the EORTC(#22931) and RTOG(#9501). Head Neck, 2005, 27(10)：843 – 850

［5］ Pignon JP, Bourhis J, Domenge C, et al. Chemotherapy added to locoregional treatment for head and neck squamous – cell carcinoma：three meta – analyses of updated individual data. MACH – NC Col – laborative Group. Meta – Analysis of Chemotherapy on Head and Neck Cancer Lancet, 2000, 355(9208)：949 – 955

［6］ Pignon JP, Le Ma? tre A, Maillard E, et al. Meta – analysis of chemo – therapy in head and neck cancer (MACH – NC)：an update on 93 randomised trials and 17 346 patients. Radiother Oncol, 2009, 92(1)：4 – 14

［7］ Brockstein B, Haraf DJ, Rademaker AW. Patterns of failure, prog – nostic factors and survival in locoregionally advanced head and neck cancer treated with concomitant chemoradiotherapy：a 9 – year, 337 – patient, multi – institutional experience. Ann Oncol, 2004, 15(8)：1179 – 1186

［8］ Posner RM, Hershock MD, Blajman RC, et al. Cisplatin and fluoro – uracil alone or with docetaxel in head and neck cancer. N Engl J Med, 2007, 357(17)：1705 – 1715

［9］ Vermorken BJ, Remenar E, Herpen VC, et al. Cisplatin, fluoroura – cil, and docetaxel in unresectable head and neck cancer. N Engl J Med, 2007, 357(17)：1695 – 1704

［10］ Lorch JH, Goloubeva O, Haddad RI, et al. Induction chemotherapywith cisplatin and fluorouracil alone or in combination withdocetaxel in locally advanced squamous – cell cancer of the headand neck：long – term results of the TAX 324 randomised phase Ⅲ trial Lancet Oncol, 2011, 12(2)：153 – 159

［11］ Patil VM, Noronha V, Joshi A, et al. Induction chemotherapy intechnically unresectable locally advanced oral cavity cancers：doesit make a difference Indian J Cancer, 2013, 50(1)：1

［12］ Kreppel M, Eich HT, Brüggenolte C, et al. Preoperative vs postoperative radiochemotherapy in patients with N_2 squamous cell carcinoma of the oral cavity. Oral Oncol, 2012, 48(10)：1019 – 1024

［13］ Marta GN, Riera R, Bossi P, et al. Induction chemotherapy prior to surgery with orwithout postoperative radiotherapy for oral cavitycancer patients：Systematic review and meta – analysis. Eur J Cancer, 2015

［14］ Pfister DG, Spencer S, Brizel DM, et al. National Comprehensive Cancer Network Guidelines. Head and Neck Version, 2014

［15］ Pignon JP, Bourhis J, Domenge C, et al. Chemortherapy addedo locoreginonal treatment for head and neck squamous – cell carcinoma：hree meta – analyses of updated individual data. MACH – NCollaborative Group. Meta – analysis of chemotherapy on head andeck. Lancet, 2000, 355(9208): 949 – 955

[16] Aldelstein DJ, Adams GL, Wanger H, et al. An intergroup phase comparison of standard radiation therapy and two schedules of oncurrent chemoradiotherapy in patient with unresectable squamouscell headand neck cancer. J Clin Oncol, 2003, 21(1): 92 – 98

[17] Sarraf MD. The role of concurrent chemo – radiotherapy in patients with head and neck cancers: a review. Gulf J Oncolog, 2007, 10(2): 8 – 16

[18] Kessler P, Grabenbauer G, Leher A, et al. Five year survival of patients with primary oral squamous cell carcinoma. Comparison of two treatment protocols in a prospective study. Strahlenther Onkol, 2007, 183 (4): 184 – 189

[19] 殷蔚伯, 余子豪, 徐国镇, 等. 肿瘤放射治疗学(第4版). 北京: 中国协和医科大学出版社, 2008, 324 – 345

（罗山泉　王建华　赵丽娜　石　梅）

病例 77 下咽癌单纯放疗

一、病历摘要

房××，男，57岁，已婚，2015-01-06首次来院。

主诉：咽部异物感3个月余。

现病史：患者于2014-12开始无明显诱因感咽部异物感，就诊当地医院，予抗感染对症处理未见明显好转，后就诊××医院完善相关检查，行喉镜发现咽后壁及左侧梨状窝新生物，病理活检确诊为左侧梨状窝鳞状细胞癌。为进一步诊治于2015-01-06就诊我院，完善相关检查，于门诊定位并制定放疗计划，左侧梨状窝原发灶放疗6600cGy/33Fx，颈部淋巴引流区预防照射6000cGy/33Fx，现患者已完成32次，诉咽干、咽痛，为进一步完成放疗疗程入院。

既往史：无特殊疾病史。无烟酒嗜好。无肿瘤家族史。

体格检查：卡氏评分90分。双颈未及明显肿大淋巴结。间接喉镜下可见咽后壁及左侧梨状窝新生物。间接鼻咽镜检查鼻咽腔内无异常。脑神经检查未见明显异常。

辅助检查（入院前）：电子喉镜下左侧梨状窝活检：左侧梨状窝鳞状细胞癌。

初步诊断：左侧梨状窝鳞状细胞癌 $T_2N_0M_0$ Ⅱ期（AJCC/UICC第7版分期）。

二、辅助检查

入院前，门诊已完善胸部CT、腹部B超、骨扫描，均未见明显异常。下咽MRI（病例77图1）：左梨状窝较对侧狭窄，软组织略致密。口咽结构无特殊。双侧颌下小淋巴结，余双颈未见明显肿大淋巴结。甲状腺形态、信号未见明显异常。

三、入院诊断

左侧梨状窝鳞状细胞癌 $T_2N_0M_0$ Ⅱ期（AJCC/UICC分期第7版）。

四、诊断依据

患者原发灶左侧梨状窝已有活检病理证实，根据下咽癌AJCC/UICC分期第7版，肿瘤最大径>2cm，但<4cm且不伴半喉固定，T分期定为 T_2，双颈无明显肿大淋巴结，故N分期定为 N_0，目前各项检查无明显转移征象，M分期定为 M_0，故认为目前分期 $T_2N_0M_0$ Ⅱ期。

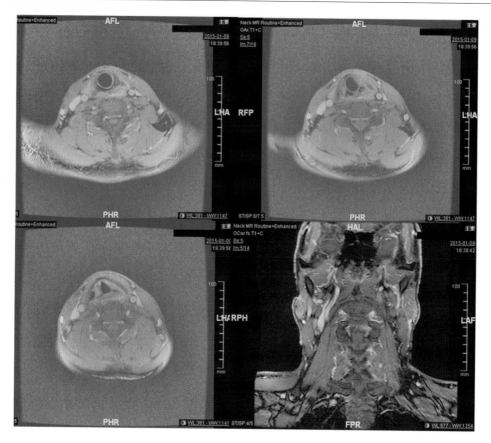

病例 77 图 1 下咽 MRI

注：左梨状窝较对侧狭窄，软组织略致密

五、治疗策略

考虑下咽肿瘤术后对患者喉功能影响较大，且该患者原发灶分期为 T_2、双颈均无明显淋巴结转移，属于局部较早期，放疗也能达到较理想的治疗效果。因此选择放疗作为其治疗手段，以使肿瘤退缩的同时，较好地保护器官功能，提高患者生存质量。

为减少肿瘤周围正常组织损伤，同时提高肿瘤靶区照射剂量，提高肿瘤的局控率，计划采用调强放疗技术。放疗期间可能出现的不良反应：①局部疼痛；②骨髓抑制；③发热；④脱发；⑤放射性脑病；⑥原发肿瘤病灶出血；⑦放射性口腔炎；⑧放射性皮炎；⑨免疫抑制；⑩放射性二原癌等。以上治疗策略的选择及放疗不良反应等情况均告知患者及家属，并取得患方同意。

六、治疗方案

患者于 2015 - 02 - 02 至 2015 - 03 - 19 接受根治性放疗，放疗总量至：左侧梨状窝原发灶 PTV - G(95% V)：6600cGy/33Fx，临床高危区及双侧上颈部淋巴引流区 CTV1 - PTV(95% V)：6000cGy/33Fx(病例 77 图 2，病例 77 图 3)。放疗结束前复查下咽 MRI 结果见病例 77 图 4。

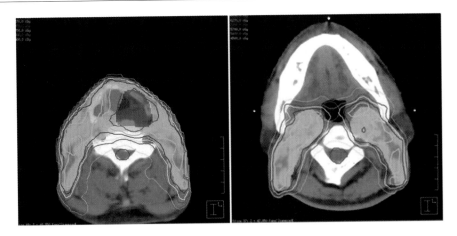

病例 77 图 2　靶区及剂量曲线分布图

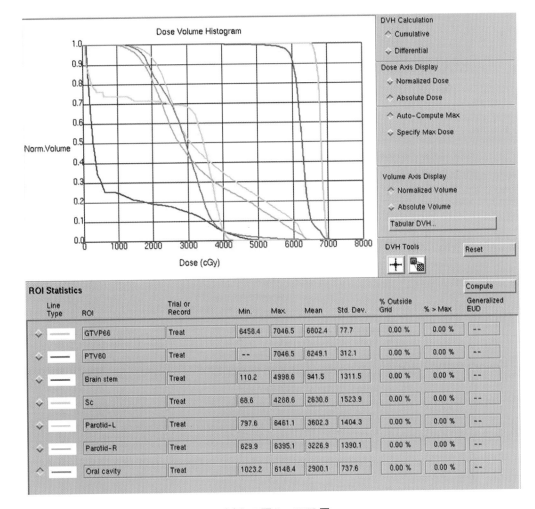

病例 77 图 3　DVH 图

注:Dose Volume Histogram:剂量体积直方图;Norm Volume:正常组织体积;ROI Statistics:感兴趣区统计量

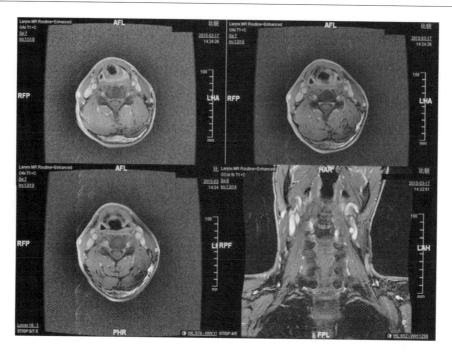

病例 77 图 4　放疗结束前复查下咽 MRI

注：左梨状窝较对侧狭窄，软组织略致密，大体同前

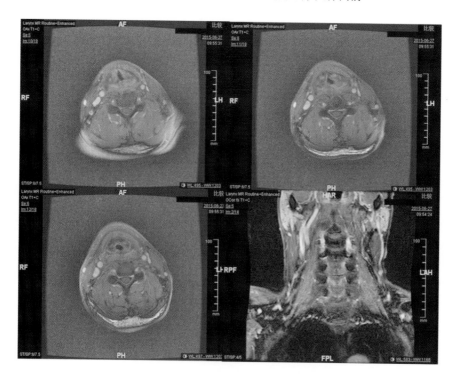

病例 77 图 5　放疗结束后 3 个月复查下咽 MRI

注：左梨状窝改变同前相仿

七、病情演变

放疗结束后每3个月复查下咽MRI(病例77图5)至今，目前左侧梨状窝无明显复发征象。

八、主要治疗经验

本病例是一位较早期的下咽癌患者，考虑手术对喉功能和生活质量影响较大，予以放疗作为主要治疗手段，使肿瘤退缩的同时，也明显提高了患者的生存质量。

九、专家点评

1. 下咽癌年发病率(0.16~0.9)/10万，占头颈部恶性肿瘤的1.5%~5.0%。下咽临床上分3个区域：梨状窝区、环后区、咽后壁区。发病部位以梨状窝区最常发生，其次为咽后壁区，环后区最少。病理类型以鳞状细胞癌最常见(约95%)。

2. 下咽癌总体疗效较差，5年生存率约25%。对于早期无远处转移的下咽癌，包括 T_1N_0 和可保留喉功能的 T_2N_0 患者，NCCN指南推荐可采用单纯根治性放疗或手术治疗(根据术后危险因素，决定是否需后续扩大切除或辅助放、化疗)。根治性放疗在喉功能保留方面更具优势。

3. 局部晚期下咽癌，推荐采用手术联合放、化疗的综合治疗。由于手术对喉功能的破坏，对患者生存质量影响较大，故也可考虑根治性放疗联合化疗，单纯放疗疗效较差。EORTC24891研究证实了根据诱导化疗后的疗效筛选患者，并决定后续接受根治性放疗或接受手术治疗的可行性。NCCN指南推荐根据诱导化疗后评估原发灶和颈部淋巴结退缩的情况，CR患者可行单纯根治性放疗，或考虑同期放、化疗；PR患者可考虑行同期放、化疗；对化疗无应答者(原发灶 < PR 或颈部进展)则不再保喉，予以手术治疗。故诱导化疗后治疗模式的选择，是以不影响疗效为前提，筛选有条件保留喉功能的患者接受根治性放、化疗，以提高生存质量。GORTEC2000-01研究结果则表明，TPF方案诱导化疗保喉率显著优于PF方案诱导化疗。

参 考 文 献

[1] De Angelis R, Sant M, Coleman MP, et al. Cancer survival in Europe 1997—2007 by county and age: results of Eurocare – 5——a population – based study. Lancet Oncol, 2014, 15(1): 23 – 34

[2] National Comprehensive Cancer Network. (NCCN) Clinical Practice Guidelines in Oncology. Head and Neck Cancer, Version 2, 2017

[3] Kuo P, Sosa JA, Burtness BA, et al. Treatment trends and survival effects of chemotherapy for hypopharyngeal cancer: analysis of the national cancer data base. Cancer, 2016, 122(12): 1853 – 1860

[4] Tombolini V, Santarelli M, Raffetto M, et al. Radiotherapy in the treatment of stage Ⅲ ~ Ⅳ hypopharyngeal carcinoma. Anticancer Res, 2004, 24(1): 349 – 354

［5］ Liu WS, Hsin CH, Chou YH, et al. Long – term results of intensity – modulated radiotherapy concomitant with chemotherapy for hypopharyngeal carcinoma aimed at laryngeal preservation. BMC Cancer, 2010, 10： 102 – 111

［6］ Edson MA, Garden AS, Takiar V, et al. Outcomes for hypopharyngeal carcinoma treated with organ – preservation therapy. Head and Neck, 2015, 38 Suppl： E2091 – 2099

［7］ Lefebvre J, Andry G, Chevalia D, et al. Laryngeal preservation with induction chemotherapy for hypopharyngeal squamous cell carcinoma： 10 – year results of EORTC trial 24891. Ann Oncol, 2012, 23： 2708 – 2714

［8］ Pointreau Y, Garaud P, Chapet S, et al. Randomized Trial of Induction Chemotherapy With Cisplatin and 5 – Fluorouracil With or Without Docetaxel for Larynx Preservation. J Natl Cancer Inst, 2009, 101： 498 – 506

（史　琪　胡超苏）

病例 78　下咽癌术后

一、病历摘要

李××，57 岁，汉族，已婚，广西贺州市人，2013 – 09 – 27 二次入院。

主诉："下咽癌"术后 1 个月余。

现病史：患者自诉 4 个月前无明显诱因出现咽痛、咽部异物感，多为轻度灼烧痛及刺痛，以左侧为主，不影响进食，时有咽干，无声音嘶哑，无咳嗽、咳痰，无呛咳、呼吸困难，无恶心、呕吐，无鼻塞、流涕，无畏寒、发热。半月前曾在当地医院就诊，发现左侧梨状窝菜花样新生物，左颈部可触及肿块，予行左梨状窝肿物活检术，术后病理示鳞状细胞癌，未行诊治。于 2013 – 07 – 23 至我院耳鼻喉科就诊，行咽喉 CT 平扫 + 增强示（病例 78 图 1）：喉咽后壁软组织增厚累及左侧梨状窝，并左侧颌下淋巴结肿大坏死：肿瘤？炎症？请结合临床检查。颈部软组织 MRI 平扫 + 增强提示（病例 78 图 2）：左侧梨状窝软组织增厚，呈等 T_1、稍长 T_2 信号影，以杓会厌皱襞为甚，边界不清，跨中线，左侧环杓关节显示欠清，增强扫描呈明显强化，左侧梨状窝变窄。喉咽后壁、环后区、食管入口未见异常，两侧声带、室带及声门下区未见异常。左侧颈部 Ⅱ a 区见肿大淋巴结，约 1.5cm × 1.0cm，增强扫描见其中心有坏死。诊断意见：下咽癌并左侧颈部淋巴结转移，未除外左侧环杓关节受累。本院会诊外院病理切片提示：喉部低分化鳞状细胞癌。2013 – 07 – 26 我院胸部 CT 示：考虑双肺Ⅲ型肺结核并继发支气管扩张可能性大，请结合临床。上腹部及腹主动脉旁彩超提示未见明显异常。全身骨显像未见明显转移灶。于 2013 – 08 – 08 在手术室全麻下行双颈部淋巴结清扫术 + 下咽恶性肿瘤切除术，术程顺利，术后病理：（咽部）上切缘仍有少量异型细胞，疑有癌残留。下切缘及内切缘无癌。病理常规：（咽部）冰冻切片上切缘高度疑有癌残留（小灶状），但经脱水包埋后反复切片，未见癌，可能组织太少所致，下切缘及内切缘无癌。下咽部肿物带甲状软骨组织一块 4.5cm × 3.5cm × 3cm，镜下见咽部肿瘤为鳞状细胞癌Ⅱ级（病例 78 图 3），表面有溃疡，切除组织四周切缘及底部均未见肿瘤，甲状软骨未见肿瘤浸润。（左颈部）淋巴结 8 枚，其中 2 枚有转移癌。（右颈部）淋巴结 5 枚，其中 1 枚有癌转移。（颈前）淋巴结 1 枚，未见转移癌，予抗感染、对症、支持等治疗，咽痛、咽部异物感好转出院。患者自术后出院以来感声嘶，吞咽稍困难，无呛咳，无呼吸困难，无吞咽疼痛等不适，精神、食欲、睡眠尚可，大小便正常，体重无明显改变。

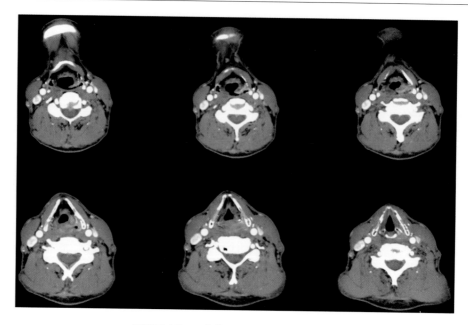

病例 78 图 1　术前咽喉部 CT 平扫 + 增强

注:喉咽后壁软组织增厚,呈等信号影,增强扫描轻度不均匀强化,边界不清,左侧梨状窝及喉前庭受压变窄。声门下区及声门区结构清晰,强化均一,未见软组织肿块影,未见异常强化灶,声带对称,未见局限性隆起,声门裂未见变窄,喉室双侧对称,未见变窄。左侧颌下见肿大淋巴结直径约 1.5cm,增强扫描见其中坏死区

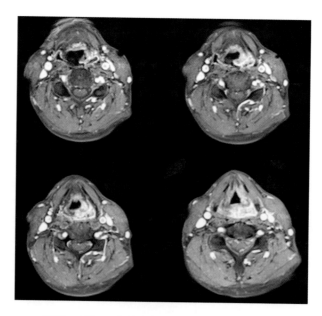

病例 78 图 2　术前颈部软组织 MRI 平扫 + 增强

注:左侧梨状窝软组织增厚,呈等 T_1、稍长 T_2 信号影,以杓会厌皱襞为甚,边界不清,跨中线,左侧环杓关节显示欠清,增强扫描呈明显强化,左侧梨状窝变窄。喉咽后壁、环后区、食管入口未见异

常，两侧声带、室带及声门下区未见异常。左侧颈部Ⅱa区见肿大淋巴结，约1.5cm×1.0cm，增强扫描见其中心有坏死

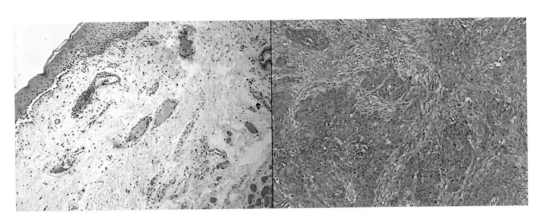

病例78 图3　术后病理：（咽部）

注：上切缘仍有少量异型细胞，疑有癌残留。下切缘及内切缘无癌

既往史：既往诊断"慢性胃炎""陈旧性肺结核"（具体不详），否认高血压、冠心病及糖尿病史，否认外伤史。手术史：2013－08－08我院全麻下行双颈部淋巴结清扫术＋下咽恶性肿瘤切除术。否认输血史。否认肝炎病史。否认过敏史。家族史无特殊。

体格检查：卡氏评分90分。颈部正中可见一长约20cm手术瘢痕，切口愈合好。甲状腺质软，无肿大，无压痛，无震颤，未闻及血管杂音。气管居中。耳郭无畸形；乳突无压痛；外耳道无异常分泌物；鼓膜完整，标志清晰；鼓室未见异常，咽鼓管通畅。外鼻无畸形，鼻黏膜红润；鼻甲黏膜呈淡红色，光滑，湿润，探针触之柔软，有弹性；鼻道通畅，未见异常分泌物；鼻中隔居中，黎氏区无充血；嗅沟无积脓；后鼻孔未见异常；鼻咽部黏膜光滑，未见新生物，两侧咽隐窝对称，圆枕、咽鼓管咽口结构尚可。口唇红润、舌伸出居中、牙齿及牙龈均正常。腭扁桃体无肿大，腭弓无充血。咽壁无充血。梨状窝缺如。会厌无畸形，抬举好。左侧室带缺如，右侧无异常。前联合未见异常。左侧披裂缺如，右侧无异常。左侧声带缺如，右侧无异常。声门下未见异常。脑神经检查未见异常。心、肺、腹部体检未见明显异常。

入院诊断：下咽低分化鳞癌术后 $T_2N_2M_0$ Ⅳ期（AJCC/UICC分期第6版）。

二、诊断依据

已有病理证实为（下咽）低分化鳞状细胞癌，诊断明确，局部肿物位于左侧梨状窝内前侧壁，浸润左环杓关节，肿物＜4cm，环后壁、食管入口及食管各壁均未见肿物，术后病理示切除组织四周切缘及底部均未见肿瘤，甲状软骨未见肿瘤浸润，分为 T_2。双颈多枚淋巴结转移，转移淋巴结最大直径均＜6cm，术后病理：颈部淋巴结3/14癌转移，分为 N_2。结合术前胸部CT、上腹部B超、全身骨扫描，均未见明显转移灶，分为 M_0。根据美国癌症联合会（AJCC）2002年下咽癌的分期标准，目前诊断：下咽低分化鳞癌术后（ $T_2N_2M_0$ Ⅳ期）。

三、治疗策略

因术后病理考虑(咽部)上切缘仍有少量异型细胞,高度疑有癌残留(小灶状),为主要不良因素[切缘阳性和(或)淋巴结包膜外侵],且淋巴结分期为 N_2,为次要不良因素(病理分期 T_3 或 T_4,N_2 或 N_3 病变,外周神经受侵,瘤栓),有术后放疗指征,建议行术后放疗联合同步化疗。本例患者需接受根治性调强放射治疗,CTV1 需包括瘤床和转移淋巴结,以及邻近的亚临床区域。患者术后病理示高度可疑癌残留,CTV1 给予6000cGy。同步化疗首选顺铂为主的化疗方案(Ⅰ类推荐),若患者不能耐受化疗,指南推荐放疗+西妥昔单抗同步治疗(Ⅰ类推荐)。患者及其家属充分了解病情后,结合经济状况,选择放疗+同步化疗方案,并签署知情同意书。

四、治疗方案

患者仰卧位,垫适当头枕,头颈肩热塑体模固定,在 CT 模拟定位机下扫描,范围为头顶至锁骨下缘下3cm,层距3mm,将增强扫描图像通过网络传输到计划系统,采用瓦里安计划系统将所接收 CT 扫描图像信息做出调强放疗计划,放疗靶区的勾画定义及剂量(病例78 图4、病例78 图5):CTV1 包括全喉、喉旁间隙、喉周软骨、上中颈部淋巴引流区(Ⅱ、Ⅲ区),上界颈1 上缘,下界达环状软骨下缘,分次剂量182cGy,总剂量 DT 6006cGy/33Fx;CTV2 包括双侧下颈锁骨上淋巴引流区,分次剂量182cGy,总剂量 DT 5096cGy/28Fx,1 次/天,5 天/周。并行顺铂方案同步化疗2 周期,顺铂80mg/m²,第1 至第2 天,21 天为1 个周期。同步放、化疗期间患者出现Ⅱ度口腔黏膜反应、Ⅱ度胃肠道反应及Ⅰ度骨髓抑制,予对症支持处理后好转。同步放、化疗后复查 CT 示病灶消失,疗效评价:CR(病例78 图6)。

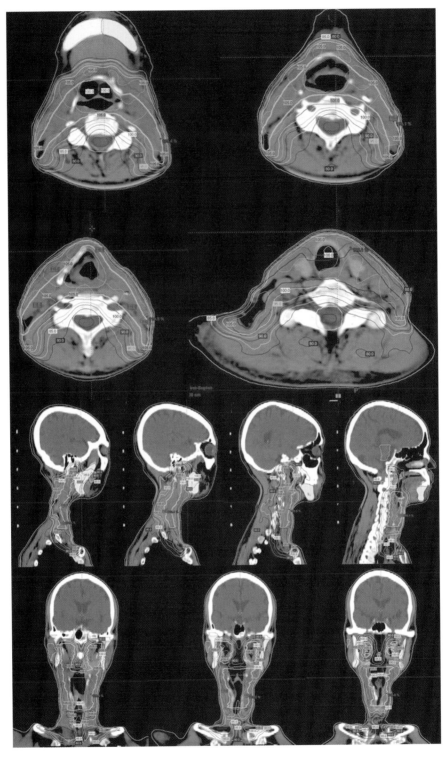

病例 78 图 4　调强放疗计划剂量靶区及剂量分布曲线

注：绿色为 CTV1，蓝色为 CTV2

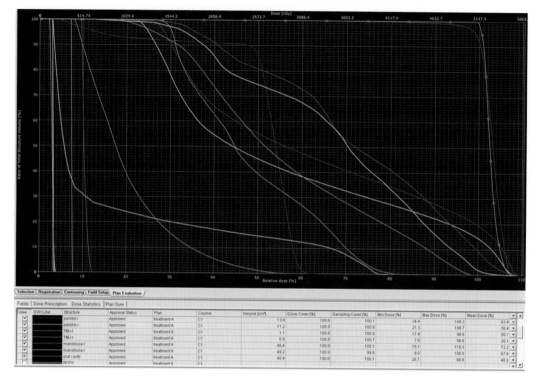

病例 78 图 5　剂量体积直方图(DVH)

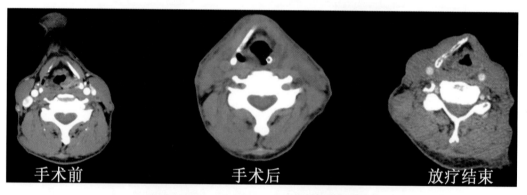

病例 78 图 6　治疗前后 CT 对比肿瘤完全消退

五、病情演变

放、化疗期间患者出现Ⅱ度口腔黏膜反应、Ⅱ度胃肠道反应及Ⅰ度骨髓抑制,患者放、化疗结束后诉仍有声嘶,稍感吞咽梗阻感,无吞咽疼痛,无进食饮水呛咳,声嘶考虑为术后喉返神经损伤,吞咽梗阻感考虑为放射性黏膜水肿导致,予对症治疗后好转。放疗后 15 个月,复查颅底至锁骨上 CT 示:左侧梨状窝软组织增厚,以杓会厌皱襞为甚,边界显示欠清,部分跨中线,增强扫描明显不均匀强化;左侧环杓关节显示欠清,左侧梨状窝变窄及喉前庭受压变窄。两侧声带亦见增厚,声门变窄。喉咽后壁、环后区、食管入口未见异常,声门下区未见异常,颈部未见增大淋巴结影。与之前 CT 对比,声门较前变窄，余大致相仿。疗效评价：CR。放疗后 36 个月：复查颅底至锁骨上 CT 所见与上一次 CT 对比基本相同，未见明显复发征象。疗效评价：CR。

六、病例亮点

本病例是一个Ⅳ期局部晚期下咽癌患者，肿瘤局部侵犯较局限，但有双颈淋巴结转移，较大约 1.5cm×1.0cm，增强扫描见其中心有坏死。根据指南推荐下咽恶性肿瘤切除术及双颈部淋巴结清扫术后，上切缘考虑小灶状癌残留，且淋巴结分期 N_2，接受术后同步放、化疗。放疗采用 IMRT 技术，给予肿瘤靶区根治剂量的照射，并配合同步化疗提高局部控制率。放疗结束后局部控制良好，放、化疗毒副反应较轻，且经对症支持处理后好转。随访患者 4 年，未发生复发或转移。

七、相关知识点

1. 目前下咽癌有两种主要治疗模式，第一种为手术 + 术后放疗；第二种为放疗 4000～5000cGy 后，根据肿瘤敏感性分别行根治性放疗或者根治性手术，如果肿瘤对放疗敏感，肿瘤达到完全缓解或肿瘤至少缩小 70%，即行根治性放疗，否则行手术治疗。两种下咽癌治疗模式的生存率无明显差异，但是第二种模式的喉功能保留率明显高于第一种治疗模式。

目前下咽癌的治疗方式仍以手术治疗与放疗为主，对于早期的下咽癌，其放疗与手术治疗后都能取得较高的生存率，对于晚期下咽癌，其 5 年生存率则很低，仅有 25%～35%，而复发后的生存率更低，不超过 20%。

2. 放疗剂量与分割方式　对于头颈部肿瘤而言，与放射治疗疗效相关的治疗性因素主要是分割方式和总治疗时间，经典的放射治疗为常规分割放射治疗，即每天 1 次，每次 180～200cGy，每周 5 次，连续照射至根治剂量。放射生物学研究证实，放疗后肿瘤细胞存在再群体化和加速群体化，应用不同的剂量分割模式可能提高晚期头颈肿瘤的疗效。目前有越来越多的临床研究关注于超分割、加速分割和后程同步补量加速超分割照射在头颈肿瘤治疗中的作用，并和常规分割放射治疗的疗效进行比较。放疗的剂量分割方式主要包括：①常规分割，180～200cGy/次，1 次/天；②大分割，单次剂量 >250cGy，1 次/天；③加速分割，总剂量不变，单次剂量 180c～200cGy/次，2～3 次/天；④超分割，总剂量增加 15%～20%，110～120cGy/次，2～3 次/天；⑤加速超分割，治疗总时间缩短至 17～33 天，但总剂量相应降低；⑥连续加速超分割，是目前疗程最短、周剂量最高的一种分割技术，治疗总时间缩短至不超过 17 天，总剂量也相应降低。Fu 等的随机性研究比较了几种不同分割方式在头颈部鳞状细胞癌放疗疗效上的差别。结果显示，常规分割、超分割、同步缩野加速超分割局部控制率分别为 45%、53%、54%，总生存率分别为 45%、54%、51%，Ⅲ度急性不良反应发生率分别为 36%、55%、59%，Ⅱ度远期不良反应发生率分别为 26%、28%、37%。可见，加速分割放疗可以增加肿瘤局部控制率及生存率，但同时也增加了放疗的不良反应。Niibe 等研究 42 例下咽癌患者常规分割放疗与超分割放疗的疗效。结果显示，超分割组和常规分割组 3 年局部控制率分别为 61.5%、18.4%，3 年无咽喉切除生存率分别为 64.7%、5.3%，3 年总生存率分别为 69.3%、31.6%。Yoney 等研究 20 例头颈部肿瘤超分割放疗，给予 150cGy/次，3 次/天，连续给予 12 天，5 年局部控制率、远处转移率、无进展生存率、总生存率分别为 45%、20%、20%、25%。因此，目前认为超分割放疗治疗下咽癌有更好的局部控制率、喉保存率和总生存率，但不可避免会增加放疗不良反应。

3. 放疗范围　随着科技的进步，放疗范围也发生着变化。20 世纪 60~70 年代下咽癌的治疗方式主要是放疗，且照射野面积小、剂量低、预后较差。20 世纪 80 年代开始更强调手术联合放疗，照射野扩大。20 世纪 90 年代有 95% 的病例治疗范围至少包括全颈部，少数局部晚期病变或颈部转移明显者，照射野还包括整个咽旁和咽后淋巴结区。由于治疗方法和技术的改进，下咽癌的 5 年总生存率由 20 世纪 70 年代以前的 14.3% 提高到 20 世纪 90 年代的 62.2%，无瘤生存率也由 23.8% 提高到 53.7%。既往学者建议预防照射野（通常指照射剂量 5000cGy 所包括的范围）包括整个鼻咽、口咽、下咽部、喉部、颈段食管入口以及上中颈所引流的淋巴结区域；同时部分学者认为整个咽部黏膜是一个延续的途径，下咽的肿瘤可能经口咽黏膜上行转移至鼻咽部，故认为下咽鳞状细胞癌应对鼻咽及颅底进行预防照射。因此主张对于下咽鳞状细胞癌放疗，首程采用上界包括鼻咽的面颈联合大野，达预防照射剂量 5000cGy 左右后，再根据病情决定是否缩野推量至 6000~7000cGy。邓雪英等回顾性研究 88 例下咽癌区域转移情况，均未发现鼻咽、颅底侵犯，认为鼻咽、颅底侵犯发生率低，常规将鼻咽、颅底等作为照射范围可能没有必要。下咽癌以 IIa、IIb、III 区淋巴结转移发生率最高，分别为 61.4%、44.3%、37.5%，对于经 CT 或 MRI 检查诊断为颈部淋巴结转移阴性的患者进行 IIa、IIb、III 区淋巴结区的预防照射可能更为必要和合理。李群等研究发现，鼻咽部预防照射组和鼻咽部未预防照射组相比，5 年生存率和无进展生存率相当，两组的复发率和远处转移率也相似，差异无统计学意义，而且进行随访的 67 例复发患者中，均未发现有鼻咽部复发。结果表明，下咽鳞状细胞癌照射鼻咽部并无必要。

4. 放疗联合化疗　对于无法手术切除或拒绝行手术治疗的晚期下咽癌患者，化疗联合放疗可以作为治疗的一种选择。徐宜全和齐胜钊报道同步放、化疗治疗局部晚期下咽癌，结果显示单纯放疗组和后期同步放、化疗组的 1 年、3 年局部控制率分别为 47.6%、38.1% 和 82.6%、56.5%；1 年、3 年生存率分别为 42.9%、28.6% 和 78.3%、47.8%；急性放射性黏膜反应的发生率均为 100%。因此认为后期同步放、化疗组与单纯放疗组相比，在不明显增加急性放射反应发生的情况下，具有提高肿瘤局部控制率和生存率的优势。Nishimura 报道 T_4 期下咽癌患者的同期放、化疗结果，显示 5 年生存率为 51.9%，喉保存率为 55%。Liu 等通过长期随访，认为应用 IMRT 联合以顺铂为基础的同期化疗，可以使下咽癌患者有更好的喉功能保存率和生存率。Huang 等研究晚期可手术切除的下咽癌患者应用同期放、化疗的喉保率。结果显示，单纯手术组和同期放、化疗组 5 年生存率分别为 33%、44%，IMRT 后的 5 年喉功能保存率为 40%。认为 IMRT 加同步化疗可以在保存喉功能的同时不影响生存率。

5. 分子靶向治疗　近年来，分子靶向治疗在肿瘤治疗中的作用逐渐被证实，高效、低毒、选择性强的靶向药物的应用为许多恶性肿瘤患者带来了生存获益，表皮生长因子受体（EGFR，HER1）即是研究较多的靶点之一。EGFR 属于具有酪氨酸激酶活性的 HER 生长因子受体家族，它可抑制细胞凋亡、促进细胞的增生和分化、促进血管生成、促进细胞的侵袭和转移，在很多肿瘤细胞中都存在着 EGFR 表达或过度表达和（或）基因扩增，其高表达通常意味着预后不良。头颈部肿瘤患者中 90% 以上 EGFR 表达阳性。西妥昔单抗（Cetuximab，爱必妥）是一种嵌合的 IgG1 单克隆抗体，它通过竞争结合表达于正常细胞和多种癌细胞表面的表皮因子受体（EGFR），阻断 EGF、TGF－α 和其他内源性配体与受体的结合，从而阻断其下游的酪氨酸激酶磷酸化以及细胞内信号转导途径，发挥其抗肿瘤作用。西妥昔单抗的抗肿瘤作用分为直接作用和间接作用。直接作用：①通过增加细胞周期抑制因子的表达，抑制细胞增生；②通过调节凋亡相关基因的表达水平而诱导肿瘤细胞凋亡；③减少与微血管增生有关的促血管生成因子，抑制肿瘤血管形成，减少微血管数量；④抑制肿瘤细胞生长和存活的重要蛋白质表达；⑤抑制肿瘤细胞的侵袭和转移，机制可能与抑制在肿瘤细胞黏附中起关键作用分子的表达与活性有关。间接作用：①补体介导的细胞杀伤效应（CDC）；②抗体依赖的细胞杀伤效应（ADCC）。2006 年初，Bonner 等进行的一项随机、多中心、Ⅲ期临床研究纳入了 424 例Ⅲ~Ⅳ期无转移，病灶可测量的口咽、下咽或喉部鳞状细胞癌患者，并将其随机分为放疗组（213 例）和放疗联合西妥昔单抗组（初始 1 周 400mg/m²，随后 1 周 250mg/m²）（211 例）。至 2010 年该研究结果已发表：5 年总生存率提高 9%（$P = 0.018$），生存期延长近 20 个月，显著降低患者 5 年死亡风险达 27%，西妥昔单抗联合放疗所获得的生存获益是目前有关局部晚期 SCCHN 的大型随机试验中最高数值之一。该研究使西妥昔单抗联合放疗自 2007 年起作为局部晚期头颈肿瘤的另一种可供选择的标准治疗方案列入美国 NCCN 指南，并在 2010 年随着 5 年结果的发表其推荐级别提升到最高级。

参 考 文 献

［1］ KIM DH, GONG EJ, JUNG HY, et al. Clinical significance of intensive endoscopic screening for synchronousesophageal neoplasm in patients with head and neck squamous cell carcinoma. Scand J Gas－troenterol, 2014, 49: 1486－1492

［2］ 原静，乔英. 下咽癌放射治疗现状. 国际肿瘤学杂志，2014, 41(4): 264－266

［3］ Fu KK, Pajak TF, Trotti A, et al. A radiation therapy oncology group (RTOG) phase Ⅲ randomized study to compare hyperfractionationand two variants of acceleratedfraetionation to standard fractionationradiotherapy for head and neck squamous cell carcinomas: first report of RTOG 9003. Int J Radiat Oncol Biol Phys, 2000, 48(1): 7－16

［4］ Niibe Y, Karasawa K, Mitsuhashi T, et al. Hyperfractionated radiation therapy for hypopharyngeal carcinoma compared with conventional radiation therapy: local control, Laryngeal preservation and overall survival. Jpn J Clin Oncol, 2003, 33(9): 450－455

［5］ Yoney A, Akboru H, Kandemir O, et al. Hyperfractionated accelerated radiotherapy in locally advanced head and neck cancers. Onkologie, 2007, 30(10): 479－494

［6］ 肖光莉，高黎，徐国镇，等. 下咽癌的治疗. 中华放射肿瘤学杂志，2002, 11(1): 1－4

［7］邓雪英，苏勇，郑列，等．下咽癌颈部及咽后淋巴结转移的 CT/MRI 分析．癌症，2010，29(2)：202－206

［8］李群，徐韬，胡伟汉，等．对下咽鳞癌是否常规预防照射鼻咽部的探讨．癌症，2009，28(5)：515－519

［9］徐宜全，齐胜．后期同步放、化疗治疗局部晚期下咽癌临床观察．现代肿瘤医学，2009，17(5)：841－843

［10］Nishimura G, Tsukuda M, Horiuchi C, el al. Concurrent chemoradiotherapy for T_4 patients with hypopharyngeal and laryngeal squamous cell carcinomas. Auris Nasus LaI, ynx, 2007, 34(4)：499－504

［11］Liu WS, Hsin CH, Chou YH, et al. Long－lerm results of intensity－modulated radiotherapy concomitant with chemotherapy for hypopha－ryngeal carcinoma aimed at laryngeal preservation. BMC Cancer, 2010, 10：102

［12］Huang WY, Jen YM, Chen CM, et al. Intensity modulated radio－therapy with concurrent chemotherapy for larynx preservation of advanced resectable hypopharyngeal cancer. Radiat Oncol, 2010, 5：37

［13］Bonner JA, Haran PM, Giralt J, et al. Radiotherapy plus cetuximab for squamous－cell carcinoma of the head and neck. New Engl J Med, 2006, 354(6)：567－578

［14］Bonner JA, Haran PM, Giralt J, et al. Radiotherapy plus cetuximab for locoregionally advanced head and neck cancer：5－year suvival date from a phase Ⅲ randomised trial, and relation between cetuximab－induced rash and survival. Lancet Oncol, 2012, 11(1)：21－28

［15］周亚娟，周晓艺．西妥昔单抗在头颈部肿瘤临床应用的进展．药物与临床，2012，9(15)：41－45

（康　敏　王仁生）

病例 79　局部晚期下咽癌诱导化疗 + 同期放化疗

一、病历摘要

男性患者，70 岁，汉族，已婚，河北人，2014 - 12 - 10 首次入院。

主诉： 进食不适伴声音嘶哑 2 个月。

现病史： 患者于 2 个月前无明显诱因出现进食梗阻感，伴有声音嘶哑，一直未予重视。后进食梗阻感加重，就诊于当地医院，行腔镜检查提示下咽肿物，为行下一步治疗来我院，CT、MR 及内镜提示右侧梨状窝区可见肿物，活检病理示：（下咽活检）分化较差的癌，符合鳞状细胞癌。患者无恶心、呕吐；无进食困难，无消瘦，一般情况可，为进一步诊治，以"下咽癌"收住我科。

既往史： 无特殊疾病史。吸烟：7 ~ 8 支/天，吸烟时间 30 余年，已戒烟 4 年余。偶尔饮酒，已戒酒。无肿瘤家族史。

体格检查： 卡氏评分 90 分。右侧梨状窝、右侧会厌皱襞披裂可见软组织肿物，最大截面约 2.8cm×3.8cm，肿物向下侵犯右侧假声带，向上达会厌水平，声带固定。双颈未扪及肿大淋巴结。心、肺、腹部体检未见明显异常。

辅助检查： 2014 - 11 - 26 门诊颈胸 CT 示：右侧梨状窝区可见软组织肿物，约 2.8cm×3.6cm，侵犯舌骨右支、右侧喉旁间隙、右侧会厌披裂皱襞。扫描范围鼻咽、口咽、甲状腺未见异常。

2014 - 11 - 27 彩超：甲状腺回声均匀，未见明确占位。右侧下咽部见低回声肿物，约 4.0cm×3.2cm，边界不清。右上颈见低回声结节，大者约 1.0cm×0.8cm，界尚清，可见少许血流。左颈、双锁骨上未见明确肿大淋巴结。腹部彩超未见异常。

2014 - 12 - 08 下咽 MRI：右侧梨状窝、右侧会厌皱襞披裂可见软组织肿物，最大截面约 2.8cm×3.8cm，肿物向下侵犯右侧假声带及右侧喉旁间隙，向上达会厌水平，向外侵犯右侧甲状软骨及右侧舌骨支。右颈深少许小淋巴结，大者短径约 0.6cm；余颈部未见肿大淋巴结。口咽、甲状腺未见明确异常（病例 79 图 1）。

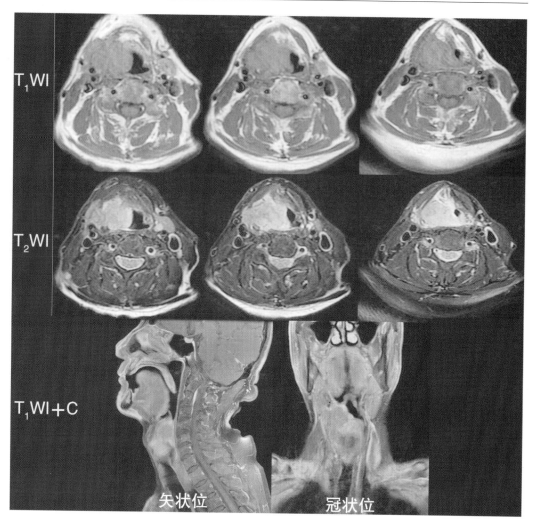

病例 79 图 1　2014 - 12 - 08 鼻咽 MRI

2014 - 12 - 01 电子鼻咽喉镜示：下咽部右侧梨状窝内侧壁可见溃疡型肿物，右侧梨状窝及右侧喉部明显增厚，病变向下达梨状窝尖，未侵及食管入口，右侧环后区可疑侵及，下咽后壁及左侧梨状窝未见侵及。右侧咽会厌皱襞增宽，可疑侵及。会厌基本完整，右侧披裂、右侧杓会厌皱襞及右侧室带明显隆起，左侧喉部未见侵及。双侧声带光滑，未见侵及。右侧声带固定，左侧声带活动正常（病例 79 图 2）。

颈胸 CT、骨扫描、腹部超声、胃镜等检查未见第二原发癌和转移征象，血常规、肝肾功能检查未见异常。

初步诊断：下咽低分化鳞癌。侵及右侧梨状窝、右侧环后区，侵及右侧喉旁间隙、右侧甲状软骨、右侧舌骨支、环杓关节、右室带、右带状肌、舌会厌谷。

UICC/AJCC 分期第 7 版：$T_{4a}N_0M_0$ ⅣA 期。

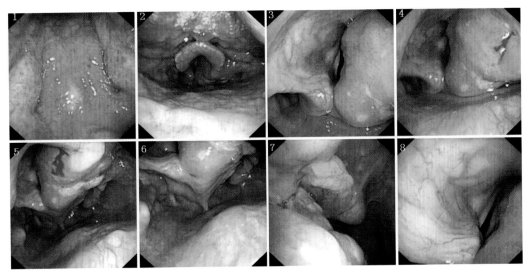

病例 79 图 2　2014 - 12 - 01 电子鼻咽喉镜

二、诊断依据

患者症状提示咽喉部或者食管部位异常，内镜检查发现右侧梨状窝肿物，活检病理证实为低分化鳞癌。其他分期相关检查除外第二原发癌和转移灶，诊断明确。右侧梨状窝、右侧会厌皱襞披裂可见软组织肿物，最大截面约 2.8cm×3.8cm，肿物向下侵犯右侧假声带及右侧喉旁间隙，向上达会厌水平，向外侵犯右侧甲状软骨及右侧舌骨支，T 分期定为 T_{4a}。右颈深少许小淋巴结，大者短径约 0.6cm，未达到影像学诊断转移标准，余颈部未见肿大淋巴结，N 分期定为 N_0。目前各项检查未见明显转移征象，M 分期定为 M_0。故认为目前分期为 $T_{4a}N_0M_0$ ⅣA 期。

三、治疗策略

根据患者的病史、查体、辅助检查以及活检病理，下咽癌诊断成立。治疗前分期为 $T_{4a}N_0M_0$。根据 NCCN 指南建议，局部晚期下咽癌，首选手术治疗；亦可以考虑选择先诱导化疗，根据诱导化疗疗效决定手术 + 术后放疗或放、化疗或者同期放、化疗；亦可以选择直接同期放、化疗。该患者经过我院头颈肿瘤多学科肿瘤治疗组联合查房并结合患者意愿，选择先诱导化疗，根据疗效决定后续治疗的方案的治疗模式。

四、治疗方案

1. 诱导化疗前先在放疗科行放疗定位，留诱导化疗前肿瘤基线情况。

2. 诱导化疗方案　紫杉醇 270mg 第 1 天，顺铂 40mg 第 1 至第 3 天，21 天为 1 周期，共 2 周期。

3. 诱导化疗疗效评价

2015 - 01 - 23 行电子鼻咽喉镜示：下咽部右侧梨状窝肿物消退明显，表面基本变平，右侧披裂和杓会厌皱襞仍显肿胀。余无明显异常（病例 79 图 3）。

2015 - 01 - 21 行下咽 MRI 示："下咽癌诱导化疗 2 周期后"，与 2014 - 12 - 08MR 比较：右侧梨状窝、右侧会厌披裂皱襞软组织肿物，最大截面约 2.1cm×1.6cm，较前明显缩小，肿物侵犯右侧喉旁间隙,向外侵犯右侧甲状软骨,可疑累及右侧舌骨支(病例79图4)。

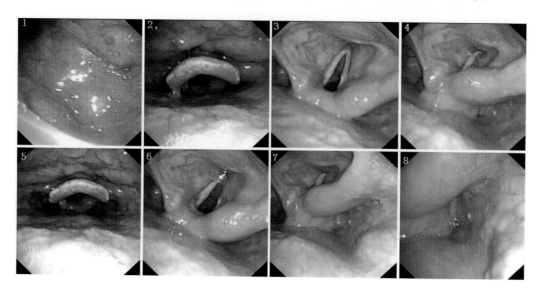

病例79 图3　2015 - 01 - 23 电子鼻咽喉镜

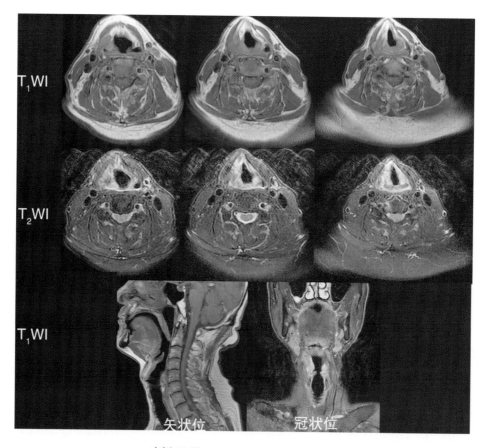

病例79 图4　2015 - 1 - 21 口咽MRI

4. 同步放、化疗　患者 2 周期诱导化疗后疗效评价为 PR，再次头颈肿瘤 MDT 联合查房，决定行同期放、化疗。

调强放疗：诱导化疗后再次行 CT 定位，与诱导化疗前的 CT 定位图像融合，判断诱导化疗前肿瘤侵犯范围。

大体靶区：GTVp，包括：参考诱导化疗前 MRI 和 CT 定位图像，诱导化疗前肿瘤与下咽局部解剖的相对关系勾画肿瘤病灶，GTVp 前、上方向外放 8mm，左右、后、下方向上外扩 3mm 形成 PGTVp。

临床靶区 CTV1，包括：双侧口咽侧壁和后壁、下咽、舌根、部分会厌、舌会厌溪，（原发肿瘤周围黏膜面外放 2.0cm）同时包括双侧 Ⅱ、Ⅲ、Ⅳ、Ⅴa 区淋巴引流区、全喉、喉旁间隙、部分带状肌，外扩 3mm 形成并限制在皮下 3mm，但不小于 CTV，形成 PTV1（病例 79 图 5）。同侧 Ⅱ 区上界达颈静脉出颅处，对侧在 C1 横突水平，下界达胸锁关节。

处方剂量：95% PGTVp 6996cGy/212cGy/33Fx；95% PTV1 6006cGy/182cGy/33Fx（病例 79 图 6）。

同步化疗：顺铂（80mg/m^2，第 1 天）每 3 周 1 次 ×2 周期（2015 – 03 – 02 至 2015 – 04 – 02）。

5. 放疗 DT 5000cGy 疗效评价　肿瘤明显缩小，经头颈肿瘤 MDT 联合查房讨论，继续根治性放、化疗。

2015 – 03 – 16 电子鼻咽喉镜示：下咽癌放、化疗中，右侧梨状窝基本变平，右侧喉部略肿胀（病例 79 图 7）。

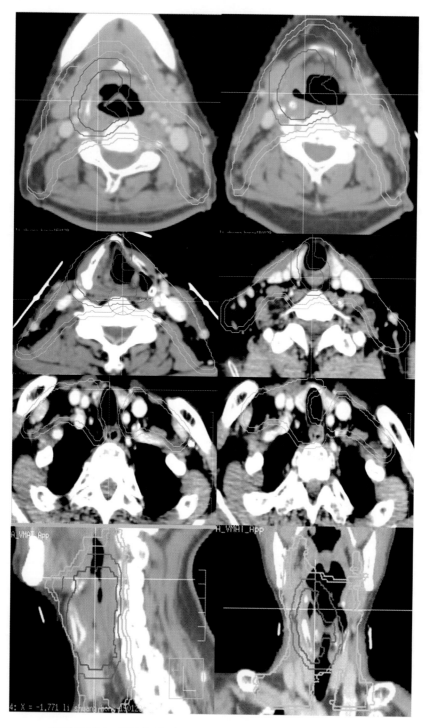

病例 79 图 5　靶区勾画，调强放疗计划剂量靶区及剂量分布曲线

注：深蓝色:GTVp；红色:PGTVp；绿色:CTV1；浅蓝色:PTV1

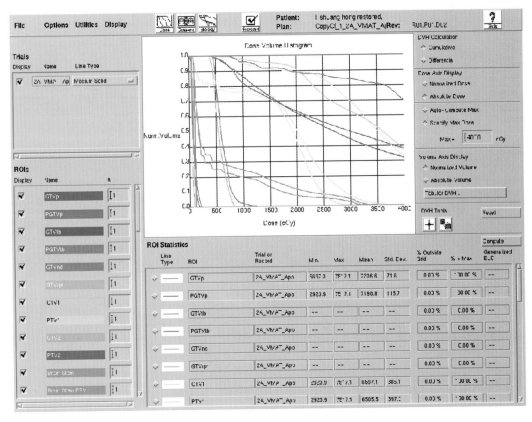

病例 79 图 6　剂量体积直方图(DVH)

注：Dose Volume Histogram：剂量体积直方图；Norm Volume：正常组织体积；ROI Statistics：感兴趣区统计量

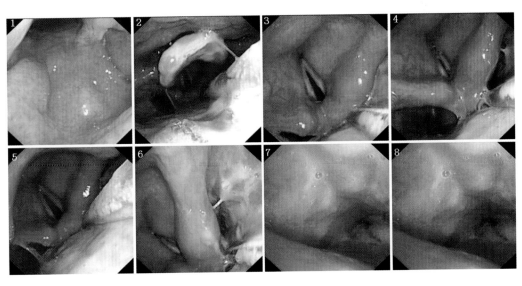

病例 79 图 7　2015 - 3 - 16 电子鼻咽喉镜

6. 同期放、化疗后疗效及毒副反应评价　疗期间出现Ⅱ度放射性口腔炎、Ⅰ度口干、Ⅰ度皮肤反应、Ⅰ度食欲缺乏。积极予对症处理后症状好转。

放疗结束1个月疗效评价：CR。

2015 - 04 - 29 行下咽 MR 示："下咽癌放、化疗后"，与前片对比：右侧梨状窝、右侧会厌披裂软组织肿物不明显，右侧梨状窝及右侧会厌皱襞披裂黏膜明显增厚，右侧甲状软骨变薄（病例79 图8）。

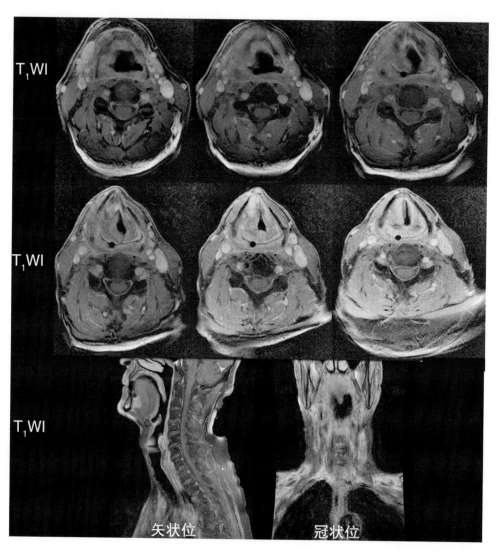

病例79 图8　2015 - 04 - 29 下咽 MR

2015 - 04 - 29 电子鼻咽喉镜：下咽部右侧梨状窝表面基本变平，右侧披裂和杓会厌皱襞水肿，略显厚，下咽结构覆盖假膜，余下咽及喉部黏膜充血；余未见异常；声带活动可（病例79 图9）。

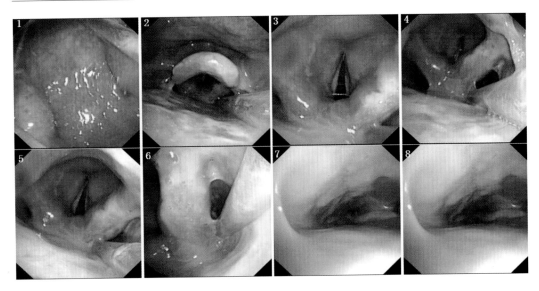

病例 79 图 9　2015 – 04 – 29 电子鼻咽喉镜

五、病例亮点

1. 局部晚期下咽癌治疗原则应为综合治疗，可以选择：①手术 + 术后放疗/放、化疗；②先诱导化疗；③同期放、化疗。本例病变治疗前分期为($T_{4a}N_0M_0$)，病变范围广，病变位于右侧梨状窝、右侧环后区，侵及右侧喉旁间隙、右侧甲状软骨、右侧舌骨支、环杓关节、右室带、右带状肌、舌会厌谷。病理类型为分化差的癌，可能对放、化疗敏感，如果放、化疗敏感，能够达到 CR，可以避免全喉全下咽手术，经 MDT 查房讨论，结合患者情况及患者意愿，先行诱导化疗 2 周期，肿瘤缩小明显，肿瘤对化疗敏感。诱导化疗后行同期放、化疗疗效满意，避免了全喉全下咽手术，既治愈了肿瘤，又保留喉和下咽的功能，保证患者日后的生活质量。

2. TP 方案诱导化疗 2 周期，肿瘤反应良好，毒副反应能够耐受，后续同期放、化疗基本能够耐受。

3. 先行诱导化疗患者，诱导化疗前需要行定位 CT，预留肿瘤基线情况，以避免诱导化疗后肿瘤明显缩小或完全消退，放疗时靶区勾画难以确定肿瘤范围，目前推荐的原则仍然是参考诱导化疗前肿瘤的范围，结合诱导化疗后肿瘤与所累及的解剖结构的相对关系勾画靶区。

4. 头颈部鳞癌诱导化疗有效患者，后续放疗时照射剂量不能降低。根据 NCCN 2016 指南，诱导化疗达到 CR 的患者，可以给予单纯放疗，可以不做同期化疗，但放疗剂量不降低。

5. 本例尽管局部病变晚，经过诱导化疗 + 同期放、化疗，局部区域控制良好，保留了患者喉和下咽的功能。

6. 随访患者未出现局部复发及远处转移。

参 考 文 献

［1］ NCCN guidelines version 2, 2017: Cancer of Hypopharynx. in: NCCN clinical practice guidelines in Onocology head and neck cancers version 2, 2017 – May 8, 2017. www. nccn. org.

［2］ Salama JK, Haddad R, Kies MS, et al. Clinical practice guidance for radioterapy planning after induction chemotherapy in locoregionally advanced head and neck cancer. Int J Radiat Oncol Biol Phys, 2009, 75 (3): 725 – 733

［3］ Posner MR, Norris CM, Wirth LJ, et al. Sequential therapy for the locally advanced larynx and hypopharynx cancer subgroup in TAX 324: survival, surgery, and organ preservation. Ann Oncol, 2009, 20: 921 – 927

［4］ Hitt R, Grau JJ, López – Pousa A, et al. A randomized phase III trial comparing induction chemotherapy followed by chemoradiotherapy versus chemoradiotherapy alone as treatment of unresectable head and neck cancer. Ann Oncol, 2014, 25: 216 – 225

［5］ Cohen EEW, Karrison TG, Kocherginsky M, et al. Phase III randomized trial of induction chemotherapy in patients with N_2 or N_3 locally advanced head and neck cancer. J Clin Oncol, 2014, 32: 2735 – 2743

［6］ Haddad R, O'Neill A, Rabinowits G, et al. Induction chemotherapy followed by concurrent chemoradiotherapy(sequential chemoradiotherapy)versusconcurrent chemoradiotherapy alone in locally advanced head and neck cancer(PARADIGM): a randomised phase III trial. Lancet Oncol, 2013, 14: 257 – 264

［7］ Lorch JH, Goloubeva O, Haddad RI, et al. Long term results of TAX324, a randomized phase III trial of sequential therapy with TPF versus PF in locally advanced squamous cell cancer of the head and neck. Lancet Oncol, 2011, 12: 153 – 159

［8］ Gibson MK, Forastiere AA. Reassessment of the role of induction chemotherapy for head and neck cancer. Lancet Oncol, 2006, 7: 565 – 574

（易俊林）

病例 80 局部晚期下咽癌手术 + 术后放疗

一、病历摘要

患者，男性，62 岁，汉族，已婚，北京市人。

主诉：声嘶 3 个月，进行性吞咽困难 2 个月。

现病史：患者 3 个月前出现声嘶，进行性加重，未给予特殊处理。近 2 个月患者出现吞咽梗阻感，且进行性加重，目前只能进流质食物，外院行颈部 CT 检查，提示下咽肿物，来我院就诊，门诊行活检提示中高分化鳞状细胞癌。起病以来，患者精神、食欲、睡眠欠佳，大小便正常，体重较前无明显下降。

体格检查：卡氏评分 80 分。间接喉镜可见下咽部不规则隆起型肿物，肿物主要位于右侧梨状窝外侧壁和下咽后壁。喉部右侧披裂略显肿胀，表面完整。会厌及左侧披裂正常。双侧声带基本完整。右侧声带固定，左侧声带活动尚可。间接鼻咽镜未见异常。右颈 Ⅱ、Ⅲ 区扪及多个肿大淋巴结，最大者大小约 2cm×1.5cm，质中等，边界清，活动欠佳，无压痛。心、肺、腹体检未见明显异常。

辅助检查：

2012 - 11 - 12 术前鼻咽喉镜示：下咽部可见不规则隆起型肿物，肿物主要位于右侧梨状窝外侧壁和下咽后壁，环后区及左侧梨状窝未见明显侵及，病变向下侵及到食管入口，食管入口处明显狭窄。喉部右侧披裂略显肿胀，表面完整。会厌及左侧披裂正常。双侧声带基本完整。右侧声带固定，左侧声带活动尚可，声门下未见明显异常（病例 80 图 1）。

2012 - 11 - 19 我院下咽 MRI：右侧梨状窝、下咽右侧壁结构消失，局部可见不规则分叶状软组织肿物，边界模糊，范围 4.5cm×3.5cm，侵犯右侧下咽旁间隙，侵犯右侧会厌披裂皱襞，压迫喉、下咽后壁，咽后间隙可见长约 5.8cm、厚约 2cm 软组织肿物，外缘达右侧颈鞘前缘，其内可见坏死区及含气空腔，病变下缘与甲状腺右叶分界不清。右侧颈深组、右侧气管食管沟多发肿大淋巴结，大者短径约 1.7cm。左侧多发淋巴结，左上颈大者短径约 0.8cm（病例 80 图 2）。

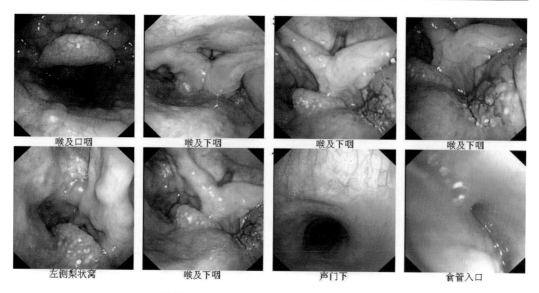

喉及口咽　　　　喉及下咽　　　　喉及下咽　　　　喉及下咽

左侧梨状窝　　　　喉及下咽　　　　声门下　　　　食管入口

病例 80 图 1　2012 - 11 - 12 术前鼻咽喉镜

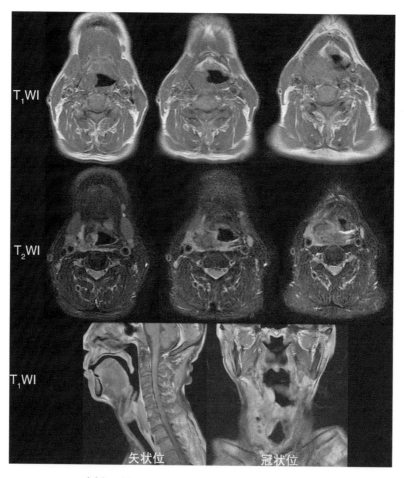

T_1WI

T_2WI

T_1WI

矢状位　　　　冠状位

病例 80 图 2　2012 - 11 - 19 我院术前下咽 MRI

胸部 CT、腹部超声、骨扫描、食管镜未发现第二原发肿瘤和远处转移征象。血常规、肝肾功能检查未见异常。

入院诊断：

1. 下咽（梨状窝）高 – 中分化鳞癌　侵犯右侧梨状窝、环后区、咽后壁，累及右侧下咽旁间隙、右侧会厌披裂皱襞、咽后间隙、环状软骨、颈段食管、右侧颈鞘前缘、甲状腺右叶，右侧颈深组、右侧气管食管沟多发肿大淋巴结转移 $T_{4a}N_{2b}M_0$ ⅣA 期（UICC/AJCC 分期第 7 版）。

2. 肺气肿。

二、诊断依据

根据患者病史、影像学、查体、辅助检查及病理结果，患者下咽鳞癌的诊断可确定，病变位于右侧梨状窝、环后区、咽后壁，累及右侧下咽旁间隙、右侧会厌披裂皱襞、咽后间隙、环状软骨、颈段食管、右侧颈鞘前缘、甲状腺右叶（T_{4a}）。右侧颈深组、右侧气管食管沟多发肿大淋巴结转移（N_{2b}），远转相关检查未发现远处转移（M_0），目前分期为 $T_{4a}N_{2b}M_0$ ⅣA 期（UICC/AJCC 分期第 7 版）。

三、治疗策略

根据患者的病史、查体、辅助检查以及活检病理，下咽癌诊断成立。患者肿瘤累及右侧梨状窝、咽后壁、甲状软骨板，向上累及口咽，向下累及食管入口超过 2cm，影像学检查提示颈部和气管食管沟有肿大淋巴结，治疗前分期为 $T_{4a}N_{2b}M_0$。根据 NCCN 指南推荐，局部晚期下咽癌，首选原发肿瘤手术切除 + 颈部清扫治疗；亦可以考虑选择先诱导化疗，根据诱导化疗疗效，决定手术 + 术后放疗/放、化疗或者同期放、化疗；或选择直接同期放、化疗。

四、治疗方案

本例患者肿瘤累及范围广、负荷大，肿瘤累及食管，无保留喉器官及功能手术的可能性，经我院头颈肿瘤 MDT 组讨论，结合既往肿瘤累及食管入口患者非手术治疗效果欠佳，以及患者能够接受不保留喉功能手术的选择，决定行手术 + 术后放疗/放、化疗综合治疗方案。

患者于 2012 – 11 – 28 在我院行"全喉全下咽及颈段食管切除术 + 右侧功能性颈清扫 + 气管造瘘 + 游离空肠代颈段食管术"，术中见肿物位于右侧梨状窝、环后区，向上达口咽水平（舌骨上 0.5cm），向下侵及颈段食管及入口约 2cm，近环周，向外侵及右侧甲状腺。术后病理："全喉下咽颈段食管"下咽及颈段食管中分化鳞状细胞癌。肿瘤侵及横纹肌，累及甲状软骨，紧邻甲状腺，未累及左右喉室及气管壁。舌根切缘、气管切缘、食管前切缘、食管后切缘、口咽右后切缘未见癌。食管后切缘局灶鳞状上皮呈中度不典型增生。淋巴结未见转移。

2012 – 12 – 26 我院术后颈部 MR："全喉全下咽颈段食管切除术后"复查，现所见如下：①下咽、食管局部结构紊乱，局部未见肿物，可见小片状强化区，倾向治疗后改变；②左侧上颈深多发小淋巴结，大者约 0.9cm × 0.6cm，左侧颌下数枚小淋巴结，余颈部未见肿大淋巴结（病例 80 图 3）。

患者术后病理未提示有切缘阳性和淋巴结转移，根据 NCCN 指南原则，术后给予单纯放疗。由于常规放疗不可避免地造成肿瘤周围正常组织的损伤，导致严重口干、张口受限等并发症,影响患者治疗后的生活质量。为了减少肿瘤周围正常组织的放射损伤,同时提高肿瘤靶区照射剂量,提高肿瘤的局控率,计划采用调强放疗技术。放疗过程可能出现下列不良反应:①局部疼痛;②骨髓抑制;③发热;④下咽及食管大出血;⑤放射性口腔炎;⑥放射性皮炎;⑦免疫抑制;⑧放射性第二原发癌等。以上治疗考虑治疗副反应及预后等情况,均告知患者及家属,并取得患者同意和理解。

放射治疗方案:患者已行手术治疗,术后检查未发现肿瘤残存。术后给予单纯放疗,采用调强放疗技术。

靶区:CTV 包括下咽肿瘤瘤床、空肠代食管区 + 双颈Ⅱ~Ⅵ区淋巴结引流区。颈部淋巴引流区上界为颈静脉出颅处。下界:胸锁关节下缘。CTV 在肿瘤原发灶区域周围外放 2.5cm。

PTV 为 CTV 外放 0.3cm(病例 80 图 4)。

处方剂量:95% PTV:5460cGy/210cGy/26Fx。剂量体积直方图(DVH)如病例 80 图 5 所示。

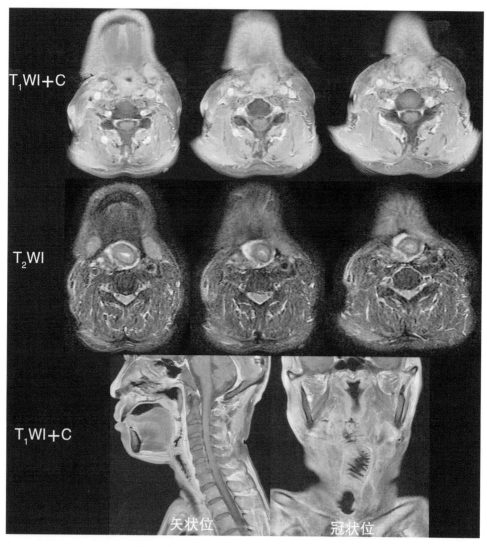

病例 80 图 3　2012 - 12 - 26 我院术后颈部 MR

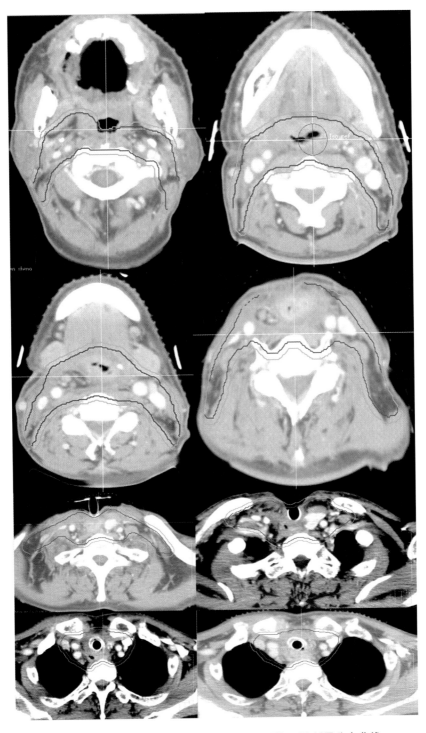

病例 80 图 4　靶区勾画，调强放疗计划剂量靶区及剂量分布曲线

注：宝蓝色:CTV1；绿色:PTV

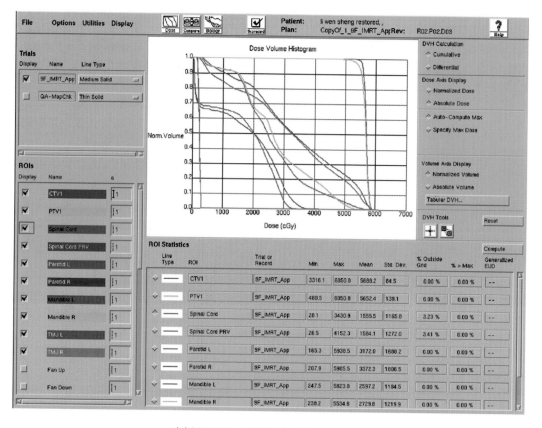

病例 80 图 5　剂量体积直方图(DVH)

注：Dose Volume Histogram：剂量体积直方图；Norm Volume：正常组织体积；ROI Statistics：感兴趣区统计量

2013 - 03 - 27(术后放疗后)复查下咽 MR 示："下咽肿物放射治疗后"复查,与 2012 - 11 - 19 MR 比较：①下咽、喉、食管上段结构略紊乱,未见明确肿物,局部片状强化区,倾向治疗后改变；②左侧颌下小淋巴结,大者 0.6cm × 0.7cm,余颈部未见肿大淋巴结(病例 80 图 6)。

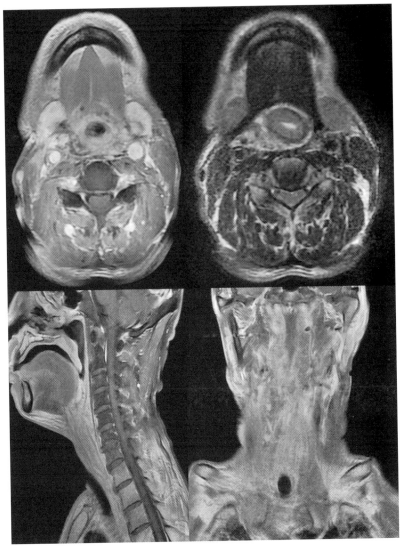

病例 80 图 6　2013 - 03 - 27(术后放疗后)复查下咽 MR

注: 左上 T_1WI 增强, 右上 T_2WI, 左下矢状位的增强 T_1, 右下冠状位的增强 T_1

随访:

2013 - 03 - 29(术后放疗后)鼻咽喉镜示: 口底肠吻合口距门齿约为 10cm, 吻合口局部未见明显肿物及溃疡, 吻合口无明显狭窄, 内镜顺利通过。所见空肠黏膜充血、水肿且局部可见糜烂灶。肠食管吻合口距门齿约为 25cm, 吻合口黏膜充血、水肿, 吻合口处未见明显肿物及溃疡, 吻合口环形狭窄, 超细内镜通过困难但尚可通过。余所见食管黏膜充血、粗糙, 碘染色食管黏膜呈虎皮样改变, 以距门齿为 30 ~ 31cm, 11:00 ~ 13:00位为著。食管胃交界距门齿约为 38cm。贲门、胃底及胃体未见明显异常, 胃窦部黏膜充血、粗糙, 幽门充血、水肿。所见十二指肠未见明显异常(病例 80 图 7)。

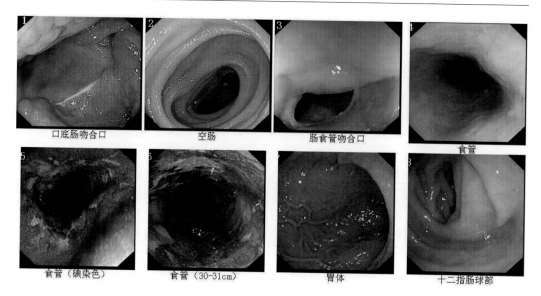

病例80 图7　2013 - 03 - 29(术后放疗后)鼻咽喉镜

末次随访情况(13911318836)：患者2014 - 01 - 09复查胸部CT，考虑双肺多发转移灶较前增大，化疗控制肺部病灶。化疗方案：紫杉醇 + 奈达铂6个周期，口服替吉奥2周。疗效评价：PD。

五、病例亮点

1. 局部晚期下咽癌治疗原则应为综合治疗，可以选择：①手术 + 术后放疗/放、化疗；②先诱导化疗；③同期放、化疗。本例病变治疗前分期为$T_{4a}N_{2b}M_0$，病变范围广，累及口咽和颈段食管，肿瘤负荷大，根据既往我院治疗经验，同期放、化疗或者诱导 + 同期放、化疗无法达到满意肿瘤控制效果，且无行保留喉功能手术的可能性，T_{4a}肿瘤仍为可手术治疗病例，肿瘤侵犯上界达到口咽水平，为保证足够安全手术边界，游离空肠修复组织缺损较为理想；但需要有富有经验的、高水平的头颈肿瘤外科团队。我院头颈肿瘤外科下咽癌治疗经验丰富，能够行全喉全下咽全食管切除 + 空肠代食管的高难度手术。结合患者的意愿，经头颈肿瘤MDT讨论，决定先行手术治疗。手术非常成功，达到了R0切除，术后患者进食功能得以保证。

2. 根据术后病理结果，结合术前影像学检查，给予术后放疗。本例尽管局部病变晚，经过根治性手术治疗(R0切除) + 术后放疗，局部区域控制良好，随访到患者出现远处转移时，局部区域无复发。

3. 本例因为进行了空肠代食管手术，空肠耐受剂量较低，为兼顾肿瘤控制和空肠耐受量，故术后放疗剂量为5400cGy。放疗过程中耐受良好。

4. 局部晚期下咽癌的失败模式主要为远处转移。本例随访到术后15个月时发现双肺转移，提示局部晚期下咽癌治疗中如何降低远处转移的发生率是需要研究的方向。

参 考 文 献

［1］ NCCN guidelines version 2, 2017: Cancer of Hypopharynx. in: NCCN clinical practice guidelines in Onocology head and neck cancers. www. nccn. org. version 2, 2017

［2］ Garcia – Cabo Herrero P, Fernandez – Vanes L, Lopez Alvarez F, et al. Results of total laryngectomy as treatment for locally advanced hypopharyngeal cancer. Acta otorrinolaringologica espanola, 2017, 68(6): 328 – 335

［3］ Joo YH, Cho KJ, Park JO, et al. Surgery with postoperative radiotherapy for pN_2 head and neck squamous cell carcinoma. Acta oto – laryngologica, 2013, 133(10): 1104 – 1109

［4］ Hoffmann M, Saleh – Ebrahimi L, Zwicker F, et al. Long term results of postoperative Intensity – Modulated Radiation Therapy(IMRT) in the treatment of squamous cell carcinoma(SCC) located in the oropharynx or oral cavity. Radiat Oncol, 2015, 10: 251

［5］ Liu SH, Chao KS, Leu YS, et al. Guideline and preliminary clinical practice results for dose specification and target delineation for postoperative radiotherapy for oral cavity cancer. Head & neck, 2015, 37(7): 933 – 939

［6］ Pagh A, Grau C, Overgaard J. Failure pattern and salvage treatment after radical treatment of head and neck cancer. Acta Oncol, 2016, 55(5): 625 – 632

［7］ Yao M, Lu M, Savvides PS, et al. Distant metastases in head – and – neck squamous cell carcinoma treated with intensity – modulated radiotherapy. International journal of radiation oncology, biology, physics, 2012, 83(2): 684 – 689

［8］ Gupta T, Jain S, Agarwal JP, et al. Prospective assessment of patterns of failure after high – precision definitive(chemo) radiation in head – and – neck squamous cell carcinoma. International journal of radiation oncology, biology, physics, 2011, 80(2): 522 – 531

（易俊林）

病例81 局部晚期下咽癌同期化放疗

一、病历摘要

患者，男，58岁，汉族，已婚，内蒙古人，2013 - 12 - 09 首次入院。

主诉：发现颈部淋巴结肿大半年。

现病史：患者 2013 - 05 发现左颈部包块，大小约 2cm×1.5cm，无疼痛，无吞咽困难、梗阻及声嘶、咳嗽等不适，未重视，后包块逐渐增大至 4cm×3cm 大小，偶伴轻度疼痛。2013 - 12 - 09 至我院就诊，行肿大淋巴结穿刺，细胞学病理示：鳞癌细胞。2013 - 12 - 12 行腔镜检查见：下咽部左侧梨状窝近尖部可见不规则肿物，下咽部较僵硬，无法充分张开，病变下界未见，环后区未充分显露。下咽后壁和右侧梨状窝基本平整。免疫组化：AE1/AE3(2 +)，P40(+)，p63(2 +)。查 MRI 及 CT 均提示：下咽癌，侵及左侧梨状窝、左侧室带，左颈部、左侧锁骨上、左侧气管食管沟及纵隔1区多发转移淋巴结。患者患病后一般情况可，睡眠可。起病半年来体重下降约8kg。

体格检查：卡氏评分90分。左侧颌下可触及一包块，约 2cm×1.5cm，质软，活动可，边界清，无压痛。左颈Ⅲ区可触及一肿物，大小约 5.8cm×2.8cm，质中等，活动可，边界清，无压痛。心、肺、腹体检未见明显异常。

辅助检查：

2013 - 12 - 12 电子鼻咽喉镜示：下咽左侧梨状窝近尖部可见不规则肿物，下咽部僵硬，无法充分张开，病变下界未见，环后区未充分暴露。下咽喉壁及右侧梨状窝基本平整，未见明显侵及。喉部结构完整，黏膜光滑。左侧声带活动略受限，右侧声带活动正常（病例81 图1）。

2013 - 12 - 23 MRI 示：左侧梨状窝变小、全周性管壁增厚伴强化，最大截面 1.2cm×2.4cm，外缘模糊，侵犯左侧室带。右侧梨状窝、咽后壁未见明确受累。左侧中下颈深组、左侧锁骨上、左侧气管食管沟多发肿大淋巴结，部分融合成团，左中颈大者短径约 2.7cm，不均匀强化伴坏死，与左侧颈静脉、胸锁乳突肌分界不清。双上颈及颌下、右中下颈多发淋巴结，边界尚清，大者短径约1cm（病例81 图2）。

2013 - 12 - 23 CT 示左侧梨状窝变小，可见增厚的软组织影，最厚达 1.1cm，轻度强化。左颈深、左侧颌下、左侧锁骨上、左侧气管食管沟及纵隔1区多发肿大淋巴结，部分融合成团，大者位于左颈中深、大小约 3.7cm×3cm，边界与左侧颈静脉分界不清。余颈部、纵隔及双肺门未见明确肿大淋巴结。

2013 - 12 - 23 超声：左颈、左锁骨上探及多发肿大淋巴结，大者约 4.0cm×2.4cm，边界欠清，内回声不均，CDFI 探及丰富血流信号。右颈未见明确肿大淋巴结。血常规、生化未见异常。

入院诊断：

下咽低分化鳞癌。

侵及左侧梨状窝、左侧室带。

左颈部、左侧锁骨上、左侧气管食管沟多发淋巴结转移。

UICC/AJCC 分期第 7 版：$T_2N_{2b}M_0$ ⅣA 期。

二、诊断依据

根据患者病史、影像学、查体、辅助检查及病理结果，患者下咽鳞癌的诊断可确定，根据目前"UICC/AJCC 分期第 7 版"，肿瘤侵及左侧梨状窝、左侧喉室；左颈部、左侧锁骨上、左侧气管食管沟多发淋巴结转移，淋巴结最大径小于 6cm；目前各项检查未见明显远处转移征象，M 分期定为 M_0。目前 UICC/AJCC 分期第 7 版：$T_2N_{2b}M_0$ ⅣA 期。

三、治疗策略

根据患者的病史、查体、辅助检查以及病理，考虑下咽癌诊断明确。患者 T 早，但 N 晚，预后差。根据 NCCN 指南建议，局部晚期下咽癌，首选手术治疗；亦可以考虑选择先诱导化疗，根据诱导化疗疗效决定手术 + 术后放疗/放、化疗或者同期放、化疗；亦可以选择直接同期放、化疗。该患者拒绝手术，经 MDT 查房讨论，决定先行同期放、化疗，照射至 DT 5000cGy 时复查，如患者肿瘤消退明显，可行根治性放、化疗；如肿瘤残存消退不理想(肿瘤体积缩小 <80%)，终止同期放、化疗，建议患者接受手术治疗。

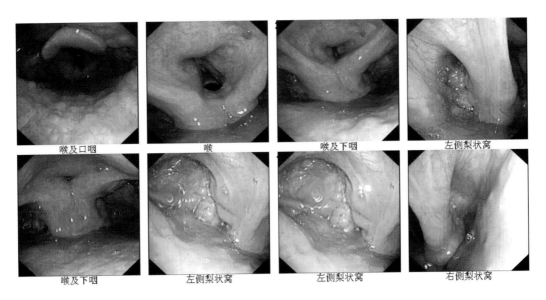

病例 81 图 1　2013 - 12 - 12 电子鼻咽喉镜

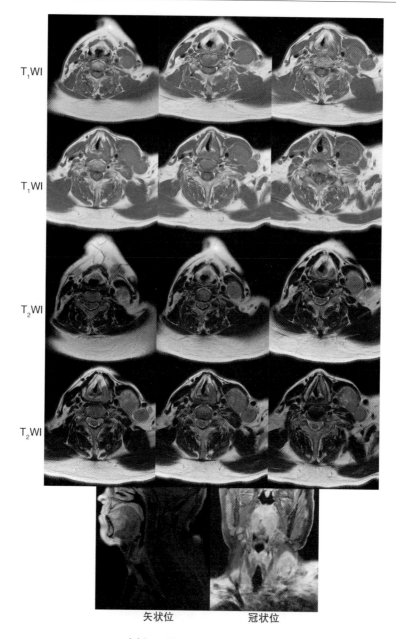

病例 81 图 2　2013 – 12 – 23 MRI

四、治疗方案

1. 同步化放疗　调强放疗(2014 – 01 – 08 至 2014 – 02 – 21):靶区范围:GTVp 为左侧梨状窝原发病灶,GTVnd 为左颈Ⅱ区、Ⅲ区、Ⅳ区,锁骨上及最上纵隔肿大淋巴结,CTV1 包括 GTVp 及周围高危区域(喉、下咽、部分口咽)、GTVnd、双侧Ⅱ区(至颅底)、Ⅲ区、Ⅳ区、Ⅴ区、锁骨上区及最上纵隔淋巴引流区。PGTVp 为 GTVp 向前上外放 8mm,左右后下外放 5mm;PTV1 为 CTV1 外放 3mm(病例 81 图 3)。

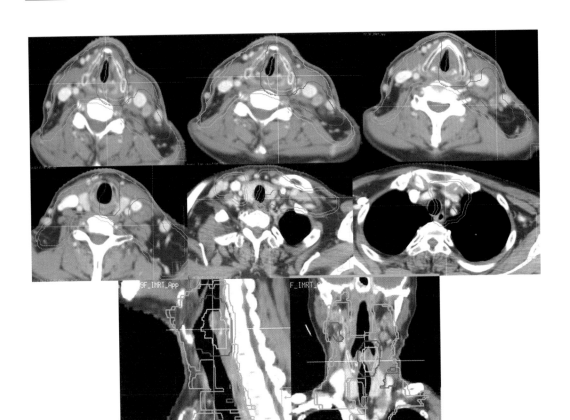

病例 81 图 3 靶区勾画，调强放疗计划剂量靶区及剂量分布曲

注：浅黄色：GTVp；紫色：GTVnd；绿色：CTV1；红色：PGTVp

处方剂量：95% PGTVp：6996cGy/212cGy/33Fx，95% GTVnd：6996cGy/212cGy/33Fx，95% PTV1：6006cGy/182cGy/33Fx(病 81 图 4)。

同步化疗：2014-01-08 至 2014-01-21 行 2 周期化疗，顺铂 $100mg/(m^2 \cdot 21d)$，顺铂总量 360mg。

2. 放疗 DT 5000cGy 疗效评价 PR。肿瘤明显缩小，经头颈肿瘤 MDT 联合查房讨论，继续根治性放、化疗。

2014-02-07 电子鼻咽喉镜示："下咽癌放疗中"下咽部左侧梨状窝肿物较前消退明显，表面变平，左侧梨状窝尖部黏膜仍增厚，余下咽部尖部平整(病例 81 图 5)。

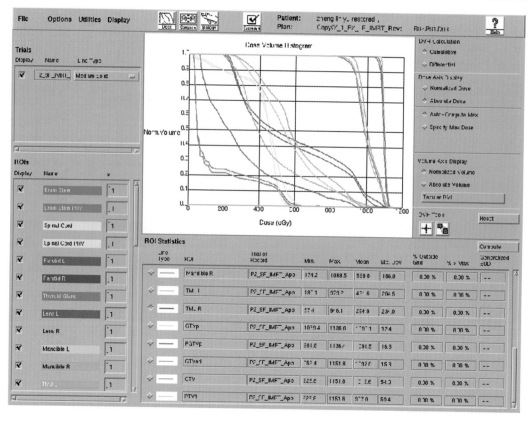

病例 81 图 4　剂量体积直方图(DVH)

注:Dose Volume Histogram:剂量体积直方图;Norm Volume:正常组织体积;ROI Statistics:感兴趣区统计量

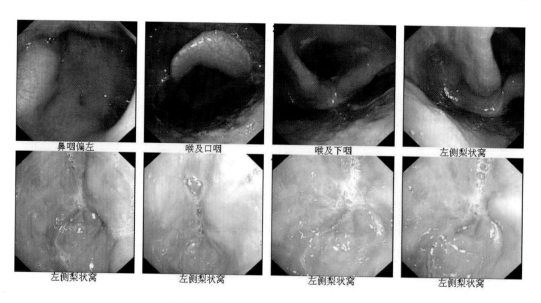

病例 81 图 5　2014 - 02 - 07 电子鼻咽喉镜

2014 - 02 - 08 口咽 MR 示:"下咽癌放疗中"复查,与 2013 - 12 - 24 MRI 比较:①左侧梨状窝肿物较前明显缩小,现最厚处约 0.8cm,T_2/FS 呈稍高信号,增强后可见轻度强化;②左侧中下颈深组、左侧锁骨上、左侧气管食管沟多发淋巴结较前缩小,现大者短径约 1.3cm,请继续追随;③双颈上及颌下、右中下颈多发淋巴结,较前缩小,现大者短径约为 0.7cm(病例 81 图 6)。

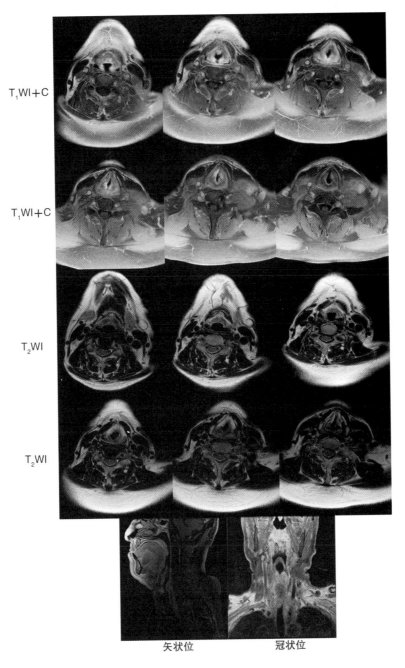

病例 81 图 6　2014 - 02 - 08 口咽 MRI 平扫

3. 同期放、化疗后疗效及毒副反应评价　治疗期间出现Ⅱ度口干，Ⅱ度皮肤反应，Ⅰ度黏膜反应，Ⅱ度骨髓抑制。积极予对症处理后症状好转。

4. 放疗结束后疗效评价　CR。

2014 - 02 - 24 电子鼻咽喉镜："下咽癌放疗末"复查，左侧梨状窝表面恢复平整，下咽部未见明显肿瘤征象(病例81图7)。

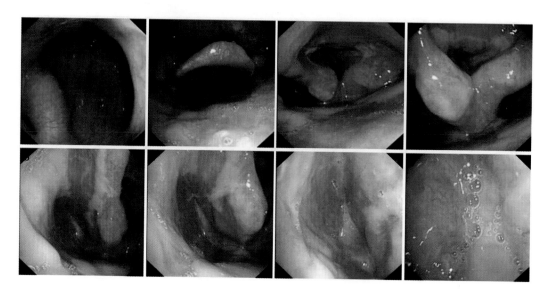

病例 81 图 7　2014 - 02 - 24 电子鼻咽喉

2015 - 02 - 25 行口咽 MRI 平扫："下咽癌放疗后"，与 2014 - 02 - 08 口咽 MRI 相比：①双侧梨状窝膨胀可，双侧会厌披裂、会厌跟、环后区及双侧室带厚部增厚伴强化，左侧室带前缘结节状增厚较前明显，放疗后水肿改变？②左侧中下颈深组、左侧锁骨上、左侧气管食管沟多发淋巴结较前缩小，现大者短径约0.9cm；③双颈上及颌下、右中下颈多发淋巴结，大致同前(病例81图8)。

2017 - 04 末次随访，患者无瘤生存。

五、病例亮点

1. 根据患者的病史、查体、辅助检查以及病理考虑下咽癌诊断明确。患者 T 相对较早，侵及左侧梨状窝、左侧室带；但 N 晚，左颈部、左侧锁骨上、左侧气管、食管沟多发淋巴结转移，远转概率大。根据 NCCN 指南建议，局部晚期下咽癌首选手术治疗；亦可以考虑选择先诱导化疗，根据诱导化疗疗效决定手术＋术后放疗/放、化疗；亦可以选择直接同期放、化疗。患者拒绝首先手术，经 MDT 查房讨论，决定先行同期放、化疗，照射至 DT 5000cGy 时复查，如患者肿瘤消退明显，可行根治性放、化疗；如肿瘤残存消退不理想(肿瘤体积缩小＜80%)，终止同期放、化疗，建议患者接受手术治疗。

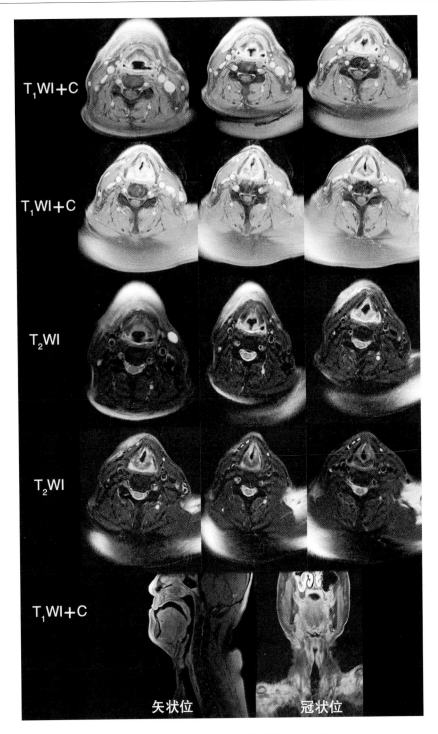

病例 81 图 8　2014 - 02 - 08 口咽 MRI 平扫

　　2. 本例尽管分期晚，经过同期放、化疗，局部区域控制良好，淋巴结消退满意，避免了手术，保留了患者喉和下咽的功能以及颈清扫带来的颈部及肩部功能影响。

3. 随访患者未出现局部复发及远处转移，疗效相当满意。

参 考 文 献

[1] NCCN guidelines version 2, 2017: Cancer of Hypopharynx. in: NCCN clinical practice guidelines in Onocology head and neck cancers. www. nccn. org. version 2, 2017

[2] Paximadis P, Yoo G, Lin HS, et al. Concurrent chemoradiotherapy improves survival in patients with hypopharyngeal cancer. International journal of radiation oncology, biology, physics, 2012, 82(4): 1515 – 1521

[3] Hsiao HT, Leu YS, Chang YC, et al. Voice and swallowing after laryngopharyngectomy and free ileocolic flap reconstruction for hypopharyngeal cancer. Annals of plastic surgery, 2009, 62(4): 390 – 394

[4] Lin SS, Massa ST, Varvares MA. Improved overall survival and mortality in head and neck cancer with adjuvant concurrent chemoradiotherapy in national databases. Head & neck, 2016, 38(2): 208 – 215

[5] Gyawali B, Shimokata T, Honda K, et al. Chemotherapy in locally advanced head and neck squamous cell carcinoma. Cancer treatment reviews, 2016, 44: 10 – 16

[6] Krstevska V. Evolution of treatment and high – risk features in resectable locally advanced Head and Neck squamous cell carcinoma with special reference to extracapsular extension of nodal disease. Journal of BUON: official journal of the Balkan Union of Oncology, 2015, 20(4): 943 – 953

[7] Boscolo – Rizzo P, Maronato F, Marchiori C, et al. Long – term quality of life after total laryngectomy and postoperative radiotherapy versus concurrent chemoradiotherapy for laryngeal preservation. The Laryngoscope, 2008, 118(2): 300 – 306

[8] Laskar SG, Agarwal JP, Srinivas C, et al. Radiotherapeutic management of locally advanced head and neck cancer. Expert review of anticancer therapy, 2006, 6(3): 405 – 417

（易俊林）

病例 82　局部晚期下咽癌术前同期放化疗 + 手术

一、病历摘要

男性，45 岁，汉族，已婚，河南人，个体户，2011 – 11 – 21 入院。

主诉： 咽部不适 6 个月，吞咽不畅 1 个月余。

现病史： 患者 6 个月前无明显诱因出现咽部不适，就诊当地医院考虑咽部囊肿，未行进一步诊治。1 个月前患者出现吞咽不畅加重，饮食时有呛咳，在哈尔滨××医院检查发现右侧下咽侧壁有菜花样新生物，行活检病理，经我院会诊示鳞状细胞癌。患者无发热、呼吸困难、声音嘶哑、痰中带血，二便正常、睡眠可，体重近期有下降。

既往史： 无特殊疾病史，无吸烟嗜好，偶尔饮酒，无肿瘤家族史。

体格检查： 卡氏评分 90 分。鼻咽部对称，结构标志清，未见明显新生物。双侧扁桃体 II 度大，表面无溃疡及脓点。间接喉镜下右侧梨状窝可见粗糙不平新生物，表面呈菜花样，双侧声带活动正常，右颈中部触及肿大淋巴结。

辅助检查：

2011 – 11 – 16 电子鼻咽喉镜：下咽部右侧壁后壁可见菜花样新生物，病变上界平会厌尖平面，向下侵及右侧梨状窝，达梨状窝尖，未侵及食管入口。双侧声带活动未受限（病例 82 图 1）。

2011 – 11 – 30 行口咽 MRI 示：右侧梨状窝不规则肿物，约 4.2cm × 2.7cm，病变侵犯咽后壁、右侧会厌皱襞及右侧喉室，贴邻右侧甲状软骨板；向上达舌上缘水平，向下达环状软骨上缘。病变在 T_1WI 上呈等信号，在 T_2WI/FS 上呈高信号，增强扫描明显强化。双侧颈深上、右颈中下深组、双侧颌下可见多发肿大淋巴结，大者约 1.4cm × 1cm，位于右侧，信号不均，增强扫描不均匀强化，内见坏死区（病例 82 图 2）。

颈胸 CT、腹部超声、骨扫描及胃镜检查除外第二原发和远处转移。血常规、肝肾功能检查未见异常。

入院诊断：

下咽咽后壁鳞癌：侵犯右侧梨状窝、右侧喉旁间隙、环后区、右侧会厌皱襞。

右颈 II、III 区淋巴结转移。

UICC/AJCC 分期第 7 版：$T_3N_{2b}M_0$ IV A 期。

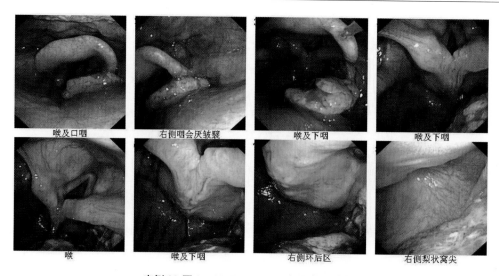

喉及口咽	右侧咽会厌皱襞	喉及下咽	喉及下咽
喉	喉及下咽	右侧环后区	右侧梨状窝尖

病例 82 图 1　2011 - 11 - 16 电子鼻咽喉镜

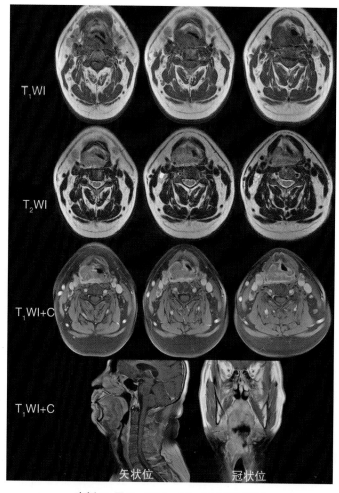

T_1WI

T_2WI

T_1WI+C

T_1WI+C

矢状位　　　冠状位

病例 82 图 2　2011 - 11 - 30 口咽 MRI

二、诊断依据

患者原发灶下咽部已有病理证实，根据目前国内 UICC/AJCC 分期第 7 版标准，右侧梨状窝壁、咽后壁增厚，局部形成不规则软组织肿物，大小约 $3.9cm \times 2.7cm$，侵犯右侧梨状窝、右侧喉旁间隙、环后区、右侧会厌皱襞，T 分期定为 T_3。右颈 Ⅱ、Ⅲ 区多个 < 6cm 的淋巴结转移，N 分期定为 N_{2b}，目前各项检查未见明显转移征象，M 分期定为 M_0，分期为 $T_3N_{2b}M_0$ ⅣA 期。

三、治疗策略

根据 NCCN 指南建议，局部晚期下咽癌首选手术治疗；亦可以考虑选择先诱导化疗，根据诱导化疗疗效决定手术 + 术后放疗/放、化疗；亦可以选择直接同期放、化疗。手术治疗因下咽癌受解剖结构限制，组织缺损修复困难。部分下咽癌放、化疗敏感性好，可以选择同期放、化疗，我院的经验选择"术前同步放、化疗 + 手术"的治疗方案，可能更优于根治性同期放、化疗 + 手术挽救的治疗策略。如果肿瘤在术前放疗剂量（DT 5000cGy）联合化疗时肿瘤缩小不满意，进行手术治疗可以避免根治性放、化疗带来的正常组织损伤，以及手术并发症高的缺点。本例患者拒绝手术，经头颈肿瘤组 MDT 查房讨论，决定先行同期放、化疗，根据 DT 5000cGy 肿瘤疗效决定后续治疗方案。

四、治疗方案

1. 同步放、化疗（2011 - 12 - 07 至 2012 - 01 - 10）

（1）同步化疗：顺铂 $40mg/m^2$，每周 1 次 ×5 周。

（2）调强放疗：靶区如下（病例 82 图 3）。

大体靶区：GTVp 为原发病灶，PGTVp 为 GTVp 外放 4～9mm，GTVnd 为右侧 Ⅱ、Ⅲ 区阳性淋巴结。

临床靶区 1（高危区）CTV1：GTVp + GTVnd 外放至少 2cm，以解剖结构为限制，同时包括双侧 Ⅱ、Ⅲ、Ⅴ 区，右侧 Ⅰb、Ⅳ 区淋巴结引流区。PTV1 为 CTV1 外放 3mm。

临床靶区 2（预防照射区）CTV2：为左侧 Ⅳ 区淋巴结，PTV2 为 CTV2 外放 3mm，所有 PTV 均限制在皮缘下 3mm，但不小于各自对应的靶区。

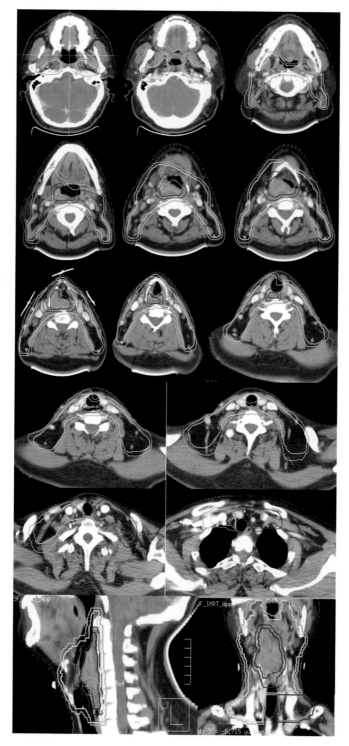

病例 82 图 3　靶区勾画

注：调强放疗计划剂量靶区及剂量分布曲线红色为 GTVp，橘红色为 GTVnd，深蓝色为 PGTVp，绿色为 CTV1，浅蓝色为 PTV1，黄色为 CTV2，紫色为 PTV2

（3）处方剂量：95% PGTVp 6996cGy/212cGy/33Fx；95% GTVnd 6996cGy/212cGy/33Fx；95% PTV1 6006cGy/182cGy/33Fx；95% PTV2 5096cGy/182cGy/28Fx（病例 82 图 4）。

（4）放疗 DT 5300cGy 疗效评价：PR。肿瘤有缩小，但仍有明显残留，未达到肿瘤体积缩小 80% 的目标，经头颈肿瘤 MDT 联合查房讨论，建议休息 4 周后行手术治疗。

2012 - 01 - 06 电子鼻咽喉镜：下咽癌放疗中，肿物消退较为明显，表面较前明显平整，下咽后壁偏右侧及右侧梨状窝表面伪膜覆盖，仍欠光滑（病例 82 图 5）。

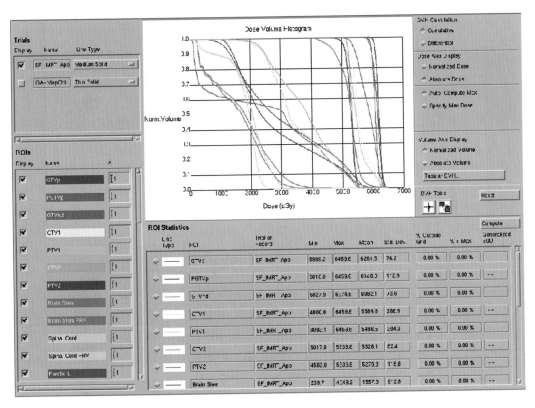

病例 82 图 4　剂量体积直方图（DVH）

注：Dose Volume Histogram：剂量体积直方图；Norm Volume：正常组织体积；ROI Statistics：感兴趣区统计量

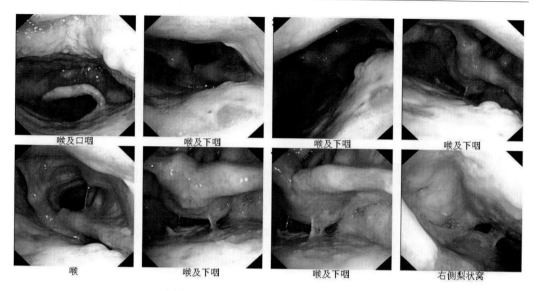

喉及口咽	喉及下咽	喉及下咽	喉及下咽

喉	喉及下咽	喉及下咽	右侧梨状窝

病例 82 图 5　2012 - 01 - 06 电子鼻咽喉镜

2012 - 01 - 06 口咽 MR："下咽癌同步放、化疗"。①右侧梨状窝可见不规则肿物,较前明显缩小,现右侧梨状窝较对侧稍窄,局部黏膜仍增厚,可见欠均匀强化;②双侧颈上深、右颈中下深组、双侧颌下多发肿大淋巴结,较前缩小,现大者约 1.3cm × 0.7cm(病例 82 图 6)。

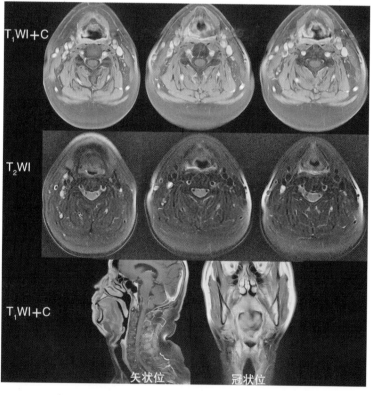

病例 82 图 6　2012 - 01 - 06 口咽 MR

（5）患者在 95% PGTVp 5300cGy/212cGy/25Fx；95% GTVnd 5300cGy/212cGy/25Fx；95% PTV1 4550cGy/182cGy/25Fx；95% PTV2 4550cGy/182cGy/25Fx。患者因放疗黏膜反应较大，坚决要求终止放疗。

（6）放疗期间出现Ⅲ度黏膜反应、Ⅰ度口干、Ⅰ度皮肤反应、Ⅰ度食欲缺乏、Ⅰ度恶心呕吐，积极给予对症处理后症状好转。

（7）术前剂量（DT 5300cGy）放疗结束 1 个月疗效评价：PR。

2012 - 02 - 22 行电子鼻咽喉镜示：下咽癌放疗后，下咽后壁右侧局部黏膜仍欠光滑，仍可疑残留（病例 85 图 7）。

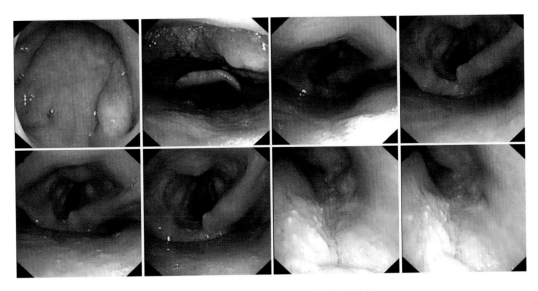

病例 82 图 7　2012 - 2 - 22 电子鼻咽喉镜

2012 - 02 - 22 行口咽 MR 示："下咽癌术前放疗 1 个月"复查，与 2012 - 01 - 06MR 比较：①右侧梨状窝较对侧稍窄，局部黏膜仍增厚，可见欠均匀强化；②双侧颈上深、右颈中下深组、双侧颌下多发肿大淋巴结，较前缩小，现大者约 1cm × 0.6cm（病例 82 图 8）。

2. 手术治疗　2012 - 03 - 09 行保留喉的下咽癌根治术 + 气管切开术 + 右侧颈淋巴结清扫术。术后病理：鳞状上皮黏膜下仍可见小灶鳞状细胞残存，肿瘤呈重度退行性改变，周围可见大量炎细胞增生及多核巨细胞形成，符合重度治疗后反应。肿瘤未累及甲状软骨板，梨状窝内侧切缘、梨状窝尖切缘、咽后壁切缘、咽皱襞切缘及咽缩肌切缘均未见癌。右颈Ⅳ区淋巴结（3/8）转移，其余Ⅱ、Ⅲ、Ⅴ区未见癌转移。

五、病情演变

放疗结束后每 3 个月复查，2013 - 10 我院 CT：右侧梨状窝结构紊乱，局部软组织影明显增多，边界不清，累及右侧甲状软骨、真假声带，下咽及喉腔狭窄，考虑肿瘤复发，颏下、双侧颌下、双侧下颈及右侧气管食管沟可见多个肿大淋巴结，大者 1.3cm × 1.1cm，考虑转移。

2013 - 10 喉镜：考虑肿瘤复发。活检病理：鳞状细胞癌。

2013 - 11 - 04 我院行全喉切除 + 淋巴结清扫术。右侧下咽中低分化鳞状细胞癌，伴大量脉管瘤栓。肿瘤累及会厌黏膜、会厌软骨及会厌前间隙；累及前联合及左侧室带；累及右侧杓会皱襞及右侧声带、室带，浸透甲状软骨板达颈前肌肉，累及右侧甲状腺。未累及左侧声带、杓会皱襞、气管及舌骨，切缘未见癌。淋巴结转移癌（21/50），部分侵至淋巴结被膜外。

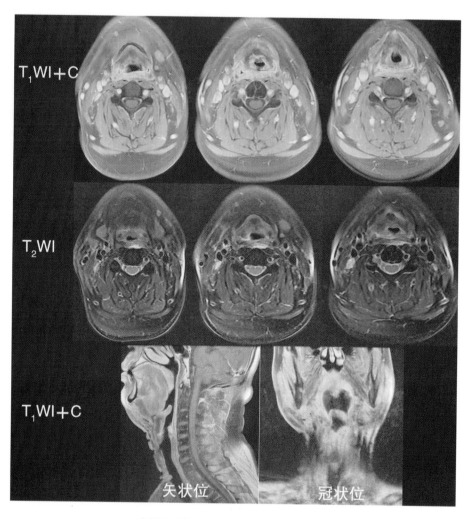

病例 82 图 8　2012 - 01 - 06 口咽 MRI

六、病例亮点及经验

1. 本病例是一个局部晚期下咽癌患者（ⅣA 期），肿瘤局部范围广。接受术前同步放化后，肿瘤退缩明显，但仍未达到肿瘤体积缩小 80% 的目标，在术前剂量完成后，终止同期放、化疗，接受手术治疗。

2. 第一次行保留喉功能的手术，术后 1 年半，局部复发伴有颈部淋巴结转移，且复发范围广泛。考虑原因可能与下咽癌容易沿黏膜下广泛浸润，手术不容易保证足够切缘的情况。综合治疗需要技术高强的放、化疗和手术团队。本例较之诱导化疗后就接受全喉全下咽手术的患者，多保留了 1 年半的喉功能，术前同期放、化疗 + 手术是局部晚期下咽癌的可选择治疗手段。

参 考 文 献

[1] NCCN guidelines version 2, 2017: Cancer of Hypopharynx. in: NCCN clinical practice guidelines in Onocology head and neck cancers. www. nccn. org. version 2, 2017

[2] Huang H, Xu ZG, Luo JW. Analysis of the therapeutic efficacy for 60 cases of T_4 squamous cell carcinoma of the pyriform sinus. Chin J Oncol, 2011, 33(2): 152 − 155

[3] Huang H, Xu ZG, Tang PZ, et al. Clinical analysis of surgical complications after preoperative concurrent chemoradiotherapy of pyriform sinus cancer. Chin J otorhinolaryngol head and neck surg, 2011, 46(2): 114 − 117

[4] Iwai H, Yukawa H, Nagata M, et al. Preoperative concurrent chemoradiotherapy versus pre − and postoperative radiotherapy for advanced hypopharyngeal carcinoma: a single − center study. Auris, nasus, larynx, 2008, 35(2): 235 − 241

[5] Kadapa N, Mangale K, Watve P, et al. Postcricoid carcinoma: is organ preservation justified in T_3? The Laryngoscope, 2015, 125(2): 356 − 359

[6] Nibu KI, Hayashi R, Asakage T, et al. Japanese clinical practice guideline for head and neck cancer. Auris, nasus, larynx, 2017, 44(4): 375 − 380

[7] Yu Y, Wang X, Xu Z, et al. Neoadjuvant treatment combined with planned surgery in laryngeal function preservation for locally advanced pyriform sinus carcinoma. The Journal of craniofacial surgery, 2014, 25(6): 1975 − 1979

[8] Zhang ZM, Tang PZ, Xu ZG, et al. Long − term results of different treatment modalities in 464 hypopharyngeal squamous − cell carcinoma patients. Chin J Oncol, 2005, 27(1): 48 − 51

（易俊林）

病例 83　双原发癌 – 下咽癌合并食管癌

一、病历摘要

男性，62 岁，汉族，已婚，北京人，无业。

主诉：右颈肿物 3 个月余，头面部及上身肿胀 10 天。

现病史：患者 3 个月前无意中发现右颈肿物，肿物主要位于右下颈，直径约 2cm，质硬，轻压痛，不伴咽痛、吞咽困难、吞咽疼痛、声音嘶哑、呼吸困难等不适。近 10 天患者出现头面部及上身肿胀，伴静脉充盈。1 个月前颈部肿物生长迅速，达 6cm 大小，质硬，固定，伴疼痛，我院门诊行颈胸 CT 检查右下颈、锁骨上区多发融合肿大淋巴结，穿刺发现鳞癌细胞，腔镜检查见左侧梨状窝内外侧壁黏膜粗糙不平，病变表浅，右侧梨状窝内侧壁可见浅表病变，食管镜检查见距门齿 25～30cm 食管全周黏膜粗糙，碘染色阳性。超声内镜示：病变处食管壁增厚，以黏膜层增厚为主，最厚处约为 2.3mm，部分层次病变与食管黏膜下层关系密切，食管外膜完整。超声探查未见肿大淋巴结。活检病理：（左侧梨状窝）鳞状细胞癌、（右侧梨状窝）鳞状上皮中重度不典型增生、（食管）鳞状细胞癌。患者患病以来精神、食欲、睡眠、大小便未见异常，体重下降 5kg。

既往史：无特殊疾病史，无烟酒嗜好，无肿瘤家族史。

体格检查：卡氏评分 90 分。右颈下颈部可触及数枚肿大淋巴结，最大者约 7cm×7cm，质硬，固定，压痛。左颈、双锁骨上等全身余部位浅表淋巴结未触及明显肿大。心、肺、腹体检未见明显异常。

辅助检查：2011 – 05 – 27 颈胸部 CT：右下颈、锁骨上区见多个肿大淋巴结，融合成团，约 4cm×3.5cm，中心见不规则低密度区，周边有不均匀强化，前方与胸锁乳突肌分界不清，右颈内静脉显示不清。右侧气管食管沟亦可见淋巴结，大者约 1.5cm，不均匀环形强化。纵隔 4R/L、7 区多个小淋巴结，胸廓入口处局部食管管壁显示稍厚（病例 83 图 1）。

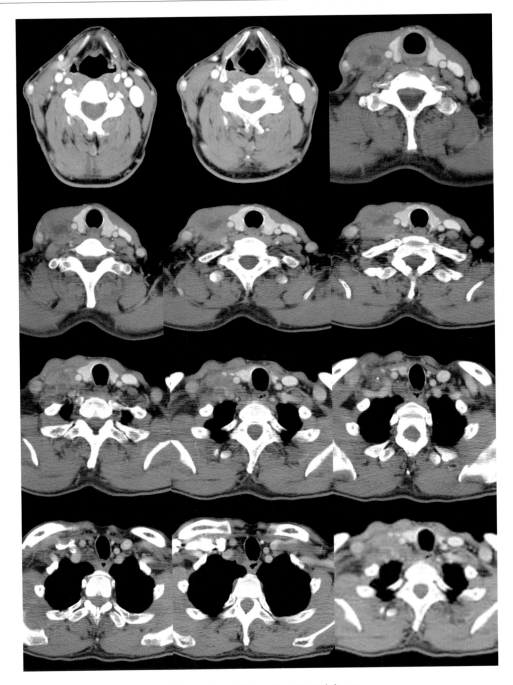

病例83 图1 2011－05－27 颈胸部 CT

2011－05－30 电子鼻咽喉镜"右颈部转移癌查原发灶"，右侧梨状窝内侧壁 NBI 模式下可见浅表病变。左侧梨状窝内外侧壁黏膜粗糙不平，病变较表浅，NBI 模式下可见明显异常，病变向下未达食管入口处，其余未见异常(病例83 图2)。

2011－05－30 胃镜：食管距门齿 25～30cm 全周黏膜充血、糜烂(病例83 图3)。

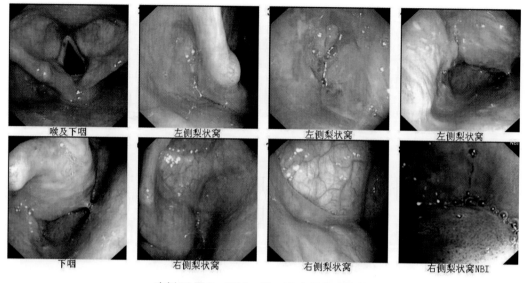

病例 83 图 2　2011 - 05 - 30 电子鼻咽喉镜

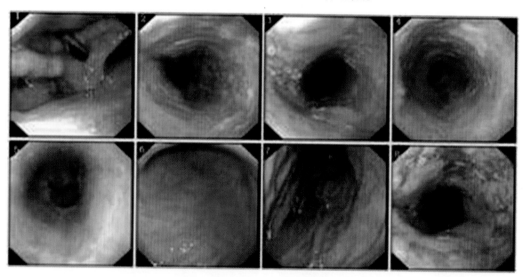

病例 83 图 3　2011 - 05 - 30 胃镜

2011 - 06 - 07 超声内镜：距门齿为 25 ~ 30cm 食管全周黏膜粗糙、糜烂且局部呈颗粒样改变，病变处食管黏膜碘染色阳性。余食管黏膜粗糙，碘染色后全食管黏膜呈虎皮样改变。超声内镜检查示：病变处食管壁增厚，主要以食管壁的黏膜层增厚为主，最厚处约为 2.3mm，部分层次病变与食管壁的黏膜下层关系密切，无明确分界。部分层次病变与食管壁的固有肌层浅层关系密切，病变处食管外膜尚完整。超声探测范围内未见明显肿大淋巴结（病例 83 图 4）。

2011 - 06 - 20 胸部 MRI：右锁骨上、双侧气管食管沟、右侧腋下多发淋巴结肿大。肿大淋巴结包绕侵犯右侧颈内静脉、上腔静脉。上腔静脉内可见栓子达心包上缘水平。食管上段管壁增厚，异常信号区（病例 83 图 5）。

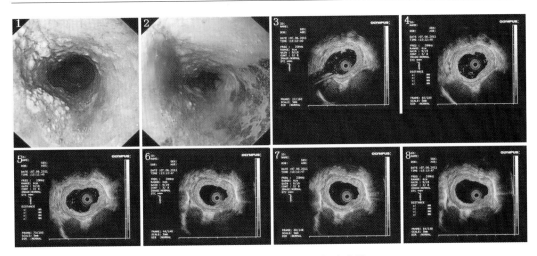

病例 83 图 4　2011－06－07 超声内镜

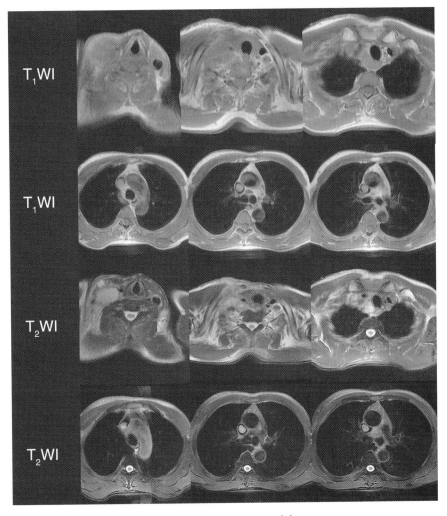

病例 83 图 5　2011－06－20 胸部 MRI

我院病理：活检病理：（左侧梨状窝）鳞状细胞癌、（右侧梨状窝）鳞状上皮中重度不典型增生、（食管）鳞状细胞癌。

胸部 CT、腹部超声、骨扫描未提示远处转移征象。

入院诊断：

1. 食管胸中段鳞状细胞癌

纵隔 1 区、2R、4R/L 区淋巴结转移。

转移淋巴结侵犯右侧颈内静脉、上腔静脉。

上腔静脉瘤栓。

UICC/AJCC 分期第 7 版 $T_{1b}N_2M_0$ ⅢA 期。

2. 左梨状窝鳞状细胞癌。

二、诊断依据

上消化道/呼吸道肿瘤通常同时合并有第二原发肿瘤，最常见的是食管癌和下咽癌同时或异时第二原发癌，发生率在 20% ～30%，因此，诊断为头颈部鳞癌时需要同时除外食管和肺的第二原发肿瘤，反之，诊断食管癌时也要除外头颈部上消化道/呼吸道的第二原发肿瘤，该患者下咽及食管均已有病理证实，右侧梨状窝亦有中重度不典型增生，说明上消化道/上呼吸道有共同的致病因素。本例患者同时性双原发癌，食管病变为距门齿 25～30cm 处，超声内镜病变处食管壁增厚，以黏膜层增厚为主，最厚处约为 2.3mm，部分层次病变与食管黏膜下层关系密切，尽管原发病灶相对较早，但转移淋巴结位于纵隔 1、2R、4R/L 区；而梨状窝癌位于左侧，且病变局限于梨状窝。右侧梨状窝为中重度不典型增生，因此，考虑颈部淋巴结从食管癌转移来的可能性大。主要诊断为食管胸中段鳞状细胞癌，纵隔 1、2R、4R/L 区淋巴结转移，伴有包膜外侵犯，侵犯上腔静脉和上腔静脉瘤栓。UICC/AJCC 分期第 7 版为 $T_{1b}N_2M_0$ ⅢA 期，第二诊断为左侧梨状窝癌 $T_1N_0M_0$。

三、治疗策略

根据患者的病史、查体、辅助检查以及病理考虑下咽癌及食管癌双原发癌诊断明确。食管癌原发灶相对较早，T_{1b}，但 N 多发转移，且侵犯大血管，有上腔静脉瘤栓形成，伴有坏死和包膜外受侵，与周围肌肉组织关系密切，为无法手术切除病变，为 $T_1N_2M_0$ ⅢA 期，治疗为姑息性放疗。左侧梨状窝癌相对较早，ⅢA 期食管癌，由于颈部淋巴结侵犯大血管，无法手术切除，可以考虑同期放、化疗，但此患者同时合并有下咽癌，如果食管癌和下咽癌放疗时增加同期化疗，由于照射体积太大，患者无法耐受，经头颈 MDT 查房决定行单纯放射治疗。

四、治疗方案

1. 调强放疗（2011－07－06 至 2011－08－22）　考虑患者为双原发癌，病变晚，伴颈部巨大淋巴结及上腔静脉栓子，预后极差，目前治疗为姑息性放疗。靶区仅包括原发病灶和阳性淋巴结及周围高危区域，不做淋巴引流区预防照射。食管肿瘤 CTV 下界在 GTV 下 3cm（病例 83 图 6）。

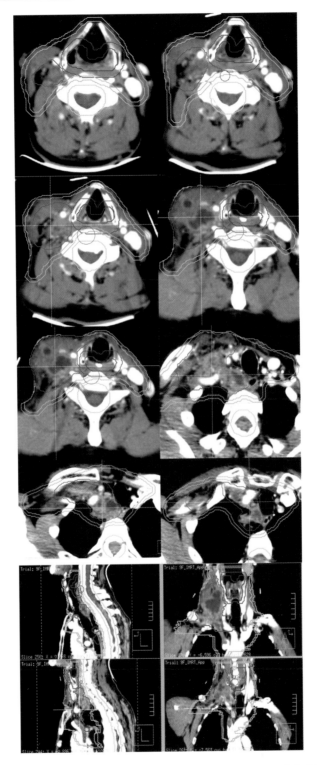

病例 83 图 6　靶区勾画，调强放疗计划剂量靶区及剂量分布曲线

注：深蓝色为 GTVp，红色为 PGTVp，紫色为 GTVnd，绿色为 CTV1，浅蓝色为 PTV1

2. 处方剂量　95% GTVp：6996cGy/212cGy/33Fx，95% PGTVp：6975cGy/211cGy/33Fx，95% PTV1：6006cGy/182cGy/33Fx，95% GTVnd 6996cGy/212cGy/33Fx（病例83图7）。

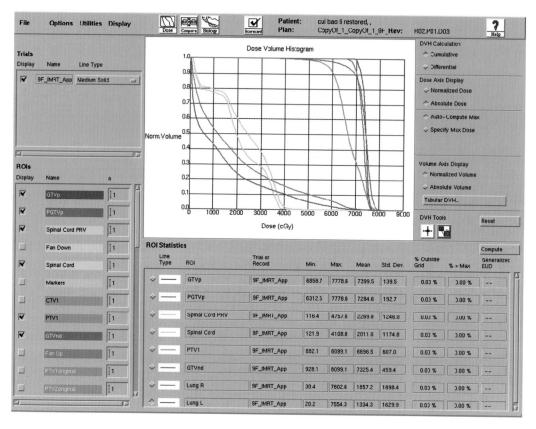

病例 83 图 7　剂量体积直方图（DVH）

3. 放疗26次复查结果显示肿瘤进展，头颈MDT查房讨论，认为无法手术治疗，建议根治性剂量（姑息性）放疗，继续放疗。

2011-08-09胃镜示：下咽癌、食管癌放射治疗中、内镜下经皮胃造瘘术后：①食管全周黏膜粗糙，糜烂且覆以大量白苔（距门齿为25~30cm），考虑治疗后改变；②下咽至食管入口粗糙，糜烂且覆以大量白苔（下界距门齿约为16cm）考虑治疗后改变（病例83图8）。

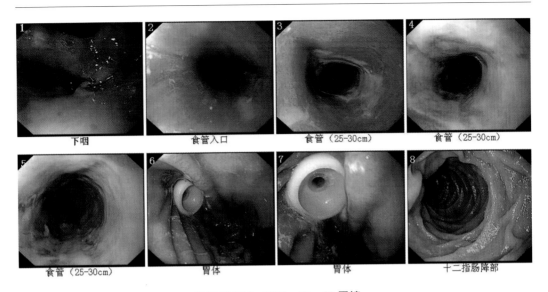

病例83 图8 2011-08-09 胃镜

2011-08-10 电子鼻咽喉镜:下咽部肿物基本平整,假膜反应明显(病例83 图9)。

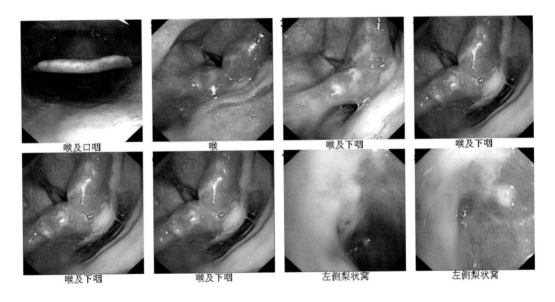

病例83 图9 2011-08-10 电子鼻咽喉镜

2011-08-09 胸部MRI:右颌下、右下颈、锁骨上区、右侧气管食管沟见多个肿大淋巴结,较前增大,融合成团,中心见大片坏死灶。上纵隔多发淋巴结,融合成团。胸廓入口处局部食管管壁显示稍厚(病例83 图10)。

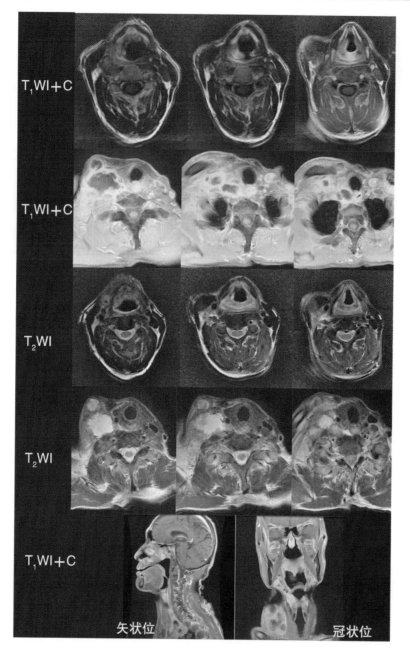

病例 83 图 10　2011 - 08 - 09 胸部 MRI

4. 放疗耐受可，Ⅰ度皮肤黏膜反应，Ⅰ度骨髓抑制。

5. 疗后复查　疗效评价 PD。2011 - 12 - 13 颈胸部 CT：右下颈、锁骨上区见多个肿大淋巴结，融合成团，最大截面 4.8cm×7.7cm，中心见不规则低密度区，周边有不均匀强化，前方与胸锁乳突肌分界不清，右颈内静脉显示不清。右侧气管食管沟亦可见淋巴结，大者约 3.3cm×2.4cm，不均匀环形强化。纵隔 4R/L、7 区多个小淋巴结。胸廓入口处局部食管管壁显示稍厚(病例 83 图 11)。

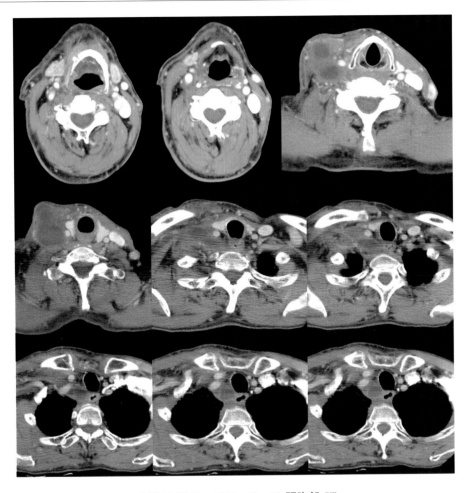

病例83 图11　2011-12-13 颈胸部CT

五、病例特点

1. 上消化道/呼吸道肿瘤通常同时合并有第二原发肿瘤，最常见的是食管癌和下咽癌同时或异时性第二原发癌，发生率在20%~30%，因此，诊断头颈部鳞癌时需要同时除外食管和肺的第二原发肿瘤；反之，诊断食管癌时也要除外头颈部上消化道或呼吸道的第二原发肿瘤。该患者原发灶下咽及食管均已有病理证实，右侧梨状窝亦有中重度不典型增生，能够说明上消化道或上呼吸道有共同的致病因素，该患者同时性双原发癌。

2. 对于双原发肿瘤，有颈部淋巴结转移，淋巴结来源于哪个原发灶，决定肿瘤的分期、治疗方案的选择以及整体预后的判断。主要根据原发灶的分期、与颈部淋巴结的相对关系，以及各自原发灶的淋巴引流规律来判断。本例患者食管病变为距门齿25~30cm处，超声内镜病变处食管壁增厚，以黏膜层增厚为主，最厚处约为2.3mm，部分层次病变与食管黏膜下层关系密切，尽管原发病灶相对较早，但转移淋巴结位于双侧气管食管沟、右侧下颈锁骨上区；根据2010年第7版 UICC/AJCC 分期归为纵隔1区、2R、4R/L淋巴结转移。而梨状窝癌位于左侧，且病局限于梨状窝，转移到对侧下颈锁骨上的可能性较小。右侧梨状窝为中重度不典型增生，因此，考虑颈部淋巴结从食管癌转移来的可能性大。主要诊断为食管胸中段癌。

3. 病例双原发病灶病期都不晚，但转移淋巴结多，且体积大，有明显坏死，侵及周围肌肉组织，累及上腔静脉，伴上腔静脉瘤栓形成，不能手术切除。由于合并有坏死，存在乏氧肿瘤细胞，对放疗敏感性差。

4. 由于合并有下咽癌，为了避免分段照射时存在射野衔接的问题，同时给予食管病变和下咽病变放射治疗，照射范围大，照射体积大，放疗急性毒副反应大，患者难以耐受，因此，未给予患者更强的同期放、化疗。

5. 颈部锁骨上区淋巴结体积大，外侵广泛，合并有坏死，接受单纯放射治疗，疗效欠佳，治疗过程中肿瘤进展。

参 考 文 献

[1] NCCN clinical practice guidelines in Onocology head and neck cancers. www. nccn. org. version 2, 2017

[2] Hujala K, Sipila J, Grenman R. Panendoscopy and synchronous second primary tumors in head and neck cancer patients. Eur Arch Otorhinolaryngol, 2005, 262(1): 17 – 20

[3] Lee DH, Roh JL, Baek S, et al. Second cancer incidence, risk factor, and specific mortality in head and neck squamous cell carcinoma. Otolaryngology——head and neck surgery: official journal of American Academy of Otolaryngology – Head and Neck Surgery, 2013, 149(4): 579 – 586

[4] Kim DH, Gong EJ, Jung HY, et al. Clinical significance of intensive endoscopic screening for synchronous esophageal neoplasm in patients with head and neck squamous cell carcinoma. Scand J Gastroenterol, 2014, 49(12): 1486 – 1492

[5] Chung CS, Lo WC, Wen MH, et al. Long term outcome of routine image – enhanced endoscopy in newly diagnosed head and neck cancer: a prospective study of 145 patients. Scientific reports, 2016, 6: 29573

[6] Gong EJ, Kim DH, Ahn JY, et al. Routine endoscopic screening for synchronous esophageal neoplasm in patients with head and neck squamous cell carcinoma: a prospective study. Dis Esophagus, 2016, 29(7): 752 – 729

[7] Li QW, Zhu YJ, Zhang WW, et al. Chemoradiotherapy for synchronous multiple primary cancers with esophageal squamous cell carcinoma: a case – control study. J Cancer, 2017, 8(4): 563 – 569

[8] Wang YK, Chuang YS, Wu TS, et al. Endoscopic screening for synchronous esophageal neoplasia among patients with incident head and neck cancer: Prevalence, risk factors, and outcomes. Int J Cancer, 2017, 141(10): 1987 – 1996

[9] Yamamoto K, Takano K, Kondo A, et al. Clinical and prognostic analysis of hypopharyngeal squamous cell carcinoma with synchronous and metachronous multiple malignancies. In Vivo, 2018, 32(1): 165 – 170

（易俊林）

病例 84　局部晚期不可手术下咽癌

一、病历摘要

傅××，男，54 岁，已婚，干部，2009 - 03 - 05 首次入院。

主诉：左咽部疼痛 4 个月余。

现病史：患者约 4 个月前无明显诱因出现左咽部疼痛，阵发性，向头部放射，转头、进食时有加重，声嘶；无发热、胸痛、气促，自服头孢类抗生素，未见明显好转，疼痛有加剧，伴咳嗽、咳脓痰，到当地医院就诊，喉镜检查示：左梨状窝上方后壁隆起，左声带新生物。全麻下支撑喉镜活检报告示：声带息肉，黏膜慢性炎症。颈部 MRI 检查示左咽后壁以及咽旁间隙肿块，颈部淋巴结肿大，疑恶性肿瘤；患者为求进一步诊治转上级医院就诊，于 2009 - 02 - 27 行全麻下支撑喉镜下咽后间隙肿瘤切开活检术，术后病理：咽喉中分化鳞癌，咽后间隙肿块黏膜鳞状上皮中重度异形，因肿块较大，手术切除困难，建议其先行放疗，患者为求放疗遂转我院，门诊以"下咽恶性肿瘤"收入我科。

既往史：无特殊疾病史。有烟酒嗜好（啤酒，每天 1000ml，已饮 20 年；纸烟，每天 40 支，已吸 30 年）。无肿瘤家族史。

体格检查：卡氏评分 90 分，下咽后壁见结节状隆起，大小约 2cm×3cm，左颈可触及多枚肿大淋巴结，较大者约 3cm×3cm，无喉返神经麻痹。

辅助检查（入院前）：外院病理：中分化鳞癌。外院 MRI：咽后壁以及咽旁间隙肿块，双颈多发淋巴结肿大，恶性肿瘤首先考虑。

初步诊断：下咽恶性肿瘤 $cT_{4b}N_{2c}M_0$ ⅣB 期。

二、辅助检查

入院后查喉增强 MRI 示：左侧梨状窝见不规则肿块影，边缘不清，大小约 2.8cm×2.6cm，左侧喉旁间隙模糊，病灶累及左侧杓状会厌壁。两侧颈部可见肿大淋巴结影，较大者直径约 2cm（病例 84 图 1）。喉镜示：左咽后壁见黏膜隆起，压迫左侧披裂。双侧声带活动可，右侧黏膜较水肿。腹部 B 超、胸片未发现异常。

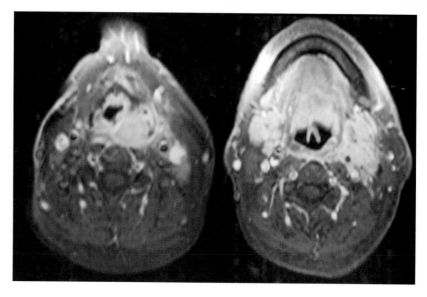

病例 84 图 1　喉增强 MRI

注：左侧梨状窝见不规则肿块影，边缘不清，大小约 2.8cm×2.6cm，左侧喉旁间隙模糊，病灶累及左侧构状会厌壁，椎前筋膜受侵。双颈部 Ⅱ 区可见多发肿大淋巴结，左颈部淋巴结伴有包膜外侵犯

三、入院诊断

下咽恶性肿瘤 $cT_{4b}N_{2c}M_0$ ⅣB 期（ UICC/AJCC 2002 分期）。

四、诊断依据

患者原发灶下咽部已有病理证实，无须鉴别。根据 UICC/AJCC 2002 分期系统，肿瘤侵犯椎前筋膜，包绕颈动脉或累及纵隔结构，T 分期定为 T_{4b}，双颈部肿大淋巴结，符合淋巴结转移标准，伴有包膜外侵犯，N 分期定为 N_{2c}，目前各项检查未见明显转移征象，M 分期定为 M_0，故认为目前分期为 $T_{4b}N_{2c}M_0$ ⅣB 期。

五、治疗策略

下咽局部肿块较大，手术切除困难，外科建议其行放、化疗。目前，对于局部晚期不可手术头颈鳞癌有多种放、化疗联合方式，使用最多的为同期放、化疗。近年来，诱导化疗受到很多关注，在局部晚期头颈鳞癌中，多项临床试验对比了诱导化疗＋同期放、化疗与同步放、化疗的疗效，结果诱导化疗＋同步放、化疗并没有明显的总生存优势。但是诱导化疗有以下优点：①可消除潜在的远处转移灶；②通过诱导化疗缩小肿瘤，减少了放疗的照射范围，从而减轻放疗反应；③使原来不可手术变为可手术，切除范围变小，从而保存患者器官功能，提高患者生活质量。因此，对于局部肿瘤较大的患者可选择先行诱导化疗。靶向治疗如爱必妥在局部晚期头颈鳞癌中也显示出一定的疗效，患者经济条件允许，因此确定"诱导化疗＋同步放、化疗＋靶向治疗"的治疗方案。由于常规放疗不可避免地造成肿瘤周围正常组织的损伤，导致严重口干、颈部纤维化等并发症，影响患者治疗后的生存质量。为了减少肿瘤周围正常组织的放射损伤，同时提高肿瘤靶区照射剂量，提高肿瘤的局控率，计划采用调强放疗技术。放疗过程可能出现下列不良反应：①局部疼痛；②骨髓抑制；③发热；④脱发；⑤放射性口腔炎；⑥放射性皮炎；⑦免疫抑制；⑧放射性二原癌等。化疗过程可能出现的反应：①骨髓抑制；②肝肾功能损伤；③胃肠道反应；④过敏反应等。爱必妥可能出现的不良反应：①过敏反应；②皮肤毒性；③骨髓抑制；④胃肠道反应；⑤脱发；⑥眼部疾病；⑦呼吸系统、纵隔疾病等。预后方面：根据目前文献报道，IV期下咽癌 5 年总生存率约 30%。以上治疗考虑、治疗不良反应及预后等情况，均告知患者及家属，并取得患方同意和理解。

六、治疗方案

1. 诱导化疗 2 周期（2009 − 03 − 10 至 2019 − 04 − 04）　多西他赛 120mg 第 1 天，顺铂 50mg 第 1 至第 3 天，氟尿嘧啶 1000mg 第 1 至第 3 天。诱导化疗曾引起 II 度骨髓抑制，予升白等对症治疗后好转。

2. 同步放、化疗 + 靶向治疗（2009 − 04 − 06 至 2009 − 05 − 31）　靶向治疗：西妥昔单抗放疗第 1 周 400mg/m²，第 2 至第 6 周 250mg/m²，共用 6 次。同步化疗：顺铂 50mg 第 1 ~ 第 3 天每 3 周 1 次 × 2 周期。调强放疗：GTV 包括内镜检查及影像学检查显示的肿瘤区。PTV1 包括全喉、喉旁间隙、喉周软骨、双侧上中颈部和左侧下颈及锁骨上区（双颈 II、III 区和左颈 IV 区），PTV2 包括右侧下颈及锁骨上区。剂量设置：D95 PTVnx 6900cGy/30Fx，PTV1 6000cGy/30Fx，GTVnd 6750cGy/30Fx，PTV2 5400cGy/30Fx（病例 84 图 2）。TPS 结果计量分布图和 DVH 图（病例 84 图 3）。放疗结束时，MRI 提示左侧梨状窝肿物基本消退，双颈部小淋巴结，较前明显缩小，疗效 CR（病例 84 图 4）。放、化疗引起 I 度骨髓抑制、III 度口腔黏膜炎、III 度皮肤反应，对症治疗后好转。

七、辅助治疗

2009 − 06 − 24 给予辅助化疗 1 周期：顺铂 50mg 第 1 至第 3 天，氟尿嘧啶 5.0g，电子泵 96 小时。化疗后出现 III 度黏膜炎，考虑与氟尿嘧啶黏膜毒性相关，给予抗感染、激素等对症处理后好转。2009 − 08 − 06 行第二程辅助化疗：顺铂 40mg 第 1 至第 3 天，氟尿嘧啶 2.25g，电子泵 96 小时。

八、随访情况

患者放、化疗后规律随访，末次随访时间 2017 − 04 − 29，未发现复发转移征象。主要晚期反应为 I 度口干。

九、主要治疗经验

本病例是一个 IV 期下咽癌患者，难以手术切除，接受了根治性放、化疗，在放、化疗的基础上接受了爱必妥靶向治疗，患者获得了长期生存。

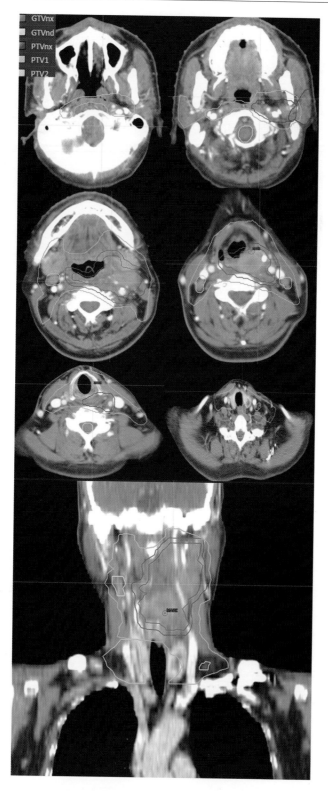

病例 84 图 2　靶区勾画及 TPS 结果图示

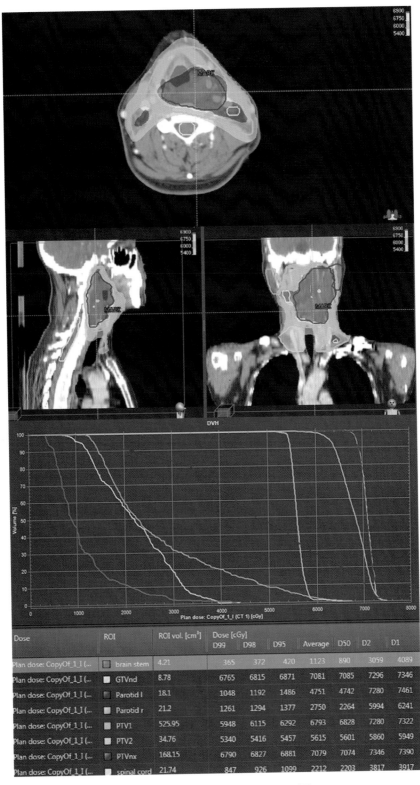

病例 84 图 3　剂量分布图和 DVH 图

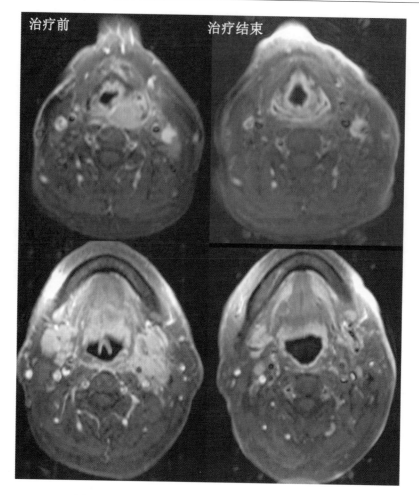

病例 84 图 4　放疗前后喉增强 MRI 对比肿瘤基本退缩

十、专家点评

1. 对于不可手术切除的下咽癌，根治性同期放、化疗是标准的治疗方案，不同的化疗联合模式中，生存获益主要来自于同期化疗。有多项临床研究探索了在同期放、化疗基础上加上诱导化疗是否能进一步提高疗效，但是得出的结果尚存在争议。来自 Budach 等的 Meta 分析的结果显示，局部晚期头颈鳞癌在同步放、化疗的基础上联合诱导化疗并不能提高 OS 和 PFS。NCCN 指南中对于诱导化疗的证据级别为 3 类。临床上对于局部晚期不可手术下咽癌病例，可根据患者一般情况、肿瘤侵犯范围等因素综合考虑选择行诱导化疗。

2. 对于行诱导化疗的局部晚期头颈鳞癌患者，推荐采用 TPF 方案。

3. 爱必妥用于局部晚期头颈鳞癌，经典的临床试验如 Bonner 研究，这项 Ⅲ 期临床研究探索了爱必妥联合放疗对比单纯放疗在 Ⅲ、Ⅳ 期头颈鳞癌的疗效，结果显示，爱必妥联合放疗显著延长中位局控约 10 个月，延长中位生存期约 20 个月。NCCN 指南中爱必妥联合放疗也被作为 1 类推荐。因此，对于经济条件允许的患者可选择放疗同期行靶向治疗(如爱必妥或泰欣生)。但对于不可手术局部晚期头颈鳞癌同期放、化疗联合靶向治疗的证据尚不充分,需要进一步研究。

参 考 文 献

[1] Pignon JP, Bourhis J, Domenge C, et al. Chemotherapy added to locoregional treatment for head and neck squamous – cell carcinoma: three meta – analyses of updated individual data. MACH – NC Collaborative Group. Meta – Analysis of Chemotherapy on Head and Neck Cancer. ancet, 2000, 355: 949 – 955

[2] Vermorken JB, Remenar E, Van Herpen C, et al. EORTEC 24791/TAX323 Study Group. Cisplatin, fluor-puracil, and docetaxel in unrestectable head and neck cancer. N Engl J Med, 2007, 357(17): 1695 – 1704

[3] Posner MR, Hershock DM, Blajman CR, et al. Cisplatin and fluorouracil alone or with docetaxel in head and neck cancer. N Engl J Med, 2007, 25, 357(17): 1705 – 1715

[4] Pointreau Y, Garaud P, Chapet S, et al. Randomized trial of induction chemotherapy with cisplatin and 5 – fluorouracil with or without docetaxel for larynx preservation. J Natl Cancer Inst, 2009, 101(7): 498 – 506

[5] Bonner JA, Harari PM, Giralt J, et al. Radiotherapy plus cetuximab for locoregionally advanced head and neck cancer: 5 – year survival data from a phase Ⅲ randomised trial, and relation between cetuximab – in-duced rash and survival. Lancet Oncol, 2010, 11(1): 21 – 28

[6] Budach W, B? lke E, Kammers K, et al. Induction chemotherapy followed by concurrent radio – chemo-therapy versus concurrent radio – chemotherapy alone as treatment of locally advanced squamous cell carci-noma of the head and neck(HNSCC): A meta – analysis of randomized trials. RadiotherOncol, 2016, 118: 238 – 243

(陶嫦娟　陈晓钟)

病例 85 喉癌术后

一、病历摘要

李××,男性,44岁,汉族,已婚,广西贵港市平南县人,农民。2014-10-07 二次入院。

主诉:喉癌术后4个月余。

现病史:缘于入院前4个月因"声音嘶哑1年余,加重3个月余"就诊我院耳鼻喉科,入院后出现呼吸困难,无咽痛,无咯血,无饮水呛咳、吞咽困难,无鼻塞、鼻出血,无面麻、复视,无头痛、头晕,无肢体乏力,无畏寒、发热。诊断"Ⅱ度喉梗阻",予行气管切开术,2014-05-20 颅底至锁骨上 CT 示(病例85 图1):①右侧经声门型喉癌,累及右侧杓状会厌皱襞、会厌根部、喉旁间隙、环杓关节、前联合及左侧声带前部;②颈部气管造瘘并气管插管术后,颈部皮下、咽旁气肿。于 2014-05-30 在手术室全麻下行全喉切除术+右颈淋巴结清扫术手术,术中见:①右侧颈部Ⅱ区可见一直径1~2cm 大小肿大淋巴结,质中;②右侧喉部(声门以及喉室以及室带)肿胀粗糙,波及右侧喉部全部,并波及左侧声门,未超出喉腔。术后病理示:(喉)高分化鳞状细胞癌,肿瘤呈溃疡型,大小为 2.5cm×1.8cm×1.5cm,浸润软骨及骨组织,未见脉管及神经侵犯,会厌切缘及甲状舌骨处取材镜检未见癌累及,右喉切缘未见癌,右侧颈部淋巴结5枚,镜检均呈反应性增生,未见转移癌(病理号:1405981)。术后诊断喉癌($T_{4a}N_0M_0$ⅣA 期,AJCC/UICC 第7版),术后恢复良好。2014-09-19 行 PET-CT 提示:喉癌术后,未见肿瘤复发和转移灶,双侧扁桃体炎,双肺上叶尖段陈旧性病变,右肺下叶前基底段肺大泡,胃窦炎。现患者为行术后放疗来诊,门诊以"喉癌术后"收入院,自手术以来,患者精神、饮食、睡眠良好,大小便正常,体重无明显变化。

既往史:无高血压,糖尿病史,无冠心病,无高血脂病史。否认肝炎病史,否认结核病史,否认伤寒病史。否认外伤史。无药物过敏史。无烟酒嗜好。否认肿瘤家族史。

体格检查:T:36.5℃,P:70 次/分,R:20 次/分,BP:110/70mmHg。H:158cm,W:56kg,BS:1.56m^2,KPS:90 分,NRS:0 分。中年男性,发育正常,营养中等,正常面容,正力型,神志清楚,精神好。自主体位,查体合作。全身皮肤正常,无黄染,无淤斑,全身浅表淋巴结未触及肿大。头颅正常,无畸形,毛发分布均匀,双眼睑无水肿,巩膜无黄染,眼结膜无苍白,双侧瞳孔等大等圆,对光反射灵敏。双耳郭未见异常,外耳道未见异常分泌物。鼻外形未见异常,通气良好,无异常分泌物。鼻窦无压痛,口唇红润,牙龈无出血，伸舌居中，咽部无充血水肿，双侧扁桃体无肿大。颈软，无抵抗，气管居中，颈静脉怒张，未见颈动脉异常搏动。胸廓双侧对称无畸形，呼吸运动双侧对称，无胸膜摩擦感，双侧语颤正常，两肺叩诊清音，双侧呼吸音清，无异常呼吸音，未闻及干湿啰音。心前区无隆起，心尖搏动有力，心界不大，心率 70 次/分，心律齐，心音有力，未闻及病理性杂音。腹平坦，未见胃肠型及蠕动波，腹壁静脉怒张。全腹无压痛及反跳痛，未扪及明显包块。Murphy 征阴性，肝肋下未及，脾未触及。移动性浊音阴性。肝及双肾区叩痛。肠鸣音 4 次/分，未闻及气过水声。肛门及外生殖器未见异常。脊柱、四肢无畸形，活动自如。腹壁反射、角膜反射存在，Babinski 征阴性。专科情况：喉缺如，甲状软骨和环状软骨缺如，不能发声和使用语言交流，颈部原喉部位可见气管套管，套管固定良好，套管周围皮肤未见局部红肿，套管及周围未见脓性分泌物，颈部未触及肿大淋巴结。

二、辅助检查

2014 - 06 - 06 术后病理示（病例 85 图 2）：（喉）高分化鳞状细胞癌，肿瘤呈溃疡型，大小为 2.5cm × 1.8cm × 1.5cm，浸润软骨及骨组织，未见脉管及神经侵犯，会厌切缘及甲状舌骨处取材镜检未见癌累及，右喉切缘未见癌，右侧颈部淋巴结 5 枚，镜检均呈反应性增生，未见转移癌。2014 - 09 - 19 PET - CT 示：喉癌术后，未见肿瘤复发和转移灶，双侧扁桃体炎，双肺上叶尖段陈旧性病变，右肺下叶前基底段肺大泡，胃窦炎。

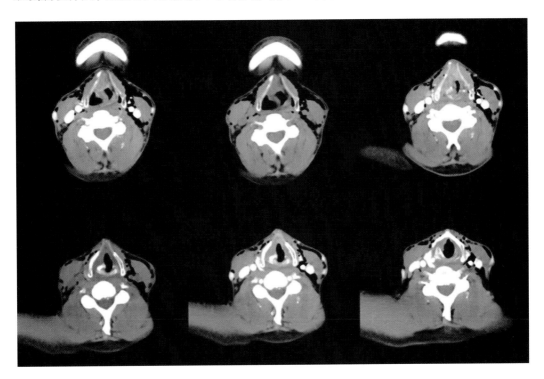

病例 85 图 1　术前 CT

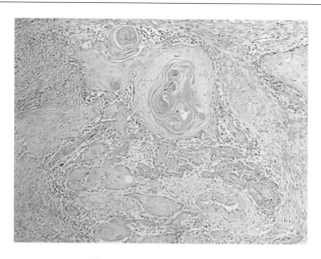

病例 85 图 2　病理学图文报告

三、入院诊断

喉高分化鳞状细胞癌术后（$T_{4a}N_0M_0$ ⅣA 期，AJCC/UICC 分期第 7 版）。

四、诊断依据

患者声带肿物已有病理证实。根据 AJCC/UICC 分期第 7 版声门型喉癌 TNM 分期标准，具体分期如下：肿瘤呈溃疡型，大小为 2.5cm×1.8cm×1.5cm，浸润软骨及骨组织，分为 T_4，右侧颈部淋巴结 5 枚，镜检均呈反应性增生，未见转移癌，故为 N_0。目前无证据支持患者存在远处转移，故 M 分期为 M_0。综上所述，目前患者诊断"喉高分化鳞状细胞癌术后（$T_{4a}N_0M_0$ ⅣA 期，AJCC/UICC 分期第 7 版）"。

五、治疗策略

对于喉癌患者，如果初始治疗选择手术切除，手术切除范围不宜盲目扩大，应通过仔细的术前查体，全面的影像学检查，准确地进行临床分期，合理地选择手术方式，再根据术中所见和术后病理结果决定辅助治疗策略，对于存在不良因素者（如：淋巴结包膜外侵犯；切缘阳性；T_4、N_2、N_3 病变；神经侵犯；脉管癌栓），可进行术后辅助放疗＋化疗。原则是在保证根治的前提下，尽可能的保护正常组织器官的功能。本病例患者（分期 $T_{4a}N_0M_0$ ⅣA 期）根据指南首选手术切除，局部分期 T_4 为不良因素，有术后放疗指征，联合顺铂同步化疗（Ⅰ类推荐），尽可能地减少局部复发及远处转移概率。由于常规放疗不可避免地造成靶区周围正常组织的损伤，影响患者治疗后的生存质量。为了减少靶区周围正常组织的放射损伤，同时提高靶区照射剂量，计划采用调强放射治疗技术。放疗可能出现下列不良反应：①局部疼痛；②骨髓抑制；③发热；④脱发；⑤放射性脑病；⑥喉部坏死及大出血；⑦放射性皮炎；⑧免疫抑制；⑨放射性二原癌等。与患者及其家属充分告知病情及下一步治疗计划，患者及其家属不同意化疗，由于家庭经济受限，也不考虑靶向药物治疗，本病例患者选择术后放疗，并签署知情同意书。

六、治疗方案

结合术前 CT、术中所见、术后病理结果及近期 PET－CT 检查结果，根据原喉癌侵犯区域及淋巴结引流区勾画 CTV，行适形调强放疗（病例 85 图 3、病例 85 图 4），总剂量：6000cGy，214cGy/Fx，计划 28 次。危及器官受量：右眼球平均剂量 29.1cGy，左眼球平均剂量 30.2cGy，右晶状体平均剂量 31.9cGy，左晶状体平均剂量 32.7cGy，脑干平均剂量 110.2cGy，脊髓平均剂量 1389.3cGy，右下颌骨平均剂量 2566.0cGy，左下颌骨平均剂量 2733.7cGy，右下颌关节平均剂量 56.9cGy，左下颌关节平均剂量 69.7cGy，右腮腺平均剂量 460.5cGy，左腮腺平均剂量 922.6cGy。顺利完成拟定放疗计划，患者未出现明显放疗不良反应，根据 RECIST1.1 标准，疗效评价 CR。远期疗效及不良反应评价有待长期随访结果。

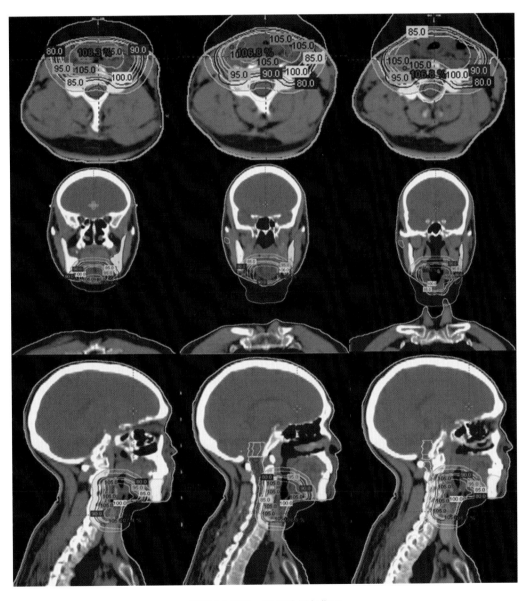

病例 85 图 3　放疗计划与靶区

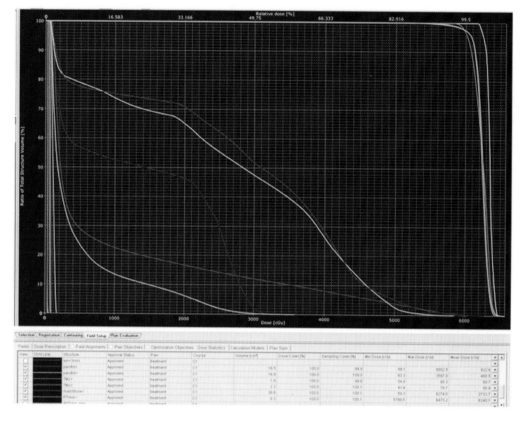

病例 85 图 4　放疗 DVH 图

七、病情演变

放疗结束后 10 个月，患者无法言语，无咽痛，无饮水呛咳、吞咽困难，无呼吸困难，无张口困难，无颈部肌肉僵硬，无颈部皮肤溃烂。精神、饮食、睡眠良好。2015 - 08 - 08 颈部软组织及胸部 CT 示（病例 85 图 5）：①喉癌术后改变，喉部肿物及喉软骨切除，呈术后改变，口咽下方可见软组织密度影，喉腔闭塞，残余管腔与外界相通，未见软组织肿块影，周围软组织间隙清楚，未见异常。两侧颈部未见肿大淋巴结；②甲状腺腺瘤？结节性甲状腺肿？请结合临床；③两肺慢性炎症；④两肺上叶中心型肺气肿。腹部彩超示：肝、胆、胰、脾、双肾上腺未见明显异常。根据 RECIST1.1 标准，疗效评价：CR。

放疗结束后 23 个月，患者无法言语，无咽痛，无饮水呛咳、吞咽困难，无呼吸困难，无张口困难，无颈部肌肉僵硬，无颈部皮肤溃烂。精神、饮食、睡眠良好。2016 - 09 - 21 颈部软组织及胸部 CT 示（病例 85 图 6）：①喉癌术后，局部未见明确复发征象；②两肺尖后段、右肺中叶内侧段慢性炎性病灶；③两肺下叶基底段炎症。腹部彩超示：肝、胆、胰、脾、双肾上腺未见明显异常。根据 RECIST1.1 标准，疗效评价：CR。

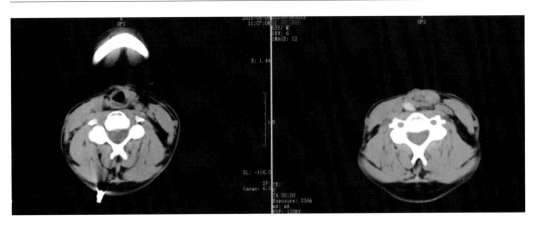

病例 85 图 5　放疗后 10 个月 CT

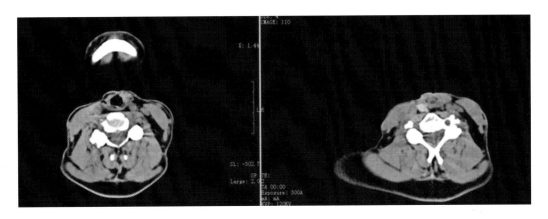

病例 85 图 6　放疗后 23 个月 CT

八、病例亮点

在治疗前必须全面评估患者的一般状况、肿瘤部位、TNM 分期、病理类型，权衡各治疗手段的利弊，同时还应兼顾患者的个人意愿、依从性、治疗支出(时间和费用)等，最终选择最适合该患者的治疗手段。本病例局部分期 T_4，淋巴分期 N_2，头颈部肿瘤 NC-CN 指南建议行手术切除后行术后同步放、化疗，因该患者癌组织已行手术切除，术后病理及 PET－CT 均提示无肿瘤残留及淋巴结转移，术后放疗目的是消灭可能的亚临床病灶，以期降低复发及转移率，故勾画 CTV 时应包括术前 CT 所见肿瘤所在区域及可能侵犯的区域，淋巴结引流区也应该包含其中。患者及其家属不同意化疗，由于家庭经济受限，也不考虑靶向药物治疗。患者随访 2 年，吞咽、呼吸功能得以保留，未见严重放疗不良反应，未发生复发或转移。

九、相关知识点

1. 喉癌的治疗原则　治疗喉癌的主要手段包括手术和放疗。在喉癌治疗策略的制订上，必须依据的根本原则是：最大可能地提高喉癌的局部控制效果；在保证局部控制的基础上，尽最大可能保留患者的喉功能。有研究表明，无论是声门区、声门上区还是声门下区的早期喉癌（T_1、T_2、N_0），初始治疗选择单纯手术或单纯放疗，具有相似的生存率。所以对于早期病例，采用放疗，既能够达到与根治性手术相同的效果，又能够更好地保留患者的发声、吞咽及呼吸功能的完整性。丹麦报道1005例各期喉癌，先行根治性放疗，治疗结束仍有肿瘤残存或复发患者采取手术挽救，各期别5年无病生存率分别为：T_1 88.1%，T_2 88.4%，T_3 58.6%，T_4 37.1%，提示对于早期喉癌患者，即使放疗后肿瘤残存或复发，再采用挽救性手术也仍有较高的治愈率。中国专家共识建议：如果手术对功能和美容的影响很小，则首选手术，否则应首选放射治疗。对于首选手术患者，应根据术中所见和术后病理结果决定辅助治疗策略。晚期喉癌的治疗原则为：气道梗阻严重时，行全喉切除＋术后放疗；气道梗阻不严重者，则以术前放疗＋手术治疗为主，部分患者经有效的术前放疗后，则可转行较为保守的术式。

2. 喉癌的手术治疗原则　①Ⅲ、Ⅳ期病例术前放射治疗后行全喉切除或根据情况行保留喉功能的手术；②放疗后复发者可行手术挽救；③伴严重喉阻塞的喉癌病例可先手术切除，术后根据具体情况决定是否需要术后放射治疗；④有颈部淋巴结转移者，一般应做颈部淋巴结清扫术。原发灶的处理分两种情况：如原发病变较局限（属T_1、T_2期），可用放射治疗控制原发灶，放射治疗后休息2～4周行颈清扫术；如原发病灶范围广泛如T_3、T_4病变，放射治疗不能控制，应以手术为主，行术前放疗＋手术（包括原发灶的手术切除和颈部淋巴结清扫术）或手术＋术后放射治疗等综合治疗。

3. 喉癌的放射治疗原则

（1）早期喉癌（Ⅰ、Ⅱ期）可首选根治性放疗。

（2）晚期病例可做计划性术前放疗。

（3）低分化癌或未分化癌可首选放疗。

（4）晚期病例的姑息减症治疗。

（5）术后放疗的指征：①手术切缘不净、残存或安全界不够；②局部晚期病变如T_3、T_4病变；③广泛的淋巴结转移或淋巴结包膜受侵或转移的淋巴结直径超过3cm；④软骨受侵；⑤周围神经受侵；⑥颈部软组织受侵；⑦脉管癌栓。

（6）术后放射治疗的病例如存在下列指征，则气管造口应包括在照射野内：①病变侵犯声门下区；②术前行紧急气管切开术者；③颈部软组织受侵犯；④气管切缘阳性或安全距离不够；⑤手术切痕通过造口。

4. 喉癌放射治疗相对禁忌证　①肿瘤或肿瘤周围组织明显水肿者；②肿瘤或肿瘤周围组织有广泛的坏死或严重感染者；③肿瘤严重阻塞气道，伴有呼吸困难者。

5. 喉癌的适形放疗技术及靶区设计　目前随着放疗技术的发展，适形放疗，特别是IMRT越来越多地应用于肿瘤的放疗。对于声门癌晚期病变或声门上区癌、声门下区癌，因照射野较大、剂量较高，常规放疗对正常组织的损伤较为明显，因此有条件的单位可考虑应用适形放疗技术。其原则遵从ICRU50 62号文件的有关规定，勾画靶区范围应参考常规放疗照射范围及肿瘤的临床生物学规律。晚期喉癌靶区的设计应遵从以下原则：一般分为原发肿瘤的CTV和颈部淋巴引流区的CTV。原发肿瘤的CTV是在影像学所见显示瘤体勾画的GTV基础上外扩1cm而来，将CTV在外扩3～5mm即为PTV。原发肿瘤和颈部淋巴结引流区分别以不同PTV给予不同的分次剂量。一般包括瘤体的PTV分次剂量220cGy，总剂量6600cGy/30Fx，而预防的颈部淋巴引流区如为高危区域则给予6000cGy/30Fx，分次剂量200cGy，低危区域则给予总剂量5400cGy/30Fx，分次剂量180cGy。淋巴引流区的CTV：声门上区病变应包括双侧颈部Ⅱ～Ⅳ区淋巴引流区，$T_{3～4}$声门癌靶区勾画同声门上区，声门下区病变在声门上区勾画的基础上包括双侧Ⅵ区淋巴结。根据喉癌2017版NCCN的建议，对于术后病例，高危组（如切缘阳性、淋巴结包膜外侵犯），PTV剂量为6000～6600cGy（200cGy/次）；低危或中危组（如可疑亚临床侵犯），PTV剂量为4400～5000cGy（200cGy/次）到5400～6300cGy（160～180cGy/次）。

6. 喉癌的化疗　国内外对于喉癌化疗的研究自20世纪80年代以来开始兴起，多用于适合手术的头颈部肿瘤，如口咽癌、下咽癌、喉癌等，其目的在于保证现有治愈率的前提下，期望能够通过化放疗综合治疗的模式，达到和根治性手术同样的效果，又能够尽可能的保护正常组织器官的功能。RTOG91-11研究随机比较诱导化疗+根治性放疗、同步放、化疗、单纯放疗等3种治疗手段对晚期喉癌的作用，结果显示，无论是局部控制率还是喉保留率都以同步放、化疗组为最好：同步放、化疗2年喉保留成功率88%，诱导化疗+放疗75%，单纯放疗喉保留率最低为70%。因此临床上推荐同步放、化疗的综合治疗方案。

参 考 文 献

［1］ Jones AS, Fish B, Fenton JE, et al. The treatment of early laryngeal cancers（T_1～T_2N_0）: surgery or iradiation? Head and Neck, 2004, 26：127-135

［2］ Jorgensen K, Godballe C, Hansen O, et al. Cancer of the larynx——treatment results after primary radiotherapy with salvage surgery in a series of 1005 patients. Acta oncologica（Stockholm, Sweden）, 2002, 41（1）：69-76

［3］ Lang J, Gao L, Guo Y, et al. Comprehensive treatment of squamous cell cancer of head and neck: Chinese expert consensus 2013. Future oncology（London, England）, 2014, 10（9）：1635-1648

［4］ 殷蔚伯, 余子豪, 徐国镇, 等. 肿瘤放射治疗学（第4版）. 北京：中国协和医科大学出版社, 2007, 405-409

［5］ National Comprehensive Cancer Network.（NCCN）Clinical Practice Guidelines in Oncology. Head and Neck Cancer（Version 1）, 2017

［6］ Forastiere AA, Zhang Q, Weber RS, et al. Long-term results of RTOG91-11: a comparison of three nonsurgical treatment strategies to preserve the larynx in patients with locally advanced larynx cancer. Journal of clinical oncology: official journal of the American Society of Clinical Oncology, 2013, 31（7）：845-852

（康　敏　王仁生）

病例 86　晚期喉癌

一、病历摘要

对一名最近被诊断为喉癌的 63 岁白人男性进行相关治疗。

现病史：缘于入院前 9 个月患者无明显诱因出现声音沙哑，进行性加重，伴右颈部不适。入院前 1 个月出现气促，遂就诊于当地医院的急诊科，耳鼻咽喉科医生检查发现右侧声门 1 个巨大的贯声门肿物，活检结果为中分化的鳞状细胞癌。由于肿物引发气道问题，遂予行紧急气管切开术。现为进一步诊治转诊我院。

既往史：无特殊，无显著并存疾病。

用药史：无。

过敏史：无。

危险因素：吸烟 50 余年，每天 2.5 包。机会性饮酒史。

体格检查：ECOG 评分 2 分。内镜检查可见一侵及右喉腔顶端深层的肿瘤，其黏膜向上侵犯至假声带膨出部，由此引发了气道阻塞，以至于需行气管切开术。肿瘤向下侵犯至声门下区。右声带活动受限以至影响发音。在右侧，肿瘤向后外侧侵犯进展导致环状软骨 – 甲状软骨间隙的扩大。肿瘤向右后外侧浸润导致甲状软骨 – 杓状软骨间隙的轻度扩张。向下未侵及咽部。肿瘤也侵犯至前联合区。向后，肿瘤浸润至右侧的杓状软骨，并且进一步侵犯至杓状软骨间的中间区域。右颈部的第 Ⅱ 区和第 Ⅲ 区可触及几个肿大的淋巴结。

放射学检查：

头颈部 CT：（病例 86 图 1）：①声门旁间隙中的右侧的贯声门肿物，未破坏甲状软骨，侵犯声门下区，向前延伸经环甲韧带侵犯喉外而未侵犯软骨；②右颈部多个转移性淋巴结，Ⅱ 区有一组明显的局部坏死，包膜外侵的成团聚集的淋巴结，最大的直径为 1.9cm。

胸部 CT：未见明显异常。

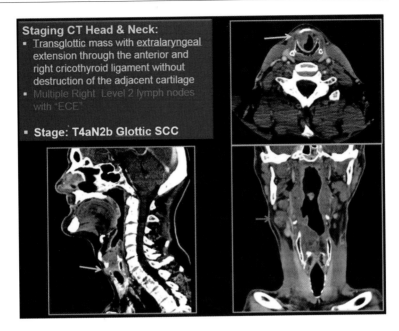

病例 86 图 1　头颈部分段 CT

注：贯声门肿物的喉外侵犯是通过前方和右侧的环甲韧带而不破坏邻近的软骨。分期：$T_{4a}N_{2b}$，声门鳞状细胞癌

病理检查：声门中度分化鳞状细胞癌。

二、诊断与分期

$T_{4a}N_{2b}M_0$ IV A 期 右侧声门鳞状细胞癌。

T_{4a}：侵犯咽旁间隙和环甲韧带；

N_{2b}：右侧颈部多个淋巴结肿大（伴包膜外侵）；

M_0：无远处转移的临床及影像学证据。

三、治疗策略

（一）治疗计划和理由

包括多学科小组成员的头颈部肿瘤委员会对该病例进行讨论。讨论意见认为对于该患者手术或同步放、化疗都是有效的治疗手段，由于该患者无明显的喉部骨结构或者软骨的损害，而只有轻度的喉外侵犯，因此同步放、化疗是更好的选择。

患者在伦理委员会的建议下准备接受同步放、化疗，并请肿瘤内科医生会诊协助制定。

肿瘤内科医生会诊后，认为该患者为晚期患者，具有化疗适应证（无肝、肾或肺损害），建议给予大剂量顺铂同步化疗（100mg/m²，第 1 天、第 22 天、第 43 天），同步放疗剂量给予 7000cGy/35Fx/7w，200cGy/次，5 次/周。

（二）治疗前评估

1. 口腔科　牙医对他的口腔状况进行了评估，并建议在面罩固定和 CT 模拟定位之前先拔牙。

2. 听力评估　进行顺铂化疗前对基础听力进行的听力学检查提示正常。

3. 饮食咨询和营养支持　治疗前营养学家为患者提供了饮食指导。

4. 吞咽功能评估　言语障碍治疗师在治疗前对患者的吞咽功能进行全面评估。

（三）放射治疗靶区勾画

使用同步加量调强放疗技术（7000cGy/35Fx/7w）放疗＋同步铂类（100mg/m² × 3 周期）化疗。

1. 原发灶

（1）GTV：以临床、内镜、影像学检查结果为基础，将 MRI 与 CT 融合用于靶区勾画，7000cGy/35Fx。

（2）高剂量 CTV：GTV 外扩 3mm，给予 7000cGy/35Fx。

（3）原发灶低剂量 CTV：GTV 外扩 10mm，给予 5600cGy/35Fx。

2. 颈部

（1）Ⅱa/Ⅲ区转移淋巴结：使用同步加量技术，予 7000cGy/35Fx。

（2）双颈部Ⅱ～Ⅴ区淋巴结引流区为选择性放疗的区域：给予 5600cGy/35Fx。

（3）患者进行了两周期高剂量的顺铂化疗（100mg/m²）。由于肺炎，没有进行第 3 周期化疗。

第二种治疗选择：放射治疗：70Gy/35 次/7 周，顺铂 100mg/m² × 3，照射体积：CTV 56Gy 包括双颈部Ⅰ～Ⅴ区。仅化疗 2 周期，第三周期因为毒性取消。

（四）放射治疗期间的辅助治疗

为了治疗急性化疗副反应，营养支持和护理气管切开造瘘口，每周均有肿瘤放疗科医生、护士、放射治疗师、营养学家、言语障碍治疗师对该患者进行评估。

四、预后随访

1. 治疗结束 12 周后的评估治疗反应：达到了 CR。

2. 在同步放、化疗 9 个月后，患者拔除气管插管并且至今保持了良好的状态。

3. 该患者此后进行定期随访以评估疾病的控制情况，患者一直保持无病状态。在医生的鼓励下患者努力戒烟，并且在同步放、化疗结束后 1.5 年戒烟成功。

4. 在患者同步放、化疗结束后 5 年，他仍保持无病状态并且喉部功能完好。然而，患者右声带运动能力减弱，并且声音发生了改变但仍可继续发音。

放疗后 3 年，局部水肿，声带固定，无瘤状态，继续吸烟。

五、病案要点评论

1. 对于喉癌，内镜检查和描述肿瘤的大小以及评估声带运动情况是非常重要的，因为相对于内镜的可视化条件，影像学检查（MRI 或 CT）可能不能真实地反映肿瘤的范围，也无法可靠反应患者声带的损伤、固定情况，后者是决定器官能否保留的一个重要因素。

2. 评估 T₄ 期喉癌的时候，阅片者应注意喉外侵犯的两个经典途径：甲状软骨－杓状软骨途径(左)和甲状软骨 – 环状软骨途径(右)(病例 86 图 2)。

3. 由于局部控制差，T_4 期喉癌通常被认为是一个不适宜保留器官的疾病。推荐外科手术(全喉切除)。然而，一个小型研究机构的研究表明，在小体积 T_4 期喉癌患者中，通过同步放、化疗可以实现局部控制和喉功能的保留(Knab，et al. Annals of Oncology，2008)。我们中心提倡在可能的情况下尽可能保喉。我们最近回顾性分析了本中心 65 例进行根治性放疗的 T_4 期喉癌患者，这些患者首程治疗即接受了放疗 + 化疗，他们中有2/3 的患者喉部得以保留。多因素分析表明较少软骨(0 ~ 2)受到侵犯的患者最适合保留喉部。

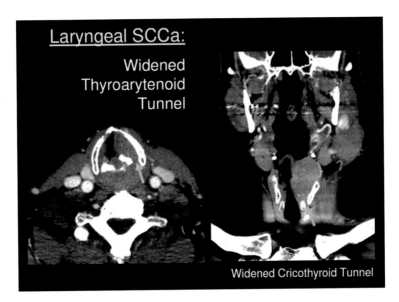

病例 86 图 2　在评估 T_4 期肿瘤时，读者需注意两条经典的喉外侵犯途径

注: 甲状软骨 – 杓状软骨途径(左)和甲状软骨 – 环状软骨途径(右)
Widened Thyroarytenoid: 扩张甲杓肌; Widened Cricothyroid: 环甲扩大

总体局部肿瘤控制率: 中位随访 4.4 个月。放疗/放、化疗 65 例，手术 42 例，3 年总生存 41% VS. 70%，$P < 0.01$; 3 年局部控制率 74% VS. 88%，$P = 0.08$。提示: 小体积 T_4 期喉癌或许可以采用放、化疗

4. 目前已有一些研究探索了保留喉部的方法，包括同步放、化疗、诱导化疗序贯手术或者放疗 + 化疗、根治性放疗加上西妥昔单抗靶向治疗。以下是在一些选择性的晚期喉癌患者中进行器官功能保留的具有里程碑意义的临床实验，包括内容如下:

(1)退伍军人管理局的喉部研究小组实验("VA 喉部实验"1991)。

(2)欧洲癌症研究与治疗组织(EORTC 24954 trial，2009): 比较序贯与交替放疗和化疗(De Figueiredo，et al. EJC，2016): 结果显示交替化放疗治疗相较于序贯治疗(诱导化疗 + 放疗)具有更高的喉部保留率和更好的喉部功能保留的趋势。

(3)放射治疗肿瘤协作组 91 – 11(RTOG 91. 11，2003)(Forastiere，et al. JCO，2003，2013): 与诱导化疗 + 单纯放疗相比，同步放、化疗具有更好的局部控制和更高的器官保

留率（GORTEC 2000 - 01（Pointreau 2009，Janoray 2016）。

病例86 表1 总结了标志性保喉临床试验的初期和长期结果。

病例86 表1　标志性保喉临床试验的初期和长期结果

第Ⅲ期试验 （发表）	样本量 （研究时间）	介入 （干预）	长期成果
VA Larynx （1991,1999）	332例 （1985—1988）	对照组:手术 + 术后放疗 试验组 :3 周期诱导化疗 + 放疗	试验组保喉率、生存质量和 声音功能更好
EORTC 24891 （1996,2012）	202例 （1986—1993）	对照组:手术 + 术后放疗 试验组:3 周期诱导化疗 + 放疗	
RTOG 91 - 11 （2003,2012）	547例 （1992—2000）	3周期诱导化疗 + 放疗 同步放、化疗 单纯放疗	同步放、化疗组局控率更 好,但是死亡率比较高。 诱导化疗组生存率最高
EORTC 24954 （2009,2016）	450例 （喉癌占48%） （1996—2004）	4周期诱导化疗 + 放疗 放疗化疗交替治疗	交替化放疗治疗相较于序贯 治疗（诱导化疗 + 放疗）具 有更高的喉部保留率和更好 的喉部功能保留的趋势
GORTEC 2000 - 01 （2009,2016）	213例 （喉癌占46%） （2000—2005）	诱导化疗（PF 方案化疗3周 期×3）+ 放疗 诱导化疗（TPF 方案化疗3周 期×3）+ 放疗	TPF 诱导化疗的保喉率 更高

我们一般更倾向于同步放、化疗而不是诱导化疗序贯单纯放疗，因为 MACH - NC 的 Meta 分析表明，同步化疗（8%）相较于新辅助化疗（2%）和辅助化疗（1%）有更高的生存获益（Pignon，Bourhis，et al. Lancet，2000）。化疗和放疗之间互相有益的作用机制包括：①空间协作:放疗主要影响局部区域控制，而化疗则是影响远处转移；②可加性:放疗和化疗可相互独立的增强局部区域控制；③协同性:根据所选的药物，化疗可以提高放疗的敏感性进而增加放疗疗效。

在喉癌患者中，针对诱导化疗有效的患者，给予同步放、化疗也是一个很有效的方法。然而，令人担忧的是治疗强度过高，同步放、化疗的疗效可能会因为诱导化疗带来的额外不良反应而受到影响。

由于全喉切除术的严重后果，在我们的研究机构中，小体积的 T_4 喉癌病例都会提交多学科肿瘤委员会进行讨论，会针对患者的肿瘤控制率、功能性喉保留的概率和可切除性进行详细评估，在经过外科、放疗科和肿瘤内科综合治疗组对患者影像学资料的详细阅读和充分讨论后，给予患者手术或者放、化疗的建议。

参 考 文 献

[1] Vengalil S, Giuliani ME, Huang SH, et al. Clinical outcomes in patients with T_4 laryngeal cancer treated with primary radiotherapy versus primary laryngectomy. Head and neck, 2016, 38 (Suppl 1) : E2035 – 2040

[2] Department of Veterans Affairs Laryngeal Cancer Study G, Wolf GT, Fisher SG, et al. Induction chemotherapy plus radiation compared with surgery plus radiation in patients with advanced laryngeal cancer. The New England journal of medicine, 1991, 324: 1685 – 1690

[3] Henriques De Figueiredo B, Fortpied C, Menis J, et al. Long – term update of the 24954 eortc phase III trial on larynx preservation. European journal of cancer, 2016, 65: 109 – 112

[4] Forastiere AA, Goepfert H, Maor M, et al. Concurrent chemotherapy and radiotherapy for organ preservation in advanced laryngeal cancer. The New England journal of medicine, 2003, 349: 2091 – 2098

[5] Forastiere AA, Zhang Q, Weber RS, et al. Long – term results of rtog 91 – 11: A comparison of three non-surgical treatment strategies to preserve the larynx in patients with locally advanced larynx cancer. Journal of clinical oncology: official journal of the American Society of Clinical Oncology, 2013, 31: 845 – 852

[6] Pointreau Y, Garaud P, Chapet S, et al. Randomized trial of induction chemotherapy with cisplatin and 5 – fluorouracil with or without docetaxel for larynx preservation. Journal of the National Cancer Institute, 2009, 101: 498 – 506

[7] Janoray G, Pointreau Y, Garaud P, et al. Long – term results of a multicenter randomized phase III trial of induction chemotherapy with cisplatin, 5 – fluorouracil, ± docetaxel for larynx preservation. Journal of the National Cancer Institute, 2016, 108

[8] Pignon JP, Bourhis J, Domenge C, et al. Chemotherapy added to locoregional treatment for head and neck squamous – cell carcinoma: Three meta – analyses of updated individual data. Mach – nc collaborative group. Meta – analysis of chemotherapy on head and neck cancer. Lancet, 2000, 355: 949 – 955

[9] Bernier J Bentzen SM. Altered fractionation and combined radio – chemotherapy approaches: Pioneering new opportunities in head and neck oncology. European journal of cancer, 2003, 39: 560 – 571

（黄少羣　布莱恩·奥沙利文）

病例 87　局部晚期喉鳞癌

一、病史摘要

患者何××，男性，72岁，湖北省黄冈市人，无业。2013-05-03收住我院耳鼻喉科。

主诉：声嘶4年余，加重伴咽痛及呼吸困难2个月余。2009-04出现声嘶，纤维喉镜示左声带新生物，切除示乳头状瘤。

现病史：缘于入院前4年余无明显诱因出现声嘶，未予重视及诊治。入院前4个月声嘶加重，就诊当地医院行纤维喉镜示"左声带及声门下新生物"，未进一步行手术及活检确诊。入院前2个月声嘶进一步加重，伴咽痛及呼吸困难，收住我院耳鼻喉科，行CT示"左侧声带新生物，侵犯声门上和声门下区"，心电图示"房颤，偶发多源性室早，ST-T段改变"，心脏彩超示"左心扩大并收缩功能降低，EF 35%"，考虑无法耐受手术，建议至心血管内科治疗改善心功能再行手术，未遵医嘱进行诊治，耳鼻喉科讨论后评估静息状态下无心血管系统相关症状，心功能尚可，遂于2013-03-29行气管切开+喉裂开左声带新生物活检，病检示乳头状瘤伴部分区域不典型增生，后于2013-04-09出院。声嘶、咽痛及呼吸困难未见好转，仍进行性加重，遂再次收住我院耳鼻喉科。患者行心电图示"房颤，ST-T段改变"，心脏彩超示"EF 41%"，血生化示肾功能轻度不良，于2013-05-12再次行左声带新生物活检示"乳头状瘤，局部恶变-角化性鳞状细胞癌"。多学科讨论评估患者无法耐受根治性手术切除，于2013-05-20转入我科。

既往史：长期吸烟饮酒史，冠心病、慢性支气管炎和肺气肿30余年。

体格检查：卡氏评分70分。双颈及全身浅表未触及肿大淋巴结。左侧喉室、左室带、左声带下缘及前联合可见新生物，表面不光滑，部分可见褐色血痂皮附着。心、肺、腹体检未见明显异常。

辅助检查(入院前)：2013-03-14喉部CT示左声带肿瘤侵犯声门上和声门下区；2013-05-05心电图示房颤，ST-T改变；2013-05-06心脏彩超示左心扩大并收缩功能降低，EF 41%；2013-05-18病检示乳头状瘤，局部恶变-角化性鳞状细胞癌。

初步诊断：左声门区角化性鳞癌。

二、辅助检查

转我科后，于2013-05-23行喉+颈部MRI示左声门上、声带、声门下区肿瘤侵犯甲状软骨和颈前皮下软组织，颈部未见淋巴结转移(病例87图1)。胸部CT、腹部彩超及骨ECT未发现远处转移。

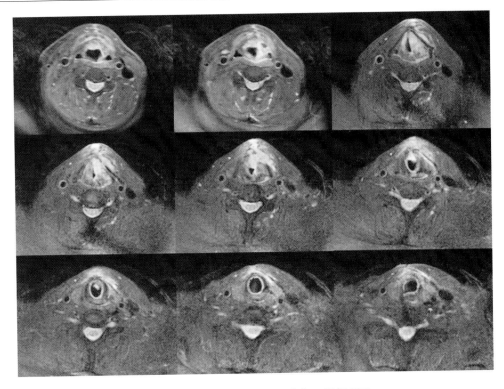

病例 87 图 1　2013 - 05 - 23 喉部 + 颈部 MRI

注：T_1WI 增强扫描后左侧左声门上、声带、声门下区肿瘤侵犯甲状软骨和颈前皮下软组织，颈部未见肿大淋巴结

三、入院诊断

1. 左声门区角化性鳞癌 $T_{4a}N_0M_0$ ⅣA 期（第 7 版 UICC/AJCC 分期）。

2. 冠心病。

3. 心律失常。

4. 左心功能不全。

5. 慢性支气管炎合并肺气肿。

6. 慢性肾功能不全。

四、诊断依据

患者左侧声门区新生物活检显示角化性鳞癌，MRI 显示左侧声门区肿瘤侵犯左侧甲状软骨及颈前皮下软组织，颈部未见肿大淋巴结，根据 UICC/AJCC 第 7 版分期，T 分期 T_{4a}，N 分期为 N_0，M 分期为 M_0，临床分期为ⅣA 期。此外，患者既往有冠心病、慢性支气管炎和肺气肿病史，心电图显示患者存在心律失常，心脏彩超显示患者 EF 为 35% ~ 41%，存在心功能不全。

五、治疗策略

该患者为老年局部晚期喉癌患者，仅从肿瘤侵犯情况看仍属手术切除范畴，但由于患者既往有长期吸烟和饮酒史，有冠心病、慢性支气管炎和肺气肿 30 余年，并有轻度心律失常和心功能不全，多学科评估考虑无法耐受根治性手术。而喉癌属于放疗中度敏感肿瘤，且放疗对患者长期的心、肺慢性合并疾病及肾功能不全均无直接不良影响，因此应采用以放疗为主，可单独放疗，或采用放疗联合同步化疗或分子靶向治疗的治疗策略。在与患者及其家属充分沟通后，决定采用放疗联合分子靶向治疗方案。

六、治疗方案

放疗 + 分子靶向治疗：调强放疗（病例 87 图 2）：GTV（红色）为 MRI 显示的肿瘤区域，CTV1（紫色）为整个喉解剖结构，CTV2（蓝色）包括全颈双侧 Ⅱ、Ⅲ、Ⅳ、Ⅴ区。处方剂量：PGTV（95% V）DT 7000cGy/30Fx，PTV1（95% V）DT 6000cGy/30Fx，PTV2（95% V）DT 5400cGy/30Fx。分子靶向治疗：西妥昔单抗，首剂 400mg/m²，后每周 250mg/m²，共 7 周。放疗期间出现 Ⅱ 度白细胞减少，Ⅲ 度皮疹，给予积极对症处理后症状好转。放疗结束后 2 个月复查，疗效评价为 CR（病例 87 图 3）。

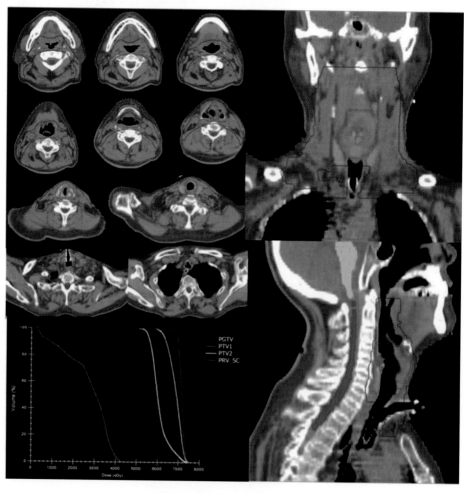

病例 87 图 2　IMRT 靶区勾画

注：GTV 红色，CTV1 紫色，CTV2 蓝色

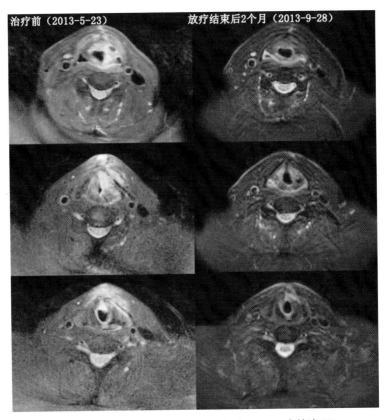

病例 87 图 3　放疗结束后 2 个月复查 MRI 示疗效达 CR

七、病例亮点

本病例是一例手术可切除的局部晚期喉鳞癌老年患者，但由于合并心、肺和肾功能不全，无法耐受手术，因此采用根治性调强放疗＋西妥昔单抗的策略成功治愈，后期随访中一直未见肿瘤局部复发。同步放、化疗是局部晚期喉癌的金标准，而放疗联合西妥昔单抗也同样为合理的选择，尤其在老年或有较多合并疾病患者。放疗联合西妥昔单抗在 NCCN 指南局部晚期头颈部鳞癌的治疗中已成为 1 类证据。

参 考 文 献

［1］Bonner JA, Harari PM, Giralt J, et al. Radiotherapy plus cetuximab for squamous – cell carcinoma of the head and neck. N Engl J Med, 2006, 354(6)：567 – 578

［2］Bonner JA, Harari PM, Giralt J, et al. Radiotherapy plus cetuximab for locoregionally advanced head and neck cancer：5 – year survival data from a phase Ⅲ randomised trial, and relation between cetuximab – induced rash and survival. Lancet Oncol, 2010, 11(1)：21 – 28

［3］National Comprehensive Cancer Network. (NCCN) Clinical Practice Guidelines in Oncology. Head and Neck Cancer(Version 2), 2017

（龙国贤）

病例 88　早期喉癌

一、病历摘要

孙××,66 岁,汉族,已婚,河南省三门峡市人,农民。2012 - 09 - 17 首次入院。

主诉:声音嘶哑 8 个月。

现病史:患者于 8 个月前无明显诱因出现声音嘶哑,症状进行性加重,无咳嗽、咳痰、咽痛、吞咽困难等不适。于 4 天前就诊于我院,行喉镜提示:双声带增厚,表面不平,可见假膜,动度好,闭合佳。行声带活检,病理检查示:左侧声带肿物为(喉)鳞状细胞癌,右侧声带肿物为鳞状细胞原位癌,局部微浸润。由于患者年龄较大,且有冠心病史,手术风险高,为进一步诊疗就诊我科。

既往史:冠心病、高血压史。无烟酒嗜好。无肿瘤家族史。

体格检查:卡氏评分 90 分。双侧颈部浅表淋巴结未触及明显肿大。张口正常,软腭动度好,伸舌居中。脑神经检查未见异常。心、肺、腹部体检未见明显异常。

辅助检查(院前):MRI 检查示:①喉腔不对称,喉部左侧壁局限性增厚,喉腔局限性受压略变窄,余未见异常;②双侧颈部未见明显肿大淋巴结影。

初步诊断:喉癌(分期待定)。

二、辅助检查

喉镜下病理检查结果:左侧声带肿物为(喉)鳞状细胞癌,右侧声带肿物为鳞状细胞原位癌,局部微浸润。鼻咽 + 颈部 MRI 示(病例 88 图 1):喉腔不对称,喉部左侧壁局限性增厚,喉腔局限性受压略变窄,余未见异常。双侧颈部未见明显肿大淋巴结影。喉镜(病例 88 图 2):鼻咽部黏膜稍红,会厌正常,双声带增厚,表面不平,可见假膜,动度好,闭合佳。肺部 CT:双肺间质性改变伴左上肺肺大泡,右肺尖索条状。主动脉及冠状动脉钙化。肝内散在点状钙化灶。颈部 B 超示:双侧颈部、双侧颌下、双侧锁骨上下、耳前、耳后及可颏下未见明显肿大淋巴结。腹部彩超示:肝、胆、胰、脾大小正常,图像未见明显异常。

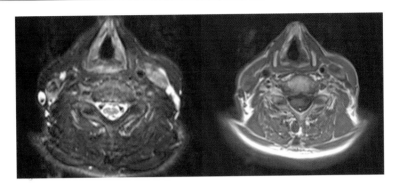

病例 88 图 1 鼻咽 + 颈部 MRI

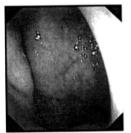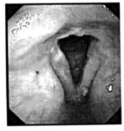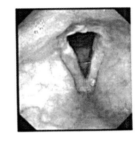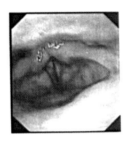

镜检所见： 鼻咽部粘膜稍红，会厌正常，双声带增生肥厚，表面稍不平，可见伪膜附着，动度好，闭合欠佳。

病例 88 图 2 喉镜

三、入院诊断

喉癌 $T_{1b}N_0M_0$ Ⅰ期（第 7 版 AJCC/UICC 分期）。

四、诊断依据

患者原发灶喉部已有病理证实，根据目前第 7 版 AJCC/UICC 分期，肿瘤主要位于声门区，属于声门型喉癌，根据目前检查结果，肿瘤侵及双侧声带，声带闭合欠佳，但无明显运动受限，因此 T 分期为 T_{1b}，目前各项检查未见明显颈部淋巴结转移以及全身转移征象，N 分期定为 N_0，M 分期定为 M_0，故认为目前分期为 $T_{1b}N_0M_0$ Ⅰ期。

五、治疗策略

患者为早期喉癌，手术和根治性放疗均可达到相同的疗效，但目前仍以手术治疗为主。该患者年龄较大，且同时伴有冠心病史，手术风险较高，因此患者不选择手术治疗，转而选择根治性放疗，根据目前病情，确定"单纯放疗"的治疗方案。早期喉癌放疗可选择三维适形放射治疗技术，根据喉区动度调整靶区上下界。放疗过程可能出现下列不良反应：①局部疼痛；②发热；③放射性皮炎；④免疫抑制；⑤放射性二原癌等。预后方面：根据目前文献报道，Ⅰ期喉癌完成根治性治疗后，5 年局部控制率以及生存率均在 90% 以上。以上治疗考虑、治疗不良反应及预后等情况，均告知患者及家属，并取得患方同意和理解。

六、治疗方案

根据查体及影像学所见双侧声带肿瘤区（GTV），予以 GTV - PTV（95% V）根治性照射剂量 DT 6300cGy/35Fx，全喉区域定义为 CTV（95% V），照射 DT 5940cGy/33Fx，PTV 根据喉部动度上下外放 8mm，其余方向外放 5mm（病例 88 图 3）。放疗期间出现 I 度放射性皮炎、I 度口干，积极给予对症处理后症状好转。放疗结束 1 个月疗效评价：CR（病例 88 图 4）。

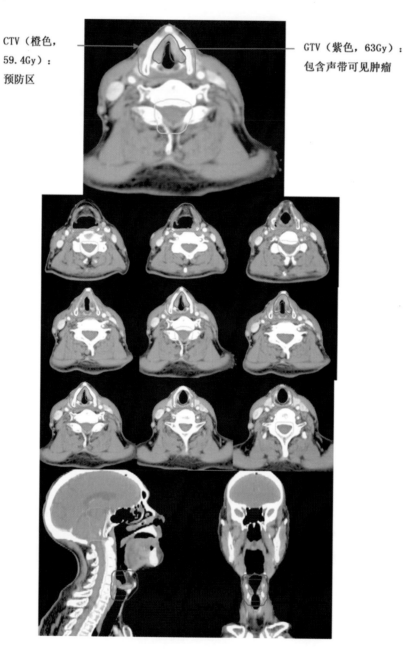

CTV（橙色，59.4Gy）：预防区

GTV（紫色，63Gy）：包含声带可见肿瘤

病例 88 图 3　紫色为 GTV，橙色为 CTV，红色为 PTV

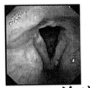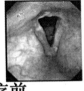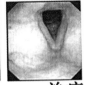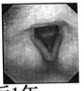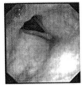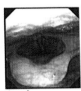

治疗前　　　　　　治疗后1年　　　　　　治疗后2年

病例 88 图 4　治疗前后喉镜对比

七、病例亮点

本病例是一个早期老年喉癌患者，肿瘤局限于双侧声带。因患者年龄较大，有冠心病病史，未行手术治疗，接受根治性放疗，GTV：根据喉镜及影像学结果确定声带肿瘤区域，边界外放 0.5cm 为 PGTV，CTV：包括 PGTV 区域及全喉区，并在模拟机下观察喉区动度，PTV 放了相应的 Margin，选用三维适形放射治疗技术，治疗过程中密切观察患者放疗反应。患者随访 4 年，未发生再次复发或转移。

八、相关知识点

1. 早期声门型喉癌　根据第 7 版 UICC/AJCC 的分期标准，通常指 T_{is}、T_1 及部分 T_2 无淋巴结及远处转移者。声门的定义：声门指上至声带游离缘上缘，下至声带下表面，垂直距离 1cm，外至双侧喉室外侧角下极，包括了前联合和后联合。2009 UICC/AJCC 喉癌 TNM 分级分期标准，T_1 声门型喉癌指肿瘤局限于声带（可以侵及前联合或后联合），声带活动正常；T_{1a}：肿瘤局限于一侧声带；T_{1b}：肿瘤侵犯两侧声带。由于声门区缺少淋巴引流，声门型喉癌很少有淋巴结转移，除有明显的淋巴结转移证据外，一般不考虑颈部淋巴结清扫。

2. 早期声门型喉癌治疗的选择　对于 T_1 声门型喉癌缺乏理想的前瞻性随机对照研究，目前开放性手术，经口喉显微激光手术及放疗的选择没有定论。治疗目的主要是肿瘤治愈，喉功能保留，减少并发症以及降低治疗费。2006 年美国临床肿瘤学会发布喉癌的临床指南中，指出放疗及喉显微激光手术作为 T_1 声门型喉癌推荐治疗，开放性手术作为备选方案。许多学者认为开放性手术仍是 T_1 声门型喉癌首选治疗方法之一，这主要取决于术者和放疗医生的经验与技术。2014 年 NCCN 指南指出 T_{is} 推荐内镜下治疗优先，T_1、T_2 声门型喉癌的治疗方式中开放性喉部分切除与放疗、内镜下切除并列，无优先性。2014 年国内发布的喉癌治疗的专家共识中，指出 T_{1b} 和支撑喉镜暴露不佳的 T_{1a} 患者可选择喉部分切除术。

3. 放疗在早期声门型喉癌中的作用　用于喉癌的治疗已有近 50 年历史。在北美、英国、北欧地区，放疗是治疗 T_1 声门型喉癌最常用的治疗方式。与开放性手术、喉显微激光手术相比，放疗术后嗓音功能更好，对患者的一般情况的要求更低。放疗适合于年老体弱患者，不能接受气管切开者，对嗓音功能要求高者，伴随疾病严重或麻醉风险高需避免手术者。

4. 早期喉癌的预后　早期声门型喉癌患者的 5 年疾病特异性生存率和总生存率分别约为 95% 和 80%。文献报道，早期声门型放射治疗（RT）和保喉手术（经口激光手术和开放性部分喉切除术)的局部控制率和生存率相等,RT 的功能结局更好,尤其是声音质量的保护,故常常将 RT 作为不能耐受手术早期声门型喉癌的首选治疗方式,本病例就是一个成功的案例。

5. 喉癌的靶区勾画　喉部的 GTV 勾画基于喉镜及影像学结果确定声带肿瘤区域,CTV 外放 PTV 时要考虑到吞咽影像喉位置的移动,避免靶区遗漏。照射剂量为 6300 ~ 6600cGy(每次 200 ~ 225cGy),与文献报道一致。

参 考 文 献

[1] Silver CE, Beitler JJ, Shaha AR, et al. Current trends in initial management of laryngeal cancer: the declining use of open surgery. Eur Arch Otorhinolaryngol, 2009, 266(9): 1333 – 1352

[2] Pfister DG, Laurie SA, Weinstein GS, et al. J American Society of Clinical Oncology clinical practice guideline for the use of larynx – preservation strategies in the treatment of laryngeal cancer. Clin Oncol, 2006, 24(22): 3693 – 3704

[3] Mendenhall WM, Werning JW, Hinerman RW, et al. Management of $T_1 \sim T_2$ glottic carcinomas. Cancer, 2004, 100: 1786

[4] 中华耳鼻咽喉头颈外科杂志编辑委员会头颈外科组, 中华医学会耳鼻咽喉头颈外科学分会头颈学组. 喉癌外科手术及综合治疗专家共识. 中华耳鼻咽喉头颈外科杂志, 2014, 49(1): 8

[5] Kadish SP. Can I treat this small larynx lesion with radiation alone? Update on the radiation management of early(T_1 and T_2)glottic cancer. Otolaryngol Clin North Am, 2005, 38(1): 1 – 9

[6] Aaltonen LM, Rautiainen N, Sellman J, et al. Voice quality after treatment of early vocal cord cancer: a randomized trial comparing laser surgery with radiation therapy. Int J RadiatOncolBiol Phys, 2014, 90: 255

[7] Lallemant B, Chambon G, Garrel R, et al. Transoral robotic surgery for the treatment of $T_1 \sim T_2$ carcinoma of the larynx: preliminary study. Laryngoscope, 2013, 123: 2485

[8] Chera BS, Amdur RJ, Morris CG, et al. $T_1 N_0$ to $T_2 N_0$ squamous cell carcinoma of the glottic larynx treated with definitive radiotherapy. Int J Radiat Oncol Biol Phys, 2010, 78: 461

[9] Tamura Y, Tanaka S, Asato R, et al. Therapeutic outcomes of laryngeal cancer at Kyoto University Hospital for 10 years. Acta Otolaryngol Suppl, 2007, 62

[10] Bradley JA, Paulson ES, Ahunbay E, et al. Dynamic MRI analysis of tumor and organ motion during rest and deglutition and margin assessment for radiotherapy of head – and – neck cancer. Int J Radiat Oncol Biol Phys, 2011, 81(5): e803 – 812

[11] van Asselen B, Raaijmakers CP, Lagendijk JJ, et al. Intrafraction motions of the larynx during radiotherapy. Int J Radiat Oncol Biol Phys, 2003, 56(2): 384 – 390

（臧　健　王建华　赵丽娜　石　梅）

病例 89 鼻腔癌术后

一、病历摘要

尹××,44 岁,汉族,已婚,广西南宁市横县人,农民。2013 - 09 - 22 二次入院。

主诉: 左侧鼻塞伴血涕 1 年,左鼻腔癌术后 1 个月余。

现病史: 患者 1 年前无明显诱因出现左侧鼻塞伴淡红色血涕,量不多,初为间歇性,之后逐渐加重变为持续性,常有打喷嚏、鼻出血,可自止,偶有鼻腔疼痛及左侧牙痛,均可自行缓解,无发热、畏寒,无复视、视力下降,无耳鸣、听力下降,无头痛、头晕等不适。曾于外院住院治疗,疗效欠佳。为进一步治疗于 2013 - 08 - 15 入住我院耳鼻咽喉头颈外科,行鼻内镜示:左鼻腔肿物。鼻腔肿物活检病理示:鳞状细胞癌Ⅱ级。2013 - 08 - 16 胸部平片检查未见异常。腹部彩超示:脂肪肝声像,胆、胰、脾回声未见异常,门静脉内透声好,未见明显血栓声像,腹主动脉旁未显示明显肿块声像。全身骨显像未见明显转移灶。2013 - 08 - 17 鼻咽部 CT 示考虑左侧鼻腔肿瘤(病例 89 图 1)。遂于 2013 - 08 - 23 行鼻内镜下鼻腔鼻窦肿物切除术,术中见左鼻腔下鼻道肿物生长累及下鼻甲,左侧筛骨受侵蚀,予完整切除肿物,未见肿物残留。术后病理为:鳞状细胞癌 3 级,浸润鼻腔黏膜腺体。予抗感染、止血、补液等治疗后患者好转出院。2013 - 09 - 11 术后 MRI 示(病例 89 图 2):①左侧鼻腔肿物术后改变;②左侧上颌窦炎症。患者自术后出院以来,诉左侧鼻腔有少许黄色分泌物,浓稠,偶有鼻痒、鼻痛,无鼻塞、呼吸困难,嗅觉无明显变化,精神、食欲、睡眠尚可,大小便正常,体重无明显改变。

既往史: 否认高血压、冠心病及糖尿病史。否认外伤史。手术史:2013 - 08 - 23 行鼻内镜下鼻腔鼻窦肿物切除术。否认输血史。否认肝炎、肺结核病史。否认过敏史。家族史无特殊。

体格检查: 卡氏评分 90 分。外鼻无畸形,左侧下鼻甲缺如,黏膜轻微充血,内未见明确肿物。其他鼻甲黏膜呈淡红色,光滑,湿润,探针触之柔软,有弹性。鼻道通畅,有少许黄色黏稠分泌物。鼻中隔居中,黎氏区无充血。嗅沟无积脓。后鼻孔未见异常。脑神经检查未见异常。颈部未触及肿大淋巴结。发育正常,营养中等,正常面容,正力型,神志清楚,精神好。自主体位,查体合作。全身皮肤正常,无黄染,无淤斑。头颅正常,无畸形,毛发分布均匀,双眼睑无水肿,巩膜无黄染,眼结膜无苍白,双侧瞳孔等大等圆,对光反应灵敏。胸廓双侧对称无畸形,呼吸运动双侧对称,无胸膜摩擦感,双侧语颤正常,两肺叩诊清音,双侧呼吸音清,无异常呼吸音,未闻及干湿性啰音。心前区无隆起,心尖搏动有力，心界不大，心率 70 次/分，心律齐，心音有力，未闻及病理性杂音。腹平坦，未见胃肠型，未见蠕动波，腹壁静脉怒张。全腹无压痛及反跳痛，未扪及明显包块。Murphy 征阴性，肝肋下未及，脾未触及。移动性浊音阴性。肝及双肾区叩痛。肠鸣音 4 次/分，未闻及气过水声。肛门指诊及外生殖器未见异常。脊柱、四肢无畸形，活动自如。腹壁反射、角膜反射存在，Babinski 征阴性。

二、辅助检查

2013 - 08 - 16 胸部平片检查未见异常。腹部彩超示：脂肪肝声像，胆、胰、脾回声未见异常，门静脉内透声好，未见明显血栓声像，腹主动脉旁未显示明显肿块声像。全身骨显像未见明显转移灶。2013 - 08 - 17 术前 CT 平扫 + 增强示(病例 89 图 1)：左侧鼻腔肿瘤。2013 - 08 - 27 我院术后病理示(病例 89 图 3)：(鼻腔)鳞状细胞癌 3 级，浸润鼻腔黏膜腺体。2013 - 09 - 11 术后 MRI 平扫 + 增强示：①左侧鼻腔肿物术后改变；②左侧上颌窦炎症。

三、入院诊断

左鼻腔癌术后($pT_3N_0M_0$ III 期)(AJCC/UICC 分期第 7 版)。

四、诊断依据

患者已行手术治疗，术后病理证实为(鼻腔)鳞状细胞癌 3 级，诊断明确。根据 2010 第 7 版 AJCC/UICC 分期，术中见左鼻腔肿物侵蚀左侧筛骨，T 分期定为 T_3；双颈淋巴结未见肿大，N 分期定为 N_0；术前胸片、上腹部 B 超、全身骨扫描未见明显转移征象，M 分期定为 M_0；故认为目前诊断为左鼻腔癌术后($pT_3N_0M_0$ III 期)。

五、治疗策略

目前对于鼻腔癌的治疗方法需要根据分期、病理类型来选择治疗手段，分化好的早期鼻腔癌或拒绝放射治疗的患者可行单纯手术治疗，中晚期应以手术、放疗、化疗等多种手段的综合治疗为主。术后切缘不净或安全界不够，因其他原因先手术治疗的分化差的肿瘤，T_3、T_4 及有淋巴结转移的晚期病变，多次术后复发的内翻性乳头状瘤等，均需行术后放疗。患者为鳞状细胞癌 3 级，分化差，且局部中晚期，因此确定"手术 + 术后放、化疗"的治疗方案。由于患者肿瘤组织学分化差、局部分期为 T_3，应行颈部淋巴结引流区预防性照射。故患者术后放疗的区域包括瘤床周围亚临床病灶和中上颈淋巴引流区。常规放疗的靶区适形性差，局控率低，靶区周围正常组织的损伤大，不良反应重，严重影响患者生活质量，调强适形放疗技术可有效克服这些缺点，同时配合同步化疗，增强放疗的敏感性和降低远处转移的风险。患者及其家属充分了解病情后，结合经济状况，选择调强适形放疗 + 同步化疗方案，并签署知情同意书。

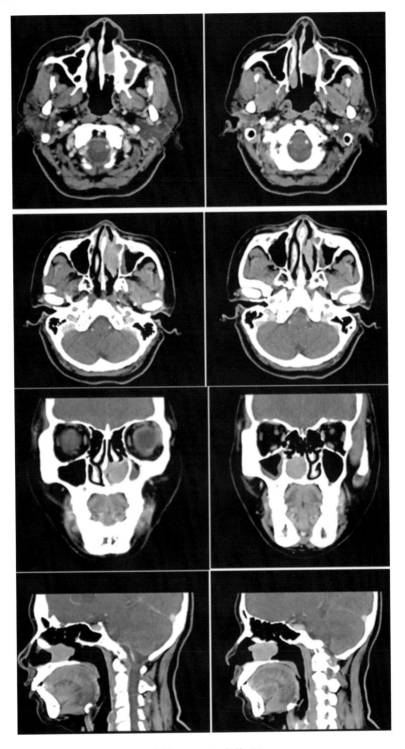

病例 89 图 1　术前 CT

注：左侧鼻腔内见片状软组织密度影填充，增强扫描病灶明显强化，左侧下鼻甲未见显示，相邻上颌窦内侧壁变薄，未见骨质破坏。鼻咽部软组织未见肿胀，两侧咽隐窝、咽鼓管咽口、咽旁间隙清晰、

对称；颞下窝、翼腭窝未见异常。两侧茎突内侧软组织影未见肿胀。增强扫描未见明确异常强化灶。颅底骨质未见异常。左侧鼻窦见环形密度增高影，窦壁完整，其余鼻窦充气良好，窦壁完整，未见异常。颈部未见增大淋巴结影

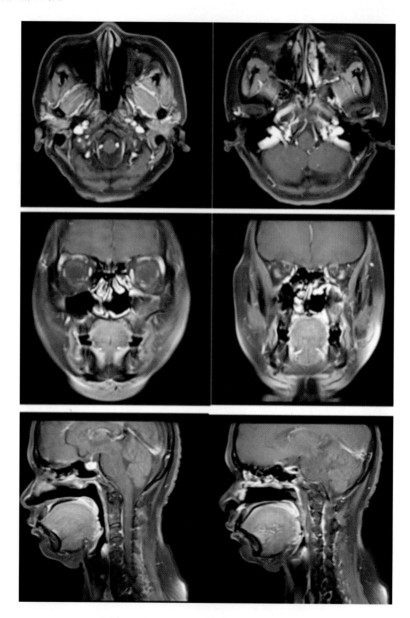

病例 89 图 2　术后放疗前 MRI 平扫 + 增强

注：左侧鼻腔肿物切除术后，左侧鼻甲缺损为术后改变，鼻腔内未见异常软组织信号，增强扫描未见明确异常信号。鼻咽部双侧咽隐窝及咽鼓管开口、两侧咽旁间隙未见异常；两侧翼腭窝、颞下窝及海绵窦未见异常，颅底骨质信号未见异常；颈部未见增大淋巴结影。所见脑组织信号均匀，未见异常信号影。左侧上颌窦内见片状 T_1WI 低 T_2WI 高异常信号

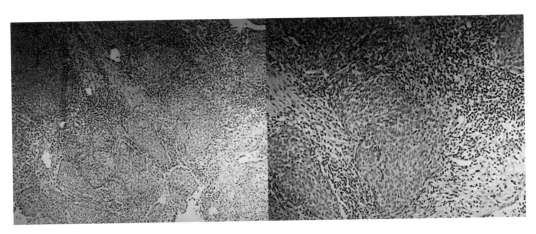

病例 89 图 3　术后病理示：（鼻腔）鳞状细胞癌 3 级，浸润鼻腔黏膜腺体

六、治疗方案

患者采用仰卧位，选择合适的头枕，将患者头颈部摆正后，进行热塑面罩固定，在 CT 模拟定位机下扫描，范围为头顶至锁骨下缘下 3cm，层距 3mm，将扫描图像通过网络传输到 pinnacle 计划系统，以所接收 CT 扫描图像信息为基础做出调强放疗计划，完成后进行治疗计划验证，复位确认无误后开始实施放疗。放疗靶区的勾画定义及剂量（病例 89 图 4、病例 89 图 5）：CTV1 包括双侧鼻腔、筛窦、同侧上颌窦、鼻咽腔、咽后淋巴结及双侧颈部 Ⅱ、Ⅲ 区淋巴引流区，分次剂量 180.6cGy，总剂量 DT 6000cGy/31Fx，1 次/天，5 天/周。并行单药顺铂方案同步化疗 5 周期，顺铂 40mg/m²，第 1 天，7 天为 1 个周期。同步放、化疗期间患者出现 Ⅱ 度口腔黏膜反应、Ⅱ 度胃肠道反应及 Ⅲ 度骨髓抑制，给予对症支持处理后好转。病例 89 图 6 示治疗前后鼻腔 CT 对比。同步放、化疗后 6 个月、36 个月复查 CT 示无复发和转移。

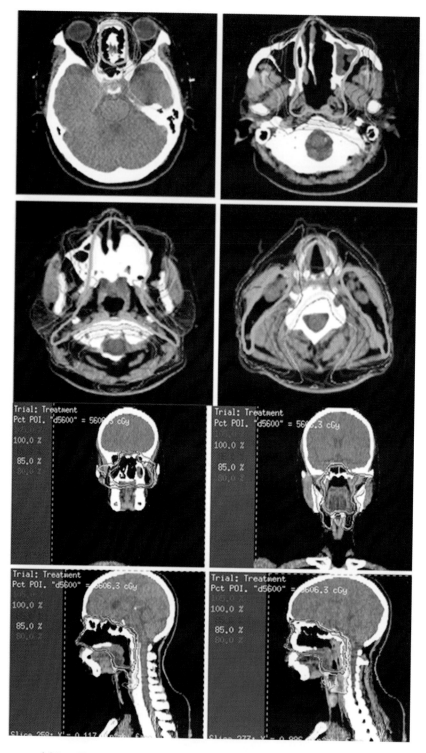

病例 89 图 4　调强放疗计划剂量靶区及剂量分布曲线：绿色为 CTV1

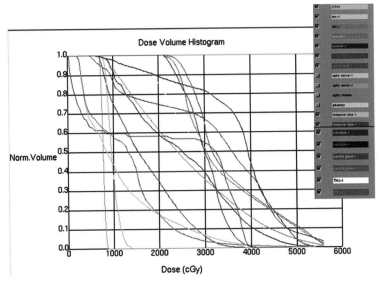

病例 89 图 5　剂量体积直方图（DVH）

注：Dose Volume Histogram：剂量体积直方图；Norm Volume：正常组织照射体积

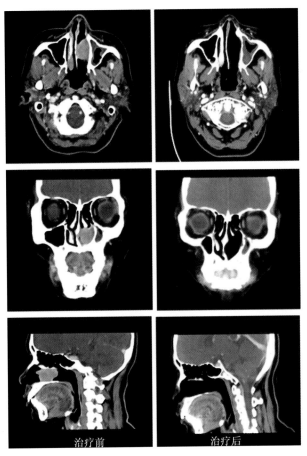

治疗前　　　　　　　治疗后

病例 89 图 6　治疗前后 CT 对比肿瘤完全消退

七、病情演变

放、化疗期间患者出现Ⅱ度口腔黏膜反应、Ⅱ度胃肠道反应及Ⅲ度骨髓抑制，患者放、化疗结束后诉咽痛，查体示咽后壁黏膜部分点状溃疡，考虑为放疗引起的口腔黏膜反应，予对症治疗后好转。放疗后6个月患者诉偶有鼻塞、流涕，受凉后明显，无视力下降、听力下降、面麻、头痛、头晕等不适，复查腹部B超、胸片未见明显异常；颅底＋锁骨上CT(病例89图7)未见复发征象。患者定期随访，最近一次为放疗后36个月，患者诉偶有鼻塞，无视力下降、听力下降等放疗不良反应，复查腹部B超、胸片、ECT未见明显异常；颅底＋锁骨上CT(病例89图8)未见复发征象。

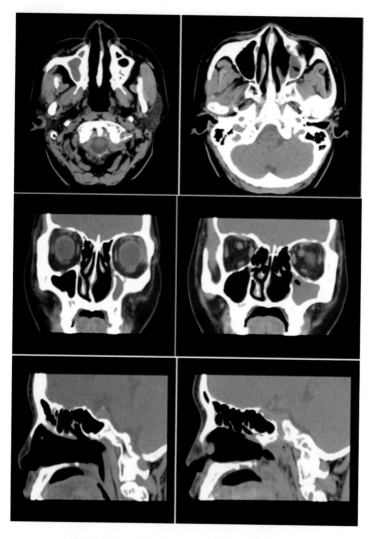

病例89图7　2014－05－07颅底至锁骨上CT

注：左侧鼻腔增宽，下鼻甲消失，周围骨质及软组织未见异常；右侧鼻道未见异常。左侧上颌窦内见斑片状密度增高影，窦壁骨质未见异常；余鼻窦形态、大小未见异常，窦腔含气良好，未见异常密度影，窦壁骨质完整。鼻咽部结构清晰，未见异常

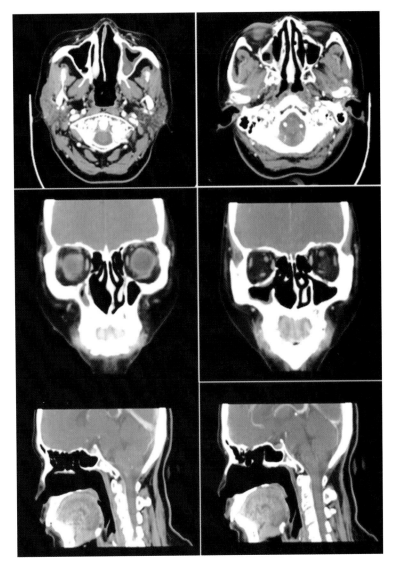

病例 89 图 8 2016 - 11 - 23 颅底至锁骨上 CT

注:与 2014 - 05 - 07 CT 对比:左侧上颌窦炎症较前吸收,余大致同前

八、病例亮点

本病例是一个局部中晚期鼻腔癌患者,行手术治疗后切除局部肿物,根据指南推荐 T_3 期鼻腔癌术后应行放化综合治疗。结合患者病理、症状、术前及术后鼻咽部 CT、MRI 等多种影像确定鼻腔癌术后无残留且无区域淋巴结转移,对瘤床周围亚临床灶和颈部淋巴结引流区行预防性照射,目的是减少复发、提高局控率。采用调强放射治疗手段对靶区实施精确放疗,局部控制良好,未发生严重放射性损伤。随访患者 3 年,未发生局部复发或转移。

九、相关知识点

1. 鼻腔癌的主要治疗模式　鼻腔鼻窦鳞状细胞癌发病率较低，仅占头颈部恶性肿瘤的 3%~5% 和全身恶性肿瘤的 1%，早期无明显症状，晚期患者因肿瘤体积增大阻塞鼻腔、侵犯鼻窦骨壁或神经时才会出现鼻塞、涕血和疼痛等临床症状。晚期鼻腔鼻窦恶性肿瘤除危及患者的生命外，还因为肿瘤破坏患者的容貌和功能，严重影响患者的生存和生活质量。早期鼻腔癌可选择单纯放射治疗或单纯手术；中晚期的鼻腔癌邻近眼球、颅底、大脑等重要器官，肿瘤常常因累及以上部位而使临床放疗和外科医生有所顾忌，单一的治疗手段往往不能完全控制肿瘤，需要依靠综合治疗手段。目前国内外应用鼻内镜手术切除鼻腔筛窦肿瘤已经比较普遍，Hanna 等报道鼻内镜手术可以达到理想的切除效果，但术后有必要进行放疗。国内外文献均有报道手术联合放疗的综合治疗模式的生存率高于单纯放疗或单纯手术的生存率。中国医学科学院肿瘤医院 231 例鼻腔、筛窦癌不同治疗方法 5 年生存率为：单纯放疗 34.1%，术前放疗+手术治疗 61.9%，手术治疗+术后放疗 75.0%。Mendenhall 等报道鼻腔鼻窦恶性肿瘤，手术联合放疗的 5 年局控率、总生存率分别为 84%、73%，均优于单纯放疗的 43%、38%。

2. 术后放疗及术前放疗的选择　术后放疗较之术前放疗在临床实践中应用更为广泛，其适应证包括：术后切缘不净或安全界不够，因其他原因先手术治疗的分化差的肿瘤，T_3、T_4 及有淋巴结转移的晚期病变，多次术后复发的内翻性乳头状瘤等。术后放疗无疑能提高肿瘤的局控率及生存率，NCCN 指南对于局部晚期的鼻腔癌患者也是推荐行术后放疗或临床试验。术前放疗虽然应用不多，但是其优势显著：术前放疗使肿瘤缩小，提高手术切除率；可保留器官的全部或部分结构和功能；使肿瘤密度降低，活性减低，减少扩散。术前放疗剂量需 ≥5000cGy，颈部预防照射剂量不低于 5000cGy。如果放疗效果显著，可选择继续放疗至根治剂量；如对放疗不敏感，则需要手术治疗。目前文献对术后放疗和术前放疗的疗效优劣无统一的说法。Guntinas - Lichius 等报道鼻腔鼻窦恶性肿瘤术前放疗与术后放疗在 5 年总生存率、5 年局部控制率、5 年无瘤生存率上均未见差别。复旦大学附属眼耳鼻喉科医院王胜资等报道 97 例鼻腔鼻窦鳞状细胞癌患者，术前放疗和术后放疗的疗效相同，3 年总生存率无统计学差异（73.7% vs68.8%）。来自中国医学科学院肿瘤医院的另一篇报道却显示术前放疗组远处转移率明显低于术后放疗组（18.2% vs 38.9%）。

3. 放疗技术的选择　随着放疗技术的进步，调强适形放疗（IMRT）在鼻腔鼻窦肿瘤治疗中的应用越来越广。IMRT 使得靶区形状更贴合肿瘤、剂量分布更符合临床医师的要求，保护附近的正常组织器官，改善患者的生活质量。Duprez 等报道普通放疗/3DCRT 治疗鼻腔鼻窦恶性肿瘤患者，出现失明、视网膜病、视神经病、脑坏死、放射性骨坏死的概率分别为 37%、40%、47%、11% 和 8%。而通过 IMRT 治疗的 130 例患者出现 3 级溢泪的 10 例、脑坏死 6 例、放射性骨坏死 1 例，结果显示出现 IMRT 在减轻放疗不良反应方面的显著优势。近年来，容积旋转调强（VAMT）技术也逐渐应用于恶性肿瘤的临床治疗中，其优点在于保护危急器官的同时减少机器跳数，提高靶区覆盖率，以达到精准治疗的目的。不少研究显示，VAMT 放疗技术在鼻腔鼻窦恶性肿瘤患者的治疗中疗效肯定。

参 考 文 献

［1］Hidehiro H, Sadamoto Z, Tetsuo A, et al. Lmpact of early radiological response evaluation on radiothera-peutic outcomes in the patients with nasal cavity and paranasal sinus malignancies. Radiat Res, 2012, 53 (5): 704 – 709

［2］罗山泉, 石梅, 王建华, 等. 局部晚期鼻腔鼻窦肿瘤放射治疗影响因素分析. 中华肿瘤防治杂志, 2011, 18(4): 296 – 299

［3］张宗敏, 唐平章, 徐震纲, 等. 鼻腔筛窦鳞状细胞癌146例治疗分析. 中华耳鼻咽喉头颈外科杂志, 2010, 45(7): 555 – 559

［4］Hanna E, DeMonte F, Ibrahim S, et al. Endoscopic resection of Sinonasal Cancers with and without crani-otomy: oncologic results. Arch Otohryngol Head Neck Surg, 2009, 135: 1219 – 1224

［5］Thorup C, Sebbesen L, Dan? H. Carcinoma of the nasal cavity and paranasal sinuses in Denmark 1995—2004. Acta oncologica, 2010, 49(3): 389 – 394

［6］Michel J, Fakhry N, Mancini J, et al. Sinonasal squamous cell carcinomas: Clinical outcomes and predic-tive factors. Int J Oral Maxillofac Surg, 2014, 43: 1 – 6

［7］Mendenhall WM, Amdur RJ, Morris CG, et al. Carcinoma of the nasal cavity and paranasal sinuses. La-ryngoscope, 2009, 119: 899 – 906

［8］张再兴, 李正江, 徐震纲, 等. 上颌窦鳞状细胞癌60例临床分析. 中华耳鼻咽喉头颈外科杂志, 2010, 45(7): 560 – 564

［9］Guntinas – Lichius O, Krepppel MP, Stuctzerct H, et al. Single modality and multimodality treatment of nasal and paranasal sinuses cancer: A single institution experience of 229 patients. Eur J Surg Oncol, 2007, 33: 222 – 228

［10］王胜资, 陈浮, 李骥. 现代放疗技术下鼻腔鼻窦恶性肿瘤转归分析. 临床耳鼻咽喉头颈外科杂志, 2011, 25(14): 636 – 644

［11］魏明辉, 唐平章, 徐震纲, 等. 鼻腔鼻窦腺样囊性癌40例临床分析. 中华耳鼻咽喉头颈外科杂志, 2009, 44: 381 – 384

［12］Duprez F, Madani I, Morbe CL, et al. IMRT for Sinonasal Tumors Minimizes Severe Late Ocular Toxici-ty and Preserves Disease Control and Survival. Int J Radiat Oncol Biol Phys, 2012, 83: 252 – 259

［13］Orlandi E, Giandini T, Lannacone E, et al. Radioteherapy for unresectable sinonasal cancers: dosimet-ric comparison of intensity modulated radiationtherapy with coplanarand non – coplanar volumetric modu-lated arctherapy. Radiother Oncol, 2014, 113: 260 – 266

［14］Jeong Y, Lee SW, Kwak J, et al. Adosimetric comparison of volumetric modulated arc therapy(VMAT) and non – coplanar intensity modulated radiotherapy(IMRT)for nasal cavity and paranasal sinus cancer. Radiother Oncol, 2014, 9: 193 – 201

［15］陈祥, 姜新, 董丽华, 等. 鼻腔 – 鼻窦恶性肿瘤的治疗进展. 中国老年学杂志, 2016, 36(7): 1783 – 1785

（康　敏　王仁生）

病例 90　上颌窦癌

一、病历摘要

王××，女，28 岁，汉族，已婚，陕西延安人，文员。2016 - 10 - 13 首次入院。

主诉： 确诊右侧"上颌窦癌"2 个月。

现病史： 2016 - 04 无明显诱因牙痛，因处于孕晚期，未治疗。2016 - 05 疼痛较前加重，伴颜面部肿胀，自行抗感染治疗，效果不佳，因处于哺乳期，未治疗。2016 - 07 症状持续不缓解，就诊口腔医院，2016 - 08 - 01 全麻下行右上颌骨肿瘤切取活检术，术中于右侧上颌颊侧前庭沟转折处切取 1.0cm×0.5cm 大小病变送检病理。病理提示：右侧上颌骨送检组织上皮下可见瘤组织成团，条索状浸润生长，细胞圆形、短梭形、空泡状，局部可见坏死，免疫组化结果显示 S - 100(+)，NSE(±)，考虑为未分化癌。Ki - 67 染色分析显示瘤细胞增生指数 75%。外科会诊建议我科行术前放疗。

既往史： 无特殊疾病史。无烟酒嗜好。无肿瘤家族史。

体格检查： 卡氏评分 80 分。颜面部不对称，右侧颜面部肿胀，右侧面颊部可触及大小约 4cm×5cm 质硬包块，右侧眶下区浅感觉减退，张口受限，可容 1 指，因张口受限，口腔视诊及触诊不满意，右侧上颌牙龈区可见菜花样肿物突起，表面溃烂，质脆，触之易出血。心、肺、腹部体检未见明显异常。

二、辅助检查

胸部平片(2016 - 07 - 29，口腔医院)：心、肺、膈未见异常。

CT(2016 - 07 - 29，口腔医院)：右上颌窦占位，侵犯周围组织。

胸部 CT(2016 - 08 - 06，我院)：胸部 CT 扫描未见明确病变。

MRI(2016 - 08 - 11，我院，病例 90 图 1)：右侧上颌窦占位性病变，符合上颌窦癌改变，病变累及右侧翼外肌，右侧鼻腔，右侧眶下壁，左侧腭帆张肌区异常信号，多考虑伪影所致，双侧颈部可见肿大多发淋巴结。

超声(2016 - 08 - 03，口腔医院)：右颌下稍大淋巴结，血供稍多，形态尚规则。

腹部超声(2016 - 08 - 06，我院)：肝胆胰脾大小正常，图像未见明显异常。

鼻咽镜(2016 - 09 - 30，我院)：双侧下鼻甲稍大，中鼻甲苍白，中鼻道嗅裂清洁，鼻咽部黏膜稍充血。

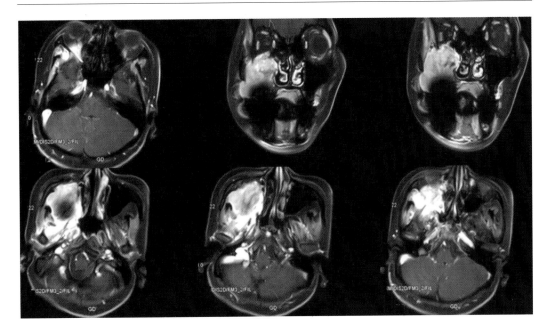

病例 90 图 1　上颌窦 MRI

初步诊断：右侧上颌窦癌。

三、入院诊断

右侧上颌窦癌(分期：$T_4N_1M_0$：上颌窦原发肿瘤侵犯右侧视神经管，右侧翼腭窝；右侧颈部单个肿大淋巴结，最大径≤3cm)。

四、诊断依据

病理学检查明确诊断，经阅片考虑肿瘤来源于上颌窦。

五、治疗策略

治疗上，与外科充分沟通后，建议行术前放、化疗，收入我科病房，因病理为未分化癌，予以 EP 方案诱导化疗 2 周期，化疗后肿瘤缩小不明显，不再继续化疗，予以放化同期治疗，因患者肿瘤位置及体积，右侧视神经、晶体无法予以相应保护，已与患者家属沟通，签字后开始放、化疗同期治疗。

六、治疗方案

1. 诱导化疗　EP 方案诱导化疗 2 周期，化疗期间肿瘤缩小，化疗结束至下次化疗开始前肿瘤再次增大。因此，2 周期后不再继续追加诱导化疗，开始放、化疗同期治疗。

2. 靶区勾画(病例 90 图 2、病例 90 图 3)　依据诱导化疗前及化疗后影像学检查资料，GTV：右侧视神经、右眼下直肌、右侧上颌窦、右侧翼腭窝、右侧翼颌间隙、右侧上颌牙龈肿瘤区，边界外放 0.3cm 为 PGTV；GTVnd：右侧Ⅱ区可见肿大淋巴结，边界外放 0.3cm 为 PGTVnd；CTV1：右侧球后，右侧后组筛窦，右侧翼腭窝，右侧蝶窦，右侧上颌窦，右侧鼻腔，右侧翼颌间隙，右侧咽旁间隙，右侧上颌牙龈区及部分软腭，外放 0.3cm 为 PTV1。CTV2：PTV1 + 左侧筛窦，左侧鼻腔，左侧上颌窦内侧壁，左侧部分蝶窦，右侧

Ⅰb、Ⅱ、Ⅲ、Ⅳ、Ⅴ区淋巴引流区，左侧Ⅱ、Ⅲ区淋巴引流区，边界外放0.3cm为PTV2。剂量：PGTV：DT 6820cGy/31Fx；PGTVnd：DT 6820cGy/31Fx；PTV1：DT 6200cGy/31Fx；PTV2：DT 5270cGy/31Fx。一程计划完成20次后请外科评估，考虑肿瘤缩退较为理想，建议继续予以肿瘤区推量，因颈部淋巴结可手术切除，不再继续推量。再次 CT 下定位（病例90图4、病例90图5），勾画 GTV：右侧视神经、右眼下直肌、右侧上颌窦、右侧翼腭窝、右侧翼颌间隙、右侧上颌牙龈肿瘤区，较前缩小40%左右，边界外放 0.3cm 为PGTV。剂量：PGTV：DT 2400cGy/8Fx。

3. 同期化疗　同期化疗予以 EP 方案每3周方案，共完成同期化疗2周期。

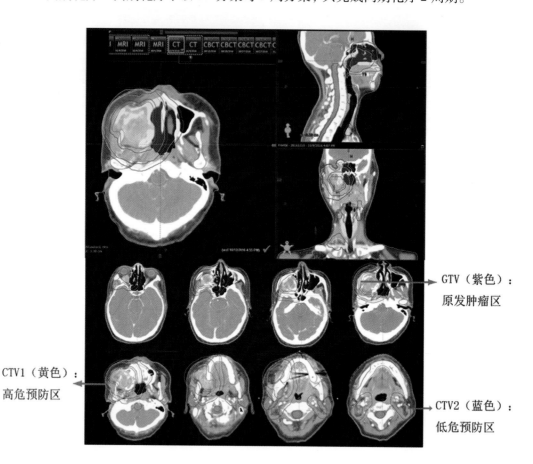

病例90图2　一程计划调强放疗计划剂量靶区及剂量分布曲线

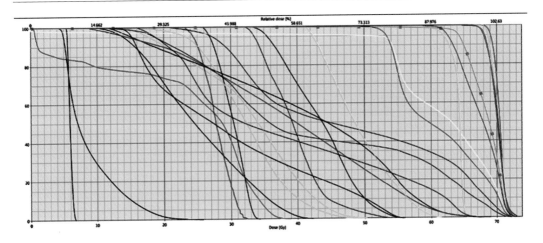

病例90 图3 一程剂量体积直方图(DVH)

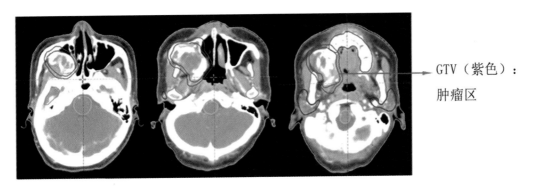

GTV（紫色）：
肿瘤区

病例90 图4 二程计划调强放疗计划剂量靶区及剂量分布曲线

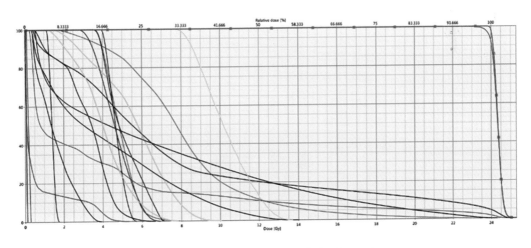

病例90 图5 二程剂量体积直方图(DVH)

七、病情演变

放疗结束后3个月外科完成手术，手术名称：鼻侧切＋右侧上颌骨切除术＋股前侧皮瓣修复术,术后恢复好,病理提示完全缓解,现定期复查。

八、病例亮点

本病例是一个Ⅳ期局部晚期鼻腔鼻窦未分化癌患者,肿瘤局部巨大,病变累及右侧翼外肌、右侧鼻腔、右侧眶下壁,侵犯到颅内。接受诱导化疗后,肿瘤退缩不明显。放疗采用自适应放疗技术,分段设计放疗计划,第一阶段计划GTV定义为化疗后残留的肿瘤病灶,照射20次后再次复查MRI,请外科会诊,考虑肿瘤缩退理想,建议肿瘤区加量。第二阶段计划GTV定义为化放疗后退缩后的肿瘤靶区。在周围正常组织能够耐受的基础上,通过二次放疗计划,给予缩小的肿瘤靶区加量到DT 6600cGy/28Fx,预防区剂量DT 3400~4400cGy/20Fx,并配合同步放、化疗提高局部控制率。放疗结束后3个月北京同仁医院手术治疗,目前随访正常。

九、相关知识点

1. 鼻窦未分化癌特点 通常起源于上鼻腔及筛窦,且侵蚀性强,极易破坏周围邻近结构与组织。文献报道,几乎所有患者前来就诊的主要症状均与鼻、鼻窦、眼部有关,诸如肿块阻塞鼻道,出血坏死等会引起头痛、鼻塞、继发感染、鼻血等症状。累及邻近上颌窦并严重破坏窦壁骨质等会引起面颊部肿胀、疼痛。病灶侵入蝶窦及海绵窦时会累及Ⅲ、Ⅳ、Ⅴ、Ⅵ对脑神经而发生头、面颊部疼痛,复视等症状。

2. 鼻腔鼻窦未分化癌的治疗及预后 发病率低,侵袭性强,局部区域复发率高,预后差,发现时多已经为局部晚期。由于病例罕见,相关治疗大多是单中心研究的报道,缺乏大的前瞻性临床试验。文献报道 T_4 期5年生存率低于50%,最新的文献报道手术联合化放疗或化放疗有好的生存获益。本病例 T_4N_1 患者,采用了诱导化疗联合同步放、化疗+手术治疗。目前随访正常,本病例是一个成功的案例。

3. 调强放疗的分段计划 在放疗中,由于患者肿瘤变化的调整,进行再次的CT定位扫描和调强放疗计划设计。分段计划设计广义上属于自适应放射治疗,主要目的是提高肿瘤放疗的精准性,实现对肿瘤靶区高剂量照射的同时,最大限度地减少周围正常组织受到高剂量照射的可能性,降低并发症发生。本病例因肿瘤范围广,通过分段计划设计后,GTV进一步缩小,减少了高剂量的照射范围,有利于手术治疗。

参 考 文 献

[1] Lund VJ, Stammberger H, Nicolai P. European position paper on endoscopic management of tumours of the nose, paranasal sinuses and skul base, 2010, 221-143

[2] Gorelick J, Ross D, Marentette L, et al. Sinonasal undifferentiated carcinoma: Case series and review of the literature. Neurosurgery, 2000, 47: 750

[3] Lopez F, Suarez V, Vivanco B, et al. Current management of sinonasal undifferentiated carcinoma. Rhinology, 2015, 53: 212-220

［4］Xu CC, Dziegielewski PT, McGaw WT, et al. Sinonasal undifferentiated carcinoma（SNUC）: the Alberta experience and literature review. J Otolaryngol Head Neck Surg, 2013, 42: 2

［5］Ahn PH, Mitra N, Alonso – Basanta M, et al. Nodal metastasisand elective nodal level treatment in sinonasal small – cell andsinonasal undifferentiated carcinoma: a surveillance, epidemiology and end results analysis. Br J Radiol, 2016, 89（1058）: 20150488

［6］Xu CC, Dziegielewski PT, McGaw WT, et al. Sinonasal undifferentiated carcinoma（SNUC）: the Alberta experience and literature review. J Otolaryngol Head Neck Surg, 2013, 42: 2

［7］Chambers KJ, Lehmann AE, Remenschneider A, et al. Incidence and survival patterns of sinonasal undifferentiatedcarcinoma in the United States. J Neurol Surg B Skull Base, 2015, 76: 94 – 100

［8］Phoebe Kuo, Peter Manes R, Zachary Schwam G, et al. Survival Outcomes for Combined Modality Therapy for Sinonasal Undifferentiated Carcinoma. Otolaryngology – Head and Neck Surgery, 2017, 156（1）:132 – 136

（许 曼 王建华 赵丽娜 石 梅）

病例 91 原发灶不明右颈淋巴结转移癌

一、病历摘要

付××，男，56岁，汉族，已婚，广西防城港人，退休工人。2014-07-24入院。

主诉：右颈部肿物伴疼痛1个月余。

现病史：缘于入院前1个月余无意间发现右颈部肿物，起初约鸡蛋大小，后进行性增大，大小约8cm×5cm，无鼻塞、鼻出血，无咽痛、声音嘶哑、饮水呛咳、吞咽困难，无面麻、复视、视物模糊，无烦躁、多食、消瘦，无咳嗽、咳痰、咯血，无发热、盗汗，当地医院建议至上级医院诊治。遂就诊我院耳鼻喉科门诊，电子喉镜检查示：右侧梨状窝病变待查。右颈针吸涂片检查示：上皮源性肿瘤。颅底至锁骨上、胸部CT：①右侧杓会厌襞周围软组织及右侧室带、声带肿胀；②两肺小叶中心型肺气肿；③右肺下叶背段支气管轻度扩张并感染。2014-07-08送手术室在全身麻醉下行直达喉镜检+食管镜检+肿物活检术，术后病理示：（右咽侧壁）镜下可见鳞状上皮呈乳头状增生，伴细胞呈轻中度不典型增生；免疫组化显示CK、LCA、p63及Ki-67表达未见异常。2014-07-17在局麻下行颈部肿物活检术，术后病理示：（右颈肿物）纤维结缔组织浸润性或转移性中分化癌，形态上倾向于鳞状细胞癌。免疫组化：CK14(+)、CKH(+)、CK7(-)、CK19(-)、Ki-67 20%(+)，支持鳞状细胞癌的诊断。现为求进一步诊治来我科就诊，门诊以"右颈淋巴结转移癌"收住院。

既往史：无特殊疾病史。烟龄30余年，平均2包/天。否认肿瘤家族史。

体格检查：T：36.8℃，P：82次/分，R：20次/分，BP：125/75mmHg。H：172cm，W：68kg，BS：1.8m²，KPS：90分，NRS：2分。肺、心、腹查体未见明显异常。专科检查：右颈部可触及一大小约8cm×5cm肿物，质硬，活动度中等，边界欠清，轻压痛，表面无破溃，余全身浅表淋巴结未触及肿大。口腔、口底、舌根、扁桃体、甲状腺等部位查体无明显异常。

辅助检查（入院前）：2014-07-01右颈部针吸涂片示：上皮源性肿瘤，不能除外转移可能，建议检查鼻咽等处。2014-07-03电子喉镜检查示：右侧梨状窝病变待查。颅底至锁骨上、胸部CT：①右侧杓会厌襞周围软组织及右侧室带、声带肿胀；②两肺小叶中心型肺气肿；③右肺下叶背段支气管轻度扩张并感染。2014-07-08直达喉镜检+食管镜检+肿物活检术后病理示：（右咽侧壁）镜下可见鳞状上皮呈乳头状增生，伴细胞呈轻中度不典型增生；免疫组化显示CK、LCA、p63及Ki-67表达未见异常。2014-07-

17 颈部肿物活检术后病理示：（右颈肿物）纤维结缔组织浸润性或转移性中分化癌，形态上倾向于鳞状细胞癌，免疫组化：CK14（＋）、CKH（＋）、CK7（－）、CK19（－）、Ki－67 20%（＋），支持鳞状细胞癌的诊断。

初步诊断：右颈淋巴结转移癌。

二、辅助检查

2014－07－17 颈部肿物活检术后病理示：（右颈肿物）纤维结缔组织浸润性或转移性中分化癌；形态上倾向于鳞状细胞癌。免疫组化：CK14（＋）、CKH（＋）、CK7（－）、CK19（－）、Ki－67 20%（＋），支持鳞状细胞癌的诊断。入院后查全身 PET－CT 示：①右侧颈部葡萄糖代谢增高的肿物，性质考虑为恶性；②左肺下叶炎症；③肝左叶血管瘤？④左肾囊肿；⑤扫描范围其余部位未见明确的结构及葡萄糖代谢异常。鼻咽部、口咽、喉咽部、颈部软组织 MRI 示（病例 91 图 1）：①鼻咽、口咽、喉咽及喉部软组织 MRI 未见异常，请结合临床；②右颈部淋巴结增大，转移可能；③甲状腺多发结节，结节性甲状腺肿大。

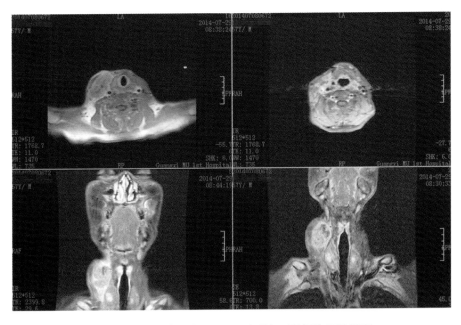

病例 91 图 1　鼻咽部、口咽、喉咽部、颈部软组织 MRI

注：鼻咽、口咽、喉咽及喉部软组织两侧对称，未见异常信号影，增强扫描未见异常强化灶，咽旁间隙及喉旁间隙未见异常，颅底骨及喉软骨未见明确异常。两侧甲状腺见数个类圆形稍长 T_1、长 T_2 结节影，增强扫描呈均匀强化，边界清晰，右侧者较大，直径约 1.2cm，甲状腺周围脂肪间隙清楚。右侧颈部Ⅲ、Ⅳ区见一大小约 3.2cm×4.5cm×3.8cm 肿块影，边缘欠清，信号不均，增强扫描呈不均匀强化，部分可见中心坏死无强化区

三、入院诊断

原发灶不明右颈淋巴结转移性癌（$T_x N_{2b} M_0$ Ⅳ期，AJCC/UICC 分期第 6 版）。

四、诊断依据

患者颈部肿物活检病理示中分化鳞癌，既往无可疑恶性病变切除的病史，除颈部肿物外，无其他任何阳性症状或体征，经内镜、CT、MRI、PET-CT等检查仍未能证明有原发肿瘤的存在，根据WHO的定义，可诊断为原发灶不明右颈淋巴结转移癌。分期诊断方面：根据AJCC/UICC肿瘤分期手册第6版，该病例原发灶不明，故T定义为T_x；同侧多个淋巴结转移，最大径小于6cm，故N定义为N_{2b}；无远处转移证据，故M定义为M_0。综上考虑，本病例可诊断为"原发灶不明右颈淋巴结转移性癌（$T_x N_{2b} M_0$ IV期，AJCC/UICC分期第6版）"。

五、治疗策略

根据头颈部肿瘤2017年NCCN指南推荐，对于N_2期原发灶不明的颈部淋巴结转移性鳞癌应采取根治性治疗方案，包括：①系统性治疗（化疗、靶向治疗）联合放疗（2B类）；②诱导化疗序贯系统性治疗联合放疗或序贯放疗（3类）。尼妥珠单抗是新一代的抗EGFR靶向药物，与放疗联合，可以提高晚期头颈部鳞癌患者的放疗敏感性，并带来一定生存获益。故该病例采取放疗同步单药铂类化疗联合尼妥珠单抗的治疗方案。由于常规放疗不可避免地造成靶区周围正常组织的损伤，影响患者治疗后的生存质量。为了减少靶区周围正常组织的放射损伤，同时提高靶区照射剂量，计划采用调强放疗技术。国内外学者均认为标准照射范围应包括可疑原发灶+双侧颈部淋巴结引流区，本例根据喉镜所见及头颈部CT结果考虑右侧喉咽为可疑原发灶所在部位，故靶区设计时右侧喉咽应包括在GTV内。放疗过程可能出现下列不良反应：①局部疼痛；②骨髓抑制；③发热；④脱发；⑤放射性脑病；⑥鼻咽大出血；⑦放射性口腔炎；⑧放射性皮炎；⑨免疫抑制；⑩放射性二原癌等。化疗过程可能出现的反应：①骨髓抑制；②肝肾功能损伤；③胃肠道反应；④过敏反应等。以上治疗不良反应及预后等情况，均告知患者及家属，并取得患方同意和理解。

六、治疗方案

调强适形放疗（病例91图2、病例91图3），根据查体、喉镜所见、CT、PET-CT及MRI结果所确定的右颈部淋巴结转移癌勾画GTVnd，根据GTV、可能的亚临床病灶及双侧颈部淋巴结引流区勾画CTV。右侧喉咽（可疑原发灶所在部位）勾画CTVo-lx，鼻咽部勾画CTVnx，其余需预防照射部位勾画CTV1。放疗剂量：PGTVnd 7000cGy/31Fx，PCTVo-lx 6500cGy/31Fx，PCTVnx 6000cGy/31Fx，PCTV1 5500cGy/31Fx。危及器官受量为：右侧眼球平均剂量：301.1cGy；左侧眼球平均剂量：263.7cGy；右侧晶状体平均剂量：265.1cGy；左侧晶状体平均剂量：244.5cGy；左侧视神经平均剂量：331.9cGy；右侧视神经平均剂量：347.0cGy；视交叉平均剂量：386.2cGy；左侧中耳平均剂量：3303.9cGy；右侧中耳平均剂量：3494.3cGy；左侧颞下颌关节平均剂量：3161.2cGy；右侧颞下颌关节平均剂量：3258.7cGy；右侧腮腺平均剂量：2742.8cGy；左侧腮腺平均剂量：3290.7cGy；左侧颞叶平均剂量：443.8cGy；右侧颞叶平均剂量：564.9cGy；左侧下颌骨平均剂量：4712.1cGy；右侧下颌骨平均剂量：4975.1cGy；口腔平均剂量：4913.4cGy；垂体平均剂量：674.1cGy；脑干最高剂量：4717.6cGy；脊髓最高剂量：3348.5cGy。同时给予奈达铂同步化疗(奈达铂:第1天70mg、第2天60mg,每3周重复,共3周期),并配合尼妥珠单抗注射液[200mg/(次·周),共7周期],过程顺利。治疗过程中,患者右颈部肿大淋巴结逐渐缩小。疗效评价有待远期随访结果。

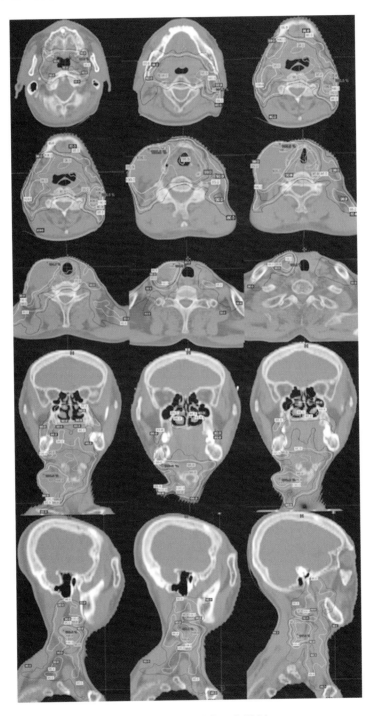

病例91 图2 放疗靶区与计划

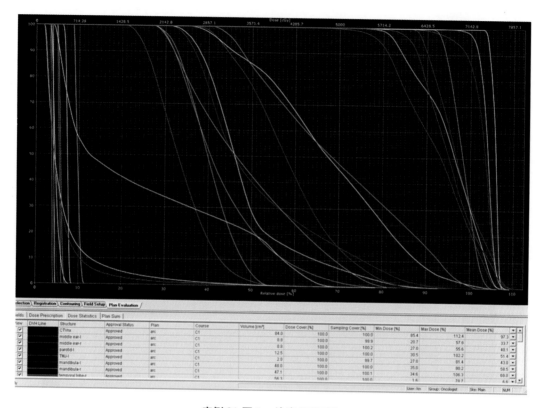

病例91 图3　放疗 DVH 图

七、诊疗结局及随访

放疗结束1个月，患者右颈部肿块缩小，无疼痛。复查 MRI（病例91 图4）：①右颈部淋巴结转移瘤放疗后，明显缩小；②鼻咽 MRI 平扫及增强未见异常；③甲状腺多发结节，结节性甲状腺肿？根据 RECIST1.1 标准，疗效评价：PR。

放疗结束6个月，患者右颈部肿块消失。无口角歪斜，无耳痛，无耳鸣，无听力下降，无耳出血、流脓，无头晕、头痛，无面麻，无复视、视物模糊，无吞咽困难，无呼吸困难，无颈部肌肉僵硬，无颈部皮肤溃烂。精神、饮食、睡眠良好。查体：颈部淋巴结及全身浅表淋巴结未触及肿大。复查 MRI（病例91 图5）：①右颈部淋巴结转移瘤放、化疗后，未见复发；②鼻咽、口咽、喉咽 MRI 平扫及增强未见异常；③结节性甲状腺肿？胸部 CT、腹部彩超、骨 ECT 未见明显异常。根据 RECIST1.1 标准，疗效评价：CR。

放疗结束12个月，患者无颈肿块，无不适主诉。精神、饮食、睡眠良好。查体无异常体征。复查头颈部 MRI、胸部 CT、腹部彩超、骨 ECT 未见明显异常。根据 RECIST1.1 标准，疗效评价：CR。

放疗结束24个月，患者无颈肿块，无不适主诉。精神、饮食、睡眠良好。查体无异常体征。复查头颈部 MRI、胸部 CT、腹部彩超、骨 ECT 未见明显异常。根据 RECIST1.1 标准，疗效评价：CR。

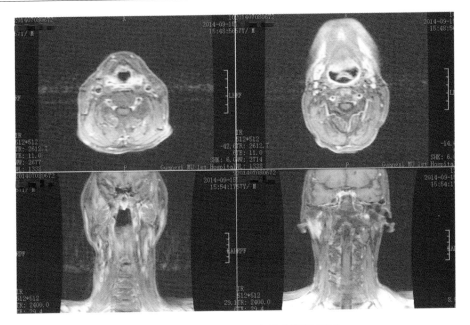

病例 91 图 4　放疗后 1 个月头颈部 MRI

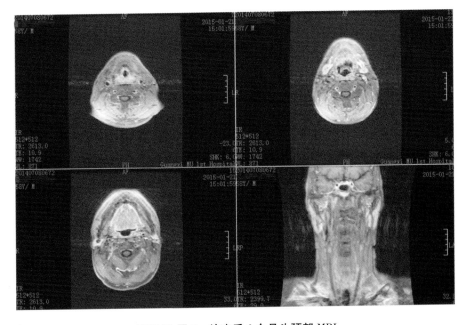

病例 91 图 5　放疗后 6 个月头颈部 MRI

八、病例亮点

1. 诊断方面　明确的诊断是制订合理治疗方案的前提。头颈部肿瘤中以颈部淋巴结肿大为首发症状者约占 10%，其中通过各种检查发现原发灶者约占 7%，仅有 3% 左右为真正的原发灶不明转移癌。该患者颈部肿块组织活检病理示转移性中分化癌，免疫组化支持鳞癌诊断。对于本病例的原发灶我们进行了积极的寻找，包括详细的病史询问和仔细的体格检查，尤其是头颈部的查体。在确定颈部肿块为其唯一的阳性临床表现后，进一步做了头颈部 CT、MRI 和全身 PET - CT 的检查，并根据影像学检查的提示，针对内镜检查和可疑部位行病理活检，但均未能获得明确原发肿瘤的影像和病理线索。因此根据 WHO 的定义，我们可诊断该病例为原发灶不明颈部淋巴结转移癌。

2. 治疗方面　根据头颈部肿瘤 NCCN 指南推荐，对于 N2 期原发灶不明的颈部淋巴结转移性鳞癌应采取根治性治疗方案，包括：①系统性治疗（化疗、靶向治疗）联合放疗（2B 类）；②诱导化疗序贯系统性治疗联合放疗或序贯放疗（3 类）。有研究表明，与单纯放疗相比，同步放、化疗可提高局部控制率，降低转移率，提高总生存率。对于化疗方案，各种多药联合化疗与单药化疗之间比较未见到显著生存差异，而在单药间比较时发现单药顺铂方案最优。临床研究证实，奈达铂作为新一代的铂类药物，其抗肿瘤活性与顺铂相当，且胃肠道反应及肾毒性相对较低，患者耐受性良好。因此，本例同步放、化疗的化疗药物选择奈达铂单药。表皮生长因子受体（epidermal growth factor receptor，EGFR）在头颈部鳞癌中表达率达 95% 以上，与肿瘤侵袭性、远处转移和放疗或化疗抵抗增加有关，是公认的不良预后因素。既往研究表明，EGFR 单克隆抗体西妥昔单抗联合放疗，可显著增加放疗的敏感性，但存在价格昂贵且皮肤黏膜反应发生率高等缺点。尼妥珠单抗是在西妥昔单抗的基础上开发的新一代的抗 EGFR 靶向药物，人源化程度达 95%，皮肤反应发生率低，且价格相对便宜。国内外多项研究表明，尼妥珠单抗联合放疗可以提高晚期头颈部鳞癌患者的放疗敏感性，并带来一定生存获益。考虑本例患者的经济条件，故采取放疗同步单药铂类化疗联合尼妥珠单抗的治疗方案。由于常规放疗不可避免地造成靶区周围正常组织的损伤，影响患者治疗后的生存质量。为了减少靶区周围正常组织的放射损伤，同时提高靶区照射剂量，计划采用调强放疗技术。国内外学者均认为标准照射范围应包括可疑原发灶 + 双侧颈部淋巴结引流区，本例根据喉镜所见及头颈部 CT 结果考虑右侧喉咽为可疑原发灶所在部位，故靶区设计时右侧喉咽包括在 GTV 内。放疗结束 6 个月，患者右颈肿块消失，复查头颈部 MRI、胸部 CT、腹部彩超、骨 ECT 均未见异常，疗效评价 CR。患者随访 2 年，未发生复发或转移。

九、相关知识点

1. 原发灶不明颈部淋巴结转移癌的诊断　有研究表明是否发现原发灶与预后直接相关，因此应该积极寻找原发灶。内容主要包括详细的病史采集和查体，完善的影像学检查以及准确的病理诊断。头颈部肿瘤中以颈部淋巴结肿大为首发症状者约占 10%，其中通过各种检查发现原发灶者约占 70%，仅有 3% 左右为真正的原发灶不明转移癌。颈部淋巴结原发灶不明转移癌多是头颈部肿瘤局部扩散所致，大约 76% 的患者最终可以在头颈部发现原发灶。因此，头颈部 CT 扫描或 MRI 检查对颈部淋巴结原发灶不明转移癌原发灶的寻找具有相当高的价值。当然，也不能排除原发灶在肺部或胃肠道的可能，甚至少部分可以来自生殖器官，PET - CT 可以增加原发灶的检出率 24.5%，其敏感性为 88.3%，特异性为 74.9%，准确性为 78.8%。在原发灶不明颈部淋巴结转移癌诊断的确立中，病理学检查在两个方面起到关键的作用，即转移的确立和提示转移灶的组织学来源。严格地讲，只有通过临床检查、活检组织光镜检查（包括酶组化和免疫组化）、电子镜检查仍不能确定原发灶者方可诊断为原发灶不明转移癌。反过来讲，尽管病理学检查明确了转移瘤从组织学来源，临床检查找不到原发灶者，在特定的时期内我们仍可认定为原发灶不明转移癌，但病理学检查结果可以指导我们寻找原发灶。

2. 原发灶不明颈部淋巴结转移癌的治疗　包括同侧颈部放疗、单纯颈清扫±同侧颈部放疗、可疑原发部位及双侧颈放疗＋化疗＋颈清扫。一般情况下，影响治疗方式的选择主要有 3 个因素：转移淋巴结的病理类型、转移发生的部位和分期以及患者的年龄和患者的个人意愿等。中国医学科学院肿瘤医院目前对原发灶不明颈部转移癌的治疗原则为：N_1 鳞癌，转移淋巴结包膜无受侵以及淋巴结切除或切除活检史者可行单纯手术治疗，也可选择单纯放疗。对中、上颈转移性低分化或未分化癌患者采用单纯放疗，放疗后如有残留可行手术挽救。N_1 但有淋巴结包膜受侵、有活检手术史或手术切除不净以及 $N_{2\sim3}$ 且病理分化较好的病变应行肿瘤切除或颈淋巴结清扫＋术后放疗。对于转移性腺癌，则采取单纯手术或以手术治疗为主的综合治疗，如果病理可提示甲状腺来源者，应同时行甲状腺腺叶切除术。锁骨上区淋巴结转移多来源于锁骨下部位，患者一般情况允许时，可给予积极的局部治疗＋化疗。对于晚期病变，可使用同步化疗或辅助化疗。

靶向治疗：表皮生长因子受体(epidermal growth factor receptor, EGFR) 在头颈部鳞癌中表达率达 95% 以上，与肿瘤侵袭性、远处转移和放疗/化疗抵抗增加有关，是公认的不良预后因素。近期研究表明，EGFR 单克隆抗体西妥昔单抗联合放疗，可显著增加放疗的敏感性。长期随访结果还显示，西妥昔单抗联合放疗可使 5 年总生存率较单纯放疗提高 9% ($P = 0.018$)，中位生存期延长近 20 个月。

放疗为主的综合治疗与单纯放疗相比，同步放、化疗可提高总生存，5 年绝对生存获益可达 6.5% ($P < 0.0001$)，并提高 9.3% 局部区域控制获益，降低 2.5% 远处转移率。根据头颈部肿瘤 2017 年 NCCN 指南，对于原发灶不明的颈部淋巴结转移性鳞癌可采取放疗为主的根治性治疗方案，包括：N_1 期手术(2A 类)或单纯放疗(2B 类)。$N_{2\sim3}$ 期系统性治疗(化疗、靶向治疗)联合放疗(2B 类)；$N_{1\sim3}$ 期诱导化疗序贯系统性治疗联合放疗或序贯放疗(3 类)。

3. 调强放疗技术与剂量　调强靶区的勾画同其他头颈部肿瘤的原则，但在具体设计靶区上各机构又有所不同，主要表现在 CTV1、CTV2 包括的范围不同：国外：GTVtb 即瘤床，根据术前影像学所见并结合术中所见、术后病理将转移淋巴结所在部位勾画在定位 CT 上；剂量 6600 ~ 7000cGy(根据有无包膜受侵决定)。CTV1 包括病变侧 Ⅰb 到 Ⅴ 区淋巴引流区，同侧咽后淋巴结也应包括在 CTV1 内，如果 Ⅰb 转移，则同侧 Ⅰa 应包括在 CTV1 内；如 Ⅰa 转移，则双侧 Ⅰa 应包括在 CTV1 内；剂量 6000cGy/30Fx。CTV2 对侧 Ⅱ区到 Ⅴ 区，包括咽后淋巴结和咽部黏膜结构如鼻咽、口咽、下咽、喉等，剂量 5400cGy/30Fx。医科院肿瘤医院：一般将咽部黏膜结构如鼻咽、口咽、下咽、声门上喉等作为潜在 GTV 对待，CTV1 包括 GTV 及转移的颈部淋巴结或术后瘤床及高危颈部区域，而 CTV2 仅为中低危预防性照射的颈部。

4. 预后　有文献报道，原发灶不明颈部淋巴结转移癌经放疗、手术为主的综合治疗后，5 年总生存率 13% ~82% 。原发灶是否出现明显影响预后，Haas 等综合治疗 57 例原发灶不明的颈部转移癌患者，其中发现口咽部原发灶 14 例，鼻咽部 5 例，发现原发灶和未发现原发灶的患者的 3 年生存率分别为 100% 及 58% ，有显著性差异。对可疑原发灶和颈部同时治疗能降低原发灶的出现率，提高生存率。在可疑原发灶及颈部同时治疗后，未出现原发灶的5年总生存率54%，而出现了原发灶的5年总生存率为20%。

参 考 文 献

[1] 殷蔚伯，余子豪，徐国镇，等．肿瘤放射治疗学(第4版)．北京：中国协和医科大学出版社，2007，540－544

[2] Herbst RS, Shin DM. Monoclonal antibodies to target epidermal growth factor receptor－positive tumors：a new paradigm for cancer therapy. Cancer, 2002, 94(5)：1593－1611

[3] Bonner JA, Harari PM, Giralt J, et al. Radiotherapy plus cetuximab for locoregionally advanced head and neck cancer：5－year survival data from a phase 3 randomised trial, and relation between cetuximab－induced rash and survival. The Lancet Oncology, 2010, 11(1)：21－28

[4] Pignon JP, Le Maitre A, Maillard E, et al. Meta－analysis of chemotherapy in head and neck cancer (MACH－NC)：an update on 93 randomised trials and 17 346 patients. Radiotherapy and oncology：journal of the European Society for Therapeutic Radiology and Oncology, 2009, 92(1)：4－14

[5] National Comprehensive Cancer Network. (NCCN) Clinical Practice Guidelines in Oncology. Head and Neck Cancer(Version 1), 2017

[6] 罗京伟，徐国镇，高黎，等．头颈部肿瘤放射治疗图谱(第2版)．北京：人民卫生出版社，2012，240－241

[7] Nieder C, Gregoire V, Ang KK. Cervical lymph node metastases from squamous cell：cut down a tree to get an apple. Int J Radiat Oncol Biol Phys, 2001, 50：727－733

[8] Baker CA, Morris CG, Mendenhall WM. Lary nx－sparing radiotherapy for squamous cell carcinoma from an unknown head and neck primary site. Am J Clin, 2005, 28：445－448

[9] Haas I, Hoffmann TK, Engers R. Diagnostic strategies in cervical carcinoma of an unknown primary (CUP) ceendoscopy. Eur Arch Otorhinolaryngol, 2002, 259：325－333

[10] 肖光莉，徐国镇，高黎．原发灶不明的颈部淋巴结转移癌的治疗．中华放射肿瘤学杂志，2002，11(2)：84－87

（康 敏 王仁生）

病例 92　原发灶不明的颈部转移性癌

例 1：

一、病历摘要

刘××，女性，52 岁，职业：职员。2012 - 12 - 30 入院。

主诉： 发现右上颈部淋巴结肿大 2 个月余。

现病史： 患者于 2 个月前自觉右上颈部淋巴结肿大，无疼痛，无破溃，遂至当地医院就诊，2012 - 10 - 29 于当地医院行右侧上颈部淋巴结切除活检术，术后病理提示右颈部淋巴结转移癌。2012 - 11 - 30 于我院就诊，鼻咽 MRI 提示右侧咽后淋巴结肿大，右颈多发强化小淋巴结，转移不能除外。电子鼻咽镜示鼻咽腔未见明显肿瘤，无法行鼻咽活检。行颈部及咽后淋巴结穿刺细胞学检查提示低分化癌。外院 PET - CT 示鼻咽未见异常，右侧扁桃体 FDG 代谢增高 SUV 5.1，故 2012 - 12 - 16 在外院行右侧扁桃体摘除术，术后病理：慢性增生性扁桃体炎。门诊以"原发灶不明的颈部转移性癌"收入院，患者自发病以来，精神和食欲可，大小便正常。近期体重无明显变化。

既往史： 无特殊疾病史。无烟酒嗜好。无肿瘤家族史。

体格检查： 卡氏评分 90 分，右侧扁桃体摘除术后改变，间接鼻咽镜及间接喉镜检查鼻咽、口咽、喉及下咽未见新生物；右上颈术后改变，可见一横行线样瘢痕，长约 4cm，双颈未触及明显肿大淋巴结。

辅助检查：

2012 - 11 - 30 鼻咽 MRI：鼻咽部目前未见明确占位性病变征象（病例 92 图 1A）。右侧咽后淋巴结肿大（病例 92 图 1B），右颈多发强化小淋巴结（病例 92 图 1C），转移不能除外。右颈术后改变？（提示术前淋巴结可能位于右 $\mathrm{II}\,\mathrm{a}$ 区）（病例 92 图 1D）。

2012 - 12 - 03：EBV - CA（抗 EB 病毒 IgA）：阳性（ + ）7.199。

2012 - 12 - 05：咽后淋巴结穿刺病理：见癌细胞，低分化癌。

入院诊断：

右侧颈部原发灶不明的转移性癌，原发鼻咽可能（$T0N_{2b}M_0$）（UICC 第 7 版）。

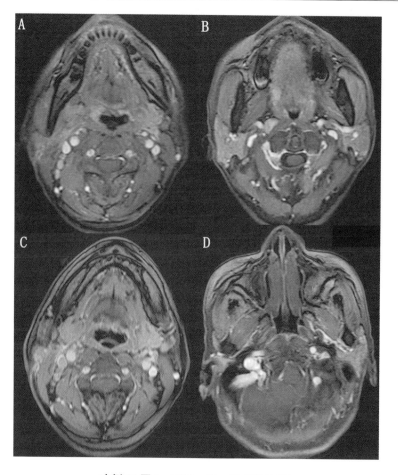

病例 92 图 1　2012 – 11 – 30 鼻咽 MRI

二、诊断依据

患者为右侧颈部转移性癌(HNCUP),已活检证实,完善各项检查均未发现原发灶,诊断原发灶不明的颈部转移性癌成立。患者 MRI 检查提示右侧上颈部Ⅱb 区域多发淋巴结转移可能,咽后淋巴结穿刺阳性,EB 病毒阳性,故考虑原发鼻咽可能较大。分期参照 UICC 第 7 版 N 分期,单侧颈部多发转移,故为 N_{2b}。

三、治疗策略

HNCUP 的治疗目前仍存在较大争议。对于转移性鳞癌、低分化癌和未分化癌,NC-CN 指南仍将手术作为ⅡA 类推荐,手术方式为颈清扫,术后可以辅助放、化疗,放疗范围可根据淋巴结的部位、HPV 及 EBV 状态来制订。其他可选的治疗方式还包括单纯放疗(N_2 期以下的病例,ⅡB 类推荐)、化疗与放疗的联合(N_2 期及以上病例,ⅡB 类推荐)、诱导化疗与单纯放疗或放、化疗的联合(Ⅲ类推荐)。面对这样的推荐,很多医生或许会存在这样的疑惑:对于一位 HNCUP 患者来讲,是应该选择手术?放疗?还是化疗?或者,我们换个角度,对于 HNCUP 这类异质性的群体来讲,哪些患者应该首选手术,而哪些患者应该首选放疗?由于 HNCUP 理论上可来源于头颈的任何部位,对于头颈部肿瘤来讲，除了鼻咽癌以外，手术均可为非鼻咽癌的主要治疗。鼻咽癌在中国相对高发，40%~50%的鼻咽癌患者以颈部肿块为主诉就诊。国内报道的以颈部转移性癌就诊的患者中，鼻咽部原发灶检出率最高。所以，应当从 HNCUP 首先筛选出可疑的鼻咽癌患者。那么对于上述问题来讲，就可以简单的总结为如何筛选出 HNCUP 中可疑的鼻咽癌患者。若颈部淋巴结位于Ⅱ区或Ⅴ区，尤其Ⅱb区、Ⅴa区、咽后淋巴结阳性、EBV CA-IgA 阳性，经多学科讨论后，按照可疑鼻咽癌进行治疗。该患者经多学科讨论后按照鼻咽癌进行同步放、化疗。

例2：

一、病历摘要

张××，女性，57岁，职业：教师。2013-12-15入院。

主诉：发现左上颈部淋巴结肿大2个月余。

现病史：患者于2个月前自觉左上颈部淋巴结肿大，无疼痛，无破溃，遂至当地医院就诊，于当地医院行鼻咽镜、喉镜、胸部 CT、腹部 B 超检查阴性，CA19-9 45.66U/ml（0~37U/ml），甲状腺 B 超：左甲状腺结节，后就诊于我院，2013-11-04 左耳下肿块穿刺：见恶性肿瘤细胞，倾向低分化癌。2013-11-05 颈部 CT：左颈肿块影，MT 可能。2013-11-12 PET-CT：①左颈部、颌下多发肿大淋巴结，FDG 代谢增高，考虑为 MT；②甲状腺弥散性 FDG 代谢略增高，请结合超声检查；左肾小结石。2013-11-14 EBV-CA（抗 EB 病毒 IgA）：阴性（-），0.72。头颈外科以"原发灶不明的颈部转移性癌"收住院，经多学科讨论后，2013-11-29 全麻下行"左颈淋巴结清扫术"，术中探查见左侧颈内静脉自二腹肌后腹到锁骨上方均有直径 0.5~4.5cm 肿大淋巴结，质硬，边界清，与周围组织无粘连，尤以Ⅱ区为甚。术后病理：（左颈）淋巴结（6/65）见低分化癌转移，其中左颈Ⅱa区（5/14）、左颈Ⅱb区（0/9）、左颈Ⅲ区（0/12）、左颈Ⅳ区（0/11）、左颈Ⅴa区（1/12）、左颈ⅤB区（0/7）。术后恢复可，现为进一步诊治遂来我院门诊，门诊以"原发灶不明的颈部转移性癌术后"收入院。自发病以来，精神和食欲可，大小便正常。近期体重无明显变化。

既往史：无特殊疾病史。无烟酒嗜好。无肿瘤家族史。

体格检查：卡氏评分90分，左颈术后改变，可见一竖行线样瘢痕，长约10cm，双颈未触及明显肿大淋巴结。间接鼻咽镜及间接喉镜检查因患者不能配合，观察不满意；张口口腔、口咽部未见明显新生物。

辅助检查：

2013-11-05：头颈部增强 CT：双侧咽隐窝清晰，鼻咽未见明显占位，咽后淋巴结未见肿大（病例92图2A），左侧上颈部Ⅱa区淋巴结肿大（病例92图2B）。

2013-11-12：PET-CT：①左颈部、颌下多发肿大淋巴结，FDG 代谢增高，考虑为 MT；②甲状腺弥散性 FDG 代谢略增高，请结合超声检查；左肾小结石。

2013-11-14：EBV-CA（抗 EB 病毒 IgA）：阴性（-），0.72。

入院诊断：左侧颈部原发灶不明的转移性癌（$T_xN_{2b}M_0$）（AJCC/UICC 第7版 N 分期）。

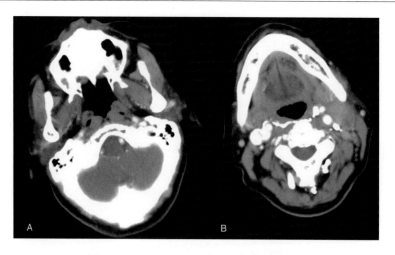

病例 92 图 2　2013 - 11 - 05：头颈部增强 CT

二、诊断依据

患者为左侧颈部转移性癌，完善各项检查均未发现原发灶，因此诊断原发灶不明的颈部转移性癌成立。CT 检查提示右侧上颈部 Ⅱa 区为主多发淋巴结转移，无咽后淋巴结，EB 病毒阴性，故可排除鼻咽癌可能。分期参照 AJCC/UICC 第 7 版 N 分期，单侧颈部多发转移，故为 N_{2b}。

三、治疗策略

原发灶不明的颈部转移性癌的治疗应结合患者淋巴结的位置、咽后淋巴结情况、EBV 病毒情况等具体分析，首先应区分是否鼻咽原发可能性较大（如颈部淋巴结位于 Ⅱ 区或 Ⅴ 区，尤其 Ⅱb 区、Ⅴa 区，咽后淋巴结阳性，EBV CA - IgA 阳性），若可排除鼻咽原发，则应先行患侧颈清扫 ± 可疑原发灶的切除（up - front neck dissection），术后行放疗。那么目前的问题就是术后放疗的范围：是否要对黏膜内可能的原发灶进行处理，即是否行黏膜的预防性照射（prophylactic mucosal irradiation，PMI）？如果行 PMI，应该行全黏膜照射（total mucosal irradiation，TMI）还是选择性黏膜照射（elective mucosal irradiation，EMI）？

有学者回顾了 2000 年之前的研究（普放时代），并对颈部照射及颈部照射 + 预防性黏膜腔照射（原文为 comprehensive radiotherapy vs unilateral neck irradiation）进行对比，PMI 可以取得相对好的黏膜控制、颈部控制及总生存，但是这种大范围的照射也显著影响了患者的生活质量。

PMI 可以带来更多获益，但为了避免对患者的生活质量带来较大影响，应减少照射范围，采用 EMI，而非 TMI。病例 92 图 3 总结了 IMRT 时代预防性黏膜腔照射的研究，EMI 取得了较 TMI 相似的黏膜控制率、局部控制率及总生存率。而且，EMI 由于照射范围较 TMI 小，所以治疗毒性也较低。目前，上海交通大学医学院附属第九人民医院发起的一项前瞻性临床研究拟进一步验证 EMI 的疗效与安全性（clinicaltrial. gov，注册号：NCT02764216）。

照射范围	研究	病例数	时间段	粘膜腔的剂量（Gy）	食管狭窄率	粘膜控制率	局部控制率	总生存率
TMI（咽轴，部分不包括鼻咽）+双颈	Richards et al	36	2007-2012	54	1/36（5%）	2年97.1%	2年89.8%	2年81.2%
TMI（23/24）	Sher et al	24	2004-2009	60	13/24（54%）	2年100%	2年100%	2年92%
TMI（咽轴+双颈）	Chen et al.	51（IMRT27）	2001-2009	56~70	4/27（15%）	NA	2年92%	2年87%
TMI（咽轴+双颈）	Frank et al	52	1998-2005	54	1/52（2%）	5年98.1%	5年94.2%	5年81%
TMI（咽轴，双颈）	Klem et al.	21	2000-2005	54~56	3/21（14%）	NA	2年90%	2 年85%
TMI（咽轴+双颈，部分患者包括喉）	Madani et al.	51（IMRT23）	1994-2006	66	0	2年100%	NA	2年74.8%
EMI（选择性咽粘膜+双颈）	Lu et al.	18	2000-2006	60~64	0	2年100%	2年88.5%	2年74.2%
EMI（韦氏环，不包括喉）	Shoushatari et al	27	2002-2008	50~61	NA	5年100%	5年88.5%	5年70.9%
EMI（单侧鼻咽、口咽、下咽声门上喉）	Villeneuve et al.	25	2005-2008	50.4	0	3年100%	3年100%	3年100%
EMI（个体化）	Janssen et al.	28	2006-2012	66~70	0	3年100%	3年93%	3年76%

病例 92 图 3　IMRT 时代预防性黏膜腔照射的疗效总结（EMI vs TMI 疗效相近）

四、治疗方案

术后放疗，选择性黏膜腔照射，IMRT 技术。

靶区及剂量：靶区范围包括单侧口咽、单侧声门上喉、下咽及单侧颈部淋巴引流区，中线结构应稍过中线，避开口腔黏膜及声带。黏膜腔及高危颈部淋巴结引流区给予 6000cGy，低危淋巴引流区给予 5400cGy/30Fx（病例 92 图 4，红色 PTV 6000cGy，绿色 PTV 5400cGy）。

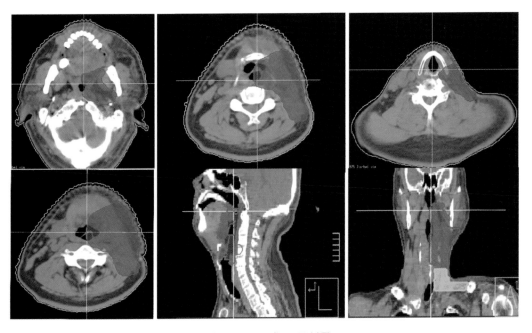

病例 92 图 4　靶区及剂量

关键靶区：包括口咽侧壁、患侧扁桃体；软腭、舌根、会厌等中线结构，靶区略过中线；不涵盖口腔黏膜（口腔黏膜亚结构多，靶区覆盖不全且不良反应大；来自口腔原发鳞癌治疗以手术为主）；避开鼻咽（已排除鼻咽来源可能，不同于上一个病例）；避开声带（声门型喉癌颈淋巴结转移少）；避开颈段食管（该处原发转移至Ⅱ区淋巴结可能性低，避免食管照射以减轻放疗不良反应）。

参 考 文 献

［1］ National Comprehensive Cancer Network. （NCCN）Clinical Practice Guidelines in Oncology. Head and Neck Cancer（Version 2）, 2017

［2］ Nieder C, Gregoire V, Ang KK. Cervical lymph node metastases from occult squamous cell carcinoma: cut down a tree to get an apple? Int J Radiat Oncol Biol Phys, 2001, 50（3）: 727 – 733

［3］ Richards TM, Bhide SA, Miah AB, et al. Total Mucosal Irradiation with Intensity – modulated Radiotherapy in Patients with Head and Neck Carcinoma of Unknown Primary: A Pooled Analysis of Two Prospective Studies. Clin Oncol（R Coll Radiol）, 2016, 28（9）: e77 – 84

［4］ Sher DJ, Balboni TA, Haddad RI, et al. Efficacy and toxicity of chemoradiotherapy using intensity – modulated radiotherapy for unknown primary of head and neck. Int J Radiat Oncol Biol Phys, 2011, 80（5）: 1405 – 1411

［5］ Shoushtari A, Saylor D, Kerr KL, et al. Outcomes of patients with head – and – neck cancer of unknown primary origin treated with intensity – modulated radiotherapy. Int J Radiat Oncol Biol Phys, 2011, 81（3）: e83 – 91

［6］ Villeneuve H, Despres P, Fortin B, et al. Cervical lymph node metastases from unknown primary cancer: a single – institution experience with intensity – modulated radiotherapy. Int J Radiat Oncol Biol Phys, 2012, 82（5）: 1866 – 1871

［7］ Chen AM, Li BQ, Farwell DG, et al. Improved dosimetric and clinical outcomes with intensity – modulated radiotherapy for head – and – neck cancer of unknown primary origin. Int J Radiat Oncol Biol Phys, 2011, 79（3）: 756 – 762

［8］ Frank SJ, Rosenthal DI, Petsuksiri J, et al. Intensity – modulated radiotherapy for cervical node squamous cell carcinoma metastases from unknown head – and – neck primary site: M. D. Anderson Cancer Center outcomes and patterns of failure. Int J Radiat Oncol Biol Phys, 2010, 78（4）: 1005 – 1010

［9］ Lu H, Yao M, Tan H. Unknown primary head and neck cancer treated with intensity – modulated radiation therapy: to what extent the volume should be irradiated. Oral Oncol, 2009, 45（6）: 474 – 479

［10］ Klem ML, Mechalakos JG, Wolden SL, et al. Intensity – modulated radiotherapy for head and neck cancer of unknown primary: toxicity and preliminary efficacy. Int J Radiat Oncol Biol Phys, 2008, 70（4）: 1100 – 1107

［11］ Janssen S, Glanzmann C, Huber G, et al. Individualized IMRT treatment approach for cervical lymph node metastases of unknown primary. Strahlenther Onkol, 2014, 190（4）: 386 – 393

（朱国培　窦圣金）

病例 93　颈部淋巴结转移癌病例

一、病历摘要

石××，48 岁，汉族，已婚，陕西省西安市人，零售业。2013 - 07 - 15 首次入院。

主诉：左颈部转移癌术后 6 周。

现病史：患者 2013 - 05 无意发现左侧颈部肿大淋巴结，大小约 3cm × 3cm，质韧，无压痛，余无特殊不适，2013 - 05 - 24 我院行 PET - CT 检查提示左侧颈部软组织病变，不除外恶性病变，余阴性。遂于 2013 - 06 - 04 就诊我校口腔医院，行左侧上颈部转移癌探查切除术、颈淋巴结清扫术。术中见肿物位于胸锁乳突肌深面，与胸锁乳突肌紧密粘连，与颈内静脉交界清，无明显粘连。术后病理提示：左侧颈部转移性高分化鳞状细胞癌。术后恢复可，现为进一步诊治就诊我院门诊，门诊拟"左颈部转移癌术后"收住院。自发病以来，精神和食欲可，大小便正常。近期体重无明显变化。

既往史：无特殊疾病史。无烟酒嗜好。无肿瘤家族史。

体格检查：卡氏评分 90 分。左颈部见长约 5cm 手术瘢痕，愈合良好。右颈、双锁骨上等全身余部位浅表淋巴结未触及明显肿大。眼耳鼻口检查未及明显异常。心、肺、腹部体检未见明显异常。

二、辅助检查

PET - CT(2013 - 05 - 24，我院，病例 93 图 1)：左侧颈部软组织病变，不除外恶性病变，余阴性。

甲状腺超声(2013 - 05 - 21，我院)：甲状腺左侧叶大小正常，图像考虑实性结节(腺瘤?)；右叶大小正常，图像未见异常。

乳腺超声(2013 - 05 - 22，我院)：双侧乳腺增生，双侧乳腺良性钙化。

涎腺超声(2013 - 05 - 28，我院)：双侧颌下腺及腮腺大小正常，腺体内未见明确局限性包块。

鼻窦部 CT(2013 - 05 - 21，我院)：双侧下鼻甲肥大，鼻窦 CT 扫描未见明确病变。

胸腹部 CT(2013 - 05 - 23，我院)：胸$_{11}$椎体改变，考虑局部脂肪替代；双肺 CT 扫描未见明显异常；肝左叶低密度影，考虑囊肿；肝右叶后段低密度影，建议行上腹部 CT 平扫及增强扫描。

头颈部 CT(2013 - 05 - 31，口腔医院)：左颈部改变，考虑淋巴结转移；左侧咽旁、舌根软组织增厚，建议临床进一步检查。

鼻咽部 MRI(2013 – 07 – 10，我院)：左侧下颌下腺未见明确显示，多考虑术后改变，右侧颈部少许稍大淋巴结，余鼻咽部 MRI 平扫未见明显异常。

上消化道内镜(2013 – 05 – 28，我院)：慢性浅表性胃炎，十二直肠憩室。

鼻咽喉镜(2013 – 05 – 15，我院)：鼻咽部未见明确新生物(好发部位取活检)，双声带表面光滑，活动好，会厌、双侧披裂、双侧梨状窝未见异常。

鼻咽部病理(2013 – 05 – 17，我院)：左鼻咽部黏膜组织重度慢性炎伴淋巴组织增生，部分淋巴细胞增生活跃，建议密切随访。

初步诊断：原发灶不明的颈部淋巴结转移癌。

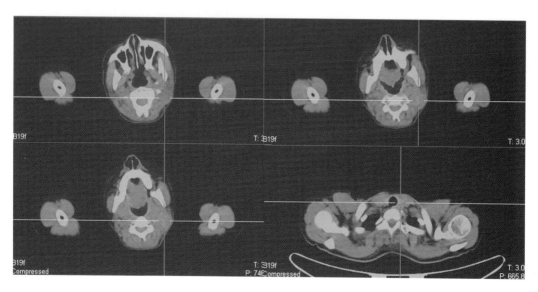

病例 93 图 1　PET – CT

三、入院诊断

原发灶不明的颈部淋巴结转移癌(分期：N_{2b}：同侧多枚淋巴结转移)。

四、诊断依据

PET – CT 提示颈部淋巴结高代谢，术后病理证实颈部淋巴结为转移性鳞癌。全身各项检查未发现明确原发灶。据此可诊断为原发灶不明的颈部淋巴结转移癌。单侧颈部多枚淋巴结转移，分期为 N_{2b}。

五、治疗策略

原发灶不明的颈部淋巴结转移癌临床少见，仅占头颈部恶性肿瘤的 1% ~ 3%。该例病变位于上中颈部，需重点检查头颈部，完善相关检查明确诊断。因分期 N_{2b}，虽经颈部淋巴结清扫术，但仍需予以术后放化同期治疗。照射的范围需包括全颈区域淋巴引流区(颌下、颏下、颈深、颈后、下颈锁骨上淋巴结)及全咽部(包括鼻咽、口咽、下咽、声门上喉及咽旁间隙)，同期予以顺铂单药 100mg/m^2 化疗 2 周期。放、化疗期间可能出现的黏膜反应、骨髓抑制、胃肠道反应、皮肤反应及预后均告知患者及家属，知情同意后签字治疗。

六、治疗方案

靶区勾画(病例 93 图 2、病例 93 图 3)：依据 CT 定位图像及术前影像资料勾画靶区。CTVhigh：左颈部术前Ⅱ、Ⅲ区肿大淋巴结区；CTV1：鼻咽、口咽、下咽、声门上喉区、双侧咽旁间隙、左侧 I b 区、双侧Ⅱ、Ⅲ、Ⅴ a 区淋巴引流区；CTV2：双侧Ⅳ、Ⅴ b 区淋巴引流区，分别外放 0.3cm 为 PTVhigh、PTV1、PTV2。剂量：PTVhigh 6600cGy/30Fx，PTV1 6000cGy/30Fx，PTV2 5400cGy/30Fx。

2)同期化疗：同期化疗予以奈达铂 100mg/m² 每 3 周方案，共完成同期化疗 1 周期。

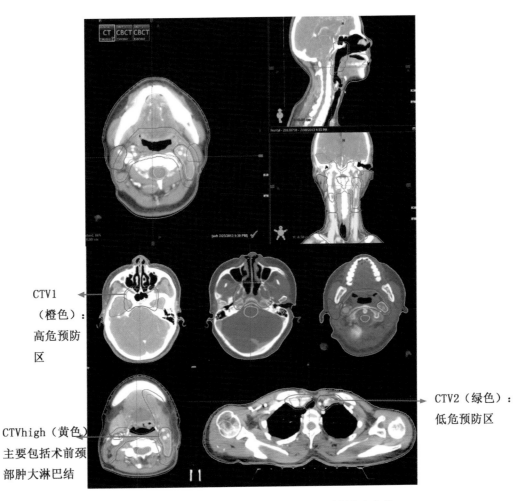

CTV1（橙色）：高危预防区

CTV2（绿色）：低危预防区

CTVhigh（黄色）主要包括术前颈部肿大淋巴结

病例 93 图 2　调强放疗计划剂量靶区及剂量分布曲线

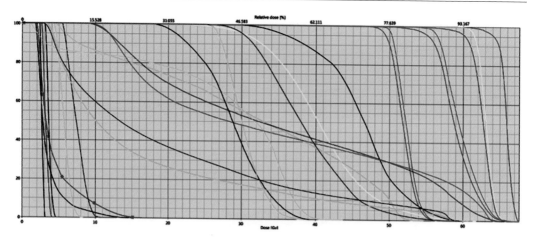

病例93 图3 剂量体积直方图(DVH)

七、病情演变

放疗结束后每3个月复查,目前已随访4年,无复发及转移。主要的放疗后期反应为Ⅰ度口干、Ⅰ度颈部皮肤反应。

八、病例亮点

本病例是原发灶不明颈部淋巴结转移癌患者,术前给予PET-CT、鼻咽镜等辅助检查,未发现原发灶。左颈淋巴结清扫,术后病理:N_{2b};术后给予勾画GTVnd:右颈部Ⅱ区可疑肿大淋巴结;CTVhigh:左颈部术前Ⅱ、Ⅲ区肿大淋巴结区;CTV1:鼻咽,口咽,左侧Ⅰb区,双侧Ⅱ、Ⅲ、Ⅴa区淋巴引流区;CTV2:双侧Ⅳ、Ⅴb区淋巴引流区,分别外放0.3cm为PTVhigh、PTV1、PTV2,同期奈达铂化疗1周期。目前随访3年余,未见异常。

九、相关知识点

1. 诊断 原发灶不明的颈部淋巴结转移癌占头颈部恶性肿瘤的2%~5%,诊断包括病变位置、体检、CT、MRI、B超及活检病理、肿瘤标志物检测等,随着影像学检查的进步,PET-CT也逐步成为发现恶性肿瘤原发灶的重要方法。一项Meta分析提示,37%的不明原因转移癌患者通过^{18}F-FDG PET-CT查找原发灶,敏感度和特异度均为84%。

2. 治疗和预后 对于不明原发灶颈部转移癌的治疗和预后的报道,迄今多为小样本回顾性分析,尚存在很多争论。各家报道的5年生存率为25%~66%。影响预后的主要因素包括颈部转移灶的N分期、转移部位、病理类型、治疗方法以及对放疗的敏感性。对原发灶不明的颈部转移癌的治疗,长期以来一直存在不同看法,主要是:①首选外科治疗还是放、化疗?②放疗是否将可疑原发灶包括在放射野内?范围如何划定?

3. 治疗模式的选择 近期观点认为,应根据转移灶的部位、N分期、病理类型来选择合理的治疗方式,主要包括放疗、手术、化疗以及其中2种或3种联合的综合治疗。文献报道,颈淋巴结转移癌约75%来源于头颈部原发肿瘤,中上颈淋巴结多考虑来于鼻咽、口咽,中下颈淋巴结多考虑来于喉咽、食管、肺等。文献报道,pN_1、pN_{2a},无ENE的手术或放疗；$N_{2b} \sim N_3$，淋巴结包膜外侵建议手术 + 放（化）疗综合治疗。

4. 放疗靶区的确定　包括原发灶黏膜预防和颈部预防同侧或双侧有争议。对于放射靶区的确定，有学者认为，仅对转移灶进行放疗，原发灶待出现后再治疗，这样导致原发灶的出现率往往较高，从而影响生存率。Reddy 等报道，治疗后未出现原发灶的患者 5 年生存率为 54%，而出现原发灶的患者 5 年生存率仅为 20%。最近 Meta 分析结果：扩大范围照射，局控率提高，OS 无明显改善。本病例 N_{2b}，术后给予放化同期治疗，目前正常，是一个成功案例。原发灶不明颈部淋巴结转移癌靶区勾画：放疗的照射范围取决于淋巴结的转移部位、病理类型和可疑转移部位。该患者淋巴结转移位于颈部 II、III 区，是鼻咽、口咽常见转移部位，故靶区包括上述范围及双侧颈部淋巴引流区。

参 考 文 献

[1] Randall DA, Johnstone PA, Foas RD. et al. Tonsillectomy in diagnoses of unknown primary tumor of the head and neck. Otolaryngol Head Neck Surg, 2000, 122(1): 52 – 55

[2] Kwee TC, Kwee RM. Combined FDG PET – CT for the detection of unknown primary tumors: systematic review and meta – analysis. Eur Radio, 2009, 19(3): 731 – 744

[3] Penthemudakis G, Bnasonlis E, Pavlidis N. Cancer of unknown primary site: missing primary Or missing biology. Oncologist, 2007, 12(4): 418 – 425

[4] Shmalbach CE, Miller FR. Occult primary head and neck carcinoma. Curr Oncol Rep, 2007, 9(2): 139 – 146

[5] Michelle L, Klem MD, James G, et al. Intensity – Modulated radiotherapy for head and neck cancer of unknown primary: toxicity and preliminary efficacy. Int J Radiation Oncology Biol Phys, 2008, 70(4): 1100 – 1107

[6] Jens Müller von der Grün, Aykut Tahtali, Shahram Ghanaati, et al. Diagnostic and treatment modalities for patients with cervical lymph node metastases of unknown primary site – current status and challenges. Radiation Oncology, 2017, 12: 82

[7] Grau C, et al. Cervical lymph node metastases from unknown primary tumours. Results from a national survey by the Danish Society for Head and Neck Oncology. Radiother Oncol, 2000, 55(2): 121 – 129

[8] Aslani M, et al. Metastatic carcinoma to the cervical nodes from an unknown head and neck primary site: Is there a need for neck dissection? Head Neck, 2007, 29(6): 585 – 590

[9] Jones AS, Cook JA, Phillips DE, et al. Squamous carcinoma presenting asan enlarged cervical lymph node. Cancer, 1993, 72(6): 1756 – 1761

[10] Reddy SP, Marks JE. Metastatic carcinoma in the cervical lymph nodesfrom an unknown primary site: results of bilateral neck plus mucosal irradiation. Int J Radiat Oncol Biol Phys, 1997, 37(4): 797 – 802

[11] Liu X, et al. Optimization of radiotherapy for neck carcinoma metastasis from unknown primary sites: a meta – analysis. Oncotarget, 2016

（许　曼　王建华　赵丽娜　石　梅）

病例 94 原发灶未明的颈转移癌确诊为口咽癌

一、病历摘要

男性，50岁，汉族，已婚，山东人。2010-08-24首次入院。

主诉：颈部肿物40余天，外院右侧颈清术后1个月。

现病史：患者40余天前无意间发现右颈Ⅱ区肿物，大小3.5cm×2.5cm，质软，无压痛，活动，界清。无发热、盗汗、消瘦、鼻塞、耳鸣等，无咽部不适。无口腔溃疡、吞咽困难、咯血等不适。当地B超穿刺病理示：透明细胞癌。2010-07-16北京军区总医院PET-CT提示右颈多发肿大淋巴结，考虑恶性。2010-07-27于同仁医院在全麻下行"右颈根治性颈部淋巴结清扫术"，术后病理经我院会诊示：淋巴结转移性低分化癌，EGFR(3+)，VGFR(-)。术后同仁医院进一步检查鼻咽MR、鼻咽镜、胃镜、肠镜，未查见原发病灶。为进一步诊治来我科。患者起病以来，精神、食欲、睡眠、二便可，体重增加1kg。

体格检查：卡氏评分90分。右颈及锁上见长约17cm手术瘢痕，右颈Ⅱ度纤维化改变。右颈活动部分受限，右上肢上举受限，右肩略下垂。双扁桃体Ⅱ度大，右颈Ⅴb区扪及大小1cm×1cm的肿物，质中，活动，界清。脑神经(-)。口咽右侧舌会厌谷近中线处见1.5cm×0.8cm结节状物，见点状充血。心、肺、腹体检未见明显异常。

辅助检查：鼻咽部及颈部MR示："右颈原发不明转移性低分化鳞癌外院切除术后近1个月"：①鼻咽部黏膜未见明确异常强化，双侧隐窝显示基本清晰；②左颈深多发淋巴结，大者位于左颈上深，短径约0.9cm，中等均匀强化，警惕转移。

2010-8-19电子鼻咽喉镜示："右颈转移癌查因"：鼻咽未见异常，右侧隐窝处活检送病理；口咽未见异常；下咽未见明显异常；右侧披裂和杓间区黏膜略粗糙（病例94图1）。

2010-08-19腹部超声未见异常。血常规、生化等未见明显异常。

入院诊断：

1. 右颈转移性低分化癌 $T_xN_{2c}M_0$（Ⅳa期）原发灶不明。
2. 右侧根治性颈清扫术后。

二、诊断依据

患者中年男性，以颈部肿物为首发症状。外院术后病理及我院病理会诊考虑为低分化鳞癌，以原发不明颈转移癌收治。入院后需进一步寻找原发灶并做相应的诊治安排。

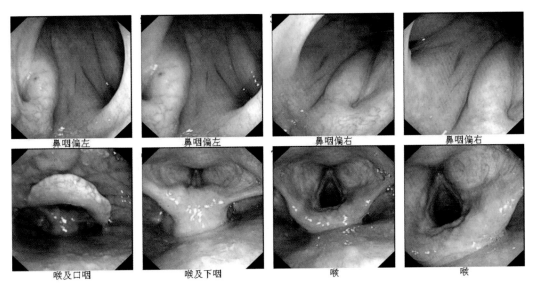

病例 94　图 1　2010 - 08 - 19 电子鼻咽喉镜

三、治疗策略

1. 根据患者的病史、查体、辅助检查以及病理。考虑右颈转移性低分化癌诊断明确,但患者原发灶未明。入院后首要工作仍为努力寻找原发灶并做相应的诊治安排。若检查仍未明确原发灶,可考虑术后放疗以期提高局部控制率。

寻找原发灶过程:

患者入院前已经行了头颈部 CT、MRI、全身 PET - CT、鼻咽喉镜和胃镜等检查,未能发现原发灶,并对可疑部位(鼻咽右侧壁、鼻咽隐窝)多点盲取,病理均为阴性。2010 - 08 - 19鼻咽右侧壁黏膜组织慢性炎,2010 - 08 - 26 病理:鼻咽右侧隐窝黏膜明显组织炎,未见癌细胞,拟按照原发不明颈转移癌给予放射治疗。

入院体格检查,间接喉镜检查见右侧舌会厌谷黏膜粗糙,结合定位 CT,发现右侧舌会厌谷见局部小强化灶,由临床医师和内镜科医师一起重新内镜检查,重点检查右侧舌会厌谷,增加 NBI 模式。

2010 - 08 - 26 电子鼻咽喉镜示:鼻咽、口咽未见异常。右侧会厌谷可见浅表型病变(活检),大小约 1.5cm,NBI 模式发现可见明显的斑点表现,病变未累及到会厌正中系带。其余未见异常(病例 94 图 2)。

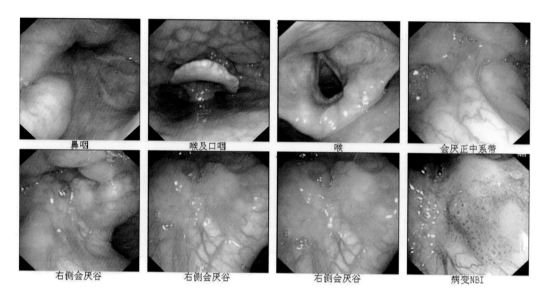

病例 94 图 2　2010 - 08 - 26 电子鼻咽喉镜

在临床医师指导下，内镜科医师再次检查并加用 NBI 模式，发现右侧舌会厌谷病变，取活检送病理，(右侧会厌谷)低分化鳞状细胞癌。

2. 明确诊断

口咽低分化鳞癌　累及右侧舌会厌谷，舌会厌系带　右颈 Ⅱ、Ⅲ 区淋巴结转移，左颈 Ⅱ A 区淋巴结转移。

外院右侧根治性颈淋巴结清扫术后。

$T_1N_{2c}M_0$(UICC 2010 Ⅳa 期)。

3. 经我院头颈肿瘤 MDT 组讨论，建议予以根治性同期放、化疗。

四、治疗方案

1. 调强放疗(2010 - 09 - 08 至 2010 - 10 - 26)　靶区勾画：GTVp：右舌会厌谷原发灶；GTVnd：左 Ⅱ 区肿大淋巴结；CTV1：包括 GTVp 外扩约 1.5cm，双咽后淋巴结，双 Ⅰ b、Ⅱ、Ⅲ 区淋巴结区，右 Ⅲ、Ⅳ、Ⅴ、锁骨上淋巴结引流区，部分 Ⅵ 区淋巴引流区(右侧 CTV1 跨越手术瘢痕区)，上界达颅底；CTV2：左颈 Ⅳ 区淋巴引流区；PGTVp 为 GTVp 外扩 0.5cm，PTV1、PTV2 分别为 CTV1、CTV2 外扩 0.3cm 得到(病例 94 图 3)。

2. 处方剂量　95% PGTVp：69.96Gy/2.12Gy/33Fx，95% GTVnd：69.96Gy/2.12Gy/33Fx，95% PTV1：60.06Gy/1.82Gy/33Fx，95% PTV2：50.96Gy/1.82Gy/28Fx (病例 94 图 4)。

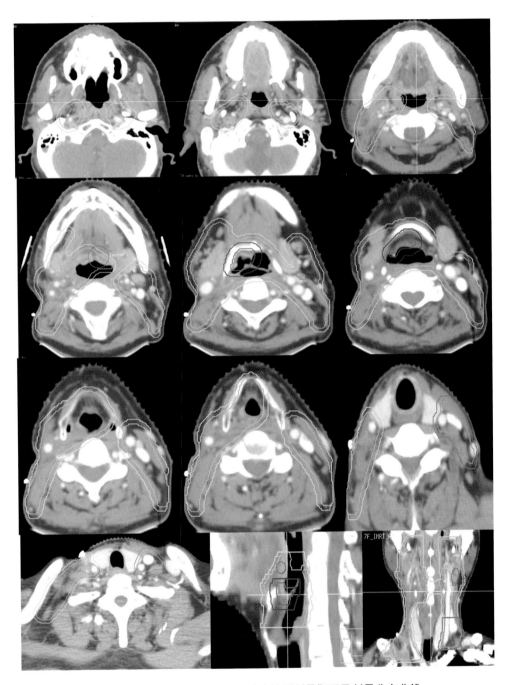

病例 94 图 3　靶区勾画，调强放疗计划剂量靶区及剂量分布曲线

注：红色为 GTVp，橘红色为 GTVnd，深蓝色为 PGTVp，绿色为 CTV1，浅蓝色为 PTV1，黄色为 CTV2，浅蓝色为 PTV2

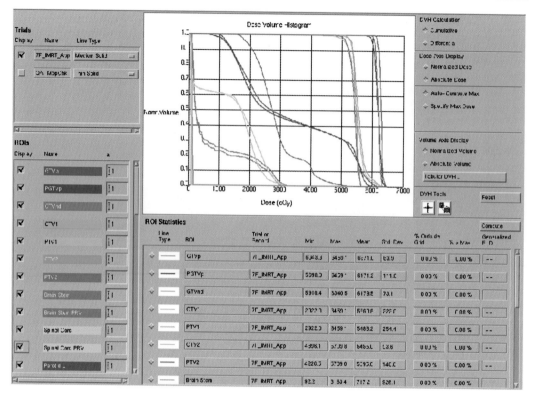

病例 94 图 4 剂量体积直方图（DVH）

注：Dose Volume Histogram：剂量体积直方图；Norm Volume：正常组织照射体积；Rol statistics：感兴趣区统计分析

3. 同步化疗 顺铂（80mg/m²）每 3 周 1 次×3 周期（2010 - 09 - 08 至 2010 - 10 - 26）。

4. 放疗 27 次复查 CR。经头颈肿瘤 MDT 联合查房讨论，继续根治性放、化疗。

2010 - 10 - 11 电子鼻咽喉镜："口咽低分化放疗中复查"会厌谷右侧可见溃疡，局部未见明显肿物（病例 94 图 5）。

2010 - 10 - 12 口咽 MR 示："口咽低分化鳞癌，双颈淋巴结转移，外院右颈根治性颈清扫术后"，与 2010 - 08 - 24 口咽增强 MR 比较：①鼻咽、口咽未见异常信号；②淋巴结未见明显增大（病例 94 图 6）。

4. 疗后评价 CR。

2010 - 10 - 28 口咽 MR："口咽低分化鳞癌，双颈淋巴结转移，外院右颈根治性淋巴结清扫术后，放、化疗后"复查，与 2010 - 10 - 12 比较：①鼻咽、口咽未见明显肿物；②淋巴结未见明显增大（病例 94 图 7）。

5. 患者放疗后 4 年半局部复发，行化疗 5 周期，疗效评价 CR。8 个月后复查，局部肿瘤又复发，再次化疗。现已化疗后 6 个月，肿瘤控制。2018 - 01 - 22 日患者仍存活。

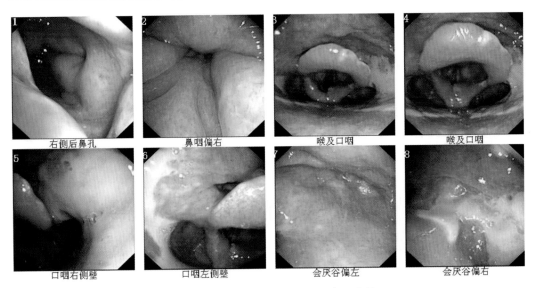

病例 94 图 5 2010 - 10 - 11 电子鼻咽喉镜

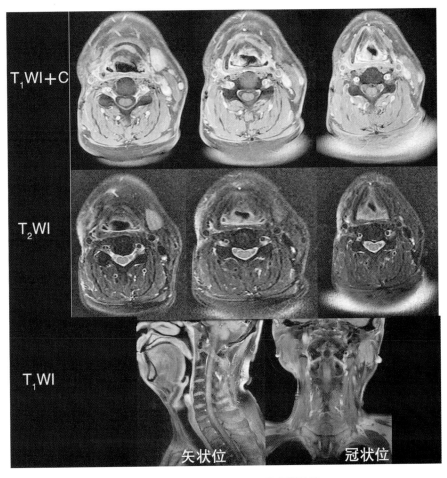

病例 94 图 6 2010 - 10 - 12 口咽 MR

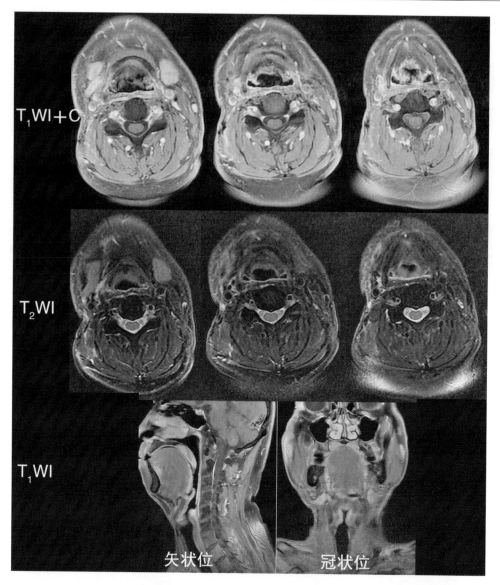

病例 94 图 7　2010－10－28 口咽 MR

2010－10－28 电子鼻咽喉镜:"口咽癌放疗结束"原病变处伪膜覆盖,基本恢复平整(病例 94 图 8)。

五、病例亮点

1. 本病例以右颈淋巴结肿大为首发症状就诊的,当地医院行颈部淋巴结穿刺,提示透明细胞癌,PET－CT 检查未发现原发灶,外院行颈清扫,病理证实为转移性鳞癌后就诊我院的。从院外治疗过程看,存在几点需要注意的:①淋巴结穿刺病理为透明细胞癌,为非常少见的病理类型,在少见病理类型条件下,应当慎重,尤其是诊断医院级别较低的时候,需要上级医院或多家医院证实,以免误诊;②原发灶寻找过度依赖 PET－CT,本例 PET－CT 未能发现原发灶,对于原发不明的颈转移癌,在其他规范检查(后述)的基础上，增加 PET－CT 并不能增加原发灶发现的概率；③没有按照原发不明颈转移癌的诊疗流程尽最大努力寻找原发灶，这可能与非肿瘤专科医院的专业局限有关。

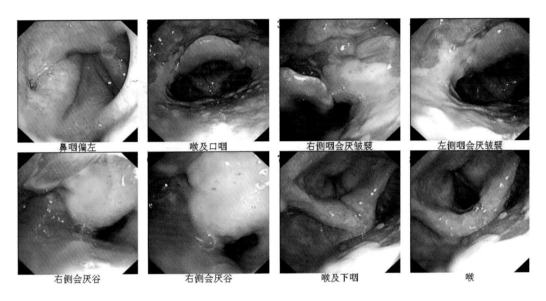

| 鼻咽偏左 | 喉及口咽 | 右侧咽会厌皱襞 | 左侧咽会厌皱襞 |

| 右侧会厌谷 | 右侧会厌谷 | 喉及下咽 | 喉 |

病例94　图8　2010－10－28 电子鼻咽喉镜

2. 原发不明颈转移鳞癌的诊疗，最重要的工作仍然是寻找原发灶。寻找原发灶有一套完整的流程。包括：①详细的体格见检查，要对能够看得见、摸得着的头颈部位进行仔细的视诊和触诊，不要放过任何可疑的地方，并针对转移淋巴结部位对原发灶来源的提示作用，重点检查。有时候，正是详细的体格检查发现了其他影像学手段不能发现的隐匿病灶，本例患者就是主管医师在间接喉镜检查时发现了可疑部位；②头颈部 CT 或 MRI 检查，胸部 CT 检查；③广泛内镜检查＋窄带光成像（NBI）模式，内镜检查比肉眼更能清晰地看到黏膜病变，特别是一些隐匿部位，肉眼（直视或间接镜）不容易观察到。NBI 模式能够发现特别早期的黏膜病变，提高阳性发现率；④结合流行病特征，对可疑部位多点盲取活检，比如鼻咽癌高发区，要重点检查鼻咽部位；⑤结合分子特征，转移淋巴结可以检测 EBER、P16、TTF 等免疫组化指标，对寻找原发灶，指导多点盲取活检有帮助；⑥在鼻咽癌低发区，在上述工作仍未能发现原发灶的情况下，尤其是转移淋巴结位于中上颈时，行同侧或双侧扁桃体切除术，部分患者被证实来源于扁桃体。

3. 本例患者在经验丰富的医生的最大努力下，最终寻找到了原发肿瘤，给予有针对性的放射治疗，靶区设计避免了盲目性，最大限度地保护了头颈部的正常黏膜组织，生活质量得以提高。

4. 本例患者随访 4 年半后，局部肿瘤复发，且范围广泛，我们没有给予第二程放疗和手术治疗，而是给予化疗，肿瘤对化疗敏感，5 周期化疗后。肿瘤达到 CR。CR 维持了 8 个月，肿瘤复发后，再次化疗。目前肿瘤仍然控制，避免了二程放疗的损伤风险和手术治疗的器官功能损伤的缺点，患者生活质量得以保证。

5. 本例患者复发后，第二程放射治疗我们相当慎重，在其他手段无效时我们才考虑给予第二程放疗。避免二程放疗带来的严重并发症。本例患者化疗无效后，如果外科能够手术治疗，先手术治疗，如果不能手术治疗，可以考虑给予第二程姑息放疗。最大限度地延长患者生存和保证患者生活质量。

参 考 文 献

[1] de Ridder M, Klop M, Hamming – Vrieze O, et al. Unknown primary head and neck squamous cell carcinoma in the era of fluorodeoxyglucose – positron emission tomography/CT and intensity – modulated radiotherapy. Head Neck, 2017, 39(7): 1382 – 1391

[2] Bochtler T, Loffler H, Kramer A. Diagnosis and management of metastatic neoplasms with unknown primary. Semin Diagn Pathol, 2017

[3] Arosio AD, Pignataro L, Gaini RM, et al. Neck lymph node metastases from unknown primary. Cancer Treat Rev, 2017, 53: 1 – 9

[4] Ni XG, Wang GQ. The Role of Narrow Band Imaging in Head and Neck Cancers. Curr Oncol Rep, 2016, 18(2): 10

[5] Motz K, Qualliotine JR, Rettig E, et al. Changes in Unknown Primary Squamous Cell Carcinoma of the Head and Neck at Initial Presentation in the Era of Human Papillomavirus. JAMA Otolaryngol Head Neck Surg, 2016, 142(3): 223 – 228

[6] Weiss D, Koopmann M, Stenner M, et al. Clinicopathological characteristics of carcinoma from unknown primary in cervical lymph nodes. Eur Arch Otorhinolaryngol, 2015, 272(2): 431 – 417

[7] Majchrzak E, Cholewinski W, Golusinski W. Carcinoma of unknown primary in the head and neck: The evaluation of the effectiveness of ^{18}F – FDG – PET/CT, own experience. Rep Pract Oncol Radiother, 2015, 20(5): 393 – 397

[8] Mizuta M, Kitamura M, Tateya I, et al. Unknown primary squamous cell carcinoma of the head and neck: retrospective analysis of 80 cases. Acta Otolaryngol, 2018, 1 – 7

[9] Hu KS, Mourad WF, Gamez ME, et al. Five – year outcomes of an oropharynx – directed treatment approach for unknown primary of the head and neck. Oral Oncol, 2017, 70: 14 – 22

[10] Strojan P, Kokalj M, Zadnik V, et al. Squamous cell carcinoma of unknown primary tumor metastatic to neck nodes: role of elective irradiation. Eur Arch Otorhinolaryngol, 2016, 273(12): 4561 – 4569

[11] Galloway TJ, Ridge JA. Management of Squamous Cancer Metastatic to Cervical Nodes With an Unknown Primary Site. J Clin Oncol, 2015, 33(29): 3328 – 3337

[12] Demiroz C, Vainshtein JM, Koukourakis GV, et al. Head and neck squamous cell carcinoma of unknown primary: neck dissection and radiotherapy or definitive radiotherapy. Head Neck, 2014, 36(11): 1589 – 1595

[13] Vent J, Haidle B, Wedemeyer I, et al. p16 expression in carcinoma of unknown primary: diagnostic indicator and prognostic marker. Head Neck, 2013, 35(11): 1521 – 1526

（易俊林）

病例 95　中耳癌

一、病历摘要

何××,42 岁,汉族,已婚,湖南省道县人,务农。2016 - 11 - 28 入院。

主诉:左侧中耳癌局部刮除术后 18 天。

现病史:患者自诉 1 年前无明显诱因出现左耳听力下降,时轻时重,当时无头晕、耳鸣、耳痛不适,未予重视。2 个月前患者挖耳时不慎导致外耳道少量出血,后反复出现左耳流淡黄色脓液,伴少许血性分泌物。于当地医院就诊,考虑"左中耳炎",给予对症治疗(具体用药不详),症状无明显好转。患者于 2016 - 11 - 07 到某解放军医院就诊,完善相关检查后,于 2016 - 11 - 10 在全麻下行显微镜下左耳鼓室鼓窦探查 + 病灶清除术。术中见鼓窦腔内黏膜水肿增厚,鼓膜穿孔,中鼓室较多肉芽样新生物,术后病检:(左耳鼓室、鼓窦)低分化鳞癌。术后给予抗感染、止血、消肿、补液等对症治疗后病情好转出院。现患者为求进一步诊治,于 2016 - 11 - 25 来我院就诊,门诊行相关检查后,于 2016 - 11 - 28 以"中耳恶性肿瘤"收住我科。

既往史:一般健康状况良好。有"支气管扩张"病史 2 年,治疗不详;有"甲减"病史 1 年,目前口服"左甲状腺素片"治疗。有"左氧氟沙星"药物过敏史。否认"高血压、冠心病、糖尿病"等慢性疾病史。否认有"肝炎、结核"等传染病病史。预防接种史不详。否认手术、外伤史,否认输血史。生于原籍,长期从事农业劳作,无工业毒物、粉尘、放射性物质接触史,无地方病疫区住居史,无冶游史。吸烟 20 年,20 支/日,现已戒烟 6 年。否认饮酒史。适龄结婚,育有 1 子 1 女,子女及爱人均体健。父亲死于肺癌,母亲健在。否认家族中其他有类似病患者,否认传染病史、冠心病、高血压病史及糖尿病史。否认两系三代家族性遗传病史。

体格检查:T:36.5℃,P:78 次/分,R:20 次,BP:132/71mmHg,H:174cm,W:69kg,BS:1.82m^2,NRS:0,ECOG:0。鼻腔黏膜充血、肿胀,鼻咽部未见明显新生物,颈部未扪及明显肿大淋巴结。左耳后见手术瘢痕,外耳道未见明显新生物。辅助检查:术后病检(广州达安临床检验中心 2016 - 11 - 15):(左耳鼓室、鼓窦)低分化鳞癌。免疫组化结果:CK(+ +),EMA(+ +),p63(+ +),Ki - 67 40%(+),CD34(-),CD68(-)。

初步诊断:①左侧中耳低分化鳞癌术后;②慢性病毒性肝炎 乙型。

二、辅助检查

入院后我院会诊外院病理切片:(左耳鼓室、鼓窦)低分化鳞癌。会诊外院颞骨 CT:左侧中耳腔内软组织结节,结合病史考虑中耳癌。双侧中耳乳突慢性炎。会诊外院胸部

CT:右上肺、右中肺、左肺舌段及左下肺背段可见慢性炎症改变,无胸腔积液征。颞骨 + 颈部 MRI 示(病例 95 图 1):左外耳区见不规则等 T_1、稍长 T_2 信号结节影,范围约 1.0cm × 1.2cm,DWI 呈高信号,信号不均,边界不清,增强扫描不均匀强化,邻近软组织肿胀。右侧外耳及双侧中耳未见明显异常信号影。鼻咽、口咽及喉咽各壁不厚,喉室结构清晰,甲状腺未见明显异常。双侧上颌窦及筛窦黏膜增厚。双颈部未见明显肿大淋巴结。结论:①左侧外耳区异常信号影,请结合临床;②鼻窦炎。腹部 B 超未见明显异常。

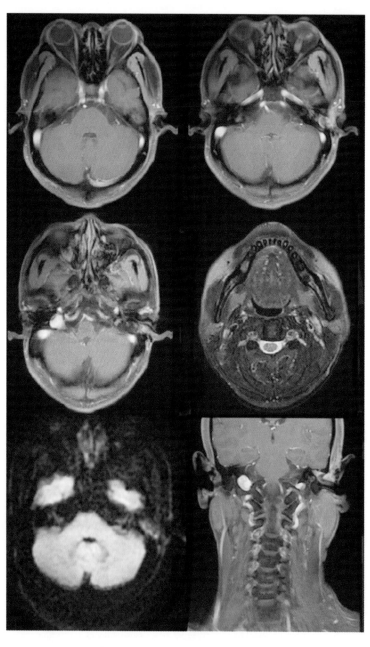

病例 95 图 1　术后颞骨 + 颈部 MRI

三、入院诊断

1. 左侧中耳癌术后 $T_3N_0M_0$ Ⅲ期低分化鳞癌。

2. 慢性病毒性肝炎 乙型。

四、诊断依据

患者中耳肿物病理明确，外院及我院会诊均确诊为低分化鳞癌。根据 2000 年德国 Pittsburgh 分期系统，肿物侵及中耳鼓室鼓窦，T 定为 T_3；因未行颈部淋巴结清扫，结合 MRI 结果 N 分期为 N_0；其余各项检查显示未见远转征象，M 分期为 M_0。故目前分期为 $T_3N_0M_0$ Ⅲ期。

五、治疗策略

颞骨恶性肿瘤发病少见，中耳鳞癌罕见。目前手术、放疗、化疗治疗的方式和综合治疗的模式都存在争议。但手术＋术后放、化疗的治疗原则被大家认可和接受。该患者在外院已行左耳鼓室鼓窦探查＋病灶清除术，因此我们确定实施"术后同期放、化疗"的治疗方案。由于常规放疗不可避免地造成肿瘤周围正常组织的损伤，影响患者治疗后的生存质量。所以采用 IMRT 调强放疗技术，联合使用 PF 方案同步化疗。放疗过程可能出现下列不良反应：①局部疼痛；②骨髓抑制；③发热；④脱发；⑤放射性脑病；⑥眩晕；⑦头痛；⑧放射性皮炎；⑨免疫抑制；⑩放射性二原癌等。化疗过程可能出现的反应：①骨髓抑制；②肝肾功能损伤；③胃肠道反应；④过敏反应等。预后方面：根据目前较少的文献报道，中耳鳞癌预后较差，生存率仅 7% ~ 42%，将以上治疗考虑、治疗不良反应及预后等情况，均告知患者及家属，并取得患方同意和理解。

六、治疗方案

1. 化疗　PF 方案 2 周期（2016 – 11 – 30 至 2016 – 12 – 04）　氟尿嘧啶 $800mg/m^2$，第 1 至第 5 天，泵入，DDP $80mg/m^2$，第 1 天。化疗分别在放疗前和放疗中实施，均为 PF 方案。

2. 放疗　IMRT 调强放疗（病例 95 图 2、病例 95 图 3）：42 岁患者，病理为低分化鳞癌，外院仅做了中耳肿瘤刮除术，术前外院仅做了 CT 检查，无法判断颈部淋巴结情况，结合外院术前 CT 和术后 MRI 双颈均可见小淋巴结，考虑腮腺内淋巴结是中耳癌淋巴转移第一站，所以我们勾画 GTVtb 后 CTV 包括了颞骨、中耳、外耳道、乳突、腮腺及双侧Ⅱ、Ⅲ区淋巴结，并对可疑肿大淋巴结予以勾画并单独给量。治疗后疗效评价 CR（病例 95 图 4）。

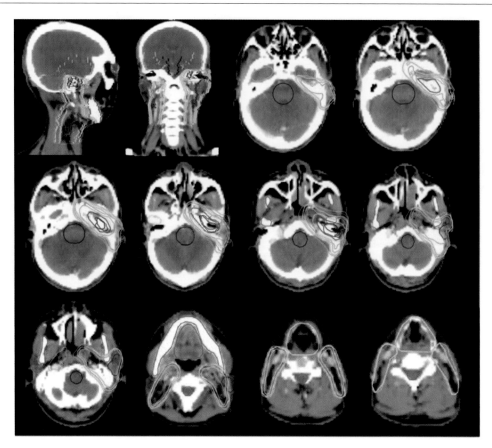

病例95 图2　调强放疗计划剂量靶区及剂量分布曲线

注：红色为 GTVtb，玫红色 GTVnd，宝蓝色为 CTV

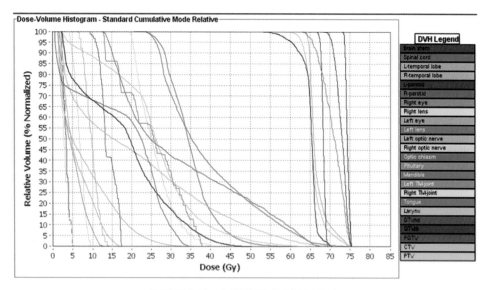

病例95 图3　剂量体积直方图（DVH）

注：Relative Volume：相对体积

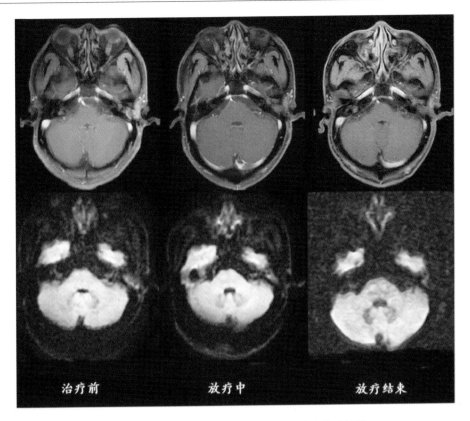

病例 95 图 4　治疗前后颞骨 MRI 对比肿瘤完全消退

七、病例亮点

颞骨肿瘤发病率低，占头颈肿瘤＜0.5％，其中颞骨鳞癌＜0.2％，属于罕见癌。颞骨肿瘤中组织学类型 90％以上为高分化鳞癌，还可能有基底细胞癌、恶性黑色素瘤等。首先，这样的病例分期就缺乏一个全球统一接受的规范，目前 UICC/AJCC 对颞骨肿瘤没有一个分期的标准。再者，没有治疗的规范，包括手术的术式、综合治疗的顺序等。我们收治的病例是颞骨肿瘤中的中耳癌，但病理类型为低分化鳞癌，手术仅在外院行局部病灶刮除术，所以我们收治后完善相关检查后予以 PF 方案化疗，同时予以预约 CT 模拟定位并行靶区勾画和 TPS 计划设计。我们根据外科的资料文献并根据患者低分化鳞癌的病理类型结合术前外院 CT、我院 MRI，选择了预防照射同侧腮腺区双侧Ⅱ、Ⅲ区颈淋巴结，并对可疑淋巴结予勾画并给量。根据头颈部肿瘤放疗经验，分化差的头颈部鳞癌可首选放、化疗，放疗至 5000cGy 予以评估，消退满意可行根治性放疗，消退欠佳可选择挽救性手术。中耳癌的低分化鳞癌非常少见，是否可以参考头颈部分化差的鳞癌治疗经验选择放、化疗±手术的方式避免类似颞骨次全切这种较大的手术值得我们思考。

所以对于颞骨鳞癌我们还是推荐首选颞骨次全切术，手术建议 R0 切除并行同侧腮腺浅叶切除和同侧选择区域淋巴结清扫。Pittsburgh 分期Ⅱ～Ⅳ均建议术后放疗，尤其是存在不良预后因素时（颅内侵犯；病变向周围组织侵犯；病理可见神经或血管侵犯；切缘＜5mm；R1/R2 切除；淋巴结转移阳性）。只有经过薄层高分辨 CT 和高分辨 MRI 等多项检查及外科病理均证实系 T_1 病变且已完成 R0 切除的颞骨次全切术的可以选择术后观察。我们也可以对局部晚期的病例选择尝试术前放、化疗，化疗可以采用 TPF 或者 PF 方案，可能给患者增加手术机会。

八、相关知识点

1. 颞骨肿瘤发病率低，占头颈肿瘤 <0.5%，其中 TBSCC（颞骨鳞癌）<0.2%。外耳道癌 50~60 岁高发，女性 > 男性。内耳道癌 40~60 岁高发，男女比例相当。可能病因：①物理因素：长期阳光照射、从事放射专业的工作人员，或因头颈部肿瘤、耳周围其他肿瘤接受放射治疗诱发；②长期慢性炎症刺激：反复发作的慢性化脓性中耳炎病史；③其他学说：内分泌因素、化学及环境因素、自身免疫因素、真菌及病毒感染等。常见的临床表现：耳溢液（脓性或血性）(65%)、耳痛(58.3%)、听力下降(56.7%)、外耳道或中耳新生物(25%)、耳闷、面瘫、肿胀、眩晕、瘙痒等。症状缺乏特异性，常被患者忽视，而且容易误诊及漏诊。

组织学类型鳞状细胞癌最常见(90% 以上为高分化鳞癌)。还可能有基底细胞癌、恶性黑色素瘤、腺样囊性癌、耵聍腺腺癌、类癌等。影像学检查需要高分辨率增强 CT：根据不同的窗位可准确判断肿瘤侵及的部位或范围。特别是面神经骨管、颈动脉骨管、颈静脉球、乙状窦等重要解剖结构，在特定的扫描角度可获得非常满意的影像。MRI：较 CT 而言显示脑膜、脑组织、腮腺、软组织及血管是否受侵，及受侵程度更优越。超声波检查：了解颈部淋巴结情况及腹部有无转移和其他病变。目前没有统一的诊断标准及治疗方法。

2. 争议

（1）诊断争议：①样本量：即使是在最大的数据库中病例数也很少；②组织学异质性不规范的定义；③缺乏一个被全球接受的 TBSCC 分期；④目前的影像学技术还不足以高质量地检查其局部、区域和远处病变的情况；⑤目前没有一个判断手术切缘病理学阴性/阳性的标准。

（2）治疗的争议：①原发性肿瘤的完全切除与不完全切除的选择是一个主要的争议点；②颈部无淋巴结转移者是否需要做颈清；③早期肿瘤患者放疗的价值和地位；④化疗的作用。

（3）分期：UICC 和 AJCC 没有对于颞骨肿瘤的分期标准。现有的分期标准常用的有：Stell 分期（1985 年）、Pittsburgh 分期（2000 年）（病例 95 表 1，病例 95 表 2）。

病例 95 表 1　Stell 分期

	T_1	T_2	T_3	T_x
Stell 分期	肿瘤局限于鼓室腔，无面神经麻痹及骨质破坏	肿瘤局限于耳乳突，有面神经麻痹或骨质破坏	肿瘤超出颞骨范围，侵犯周围结构（如硬脑膜、颅底、腮腺及颞颌关节等）	信息不足，无法对肿瘤范围进行评估，或者在外院已行手术

病例 95 表 2 Pittsburgh 分期

级别	特征
T_1	肿瘤局限于外耳道,不伴骨质破坏或软组织累及
T_2	肿瘤局限于外耳道,伴有骨质破坏(未及全层)和局限性(<0.5cm)软组织累及
T_3	肿瘤侵及骨性外耳道(累及全层)和局限性(<0.5cm)软组织累及或肿瘤侵及中耳、乳突或两者
T_4	肿瘤侵及耳蜗、岩尖、中耳内壁、颈动脉管、颈动脉孔或硬脑膜,或广泛性(>0.5cm)软组织累及,如侵及颞下颌关节或颈乳突;或伴有面神经麻痹的证据

等级	特征
N_1	同侧单个淋巴结转移,直径<3cm
N_{2a}	同侧单个淋巴结转移,直径在3~6cm
N_{2b}	同侧多个淋巴结转移,直径<6cm
N_{2c}	双侧或对侧多个淋巴结转移,直径<6cm
N_3	淋巴结转移,最大直径>6cm
M_0	无远处转移
M_1	有远处转移

分期	指标
0期	$T_{is}N_0M_0$
I	$T_1N_0M_0$
II	$T_2N_0M_0$
III	$T_3N_0M_0$,$T_1N_1M_0$,$T_2N_1M_0$,$T_3N_1M_0$
IV	$T_4N_0M_0$,$T_4N_1M_0$,任何 TN_2M_0,任何 TN_3M_0,任何 T 任何 NM_1

(4)手术式的争议

1)原发病灶:根治手术是 TBSCC 的主要治疗方法。手术方式包括:SR(局部切除术)、LTBR(颞骨外侧切除术)、STBR(颞骨次全切除术)和 TTBR(颞骨全切术)。

2)颈部淋巴结清扫和腮腺切除的范围及适应证存在争议:①外耳道及中耳癌淋巴结转移往往较晚,且术后颈淋巴结标本阳性率很低,多数文献报道不超过15%(多见于 I ~Ⅲ区)。虽然有的病例仅行 LTBR 即可达到根治作用,但是对于大多数病例来说,择区颈淋巴结清扫依然有必要, 对所有晚期病例应当常规施行。对于早期患者,有学者建议常规施行, 有利于明确肿瘤分期及判断肿瘤原发部位;②肿瘤可以通过外耳道软骨切迹或淋巴道转移的方式累及腮腺,腮腺淋巴结往往是第一站,转移率10% ~62%。所以很多学者建议对于所有颞叶鳞癌的患者应常规切除腮腺浅叶以控制潜在淋巴结转移。虽然腮腺深叶很少受累,但是对于腮腺已经受累的病例,推荐采用腮腺全切。

手术禁忌证:海绵窦侵犯、颅底侵犯、不可切除的颈部病变、远处转移、一般情况较差。硬脑膜侵犯本身并不是禁忌证,能被切除,并且没有进一步的发病率。但是硬脑膜侵犯的预后是很差的。

（5）放疗

1）单独放射治疗：治愈率很低，大多数作者提倡不能手术的患者单纯放疗给予总剂量6500～7500cGy。单纯性放疗常见的不良反应包括骨坏死（5%）和软组织坏死（2%）。

2）术前放射治疗：凡有手术指征的中耳癌患者均适合综合治疗，特别是那些因肿瘤范围较广、手术有一定困难的中、晚期中耳肿瘤患者，术前放疗可缩小肿瘤体积，有效控制亚临床病灶，提高肿瘤切除率，减小器官功能损伤。部分无手术指征的晚期中耳肿瘤，术前放疗可能因肿瘤缩小满意，从而获得手术机会。

3）术后放射治疗：辅助性术后RT通常用于晚期TBSCC（$T_3 \sim T_4$），并且多用在颅内受侵或出现周围神经或血管浸润，或阳性手术边缘，淋巴结转移。但是有大量作者提出在T_2 TBSCC中使用术后放疗也是如此，推荐IMRT放疗技术。

（6）化疗：化疗对TBSCC的作用尚未完全清楚，常用于T_4、残留或者复发的病例。Kunst等报道了顺铂对颞骨鳞癌的疗效比甲氨蝶呤更优，顺铂联合氟尿嘧啶是一种很好的选择。还有一些学者对颞骨鳞癌使用TPF方案报道了有前途的生存结果。Takenaka等对2006—2013年关于局部晚期颞骨鳞癌使用放、化疗联合治疗的文章做了一项荟萃分析，发现采用术前放、化疗的5年OS（85.7%）明显高于手术＋术后放疗的5年OS（53.5%），但这个荟萃分析的结论有待商榷，因为样本中的化疗方案并不相同，而且术前放、化疗的病例数仅为8例。由于病例数太少，目前仍然没有统一的标准，但以顺铂为主的2药/3药联合的化疗方案是颞骨鳞癌的合适选择。

3. 展望　在肿瘤发生形态学变化之前就已经有分子层面的变化，所以能否找到TBSCC的特异性肿瘤标志物，以提高诊断及评估复发风险，发展综合治疗策略（包括靶向治疗）可能是至关重要的改善晚期TBSCC患者预后的方法。

参 考 文 献

[1] Marioni G, Zanoletti E, Giacomelli L, et al. Clinical and pathological parameters prognostic for increased risk of recurrence after postoperative radiotherapy for temporal bone carcinoma. Head and Neck, 2015, 38 (6): 894 – 898

[2] Zhang F, Sha Y. Computed tomography and magnetic resonance imaging findings for primary middle – ear carcinoma. Journal of Laryngology and Otology, 2013, 127(6): 578

[3] Zanoletti E, Marioni G, Stritoni P, et al. Temporal bone squamous cell carcinoma: Analyzing prognosis with univariate and multivariate models. Laryngoscope, 2014, 124(5): 1192 – 1198

[4] Prasad SC, D'Orazio F, Medina M, et al. State of the art in temporal bone malignancies. Current Opinion in Otolaryngology and Head and Neck Surgery, 2014, 22(2): 154 – 165

[5] Morris LG, Mehra S, Shah JP, et al. Predictors of survival and recurrence after temporal bone resection for cancer. Head and Neck, 2011, 34(9): 1231 – 1239

［6］ Pemberton LS,Swindell R,Sykes AJ. Primary radical radiotherapy for squamous cell carcinoma of the middle ear and external auditory cana——an historical series. Clinical Oncology,2006,18(5):390 – 394

［7］ Kunst H, Lavieille JP, Marres H. Squamous cell carcinoma of the temporal bone:results and management. Otology and neurotology:official publication of the American Otological Society, American Neurotology Society and European Academy of Otology and Neurotology, 2008, 29(4): 549

［8］ Shiga K, Ogawa T, Maki A, et al. Concomitant chemoradiotherapy as a standard treatment for squamous cell carcinoma of the temporal bone. Skull Base, 2011, 21(3): 153 – 158

［9］ Shinomiya H, Hasegawa S, Yamashita D, et al. Concomitant chemoradiotherapy for advanced squamous cell carcinoma of the temporal bone. Head and Neck, 2016, 38 Suppl 1(S1): E949

［10］ Takenaka Y, Cho H, Nakahara S, et al. Chemoradiation therapy for squamous cell carcinoma of the external auditory canal:A meta – analysis. Head and Neck, 2015, 37(7): 1073 – 1080

（何　倩　韩亚骞　席许平）

病例96 复发性颊黏膜腺样囊性癌

一、病历摘要

谭××，女，28岁，已婚，自由职业者。2014-02-23入院。

主诉： 右侧颊黏膜腺样囊性癌术后8个月复发。

现病史： 患者于2013-01感觉到右侧口腔颊部（靠近右上牙龈）一黄豆粒大小的结节，无任何不适症状，未引起重视，未系统就医。之后感觉结节逐渐增大，至2013-06结节增大至花生粒大小，遂就诊于某医院，肿块切取活检证实为腺样囊性癌，于是全麻下行肿块扩大切除术+右上颈部淋巴清扫术，术后病理：右颊黏膜腺样囊性癌，切缘阴性，未见神经脉管侵犯，淋巴结未见转移。术后未给予辅助放疗。出院后患者恢复良好。2013-11怀孕。至2014-02，无明显诱因下出现张口困难伴右侧上颌牙齿疼痛，无畏寒、发热，无头痛、头晕，无耳鸣等不适，再次就诊于当地医院，检查发现颊部手术部位再次长出新生物，侵犯右上颌牙龈外侧以及第二、第三磨牙，活检证实腺样囊性癌。患者遵医嘱流产之后接受顺铂单药化疗。患者对顺铂过敏，改为多西紫杉醇单药化疗后仍过敏，遂放弃化疗。患者为求进一步治疗至我院就诊，门诊拟"右颊黏膜腺样囊性癌术后复发"收住院。

既往史： 无特殊疾病史。无烟酒嗜好。无肿瘤家族史。

体格检查： 卡氏评分90分，右颈部术后改变，瘢痕愈合良好，双颈部未触及明显肿大淋巴结，张口受限，最大门齿距离3.0cm，右侧上颌处颊黏膜术后改变，局部可见菜花样新生物，最大径约2.5cm，侵犯右上颌牙龈。右上颌第二、第三磨牙敲击痛，右侧V3支配区面部皮肤感觉异常。

辅助检查（入院前）： 病理：右颊黏膜腺样囊性癌，WHO Ⅱ型。

初步诊断： 右颊黏膜腺样囊性癌术后复发。

二、辅助检查

入院后进一步完善颌面+颈部MRI，肿瘤范围见病例96图1，胸部CT、全身骨扫描、腹部彩超、血液生化全套、心电图等均无异常。

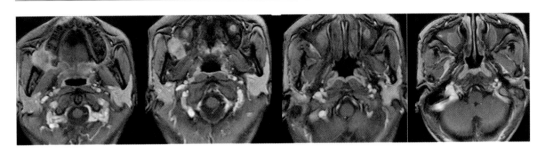

病例 96 图 1　颌面部 MRI

注：右侧臼后三角处肿块，侵犯右侧上颌磨牙与右侧翼内肌起点，右侧上颌窦外侧壁底端有骨质侵犯，右侧咽旁靠近翼外肌深面可见异常强化结节影（红色箭头），考虑三叉神经第三支有肿瘤侵犯。双侧咽后和颈部未见符合影像学诊断标准的肿大淋巴结

三、入院诊断

右颊黏膜腺样囊性癌术后复发，$T_4N_0M_0$ Ⅳ期（AJCC/UICC 分期第 7 版）。

四、诊断依据

患者原发灶右颊黏膜处已有活检病理证实，再结合 MRI 检查所见，可以明确诊断为右颊黏膜腺样囊性癌术后复发，无须鉴别诊断。由于缺少腺样囊性癌的专门分期，AJCC/UICC 分期规定小涎腺来源的癌要根据病灶起源的部位来划分，颊黏膜属于口腔范畴，所以从理论上而言，颊黏膜的腺样囊性癌要根据口腔癌的分期标准来衡量，但是口腔癌的 TNM 分期里面只提及了肿瘤侵犯下齿槽神经属于 T_4，该患者虽然没有下牙槽神经侵犯，但有 V_3 神经主干侵犯的影像学表现和临床症状，下牙槽神经属于 V_3 的分支，所以该患者属于 T_4 分期，而且尽管患者肿瘤最大径为 2.5cm，但侵犯上颌窦外侧壁的下端，因此也划分为 T_4 期；颈部无符合影像学诊断标准的肿大淋巴结，N 分期定为 N；目前各项检查未见明显转移征象，M 分期定为 M_0，故认为目前分期为 $T_4N_0M_0$ Ⅳ期（AJCC/UICC 分期第 7 版）。

五、治疗策略

腺样囊性癌的恶性程度较高，肿瘤没有包膜，局部浸润，侵袭性很强，往往手术过程中肉眼认为是正常组织，但病理是肿瘤；而且容易沿着神经跳跃性生长，蔓延到颅内。肿瘤学领域把腺样囊性癌描述为"最难治的肿瘤"，属于"最具有生物学破坏性和无法预知的头颈部肿瘤之一"。该患者第一次手术后尽管病理报告提示切缘阴性，而且也没有神经、脉管侵犯等不良预后因素，没有给予术后预防性照射，但 8 个月后肿瘤就局部复发，而且明显侵犯了三叉神经第三支（V_3）主干，这就进一步证实了腺样囊性癌的生物学特性。对于可手术的腺样囊性癌，治疗原则是手术切除 + 术后放疗（哪怕切缘阴性，神经脉管没有侵犯，也主张术后放疗）；对于无法手术或者拒绝手术的则采用根治性放疗。化疗的作用有限，目前上市的靶向治疗药物几乎无效。无论是根治性放疗还是术后预防性照射，放射治疗的靶区范围要特别强调包含病变部位所支配神经的走行通道，即"受累及神经的寻根溯源靶区勾画"。该患者肿瘤侵犯右侧上颌第二、第三磨牙与右侧翼内肌起点，右侧上颌窦外侧壁底端有骨质侵犯，而且右侧咽旁靠近翼突外侧板的后缘可见异常强化结节影，影像学以及患者临床表现出来的右侧 V_3 支配区皮肤感觉异常都明确提示右侧 V_3 有神经侵犯。如果采用根治性手术，那么手术创伤很大，术后严重影响患者容貌和生活质量。患者为年轻女性，对容貌要求很高，跟患者交代手术的相关事项之后，患者拒绝接受手术，要求保守治疗。尽管 20 世纪 80 年代多个小样本的报道 DDP 单药对于转移性腺样囊性癌患者有一定的缓解率，文献报道的缓解率平均为 37%，多药联合化疗并不比 DDP 单药更有优势。但是近年来国内外学者普遍认为腺样囊性癌对化疗不敏感，没有以往报道的那么好疗效。放疗过程中同步化疗的价值有待研究。而且患者之前接受过化疗，对顺铂和多西紫杉醇都过敏，患者拒绝接受任何化疗，要求单纯放疗。再次强调腺样囊性癌对常规的 X 线不敏感，重离子射线相对于 X 线有绝对的物理学和放射生物学优势，但目前国内尚未开展重离子放疗，如果进行重离子放疗需要到日本或者德国，或者耐心等待，等到上海浦东的质子重离子治疗中心开业。患者和家属商量后最终决定在我院接受 X 线放疗。考虑到常规放疗不可避免地造成肿瘤周围正常组织的损伤，导致严重口干、张口受限等并发症，影响患者治疗后的生存质量。为了减少肿瘤周围正常组织的放射损伤，同时提高肿瘤靶区照射剂量，提高肿瘤的局控率，给予调强放疗（IMRT）技术。放疗过程可能出现下列不良反应：①局部疼痛；②放射性中耳炎；③口干；④张口受限；⑤放射性脑病；⑥牙齿脱落形成窦道；⑦放射性口腔黏膜炎；⑧放射性皮炎；⑨免疫抑制；⑩呕吐等。预后方面：腺样囊性癌本身发病率就不高，由于发病部位杂乱不统一，文献报道的生存数据也有很大差异。目前为止，文献报道大涎腺来源的腺样囊性癌根治性手术 + 术后辅助放疗最好的疗效为：10 年局部区域控制率 83% 左右，主要的是失败原因是远处转移，常见部位是肺转移。该患者肿瘤侵犯右侧上颌磨牙与右侧翼内肌起点，右侧上颌窦外侧壁底端有骨质侵犯，右侧 V_3 有明显的肿瘤侵犯，而且患者拒绝接受根治性手术，单纯放疗的疗效不理想。以上治疗考虑、治疗不良反应及预后等情况，均告知患者及家属，并取得患方知情同意。

六、治疗方案

采用 IMRT 技术根治性放疗，靶区范围如下：GTV 为 MRI 显示的肿瘤范围，CTV 包含颊黏膜原发肿瘤周围以及颈部淋巴引流区，具体的范围如下：原发肿瘤区 CTV 包含患侧大部分颊黏膜（颧弓 - 下颌角）、颊肌、右上牙槽、邻近的下颌骨、右侧上颌窦、颊间隙、翼内肌、翼突内外板、翼腭窝、颊神经以及上牙槽神经后支走行的邻近结构直到颅底三叉神经节（包含圆孔和卵圆孔）（病例 96 图 2）；原定淋巴引流区 CTV1 包含右侧 Ⅰ b、Ⅱ a、Ⅱ b 区，淋巴引流区 CTV2 包含右侧 Ⅲ 区。但由于患者之前已经进行了右颈部淋巴结清扫术，而且没有淋巴结转移，所以本次放疗淋巴引流区不给予预防性照射。GTV 和 CTV 外扩 3mm 形成 PTV - g 和 PTV - c，处方剂量如下：PTV - g（95% V）DT 6996cGy/33Fx，PTV - c1（95% V）DT 6200cGy/33Fx，TPS 结果剂量分布图和 DVH 图如下（病例 96 图 3、病例 96 图 4）。放疗结束时，MRI 提示鼻咽癌肿瘤明显退缩，疗效评估为部分缓解（partial response，PR）（病例 96 图 5）。只针对残留肿瘤进行局部加量照射 2 次，分割剂量 212cGy/Fx。放疗过程中引起 Ⅲ 度口腔黏膜炎、Ⅰ 度皮肤反应、Ⅰ 度口干，放疗过程中张口受限症状已经逐渐缓解，放疗结束时张口门齿距离为 4.5cm。放疗结束

3 个月时，MRI 显示鼻咽肿瘤完全退缩（complete response，CR）（病例 96 图 6）。

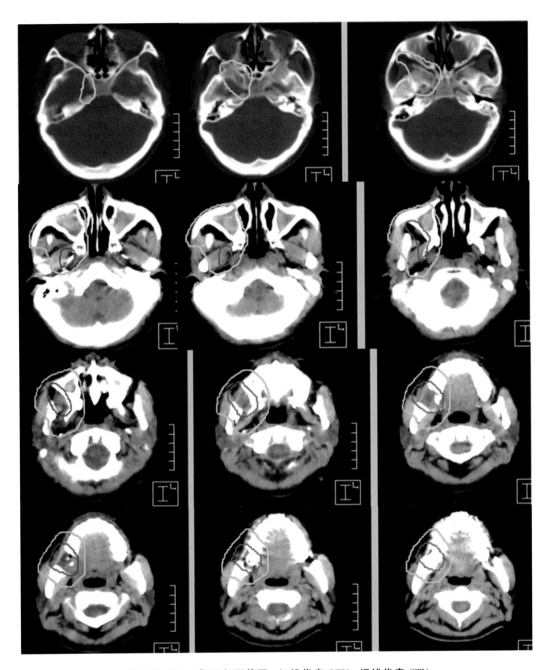

病例 96 图 2 靶区勾画截图，红线代表 GTV，绿线代表 CTV

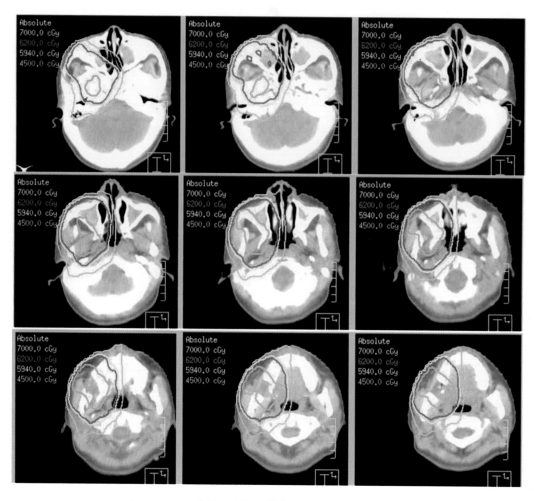

病例 96 图 3　等剂量分布图

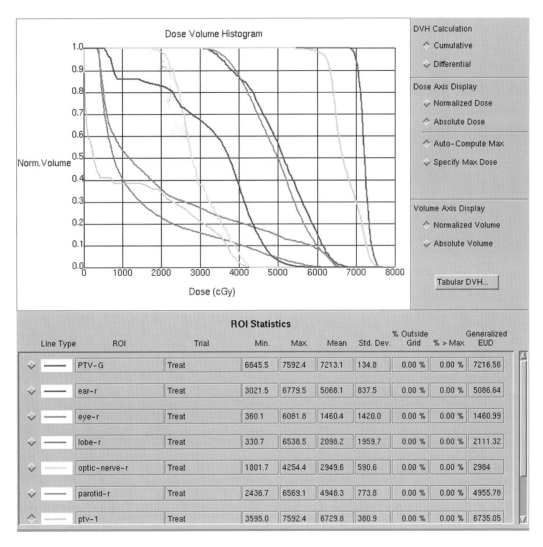

病例 96 图 4　DVH 图

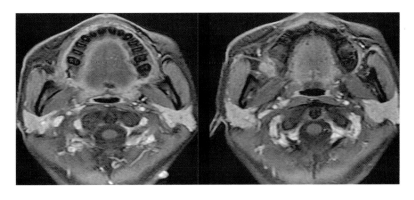

病例 96 图 5　放疗结束时的 MRI

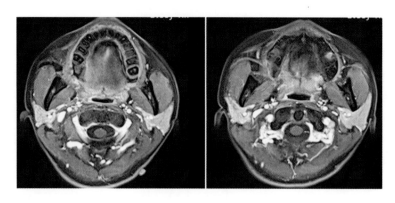

病例96 图6 放疗结束后3个月的MRI,肿瘤完全退缩

七、辅助治疗

无。

八、病情演变

放疗结束后每6个月复查一次,检查项目包括鼻咽 + 颈部 MRI、胸部 CT、腹部 B 超,如果有局部骨骼持续性酸痛,则给予全身骨扫描。随访至2017 - 02,距离治疗结束已经接近3年时间,患者无任何肿瘤复发或转移迹象(病例96 图7)。

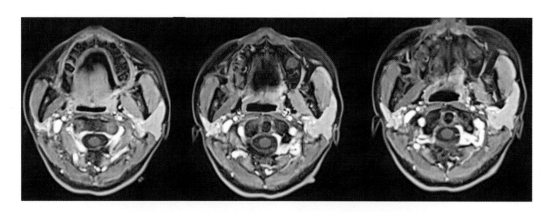

病例96 图7 放疗结束后34个月的MRI,肿瘤无复发迹象

九、主要治疗经验

本病例是一个颊黏膜腺样囊性癌术后复发患者,而且复发肿瘤为Ⅳ期,理论上讲,腺样囊性癌对 X 线放疗不敏感,而且容易沿着支配神经生长并蔓延到颅内,治疗原则应该是手术根治切除 + 术后辅助放疗。该患者第一次手术后病理报告提示切缘阴性,而且也没有神经、脉管侵犯以及淋巴结转移等不良预后因素,因此没有及时给予术后预防性照射。但8个月后肿瘤就局部复发,而且明显侵犯了三叉神经第三支(V_3)主干,这就进一步证实了腺样囊性癌的生物学特性:容易局部复发和沿着神经跳跃性生长。鉴于腺样

囊性癌的这个特点，NCCN 指南推荐，对于可手术的腺样囊性癌，治疗原则是手术切除+术后放疗，哪怕切缘阴性、神经、脉管没有侵犯，也主张术后放疗；对于无法手术或者拒绝手术的则采用根治性放疗，重离子治疗比 X 线治疗具有物理学和放射生物学双重优势，但国内尚未开展重离子放疗技术。该患者肿瘤侵犯右侧上颌第二、第三磨牙与右侧翼内肌起点，右侧上颌窦外侧壁底端有骨质侵犯，而且 V_3 神经的主干明确受肿瘤侵犯，如果采用根治性手术，那么手术创伤很大，术后严重影响患者容貌和生活质量。患者为年轻女性，对容貌要求很高，所以患者拒绝接受手术。由于患者对顺铂以及多西紫杉醇都过敏，也没有给予新辅助化疗或者同期化疗，仅给予单纯放疗。放疗结束时鼻咽肿瘤就几乎明显缩小，放疗结束 3 个月时肿瘤完全消退，随访 34 个月无肿瘤复发或转移迹象。

该病例单纯放疗就成功控制的要点是：①患者肿瘤本身的放疗敏感性良好，放疗结束就明显缩小，放疗结束后 3 个月，肿瘤完全退缩；②由于原发肿瘤得到很好的局部区域控制，减少了继发转移的可能性；③肿瘤本身比较惰性，不容易转移；④放疗靶区充分包含了支配肿瘤的神经走行，有效阻止了肿瘤沿着神经向颅内蔓延生长。

颊黏膜的神经支配：颊黏膜的感觉由 V_3 的前干颊神经支配，V_3 自三叉神经节发出后经过卵圆孔出颅，在翼外肌深面分为前干和后干，前干再分出细支，其中颊神经在翼外肌上头和下头之间穿越向前，沿着翼内肌外缘和下颌骨之间继续向前下行走，直到再发出分支进入颊黏膜。

磨牙的神经支配：该患者肿瘤侵犯右侧上颌第二和第三磨牙。而第二、第三磨牙由上牙槽神经的后支支配，上牙槽神经属于 V_2。V_2 自三叉神经节发出后经海绵窦前行，由圆孔出颅进入翼腭窝，在翼腭窝内 V_2 分为好多支，其中上牙槽神经后支在上颌窦外侧壁后方穿入骨质，再发出细支支配上颌窦，上颌第二、第三磨牙以及第二、第三磨牙颊侧的齿龈。本病例的放疗靶区将上述神经在颅外、颅底、颅内的走行都包含在内，达到了有效预防。

十、治疗过程反思

该患者第一次手术后病理报告提示切缘阴性，而且也没有神经、脉管侵犯，淋巴结转移等不良预后因素，因此没有及时给予术后预防性照射。但 8 个月后肿瘤就局部复发，尽管复发肿瘤只有 2.5cm 直径，但复发肿瘤的侵犯范围广泛，而且侵犯了 V_3 主干。针对复发肿瘤根治性放疗，得到有效控制，放疗后 34 个月仍然无瘤生存。这个病例的治疗经过说明：放疗也是治疗腺样囊性癌的有效手段；对于可手术的腺样囊性癌，手术切除后，哪怕切缘阴性，神经、脉管没有侵犯，也推荐术后放疗。

十一、专家点评

1. 腺样囊性癌为唾液腺常见的恶性肿瘤之一，病理学上分为三种类型，WHO Ⅲ型（实体型）的肿瘤生长快，更容易发生转移，预后最差；WHO Ⅰ型和Ⅱ型（筛状型和管状型）的肿瘤生长较慢，预后相对良好。

2. 腺样囊性癌的生物学特性是肿瘤没有包膜，局部浸润，侵袭性很强，往往手术过程中肉眼认为是正常组织，但病理是肿瘤；而且容易沿着神经跳跃性生长，蔓延到颅内。

常见的失败原因是：瘤床复发、沿着支配神经复发或者蔓延到颅内、远处转移，最常见的远处转移部位是肺。该病例术后未放疗，8 个月就出现瘤床复发同时伴随着 V_3 侵犯，进一步说明了腺样囊性癌的生物学特点。

3. 理论上讲，腺样囊性癌对 X 线不敏感，重离子射线治疗腺样囊性癌有物理学和生物学方面的双层优势，但肿瘤本身存在放疗敏感性的差异，该病例对 X 线就很敏感。放疗结束时肿瘤明显退缩，尽管有少许残留，但放疗结束后 3 个月达到 CR。

4. 对于可手术的腺样囊性癌，手术切除后，哪怕切缘阴性，神经、脉管没有侵犯，也推荐术后放疗。

5. 掌握腺样囊性癌发病部位的神经支配以及神经走行至关重要，预防性照射的范围有必要包含肿瘤所在部位的支配神经走行。

参 考 文 献

[1] Cordesmeyer R, Schliephake H, Kauffmann P, et al. Clinical prognostic factors of salivary adenoid cystic carcinoma: a single – center analysis of 61 patients. J Craniomaxillofac Surg, 2017, 45: 1784 – 1787

[2] Veit JA, Thierauf J, Hoffmann TK, et al. Adenoid cystic carcinoma of the head and neck area: Oncologic treatment and plastic – reconstructive options. Ear Nose Throat J, 2017, 96: 37 – 40

[3] Jang S, Patel PN, Kimple RJ, et al. Clinical Outcomes and Prognostic Factors of Adenoid Cystic Carcinoma of the Head and Neck. Anticancer Res, 2017, 37: 3045 – 3052

[4] Ali S, Palmer FL, Katabi N, et al. Long – term local control rates of patients with adenoid cystic carcinoma of the head and neck managed by surgery and postoperative radiation. Laryngoscope, 2017, 127: 2265 – 2269

[5] Schramm VL, Imola MJ. Management of nasopharyngeal salivary gland malignancy. Laryngoscope, 2001, 111: 1533 – 1544

[6] li S, Yeo JC, Magos T, et al. Clinical outcomes of adenoid cystic carcinoma of the head and neck: a single institution 20 – year experience. J Laryngol Otol, 2016, 130: 680 – 685

[7] Umeda M, Nishimatsu N, Yokoo S, et al. The role of radiotherapy for patients with adenoid cystic carcinoma. Oral Med Oral Surg Oral Pathol Oral Radiol Endod, 2000, 89: 724 – 729

[8] Prott FJ, Micke O, Haverkamp U, et al. Results of fast neutron therapy of adenoid cystic carcinoma of the salivary glands. Anticancer Res, 2000, 20: 3743 – 3750

[9] Huber PE, Debus J, Latz D, et al. Radiotherapy for advanced adenoid cystic carcinoma: neutrons, photons or mixed beam? Radiother Oncol, 2001, 59: 161 – 167

（王孝深）

病例 97 腮腺原发淋巴上皮癌

一、病历摘要

唐××，女，58 岁，已婚，办公室职员，2013 - 05 - 28 首次入院。

主诉：左侧上颈部渐进性增大肿块 8 个月。

现病史：患者于 2012 - 12 晨起洗漱时发现左侧耳垂下方黄豆粒大小皮下结节以及左侧上颈部鸽蛋大小肿块，肿块活动、无痛，无发热、耳鸣、复视，无面麻、头痛，无声音嘶哑、吞咽困难，无鼻涕带血，未给予重视。2 个月之后感觉肿块增大，遂就诊于兰州某医院，行左耳垂下方肿块切取活检，病理提示左侧腮腺恶性肿瘤，建议免疫组化进一步明确类型。患者家属对该诊断有所怀疑，于是来我院进行病理会诊，我院最终的病理报告如下：左侧腮腺癌，分化差，形态符合淋巴上皮癌，临床排除鼻咽癌转移后可以考虑为腮腺原发的淋巴上皮癌。患者回当地接受了全面检查，MRI 未见鼻咽异常，但左侧腮腺深叶可见类圆形肿块，最大径约 1.2cm，左侧 Ⅱa 和 Ⅱb 区可见明显肿大淋巴结（病例 97 图 1）。尽管电子纤维鼻咽镜未见明显异常，但还是先后进行了 3 次鼻咽活检，都没有证实鼻咽癌。经历了 4 个月之后，患者感觉颈部肿块增大，为求进一步诊断和治疗，患者前来我院就诊，门诊拟"左侧腮腺淋巴上皮癌"收入院。

既往史：无特殊疾病史。无烟酒嗜好。无肿瘤家族史。

体格检查：KPS：90 分，左侧耳垂下方可见长约 1.0cm 手术瘢痕，愈合良好；腮腺未触及明显肿块，左侧上颈部触及明显肿大淋巴结，最大径 4.0cm，质地硬，边界清楚，活动，无压痛，其余浅表淋巴结未触及肿大；口咽对称，扁桃体无肿大，间接鼻咽镜显示鼻咽黏膜色泽正常，无明显新生物。张口不受限，脑神经(-)。

辅助检查(入院前)：病理：左侧腮腺癌，分化差，形态符合淋巴上皮癌，临床排除鼻咽癌转移后可以考虑为腮腺原发的淋巴上皮癌。

初步诊断：左侧腮腺淋巴上皮癌，分期暂定为 $T_1N_2M_0$ Ⅳ 期。

二、辅助检查

入院后进一步完善鼻咽 + 颈部 MRI，肿瘤范围见病例 97 图 2，电子纤维鼻咽镜未见异常，胸部 CT、全身骨扫描、腹部彩超、血液生化全套、心电图等均无异常。当地医院的三次鼻咽活检病理我院重新会诊，结果都提示鼻咽黏膜慢性炎症。

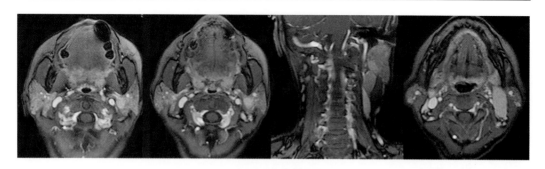

病例 97 图 1　鼻咽部 MRI

注：左侧腮腺深叶类圆形肿块，最大径约 1.2cm，左侧Ⅱa 和Ⅱb 区可见明显肿大淋巴结

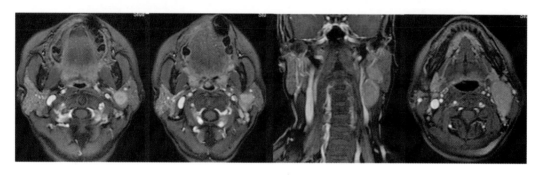

病例 97 图 2　与上图间隔 4 个月之后的 MRI

注：鼻咽未见异常，但左侧腮腺深叶可见类圆形肿块，较上图增大，最大径约 2.1cm；左侧颈部见多个肿大淋巴结，其中Ⅱa 和Ⅱb 区肿大淋巴结，比上图明显增大，最大径 3.8cm，伴有包膜外侵犯

三、入院诊断

左侧腮腺淋巴上皮癌，$T_2N_{2b}M_0$ Ⅳ期。

四、诊断依据

患者当地的 MRI 以及鼻咽镜均未显示鼻咽异常，鼻咽活检三次，病理都排除了鼻咽癌。间隔 4 个月后患者腮腺肿块以及左颈部肿块都明显增大，我院复查鼻咽 MRI 以及电子纤维鼻咽镜都未显示鼻咽异常，所以临床上能够排除鼻咽癌的诊断。腮腺淋巴上皮癌考虑为原发肿瘤，并非鼻咽癌转移到腮腺。根据大涎腺的 TNM 分期，左侧腮腺深叶肿块最大径为 2.1cm，T 分期为 T_2；左颈部多个肿大淋巴结，最大径 3.8cm，N 分期为 N_{2b}，其他检查未发现远处转移病灶，M 分期为 M_0，综合分期为 $T_2N_{2b}M_0$ Ⅳ期。

五、治疗策略

腮腺淋巴上皮癌的发病率很低，目前还缺少针对淋巴上皮癌的治疗指南，也缺乏前瞻性的临床研究来证实哪种治疗手段最佳。腮腺淋巴上皮癌的淋巴结转移概率很高，40% ~77% 的患者确诊时有区域淋巴结转移。我院回顾性分析了 72 例腮腺原发淋巴上皮癌的淋巴结转移分布情况，发现 58.3% 的患者有淋巴结转移，最常见部位是腮腺内、腮腺周围（Ⅷ区）淋巴结转移（88.1%），以及同侧Ⅱ区淋巴结转移（80.1%），其次是Ⅲ

区、Ⅳ区、Ⅴ区、Ⅰb区，遵循从上到下转移概率逐渐减少的规律。从腮腺恶性肿瘤的治疗原则来看，该病例理论上应该全腮腺切除+左颈部淋巴结清扫，术后预防性放疗。但该病例手术必然带来左侧面神经损伤的后遗症。由于腮腺的淋巴上皮癌与鼻咽非角化癌在病理学上很难鉴别，推断两者有类似的肿瘤生物学特征：对化疗和放疗敏感。有回顾性的研究报道头颈部淋巴上皮癌放、化疗综合治疗的疗效令人满意：MD安德森肿瘤中心报道头颈部淋巴上皮癌根治性放疗的5年局控率达94%，主要失败原因是远处转移，30%的病例5年内发生远处转移。来自香港的一项回顾性研究报道，淋巴上皮癌根治性放疗的5年局部区域控制率超过90%，4年无瘤生存率为85.7%。详细跟患者以及家属沟通了淋巴上皮癌目前的治疗状况以及手术的并发症，患者再三考虑后拒绝手术治疗，要求放、化疗综合治疗。考虑到常规放疗不可避免地造成肿瘤周围正常组织的损伤，导致严重口干、张口受限等并发症，影响患者治疗后的生存质量。为了减少肿瘤周围正常组织的放射损伤，同时提高肿瘤靶区照射剂量，提高肿瘤的局控率，给予调强放疗（IM-RT）技术。放疗过程可能出现下列不良反应：①局部疼痛；②放射性中耳炎；③口干；④脱发；⑤腮腺炎；⑥放射性口腔黏膜炎；⑦放射性皮炎；⑧免疫抑制；⑨呕吐等。该患者有左颈部多发淋巴结转移以及同侧腮腺内淋巴结转移，推荐新辅助化疗来减少肿瘤负荷，杀灭潜在的微转移灶，减少远处转移概率。化疗首选"多西紫杉醇联合顺铂"每3周方案。化疗过程可能出现的反应：①骨髓抑制；②肝、肾功能损伤；③胃肠道反应；④过敏反应；⑤脱发等。预后方面：腮腺淋巴上皮癌的发病率很低，缺少大样本病例的预后报道。我院回顾性分析了37例腮腺淋巴上皮癌，患者均接受手术+术后放疗，3年局部区域控制率和总生存率分别为94.3%和92.9%；前面两项回顾性研究报道根治性放疗的5年局部区域控制率都超过90%。以上治疗考虑、治疗不良反应及预后等情况，均告知患者及家属，并取得患方知情同意。

六、治疗方案

1. 新辅助化疗　完善各项检查之后，排除化疗禁忌证，给予新辅助化疗2周期，具体用药：多西紫杉醇120mg第1天+顺铂60mg第1至第2天，每3周重复。化疗过程中出现Ⅱ度白细胞下降，对症治疗后血常规恢复正常范围。化疗后左颈部肿块明显缩小，疗效评估为PR。

2. 同步放、化疗　放疗采用IMRT技术，靶区范围如下：GTV为MRI显示的肿瘤范围，CTV包含腮腺以及颈部淋巴引流区，具体的范围如下：腮腺区CTV包含左侧整个腮腺（病例97图3）；淋巴引流区CTV1包含左侧茎突后间隙、Ⅱa区、Ⅱb区、Ⅲ区、Ⅰb区；淋巴引流区CTV2包含左侧Ⅳ区和Ⅴa区、Ⅴ6区。GTV和CTV外扩3mm形成PTV-g和PTV-c，处方剂量如下：PTV-g（95% V）DT 6600cGy/30Fx，PTV-c1（95% V）DT 6000cGy/30Fx，PTV-c2（95% V）DT 5400cGy/30Fx。TPS结果剂量分布图和DVH图如下（病例97图4、病例97图5）。放疗结束时，MRI提示腮腺肿瘤完全退缩，左颈部肿大淋巴结少许残留（病例97图6）。放疗过程中引起Ⅱ度口腔黏膜炎、Ⅱ度皮肤反应、Ⅱ度口干、Ⅱ度吞咽疼痛。放疗结束3个月时，MRI显示腮腺肿瘤以及左颈部淋巴结完全退缩（病例97图7）。

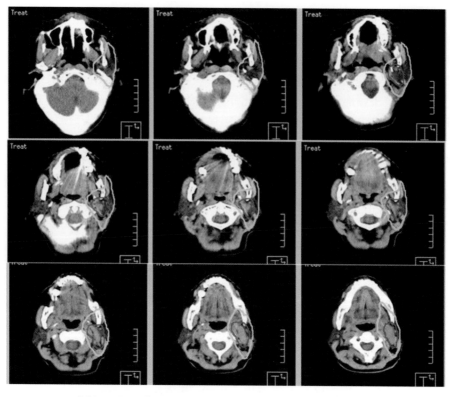

病例 97 图 3　靶区勾画截图，红线代表 GTV，绿线代表 CTV

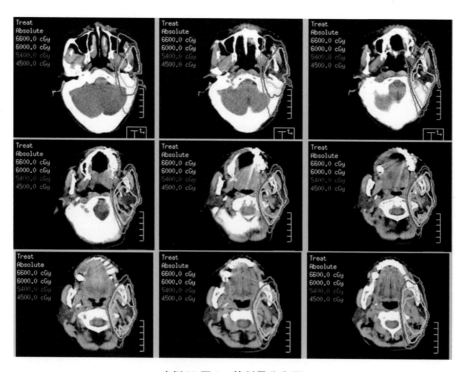

病例 97 图 4　等剂量分布图

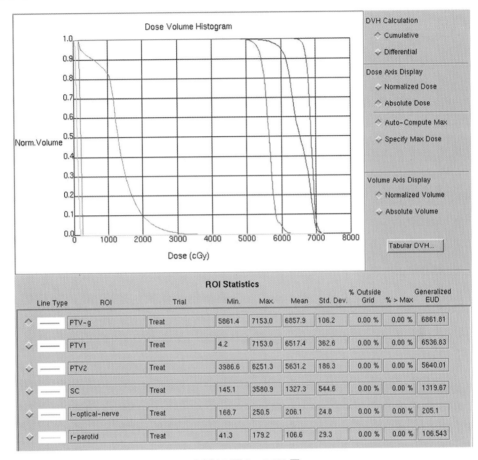

病例 97 图 5　DVH 图

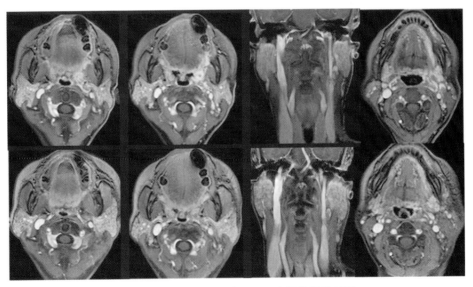

病例 97 图 6　放疗结束以及 3 个月的腮腺 MRI

注：第一排为放疗结束时，第二排图像为放疗结束后 3 个月

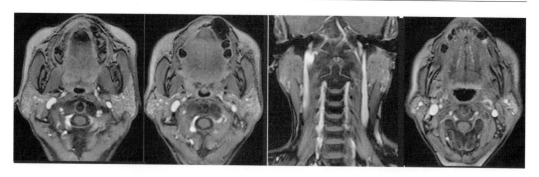

病例 97 图 7　放疗后 42 个月的 MRI，肿瘤完全退缩

七、辅助治疗

无。

八、病情演变

放疗结束后每 3～6 个月复查一次，检查项目包括鼻咽 + 颈部 MRI、鼻咽镜、胸部 CT、腹部 B 超，如果出现局部骨骼持续性酸痛，则给予全身骨扫描。随访至 2016 - 12，距离治疗结束已经超过 3 年半时间，患者无任何肿瘤复发或转移迹象，鼻咽部也未见肿瘤表现。

九、主要治疗经验

WHO 最早把淋巴上皮样癌(lymphoepithelial - like carcinoma，LELC)定义为分化差的鳞癌或者伴有大量淋巴浆细胞浸润的未分化癌，病理上很难与鼻咽非角化癌鉴别，主要区别就是发病部位不同。临床上必须把腮腺原发的淋巴上皮癌与鼻咽癌转移到腮腺进行鉴别。该患者治疗前的影像学检查均未显示鼻咽异常，三次鼻咽活检病理均提示鼻咽慢性黏膜炎，而且放疗范围没有包含鼻咽黏膜，随访 3 年半未出现鼻咽异常，所以该病例可以明确诊断为腮腺原发的淋巴上皮癌。唾液腺都有可能发生淋巴上皮癌，但 80% 的 LELC 发生于腮腺。从宏观角度来看，腮腺 LELC 发病率很低，但具有非常明显的地域特征，在阿拉斯加、加拿大、格陵兰岛的爱斯基摩尔人或因纽特人发病率很高，在日本以及我国东南沿海地区也属于常见病种之一。我科统计了 2003—2016 年腮腺恶性肿瘤术后放疗的病例，发病率第一位是黏液表皮样癌，第二位是淋巴上皮癌，第三位是腺样囊性癌。腮腺原发淋巴上皮癌的治疗目前没有达成共识，多数学者主张手术根治性切除 + 术后放疗。鉴于淋巴上皮癌对放、化疗敏感，少数学者主张放化疗综合治疗。该病例拒绝手术，通过化疗联合放疗取得了良好的控制率。由此推断，对于拒绝手术或者无法手术的淋巴上皮癌，放、化疗综合治疗也是恰当的治疗手段。

十、专家点评

1. 腮腺原发的淋巴上皮癌与鼻咽非角化癌有相同的病理学特征，难以在显微镜下鉴别，所以临床上确诊腮腺原发的淋巴上皮癌之前，必须首先排除鼻咽癌转移到腮腺。

2. 淋巴上皮癌对化疗敏感，对放射治疗也敏感。

3. 有必要开展前瞻性临床多中心研究，比较唾液腺淋巴上皮癌患者手术 + 术后放疗与放、化疗综合治疗的生活质量、预后。

参 考 文 献

[1] Li F, Zhu G, Wang Y, et al. A clinical analysis of 37 cases with lymphoepithelial carcinoma of the major salivary gland treated by surgical resection and postoperative radiotherapy: a single institution study. Med Oncol, 2014, 31: 957

[2] Teymoortash A, Werner JA. Value of Neck Dissection in Patients with Cancer of the Parotid Gland and a Clinical N_0 Neck. Onkologie, 2002, 25: 122 – 126

（王孝深）

病例 98　中耳癌术后

一、病历摘要

曾××，女，66岁，汉族，已婚，广西南宁市人，退休工人。2013-05-30入院。

主诉：右口角歪斜、右耳痛近1年，眩晕10个月余。

现病史：患者自诉于2012-06无明显诱因下开始出现右侧口角歪斜，伴右耳阵发性痛、右耳鸣及听力下降，初未予重视。2012-08开始出现眩晕，无头痛，无恶心、呕吐，无耳出血、流脓，无鼻塞、鼻出血，无张口困难，无复视、视物模糊，无肢体偏瘫、麻木。于外院就诊，诊断右侧慢性化脓性中耳炎（胆脂瘤型），行"右侧开放性乳突根治术+右外耳道成形术"，术后病理示胆脂瘤型中耳乳突炎，术后患者眩晕症状较前明显减轻，但口角歪斜、耳痛、耳鸣、听力下降等症状无明显改善。2013-04-08于外院复诊，行颅脑MRI+MRA示：①右侧基底节及颞叶异常信号，不除外占位性病变；②右侧咽旁脂肪间隙异常信号（鼻咽癌？）；③颅脑MRA未见明显异常征象。2013-04-16外院PET-CT示：右侧乳突区肿块，代谢异常增高，病变向下侵犯颞下窝，向上突入中颅窝，考虑胆脂瘤复发可能性大；淋巴瘤待排除。后为求进一步诊治至我院耳鼻咽喉头颈外科就诊，2013-04-22鼻咽镜检查示：鼻咽部尚光滑。鼻咽部黏膜病理活检示：符合鼻咽黏膜慢性炎，免疫组化CK（-）、LCA（-）。2013-05-04鞍区、鼻咽部MRI示（病例98图1）：①考虑右侧岩尖恶性肿瘤侵犯右侧颞下窝、翼腭窝及右侧颞叶、翼内肌、右侧头半棘肌、头最长肌、右侧环咽肌；②鼻咽MRI未见异常。2013-05-11颞骨CT示：右侧颞下窝、右侧中颅窝岩尖部肿物，考虑恶性肿瘤（中耳癌？脑膜瘤？）并侵犯右侧颞下窝、翼腭窝及右侧颞叶以及翼内肌，右侧头半棘肌、头最长肌、右侧环咽肌。2013-05-20全麻下行右侧鼻咽部活检术+后鼻孔填塞术，术后病理示（病例98图2）：（右咽鼓管咽口后壁）低分化鳞状细胞癌。外科医师考虑无手术指征，给予收住我科行进一步治疗。

既往史：无烟酒嗜好。无肿瘤家族史。

体格检查：KPS：80分，NRS：2分。老年女性，发育正常，营养中等。自主体位，查体合作。颈部淋巴结及全身浅表淋巴结未触及肿大。鼻咽黏膜光滑，两侧咽隐窝对称，无饱满，圆枕无畸形，咽鼓管咽口无狭窄。右耳听力下降，双侧瞳孔等大正圆，对光反射灵敏，运动自如，无眼震。右侧眼睑下垂，眼裂缩小，额纹变浅，右侧口角向左歪斜，右侧皱眉、鼓气较左侧差。右侧鼻唇沟变浅。伸舌居中，悬雍垂居中，咽反射存在。

辅助检查（入院前）：2013-04-16外院PET-CT示：右侧乳突区肿块，代谢异常增高,病变向下侵犯颞下窝,向上突入中颅窝,考虑胆脂瘤复发可能性大;淋巴瘤待排除。2013 - 04 - 22 鼻咽镜检查示:鼻咽部尚光滑。鼻咽部黏膜病理活检示:符合鼻咽黏膜慢性炎,免疫组化 CK(-)、LCA(-)。2013 - 05 - 04 鞍区、鼻咽部 MRI 示:①考虑右侧岩尖恶性肿瘤侵犯右侧颞下窝、翼腭窝及右侧颞叶、翼内肌,右侧头半棘肌、头最长肌、右侧环咽肌;②鼻咽 MRI 未见异常;③蝶鞍、垂体未见异常。2013 - 05 - 11 颞骨 CT 示:右侧颞下窝、右侧中颅窝岩尖部肿物,考虑恶性肿瘤(中耳癌? 脑膜瘤?)并侵犯右侧颞下窝、翼腭窝及右侧颞叶以及翼内肌、右侧头半棘肌、头最长肌、右侧环咽肌。2013 - 05 - 20 右侧鼻咽部活检术 + 后鼻孔填塞术后病理示:(右咽鼓室咽口后壁)低分化鳞状细胞癌。

初步诊断:右侧中耳癌。

入院诊断:右侧中耳癌。

二、诊断依据

患者右咽鼓管咽口后壁活检病理诊断为低分化鳞状细胞癌。MRI 及 PET - CT 均提示病变起源于右侧乳突区并向下侵犯颞下窝,且患者曾有慢性化脓性中耳炎病史,故诊断右侧中耳癌明确。因外耳道中耳癌的发病率很低,UICC 对于中耳癌并无明确的分期标准,目前临床采用的是 Stell(1985 年)制定的初步方案,本病例肿瘤突破颞骨,侵犯颞叶,故 T 分期定义为 T_3。

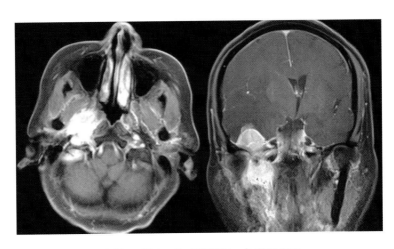

病例98 图1 放疗前鞍区、鼻咽部 MRI

注:右侧乳突局限性缺如,右侧颞下窝见异常信号灶,边缘不清,T_2 稍高信号、T_1 稍低信号,信号不均匀;肿块累及右侧翼腭窝、翼内肌,右侧头半棘肌、头最长肌,右侧环咽肌,病变范围约 4.9cm × 3.5cm × 2.0cm,增强扫描上述病灶可见明显强化。右侧岩尖部见结节状强化灶约 1.0cm × 1.3cm。右侧颞叶可见结节状等 T_1 等 T_2 异常信号影,明显结节状强化,边缘清楚,周围大片水肿,右侧侧脑室轻度受压,中线轻度左侧移位。颈部未见明显肿大淋巴结影。蝶鞍未见扩大,腺垂体及神经垂体形态、信号未见异常,垂体柄形态及信号亦未见异常,增强检查腺垂体及垂体柄未见异常强化。视交叉显示清晰,未见受压征象。鼻咽部结构清楚,双侧咽隐窝及咽鼓管开口对称,鼻咽部黏膜未见异常增厚及信号改变;未见强化灶

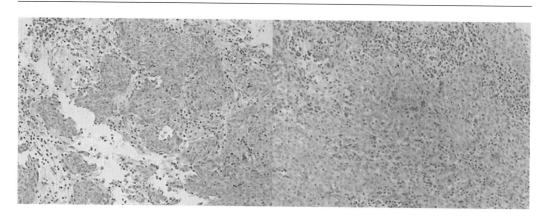

病例98 图2　右侧鼻咽部活检术＋后鼻孔填塞术后病理（右咽鼓室咽口后壁）

注：低分化鳞状细胞癌

三、治疗策略

目前认为"乳突根治术加术前或术后放疗"为外耳中耳癌主要治疗方法。因肿瘤较大，颞骨及其周围组织广泛受侵，且患者已在外院接受过手术治疗，二次手术难度高，风险大，并发症多，术后生活质量差，经外科医师评估后示暂无手术指征。根据2013年头颈部鳞癌中国专家共识，局部晚期不可切除的病例可选择放疗同步化疗或同步西妥昔单抗治疗。由于患者拒绝化疗并签字，故初始治疗方案选择"放疗同步西妥昔单抗"。由于常规放疗不可避免地造成靶区周围正常组织的损伤，影响患者治疗后的生存质量，为了减少靶区周围正常组织的放射损伤，同时提高靶区照射剂量，计划采用调强放疗技术。放疗过程可能出现下列不良反应：①局部疼痛；②骨髓抑制；③发热；④脱发；⑤放射性脑病；⑥喉部大出血；⑦放射性皮炎；⑧免疫抑制；⑨放射性二原癌等。预后方面：根据目前文献报道，T_3 期中耳癌5年生存率9.5%～42.3%，预后不良。以上治疗考虑、治疗不良反应及预后等情况，均告知患者及家属，并取得患方同意和理解。

四、治疗方案

行调强适形放疗，根据查体、PET－CT及MRI结果所确定的肿瘤范围勾画GTV，根据肿瘤范围、可能的亚临床病灶及其淋巴结引流区勾画CTV（病例98 图3、病例98 图4）。放疗剂量PGTV7000cGy/33Fx，PCTV5940cGy/33Fx。危及器官受量为：左侧颞叶平均剂量：2401.0cGy，右侧颞叶平均剂量：5153.9cGy，左侧下颌骨平均剂量：1431.8cGy，右侧下颌骨平均剂量：3648.0cGy，右侧眼球平均剂量：980.2cGy，左侧眼球平均剂量：1110.9cGy，右侧晶体平均剂量：559.8cGy，左侧晶体平均剂量：459.3cGy，左侧中耳平均剂量：2892.4cGy，左侧颞下颌关节平均剂量：3007.6cGy，右侧腮腺平均剂量：3675.9cGy，左侧腮腺平均剂量：1550.8cGy，口腔平均剂量：2090.9cGy，脑干最高剂量：6421.5cGy，脊髓最高剂量：3294.0cGy。同时给予脱水药物及糖皮质激素防治脑水肿等治疗。并予西妥昔单抗（爱必妥）靶向治疗（于放疗开始前1周使用，剂量为400mg/m²，之后剂量为250mg/m²，每周重复，共5次），期间因患者口腔黏膜反应较重，未使用第6周期爱必妥。放疗结束前予复查MRI示右中耳癌放疗后好转，右颞叶水肿较前减轻，右乳突炎症。疗效评价：PR。

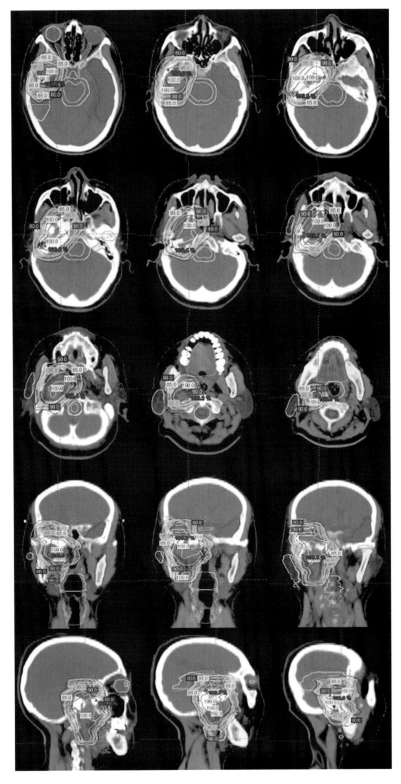

病例 98 图 3　放疗靶区与计划

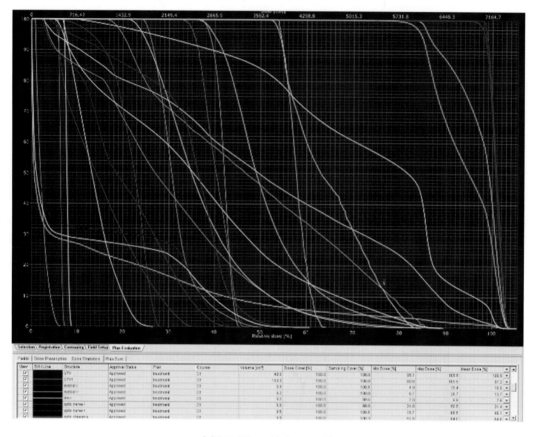

病例 98 图 4　放疗 DVH 图

五、诊疗结局及随访

放疗结束时，患者眩晕、右口角歪斜、右侧耳痛、耳鸣、听力下降等症状明显减轻。2013 - 06 - 25 复查 MRI（病例 98 图 5）：右侧岩尖恶性肿瘤放疗后改变，与 2013 - 05 - 04 片对比，病灶周围水肿较前明显，右侧岩尖部及颞叶病灶较前稍缩小，余大致同前。疗效评价：PR。

放疗结束 1 个月，患者无眩晕，右口角歪斜、右侧耳痛、耳鸣、听力下降等症状较前明显减轻。2013 - 07 - 19 复查 MRI：①右侧中耳癌累及右侧岩锥、咽鼓管、咽鼓管圆枕、咽旁间隙及中颅窝底，放疗后有所好转；②右侧颞叶水肿；③左侧乳突炎症。与 2013 - 06 - 25 头颅 MRI 比较（病例 98 图 6），病灶较前稍有缩小。疗效评价：PR。

放疗结束 4 个月，患者无眩晕，无口角歪斜，无耳痛，无耳鸣，无听力下降，无耳出血、流脓，无头晕、头痛，无面麻，无复视、视物模糊，无吞咽困难，无呼吸困难，无颈部肌肉僵硬，无颈部皮肤溃烂。精神、饮食、睡眠良好。查体：颈部淋巴结及全身浅表淋巴结未触及肿大；鼻咽黏膜光滑，两侧咽隐窝对称，无饱满，圆枕无畸形，咽鼓管咽口无狭窄；双耳听力正常；双侧瞳孔等大正圆，对光反射灵敏，运动自如，无眼震；无眼睑下垂，无眼裂缩小，无额纹变浅，无口角向歪斜，皱眉、鼓气正常；无鼻唇沟变浅，伸舌居中，悬雍垂居中，咽反射存在。MRI（病例 98 图 7）：①右侧中耳癌放疗后好转；②右侧颞极软化灶；③左侧乳突炎症。与 2013 - 07 - 19 MRI 比较，原强化灶及水肿带消失。胸部 CT、腹部彩超、骨 ECT 未见明显异常。根据 RECIST1.1 标准，疗效评价：CR。

放疗结束 16 个月，患者无不适症状。精神、饮食、睡眠良好。查体无阳性体征。2014 - 12 - 13 复查 MRI（病例 98 图 8）：①右侧中耳癌放疗后，局部未见明显异常信号；②右侧颞极软化灶；③两侧乳突炎症。与 2013 - 12 - 24 MRI 比较，右侧岩锥旁异常信号灶范围较前缩小。胸部 CT、腹部彩超、骨 ECT 未见明显异常。根据 RECIST1.1 标准，疗效评价：CR。

放疗结束 24 个月，患者无不适症状。精神、饮食、睡眠良好。查体无阳性体征。MRI、胸部 CT、腹部彩超、骨 ECT 未见明显异常。根据 RECIST1.1 标准，疗效评价：CR。

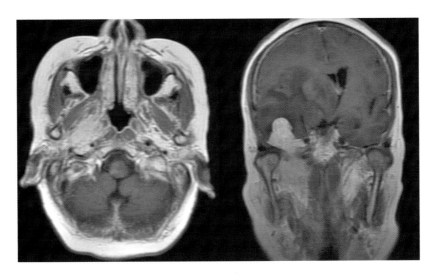

病例 98 图 5　放疗结束时 MRI

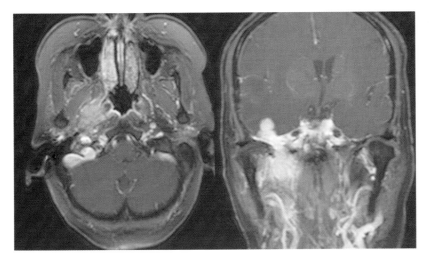

病例 98 图 6　放疗 1 个月后 MRI

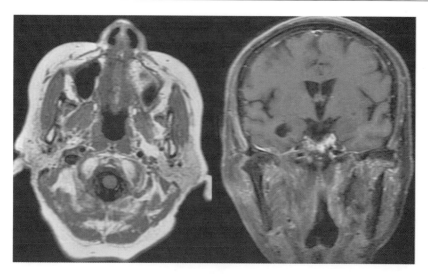

病例 98 图 7　放疗 4 个月后 MRI

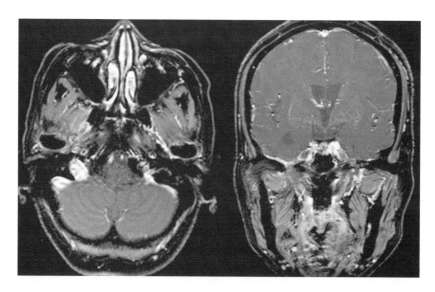

病例 98 图 8　放疗 16 个月后 MRI

六、病例亮点

1. 诊断方面　本病例在外院诊断为慢性化脓性中耳炎，经手术治疗，术后病理诊断为胆脂瘤型中耳乳突炎，术后症状改善不明显。患者到我院就诊后，首次鼻咽镜病理活检示黏膜慢性炎症，分析患者病史及 PET－CT 结果，不能完全排除恶性肿瘤可能，进一步完善 CT 及 MRI 检查均提示右侧乳突区肿物，支持恶性病变诊断。考虑到患者曾在外院行"右侧开放性乳突根治术＋右外耳道成形术"，经耳病理活检困难，CT 及 MRI 提示肿瘤侵犯右咽鼓室咽口后壁，因此活检方式选择"右侧鼻咽部活检术＋后鼻孔填塞术"，术后病理示：（右咽鼓室咽口后壁）低分化鳞状细胞癌。

中耳癌好发年龄 40～60 岁，起病隐匿，约 80% 的病例有慢性化脓性中耳炎的病史或存在两病并发的情况，且临床表现缺乏特异性，易误诊为中耳炎。回顾本病例，历经3次病理活检方才最终确诊。因此对于以耳痛为主诉的患者应详细询问病史，重视体格检查，尤其是耳部、鼻咽部及颈部淋巴结的查体，完善辅助检查，包括内镜、CT、MRI等，诊断的金标准是病理活检，关键在于活检的方式及部位。

2. 治疗方面　中耳癌首选乳突根治术加术前或术后放疗，但本例患者年龄大，曾在外院接受过手术，再次施行根治性手术难度高、切除率低、风险大、并发症多、术后生活质量差，选择相对有较好疗效与较小不良反应的方法尤为必要。因此对于该病例，我们治疗上拟采用以放疗为主的综合治疗方式，该例患者不愿意承担化疗相关风险，签字拒绝化疗。有研究表明，对于局部晚期头颈部鳞癌患者，放疗联合西妥昔单抗治疗可以提高放疗的效果。2013年美国临床肿瘤学会（ASCO）年会公布的一项Ⅱ或Ⅲ期临床试验结果表明，放疗同步西妥昔单抗治疗与同步放、化疗相比较，两者的生存获益相当。根据患者的病情，充分尊重患者治疗意愿，故本例采取了放疗同步分子靶向药物西妥昔单抗治疗的方式。治疗过程中密切监测患者放疗及靶向药物治疗的不良反应，患者眩晕及右耳疼痛感较前明显好转。全部治疗结束后复查MRI，右侧岩尖部及颞叶病灶较前缩小，放疗结束1个月复查MRI，病灶仍在持续消退，放疗结束4个月复查MRI，原强化灶及水肿带消失，达到了完全缓解，随访患者2年，未发生复发或转移。

七、相关知识点

1. 中耳癌的治疗模式

（1）手术治疗：方式主要有乳突根治术、颞骨次全切除术和全颞骨切除术。由于颞骨附近重要功能器官结构较多，即便颞骨整块切除，也很难将肿瘤完全切除干净，且术后并发症和死亡率高。中国医学科学院肿瘤医院的总结数据和其他文献资料证明，乳突根治术加计划性放疗的患者，术后对功能和外形损害小，并发症较低，并且治疗效果不亚于颞骨全切术。因此，目前较普遍采用的手术方式为乳突根治术。

（2）术后放射治疗（S+R）：乳突根治术并非肿瘤根治术，特别是那些浸润性较强的肿瘤，单纯手术难以切除彻底，手术只是将大部分肿瘤切除后，起到肿瘤定位和通畅引流的作用，所以需要行术后放射治疗。术后放疗的优点是，手术减小了肿瘤负荷，局部引流改善，感染减轻或容易得到控制，乏氧细胞减少，有利于提高放射治疗的敏感性。术后放疗与术前放疗比较，最大的好处是可提高肿瘤靶区的放疗剂量，有利于提高肿瘤的局部控制率。手术后放疗应在术后2~4周进行。

（3）术前放射治疗（R+S）：凡有手术指征的中耳癌患者均适合综合治疗，特别是那些因肿瘤范围较广、手术有一定困难的中晚期中耳肿瘤患者，术前放疗可缩小肿瘤体积，有效控制亚临床病灶，提高肿瘤切除率，减小器官功能损害。部分无手术指征的晚期中耳肿瘤，术前放疗可能因肿瘤缩小满意，从而获得手术机会。

（4）放疗为主的综合治疗：单纯放射治疗（R）适用于早期外耳道癌和晚期无手术指征或拒绝手术的外耳中耳癌患者，前者为根治目的，而后者则为姑息治疗。为避免放射性骨坏死和大出血，放疗剂量不宜过高。部分无手术指征的晚期中耳肿瘤患者，放疗5000cGy后，由于肿瘤消退满意，可能获得手术机会。因其他疾患不能接受手术治疗的患者，如果能恰当掌握放射治疗技术和剂量，单纯放疗可达到不亚于术前或术后放疗的效果。2009 年发表的一项包含 50 项局部晚期头颈部鳞癌同步化疗研究的 Meta 分析中，与单纯放疗相比，同步放、化疗可提高总生存，5 年绝对生存获益可达 6.5%（$P <$ 0.0001），并提高 9.3% 局部区域控制获益，降低 2.5% 远处转移率。2013 年美国临床肿瘤学会（ASCO）年会公布的一项 II 期或 III 期临床研究结果表明，放疗同步西妥昔单抗治疗与同步放、化疗相比较，两者的生存获益相当。根据中国专家共识，局部晚期不可切除的病例推荐同步放、化疗（I 类证据），或诱导化疗 + 放疗联合或不联合同步化疗。对不适合行上述治疗的病例可用放疗联合西妥昔单抗治疗（I 类证据）。

（5）中国医学科学院肿瘤医院曾采用"夹心治疗（放疗 + 手术 + 放疗）"方法治疗中耳外耳道癌，并获得了较好的疗效。术前与术后放疗这种治疗模式，中间间隔在 30 天左右，放疗总剂量特别是术后再放疗的剂量不容易掌握，剂量过低对局部肿瘤控制不利，照射剂量过高可能发生颞骨放射性坏死，甚至因此引发大出血，危及患者生命。因此，到目前为止夹心治疗尚未被推荐为常规治疗方法。

2. 外耳中耳癌的放疗靶区及剂量

（1）常规放疗年代，常用远距离 60Co 或 6MeV 直线加速器放射治疗，当上颈淋巴结转移时另设颈部照射野。每周照射 5 次，每日剂量 180 ~ 200cGy，放疗总剂量 5000 ~ 10000cGy（中位剂量值 7000cGy）。

（2）目前采用调强放射治疗，根据定位 CT 图像所显示的肿瘤情况，勾画 GTVtb（瘤床）、GTVnd、CTV1、PTV1。PGTVtb 单次剂量 212 ~ 230cGy，PTV1 单次剂量不应低于182cGy。术前放疗 PGTVtb 总剂量 6000cGy/27 ~ 28Fx，PTV1 剂量 5100cGy/27 ~ 28Fx。术后放疗 PGTVtb 总剂量 7000 ~ 7570cGy/33 ~ 35Fx，PTV1 剂量 5100cGy/33Fx。PTV2 为预防照射区，总剂量 5000cGy/27Fx。单纯放射治疗总剂量 PGTVtb 可达到 7260 ~ 7590cGy/33 ~ 35Fx，PTV1 的剂量在 6000cGy/33Fx 左右。

3. 外耳中耳癌的放疗疗效相关分析　中国医学科学院肿瘤医院头颈外科回顾性分析了 1999 - 2010 年 46 例外耳道、中耳鳞状细胞癌患者，治疗方法采用常规放射治疗，总剂量 4000 ~ 9200cGy（中位剂量值 6600cGy）。随访时间为 3 ~ 190 个月（中位值 30.5 个月）。46 例患者中 34 例外耳道癌的 5 年生存率为 62.4%，12 例中耳癌为 24.7%（$P =$ 0.004）。中耳癌分期明显晚于外耳道癌，采用综合治疗的比例更高。早期外耳道癌 5 年生存率为 85.6%，晚期为 35.6%（$P = 0.002$）。多因素分析显示，临床分期是外耳道癌的独立预后因素。外耳道癌中有 15 例出现复发，局部控制率为 65.8%，肿瘤复发后患者生存率明显下降，复发后再治患者再次复发率高。外耳道、中耳癌治疗后的主要失败原因为局部复发，局部复发多发生于治疗后 2 年左右。上海肿瘤医院资料显示，总局部复发率为 15.3%，其中，45.2% 在 1 年内复发，83.2% 在 3 年内复发。患者生存 3 年后局部复发率明显降低。中国医学科学院肿瘤医院 33 例患者中有 12 例在治疗后 2 年内死于肿瘤，其中 10 例（83.3%）死于肿瘤局部复发。

参 考 文 献

［1］Matzinger O，Zouhair A，Mirimanoff RO，et al. Radiochemotherapy in locally advanced osquamous cell carcinomas of the head and neck. Clinical oncology（Royal College of Radiologists（Great Britain），2009，21（7）：525 – 531

［2］Ghi MG，Paccagnella A，Ferrari D，et al. Induction TPF followed by concomitant treatment versus concomitant treatment alone in locally advanced head and neck cancer. A phase Ⅱ ~ Ⅲ trial. Ann Oncol，2017，28（9）：2206 – 2212

［3］Lang J，Gao L，Guo Y，et al. Comprehensive treatment of squamous cell cancer of head and neck：Chinese expert consensus 2013. Future oncology（London，England），2014，10（9）：1635 – 1648

［4］殷蔚伯，余子豪，徐国镇，等. 肿瘤放射治疗学（第4版）. 北京：中国协和医科大学出版社，2007，540 – 544

［5］安常明，李正江，徐震纲，等. 外耳道及中耳鳞癌疗效分析. 中华耳科学杂志，2012，10（4）：416 – 420

（康　敏　王仁生）

病例 99　腮腺癌

一、病历摘要

陈××，男，60 岁，已婚，退休，2015 - 11 - 16 首次入院。

主诉：左侧腮腺癌术后 1 个月。

现病史：患者于 2015 - 05 因饮酒后发现左耳垂下方有一"花生米"大小肿物，尤以饮酒后出现疼痛明显，至某县人民医院就诊，行 CT 检查未发现异常，具体结果不详。后肿物逐渐增大，伴有疼痛，无耳鸣，无面部麻木。2015 - 10 至 ×× 市医院就诊，行局部肿物切除，术中快速病理回报示：腮腺低分化癌，遂立即改行左侧腮腺全切 + 面神经解剖术，术后病理示：（左侧）腮腺导管癌，肿瘤大小 1.5cm × 1.5cm × 1cm，肿瘤侵犯神经，未见脉管内癌栓。术后未接受特殊治疗，今为进一步来我院就诊，门诊以"腮腺癌术后"收住院。

既往史：无特殊疾病史。无烟酒嗜好。

家族史：其父亲、大哥、大姐均因肺癌去世，三姐因乳腺癌去世。

体格检查：浅表淋巴结未触及肿大，左耳部至面部见一长约 10cm 手术瘢痕，愈合可。

辅助检查（入院前）：术后病理示：（左侧）腮腺导管癌，肿瘤大小 1.5cm × 1.5cm × 1cm，肿瘤侵犯神经，未见脉管内癌栓。

初步诊断：左侧腮腺癌术后（$pT_4N_0M_0$）。

二、辅助检查

2015 - 11 - 17 彩超示：左侧颈部淋巴结肿大。2015 - 11 - 17 CT：左侧腮腺癌术后，左颈部 II 区淋巴结肿大；约 1.7cm × 1.6cm × 1.5cm，考虑转移（病例 99 图 1）。

三、入院诊断

左侧腮腺导管癌术后并颈部淋巴结转移 $cT_4N_1M_0$　IVA 期（UICC/AJCC 2010 分期）。

四、诊断依据

患者原发灶已有术后病理证实，根据目前 UICC/AJCC 腮腺癌 2010 分期，肿瘤累及神经，T 分期定为 T_4，同侧单个淋巴结肿大，短径 1.5cm，增强 CT 有强化，N 分期定为 N_1，目前各项检查未见明显转移征象，M 分期定为 M_0，故认为目前分期为 $T_4N_1M_0$ IVA 期。

五、治疗策略

腮腺癌的确诊主要靠穿刺细胞学检查或手术后病理诊断，禁忌在手术前做切取活检，一般情况下是在术中进行冰冻切片检查。涎腺肿瘤的治疗原则以外科手术为主，一般不做术前放疗及单纯放疗。本例术后放、化疗的证据：①组织学高度恶性（涎腺导管癌）；②肿瘤侵犯面神经行面神经解剖术后；③颈部淋巴结转移。采用同步放、化疗，化疗方案由化疗科专家会诊制订，放疗采用调强放疗。调强放疗技术的优势在于靶区剂量适形性好，且能更好地减少重要正常组织器官的受量，特别是对神经受累，需要照射神经出颅段的病例，调强放射治疗能更好地减少脑干、脊髓及眼球的照射剂量，另外可以保护健侧唾液腺，可以减少口干的发生。放疗过程可能出现下列不良反应：①皮肤红斑、色素沉着；②放射性口腔黏膜炎；③口干；④牙痛；⑤咀嚼困难；⑥皮肤麻木；⑦放射野内肌肉疼挛；⑧听力下降、耳道干燥、鼓膜穿孔；⑨放射性骨坏死；⑩放射致癌等。目前研究化疗有效的药物：顺铂、氟尿嘧啶、多柔比星。化疗过程可能出现的反应：①骨髓抑制；②肝肾功能损伤；③胃肠道反应；④过敏反应等。预后：腮腺癌总的 5 年生存率为 57%～80.2%，10 年生存率 43%～62%。腮腺癌的治疗失败，以局部复发为主。

六、治疗方案

1. 同步放、化疗（2015 - 11 - 23 至 2015 - 12 - 31）　同步化疗：替加氟 1.0g 第 1 至第 5 天 + 顺铂 40mg 第 1 至第 3 天，21 天为 1 周期，放疗期间同步 3 周期。调强放疗：GTV、CTV 定义（病例 99 图2）：GTVn 转移淋巴结，外放 6mm 为 PTVgtv DT 7200cGy/36Fx，CTV1 瘤床及左侧腮腺区，外放 5mm 为 PTV1 DT 6000cGy/30Fx，CTV2 左侧颈部淋巴引流区外放 5mm 为 PTV2 DT 5400cGy/30Fx。放疗引起 0 度骨髓抑制、1 度黏膜炎、1 度皮肤反应，对症治疗后好转。TPS 剂量分布图和 DVH 图如下（病例 99 图3）。

2. 序贯 3 周期化疗　放疗结束后继续原方案化疗 3 周期。放、化疗结束 3 个月定期复查，2 年内每 3 个月复查 1 次，2 年后 6 个月复查 1 次（病例 99 图4）。

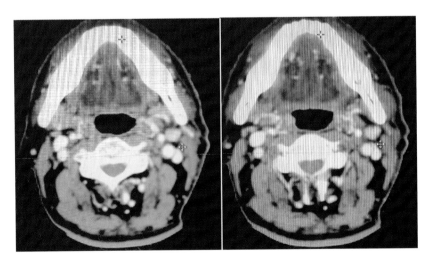

病例 99 图 1　颈部增强 CT 示左颈部淋巴结肿大

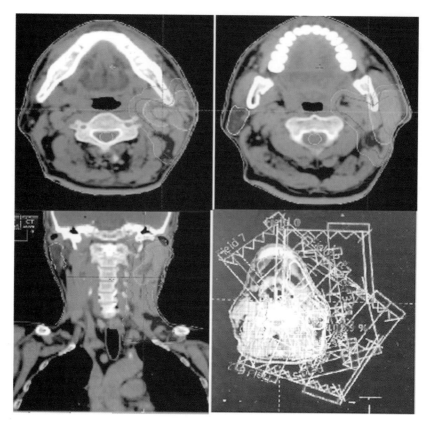

病例 99 图 2　靶区勾画及 TPS 结果

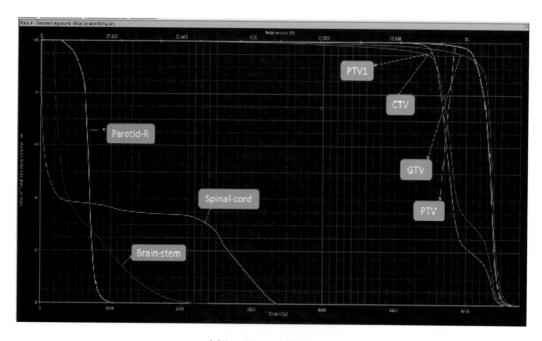

病例 99 图 3　剂量分布图

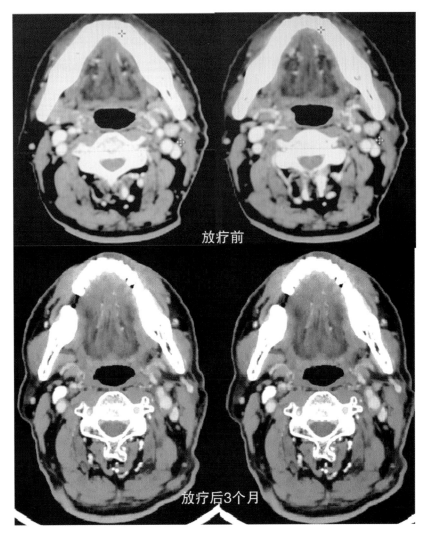

病例 99 图 4　放疗前、放疗后 3 个月增强 CT 对比，颈部淋巴结缩小

七、病情演变

放、化疗结束后 3 个月、9 个月复查示病情稳定。

八、病例亮点

本病例是一个Ⅳa 期腮腺癌患者，手术治疗后发现同侧颈部淋巴结转移，给予同步放、化疗，序贯 3 周期化疗（替加氟 + 顺铂）。现治疗后 1 年余，定期复查病情稳定。

九、相关知识点

1. 腮腺癌保留面神经行腮腺扩大切除术（包括受侵面神经的切除），术后行瘤床放疗是标准治疗模式，对于高度怀疑颈淋巴结转移的应该进行根治性颈淋巴结清扫术。这是组织分化差的腮腺癌最合理的治疗方式。

2. 关于腮腺腺样囊性癌或其他分化较差的类型研究显示，T_3 和 T_4 病变应考虑行选择性颈部淋巴结区预防性治疗。本例为 T_4 患者，术后发现淋巴结转移，患者拒绝再次手术清扫颈部淋巴结，给予术后瘤床、颈部淋巴结区预防性放射治疗，颈部肿大淋巴结加量。

3. 面神经受损高度提示预后不良，本例患者应注重复查。

4. 腮腺导管癌是一种罕见的、侵袭性的肿瘤，对于 HER-2 过表达的病例，靶向治疗的疗效尚需进一步的研究。

5. 腮腺导管癌和乳腺导管癌病例类型相似，如果有乳腺癌病史，需要做免疫组化鉴别诊断是乳腺癌转移还是原发腮腺癌。

参 考 文 献

[1] International head and neck scientific group. Cervical lymph node metastasis in adenoid cystic carcinoma of the major salivary glands. J Laryngol Otol, 2016, 15: 1 - 10

[2] Cummings CW. Adenoidcystic carcinoma(cylindroma) of the parotid gland. Ann Otol, 1977, 86: 280 - 292

[3] Kandaz M, Soydemir G, Bahat Z, et al. Prognostic factors in postoperative radiotherapy in salivary gland carcinoma: A single institution experience from Turkey. Indian J Cancer, 2016, 53(2): 274 - 279

[4] Jaehne M, Roeser K, Jaekel T, et al. Clinical andimmunohistologic typing of salivary duct carcinoma: a report of 50 cases. Cancer, 2005, 103: 2526 - 2533

（范廷勇）

病例 100　腮腺癌术后

一、病历摘要

钟××，女，34 岁，已婚。

主诉： 左腮腺癌术后 1 个月。

现病史： 患者因发现左侧耳前无痛性肿物 2 个月余，就诊上海某医院，行 B 超检查显示左侧耳前腮腺区内低回声区，建议超声引导下细胞学检查。故行病理穿刺回报：淋巴组织增生，其内见上皮样细胞，淋巴上皮癌不能除外，建议完整切除后再进一步明确诊断。于 2017 – 03 – 18 在我院行"左腮腺肿物扩大切除术 + 浅叶切除术 + 面神经解剖术 + 胸锁乳突肌瓣转移修复术 + 前哨淋巴结活检"，术中见左侧腮腺肿物，位于耳前面神经浅面，解剖保留面神经各支后，将肿瘤及浅叶腮腺一并扩大切除，并取颈部 II 区淋巴结 2 枚。手术后恢复尚可，为行放疗入我科。

既往史： 无特殊疾病史。无烟酒嗜好。无肿瘤家族史。

体格检查： 卡氏评分 90 分，面颈部无明显红肿，手术切口愈合满意。

辅助检查(入院前)： ①术前 CT 回报：左侧腮腺占位(病例 100 图 1)；②手术冰冻病理报告回报："左腮腺"淋巴组织背景中见异形上皮样细胞巢，细胞有异形，淋巴上皮癌待排，确诊待石蜡及分子检测。"淋巴结"2 枚未见明显肿瘤转移(–)。术后病理回报：一腺体 5.5cm × 3.5cm × 2cm，一侧见一肿块 2.2cm × 1.8cm × 1.5cm，有包膜，灰黄，质均，淋巴结 2 枚直径 0.5 ~ 1.2cm，质软，"左腮腺"淋巴组织背景内见低分化癌，如临床排除转移可能后可考虑为淋巴上皮癌。"左腮腺"涎腺组织送检"淋巴结"2 枚均阴性。免疫组化结果：I2017 – 0727CKp、CKH、EMA(+)，Ki – 67 部分(+)，Vim、Syn、ChgA、CK20(–)。分子检测结果：M2017 – 0040EBER：肿瘤细胞(+)；③胸部 CT 未发现异常。

入院诊断： 左腮腺淋巴上皮癌($pT_2N_0M_0$ II 期)(UICC/AJCC 2010 分期)。

二、诊断依据

患者病变已有手术病理证实，根据目前"涎腺肿瘤 UICC/AJCC 2002 分期"，肿瘤直径 2 ~ 4cm，T 分期定为 T_2，淋巴结转移阴性，N 分期定为 N_0，目前各项检查未见明显转移征象，M 分期定为 M_0，故分期为 $T_2N_0M_0$ II 期。

三、治疗策略

对于 T_2N_0 腮腺癌的治疗，2017 年 NCCN 指南推荐：原发灶根治性切除加单侧颈清扫，术后无不良因素的患者可以观察；有不良因素(中 – 高度恶性，切缘阳性，神经侵犯，淋巴结转移，脉管侵犯)的患者需行辅助性放射治疗或包括放疗在内的全身性治疗。该患者术后病理提示肿瘤低分化，经多学科讨论，给予"手术 + 术后放疗"的治疗方案。为了减少对肿瘤周围正常组织的放射性损伤，同时提高靶区照射剂量，提高肿瘤的局控率，放疗采用适形调强放疗技术。

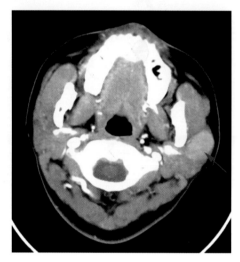

病例 100 图 1　颌面部 CT 增强放射学检查

注:左侧腮腺内可见软组织肿块影，大小约 2.4cm×1.9cm，边缘光整，密度尚均匀，邻近下颌骨未见明显骨质破坏。双侧颈部未见明显肿大淋巴结影。放射学诊断:左侧腮腺占位(箭头所示为左腮腺肿瘤)

四、治疗方案

手术 + 放疗。

1. 患者于 2017 - 03 - 18 在我院行"左腮腺肿物扩大切除术 + 浅叶切除术 + 面神经解剖术 + 胸锁乳突肌瓣转移修复术 + 前哨淋巴结活检"。

2. 术后放疗　调强放疗如下。

(1)靶区定义

1)临床靶区(CTV):对于术后患者靶区 CTV 是指手术完全切除后认为有隐匿性病灶或镜下残留病灶的部位。包括:手术前肉眼可见的原发肿瘤;淋巴结阳性的患者中，临床和影像学检查(CT 或 MRI 扫描)发现的受累淋巴结区域。CTV1(高危):手术前通过临床或影像学检查发现的有肉眼可见病变的部位(即肿瘤床/手术床)，和(或)病理检查发现有切缘阳性或淋巴结侵犯 + 包膜外扩散或没有包膜外扩散的多个淋巴结侵犯。CTV2(低危):未被认为高危区域的潜在的亚临床病变部位。

2)计划靶区(PTV):为了补偿患者摆位误差和器官移动可能，每个研究中心按自己的临床实践情况制订相应的 PTV(所有平面 CTV 外至少要有 0.3 ~ 0.5cm 的边界)，即 PTV = CTV + (0.3 ~ 0.5)cm。

(2)靶区及剂量设定:参考患者术前、术后影像临床特征，腮腺淋巴上皮癌恶性度虽然较低，但由于患者仅行"左腮腺肿物扩大切除术 + 前哨淋巴结活检"，未行颈部淋巴结清扫术，故行同侧颈部淋巴结预防性照射。CTV1(高危)包括瘤床、患侧(左侧)腮腺浅叶、深叶及咽旁淋巴引流区；（左颈）Ⅰb～Ⅲ区淋巴引流区。CTV2（低危）则包括患侧（左颈）Ⅳ区及锁骨上淋巴引流区。CTV1－PTV（95％　V）DT 6000cGy/30Fx，CTV2－PTV（95％　V）5400cGy/30Fx（病例 100 图 2）。

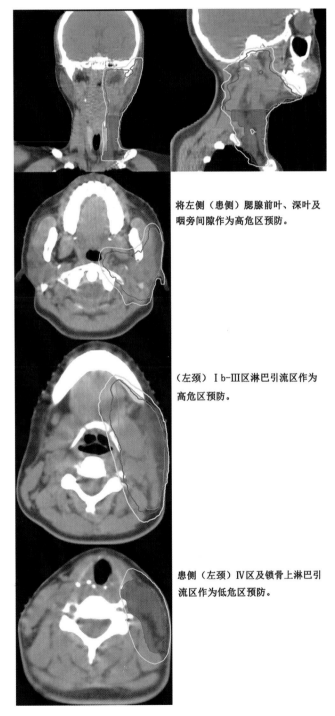

将左侧（患侧）腮腺前叶、深叶及咽旁间隙作为高危区预防。

（左颈）Ⅰb-Ⅲ区淋巴引流区作为高危区预防。

患侧（左颈）Ⅳ区及锁骨上淋巴引流区作为低危区预防。

病例 100 图 2　靶区勾画

诊断关键：淋巴上皮癌病理上与鼻咽癌转移到腮腺区很难鉴别，除病理诊断外，还需临床排除鼻咽癌来源可能。

靶区关键：①浅叶病灶，浅叶切除术后，CTV1 应该包括腮腺深叶至茎突水平；②深叶病灶，全腮腺切除术后，CTV1 应该包括咽旁间隙，向上至颅底层面包含茎乳孔；③如果面神经受侵，CTV1 还须包括颞骨岩部的面神经管；④颈淋巴结阴性病例，同侧颈淋巴结 Ⅱ ~ Ⅲ（声带上），但由于该患者没有行规范的颈清扫术，影像学诊断 N_0 时，预防照射靶区可以包括全颈。

参 考 文 献

［1］ National Comprehensive Cancer Network. NCCN clinical practice guidelines：head and neck cancers，version 2, 2017. Ft. Washington, PA：NCCN, 2017

［2］ 王中和. 涎腺肿瘤放射治疗的新进展. 口腔颌面外科杂志, 2010, 20(3)：153 – 157

［3］ Lau VH, Aouda R, Farwell G, et al. Patterns of nodal involvement for clinically N_0 salivary gland carcinoma：refining the role of elective irradiation. Head Neck, 2014, 36：1435 – 1439

［4］ Li F, Zhu GP, Wang YL, et al. A clinical analysis of 37 cases with lymphoepithelial carcinoma of the major salivary gland treated by surgical resection and postoperative radiotherapy：a single institution study. Med Oncol, 2014, 31：957 – 961

［5］ Wang YL, Li DS, Gan HL, et al. Predictive index for lymph node management of major salivary gland cancer. The Laryngoscope, 2012, 122(7)：1497 – 1506

［6］ Vincent Grégoire, Kian Ang, Wilfried Budach, et al. Delineation of the neck node levels for head and neck tumors：A 2013 update. DAHANCA, EORTC, HKNPCSG, NCIC CTG, NCRI, RTOG, TROG consensus guidelines. Radiat Oncol, 2014, 110：171 – 182

（朱国培　刘秀兰）

病例 101　　舌下腺腺样囊性癌术后

一、病历摘要

宋××，男，51岁，已婚。

主诉：右舌下腺腺样囊性癌（ACC）术后1个月。

现病史：患者1个月前在我院于全麻下行"右口底病损切除术"，将肿块及右侧舌下腺、右颌下腺导管、舌神经一并切除。术后恢复尚可，为行放疗入我科。

既往史：无特殊疾病史。无烟酒嗜好。无肿瘤家族史。

体格检查：卡氏评分90分，面颈部无明显红肿，未触及包块。

辅助检查（入院前）：①术后放疗前 MRI（病例101图1）；②术后病理回报：（口底）腺源性恶性肿瘤，病变侵犯神经血管，考虑为"腺样囊性癌"，混合型，中 – 高度恶性。"舌神经前、后，下颌舌骨肌，口底均（ – ）；肿块3.5cm×2.5cm×1.5cm；③肺 CT 未发现异常。

入院诊断：右舌下腺腺样囊性癌（$pT_2N_{2a}M_0$ ⅣA 期）（UICC/AJCC 2010 分期）。

二、诊断依据

患者病变已有手术病理证实，根据目前"涎腺肿瘤 UICC/AJCC 2010 分期"，肿瘤直径2~4cm，T 分期定为 T_2，右颈多个转移淋巴结，直径均小于3cm，N 分期定为 N_{2a}，目前各项检查未见明显转移征象，M 分期定为 M_0，故分期为 $T_2N_{2a}M_0$ Ⅳa 期。

三、治疗策略

对于 T_2N_1 舌下癌腺样囊性癌的治疗，因腺样囊性癌有高度侵袭性及噬神经转移的特点。2017年 NCCN 指南推荐：原发灶根治性切除术后均需行辅助性放射治疗。经多学科讨论，给予"手术 + 术后放疗"的治疗方案，放疗需沿下颌神经走行区予以照射。为了减少对肿瘤周围正常组织的放射性损伤，同时提高靶区照射剂量，提高肿瘤的局控率，放疗采用适形调强放疗技术。

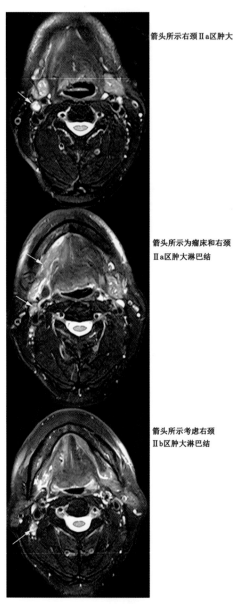
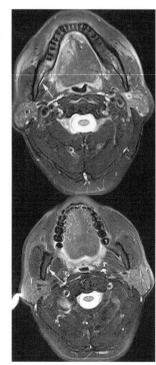

箭头所示右颈Ⅱa区肿大淋巴结

箭头所示增粗的舌神经（三叉神经V3分支），考虑可疑受累

箭头所示为瘤床和右颈Ⅱa区肿大淋巴结

箭头所示增粗的下牙槽神经（三叉神经V3分支）考虑可疑受累

箭头所示考虑右颈Ⅱb区肿大淋巴结

病例 101 图 1　颌面部 MRI 检查

注："右舌下腺腺样囊性癌术后"，术区部分正常组织缺失，右舌腹口底及口底前缘中线两侧、下颌舌骨肌区见软组织肿胀，T_2WI 为较高信号影，T_1WI 为中等信号，压脂像信号未见降低，增强后信号不均匀增高。相邻右下颌骨体部骨皮质连续，骨质结构及骨髓信号未见明显异常。右侧颌下腺近端部分主导管增粗。右侧颈Ⅱ区、颈内静脉前后方各见一枚淋巴结，最大直径约 10.4mm。放射学诊断：右口底术后改变，术区软组织肿胀，右颈Ⅱ区淋巴结可见，密切随访

四、治疗方案

1. 2016 - 12 - 12 全麻下行"右口底病损切除术"。

2. 术后放疗 调强放疗。

(1)靶区定义

1)临床靶区(CTV):对于术后患者靶区 CTV 是指手术完全切除后认为有隐匿性病灶或镜下残留病灶的部位。包括:手术前肉眼可见的原发肿瘤;淋巴结阳性的患者中,临床和影像学检查(CT 或 MRI 扫描)发现的受累淋巴结区域。CTV1(高危):手术前通过临床或影像学检查发现的有肉眼可见病变的部位(即肿瘤床或手术床),和(或)病理检查发现有切缘阳性或淋巴结侵犯 + 包膜外扩散或没有包膜外扩散的多个淋巴结侵犯。CTV2(低危):未被认为高危区域的潜在的亚临床病变部位。

2)计划靶区(PTV):为了补偿患者摆位误差和器官移动可能,每个研究中心按自己的临床实践情况制订相应的 PTV(所有平面 CTV 外至少要有 0.3 ~ 0.5cm 的边界),即 PTV = CTV + (0.3 ~ 0.5)cm。

(2)靶区及剂量设定:参考患者术前、术后影像及腺样囊性癌临床特征,GTVn 为左颈转移淋巴结;CTV1(高危)包括右颈转移淋巴结、右侧舌神经走行区域,包括卵圆孔、海绵窦、翼内外肌、翼下颌间隙;包括患侧(右颈)Ⅰb、Ⅱa、Ⅱb、Ⅲ淋巴引流区。CTV2(低危)则包括患侧(左颈)Ⅳ区及锁骨上区;同时包括对侧(右颈)咽旁、咽后、Ⅱa、Ⅱb 淋巴引流区。CTV1 - PTV(95% V)DT 6000cGy/30Fx,CTV2 - PTV(95% V)5400cGy/30Fx。为更好保护对侧颌下腺,对侧Ⅰb 区不予预防(病例 101 图 2)。

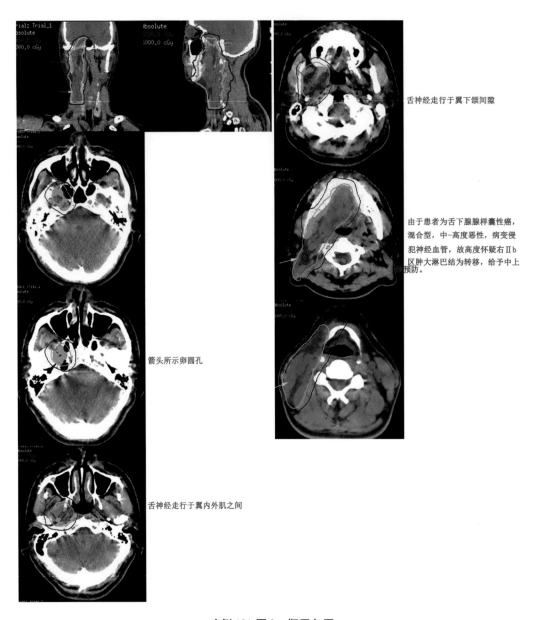

病例 101 图 2　靶区勾画

关键靶区 1：三叉神经 V_3 分支行径，由于 ACC 高度神经侵袭特点，本例舌下腺病例病理及影像学均提示三叉神经 V_3 分支受累可能，故靶区需考虑该神经出颅行径，即：①如果舌神经（V_3 分支）受累，CTV1 还须向上包括卵圆孔；②如果下牙槽神经（V_3 分支）受累，CTV1 还须向上包括卵圆孔，下端还须包括下牙槽神经孔和颏孔；③如果舌下神经受累，CTV1 向上须包括舌下神经管；④V_3 近端受累，CTV1 向上须包括海绵窦和 Merkel's 麦氏腔（见红色箭头）。

关键靶区 2：ACC 颈淋巴结转移的概率约为 10%，但原发灶位于口裂以下（口底、下牙龈、颌下腺及舌下腺)发生淋巴结转移的机会约为20%，另病理上如包括实体成分的肿瘤恶性程度增加，也容易发生淋巴结转移，此两类患者建议预防同侧Ⅰ、Ⅱ、Ⅲ区淋巴结区。此患者存在影像学可疑阳性淋巴结，更需同侧全颈照射(见黄色箭头)。

参 考 文 献

［1］National Comprehensive Cancer Network. NCCN clinical practice guidelines：head and neck cancers，version 2，2017. Ft. Washington，PA：NCCN，2017

［2］王中和. 涎腺肿瘤放射治疗的新进展. 口腔颌面外科杂志，2010，20(3)：153－157

［3］Lau VH，Aouda R，Farwell G，et al. Patterns of nodal involvement for clinically N_0 salivary gland carcinoma：refining the role of elective irradiation. Head Neck，2014，36：1435－1439

［4］Li F，Zhu GP，Wang YL，et al. A clinical analysis of 37 cases with lymphoepithelial carcinoma of the major salivary gland treated by surgical resection and postoperative radiotherapy：a single institution study. Med Oncol，2014，31：957－961

［5］Wang YL，Li DS，Gan HL，et al. Predictive index for lymph node management of major salivary gland cancer. The Laryngoscope，2012，122(7)：1497－1506

［6］Vincent Grégoire，Kian Ang，Wilfried Budach，et al. Delineation of the neck node levels for head and neck tumors：A 2013 update. DAHANCA，EORTC，HKNPCSG，NCIC CTG，NCRI，RTOG，TROG consensus guidelines. Radiat Oncol，2014，110：171－182

(朱国培　刘秀兰)

病例 102　外耳中耳恶性肿瘤术后

一、病历摘要

李××，男，51 岁，已婚，2009 - 01 - 05 就诊于我科。

主诉：右外耳道术后近 1 个月。

现病史：患者 3 年前无明显诱因下发现右侧外耳道疼痛，无低热，无听力下降，无耳鸣，无眩晕，伴右侧外耳道溢液，溢液中伴少许血丝，于当地医院就诊，行抗感染治疗，无明显好转，3 个月前发现右侧外耳道上壁肿块，约 0.5cm 大小，患者就诊于当地医院，于 2008 - 11 - 15 行右侧外耳道新生物摘除术，术后我院病理会诊示：右外耳道腺样囊性癌，于 2008 - 12 - 02 至 2008 - 12 - 10 入住我院。2008 - 12 - 08 在全麻下行"右侧外耳道肿瘤广切 + 右侧乳突根治术"，术中见右侧外耳道瘢痕组织，右侧乳突内见肉芽样组织，冰冻示：腺样囊性癌，遂清除右侧乳突内组织，术后患者恢复好，切口对和好。术后病理：（右外耳道）皮肤真皮、皮下纤维组织、骨组织内及（右乳突）纤维、骨组织内腺样囊性癌浸润，累犯神经。现患者感右耳郭前缘及其深部稍有胀痛，术区局部麻木感，自觉右耳听力较前下降。今为求术后放疗收入我科。

既往史：无特殊疾病史。有烟酒嗜好（啤酒，每天 1000ml，已饮 40 年；纸烟，每天 30 支，已吸 30 年）。有肿瘤家族史：母亲死于脑瘤。

体格检查：卡氏评分 90 分，右侧外耳道腺样囊性癌，累犯神经，已手术切除。双颈部及锁骨上未触及明显肿大淋巴结。远处转移暂未发现。

辅助检查（入院前）：本院术后病理：（右外耳道）皮肤真皮、皮下纤维组织、骨组织内及（右乳突）纤维、骨组织内腺样囊性癌浸润，累犯神经。

初步诊断：右外耳道腺样囊性癌术后。

二、辅助检查

术前耳部 CT 提示：右外耳道癌局切术后：右侧外耳道软组织明显增厚，突破鼓膜，左侧乳突局部骨质受侵，考虑肿瘤存在（病例 102 图 1）。术后查耳部 MRI 示右侧外耳术后改变为主，中耳及乳突长 T_2 信号影及强化灶影建议复查对比或结合临床（病例 102 图 2）。颈部淋巴结 B 超、腹部 B 超、胸片未发现异常。

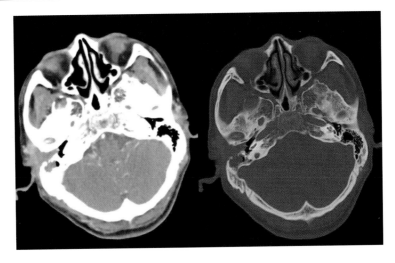

病例 102 图 1　术前耳部 CT

注：右外耳道癌局切术后：右侧外耳道软组织明显增厚，突破鼓膜，左侧乳突局部骨质受侵，考虑肿瘤存在

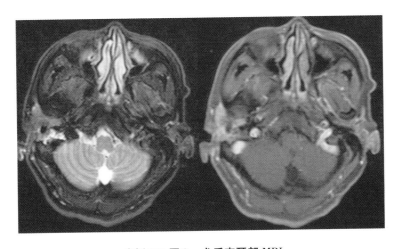

病例 102 图 2　术后查耳部 MRI

三、入院诊断

右外耳道腺样囊性癌术后 $pT_3N_0M_0$ Ⅲ 期。

四、诊断依据

颞骨肿瘤发病率低，邻近部位解剖结构复杂，术前不易准确判断病变范围，目前还没有一个颞骨肿瘤的分期标准系统得到广泛的公认。本文中介绍的分期系统是在近期文献中认可度较高的分期系统，它由美国匹兹堡大学 Moddy 等于 2000 年提出。本文中的病例：肿瘤侵犯骨性外耳道（累及全层）和局限性（＜0.5cm）软组织累及或肿瘤侵及中耳、乳突或两者，T_3；术前检查未发现淋巴结转移，N_0；未发现远处转移，M_0。故诊断为右外耳道腺样囊性癌术后 $pT_3N_0M_0$ Ⅲ 期。

五、治疗策略

本文中的病例为右外耳道腺样囊性癌术后 $pT_3N_0M_0$ Ⅲ期，根据文献报道，T_3 或 T_4 期肿瘤需要行术后辅助放疗，可以提高患者生存率。且腺样囊性癌浸润性很强，常可沿神经浸润蔓延，根据患者术后病理：(右外耳道)皮肤真皮、皮下纤维组织、骨组织内及(右乳突)纤维、骨组织内腺样囊性癌浸润，累犯神经。因此确定"术后辅助放疗"的治疗方案。由于常规放疗不可避免地造成肿瘤周围正常组织的损伤，导致严重口干、张口受限等并发症，影响患者治疗后的生存质量。为了减少肿瘤周围正常组织的放射损伤，同时提高肿瘤靶区照射剂量，提高肿瘤的局控率，计划采用调强放疗技术。放疗过程可能出现下列不良反应：①局部疼痛；②骨髓抑制；③发热；④脱发；⑤放射性皮炎；⑥放射性乳突炎、乳突坏死、听力下降甚至消失；⑦面神经麻痹；⑧伤口延迟愈合；⑨免疫抑制；⑩放射性二原癌等。预后方面：根据目前文献报道，Ⅲ期患者进行适合的手术和术后放疗，生存率 50% ~80%。以上治疗考虑治疗不良反应及预后等情况，均告知患者及家属，并取得患方同意和理解。

六、治疗方案

1. 术后辅助放疗(2009 - 02 - 05 至 2009 - 03 - 27) 调强放疗：PTV1 包括术前肿瘤累及区域和 MRI 显示的外耳道和乳突的肿瘤区，PTV2 包括全部的外耳、中耳、内耳。剂量设置：PTV1 7000cGy/33Fx，PTV2 6200cGy/33Fx(病例 102 图 3)。TPS 结果剂量分布图和 DVH 图如下(病例 102 图 4)。放疗结束时，MRI 提示右侧外耳道强化区基本消退(病例 102 图 5)。放疗引起Ⅰ度皮肤反应，Ⅱ度放射性中耳炎。

七、辅助化疗

患者入院时复查转氨酶高，Ⅱ度肝损伤，未予同步化疗，放疗结束后给予辅助化疗，TP 方案 2 周期(2009 - 03 - 30 至 2009 - 04 - 28)，多西他赛 100mg 第 1 天 + 奈达铂 40mg 第 1 至第 3 天(21 天为 1 周期)，化疗后出现Ⅲ度骨髓抑制，改为 PF 方案 2 周期(2009 - 05 - 22 至 2009 - 06 - 16)，替加氟 1.0g 第 1 至第 3 天 + 奈达铂 40mg 第 1 至第 3 天。化疗结束时(放疗结束后 3 个月)复查耳部 MRI 未发现明显肿瘤复发征象(病例 102 图 6)。

八、病情演变

放疗结束后定期复查，2012 - 07 胸部 CT 发现双肺多发结节灶，考虑转移(病例 102 图 7)。外耳道 MRI 检查提示右侧外耳道软组织增厚，治疗后改变或肿瘤复发难以鉴别(病例 102 图 8)。2012 - 07 - 19 予 TP 方案化疗 1 周期：艾素 120mg 第 1 天，奈达铂 40mg 第 1 至第 3 天，2012 - 08 - 09 至 2012 - 11 - 02 行 TP 方案化疗 5 周期：艾素 110mg 第 1 天，奈达铂 40mg 第 1 至第 3 天，2012 - 08 - 31、2012 - 09 - 21、2012 - 10 - 12、2012 - 11 - 02 予(恩度)重组人血管内皮抑素注射液 15mg×14 天靶向治疗 4 周期。治疗结束复查胸部 CT 提示双肺转移瘤较前相仿，疗效 SD(病例 102 图 9)。后门诊定期复查，2015 - 07 - 02 胸部 CT 示两肺多发转移性肿瘤，部分较前(2015 - 01 - 14)增大(病例 102 图 10)，腹部 B 超、全身骨扫描及耳 MRI 未见明显异常。疗效评价肺转移灶进展，于 2015 - 07 - 22、2015 - 08 - 13、2015 - 09 - 04、2015 - 09 - 28、2015 - 10 - 21、2015 - 11 - 10 予 GP 方案化疗 6 周期：吉西他滨 1.6g 静脉滴注第 1 天、第 5 天 + 顺铂 40mg 静脉滴注第 1 至第 3

天化疗,均经过顺利。复查胸部 CT 示两肺多发转移性肿瘤,部分病灶比较前片略缩小,疗效 SD(病例 102 图 11)。后长期口服希罗达 1.5g 每天 2 次维持治疗,末次随访时间 2017 －06 －06,胸部 CT 示双肺转移瘤,全身无其他复发转移灶。

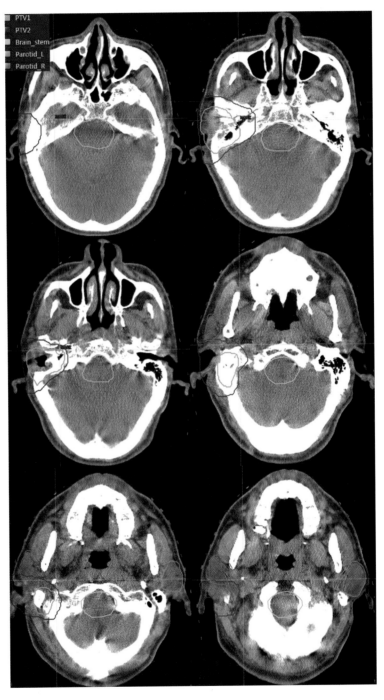

病例 102 图 3 靶区勾画及 TPS 结果

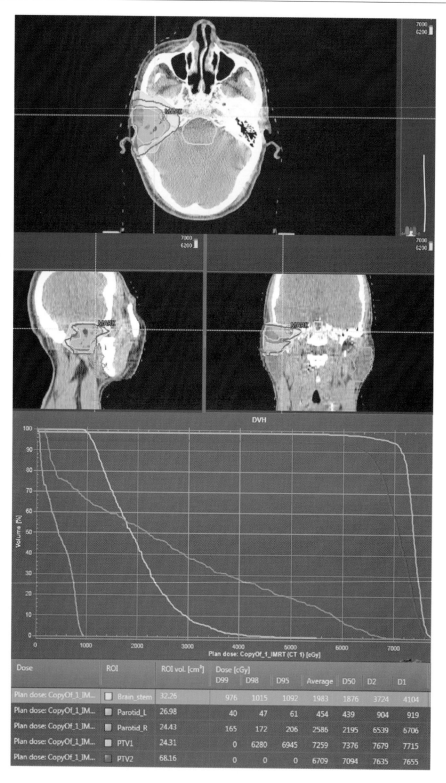

病例 102 图 4　剂量分布图和 DVH 图

Dose	ROI	ROI vol. [cm³]	Dose [cGy]						
			D99	D98	D95	Average	D50	D2	D1
Plan dose: CopyOf_1_IM...	Brain_stem	32.26	976	1015	1092	1983	1876	3724	4104
Plan dose: CopyOf_1_IM...	Parotid_L	26.98	40	47	61	454	439	904	919
Plan dose: CopyOf_1_IM...	Parotid_R	24.43	165	172	206	2586	2195	6539	6706
Plan dose: CopyOf_1_IM...	PTV1	24.31	0	6280	6945	7259	7376	7679	7715
Plan dose: CopyOf_1_IM...	PTV2	68.16	0	0	0	6709	7094	7635	7655

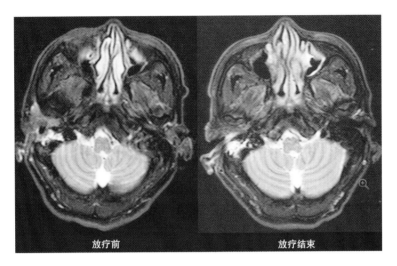

病例 102 图 5　放疗前后耳部 MRI 对比显示右侧外耳道强化区基本消退

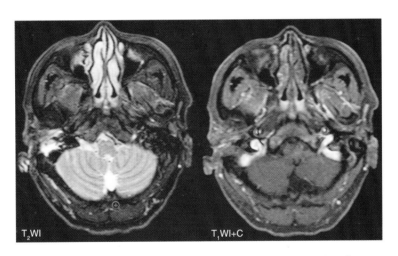

病例 102 图 6　放疗结束后 3 个月复查未见明显肿瘤复发征象

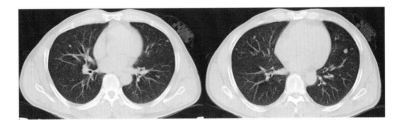

病例 102 图 7　治疗结束后 3 年首次发现肺部多发转移灶，最大约 1cm

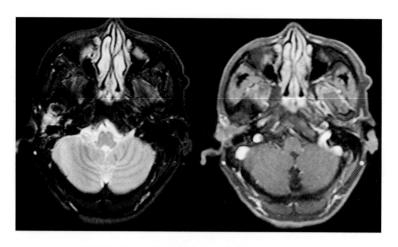

病例 102 图 8　治疗结束后 3 年外耳道 MRI 检查

注：右侧外耳道软组织增厚，治疗后改变或肿瘤复发难以鉴别

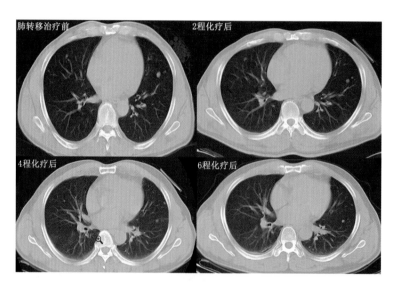

病例 102 图 9　肺转移六程化疗后疗效 SD

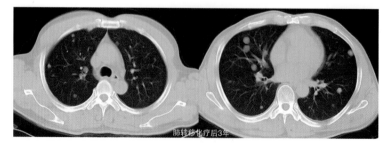

病例 102 图 10　右外耳道腺样囊性癌肺转移化疗后近 3 年，复查胸部 CT

注：双肺转移瘤较前增多增大，疾病进展

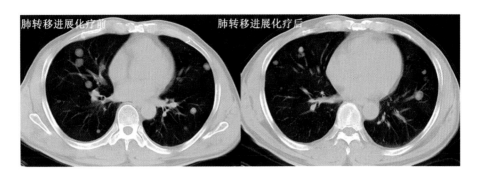

病例 102 图 11　右外耳道腺样囊性癌肺转移化疗后疾病进展二线化疗前后对比

注：显示部分肺转移灶较前略缩小，疗效 SD

九、主要治疗经验

本病例是一个Ⅲ期外耳道腺样囊性癌患者，经过手术＋术后放疗＋辅助化疗的治疗，病情控制 3 年，3 年后出现肺部多发转移，接受了全身化疗后 3 年发现肺部进展，再次接受了全身化疗，后患者一直口服希罗达维持治疗，患者获得了长期生存。治疗的成功在于：①与腺样囊性癌本身的生物学特性有关：虽然腺样囊性癌容易局部浸润和远处转移，但部分患者仍可长期带瘤生存；②原发灶经过手术切除后 1 个月，局部瘤床和外耳道肿瘤区经过术后放疗后疗效 CR，提示该患者对放疗是相对敏感的。

十、专家点评

1. 颞骨恶性肿瘤少见，最常见的原发部位是耳郭和外耳道，其中病理 60%～90% 为鳞状细胞癌，其次则是腺样囊性癌。外耳道腺样囊性癌浸润性很强，常可沿神经浸润蔓延，或直接发生远处转移如肺、骨和脑等部位，肺转移最常见。但其生长缓慢，自然病程可达 10～30 年，可局部复发和远处转移、死亡，但也可在转移后长期带瘤生存。

2. 对于 T_3 或 T_4 病变，多数文献显示需要行术后辅助放疗，提高生存率。而腺样囊性癌局部浸润、侵袭性很强，容易累犯神经，即使没有切缘阴性、神经脉管侵犯等高危因素，往往需要行术后辅助放疗。

3. 对于无法手术或者术后残留的颞骨恶性肿瘤，目前少有文献报道同步放、化疗的疗效，放疗过程中同步化疗的价值需要进一步研究。

4. 复发转移头颈部肿瘤目前多采用铂类联合紫杉类或吉西他滨化疗，本研究中先后使用了 TP 及 GP 方案化疗，疗效均为稳定，考虑与腺样囊性癌对化疗不敏感有关。文献报道腺样囊性癌的化疗和靶向治疗多显示缓解率低，缓解时间短，临床上需要探索其他有效的药物。

参 考 文 献

[1] Moody SA, Hirsch BE, Myers EN. Squamous cell carcinoma of the external auditory canal: an evaluation of a staging system. Am J Otol, 2000, 21: 582 – 588

[2] Gillespie MB, Francis HW, Chee N, et al. Squamous cell carcinoma of the temporal bone: a radiographic – pathologic correlation. Arch Otolaryngol Head Neck Surg, 2001, 127: 803 – 807

[3] Zhang B, Tu G, Xu G, et al. Squamous cell carcinoma of temporal bone: reported on 33 patients. Head Neck, 1999, 21: 461 – 466

[4] Moffat DA, Wagstaff SA, Hardy DG. The outcome of radical surgery and postoperative radiotherapy for squamous carcinoma of the temporal bone. Laryngoscope, 2005, 115: 341 – 347

[5] 孔维佳, 孙宇. 颞骨恶性肿瘤临床诊疗进展. 中国医学文摘耳鼻咽喉科学, 2010, 25(1): 20 – 22

[6] Dodd RL, Slevin NJ. Salivary gland adenoid cystic carcinoma: a review of chemotherapy and molecular therapies. Oral Oncol, 2006, 42: 759 – 769

（陶嫦娟　胡巧英）